AF330345

DICTIONNAIRE ENCYCLOPÉDIQUE

DES

SCIENCES MÉDICALES

PARIS. — TYPOGRAPHIE A. LAHURE
Rue de Fleurus, 9

DICTIONNAIRE ENCYCLOPÉDIQUE

DES

SCIENCES MÉDICALES

DIRECTEURS

A. DECHAMBRE — L. LEREBOULLET

DE 1864 A 1885   DEPUIS 1886

DIRECTEUR-ADJOINT : L. HAHN

COLLABORATEURS : MM. LES DOCTEURS

ARCHAMBAULT, ARLOING, ARNOULD (J.), ARNOZAN, ARSONVAL (D'), AUBRY (J.), AUVARD, AXENFELD, BAILLARGER, BAILLON, BALBIANI, BALL, BARIÉ, BARTH, BAZIN, BEAUGRAND, BÉCLARD, BÉHIER, BENEDEN (VAN), BERGER, BERNHEIM, BERTILLON, BERTIN-SANS, BESNIER (ERNEST), BLACHE, BLACHEZ, BLANCHARD (R.), BLAREZ, BOINET, BOISSEAU, BORDIER, BORIUS, BOUCHACOURT, BOUCHARD (CH.), BOUCHEREAU, BOUISSON, BOULAND (P.), BOULEY (H.), BOUREL-RONCIÈRE, BOURGOIN, BOURRU, BOURSIER, BOUSQUET, BOUVIER, BOYER, BRASSAC, BROCA, BROCHIN, BROUARDEL, BROWN-SÉQUARD, BRUN, BURCKER, BURLUREAUX, BUSSARD, CADIAT, CALMEIL, CAMPANA, CARLET (G.), CERISE, CHAMBARD, CHARCOT, CHARVOT, CHASSAIGNAC, CHAUVEAU, CHAUVEL, CHÉREAU, CHERVIN, CHOUPPE, CHRÉTIEN, CHRISTIAN, CLERMONT, COLIN (L.), CORNIL, COTARD, COULIER, COURTY, COYNE, DALLY, DAVAINE, DECHAMBRE (A.), DELENS, DELIOUX DE SAVIGNAC, DELORE, DELPECH, DEMANGE, DENONVILLIERS, DEPAUL, DIDAY, DOLBEAU, DUBRUEILH, DUBUISSON, DU CAZAL, DUCLAUX, DUGUET, DUJARDIN-BEAUMETZ, DUPLAY (S.), DUREAU, DUTROULAU, DUWEZ, EGGER, ÉLOY, ÉLY, FALRET (J.), FARABEUF, FÉLIZET, FÉRIS, FERRAND, FLEURY (DE), FOLLIN, FONSSAGRIVES, FORGUE, FOURNIER (E.), FRANCK-FRANÇOIS, GALTIER-BOISSIÈRE, GARIEL, GAYET, GAYRAUD, GAVARRET, GERVAIS (P.), GILLETTE, GIRAUD-TEULON, GOBLEY, GRANCHER, GRASSET, GREENHILL, GRISOLLE, GUBLER, GUÉNIOT, GUÉRARD, GUILLARD, GUILLAUME, GUILLEMIN, GUYON (F.), HAHN (L.), HAMELIN, HAYEM, HECHT, HECKEL, HENNEGUY, HÉNOCQUE, HERRMANN, HEYDENREICH, HOVELACQUE, HUMBERT, HUTINEL, ISAMBERT, JACQUEMIER, JUHEL-RÉNOY, KARTH, KELSCH, KIRMISSON, KRISHABER, LABBÉ (LÉON), LABDÉE, LABORDE, LABOULBÈNE, LACASSAGNE, LADREIT DE LA CHARRIÈRE, LAGNEAU (G.), LAGRANGE, LANCEREAUX, LARCHER (O.), LAURE, LAVERAN, LAVERAN (A.), LAYET, LECLERC (L.), LECORCHÉ, LE DOUBLE, LEFÈVRE (ED.), LEFORT (LÉON), LEGOUEST, LEGOTT, LEGROS, LEGROUX, LEREBOULLET, LEROUX, LE ROY DE MÉRICOURT, LETOURNEAU, LEVEN, LÉVY (MICHEL), LIÉGEOIS, LIÉTARD, LINAS, LIOUVILLE, LITTRÉ, LONGUET, LUTZ, MAGITOT (E.), MAHÉ, MALAGUTTI, MARCHAND, MAREY, MARIE, MARTIN (A.-J.), MARTINS, MASSE, MATHIEU, MERELEN, MERRY-DELABOST, MICHEL (DE NANCY), MILLARD, MOLLIÈRE (DANIEL), MONOD (CH.), MONTANIER, MORACHE, MORAT, MOREL (B.-A.), MOSSÉ, MUSELIER, NICAISE, NICOLAS, NUEL, OUÉDÉNARE, OLLIER, ONIMUS, ORFILA (L.), OUSTALET, PAJOT, PARCHAPPE, PARROT, PASTEUR, PAULET, PÉCHOLIER, PERRIN (MAURICE), PETER (M.), PETIT (A.), PETIT (L.-H.), PEYROT, PICQUÉ, PIGNOT, PINARD, PINGAUD, PITRES, POLAILLON, PONCET (ANT.), POTAIN, POUCHET, POZZI, RAULIN, RAYMOND, RECLUS, RÉGIS, REGNARD, REGNAULD, RENAUD (L.), RENAUT, RENDU, RENOU, RETTERER, REY, REYNAL, RICHE, RICKLIN, RITTI, ROBIN (ALBERT), ROBIN (CH.), ROCHARD, ROCHAS (DE), ROCHEFORT, ROGER (H.), ROHMER, ROLLET, ROTUREAU, ROUGET, ROYER (CLÉMENCE), SAINTE-CLAIRE DEVILLE (H.), SANNÉ, SANSON, SAUVAGE, SCHÜTZENBERGER (CH.), SCHÜTZENBERGER (P.), SÉDILLOT, SÉE (MARC), SERVIER, SEYNES (DE), SINÉTY (DE), SIRY, SOUBEIRAN (L.), SPILLMANN (E.), STÉPHANOS (CLÓN), STRAUSS (H.), TARTIVEL, TESTELIN, TESTUT, THIBIERGE, THOMAS (L.), TILLAUX (P.), TOURDES, TOURNEUX, TRÉLAT (U.), TRIPIER (LÉON), TROISIER, VALLIN, VELPEAU, VERNEUIL, VÉZIAN, VIAUD-GRAND-MARAIS, VIDAL (ÉM.), VIDAU, VILLEMIN, VINCENT, VOILLEMIER, VULPIAN, WARLOMONT, WERTHEIMER, WIDAL, WILLM, WORMS (J.), WURTZ, ZUBER.

PREMIÈRE SÉRIE

A — E

TOME TRENTE-SIXIÈME

ESP — EYS

PARIS

ASSELIN ET HOUZEAU | G. MASSON

LIBRAIRES DE LA FACULTÉ DE MÉDECINE | LIBRAIRE DE L'ACADÉMIE DE MÉDECINE

Place de l'École-de-Médecine. | Boulevard Saint-Germain, en face de l'École de Médecine.

MDCCCLXXXVIII

DICTIONNAIRE

ENCYCLOPÉDIQUE

DES

SCIENCES MÉDICALES

ESPÉCE. Parmi les êtres si nombreux, si divers, qui composent l'empire organique, il en est qui, plus ou moins différents de ceux auxquels ils sont mêlés, se ressemblent au moins autant que les feuilles d'un même arbre se ressemblent entre elles. Par cela seul, l'observateur le plus superficiel est nécessairement conduit à réunir par la pensée ceux qui présentent cette similitude, à concevoir l'idée de groupes composés d'*individus semblables* et distincts de groupes plus ou moins voisins ayant aussi leurs caractères propres. Pour peu qu'il pousse plus loin son étude, il apprend en outre que tous les individus appartenant à l'un de ces groupes ont été *engendrés* par des *parents*, c'est-à-dire qu'ils proviennent d'êtres qui leur ressemblaient autant qu'ils se ressemblent entre eux. Plus tard, il les voit *enfanter* et donner naissance à des *fils* qui parcourent des phases identiques, qui revêtent tous les traits de leurs parents directs et de leurs arrière-parents. Notre observateur supposé constate aisément la répétition indéfinie de ces phénomènes et finit par reconnaître que les groupes, objets de ses observations, se *perpétuent par filiation* dans *le temps* comme ils *s'étendent* dans *l'espace*.

En présence de pareils faits, il est impossible que l'esprit humain n'arrive pas à attribuer une sorte d'unité collective à ces groupes qu'il voit rester *toujours neufs*, selon l'énergique expression de Buffon. Ainsi s'est formée partout la notion de l'*espèce*.

Cette notion est une de celles qui devaient le plus naturellement, le plus inévitablement, ressortir du simple spectacle des faits, quoi qu'en aient dit G. Bronn et Buchner. Pour s'en convaincre, il suffit de voir ce qui s'est passé chez nos paysans les plus illettrés, chez les peuples les plus sauvages. Les uns comme les autres ont parfaitement distingué un certain nombre de ces groupes ; ils ont donné des noms spéciaux à plusieurs. Il y a plus, ces populations, ignorantes, mais vivant près de la nature, ont parfaitement reconnu les rapports de ressemblance plus ou moins étroits qui unissent souvent quelques-uns de ces groupes, d'ailleurs restés très-distincts pour eux comme pour le naturaliste de profession. En ce cas, elles ont fait comme ce dernier. Elles ont appelé d'un nom commun l'ensemble des groupes voisins, tout en désignant chacun d'eux par quelque particularité caractéristique. Elles sont donc arrivées à l'idée du *genre* et ont inventé les rudiments d'une nomenclature binaire. La science n'a fait en réalité que développer et préciser les notions que la seule contemplation des faits naturels avait révélées aux intelligences populaires. Je vais chercher à résumer dans cet article les résultats généraux auxquels elle est arrivée.

§ I. Définition de l'espèce. Chez les sauvages comme chez nos paysans, ces conceptions sont restées vagues et indécises. Elles n'avaient pas acquis beaucoup plus de précision chez les savants de la Grèce et de Rome. Isidore Geoffroy a clairement démontré que les termes γένος et εἶδος, traduits par les mots *genus* et *species*, n'ont jamais eu en réalité ni chez Aristote, ni chez Pline, la signification nette que les naturalistes modernes attachent aux termes de *genre* et d'*espèce*. Albert le Grand n'était pas allé beaucoup au delà de ses illustres prédécesseurs. A partir des temps de la Renaissance, le mot *espèce* revient souvent dans les écrits des hommes qui s'efforçaient de retrouver et d'accroître le savoir des siècles passés : mais il faut arriver jusqu'à la fin du dix-septième siècle ou même aux premiers jours du dix-huitième siècle, pour voir les naturalistes s'inquiéter enfin de la signification précise de cette expression. Dès 1686, dans son *Historia plantarum*, Jean Ray regarda comme étant *de même espèce* les végétaux qui ont une origine commune et qui se reproduisent par semis, quelles que soient d'ailleurs les différences morphologiques qui peuvent les distinguer. En 1700, Tournefort, dans ses *Institutiones rei herbariæ*, posa nettement la question : « Que faut-il entendre par le mot espèce? » Or il avait défini *le genre* : « L'ensemble des plantes qui se ressemblent par leur structure », et il appela *espère* « la collection de celles qui se ressemblent par quelque caractère particulier ».

Malgré ce qui reste de peu clair dans les idées et les expressions de Ray et de Tournefort, il est facile de reconnaître que le premier a tenu compte uniquement du phénomène *physiologique de la filiation*. Le second s'est attaché non moins exclusivement au fait tout *morphologique de la ressemblance*. Tous deux ont été par cela même incomplets et ont péché par omission. La notion de l'espèce est en effet complexe et repose, comme nous l'avons vu plus haut, sur ces deux idées, dont chacune répond à un ensemble de faits distincts. La première se rattache essentiellement à la notion *de temps*, la seconde à la fois aux notions *de temps* et d'*espace*.

Jean Ray et Tournefort ont eu quelques imitateurs, mais peu. Un très-petit nombre d'écrivains scientifiques n'a envisagé que le côté physiologique de la question. Tel est Flourens, pour qui l'espèce est « la succession des individus qui se perpétuent ». D'autres, également peu nombreux, se sont placés exclusivement au point de vue morphologique, comme Lacordaire, qui entend par espèce « une collection ou un groupe d'animaux qui possèdent en commun certaines particularités d'organisation dont l'origine ne peut être attribuée à l'action des causes physiques connues ». Le point de vue de Lacordaire est aussi celui de quelques paléontologistes. Mais l'immense majorité des naturalistes, et les plus éminents, à quelque école qu'ils aient appartenu et quelles que fussent d'ailleurs leurs dissidences sur d'autres points, se sont accordés pour réunir dans leurs définitions de l'espèce les deux idées fondamentales de *ressemblance* et de *filiation*. On trouvera un grand nombre de ces définitions dans l'ouvrage d'Isidore Geoffroy (*Histoire naturelle générale des règnes organiques*) et dans mon volume sur Darwin. Ici je me borne à citer les suivantes : — « L'espèce n'est autre chose qu'une succession constante d'individus semblables et qui se reproduisent » (BUFFON). — « On appelle espèce toute collection d'individus semblables qui furent produits par des individus pareils à eux » (LAMARCK). — « L'espèce est la réunion des individus descendus l'un de l'autre, ou de parents communs et de ceux qui leur ressemblent autant qu'ils se ressemblent entre eux » (CUVIER). — « L'espèce est l'individu répété et continué dans l'espace et dans le temps » (BLAINVILLE). — « L'espèce est la réunion de tous les individus qui tirent leur origine des mêmes parents et qui redeviennent par eux-mêmes ou par leurs descendants semblables à leurs premiers ancêtres » (C. VOGT). — « L'espèce est une collection ou une suite d'individus caractérisés par un ensemble de traits distinctifs, dont la transmission est régulière, naturelle et indéfinie dans l'ordre naturel des choses » (Is. GEOFFROY-SAINT-HILAIRE). — « L'espèce comprend tous les individus issus d'un même père et d'une même mère ; ces individus leur ressemblent le plus qu'il est possible relativement aux individus des autres espèces : ils sont donc caractérisés par la similitude d'un certain ensemble de rapports mutuels existant entre des organes de même nom, et les différences qui sont hors de ces rapports constituent des variétés en général » (CHEVREUL).

On le voit, tous ces écrivains affirment également la *ressemblance* et la *filiation*. S'ils ont traduit leur pensée dans des termes différents, c'est que chacun d'eux a cherché à comprendre dans sa définition une ou plusieurs idées secondaires. En effet, les deux idées qui concourent à former l'idée générale de l'espèce ne sont pas simples elles-mêmes. L'idée de *ressemblance*, par exemple, quoique se présentant d'abord avec une grande apparence de précision, suppose bien des sous-entendus. Elle doit embrasser la *famille physiologique* tout entière. Or celle-ci, même chez les animaux les plus élevés, comprend un père, une mère, des fils et des filles. Le sexe et l'âge, on le sait, établissent entre ces individus de très-grandes différences. Mais ces différences grandissent et se multiplient étrangement à mesure que l'on descend dans l'échelle des êtres. Les insectes présentent déjà un premier degré de complication. Quelle dissemblance n'y a-t-il pas de la larve à l'insecte parfait, de la chenille au papillon ! De nos jours, la découverte des phénomènes de la *généagenèse* et du *polymorphisme* est venue étendre d'une manière bien inattendue le champ que peut occuper une seule famille physiologique. De l'œuf pondu par une méduse femelle et fécondé par une méduse mâle sort une *larve ciliée* qui, d'abord semblable à un *infusoire*, se transforme en polypier. Sur celui-ci pousse toute une colonie de *polypes hydraires*, puis l'un d'eux change de forme et devient un *strobila*. Celui-ci se fractionne spontanément en un nombre plus ou moins considérable de *proglottis*, qui deviendront autant de *méduses* semblables à leur père et à leur mère après avoir subi de véritables métamorphoses. La ressemblance ne reparaît donc ici qu'à la quatrième génération, après trois générations agames.

Or, pour si multipliées et compliquées que soient les phases qu'ont à parcourir les êtres agames issus d'un seul et même œuf, pour si nombreux qu'ils puissent être, ils n'en sont pas moins les enfants de la femelle qui a pondu cet œuf, du mâle qui l'a fécondé ; ils n'en sont pas moins les frères de tous les autres scolex, strobilas et proglottis provenus de la même ponte. Tous font partie de la même *famille physiologique*.

En réalité, c'est par la famille physiologique que s'effectue la filiation. Cette famille, comprenant en outre toutes les modifications que peuvent présenter les individus d'une génération à l'autre, permet seule l'étude complète des ressemblances et des différences morphologiques. A tous égards elle apparaît comme l'élément premier de l'espèce. J'ai cru devoir marquer l'importance de ce groupe en lui faisant une place dans la définition que j'ai proposée à mon tour, sans me séparer pour cela de nos illustres devanciers. Pour moi, *l'espèce est l'ensemble des individus plus ou moins semblables entre eux, qui sont descendus ou qui peuvent être regardés comme descendus d'une paire primitive unique par une succession de familles ininterrompue et naturelle.*

§ II. VARIÉTÉS ET RACES. Nous verrons plus tard que les phénomènes de la reproduction fournissent le moyen *expérimental* de reconnaître dans quels cas on peut admettre ou repousser la filiation indiquée ici. Mais auparavant nous avons à insister quelque peu sur des faits d'une autre nature, et pour plus de clarté nous ne parlerons d'abord que de ceux qui touchent aux caractères morphologiques de l'espèce.

Peut-être aura-t-on remarqué que l'idée de ressemblance entre les individus d'une même espèce, bien loin d'être accentuée dans la définition précédente comme elle l'est dans quelques-unes de celles que j'ai reproduites, est au contraire fort atténuée. C'est qu'en effet cette ressemblance est bien loin d'être ce que feraient supposer les expressions de Blainville ou de Lamarck lui-même. La génération alternante, le polymorphisme, inconnus à l'époque où écrivaient les hommes éminents que je viens de citer, suffiraient pour justifier ma manière d'agir. Mais, de plus, jamais dans aucune espèce animale et végétale on n'a encore rencontré deux individus rigoureusement identiques. Toujours une plante, un animal, se distinguent de leurs voisins par quelque différence. C'est là ce qu'on appelle les *traits individuels*, parce qu'ils permettent seuls de ne pas confondre les individus. On ne peut douter que ces traits individuels se retrouvent partout. Si nous ne les apercevons pas habituellement, c'est faute d'une éducation suffisante de notre œil. Un bon berger reconnaît chaque brebis de son troupeau, comme un bon capitaine reconnaît chaque soldat de sa compagnie. Agassiz nous apprend lui-même qu'il a placé à côté les uns des autres 27 000 échantillons d'une même espèce de Néritine, sans en rencontrer deux qui fussent réellement identiques. Cette expérience d'un naturaliste aussi éminent permet de regarder comme vraie l'anecdote, regardée jusqu'ici comme un peu légendaire, d'après laquelle Alphonse le Sage aurait en vain fait chercher par ses courtisans, pendant une journée entière, deux feuilles parfaitement semblables.

Qu'un ou plusieurs traits individuels viennent à s'exagérer de manière à faire de l'individu qui les présente une exception quelque peu tranchée, cet individu constitue une *variété*. Ce terme est accepté par tous les naturalistes avec la même signification.

La variété est presque toujours individuelle chez les animaux ou les plantes qui se reproduisent par voie de génération directe, mais elle peut comprendre un nombre indéterminé et fort considérable d'individus, chez les animaux ou les végétaux qui se reproduisent par un procédé généagénétique quelconque. Les Acacias (*Robinia pseudoacacia*) sans épines, qu'on trouve aujourd'hui dans les deux mondes, ne se sont jamais reproduits de graine. Tous sont le produit médiat ou immédiat de greffes ou de boutures empruntées à un individu unique apparu en 1803 à Saint-Denis, chez M. Descemet, dans un semis. Quand on a semé des graines de ces arbres, ils ont toujours donné des *acacias épineux*. Le *Robinia pseudoacacia spectabilis* de M. Descemet est resté à l'état de *variété*.

Celle-ci peut donc être définie : *Un individu ou un ensemble d'individus appartenant à la même génération sexuelle, qui se distingue des autres représentants de la même espèce par un ou plusieurs caractères exceptionnels.*

Lorsque les caractères propres à une variété deviennent *héréditaires*, il naît une *race*. Si l'un des acacias dont je viens de parler portait des graines d'où sortiraient des arbres sans épines, s'il transmettait cette faculté à ses enfants, le *Robinia spectabilis* passerait à l'état de *race*. Telle est l'idée que tous les naturalistes, botanistes ou zoologistes, se sont formée de ce groupe. On le reconnaît à leurs définitions, qui se répètent presque toujours. Je me borne à en citer deux : « La race, a dit Buffon, est une variété constante et qui se conserve par génération ». Richard s'exprime ainsi : « Il y a certaines variétés constantes et qui se reproduisent toujours avec les mêmes caractères par le moyen de la génération : c'est à ces variétés constantes qu'on a donné le nom de *races* ».

Je formulerai les mêmes idées dans les termes suivants : *La race est l'ensemble des individus semblables, appartenant à une même espèce, ayant reçu et transmettant par voie de génération les caractères d'une variété primitive.*

Ainsi l'*espèce* est le point de départ : au milieu des individus qui composent l'espèce apparaît la *variété*; quand les caractères de la variété deviennent héréditaires, il se forme une *race*. Voilà quels sont les rapports qui pour tous les naturalistes règnent entre les trois groupes. A qui nierait cette unité de vue et répéterait ce qu'on a dit si souvent à tort du désaccord existant chez les naturalistes sur ces questions fondamentales je répondrais par les déclarations répétées d'Isidoire Geoffroy. Voici comment s'exprime ce fils de l'illustre antagoniste de Cuvier : « Telle est l'espèce et telle est la race, non-seulement pour une des écoles entre lesquelles se partagent les naturalistes, mais pour toutes... ». « Il n'y a donc de Cuvier à Lamarck lui-même qu'une seule manière de concevoir l'espèce au point de vue taxonomonique » (*Histoire générale des règnes organiques*, t. III, p. 269 et 271). Sous peine de tomber dans le vague, il est nécessaire d'avoir constamment ces rapports présents à l'esprit, lorsqu'on traite les questions soulevées par l'étude de l'*espèce*.

On voit que la notion de ressemblance, très-amoindrie dans l'*espèce*, reprend dans la *race* une importance absolue. Les seules oscillations permises entre individus de même race rentrent dans la catégorie des traits individuels. En revanche la notion de *famille* disparaît de cette définition. Nous savons en effet que des frères, des sœurs, peuvent être de races différentes, lorsqu'il y a *superfétation*.

On voit aussi qu'une *espèce* peut enfanter un nombre indéfini de *races*, car toute exagération, toute réduction, toute modification suffisamment tranchée d'un ou de plusieurs caractères normaux, constituent une *variété*, et toute variété en devenant *héréditaire* peut donner naissance à une race. De plus chaque race sortie directement de l'espèce peut à son tour présenter des individus se distinguant de leurs frères par quelque caractère, c'est-à-dire qu'il y a des variétés dans la race comme dans l'espèce. Ces *variétés de races* peuvent devenir héréditaires comme les *variétés d'espèce*. Ainsi prennent naissance les races secondaires, tertiaires, quaternaires... Mais toutes ces races rentrent évidemment dans l'espèce à laquelle appartenait la variété première.

Une espèce comprend donc non-seulement les individus qui ont conservé dans leur intégrité les caractères morphologiques du type primitif, mais encore tous ceux qui composent chacune des races dérivées de ce type immédiatement ou médiatement. L'espèce est donc une *unité* dont les races sont des *fractions*. On peut encore se la figurer comme un *arbre* dont le *tronc* répond au type originel et dont les *branches maîtresses* divisées en branches plus faibles, en *rameaux*, en *ramuscules*..., représenteraient les *races primaires, secondaires, tertiaires*, etc.

§ III. VARIABILITÉ DE L'ESPÈCE. — Il résulte de ce qui précède qu'il est impossible de séparer entièrement l'étude des races de celle de l'espèce. Aussi, tout en renvoyant au premier de ces mots pour certains faits, sommes-nous obligé d'insister ici sur quelques autres dont la connaissance est nécessaire pour traiter la plupart des questions soulevées par le sujet actuel.

On a, par exemple, beaucoup écrit pour ou contre la *variabilité de l'espèce*. Or d'après ce que nous avons vu plus haut de l'accord des naturalistes en ce qui touche la distinction de l'espèce et de la race, il est évident qu'il y avait ici au moins confusion de mots. En fait, tous les naturalistes, admettant l'apparition des variétés et la formation des races, ont admis par cela même que l'espèce est *variable*. Les défenseurs les plus absolus de l'*invariabilité*, Cuvier, Blainville, M. Godron, ne pensent pas sur ce point autrement que Lamarck, les Geoffroy-Saint-Hilaire ou Darwin. Nous verrons tout à l'heure que les discussions entre ces maîtres de la science portaient sur une question tout autre que celle de la simple variation des types spécifiques, et que le mot qui revient si souvent dans leurs controverses était très-mal choisi, car il était fort loin de rendre leurs idées réelles. C'est celui de *transformation*, ou mieux de *transmutation*, qu'ils auraient dû employer.

En réalité, tous les faits connus conduisent à admettre que l'espèce, loin d'être *invariable*, est *essentiellement variable*, en ce sens qu'il n'est pas d'espèce animale ou végétale qui, placée dans certaines conditions, ne soit susceptible de donner naissance à des variétés et à des races.

Nous n'avons pas à entrer ici dans des détails; il doit suffire d'indiquer rapidement quelles *causes* produisent et accentuent les écarts plus ou moins considérables que peuvent présenter les types spécifiques, de quelle *nature* sont ces variations et quelle *étendue* elles peuvent atteindre.

Causes des variations de l'espèce. — On trouverait sans doute chez les écrivains de la Grèce, de Rome et de la Renaissance, des idées plus ou moins rapprochées de celles qui ont été invoquées de nos jours, pour expliquer la variabilité des espèces animales ou végétales et en particulier l'apparition des modifications initiales. Toutefois Buffon me semble être le premier qui ait nettement attribué à certains agents extérieurs le pouvoir de changer les caractères d'un être vivant. Il explique la formation des variétés et des races par « la température du climat, la qualité de la nourriture et les maux de l'esclavage ». On voit que Buffon ne parlait ici que des animaux et surtout des animaux domesti-

ques. Au point de vue général où nous sommes placés, il est donc incomplet.
Il l'est encore sous un autre rapport. Dans les idées de Buffon, l'organisme est
entièrement passif; il subit les actions du dehors, les *actions de milieu*, comme
nous disons aujourd'hui, sans jamais réagir et venir lui-même en aide à la
puissance qui s'exerce sur lui. Sur ce point comme sur bien d'autres, Geoffroy-
Saint-Hilaire, tout en se servant d'autres expressions et en donnant au mot de
milieu une acception très-large, ne fut à vrai dire que le disciple de Buffon.

Lamarck, au contraire, vit dans l'organisme même, dans la *volonté* et les *désirs*
de l'animal, la source de toutes les modifications et des transformations les
plus graves. Selon lui, le milieu n'intervient que pour déterminer ces désirs,
cette volonté, qui engendrent des *habitudes*. Celles-ci, par l'exercice constant de
certains organes, produisent toutes les déviations que peut présenter le type
primitif. Lamarck applique aux végétaux eux-mêmes sa *théorie de l'habitude*,
en substituant aux actes volontaires des animaux « la supériorité que certains
mouvements vitaux peuvent prendre sur les autres, sous l'influence des changements de circonstances ». Ici il se rapprochait de Buffon.

Ainsi, le milieu agissant médiatement ou immédiatement est, selon Lamarck
et Buffon, la cause première des variations de l'espèce. Presque tous les naturalistes ont adopté cette notion fondamentale, combiné ou complété de diverses
manières les idées de nos deux grands naturalistes. Darwin, par exemple, voit
dans la nature des organismes et la nature des conditions d'existence les deux
facteurs du problème. Mais, tout en reconnaissant l'influence du second, il
attribue au premier une importance de beaucoup prépondérante et voit dans les
altérations que peuvent subir les organes reproducteurs la cause la plus fréquente de l'apparition des anomalies les plus faibles comme les plus accentuées.
À ses yeux, « la nature des conditions est subordonnée à celle de l'organisme »
Il y a du vrai dans cette phrase aphoristique. Il est clair que des conditions d'existence identique n'agissent pas de la même manière sur deux êtres très-différents,
mais ces conditions n'en déterminent pas moins chez l'un comme chez l'autre
les changements qui frappent l'observateur. Les exemples invoqués par le
savant anglais lui-même (stérilité de certains animaux captifs, perte du pouvoir
fécondant du pollen de certaines plantes cultivées...) en sont autant de preuves
frappantes. Ainsi, jusque dans ce livre où l'auteur s'est efforcé de diminuer
autant que possible la part à faire aux actions de milieu, ces actions apparaissent comme la cause première des changements subis par un organisme
donné.

Le milieu est en effet l'agent fondamental de la variation. Mais l'organisme
ne subit pas son action d'une manière passive. Il réagit au contraire, et souvent
de la manière la plus évidente. Cette réaction tend toujours à mettre en harmonie l'être vivant avec les *conditions d'existence* que lui impose le *milieu*.

C'est essentiellement pendant la période embryonnaire que l'être vivant
éprouve les effets du milieu. C'est par l'intermédiaire de la mère chez les vivi-
pares, à travers la coque et les enveloppes de l'œuf chez les ovipares, que les
forces modificatrices agissent sur lui. Ce fait avait été déjà signalé par Isidore
Geoffroy à propos des modifications tératologiques. Les expériences de Geoffroy
Saint-Hilaire, reprises avec tant de persévérance et de succès par M. Dareste,
ont mis ce fait hors de doute. Ce dernier, en faisant varier seulement la température et le mode d'application de la chaleur à des œufs soumis à une incubation artificielle, a pu reproduire à peu près à volonté presque toutes les par-

ticularités de la monstruosité simple. L'expérience a donc résolu le problème de
la variation pour les cas les plus graves ; à plus forte raison l'explication qu'elle
a fournie pour eux s'applique-t-elle à des changements moindres. Au reste, l'observation journalière confirme cette conclusion. C'est presque toujours au moment
de la mise bas ou de l'éclosion qu'on a constaté l'apparition des variétés, lorsque
les caractères propres à cet âge permettent de la distinguer. Quelquefois on peut
suivre de l'œil pour ainsi dire les progrès de la transformation. C'est ce que
montrent bien les observations de Coste sur les œufs de truite saumonée mis en
incubation dans les eaux qui nourrissent seulement des truites à chair blanche.

Parfois pourtant la modification s'accomplit jusque chez l'adulte et l'influence
du milieu n'en devient que plus évidente. Les moutons d'Europe importés en
Amérique y ont généralement conservé leurs caractères originels et en particulier
leur pelage. Mais dans les chaudes vallées de la Méta, si on néglige de les tondre,
la laine se feutre, tombe par plaques, et bientôt le corps tout entier se montre
couvert d'un poil court, uni et luisant (Roulin). Dans ces exemples est-il possible
de nier l'influence du milieu et la réaction de l'organisme cherchant pour ainsi
dire à s'harmoniser avec lui ?

Les différences entre le type normal et la *variété* ne sont pas toujours, à beaucoup près, aussi grandes que dans les deux exemples que je viens de citer.
La première déviation peut être même assez légère. Mais alors, si de nouvelles
conditions de milieu ne s'y opposent, intervient l'*hérédité*. Lamarck a parfaitement compris le rôle joué par cette force mystérieuse en vertu de laquelle
« le semblable engendre le semblable » (Linné), et Darwin, en insistant sur
ce point, n'a guère fait que répéter ce qu'avait dit le naturaliste français. Mais
tous deux ont eu le tort d'oublier ou de méconnaître que le milieu ne perd
jamais ses droits et qu'il intervient jusque dans les phénomènes héréditaires,
tantôt pour en accroître l'intensité, tantôt pour les amoindrir et les annihiler.
« Tout ce qui a été acquis, tracé ou changé, dans l'organisation des individus,
dit Lamarck, est conservé pour la génération et transmis aux nouveaux individus qui proviennent de ceux qui ont éprouvé ces changements ». Telle est, en
effet, la *tendance* de l'hérédité, mais pour qu'elle se réalise il est nécessaire
que les conditions d'existence s'y prêtent. La preuve, c'est que l'on voit journellement des variétés apparaître et ne pas se propager par la génération. Je me
borne à rappeler les acacias sans épines de Descemet et les faits de même nature
que présentent à chaque instant nos vergers, nos jardins...

Mais, lorsque les circonstances sont favorables, lorsque les actions de milieu
qui ont donné naissance à la *variété* ne sont pas contre-balancées par des actions
contraires, il est facile de comprendre que les traits spéciaux caractérisant le
premier individu exceptionnel se transmettront à ses descendants et qu'une *race*
prendra naissance. Si les mêmes actions continuent à s'exercer, elles modifieront de plus en plus à chaque génération les traits qui déjà avaient changé. La
race se caractérisera donc progressivement en s'éloignant toujours davantage du
type originel. C'est ainsi que les bœufs d'Europe, transportés dans les régions
chaudes de l'Amérique méridionale, ont commencé par perdre seulement une
partie de leurs poils et ont constitué la race des *pelones*, d'où sont sortis les *ca-
longos*, qui sont aussi nus que les chiens de Guinée improprement appelés *chiens
turcs*.

On voit que sans invoquer aucune force nouvelle, comme l'a fait Prosper Lucas,
il est aisé de rendre compte des déviations les plus considérables présentées par

les types spécifiques. La simple considération des actions de milieu, actions qu'il est impossible de méconnaître et dont l'observation comme l'expérience démontrent la réalité, suffit pour comprendre comment se produisent tous les phénomènes que cet auteur attribue à son *innéité.*

Dans la production des variétés, le milieu joue constamment le même rôle. Il est l'agent premier de la variation. Dans l'établissement et la caractérisation des races, il peut encore exercer une influence analogue en favorisant le développement des caractères d'abord peu prononcés dans la variété initiale. Mais, une fois le maximum d'effet obtenu, il devient au contraire agent de conservation, de stabilisation. C'est là un fait trop souvent méconnu et pourtant bien facile à comprendre. Les causes qui ont amené la modification de l'espèce dans un sens déterminé ne sauraient produire soit un retour au type primitif, soit des modifications nouvelles, tant qu'elles continuent à agir dans le même sens. Les bœufs qui ont perdu leur poil dans les régions intertropicales de l'Amérique (Roulin) ne sauraient redevenir velus dans ces mêmes régions. La chaleur, après avoir déterminé l'apparition de la *variété nue,* conserve la *race* qui perpétue le caractère étranger aux bœufs d'Europe et qu'un milieu nouveau a fait naître et a développé.

En somme, les races se forment sous l'empire des actions de milieu et de l'hérédité. Le milieu est le régulateur suprême de tous ces phénomènes. Il est tour à tour agent de modification quand il varie, agent de stabilité quand il reste constant. L'hérédité est essentiellement conservatrice, elle ne fait que transmettre aux fils ce qui existait chez les pères. Mais, par cela même, elle accumule chez le dernier venu la somme de toutes les modifications subies par ses ascendants. A ce point de vue, elle peut aussi être considérée comme participant au résultat final. Ces deux forces sont d'ailleurs complétement indépendantes. A chaque instant on les voit entrer en lutte, lorsque l'on transporte une race ancienne et bien assise dans un milieu par trop différent de celui où elle s'est formée. Ce désaccord se traduit d'une manière frappante par les difficultés de l'*acclimatation.*

Nature des variations. Pas plus chez les végétaux que chez les animaux l'être ne peut varier d'une manière quelconque sans que le jeu des forces intimes ait été modifié. Tout changement dans les caractères spécifiques est au fond un phénomène *biologique,* mais dont l'effet apparent, le seul qui tombe sous nos sens, peut être plus particulièrement *anatomique* ou *physiologique.* Les plantes comme les animaux présentent ces deux ordres de faits, tant à l'intérieur qu'à l'extérieur.

Chez les végétaux les modifications extérieures sont les plus connues, et il suffit d'en appeler ici au souvenir du lecteur. Je n'insisterai donc pas sur les différences de taille, de forme, d'odeur, de saveur, de qualités nutritives, que présentent nos légumes, nos fleurs, nos fruits, etc. Remarquons toutefois que dans la plupart des résultats, qu'il suffit d'indiquer ici, la modification est plus profonde qu'on ne le croit au premier abord. Pour transformer la carotte sauvage en carotte comestible, pour faire de la poire sauvage une crassane ou une doyennée, il faut atteindre les éléments mêmes de la racine ou du fruit, multiplier les uns, restreindre les autres, les modifier tous.

Les modifications physiologiques ne sont pas moins frappantes. La rapidité du développement, par exemple, dans nos céréales seules, présente des différences énormes. Le blé d'automne demande trois cents jours de la semaille à la récolte;

le blé de printemps cent cinquante, le blé de mai cent seulement. Cette aptitude au développement rapide est parfois une condition d'existence indispensable. Notre orge pamelle met cinq mois à se développer et à mûrir. S'il en était de même en Finlande et dans la Laponie méridionale, il périrait par la gelée. Mais la race locale parcourt en deux mois toutes les phases de sa végétation.

Les fonctions de reproduction présentent au point de vue qui nous occupe des faits intéressants. On sait que, sous le même climat, les individus des espèces sauvages fleurissent et fructifient à peu près en même temps. Au contraire, nos espèces cultivées ont presque toutes des races ou des variétés hâtives ou tardives. Chez certaines races, la production des fleurs et des fruits est remarquablement accrue. En outre, cet accroissement se manifeste chez les unes en une seule fois; chez d'autres elle résulte de la répétition anormale des phénomènes reproducteurs (roses et fraises des quatre saisons). En revanche, la fertilité diminue chez certaines races (persil frisé) et souvent le fruit se forme sans que la graine se développe (poires, pommes, oranges..., à pepins rares). En persévérant dans cette voie, l'homme a produit des végétaux dont le fruit n'a plus de graines (poires, bananes sans pepin, raisins de Corinthe...). Il est clair que ces derniers ne forment plus de *race*, qu'ils restent à l'état de *variété* et ne peuvent être multipliés que par quelqu'un des procédés généagénétiques artificiels si habilement mis en œuvre par les horticulteurs (bouture, greffe, marcottage, etc.).

Les animaux présentent des faits absolument semblables. Nous savons tous combien diffèrent les formes extérieures des chiens, des chats, des lapins... Or, parmi ces formes, la plupart supposent des modifications anatomiques considérables (bouledogue, lévrier). Les modifications du pelage sous le rapport de la quantité, de la qualité, de la couleur..., ne peuvent être que le résultat de variations dans l'accomplissement des fonctions des bulbes sécréteurs. Il en est de même de la forme et de la diminution des cornes. Nos animaux de basse-cour et de boucherie ont subi dans leurs éléments histologiques des modifications correspondant à celles de nos fruits de table, et parmi eux aussi on a créé des races précoces, comme il en est à développement lent.

Les fonctions de reproduction présentent chez les animaux des faits absolument analogues à ceux que nous avons rappelés comme caractérisant certaines races végétales. Chez eux aussi on constate un accroissement remarquable de fertilité dans certaines races domestiques. La laie sauvage n'a qu'une portée par an et produit de 6 à 8 marcassins; la truie met bas deux fois par an de 10 à 15 petits. L'aperea a chaque année de deux à trois portées de 1 à 2 petits; le cochon d'Inde se reproduit cinq à six fois chaque année et met bas chaque fois de 8 à 10 jeunes. En revanche aussi, dans nos races les plus *perfectionnées*, c'est-à-dire dans celles qu'on a le plus écartées du type normal, à force d'exalter certaines fonctions, on en diminue d'autres et entre autres la fécondité. Les porcs, les bœufs remarquables par leur aptitude à l'engraissement, sont souvent incapables de se reproduire.

Le *je ne sais quoi* qui produit les phénomènes de l'instinct et du raisonnement chez les animaux est tout aussi capable d'être modifié et de fournir des caractères de race que le corps lui-même. *Bon chien chasse de race* est un proverbe scientifiquement vrai, comme l'ont démontré non-seulement l'observation journalière, mais encore les expériences de Knigt poursuivies pendant soixante ans. Ces modifications, devenues héréditaires après avoir été primitivement acquises par l'éducation, ne se retrouvent pas seulement chez nos chiens domestiques : elles se conservent parfois chez les chiens marrons. Les chiens de la Madeleine, redevenus sauvages depuis plusieurs générations, chassent le pécari exactement comme leurs frères restés en captivité et les mieux dressés à cette chasse spéciale.

Ainsi, dans l'être vivant, animal ou végétal, il n'est pas un ordre d'organes ou de fonctions qui ne puisse fournir des caractères de variété ou de race, par suite de modifications anatomiques ou physiologiques.

Étendue des variations. Quand il s'agit des animaux et des plantes, l'habitude empêche souvent de se rendre un compte exact de l'étendue des variations subies par l'organisme et d'apprécier à toute sa valeur la distance qui sépare certaines variétés ou certaines races soit les unes des autres, soit de leur type primitif. En réalité, cette distance est parfois énorme. Pour certaines espèces qui sont plus particulièrement l'objet de nos soins et par suite de nos expériences, elle semble être indéfinie. Sans doute la variation a des limites qu'elle ne saurait franchir, mais ces limites sont loin d'avoir été toutes reconnues.

En ce qui touche aux végétaux, nos expositions de fleurs, de fruits, de légumes, justifient complétement les paroles précédentes. A bien des points de vue elles offrent au naturaliste, au physiologiste, tout autant d'intérêt qu'à l'agriculteur. Quiconque aura comparé avec quelque attention le chou sauvage à ses dérivés cultivés (chou cavalier, chou cabus, chou-fleur, chou brocoli...) ne pourra qu'être étrangement surpris des métamorphoses subies par cette plante à presque tous les points de vue. Les variations que l'on obtient chez les fleurs en vogue ne méritent guère moins de nous arrêter. Et quant aux fruits de même espèce, on sait combien ils diffèrent de grosseur, de forme, de saveur...

Nos expositions d'animaux nous montrent des faits qui sans approcher des précédents n'en sont pas moins de nature à faire naître des réflexions. Voici, par exemple, dans quelle mesure varie la taille de quelques-unes de nos races domestiques. Le petit épagneul a très-souvent moins de 305 millimètres en longueur ; le chien de montagne atteint et dépasse 1ᵐ,328 ; le lapin niçard 20 ; le lapin bélier 60 centimètres. Les races ovines varient de 325 millimètres à 1ᵐ,190 de hauteur. Le cheval scheltie n'a souvent que 76 centimètres de hauteur au garot ; le cheval de brasseur atteint fréquemment 1ᵐ,80.

Il est inutile d'insister sur les différences de proportions que présentent les races de celles de nos espèces que le caprice ou des besoins réels nous poussent à modifier le plus. Qu'on se rappelle seulement ce que sont sous ce rapport le cheval de course et le limonier, le bouledogue et le lévrier. Je me borne à indiquer quelques faits relatifs aux variations que présente la queue, cet appendice qui fournit de très-bons caractères aux zoologistes pour distinguer les espèces. On sait quelle en est la longueur chez quelques-unes de nos races canines. Elle disparaît entièrement chez d'autres. Ce fait dont Buffon avait douté m'est affirmé par M. le baron Lecoulteux, qui ne s'est prononcé qu'à la suite d'expériences faites par lui-même. Les moutons nous présentent des différences presque aussi grandes. Très-courte chez les races de Suède et des îles Shetland, presque nulle chez certains moutons de Perse, d'Abyssinie, la queue devient traînante chez d'autres en Ukraine, en Podolie, sur les bords du Danube ; elle se charge de graisse et se raccourcit chez les moutons du Cap, de manière à fournir deux loupes graisseuses. Chez les Kirghises, Pallas a vu des moutons dont la queue pesait 33 livres, si bien qu'on la posait sur un petit chariot pour que l'animal pût traîner plus aisément cet organe.

Sans entrer dans plus de détail, il est facile de comprendre que, si un naturaliste rencontrait à l'état de liberté des formes animales ou végétales aussi différentes que celles dont il vient d'être question, il ne pourrait qu'être presque inévitablement entraîné à les isoler comme constituant des *espèces* distinctes. Les altérations du type vont même incontestablement plus loin. Nos bœufs, nos moutons, nos chèvres sans cornes, ont perdu l'attribut de la grande division à laquelle ils appartiennent. S'ils existaient à l'état sauvage, on en aurait fait à coup sûr un groupe à part. Nous trouvons ailleurs des différences portant sur l'organisme entier et qui à ce titre méritent plus d'attention. Du lévrier au bouledogue, du bœuf ordinaire au bœuf gnato, il existe au moins la distance qui sépare deux genres des mieux caractérisés, et l'ostéologie de la tête confirmerait entièrement cette conclusion. Chez les Oiseaux, Darwin admet avec raison que, si nos races domestiques de pigeons existaient dans la nature, elles représenteraient au moins quatre genres parfaitement distincts comprenant plus de 150 espèces. Telles sont les limites jusqu'ici reconnues dans lesquelles peuvent se jouer pour ainsi dire certaines formes organiques.

Faisons ici une remarque essentielle. Jamais des variations aussi étendues ne se produisent en dehors de l'action de l'homme. Il existe bien des *races naturelles* à côté de nos *races artificielles*, mais jamais les premières ne diffèrent entre elles et ne s'écartent du type primitif autant que les secondes. Je me borne à mentionner ici ce fait, mais, à raison même de son importance, cette question doit être traitée avec quelque détail. Elle le sera ailleurs (*voy.* le mot RACES).

§ IV. CARACTÈRES DISTINCTIFS DE LA RACE ET DE L'ESPÈCE. Naturelles ou artificielles, les formes dérivées d'un type primitif, dont elles ont parfois conservé à peine la trace, posent à chaque instant au naturaliste une question, souvent difficile à résoudre. En présence d'une plante, d'un animal nouveau pour lui, semblable par certains côtés à une espèce connue, dissemblable sous d'autres rapports, le naturaliste est forcé de se demander : Est-ce une *espèce nouvelle*, ou bien n'est-ce qu'une *race* se rattachant à l'*espèce* déjà inscrite dans le catalogue des êtres? Il est toujours possible de répondre à cette question, à la condition de disposer de certaines données ou de pouvoir se livrer à certaines expériences. La morphologie, la physiologie surtout, doivent ici être interrogées.

1° *Caractères distinctifs tirés de la morphologie.* L'aphorisme de Leibniz : *Natura non facit saltum*, n'est vrai que dans une certaine mesure, sans quoi les *espèces* ne se distingueraient pas. On passerait de l'une à l'autre par nuances insensibles. Or il n'en est pas ainsi. Chaque *espèce* a ses caractères, ou tout au moins son caractère propre, qui permet de la distinguer des espèces voisines et qui ne reparaît jamais chez aucune autre. Les *races* d'une même espèce, surtout lorsqu'elles se sont formées naturellement et sous la seule influence des actions de milieu, présentent très-rarement ces caractères exclusifs et tranchés. Quelque dissemblance qui existe entre les extrêmes, on passe de l'un à l'autre par une série graduée de formes qui ne diffèrent que par des nuances parfois à peine saisissables. C'est ce que j'ai appelé la *fusion des caractères*. Souvent aussi quelques-uns des traits qui sembleraient au premier abord devoir caractériser le plus nettement l'une de ces races se retrouvent chez certains individus de celles qui, à d'autres égards, ont le moins de rapport avec elle; ou bien un caractère varie de manière que, considéré isolément, il conduirait à fractionner un groupe naturel et à en disséminer les fractions dans des groupes différents. Tous les faits de cette nature appartiennent à ce que j'ai appelé l'*entre-croisement des caractères* et accusent des rapports de *race* et non d'*espèce* entre les groupes qui les présentent.

Le *passage gradué* d'un terme à l'autre d'une même série, la *fusion*, l'*entre-croisement des caractères*, suffisent bien souvent pour reconnaître que des formes animales ou végétales, regardées d'abord comme autant d'*espèces* distinctes, ne sont que des *races* dérivées d'un type commun. Mais pour pouvoir constater les faits de cette nature il est nécessaire de disposer d'un nombre suffisant et parfois considérable d'individus. C'est parce qu'il possédait les intermédiaires que Cuvier a rattaché à la même espèce notre renard, celui d'Égypte et celui de Sibérie. Pour avoir connu seulement le chacal de l'Inde et celui du Sénégal, Frédéric Cuvier en fit deux espèces distinctes qu'Isidore Geoffroy réunit plus tard aux chacals d'Égypte et d'Algérie, quand il put comparer les individus de toutes ces provenances. C'est grâce à la richesse en individus de la collection malacologique du Muséum que Valenciennes a rayé de nos catalogues une foule d'espèces nominales et même de prétendus genres fondés sur de simples modifications de certains types spécifiques. Remarquons en passant que de pareils résultats suffisent pour faire comprendre l'utilité des grandes collections, utilité trop souvent méconnue par des hommes, éminents d'ailleurs, mais qui, étrangers aux sciences naturelles, ne voyent dans cette accumulation de formes animales ou végétales presque semblables qu'une affaire de curiosité.

Toutefois la morphologie est parfois insuffisante pour éclairer le naturaliste sur les vrais rapports de deux formes organiques plus ou moins différentes. L'observateur ne peut toujours se procurer les intermédiaires ; ceux-ci peuvent aussi ne pas exister. Lorsqu'une race a pour point de départ une variété très-tranchée, apparue du premier coup avec tous ses caractères, il est bien difficile, impossible même, de reconnaître sa vraie nature par l'étude des formes seules, et, si les renseignements historiques manquent, on est inévitablement conduit à la regarder comme une espèce distincte. Les *gnatos*, qui reproduisent parmi les bœufs les traits des chiens bouledogues, auraient été à coup sûr inscrits dans nos catalogues comme une *espèce*, ou même un *genre* à part, si on n'avait la certitude que tous les bœufs de l'Amérique méridionale descendent du taureau espagnol et des vaches amenées par les frères Goës en 1558. Dans bien des cas il faut donc recourir à des données d'un autre ordre pour distinguer l'espèce de la race. C'est la physiologie qui nous les fournit, et là même se trouve la justification des termes de la définition que j'ai donnée plus haut.

2° *Caractères distinctifs tirés de la physiologie.* Les fonctions de reproduction sont incontestablement celles qui établissent entre les êtres organisés les rapports les plus étroits. De l'animal au végétal il y a à ce point de vue non plus seulement des analogies ou des ressemblances générales, mais presque des identités. Donc, si nous trouvons dans les phénomènes de la reproduction des dissemblances nettement accusées selon qu'ils se produisent sous l'influence de l'*espèce* ou sous l'influence de la *race*, nous devons en conclure : 1° qu'il existe une différence réelle entre ces deux sortes de manifestations morphologiques de l'organisation ; 2° que la nature de ces phénomènes fournit un moyen assuré de les distinguer. Conclure autrement serait incontestablement manquer aux règles de la logique la plus élémentaire. Or ces dissemblances existent, et c'est dans le *croisement* qu'elles se manifestent.

On appelle *croisement* l'union entre individus soit de *même espèce*, mais de *races différentes*, soit d'*espèces différentes*. Dans le premier cas, le croisement prend le nom particulier de *métissage ;* dans le second cas, on l'appelle *hybridation*. Les fils issus d'un métissage sont les *métis*, ceux qui proviennent d'une hybridation sont les *hybrides*. On nomme métis ou hybride de *premier sang* les individus enfantés par le croisement d'individus de race ou d'espèce différente. Les métis ou les hybrides de *second, de troisième sang*, etc., sont les individus résultant de l'union entre eux des métis ou des hybrides de premier sang et de leurs descendants. Ajoutons que le métissage comme l'hybridation peuvent s'accomplir sous l'action des seules lois naturelles, aussi bien chez les animaux que chez les végétaux, ou bien que l'un et l'autre peuvent être le résultat de l'industrie ou de l'influence de l'homme. Il y a donc lieu de distinguer le *métissage naturel* et *artificiel*, l'*hybridation naturelle* et *artificielle*. Voyons quels sont, dans les deux règnes organiques, les phénomènes qui caractérisent ces diverses catégories d'unions, en les opposant l'une à l'autre.

a. *Métissage naturel chez les végétaux.* La découverte du métissage naturel chez les végétaux date des premiers temps de la découverte des sexes chez les plantes. On savait bien auparavant que, lorsque des variétés ou des races d'une même espèce poussaient et fleurissaient à côté l'une de l'autre, elles produisaient souvent des graines qui, semées à leur tour, donnaient naissance à des variétés nouvelles tenant le plus souvent des deux formes qui les avaient précédées, mais la cause du phénomène était restée inconnue. Dès 1744 Linné n'hésita pas à y voir le résultat de la fécondation des ovules d'une fleur par le pollen d'une fleur voisine; il attribua au croisement l'apparition des tulipes flambées ou panachées au milieu des semis de tulipes unicolores. Ce fait a été cent fois constaté depuis sur une foule d'espèces. Bientôt on reconnut qu'à la suite de ces unions croisées la plante entière pouvait présenter un mélange de caractères analogue à celui que montrait la fleur. Sans entrer ici dans des détails, rappelons seulement l'observation de M. Naudin sur les courges, d'où il résulte que les graines d'un même fruit reproduisaient parfois toutes les races réunies dans le jardin servant à ses études.

Ces faits attestent que dans les croisements de race à race, dans les *métissages*, la fécondation s'opère chez les végétaux avec autant de facilité qu'entre individus de même race. L'égalité de puissance d'action de ces pollens, provenant de formes végétales aussi différentes que les courges, est démontrée par la *superfétation* si clairement accusée dans l'observation due à M. Naudin.

b. *Métissage naturel chez les animaux.* Chez les animaux, le croisement est rendu plus facile par leur faculté de locomotion : aussi s'accomplit-il à chaque instant dans nos fermes, dans nos basses-cours, dans nos chenils, dans nos pigeonniers, non-seulement sans que l'homme intervienne pour le faciliter, mais encore souvent en dépit de toutes les précautions qu'il prend pour l'empêcher. Là aussi l'on constate chaque jour que la fécondité n'est nullement altérée par le mélange des races. Parfois au contraire elle est accrue. Elle s'affaiblit en effet souvent dans les races *trop perfectionnées*, c'est-à-dire déviées outre mesure du type naturel. Elle reprend par le croisement avec une race plus rapprochée de ce type. Dans le métissage entre races animales, on a constaté aussi souvent la superfétation. Des chiennes unies successivement à deux ou trois mâles de races différentes mettent bas des petits qui accusent le mélange des souches.

c. *Métissage artificiel chez les végétaux et les animaux.* L'homme peut intervenir pour multiplier et régler dans un but déterminé le croisement des races animales ou végétales, et chacun sait qu'il le fait tous les jours. Ce qui précède suffit pour faire comprendre qu'il n'a pas ici de grandes difficultés à vaincre. Un pinceau chargé du pollen qu'il a choisi, promené sur le stigmate de la fleur dont il veut obtenir un *métis*, féconde à coup sûr les ovules. Quant aux animaux, il lui suffit de rapprocher les mâles et les femelles de son choix à l'époque du rut pour être assuré du résultat. Quelques différences morphologiques qui distinguent les races, les unions ont lieu et sont régulièrement fécondes. Les expériences faites entre autres par Isidore Geoffroy sur les chiens, les chèvres, les moutons, ne peuvent laisser de doute à cet égard. En Amérique, l'union du bœuf gnato avec le type normal est tout aussi féconde que celle de deux individus appartenant au second type.

En résumé, le *métissage*, c'est-à-dire le croisement entre individus de *races différentes d'une même espèce*, est toujours facile, comme si l'union avait lieu entre individus de même race ; les différences morphologiques, quelque tranchées qu'elles soient, ne nuisent en rien à la fécondité : celle-ci au contraire, s'accroît parfois et même reparaît par suite de ce croisement ; enfin, chez les animaux comme chez les végétaux, il s'accompagne souvent de superfétation.

d. *Hybridation naturelle chez les végétaux.* Dans les champs comme dans nos jardins, les conditions naturelles sont les mêmes pour les espèces que pour les races. Si l'*hybridation* était aussi facile que le *métissage*, elle devrait se produire au moins aussi souvent, plus souvent en réalité, car le nombre des espèces juxtaposées est supérieur à celui des races. Or, bien loin qu'il en soit ainsi, le chiffre des hybrides végétaux naturels est extraordinairement faible. De Candolle admettait encore une quarantaine de cas comme plus ou moins certains, mais, à mesure qu'on y a regardé de plus près, on a vu ce nombre diminuer, et M. Decaisne pense qu'il ne va pas au delà d'une vingtaine. Faisons remarquer que la culture ne paraît exercer aucune influence sur le croisement entre espèces de plantes. L'hybridation n'est pas plus fréquente dans nos jardins que dans les champs, les prés ou les bois.

Ainsi, depuis que leur attention a été appelée sur ce point, c'est-à-dire depuis plus d'un siècle, les botanistes de tous pays n'ont recueilli qu'environ vingt exemples d'hybridation naturelle féconde. Que le lecteur se rappelle les tulipes de Linné, les courges de M. Naudin, et de lui-même il conclura qu'entre le métissage et l'hybridation il existe une grande différence. Nous allons voir cette différence s'accentuer de plus en plus.

e. *Hybridation naturelle chez les animaux.* Ce genre de croisement a été longtemps nié d'une manière absolue. C'était une erreur. Isidore Geoffroy a réuni dans son livre un certain nombre de faits dont la plupart paraissent être démontrés, mais la liste n'en est pas bien longue. En réalité, elle se réduit à quelques cas d'union féconde entre la perdrix grise et la perdrix rouge (Dureau de Lamalle), entre la bergeronnette noire et la bergeronnette grise (Temminck), entre l'hirondelle de fenêtres et celle des cheminées, entre une corneille noire et une corneille mantelée (Neumann). On avait parlé de quelques hybridations entre poissons, mais M. Valenciennes a montré qu'il s'agissait d'unions entre des races considérées à tort comme des espèces distinctes. On a vu un crapaud essayer de féconder les œufs d'une grenouille, mais les expériences de Spallanzani avaient démontré d'avance l'inutilité de ces tentatives. Enfin on a signalé quelques cas d'unions entre insectes d'espèces différentes, mais sans avoir pu constater si elles avaient été fécondes. Tel est le bilan de l'hybridation naturelle entre animaux.

Dès que la domesticité intervient, elle semble exercer une influence et faciliter ces rapprochements. Jamais on n'a signalé un seul cas d'hybridation entre deux espèces de Mammifères également sauvages. Mais le chien domestique et le loup se sont parfois croisés sans l'intervention directe de l'homme. Le produit de ces croisements a même été décrit comme une espèce particulière sous le nom de *Canis Lycaon*.

f. *Hybridation artificielle chez les végétaux.* L'homme, qui, contrairement à une opinion dont on a fait grand bruit depuis quelques années, est souvent bien plus puissant que la nature, a singulièrement multiplié le nombre des hybridations chez les végétaux aussi bien que chez les animaux. Servi par son industrie, il a obtenu une foule de ces produits regardés jadis comme des monstres. Mais des précautions minutieuses sont nécessaires pour réussir même lorsqu'on agit sur les espèces qui se prêtent le mieux au croisement.

Les lois de l'hybridation végétale sont aujourd'hui bien connues, grâce aux admirables travaux de Kœlreuter et à ceux de ses continuateurs, parmi lesquels nous aimons à citer MM. Godron, Lecoq, Decaisne, Naudin. Une de ces lois qui ne souffre aucune exception, c'est que jamais l'hybridation n'a réussi entre plantes appartenant à deux familles naturelles distinctes. Elle ne se réalise que très-rarement entre espèces appartenant à deux genres, si bien qu'aux yeux de de Candolle et de M. Godron le fait même de l'hybridation doit faire douter de la légitimité des divisions génériques. Enfin il existe des familles entières dont l'homme n'a pu croiser les espèces, quoiqu'elles appartinssent au même genre et parussent être aussi voisines que possible.

Dans les familles, dans les genres qui se prêtent le mieux à l'hybridation, il est de nombreuses espèces qui semblent se refuser absolument à ces unions croisées. Dans bien des cas enfin le croisement entre deux espèces, possible dans un sens, ne l'est pas dans le sens contraire. Le *Mirabilis jalapa* se croise avec le *Mirabilis longiflora*, à condition de jouer le rôle de mère. Si l'on intervertit les rôles, l'opération reste sans résultat (Lecoq); M. Godron a fécondé très-aisément l'*Ægilops ovata* par le pollen de froment; la tentative inverse faite à diverses reprises pendant trois ans a toujours échoué. Enfin dans aucun cas on n'a produit de superfétation.

Le nombre des hybridations végétales obtenues aujourd'hui est assez élevé. Les hommes de science les ont multipliées autant que possible; les jardiniers, fleuristes, pomologistes, se sont emparés de ce procédé pour obtenir des variétés nouvelles qu'ils ont ensuite propagées par les pratiques généagénétiques ordinaires.

g. *Hybridation artificielle chez les animaux.* L'hybridation a été pratiquée chez les animaux bien avant de l'être chez les plantes. Elle est d'ailleurs plus facile. En général, il suffit d'enfermer ensemble le mâle et la femelle appartenant aux espèces que l'on veut croiser. A l'époque du rut, l'instinct parle haut et transforme en époux les compagnons de captivité. Entre individus domestiques et vivant côte à côte, la familiarité de tous les jours facilite le rapprochement. De là résultent ces tentatives dont j'ai moi-même été témoin entre un chien et une chatte; celles dont parle Réaumur entre une poule et un lapin.

Ces faits bizarres sont en définitive pour nous autant d'expériences. Ils nous ont appris que même dans les conditions les plus favorables de pareilles unions sont toujours sans résultat. Chez les animaux comme chez les végétaux il n'y a union féconde tout au plus qu'entre genres voisins, et toutes les espèces d'un même genre sont loin de se croiser entre elles. C'est ce que savent fort bien les amateurs d'oiseaux qui se sont livrés à ces sortes d'expériences.

En réunissant tous les cas venus à ma connaissance, je trouve que l'on peut compter chez les Mammifères 60 à 62 espèces dont le croisement deux à deux a été obtenu, soit 30 à 31 hybridations; chez les Oiseaux le nombre des espèces est de 56, représentant 28 hybridations; chez les Poissons il est de 10 et répond par conséquent à 5 hybridations. Je trouve les mêmes nombres pour les Insectes. Enfin on a cité le croisement de deux Arachnides comme ayant été aussi constaté, mais on ne sait rien du résultat. A peine est-il besoin de rappeler que parmi ces hybridations il en est qui sont entrées dans l'industrie, et depuis bien longtemps. Le mulet était connu du temps d'Homère, et les Romains estimaient fort un attelage de ces hybrides. Ils ont pratiqué aussi le croisement du bouc et de la brebis, celui du bélier et de la chèvre, usités de nos jours encore dans l'Amérique méridionale et même, me dit-on, dans quelques contrées de la France. Le croisement entre oiseaux est aussi devenu une des expériences favorites de certains amateurs.

Toutefois il est digne de remarque que, de toutes ces hybridations, la seule qui paraisse réussir partout et toujours est celle des espèces âne et cheval. Celle des espèces chèvre et mouton, qui semble être presque aussi facile dans l'Amérique méridionale, au Chili et au Pérou, a échoué en Europe sur bien des points, entre autres au Jardin des Plantes, entre les mains de Geoffroy Saint-Hilaire; Buffon et Daubenton, qui l'ont souvent tentée, n'ont réussi que deux fois.

h. *Infécondité relative des unions hybrides.* Même lorsque l'hybridation réussit au mieux chez les animaux ou les végétaux, la fécondité est ordinairement diminuée dans une proportion plus ou moins forte. Le serin des Canaries se croise assez facilement avec l'espèce indigène et avec le chardonneret. Dans les deux cas les œufs clairs se rencontrent fréquemment dans les couvées. Frédéric Cuvier, témoin des amours d'un cygne noir avec une oie, examina les œufs pondus dans ces conditions : sur neuf, un seul avait été fécondé. Dans les végétaux, le rapport est souvent bien plus remarquable encore. J'en citerai plus loin un exemple.

i. *Fécondité des métis végétaux.* Après avoir indiqué les phénomènes que présente le mariage de deux individus de *races* et d'*espèces* différentes, après avoir montré que ces mariages sont partout et toujours féconds dans le premier cas, très-rarement au contraire dans le second, il importe de montrer comment se comportent les enfants issus de ces unions croisées, les *métis* et les *hybrides*.

Une expérience journalière résultant de pratiques depuis longtemps passées dans l'industrie atteste que les métis végétaux de première génération sont tout aussi féconds que leurs parents. Nos parterres, nos vergers, sont remplis de représentants de ces unions croisées, et rien n'est plus aisé que de constater ce fait.

Toutefois, les plantes ne nous fournissent guère qu'un enseignement incomplet sur la question essentielle de la conservation de la fertilité chez les métis après un certain nombre de générations. Dans le règne végétal, l'expérience est rarement poussée jusqu'au bout, par suite de la facilité que la greffe, le marcottage et les autres procédés généagénétiques, présentent pour multiplier la *variété* obtenue par un premier croisement sans passer par les lenteurs qu'entraîne la stabilisation d'une *race* (*voy.* le mot RACES).

Nous aurons toutefois à faire, au sujet de ces métis, une observation importante, et à signaler un fait qui contrastera avec un autre que nous rencontrerons chez les hybrides. Les métis végétaux diffèrent par certains caractères de deux plantes père et mère, et c'est même pour atteindre ce résultat que l'on recourt au croisement. Mais on ne remarque jamais chez eux que la tige, les feuilles, en un mot, l'appareil de nutrition, ait acquis un développement exagéré aux dépens de l'appareil de reproduction. L'équilibre normal entre les organes de la vie individuelle et ceux de la vie spécifique est conservé, et ce fait même atteste l'intégrité des fonctions reproductrices.

j. *Fécondité des métis animaux.* Les procédés de multiplication généagénétique ne sauraient être appliqués aux animaux. C'est seulement par une succession de générations, issues de la variété première obtenue par croisement, que l'on arrive à constituer une *race* différente de celles que l'on avait mariées. Ici, par conséquent, l'expérience se poursuit et nous pouvons lui demander tous les enseignements qu'elle comporte.

Or, que l'on jette un coup d'œil sur nos métairies, nos exploitations agricoles, nos pigeonniers, nos basses-cours, nos chenils, nos rues, nos toits, etc., partout on rencontrera, à côté des races pures, préservées à grand'peine par leurs possesseurs, des races métisses, tantôt supérieures aux races mères quand elles sont le résultat d'une volonté intelligente, tantôt en voie d'abâtardissement quand elles se sont formées au hasard et dans des conditions mauvaises. A lui seul ce fait général atteste que la fécondité n'est en rien altérée dans les métis, à quelque degré que soit porté le mélange.

Les résultats obtenus dans une foule d'expériences précises confirmeraient au besoin cette appréciation. Ils prouvent en outre que les différences morphologiques les plus grandes n'influent en aucune façon sur cette persistance de facultés reproductrices. Darwin a accumulé dans une de ses couvées de pigeons le sang des cinq races les plus distantes. Or la différence entre ces races est telle que chacune d'elles aurait certainement servi de type générique, si on les avait trouvées dans la nature. Et pourtant l'expérimentateur anglais a vu la fécondité se manifester chez ces quintuples métis aussi bien que chez les parents de souche pure.

Le métissage s'opère d'ailleurs avec une facilité égale entre races domestiques et races sauvages. Des porcs échappés dans nos bois et croisés avec le sanglier ont donné naissance à une lignée également féconde et qui s'est propagée. Ce procédé a été employé pour repeupler une forêt au profit des chasseurs. Les chiens, les chevaux domestiques, se croisent de même avec les chiens et les chevaux redevenus sauvages.

Tels sont les faits physiologiques fondamentaux que présentent les descendants d'individus de races différentes, les *métis*, au point de vue de la reproduction. En examinant ce qui se passe chez les *hybrides*, chez ces fils d'individus provenant du croisement de deux *espèces*, nous allons trouver un contraste frappant.

k. *Infécondité des hybrides végétaux.* Nous avons vu les croisements entre espèces n'être possibles que dans un nombre de cas extrêmement restreint.

Les hybrides ainsi obtenus sont en outre d'ordinaire impropres à la reproduction, et, dès les débuts de l'étude de ces phénomènes, Kœlreuter en a donné
l'explication. Presque toujours l'élément mâle est atrophié au point de ne
pouvoir servir à la fécondation. Les anthères au lieu d'être gonflées par le
pollen, sont aplaties et comme flétries; le peu de poussière qu'on trouve dans
leur intérieur est incapable d'émettre les tubes polliniques nécessaires à la
fécondation.

L'élément femelle est moins rudement atteint. Un certain nombre d'ovules
échappent assez souvent à l'action stérilisante de l'hybridation. Ils peuvent être
fécondés par le pollen de l'une des deux espèces parentes. On obtient ainsi un
végétal dit *quarteron*, possédant trois quarts de sang d'une des espèces primitives
et un quart de sang de l'autre. Il est clair que, si l'on continue à recourir au même
pollen pour de nouvelles fécondations, on se rapproche de plus en plus de l'espèce première et on arrive rapidement à la reproduire entièrement.

Il arrive assez souvent que la fécondité reparaît chez les quarterons, et l'on
pourrait croire dès lors qu'il doit être possible de reproduire indéfiniment cette
forme végétale résultant du croisement de deux espèces primitivement croisées.
Il n'en est rien. Deux sortes de phénomènes, le *retour aux types parents* et
la *variation désordonnée* s'opposent à la propagation indéfinie de ces végétaux
artificiels et les font souvent disparaître avec une rapidité frappante.

Il existe d'ailleurs quelques espèces dont le croisement produit, en fort petit
nombre d'ordinaire, des hybrides conservant une certaine fécondité. Mais ceux-ci
comme les précédents sont soumis à la *loi de retour*, à la *variation désordonnée*, et ne peuvent pas davantage se propager.

1. *Loi de retour.* Lorsque les hybrides sont féconds, leurs descendants, au
lieu de conserver les caractères intermédiaires résultant du croisement des deux
espèces primitives, reprennent tous les caractères de l'une de ces espèces. Tel
est le phénomène général qui empêche la formation des *races hybrides* et que
l'on a nommé la *loi de retour*. Pour mieux faire comprendre comment les
choses se passent, je résumerai une expérience de M. Naudin, qui, par ses
travaux persévérants et l'importance des résultats atteints, s'est montré le rival
parfois heureux de Kœlreuter.

Cet habile expérimentateur avait fécondé le *Datura stramonium* (plante
mère) par le pollen du *Datura ceratocaulus* (plante père). Dix fleurs avaient
été préparées avec tous les soins nécessaires. Tous les ovaires nouèrent. Il en
résulta dix capsules, mais ces capsules (*hybrides de première génération*)
étaient de dimensions fort inégales et les plus grosses atteignaient à peine à la
moitié du volume normal. De ce fait seul on pouvait conclure que la fécondité
avait été altérée dans une très-forte proportion.

L'examen des graines montra que l'atteinte avait été bien plus profonde qu'on
n'aurait pu le penser après le simple examen des capsules. Une bonne moitié
des ovules étaient réduits à de simples vésicules affaissées et flétries. L'immense
majorité des graines étaient de moitié plus petites que les semences ordinaires;
elles ne contenaient pas d'embryon. En somme, les dix capsules ne fournirent
à M. Naudin qu'environ soixante graines présentant l'aspect de semences en
bon état.

Ces soixante graines furent semées. *Trois* seulement germèrent, encore l'un
des trois hybrides ainsi obtenus n'arriva-t-il qu'à la floraison. Les deux autres
se montrèrent très-vigoureux et présentèrent entre autres, à un haut degré, la

prédominance de l'appareil végétatif sur l'appareil reproducteur. La tige était plus élevée que dans l'espèce mère, la plus grande des deux ; les branches étaient d'une superbe venue. En revanche, une grande partie des fleurs avorta à la base et au sommet des verticilles. Au centre seulement les fleurs vinrent à bien et donnèrent des capsules garnies de graines en bon état.

M. Naudin sema plus de cent de ces graines. Toutes germèrent et donnèrent autant de plantes. *Mais ces plantes présentèrent toutes la taille, le port, l'inflorescence, la fécondité du « Datura stramonium »*. D'un seul bond tous ces *hybrides de seconde génération* étaient retournés *à la plante mère*. Toute trace de croisement avait disparu.

Le retour à l'un des types parents n'a pas toujours lieu avec cette brusquerie, et quelques générations sont nécessaires pour expulser complétement l'un des deux sexes. Parfois aussi il se fait une sorte de partage et les descendants de ces unions croisées reprennent les caractères, les uns de l'espèce père, les autres de l'espèce mère. Mais le résultat final est le même. Au bout d'un temps donné les types premiers, les *types naturels*, reparaissent dans tous ces végétaux de sang mêlé et l'on ne trouve plus trace du croisement.

m. *Variation désordonnée*. Lorsque le retour ne se manifeste pas dès la seconde génération hybride, on voit apparaître un phénomène remarquable qui avait échappé aux prédécesseurs de M. Naudin et sur lequel cet éminent naturaliste a justement appelé l'attention.

Les hybrides de première génération sont généralement intermédiaires entre les espèces parentes et remarquables par la grande uniformité de leurs caractères. Mais, dès la seconde génération, cette uniformité disparaît et l'on voit se manifester une mobilité de caractère étrange. M. Naudin a suivi ce phénomène pendant sept générations sur les produits du croisement entre la *Linaria vulgaris* dont les fleurs sont jaunes et la *Linaria purpurea* qui porte des fleurs pourpres. Entre ces deux espèces le croisement est des plus faciles. On peut intervertir les rôles et prendre tour à tour chacune d'elles pour père ou pour mère sans nuire au résultat de l'expérience. Tout donc ici semblerait devoir faciliter l'établissement de suites hybrides uniformes. Il n'en est rien, et voici dans quels termes M. Naudin décrit le spectacle que présentait un de ses derniers semis : « On y trouvait, dit-il, tous les genres de variation possible, des tailles rabougries ou élancées, des feuillages larges ou étroits, des corolles déformées de diverses manières, décolorées ou revêtant des teintes insolites ; et de toutes ces combinaisons il n'était pas résulté deux individus entièrement semblables. » Ajoutons qu'à chaque génération un certain nombre d'individus revenaient à l'espèce père ou à l'espèce mère.

Ainsi, dans les cas les plus favorables, l'*hybridation* a pour résultat de donner naissance à de simples *individualités*, tandis que nous savons que le *métissage* finit toujours par donner des *races*.

n. *Hybrides quarterons. Ægilops speltæformis*. Nous avons vu les hybrides végétaux quarterons retrouver en général une fécondité plus ou moins rapprochée de celles des vraies espèces. Mais, si on sème les graines de ces hybrides, les phénomènes de retour se manifestent également et le type intermédiaire disparaît.

Une fois pourtant la science est parvenue à conserver une de ces suites hybrides, et l'histoire de ce *fait unique* mérite de nous arrêter. C'est l'*Ægilops speltæformis* quarteron ayant trois quarts de sang de froment et un quart de sang d'*Ægilops ovata*. M. Godron, qui l'avait obtenu, l'a fait se reproduire pendant plus de vingt ans.

Mais il n'a atteint ce résultat que grâce à des précautions extrêmes. Abandonnées sur un sol même préparé avec les plus grands soins, les graines de l'*Ægilops speltæformis* périssent; il faut les placer une à une dans la terre et prendre soin des jeunes hybrides comme d'autant de plantes délicates. Ces produits de l'industrie humaine n'ont duré que grâce à cette même industrie. Le phénomène de retour s'est montré d'ailleurs dans ces éducations que M. Gaudron regardait lui-même comme devant disparaître en une seule année, si elles étaient abandonnées à elles-mêmes.

o. *Infécondité des hybrides animaux.* Tout ce que nous venons de dire des hybrides végétaux peut s'appliquer aux hybrides animaux. Ici aussi l'infécondité plus ou moins complète est la règle générale, et les exceptions mêmes confirment le fait général en montrant que, lorsque la fécondité persiste chez les hybrides de première génération, elle ne tarde pas à disparaître chez leurs descendants. Frédéric Cuvier a regardé le chiffre de cinq générations comme le terme extrême de la reproduction des individus provenant du croisement de deux espèces, et tous les faits connus montrent qu'il ne s'est guère éloigné de la vérité.

Il est véritablement étrange de voir ce grand résultat remis en doute de nos jours par quelques écrivains. Arguant de quelques faits presque toujours présentés sous un jour absolument inexact, ils affirment que l'hybridation animale est aujourd'hui démontrée et partent de là pour nier la réalité de l'espèce en général. Un exemple fera comprendre tout ce qu'ont de forcé ces assertions.

Il est une hybridation qui réussit à peu près à coup sûr partout et toujours : c'est celle des espèces *âne* et *cheval*. Lorsqu'on marie l'étalon à l'ânesse, on a le *bardeau;* le croisement inverse produit, comme on sait, le *mulet*. Ce dernier, en raison de ses qualités, de sa résistance à la fatigue surtout, est devenu l'objet d'une grande industrie répandue dans toutes les parties du monde. Mais partout, pour avoir des mulets, il faut un âne et une jument. Nulle part les mulets ne se reproduisent entre eux. On n'en lit pas moins dans certains ouvrages que la fécondité des mulets dans les pays chauds est un fait *assez fréquent*.

S'il en était ainsi, le fait passerait incontestablement à peu près inaperçu et n'aurait aux yeux des populations locales aucune signification étrange. Or nous savons que dès le temps d'Hérodote et de Pline la grossesse d'une mule était regardée comme un prodige annonçant quelque grande calamité. Cette croyance existe au plus haut point chez les Arabes et autres habitants de l'Algérie. Les détails donnés à ce sujet par MM. Schmidt, Bert et Gratiolet, ne peuvent laisser place au doute. En 1858 une mule devint pleine près de Biskra. A l'annonce d'un pareil événement, la population indigène fut frappée de stupeur. « Les Arabes crurent à la fin du monde et, pour conjurer la colère céleste, se livrèrent à de longs jeûnes. Aujourd'hui encore ils ne parlent de cet événement qu'avec une terreur religieuse » (Gratiolet). Je le demande au bon sens du lecteur, est-ce un fait *assez fréquent* qui produirait une pareille impression?

En réalité, le fécondité n'a été constatée que fort exceptionnellement chez les hybrides de l'âne et du cheval. En outre, on ne connaît pas un seul cas de mulet ou de bardeau fécond. Tous ont été observés chez des femelles, mules ou bardelles. Les recherches microscopiques rendent compte de ce fait. Un seul

observateur, Brugnone, dit avoir vu des spermatozoïdes dans les testicules d'un
mulet. Tous les autres déclarent ne pas en avoir trouvé. Mais le premier ne
dit rien de leur bonne conformation ni de leurs mouvements, et les études de
Wagner sur les hybrides d'oiseaux nous prouvent qu'il faut y regarder de plus
près que ne semble l'avoir fait l'observateur italien.

Chez les mules on a reconnu l'existence de *corps jaunes* rappelant ceux des
espèces pures. Nous trouvous donc chez les Mammifères ce que nous avaient
montré les végétaux. L'élément paternel est plus rudement atteint par l'hybridation que l'élément maternel. Mais il faut bien que les ovules pêchent par
quelque chose, puisque la conception est si rare. En outre, dans bien des cas, le
produit de ces conceptions n'a pas été viable ou a péri très-jeune encore malgré
les soins qu'on lui prodiguait. Enfin on connaît l'histoire d'un petit nombre de
ces hybrides et aucun ne s'est montré fécond.

Telle est au vrai et en résumé l'histoire des hybrides de l'âne et du cheval.
Elle nous dispense d'entrer dans de longs détails pour discuter un certain
nombre d'autres assertions de même nature. Le fait est que nous retrouverons
dans le règne animal, en particulier chez les Oiseaux, des faits entièrement
semblables à ce que nous avons vu se produire chez les végétaux. Il est des
espèces qui se croisent assez facilement et dont les hybrides sont d'abord plus
ou moins féconds. Mais même les unions entre le serin des Canaries et le chardonneret trompent souvent les espérances de l'éleveur. En particulier les mâles
hybrides perdent de bonne heure la faculté de féconder les œufs des femelles
appartenant à une des souches parentes. Et, en définitive, en dépit de tentatives
incessamment répétées par les amateurs les plus intelligents, on ne connaît pas
encore une seule *race hybride* dans cette classe, où les instincts génésiques sont
pourtant si prononcés.

p. *Loi de retour et variation désordonnée chez les animaux.* La loi de
retour se manifeste chez les animaux comme chez les végétaux et dans des
conditions d'autant plus remarquables que les hybrides dont il s'agit possèdent
une grande prédominance du sang de l'une des deux espèces. Je veux parler
des *chabins* ou *ovicapres* résultant du croisement du bouc avec la brebis ou du
bélier avec la chèvre. Cette hybridation est pratiquée au Chili et au Pérou pour
se procurer des toisons d'une nature particulière. Elle paraît être facile dans ces
contrées et elle est réglée de manière que les produits définitifs aient dans
les veines 3/8 du sang de l'espèce chèvre et 5/8 de sang de l'espèce mouton.
Ces hybrides sont féconds entre eux. Mais, au bout de quelques générations, il
faut recommencer toute la série des croisements, parce que ces animaux retournent à l'une des espèces parentes « comme les végétaux », ajoutait mon savant
confrère M. Gay, en ajoutant ce renseignement à ceux qu'avait recueillis Broca.

La variation désordonnée s'est aussi montrée de la façon la plus évidente dans
les produits d'une hybridation entre le Bombyx de l'ailante (*Bombyx cynthia*)
et le Bombyx du ricin (*Bombyx arrindia*), obtenue au Muséum par M. Guérin-
Menneville. La première génération était remarquablement uniforme, et les chenilles ressemblaient étonnamment à celles de la seconde espèce. Mais dès la
troisième génération « la variété était aussi grande que possible » (Guérin), et
un très-grand nombre d'individus retournaient soit au type de l'ailante, soit à
celui du ricin. » Deux ans après, ce dernier type avait envahi presque toute
la couvée quand les chenilles périrent toutes, à la suite d'une invasion d'Ich-
neumons

q. *Léporides*. Jusqu'ici nous retrouvons chez les animaux exactement les mêmes phénomènes que chez les végétaux. La ressemblance existe-t-elle jusqu'au bout, et les hybrides quarterons de blé et d'Ægilops obtenus par M. Godron ont-ils leur pendant dans le règne animal ? Les *léporides*, hybrides de lièvre et de lapin, ont-ils formé une race intermédiaire pouvant durer pendant un nombre indéterminé de générations ? On l'a dit souvent, on le répète encore, mais ce fait me paraît fort sujet à contestation.

Le croisement de ces deux espèces a été tenté des milliers de fois et sur bien des points du globe. Il a presque constamment échoué. Broca a eu le mérite de redécouvrir, on peut dire, le fait constaté par l'abbé Carlo Amorelli chez son confrère l'abbé Domenico Cagliari (1780). Il a placé, à la suite de l'extrait tiré du mémoire italien, quelques autres faits plus ou moins avérés recueillis par Gleichen, Richard Thursfield et John Bachman. Enfin mon éminent et regretté collègue a décrit avec détail les expériences de M. Alfred Roux, président de la Société d'agriculture d'Angoulême.

On sait que ce dernier expérimentateur avait présenté le croisement dont il s'agit comme très-facile à obtenir. On sait aussi qu'il avait fondé sur l'élevage de ces hybrides une petite industrie qui semble avoir été florissante à l'époque où Broca visita Angoulême. Ces faits avaient vivement attiré l'attention. Aussi la Société d'acclimatation pria-t-elle à diverses reprises M. Roux de la mettre à même d'étudier ses produits. Ces demandes réitérées étant restées sans réponse, des doutes furent publiquement émis sur la bonne foi de l'éducateur. M. Roux en fut officiellement informé et ne répondit pas davantage. On en conclut assez généralement que les soupçons étaient fondés.

Je n'ai jamais partagé cette opinion injurieuse au sujet d'un homme que sa position et l'estime que lui témoignaient ses concitoyens me paraissaient devoir mettre à l'abri de semblables accusations. Mais je me suis facilement expliqué la conduite de M. Roux. Il avait affirmé à Broca que ses *léporides* s'entretenaient par eux-mêmes et formaient une véritable *race hybride*. Broca avait répété ces dires, qui avaient été également acceptés comme vrais par Isidore Geoffroy dans son *Histoire des règnes organiques*. Or, quelque temps après, le même Isidore Geoffroy déclarait devant la Société d'acclimatation que ces hybrides subissaient l'action de la *loi de retour*. Évidemment M. Roux ne connaissait pas ce phénomène. Il en aura été surpris, et, craignant de fournir des armes contre lui-même, ne pouvant plus envoyer à la Société que des animaux en voie de transformation ou peut-être entièrement transformés, il se sera renfermé dans le silence qu'on a interprété d'une façon si fâcheuse.

Si le phénomène du retour s'est nettement accusé chez M. Roux, il suffit de lire les lignes extraites du mémoire d'Amorelli par Broca, pour reconnaître que la *variation désordonnée* s'était montrée également dans le clapier de l'abbé Cagliari. Il y avait parmi ces hybrides des blancs, des noirs, des tachetés. Certaines femelles creusaient des terriers pour mettre bas, d'autres déposaient leur portée à la surface du sol....

On manque d'ailleurs de détails précis sur les expériences précédentes. Elles n'ont pas subi le contrôle qu'exige une semblable question. Il en est autrement de celles que M. Guyot, membre de la Société centrale d'agriculture de France, a poursuivies pendant plusieurs années avec la plus louable persévérance, et qu'ont interrompues les malheurs de l'invasion. Lui aussi a affirmé à diverses reprises qu'il avait obtenu une race fixe de Léporides. Mais le fait a toujours été contesté. Un échantillon apporté par M. Guyot lui-même à la Société d'agriculture comme étant un hybride à 3/4 de sang de lièvre fut, après examen attentif, regardé par les juges les plus compétents comme présentant tous les caractères d'un simple lapin (mars 1868). Le retour à cette espèce avait donc eu lieu en dépit de la prédominance de l'autre sang.

M. Guyot n'en a pas moins persévéré dans sa croyance. Se fondant sur les résultats obtenus sous sa direction par Mme Henri Jubien, dont le clapier a heureusement échappé à la dévastation, il affirme que là vivent et se multiplient entre eux, depuis trente-huit générations, des Léporides ayant par parties égales le sang de lièvre, de lapin sauvage et de lapin domestique. Cette race serait, d'après lui, complétement fixée, et échapperait à la loi de retour. Mais M. Sanson, s'appuyant sur une étude attentive du squelette, nie la légitimité de cette conclusion.

La question peut donc encore être regardée comme au moins fort douteuse. Mais, toutes les affirmations de M. Guyot fussent-elles reconnues vraies, que signifierait cette exception et que prouverait-elle contre la réalité de l'espèce? Pas un naturaliste au courant de l'histoire de l'hybridation ne refusera à l'industrie humaine le pouvoir d'étendre les limites du croisement. Pas un ne déclarera impossible de réaliser entre deux espèces animales ce qui l'a été entre deux espèces végétales. Mais quiconque tiendra compte des difficultés que présente le croisement du lièvre et du lapin, de la rareté extrême des réussites, ne verra là rien de comparable aux unions entre races toujours, partout et indéfiniment fécondes, lors même que l'on accumule comme Darwin *cinq sangs très-distincts* dans un même individu.

ɪ. *Atavisme et retour.* Lorsque l'on marie deux individus de même espèce et seulement de races différentes, lorsqu'on opère un métissage, on n'obtient pas d'emblée la race intermédiaire. Je reviendrai ailleurs sur ce fait (*voy.* le mot Races). Je me borne à dire ici qu'après des oscillations plus ou moins prolongées la race *s'assoit* et devient fixe. Nous avons vu tout à l'heure que la variation désordonnée s'oppose à ce qu'il en soit de même dans le cas d'une hybridation.

Mais, pour si bien assise que soit une race, il arrive presque toujours que de temps à autre certains individus reproduisent, parfois avec une remarquable exactitude, tous les caractères essentiels de l'un des deux ancêtres primitivement croisés. On a désigné ce phénomène par le nom d'*atavisme.* Un seul croisement suffit quelquefois pour lui donner naissance. Darwin cite un éleveur qui, après avoir croisé ses poules avec la race malaise, voulut ensuite se débarrasser de ce sang étranger. Après quarante ans d'efforts il n'avait pu y réussir. Toujours le sang malais reparaissait de temps à autre chez quelques individus de son poulailler.

On est conduit naturellement à se demander si pareille chose se produit chez les descendants des hybrides qui ont fait retour à l'une des espèces parentes, s'il existe un *atavisme* par hybridation comme il en existe un par métissage. Darwin lui-même reconnaît que l'on ne connaît pas un seul exemple de cette nature soit dans le règne animal, soit dans le règne végétal. Pour les animaux, nous n'avons, il est vrai, que les résultats négatifs de l'observation. Mais, comme celle-ci porte sur des siècles, on a bien le droit d'en tenir grand compte. Pour les végétaux, M. Naudin a fait des expériences directes. « J'ai semé plusieurs fois, m'écrivait-il, les graines des hybrides entièrement revenus aux types spécifiques, et il n'en est jamais sorti que le type pur et simple de l'espèce à laquelle l'hybride avait fait retour. »

Le contraste que présentent à cet égard les descendants d'un métissage et ceux d'une hybridation nous éclaire sur la nature même du *phénomène de retour*. Il est clair qu'il y a ici, par un procédé physiologique quelconque, expulsion, annihilation de l'un des deux sangs mêlés par l'hybridation. Quelque étrange que le fait puisse paraître, il n'est pas sans analogie avec un phénomène tout physique et qui se passe journellement dans nos laboratoires. Pour isoler les éléments d'une dissolution contenant des sels cristallisables à des degrés divers, il suffit, on le sait, d'opérer un certain nombre de cristallisations successives. On obtient ainsi des produits d'une grande pureté. Eh bien, il suffit d'admettre que le retour à l'une des espèces parentes s'opère parce que le type de cette espèce se réalise plus promptement dans le germe ou dans l'embryon. Le phénomène du retour se trouverait ainsi ramené à la grande loi de la lutte pour l'existence.

s. *Caractéristique générale de l'espèce et de la race au point de vue physiologique.* On peut ramener à un petit nombre de propositions simples et claires l'ensemble des faits que je viens de résumer, et ces propositions constituent une sorte de caractéristique différentielle de l'espèce et de la race.

1° L'espèce est *variable*, et cette variabilité s'accuse par la production des *variétés* et des *races;*

2° Les races, simples démembrements d'un type spécifique, restent physiologiquement unies entre elles et au type qui leur a donné naissance ;

3° Ce lien physiologique entre *races* se manifeste dans le *métissage* par la *facilité* et la *fécondité* des unions entre les races les plus différentes de formes, d'instincts acquis, d'habitudes, etc., par la *persistance de la fécondité chez les métis,* par les phénomènes de la *superfétation* et ceux de l'*atavisme;*

4° Entre les *espèces*, le lien physiologique fait défaut. De là résultent, dans l'*hybridation*, l'extrême *difficulté* et l'*infécondité habituelle* des unions, l'absence de *superfétation*, la *stérilité de la plupart des hybrides*, les phénomènes de *variation désordonnée* et de *retour*, enfin l'*absence d'atavisme* chez les descendants des hybrides revenus au type spécifique ;

5° Les *races métisses* se forment *aisément, spontanément*, en dehors de l'action de l'homme, et parfois malgré ses efforts; elles durent indéfiniment, sans exiger des soins spéciaux.

6° En dépit d'innombrables tentatives, l'homme n'a encore obtenu aucune *race hybride* s'entretenant par elle-même. Une *seule race hybride végétale* et peut-être *une race hybride animale* n'ont été conservées pendant quelques années que par des soins minutieux.

Voilà les *faits.* Ils établissent entre l'espèce et la race une distinction profonde et que l'on ne saurait nier sans nier en même temps l'autorité de l'expérience et de l'observation en matière scientifique.

t. *Conséquences générales des faits précédents.* 1° La première conclusion à tirer des faits que j'ai très-brièvement résumés est que l'*espèce* est bien une réalité; qu'elle est bien l'unité organique.

J'en appelle au bon sens du lecteur et le prie de jeter seulement les yeux autour de lui. Si le spectacle du monde organique a quelque chose de frappant, c'est l'ordre et la constance que nous y voyons régner depuis un laps de temps qui remonte bien au delà de nos histoires humaines. Comment cet ordre eût-il pu se maintenir, si, entre les espèces voisines, parfois si proches l'une de l'autre qu'*un pas de plus elles se confondraient* (LAMARCK), il n'y avait pas *un quelque chose* opposant un obstacle invincible à la confusion? Ce quelque chose, c'est la *loi d'infécondité entre espèces.*

Évidemment cette *loi* joue dans le monde organique un rôle analogue à celui qui est dévolu à l'*attraction* dans le monde sidéral. La première maintient la distance zoologique ou botanique entre les êtres organisés, comme la seconde maintient la distance physique entre les astres.

2° Les phénomènes du métissage et de l'hybridation nous fournissent le *critérium* nécessaire pour distinguer l'*espèce* de la *race*, lorsque les documents historiques manquent et que les caractères de tout genre sont de nature à soulever des doutes. Quelles que soient les différences morphologiques ou autres, si les unions entre deux groupes sont *faciles* et *fécondes*, si la *fécondité se conserve chez les produits de ces animaux*, s'il se présente des *phénomènes* de superfétation et d'*atavisme*, qu'il s'agisse d'animaux ou de végétaux, nous pouvons affirmer qu'ils sont de même *espèce* et ne diffèrent qu'au point de vue de la *race*.

Si ces unions sont *difficiles, peu ou point fécondes*, si la *fécondité disparaît chez les descendants* des premiers produits obtenus, s'il se manifeste chez eux des *phénomènes de retour* ou de *variation désordonnée*, nous pouvons affirmer que les deux groupes constituent *deux espèces* distinctes. N'oublions pas que Darwin lui-même a accepté ces deux règles comme étant la conséquence de sa belle étude sur les *races* de pigeons.

3° Embrassons maintenant par la pensée l'ensemble des individus et des races qui constituent une espèce quelconque. Cet ensemble se décompose toujours en *familles* provenant d'*un père* et d'*une mère*. Remontons en arrière jusqu'à l'apparition de cette espèce à la surface du globe. A chaque génération le nombre des familles décroît, et nous arrivons ainsi à concevoir pour terme initial *une paire primitive unique.*

Cette paire primitive unique a-t-elle vraiment existé? Y en a-t-il eu au contraire plusieurs? La science ne peut rien pour résoudre cette alternative et par conséquent nous n'avons rien soit à affirmer, soit à nier à ce sujet. Tout ce qu'elle peut dire, c'est que *tout est comme si* les espèces animales et végétales, à leur apparition sur le globe, n'avaient été représentées d'abord que par *un père* et *une mère*. Ainsi se trouvent justifiés les termes de ma définition.

§ V. DE L'ORIGINE DES ESPÈCES. — La géologie nous enseigne que le globe terrestre, avant de présenter l'aspect que nous lui connaissons ou tout autre aspect analogue, était à l'état de fusion ignée. Par conséquent, aucun être organisé ne pouvait alors exister à sa surface ; par conséquent aussi il y a eu un moment où ces êtres organisés ont apparu pour la première fois sur notre terre. Quelle cause assigner à leur apparition?

Jusqu'à ce jour la science ne peut répondre à cette question. Les Anciens avaient cru à la génération spontanée, et l'on sait que cette hypothèse a compté dans les temps modernes d'illustres partisans. Mais à peine est-il nécessaire de rappeler que les expériences de Schwan, de Henle, reprises avec tant d'habileté et de persévérance par M. Pasteur et confirmées par une foule d'autres expérimentateurs, ont éloigné tous les esprits sérieux de cette théorie. Darwin lui-même, malgré l'intérêt évident qu'il aurait eu à admettre la génération spon-

tancée, a franchement reconnu que cette hypothèse était en contradiction avec les
faits acquis. Sans vouloir en quoi que ce soit préjuger de l'avenir, sans prétendre déclarer absolument insoluble le problème de l'apparition de la vie à la
surface du globe, nous devons donc reconnaître que, dans l'état actuel des choses,
ce problème est au-dessus du savoir humain.

Quelle que soit la cause qui a donné lieu à l'apparition première des êtres
vivants, pouvons-nous du moins nous rendre compte de la succession des faunes,
des flores révélées par la paléontologie, et du nombre immense de formes spécifiques appartenant à chacune d'elles? Cette question se confond avec la précédente ou bien en est parfaitement distincte selon le point de vue où l'on se
place, et les réponses que l'on y a faites sont nombreuses. Malheureusement,
aucune n'est acceptable pour quiconque se refuse à sortir du terrain exclusivement scientifique et apporte dans l'examen de ces problèmes un esprit de critique
impartiale, aussi éloigné des spéculations philosophiques que des affirmations
théologiques. Quoi qu'il puisse en coûter à notre orgueil et à notre désir d'expliquer tous les phénomènes, il faut le reconnaître : nous n'en savons pas plus
sur l'origine des espèces que sur la première apparition des êtres vivants en
général.

La difficulté du problème explique le grand nombre d'hypothèses invoquées
pour le résoudre. Je ne compte pas parmi elles les récits divers qui se rattachent d'une manière quelconque à des dogmes religieux. Il est évident que,
dès qu'on invoque l'intervention directe de la Divinité, on n'est plus sur le
terrain dont le savant ne doit jamais sortir. Nous n'avons donc pas à nous préoc-
cuper ici de savoir si la *création* a été *unique*, comme le voulait Blainville,
d'accord en cela avec le dogme généralement reçu, ou *multiple*, comme le pensait Agassiz, comme paraissent l'admettre aujourd'hui quelques théologiens.

Nous n'avons pas non plus à nous arrêter à certaines opinions dont les
auteurs semblent avoir voulu exprimer le fait sous une nouvelle forme plutôt qu'en
donner une explication proprement dite. Quand MM. Pictet, d'Archiac, etc.,
parlent d'*une force créatrice* s'exerçant à certaines époques, sans dire ce qu'est
cette force ni comment elle agit, ils n'invoquent en réalité qu'une *inconnue*,
une x; et ce n'est pas à l'aide d'une x qu'on résout un problème quelconque.
Ce sont des quantités connues qui permettent seules d'en déterminer la valeur;
et ici ces quantités connues devraient être représentées par des faits précis,
qui nous manquent.

Il en est autrement des théories qui rattachent l'apparition et la succession
des êtres à des causes secondes, et en particulier à des phénomènes de *transformation*; qui voient dans toutes les flores, dans toutes les faunes, de simples modifications d'une flore ou d'une faune antérieures, et dans toutes les espèces autant
de filles directes ou indirectes de celles qui les ont précédées. Ici du moins,
quelles que soient les modifications que subit la donnée générale, et quelque différentes que soient au fond les doctrines qu'on a souvent confondues à tort, on
doit reconnaître qu'il y a une tentative réelle d'explication scientifique.

Ces théories, du reste, ne sont rien moins que nouvelles. Trois à quatre siècles
avant notre ère, Empédocle et Anaximandre avaient admis que les êtres inférieurs étaient nés, d'abord par une véritable génération spontanée, du mélange
de la terre et de l'eau; que tous les êtres supérieurs et l'homme lui-même ne
sont que les descendants directs de ces premières ébauches, graduellement perfectionnées de générations en générations. La question d'origine première et

celle de la caractérisation se trouvaient ainsi résolues en même temps. A peine est-il nécessaire de faire remarquer que, sans rien ajouter à la conception des deux philosophes grecs, on rendrait également compte de toutes les découvertes modernes dues à la paléontologie.

Ces idées générales, que le savoir imparfait de l'antiquité ne permettait guère de préciser, ont été reproduites de nos jours et ont revêtu de plus en plus, comme il fallait s'y attendre, le cachet des temps modernes. De là est né un ensemble de doctrines n'ayant guère de commun que la croyance à la *transformation des espèces* et que l'on a désigné par le nom de *transformisme*. Bien des hommes, même distingués par leur savoir, se disent aujourd'hui *transformistes*, sans rien préciser. Ils ne se doutent pas que sous cette dénomination générale se cachent des théories absolument inconciliables, et par conséquent qu'en s'exprimant comme ils le font ils tiennent un langage aussi peu scientifique que possible. C'est ce qu'il est facile de démontrer.

Buffon peut être regardé à certains égards comme un des pères du transformisme moderne. Il est vrai qu'il n'entra que momentanément dans cette voie pour l'abandonner bientôt et pour toujours. Dans la seconde période de son évolution scientifique, après avoir cru d'abord à l'*invariabilité* absolue des espèces, il en admit la *transmutation*. Il regarda les groupes composés d'espèces plus ou moins voisines (les *genres linnéens* ou les *familles naturelles* des naturalistes actuels) comme ayant eu une souche principale commune, de laquelle « seraient sorties des tiges différentes et d'autant plus nombreuses que « les individus dans chaque espèce sont plus petits et plus féconds. » Il fit l'application de ces vues générales aux grands chats de l'ancien et du nouveau monde, disant qu'on pourrait croire que « ces animaux ont une origine commune. » Mais bientôt, ramené par l'étude à une doctrine plus vraie, il reconnut que, si les espèces sont *variables*, elles ne sont pas *transmutables*, et joignit à l'idée bien nette de l'*espèce* la notion non moins précise de la *race*. C'est ainsi que le génie se corrige et arrive à la vérité par ses erreurs mêmes.

Tout en admettant la *dérivation* et en l'attribuant d'une manière générale aux conditions d'existence subies par les espèces primitives, Buffon n'a pas recherché les conditions d'un phénomène qu'il cessa bientôt de considérer comme une réalité. Il n'en a donné aucune théorie. Ses successeurs sont allés plus loin. Plusieurs se sont efforcés de découvrir les causes immédiates de la transmutation et de préciser plus ou moins leur mode d'action. De là sont nées deux écoles très-distinctes. L'une croit à la *transmutation brusque*, l'autre à la *transmutation progressive et lente*. Je ne crois pas nécessaire d'insister sur les différences radicales qui séparent ces deux sortes de conceptions.

1° *Transformation brusque.* Les partisans de la transformation brusque sont généralement très-incomplets dans leurs explications. Ils ne montrent jamais la cause prochaine du phénomène et semblent toujours s'en remettre au *hasard*, à l'*accident*, pour rendre compte de son apparition. Geoffroy-Saint-Hilaire, qui acceptait la transformation directe du reptile en oiseau, ajoutait que le fait ne pouvait se produire que pendant le développement embryonnaire. Owen se contente d'admettre chez les êtres organisés une tendance innée à varier, qui se manifeste au bout d'un temps donné et engendre de nouvelles espèces.

M. Gubler a le premier indiqué, comme pouvant donner naissance à une théorie nouvelle de la production des espèces, les découvertes récentes de la généagenèse. Kölliker a développé cette idée du savant médecin français. Il a pris ces phénomènes pour point de départ et supposé qu'une forme embryonnaire ou transitoire, fixée par une cause quelconque, pouvait donner subitement naissance à des êtres séparés de leurs parents par des caractères d'espèce, de genre, d'ordre ou de classe. Un moment Kölliker a pu croire que l'expérience justifierait cette conception. Hœckel avait annoncé que les *Cunina* dérivent directement et par bourgeonnement des *Géryonies*. Or les premières appartiennent à un type de Méduses dont les organes rayonnants sont au nombre de huit ou d'un multiple de huit, tandis qu'ils sont au nombre de six ou d'un multiple de six dans les secondes. Si l'observation de Hœckel avait été confirmée, on aurait eu là un exemple de dérivation brusque. Mais le savant allemand s'était mépris dans ses observations. Steenstrup a montré d'une manière irrécusable que les Cunina ne sont que les parasites et non les produits des Géryonies.

Les idées de Gubler et de Kölliker ont été reprises et systématisées par M. Naudin, l'éminent botaniste. Toutes les espèces végétales ou animales remontent, selon lui, à un *blastème primordial*, qui s'est progressivement différencié par des procédés dont la métamorphose des Insectes et surtout les phénomènes généagénétiques des Méduses et autres animaux marins présentent encore des exemples. Toutes les espèces et l'homme lui-même sont passés par un état larvaire. Arrivées à leur forme définitive, elles conservent encore un reste de variabilité qui leur permet de donner naissance à des *races*, mais elles ne peuvent plus enfanter de nouvelles *espèces*. M. Naudin ne cite d'ailleurs aucun fait de transmutation.

Ainsi, jusqu'à ce jour aucune théorie reposant sur la donnée des transformations brusques ne peut invoquer en sa faveur un seul fait d'expérience ou d'observation. Ajoutons que l'hypothèse de Kölliker, puis celles de Geoffroy-Saint-Hilaire, d'Owen ou de M. Naudin, ne satisfont pas l'esprit désireux de pénétrer les mystères du monde organique. Il ne suffit pas en effet d'expliquer bien ou mal la variété des formes spécifiques. Il faut en outre montrer comment et pourquoi ces formes se sont coordonnées, aussi bien dans le temps que dans l'espace, comment et pourquoi les grands types apparus au début se sont conservés à travers toutes les révolutions de la nature inanimée, comment et pourquoi, tandis que tout change autour d'eux, les règnes animal et végétal ont si bien conservé la même physionomie générale que toutes les découvertes de la paléontologie n'ont pas ajouté une seule classe de plus aux cadres tracés d'après les faunes et les flores actuelles. C'est là incontestablement un des plus grands, des plus remarquables côtés de la question générale, et pas une des hypothèses fondées sur la transformation brusque ne permet de l'aborder.

2° *Transformation lente et progressive.* Il en est autrement des théories fondées sur la transformation progressive des types primitifs. A vrai dire, celles-ci seules présentent les caractères d'une doctrine scientifique. Lamarck, au commencement de ce siècle, et Darwin, de nos jours, ont été les représentants les plus éminents de cet ordre d'idées, et leurs conceptions, quoique fort différentes à certains égards, présentent au fond des rapports importants et nombreux.

Théorie de Lamarck. Lamarck admet la génération spontanée ; il la regarde comme agissant sans cesse, aujourd'hui aussi bien qu'autrefois, et créant constamment une sorte de fonds commun où la *nature* puise pour engendrer des *espèces nouvelles* animales ou végétales. Les *proto-organismes* sont le produit de l'action des forces physico-chimiques agissant sur la matière inorganique.

Une fois créés, ces êtres élémentaires se perfectionnent très-lentement, mais d'une manière continue, en vertu de quatre lois fondamentales auxquelles la *nature* elle-même est tenue d'obéir et qu'il est bon de rappeler ici, tout en changeant l'ordre dans lequel elles sont formulées par l'auteur.

Première loi. *La vie*, résultante de toutes les forces naturelles appliquée aux êtres organisés, « tend continuellement à accroître le volume de tout corps « qui la possède et à étendre les dimensions de ses parties jusqu'à un terme « qu'elle amène elle-même. » Ce terme est la *mort*, suite naturelle de la vie.

2e *loi*. « Tout ce qui a été acquis, tracé ou changé dans l'organisme des « individus pendant le cours de leur vie, est conservé par la génération et « transmis aux nouveaux individus qui proviennent de ceux qui ont éprouvé « ces changements. » Cette loi peut être regardée comme le fondement essentiel de la doctrine de Lamarck. Elle rend compte des modifications successives; elle entraîne d'ailleurs comme conséquence la nécessité d'un temps très-long pour réaliser des modifications vraiment appréciables. Nous verrons Darwin reproduire exactement les mêmes idées.

3e *loi*. « La production d'un nouvel organe dans un corps animal résulte « d'un nouveau besoin qui continue à se faire sentir et d'un nouveau mouve- « ment que ce besoin fait naître et entretient. » Ici Lamarck cherche à préciser la cause seconde des transformations et on voit qu'il cherche cette cause *dans l'individu lui-même.*

4e *loi*. « Le développement et la force d'action des organes sont constam- « ment en raison de l'emploi de ces organes. » Nous trouverons ici le *procédé* mis en œuvre par la *nature*, selon Lamarck, pour produire les *modifications* organiques et par suite les *transformations*. Ce procédé, c'est l'*habitude* de certains actes dont la *répétition* finit par produire d'abord l'*apparition*, puis le *développement* d'organes nouveaux.

L'*habitude* joue un rôle prépondérant dans la théorie de Lamarck pour expliquer les modifications organiques chez les animaux. On comprend que le hardi théoricien ne pouvait l'invoquer dans l'application de ses idées aux végé-taux. Chez ces derniers les transformations s'accomplissent, dit-il, « grâce à la « supériorité que certains mouvements vitaux peuvent prendre sur les autres « sous l'influence des changements de circonstances. » On voit que c'est encore une sorte d'*habitude* imposée par le milieu.

En résumé d'ailleurs, et surtout quand il s'agit des animaux, les causes des changements subis par un être vivant sont tout intérieures et individuelles. C'est l'organisme qui agit sur lui-même, volontairement ou involontairement. Le monde extérieur, le *milieu*, n'intervient que pour déterminer les actes ou les phénomènes causes immédiates de toutes les modifications. Si les escargots et les limaces ont des tentacules, c'est que ces animaux « ont éprouvé le besoin « de palper les corps qui sont devant eux. Ils ont fait des efforts pour toucher « ces corps avec quelques-uns des points antérieurs de leur tête et y ont « envoyé à tout moment des masses de fluide nerveux, de sucs nourriciers. Ils « ont étendu ainsi les nerfs qui s'y rendent. » Ainsi ont pris naissance les ten-tacules.

Une des conséquences du système de Lamarck était de substituer la notion de *parenté* à celle d'*affinité*. Il rendait compte ainsi des rapports de diverses forces qui unissent les êtres entre eux, soit dans le temps, soit dans l'espace, à la condition toutefois que les variations fussent renfermées dans certaines

limites. Mais pour Lamarck ces limites existent. La nature et ses lois ne fonctionnent, dit-il, que sous l'empire de lois plus hautes établies par le *Créateur*.
Pour lui « la *nature* n'est en quelque sorte qu'un intermédiaire entre DIEU et
les parties de l'univers physique pour l'exécution de la volonté divine. » Tel
est le langage du savant tant de fois signalé comme athée! Et il y revient à plusieurs reprises. Mais, par cela même, il quitte le terrain exclusivement scientifique et fait dépendre de toute autre chose que de l'observation et de l'expérience quelques-uns des résultats les plus importants de sa doctrine, tels que
le maintien des types fondamentaux et la persistance des grands cadres zoologiques ou botaniques. Il se place donc en dehors du champ que ne doit jamais
quitter l'homme de science, et je n'ai pas à le suivre sur le terrain qu'il a abordé.

Quoi qu'il en soit, Lamarck a dressé à deux reprises le tableau généalogique
du règne animal, auquel il donne pour point de départ les Infusoires et les
vers intestinaux, supposés également engendrés par génération spontanée. Il est
inutile d'insister aujourd'hui sur ces erreurs de fait, qui s'expliquent par l'état de
la science dans les premières années de notre siècle. Quant aux rapprochements
indiqués par l'auteur, ils sont généralement justes, surtout si l'on se reporte à
l'époque où il écrivait.

C'est par des transformations successives, s'accomplissant avec une lenteur
telle que nous ne pouvons les constater, que Lamarck fait descendre les êtres
actuels de leurs premiers ancêtres. Ces êtres sont eux-mêmes en voie de transformation. A proprement parler, dit-il, « la nature ne nous offre d'une manière
« absolue que des individus qui se succèdent les uns aux autres : les espèces
« n'ont qu'une constance relative et ne sont invariables que temporairement. »
En d'autres termes, l'espèce et la race ne sont au fond que la même chose; les
races sont des espèces en voie de formation, et les espèces sont des races qui se
sont isolées physiologiquement. Nous retrouverons tout ce fond d'idées dans la
doctrine de Darwin.

Darwinisme. En France M. Naudin, en Angleterre Darwin et Wallace, semblent avoir été conduits presque à la même époque à reprendre en la perfec-
tionnant la théorie de Lamarck. Tous trois sont partis de la même idée fondamentale. La priorité de la publication appartient incontestablement à notre compatriote (1852). Mais M. Naudin s'était borné à des indications générales, et
depuis il a abandonné cette théorie pour celle que j'ai indiquée tout à l'heure.
Wallace s'en est longtemps tenu au mémoire communiqué à la Société Linnéenne de Londres en même temps que les premiers écrits de Darwin (1858).
Ce dernier, par la persistance avec laquelle il a poursuivi les déductions de ses
premiers principes, par les développemennts qu'il a donnés à la doctrine, a justement mérité qu'elle portât son nom. On sait quel bruit s'est fait autour du
darwinisme et à quel nombre immense de publications de tout genre a donné
lieu le petit volume intitulé : *De l'origine des espèces.* On comprend que je ne
saurais aborder ici l'examen de toute cette littérature spéciale, d'autant plus
que parmi les disciples de Darwin il en est plus d'un qui s'est écarté à droite et à
gauche de la voie tracée par le maître. J'en signalerai seulement les points les
plus importants.

La donnée fondamentale du darwinisme est la même que celle de la doctrine
de Lamarck. Pour le savant anglais comme pour le naturaliste français tout
repose sur la *transformation* ou mieux la *transmutation* possible des espèces.
Pour tous les deux les formes animales et végétales actuelles descendent d'un

petit nombre de types primitifs ou plutôt, dit Darwin, d'un *prototype* premier possédant l'organisation à son degré le plus rudimentaire. Sans le dire jamais expressément, Darwin accepte d'ailleurs les lois physiologiques de Lamarck et insiste à diverses reprises, comme le savant français, sur le rôle de l'hérédité, sur la lenteur des modifications, sur le temps énorme nécessaire pour que ces modifications deviennent appréciables. Au fond, par conséquent, la doctrine est la même. Mais le savant anglais l'a débarrassée des forces quasi-mystérieuses qui étaient pour Lamarck les agents immédiats de la transformation. Il n'est plus question chez lui de lois imposées par le Créateur à la *Nature*, pas plus que de *fluides subtils* ni d'*influence nerveuse*. Ce n'est plus l'être qui se modifie lui-même en vertu d'habitudes résultant de ses *désirs* ou de sa *volonté*. C'est au monde extérieur, aux actions générales seules, que Darwin demande la solution du problème des espèces. Il n'invoque, pour expliquer les modifications grandes ou petites, que deux phénomènes constants, journaliers, et dont chacun peut constater la réalité, savoir : la *lutte pour l'existence* et la *sélection naturelle*. Par là il est bien supérieur à son illustre prédécesseur. En outre, faisant une application nouvelle des principes formulés par Ét. Geoffroy au sujet du *balancement* des organes, par Cuvier sur les *harmonies organiques*, il en tire ses lois de *compensation, d'économie de croissance, de corrélations de croissances*. Il les confirme par un grand nombre d'observations dont plusieurs lui appartiennent en propre et donne ainsi à son œuvre un cachet scientifique tout nouveau.

La *lutte pour l'existence* est l'effort que fait tout être vivant pour prendre et pour conserver sa place au soleil, en dépit de tous les efforts contraires. Elle s'accuse et se mesure, nous dit Darwin, par le rapport existant entre le chiffre des naissances et celui des êtres vivants. Même les espèces les moins prolifiques, si elles se multipliaient sans pertes, envahiraient rapidement le monde entier. Mais elles trouvent sur leur route d'autres espèces qui leur disputent le terrain ; elles ont aussi à se défendre contre les conditions que leur fait le monde physique ; la plupart de leurs représentants, l'immense majorité dans un grand nombre de cas, succombent dans cette lutte acharnée et incessante. Or on ne saurait admettre que tous les survivants doivent leur conservation à une suite de hasards heureux. S'ils ont triomphé, c'est qu'ils étaient mieux doués que leurs frères. La lutte pour l'existence a donc pour résultat d'éliminer tous les individus inférieurs à n'importe quel titre, de conserver ceux qui possèdent une supériorité relative quelconque. C'est cette sorte de triage, résultant de la seule force des choses, qui constitue pour Darwin la *sélection naturelle*.

Ici intervient la loi d'*accumulation des différences par voie d'hérédité*, loi que Darwin proclame aussi haut que Lamarck. Chaque descendant hérite de tout ce qui a permis à ses ancêtres de résister à la grande lutte ; à chaque génération ceux-là seuls survivent qui possèdent au plus haut degré les qualités nécessaires. Celles-ci grandissent d'autant. L'être continuant à marcher dans la même voie s'écarte de plus en plus du type premier. C'est là ce que l'auteur appelle la loi de *divergence des caractères*. On voit qu'elle n'est que la conséquence logique et pour ainsi dire nécessaire de la lutte pour l'existence et de la sélection. Ainsi prennent naissance d'abord les *variétés*, puis les *races*, puis les *espèces*.

On voit que, dans cette manière de concevoir l'enchaînement des causes et des effets, tout être, une fois engagé dans une voie, ne peut plus en sortir et y entraîne tous ses descendants. Ceux-ci modifieront, il est vrai, les traits de leur premier aïeul, mais ils en porteront nécessairement le cachet. Cette loi *de caractérisation permanente*, conséquence elle-même de ce qui précède, est une des plus importantes par ses applications. C'est elle en effet qui explique l'apparition des types généraux et les rapports existant entre les types secondaires, tertiaires, etc., se rattachant à chacun d'eux. C'est elle qui, en remontant par la pensée au prototype de Darwin, permet de se figurer la création organique entière comme un arbre immense se développant à travers les âges, perdant de temps à autre quelques rameaux, quelques ramuscules, mais les remplaçant sans cesse par des pousses nouvelles et de plus en plus vigoureuses et belles.

Pour qui accepte les idées de Darwin, et avant tout sa donnée fondamentale, l'étude des deux règnes organiques devient l'étude de l'arbre généalogique commun à tous les êtres vivants. Comme dans la théorie de Lamarck la notion de *parenté* remplace celle d'*affinité*. En outre, grâce aux développements que Darwin a tirés de l'idée première, on se rend compte des rapports divers que les naturalistes désignent par les mots d'*analogies*, de *termes correspondants*, de *types aberrants*, de *types de transition*, de *parallélisme des faunes et des flores*; on comprend sans grandes difficultés l'existence des *centres de création*, on explique la *distribution géographique* des animaux et des plantes dans le passé, dans le présent; on peut jusqu'à un certain point prévoir l'avenir. Aussi Darwin termine-t-il son livre en jetant un coup d'œil, à la fois poétique et vrai à son point de vue, sur les merveilles que promet aux races futures cette évolution sans fin; et ses disciples, partageant son enthousiasme, ont décerné au darwinisme le titre de *Doctrine du progrès*.

Quelque succinct et incomplet à certains égards que soit ce résumé du darwinisme, il fera comprendre, j'espère, tout ce que cette doctrine a de séduisant. Elle part de deux faits incontestables et que des préventions, que je ne m'explique pas, ont pu seules faire mettre en doute. Au début, elle procède avec une prudence, plus apparente que réelle, il est vrai, mais qui inspire la confiance. L'esprit se laisse facilement entraîner par cet enchaînement de conséquences et de déductions appuyées sur un savoir très-grand et très-réel; il est comme ébloui par les clartés qu'une intelligence à la fois enthousiaste et calme semble jeter sur l'histoire entière de l'univers; il se sent rassuré dans ses premiers doutes par la bonne foi parfaite du savant, qui n'hésite jamais à signaler les faits dont ses adversaires peuvent se prévaloir. Je comprends donc bien la séduction exercée par le darwinisme, en dehors même des causes parfaitement étrangères à la science qui lui ont fait un succès populaire et bruyant. Mais je ne puis me rattacher à une doctrine qui n'arrive à expliquer certains faits qu'à la condition d'en méconnaître de plus importants encore et qui fonde ses prétendus progrès sur l'oubli de vérités scientifiques acquises, fondamentales et mille fois confirmées.

Écartons d'abord une fin de non-recevoir que certains darwinistes ardents opposent à quiconque combat leurs idées. C'est, disent-ils, uniquement par préjugé religieux et parce que la doctrine du savant anglais est en désaccord nécessaire avec les traditions bibliques, parce qu'elle affranchit la raison humaine et ramène la création vivante à n'être plus qu'un produit des forces physico-chimiques, que certains naturalistes refusent de l'accepter. Toutes ces assertions sont inexactes. Nous connaissons des savants qui ont toujours fait profession d'être profondément croyants, qui sont des chrétiens, des catholiques convaincus, et qui n'en ont pas moins adopté la doctrine darwiniste. Je pourrais nommer ici bien des hommes éminents, mais, pour ne parler que des morts, je citerai seulement d'Omalius d'Halloy, l'illustre géologue, qui invoque précisément ses convictions religieuses à l'appui de ses croyances darwinistes, et le R. P. Bellinck, à la fois membre de l'Académie de Bruxelles et professeur au collége des Jésuites de Namur, qui va jusqu'à admettre que le corps même de l'homme a pu subir des modifications.

C'est qu'en effet la prétendue incompatibilité dont on parle n'existe pas. Darwin pas plus que Lamarck n'a eu la prétention de supprimer le Créateur. Il est très-explicite sur ce point, au moins dans ses premières éditions. Il a voulu seulement expliquer la création vivante par les causes secondes, à peu près comme les géologues ont expliqué par des causes de même nature le passé et le présent du monde inorganique. Quand les causes lui font défaut, en dehors de ce qui relève de ses hypothèses, il n'hésite pas à le reconnaître. Aussi déclare-t-il ne pas accepter la génération spontanée, qui aurait si bien complété sa doctrine. Il pose l'existence de ses *types primitifs* ou de son *prototype* comme un fait primordial encore inexpliqué. On lui a même fait un reproche de cette réserve. C'est au contraire une preuve de grande sagesse et de bonne foi. Il évite ainsi de se mettre dès le début en opposition avec la science sérieuse de nos jours.

On comprend d'ailleurs que nous ne saurions suivre ici les darwinistes et les antidarwinistes dans les luttes qu'ils se livrent sur le terrain de la théologie et de la philosophie. Pour nous il s'agit d'une question purement scientifique, et c'est uniquement au nom de la science que nous repoussons la doctrine du savant anglais, malgré tout ce qu'elle a de séduisant.

Faisons à ce sujet une première remarque : c'est que la séduction diminue rapidement à mesure que l'on étudie un peu de près les développements donnés par l'auteur. On reconnaît peu à peu que cette doctrine, qui au premier abord semble tout expliquer, ne rend en définitive compte à peu près de rien. En effet, la sélection telle que l'entend Darwin repose tout entière sur l'*existence* chez certains individus d'un ou plusieurs caractères qui lui sont *utiles* dans la lutte universelle. La première chose à faire était donc d'expliquer comment un *caractère nouveau* pouvait *prendre naissance*. Si l'on réfléchit à la distance qui sépare au point de vue organique le *prototype* hypothétique de ses descendants les plus perfectionnés, on comprendra l'importance de la question. Or, Darwin déclare hautement et à diverses reprises ne pouvoir la résoudre. Je me borne à citer ce passage : « Comment ont pu s'opérer les premiers pas vers la différenciation et la localisation des organes pour des fonctions de plus en plus spéciales, je ne saurais résoudre complétement ce problème. D'ailleurs, comme nous n'avons aucun fait qui puisse nous guider dans la recherche d'une solution, on peut regarder toute spéculation sur ce sujet comme vaine et sans base. » Ailleurs il déclare ne pouvoir rendre compte de l'apparition d'un organe vraiment nouveau quelconque.

Lui-même du reste n'a pas compris toute la portée de ces aveux. En dépit de son entière bonne foi, il ne pouvait échapper complétement à l'espèce d'enivrement qui saisit les inventeurs à l'aspect de leur œuvre et leur en cache les côtés faibles. Par exemple, il reconnaît fort bien que la sélection ne peut expliquer comment un nerf devient sensible à l'action de la lumière. « C'est un problème, dit-il, qui nous importe aussi peu que celui de l'origine première de la vie. »

C'est, on en conviendra, faire assez bon marché des difficultés. Mais, ce point de départ admis, il croit que la sélection rend compte de l'organisation si variée, si complexe, que présentent les yeux dans l'ensemble des animaux. Ceci est évidemment une erreur de jugement, même en se plaçant à son point de vue.

En effet, le perfectionnement de l'œil résulte avant tout de l'adjonction de *parties nouvelles*, et la sélection est tout aussi incapable de déterminer leur apparition qu'elle l'est de modifier les propriétés sensitives d'un nerf. La sélection pouvait développer le nerf devenu sensible à la lumière, en étendre, en épanouir l'extrémité et la transformer en une sorte de rétine. Elle ne pouvait faire naître ni le cristallin ni l'iris; elle ne pouvait pas même provoquer l'apparition du *premier* grain de ces pigments colorés que l'on trouve dans les yeux les plus rudimentaires.

On l'oublie trop souvent, et Darwin lui-même l'a oublié ici et ailleurs; la sélection repose tout entière sur l'*utilité* dont un organe, une faculté, un instinct, un caractère quelconque, peuvent être pour l'*individu* qui les possède. Mais pour pouvoir être *utiles* il faut évidemment que cet organe, cette faculté, cet instinct, etc., existent, au moins en rudiment. La sélection ne peut donc *rien produire;* elle ne peut que *modifier*. Par conséquent, il faut chercher ailleurs que dans la sélection les causes de l'*apparition* de tous les organes, de toutes les facultés, de tous les instincts qui séparent les animaux les plus inférieurs des plus élevés, depuis le premier cil vibratile d'un infusoire jusqu'à l'organisme d'un mammifère ou d'un oiseau, depuis la vie presque exclusivement végétative de l'éponge jusqu'aux facultés les plus élevées de l'homme.

A quelle cause Darwin a-t-il rattaché ces *apparitions premières* qui seules ont permis à la *sélection* de s'exercer? Ici il faut encore le citer lui-même. « Quelques-uns, dit-il, se sont imaginés que la sélection naturelle produisait la « variabilité, tandis qu'elle implique seulement la conservation des variations « accidentellement produites, quand elles sont avantageuses aux individus dans « les conditions où ils se trouvent placés ». On retrouve des déclarations analogues dans plusieurs autres passages des divers écrits de Darwin. Partout il ne trouve à invoquer que l'*accident*, le *hasard*. L'accident, le hasard, en d'autres termes, l'*inconnu*, dominent donc toutes ces lois de la sélection naturelle à l'aide desquelles on croit tout expliquer.

Mais, on vient de le voir, telle n'est pas la prétention de Darwin, et on ne saurait sans injustice le rendre responsable des exagérations de ceux qui se disent ses disciples. Prenons donc sa doctrine avec les limites posées par l'auteur lui-même.

Dans cette doctrine, comme dans celle de Lamarck, toute *espèce nouvelle* se détache d'une *espèce préexistante*. Elle apparaît sous la forme d'une *variété*, tellement semblable encore à l'espèce souche, qu'on ne pourrait la distinguer. Mais, grâce à l'*action de l'hérédité*, les *différences s'accumulent* et la variété se caractérise. Elle a des descendants qui lui ressemblent, et cette suite d'individus constitue une *race*. Mais, les différences croissant, *la race se transforme en espèce*, d'abord *morphologiquement*, puis *physiologiquement*. Comme Lamarck, comme M. Naudin, Darwin s'appuie sur l'histoire de nos espèces domestiques, sur les moyens employés par les éleveurs pour utiliser des caractères exceptionnels apparus chez quelque individu, pour créer et caractériser progressivement une race nouvelle.

On voit que chez l'auteur anglais, comme chez les deux naturalistes français, l'*espèce* n'est qu'un dérivé de la *race*, un simple degré en plus dans la différenciation des termes d'une série ininterrompue. Là est l'erreur fondamentale de toutes ces doctrines. Je crois avoir montré dans le chapitre précédent que la race et l'espèce sont deux choses fort différentes. De l'accord unanime de tous les naturalistes, de Darwin et de Lamarck eux-mêmes, il résulte que la race dérive de l'espèce. Pour admettre qu'à son tour l'espèce peut dériver de la race il faudrait certes, des preuves bien irréfutables, et l'on n'a pu encore invoquer un seul fait en faveur de cette conclusion.

Certes, celui qui restera sur le terrain de la morphologie pourra facilement invoquer des apparences. J'ai rappelé précédemment, je dirai plus tard avec de nouveaux détails, combien les *races d'une même espèce* peuvent différer les unes des autres et de la souche commune. Pour qui s'en tient à l'étude des *formes*, des *caractères extérieurs*, le nombre des espèces se trouve étrangement accru. Mais nous avons vu qu'il faut aller au delà et s'adresser à la physiologie. Darwin lui-même déclare que, si l'on ne connaissait pas l'origine des moutons Ancon et Mauchamp, bien des naturalistes en formeraient deux espèces. Oui, si ces naturalistes avaient été des morphologistes purs ; non, s'ils avaient été physiologistes, car le croisement de ces deux formes avec le mouton ordinaire présente les caractères du *métissage* et non pas ceux de l'*hybridation*. A plus forte raison en est-il de même du bœuf gnato et du bœuf ordinaire.

Huxley, l'éminent et dévoué défenseur de Darwin, a bien compris que là était le côté faible de toute théorie tendant à confondre l'espèce et la race. Tout en rappelant les côtés séduisants du darwinisme, tout en exagérant les mérites de cette conception, il ne peut s'empêcher de conclure par ces mots bien significatifs sous sa plume : « J'adopte la théorie de Darwin sous la réserve qu'on fournira la preuve que des espèces physiologiques peuvent être produites par le croisement sélectif. »

Cette réserve est certainement des plus graves. En la faisant Huxley savait bien que pas un seul fait ne répond à son *desideratum* et que l'on ne peut pas considérer l'*Ægilops speltæformis* comme une espèce physiologique. Il faudrait en effet que cette race hybride non-seulement pût s'entretenir seule et en liberté, ce qui n'est pas, mais encore qu'elle montrât à se croiser avec ses souches parentes au moins autant de difficulté que celles-ci en manifestent l'une envers l'autre, ce qui n'est pas non plus.

Toutefois l'objection de Huxley n'est pas la plus sérieuse que l'on puisse opposer à Darwin. S'il est impossible de montrer une espèce physiologique résultant du croisement, il l'est tout autant de faire voir qu'il est venu un moment où *deux races*, jusque-là fécondes entre elles, ont perdu la faculté de se croiser et se sont séparées *physiologiquement*. Là est le vrai *desideratum*, et Darwin lui-même reconnaît qu'il n'a pu en trouver un seul exemple soit chez les animaux, soit chez les végétaux.

Mais, répondent Darwin, Lamarck, M. Naudin et leurs disciples : « la nature est plus puissante que l'homme. » Elle dispose du temps et peut réaliser ce que notre courte existence ne permet pas de produire. Cette assertion tant de fois répétée repose sur une confusion qui m'a toujours surpris. Sans doute la nature est plus puissante que l'homme dans un certain ordre de faits, mais à son tour l'homme a son domaine où il règne en maître. Jamais les forces naturelles ne feront naître une œuvre d'art ou d'industrie; jamais elle ne prépareront et ne conserveront un atome de potassium ou de sodium. Même dans le monde inorganique le pouvoir de la nature est limité par l'essence et le mode d'action des forces qu'elle met en jeu. Celles-ci agissant constamment et toutes à la fois, tout effet naturel est le produit nécessaire de la *résultante totale* de ces forces. L'homme fait varier cette résultante. Tantôt il dirige ces forces et substitue la régularité à l'irrégularité naturelle ; tantôt il les oppose les unes aux autres, neutralisant celles qui sont en désaccord avec sa volonté, activant celles qui répondent à ses desseins. Et voilà comment il obtient des résultats absolument incompatibles avec le libre jeu des forces naturelles, quelle que soit leur puissance et quelque temps qu'on leur accorde.

Ce qui est vrai du monde inorganique l'est également du monde organique. Voilà pourquoi nos champs, nos jardins fruitiers ou maraîchers, nos fermes, nos basses-cours, nos chenils, nos étables, présentent une foule de formes si différentes de celles que l'on trouve dans la nature; voilà pourquoi, tandis que les *races naturelles* sont assez rares et assez peu distinctes pour que bien des naturalistes en aient nié l'existence, les races domestiques sont multipliées au point que nous savons tous; pourquoi elles sont tellement différentes les unes des autres que la physiologie seule peut nous éclairer sur leur vraie nature et nous empêcher de prendre plusieurs d'entre elles pour des espèces distinctes.

En fait de modifications morphologiques des êtres vivants l'homme s'est montré et se montre chaque jour de beaucoup plus puissant que la nature (*voy.* le mot Races). Mais il n'a altéré que les formes spécifiques; le caractère physiologique de l'espèce a échappé à sa puissance. Nous venons de voir que Darwin le reconnaît, et lui-même nous en fournit un exemple remarquable. Dans son excellent travail sur les pigeons, il a montré que du biset sont sorties au moins cent cinquante races distinctes, tellement différentes que, si on les eût rencontrées dans la nature, on en eût fait quatre à cinq genres distincts. Or Darwin, comme je l'ai déjà rappelé, a accumulé dans un seul individu le sang des cinq races les plus éloignées, sans que la fécondité en ait été altérée, tandis qu'en croisant n'importe quelle de ces *races* avec une *espèce* voisine la fécondité a disparu.

Comment donc les partisans de la transformation lente expliqueront-ils qu'un moment vienne où un individu se sépare *physiologiquement* de la *race* à laquelle appartinrent ses ancêtres et devienne la souche d'une espèce nouvelle? Voici la réponse textuelle de Darwin : « Les espèces ne devant pas leur stérilité « mutuelle à l'action accumulatrice de la sélection naturelle, et un grand « nombre de considérations nous montrant qu'elles ne la doivent pas davantage « à un acte de création, nous devons admettre qu'elle a dû naître incidemment « pendant leur lente formation et se trouver liée à quelques modifications in- « connues de leur organisation. »

Je crois inutile d'insister longuement sur ces paroles. Nous avons déjà vu l'*accident* invoqué par Darwin comme donnant seul naissance aux caractères nouveaux, à ceux qui différencient les espèces et les types, à ceux qui assurent une supériorité quelconque et déterminent la formation des *races;* nous le retrouvons ici comme pouvant seul isoler celles-ci et les transformer en espèces. L'*accident*, l'*inconnu*, tels sont donc, de l'aveu de Darwin lui-même, le principe et la fin de la formation de toute espèce nouvelle. La sélection naturelle n'y est pour rien ; elle ne peut que façonner des races.

Ce pouvoir, je le lui reconnais pleinement. Dans la nature comme dans nos chenils ou nos étables, la sélection naturelle ou artificielle agit de la même façon. Seulement, entre les mains de l'homme, ce procédé devient *plus puissant*, parce qu'il est *dirigé* par l'intelligence et qu'en ceci comme en tout le *mens agitat molem* du poëte reste vrai. Mais l'homme n'a pas pu franchir la barrière qui sépare la *race* de l'*espèce*, et, à plus forte raison, la *nature*, c'est-à-dire la résultante des forces naturelles, est-elle incapable d'atteindre à ce résultat. Voilà ce qu'enseignent l'*observation* et l'*expérience*, et voilà pourquoi je ne puis être darwiniste.

Théories transformistes dérivées du darwinisme. Malgré l'étendue qu'il a donnée à quelques-unes de ses publications, Darwin n'a présenté sa doctrine que d'une manière générale et un peu vague. Pour lui, tous les êtres vivants descendent de leur *prototype*, mais il n'a jamais essayé de montrer, pas même pour le règne animal, comme l'avait fait Lamarck, la filiation au moins des principaux groupes. Un de ses disciples les plus ardents, Hæckel, a cru pouvoir accomplir cette tâche. Il a dressé l'arbre généalogique de tous les groupes depuis la monère, composés exclusivement de *sarcode* ou *plasma*, jusqu'à l'homme lui-même. Mais, par cela même qu'il voulait entrer dans les détails, il s'est heurté à une foule de difficultés, d'impossibilités faciles à prévoir pour quiconque aurait voulu rester fidèle à la science positive. Pour tourner, dissimuler ou cacher ces obstacles, il a dû recourir à une multitude d'hypothèses dont l'accumulation est de nature à frapper tout esprit dégagé des préjugés d'école. Comme mon appréciation, venant d'un adversaire scientifique, pourrait être suspecte, je crois devoir laisser ici la parole à M. Carl Vogt. Voici comment il s'exprimait, dès 1877, dans un travail publié par la *Revue scientifique :*

«... On déclare *falsifié* ce qui ne cadre pas avec un plan dressé d'avance, et « l'on arrive ainsi à des arbres généalogiques qui ressemblent à s'y méprendre « aux ifs si capricieusement taillés dont Le Nôtre et ses successeurs ornaient « les jardins. En prenant une certaine dose d'hérédité, autant d'adaptation, une « pincée de falsification, et en y ajoutant, comme sirop, quelques notions bien « trouvées sur le monisme philosophique et la loi biogénique fondamentale, on « pourra toujours composer une mixture propre à guérir les plaies béantes de « la phylogénie. »

Le savant professeur de Genève n'en est pas moins, lui aussi, un transformiste convaincu; mais il a échappé à l'espèce de fanatisme qui caractérise ce qu'on peut appeler l'*École orthodoxe* de Darwin. Il ne nie jamais un fait démontré; il sait au besoin dire : je ne sais pas. Cette indépendance d'esprit l'a mis de bonne heure en contradiction avec le maître sur plus d'un point, et depuis quelques années il s'en est écarté bien davantage.

Bien que, dans les dernières éditions de son livre *Sur l'origine des espèces*, Darwin ait fait une part un peu plus large aux actions de milieu et aux accidents, il n'en maintient pas moins sa doctrine fondamentale qui repose, avons-nous vu, sur la *lutte pour l'existence* et la *sélection naturelle*. Il n'en regarde pas moins le progrès comme la conséquence forcée de ces deux faits généraux. Il admet bien quelques *transformations régressives*, quelques cas de *recul organique*, mais lui-même et surtout ses disciples ne voient là que de rares exceptions.

Pour M. Vogt ces faits sont au contraire très-nombreux. Tenant compte du principe de la *division du travail*, si bien démontré par Milne Edwards, de la *loi du balancement des organes* d'Étienne Geoffroy, acceptant comme autant de renseignements vrais les phénomènes embryogéniques constatés, il apprécie tout autrement que les darwinistes purs les rapports de filiation entre les formes animales fixées et les formes libres correspondantes. Par exemple, la *doctrine du progrès* veut que la Méduse, supérieure en organisation au Polype hydraire qui lui donne naissance, soit dérivée de celui-ci. Vogt, partant au contraire de l'observation, voyant que toujours l'œuf de Polype donne naissance à une larve libre, constatant que certaines Méduses se propagent sans passer par la forme hydraire, en conclut que la Méduse a précédé le Polype et que celui-ci n'est qu'une forme dérivée de celle-là par *dégradation*, par *recul organique*. A ses yeux le parasitisme, une adaptation trop spéciale...., produisent des résultats analogues. Enfin il pense que tout développement quelque peu exagéré dans une direction donnée est accompagné, sinon de reculs, tout au moins d'arrêts plus ou moins marqués, dans d'autres directions. Tous les zoologistes comprendront combien est considérable le rôle que cette manière d'envisager les faits assigne à la dégradation organique, ne fût-ce que dans la constitution des faunes marines. On voit combien cette conception du savant génevois est en désaccord avec l'idée du progrès continu, incessant, qui serait, selon Darwin et ses disciples, le résultat nécessaire de l'évolution organique.

M. Vogt se sépare de Darwin sur deux points bien plus importants. Et d'abord il repousse comme étant contraire aux faits toute pensée d'un développement monophylétique pour le règne animal. Il admet l'existence dans le passé de plusieurs souches distinctes ayant engendré des séries d'êtres parfaitement indépendantes. Il se rencontre ici avec M. Gaudry. Ce savant paléontologiste, malgré des convictions religieuses toujours hautement avouées, n'en est pas moins en France le représentant le plus éminent des doctrines transformistes. Mais, lui aussi, tout en acceptant Darwin comme son chef d'école, a conservé une pleine indépendance d'esprit. Dans un livre spécialement destiné à exposer la filiation des types animaux, il admet, non pas *un seul enchaînement*, mais *plusieurs enchaînements* d'êtres dont le développement s'est poursuivi d'une manière tout indépendante.

Je ne puis exposer ici toutes les conséquences résultant de ces différences de doctrine, mais, pour en faire sentir l'importance, j'emploierai une image que j'emprunte à Darwin lui-même.

J'ai indiqué plus haut comment ce grand penseur, développant une comparaison déjà mise en usage par M. Naudin, a représenté le développement de la vie sur la terre par un arbre qui a grandi peu à peu, multipliant ses bourgeons, acquérant d'âge en âge de nouvelles branches. De ces bourgeons, beaucoup ont avorté, de ces branches, beaucoup sont mortes et sont tombées. Ces dernières se retrouvent dans les couches géologiques où elles constituent les fossiles, tandis que *l'arbre de la vie*, continuant à pousser, a couvert le globe entier de ses ramifications sans cesse renouvelées et de plus en plus robustes et brillantes.

Eh bien, à cet arbre unique représentant tout le passé, tout le présent et même l'avenir de la création organique, les travaux de MM. Gaudry et Carl Vogt substituent un bosquet composé d'arbres différents dont il reste à déterminer le nombre et les essences.

Mais M. Vogt va plus loin encore. J'ai dit plus haut l'importance que présente dans la théorie de Darwin le principe de la *divergence*. Pour l'illustre Anglais chaque espèce, à mesure qu'elle se caractérise, s'éloigne de plus en plus de ses congénères. Ces différenciations progressives et toujours croissantes ont pour résultat l'apparition des divers groupes, genres, familles. Or M. Vogt admet, toujours en en appelant aux faits, que des souches distinctes peuvent aussi donner naissance à des *séries* qui se rapprochent au point que nous plaçons aujourd'hui dans la même classe, dans le même ordre et peut être dans le même genre, des espèces dont les ancêtres remontent à des souches originelles différentes. C'est le principe de la *convergence* venant disputer à celui de la *divergence* une part de la création animale naturelle.

J'ai voulu traiter d'abord et avec quelques détails la question qui domine toutes les autres dans les théories qui se rattachent n'importe comment à l'idée d'une transformation lente des espèces. Cela même me permet d'être bien plus bref dans l'examen des questions secondaires soulevées par l'argumentation de mes illustres adversaires.

Constatons d'abord que pas plus Darwin que Lamarck ou Naudin n'ont pu citer un seul exemple de ces transformations qui, selon eux, seraient constamment en train de s'accomplir sous nos yeux. A cela ils répondent que ce phénomène se passe avec une lenteur telle qu'il échappe à tous nos renseignements historiques. C'est pourtant quelque chose que de pouvoir remonter à quatre ou cinq mille ans en arrière, et l'Égypte a fourni aux naturalistes des objets de cette antiquité. On sait quel a été sur ce point le résultat des études de Cuvier, de Geoffroy et de leurs successeurs. Il en résulte que, dans ce laps de temps, pas une espèce de plante, pas une espèce animale représentée dans les hypogées ne s'est en rien modifiée. Mais, grâce aux progrès de la paléontologie, on peut remonter bien autrement loin dans le temps. Eh bien, les faunes, les flores fossiles si ardemment étudiées par un si grand nombre de naturalistes, ont-elles fourni un seul exemple de ces innombrables formes de transition qui, d'après leurs théories, ont dû relier l'une à l'autre deux espèces voisines et attester ainsi le passage de l'une à l'autre? Non, et Darwin lui-même le reconnaît. Il va plus loin et déclare que « la découverte à l'état fossile d'une « pareille série bien graduée de spécimens est de la dernière improbabilité ». En revanche, une foule de paléontologistes signalent dans les terrains fossilifères, et précisément dans ceux qui ont été le mieux étudiés, une multitude de faits qui accusent l'apparition subite d'espèces, de genres ou de types succédant brusquement aux espèces, aux genres qui les ont précédés.

Ainsi, ni dans le présent ni dans le passé Darwin ne peut invoquer un seul fait témoignant directement en faveur de sa théorie, et au contraire la paléontologie fournit de nombreux et sérieux témoignages contre lui.

A cette objection dont il est facile de comprendre la portée le savant anglais répond par l'*insuffisance des renseignements paléontologiques et géologiques*. Il compare les terrains qu'étudie le géologue à un grand ouvrage dont nous ne possédons plus que le dernier volume en fort mauvais état, dont quelques chapitres à peine auraient été conservés, dont quelques lignes seulement pourraient se lire sur chaque page. C'est dans les volumes perdus, dans les passages illisibles, que se trouveraient les preuves de la vérité de la doctrine. Mais n'est-il pas fâcheux pour celle-ci que les pages intactes de ce grand livre ne contiennent que des faits témoignant contre elle, rien qui milite en sa faveur? Y a-t-il là le moindre motif de croire que les volumes égarés eussent démenti ceux que nous connaissons? Raisonner et conclure ainsi, c'est aller à l'encontre de toutes les analogies. Tout au moins c'est évidemment faire appel aux lacunes mêmes de la science.

Nous avions vu le savant anglais invoquer à titre de *causes* l'accident et le hasard; ici nous le voyons en appeler à l'*inconnu* comme à une *preuve*. Eh bien, je le demande à tous mes lecteurs, en physique, en chimie, en physiologie, accepterait-on cette argumentation comme sérieuse?

Dans les explications qu'il a tentées d'un certain nombre de faits empruntés surtout au règne animal, Darwin a maintes fois montré tout ce que son esprit a de sagace et d'ingénieux. La manière dont il explique l'existence de certaines particularités organiques, tantôt inutiles, tantôt même nuisibles, mérite d'être mentionnée à ce point de vue. Ces organes, dit-il, « ont été jadis d'une grande utilité à quelque ancien progéniteur » et l'hérédité les a conservés. Voilà pourquoi la frégate, l'oie de Magellan, quoique ne nageant pas, ont les pieds palmés. Voilà encore pourquoi presque tous les Mammifères ont une queue, en général bien plus propre à les embarrasser qu'à leur être utile. Ils descendent tous d'espèces aquatiques, et l'on sait que chez ces derniers la queue est souvent un puissant organe de locomotion. Bien que désormais sans usage, elle persiste comme une sorte d'empreinte du passé. Voilà une théorie de plus ajoutée à bien d'autres, et celle-ci est fort peu d'accord avec le rôle attribué ailleurs à la sélection. Toutefois elle n'a rien qui soit en désaccord avec des données positives.

Il en est tout autrement de la série d'hypothèses à l'aide desquelles Darwin a cru résoudre la difficulté qui résulte pour lui de l'existence des *neutres* chez les fourmis, les abeilles... Il commence en effet par assimiler la *neutralité normale* à la *stérilité accidentelle*. Il oublie que, dans ce dernier cas, il y a toujours arrêt de développement individuel, anatomique ou physiologique, et par conséquent déviation tératologique du type. Dans le premier cas, au contraire, l'organisme tout entier est modifié chez tous les neutres; et cette modification reparaît toujours la même. Il y a là pour chaque espèce un type secondaire, mais normal. Le rapprochement est donc foncièrement inexact.

Mais laissons de côté les considérations morphologiques et anatomiques et envisageons la question au point de vue physiologique. Comment est-il possible dans les théories de Darwin, de Lamarck..., que des individus *féconds* engendrent des individus *inféconds?* Darwin répond qu'ils sont *utiles à la colonie* et que cela même a entraîné pour les mères, par voie de sélection et d'hérédité, la faculté de les engendrer. Mais partout ailleurs Darwin dit et répète que la lutte pour l'existence et la sélection naturelle sont des faits essentiellement *individuels;* sa théorie entière repose sur cette donnée. L'une et l'autre peuvent agir par voie d'*hérédité continue* sur les descendants d'un ancêtre primitif, mais il est évidemment impossible d'en comprendre l'application à des ensembles de neutres, se succédant sans doute, mais sans lien de filiation directe. Bien loin que l'hérédité et la *puissance accumulatrice* que lui attribuent Darwin, Lamarck, etc., tendent à enlever à un être quelconque la faculté de se reproduire, il est évident que la *fécondité ininterrompue* des pères et des mères devrait rapidement effacer la neutralité de leurs enfants. Il y a donc là un fait inexpliqué et en contradiction manifeste avec les principes fondamentaux de la doctrine darwiniste.

Je pourrais prolonger encore cette étude, montrer ce qu'ont d'aventuré et de vague certaines explications, insister sur ces *conceptions* personnelles, sur ces *possibilités* mises en avant presque à chaque page comme des arguments, signaler ces essais de généalogies dont on peut renverser les termes sans cesser d'être fidèle à la doctrine, si bien que le même animal peut être indifféremment regardé comme l'ancêtre ou le descendant d'un autre, etc. Mais je crois en avoir dit assez pour montrer ce qu'est au vrai la doctrine de Darwin. Elle est pour notre temps ce que celle de Lamarck a été pour le sien. Toutes deux reposent sur les mêmes données fondamentales ; toutes deux semblent au premier abord résoudre les problèmes les plus délicats de la nature vivante et ouvrir de nouveaux et larges horizons. Mais ce n'est là qu'un mirage qui s'évanouit dès que l'on examine de près sur quoi se fondent ces magnifiques promesses. Dès qu'il sort des généralités vagues et soumet ses idées au contrôle des faits, le savant anglais n'est pas plus heureux que Lamarck ou Geoffroy-Saint-Hilaire. Il a beau ajouter des hypothèses aux hypothèses, il n'aboutit en fait d'explications qu'à l'accident, à l'inconnu, à la métaphore, tout en se mettant en contradiction avec ce que montrent tous les jours l'*expérience* et l'*observation*.

La tentative de Darwin n'en est pas moins le plus sérieux effort tenté pour résoudre le grand problème posé par le monde organique à la science humaine, et cet insuccès même a pour nous des enseignements sérieux. Il montre une fois de plus tout ce qu'a, tout ce qu'aura de fondamentalement erroné une conception quelconque prenant pour point de départ la *confusion* de l'*espèce* et de la *race*, la *transformation lente des espèces :* il confirme par conséquent la conclusion générale de l'ensemble de travaux qui remontent à Buffon et à Kœlreuter ; il nous avertit du danger qu'il y aurait à oublier la science positive, précise, pour courir après des conceptions hypothétiques dont la prétention est de *tout expliquer* et qui ne *démontrent rien*.

En somme, les transformistes ont confondu deux choses fort différentes, la *variabilité* et la *transmutabilité*. La première est partout, dans le monde inorganique comme dans le monde organique ; la seconde n'est nulle part, pas plus chez les animaux et les plantes que parmi les métaux. La transformation d'une espèce en une autre espèce serait un phénomène du même ordre que celui de la transformation du mercure en argent ou en or. Les transformistes sont en réalité des alchimistes qui, forcés de convenir qu'ils ne peuvent accomplir le grand œuvre, affirment que la *Nature* travaille pour eux. Mais, jusqu'à ce jour, ils n'ont apporté d'autres preuves que leurs affirmations, et la science moderne demande autre chose.

Est-ce à dire que l'on doive condamner d'une manière absolue les esprits aventureux qui cherchent à expliquer l'origine des espèces ? Non certes. Leurs erreurs mêmes ont été parfois utiles, en provoquant des travaux auxquels on n'aurait peut-être pas pensé et qui laisseront une trace sérieuse dans la science positive. L'ouvrage de Darwin sur la *variation des animaux et des plantes sous l'influence de la domestication et de la culture* peut être cité comme exemple. Ce livre rempli de faits précis sera toujours consulté par quiconque s'occupera de ces questions difficiles. Ces faits fournissent à chaque instant des armes pour combattre les doctrines de l'auteur, mais par cela même l'ouvrage entier n'en atteste que mieux sa loyale bonne foi autant que son vaste savoir et sa puissance d'investigation.

MM. Gaudry, Vogt, et les transformistes qui marcheront sur leurs traces, rendront aussi de vrais services à la science. Ce qu'ils appellent *enchaînements* du règne animal, *filiation* et *parenté* des êtres, revient à ce qu'on nomme ailleurs *affinité, analogies*. Précisément parce qu'ils se placent à un point de vue systématique, ils seront conduits à découvrir bien des faits qui eussent peut-être échappé à des travailleurs moins livrés à une préoccupation dominante. Ils nous apporteront des lumières nouvelles sur ce que nous appelons *termes zoologiques correspondants, types aberrants, types de transition*. Ils nous révèleront de nouveaux rapports, de nouvelles harmonies, dans le grand ensemble de la création vivante. Leurs conceptions effacent sans doute une bonne partie de ce que la théorie purement darwinienne a de simple, de grandiose et de séduisant. Mais, en tenant plus sérieusement compte de la réalité, ils auront bien plus de chances de rencontrer le vrai ; et dans ce cas je serai le premier à applaudir leurs découvertes, car, si j'ai toujours combattu les théories transformistes, je n'ai jamais méconnu ce que nous leur devons.

Ces doctrines ont donc leur utilité ; elles auront leur place dans l'histoire de la science, mais, dès à présent, nous pouvons affirmer qu'elles n'ont pas résolu le problème général abordé par elles et dont la solution est sans doute réservée à l'avenir.

A. DE QUATREFAGES.

BIBLIOGRAPHIE. — AGASSIZ. *De l'espèce et de la classification en zoologie.* — ARCHIAC (D'). *Cours de paléontologie stratigraphique.* — BORY DE ST-VINCENT. Articles CRÉATION et ÆGILOPS du *Dictionnaire classique d'histoire naturelle.* — BROCA. *Recherches sur l'hybridité animale en général et sur l'hybridité humaine en particulier.* — BUCHNER. *Science et nature.* — BUFFON. *Histoire naturelle générale et particulière, avec la description du cabinet du roi.* — Du MÊME. *De la dégénération des animaux.* — BURDACH. *Traité de physiologie.* — CARRIÈRE. *Origine des plantes domestiques démontrée par la culture du radis sauvage.* — CHEVREUL. *Rapport sur l'ampélographie du comte Odart.* — CUVIER (Frédéric). Article CHIEN du *Dictionnaire des sciences naturelles.* — CUVIER (Georges). *Règne animal.* Introduction. — DALLY (E.). *La nature. Introduction à la traduction du livre de Huxley.* — DARWIN (Charles). *L'origine des espèces.* — Du MÊME. *De la variation des animaux et des plantes sous l'action de la domestication et de la culture.* — DECAISNE. *Note sur le genre plantago.* In *Bull. de la Soc. botanique de France,* avril 1860. — Du MÊME. *De la variabilité dans l'espèce du poirier.* In *Comptes rendus de l'Académie des sciences,* juillet 1865. — DUGÈS. *Traité de physiologie comparée.* — DUMÉRIL (Auguste). *Métamorphoses des Batraciens urodèles à branchies extérieures du Mexique.* In *Annales des sciences naturelles,* 5ᵉ série, t. VII. — DUVERNOY. Article PROPAGATION du *Dictionnaire universel d'histoire naturelle.* — EDWARDS (William) *De l'influence des agents physiques sur la vie.* — EDWARDS (H. Milne). *Leçons sur la physiologie et l'anatomie comparées de l'homme et des animaux.* — FAIVRE. *La variabilité des espèces et ses limites.* — FLOURENS. *Examen du livre de M. Darwin sur l'origine des espèces.* — GAUDRY. *Considérations générales sur les animaux fossiles de Pikermi.* — Du MÊME. *Leçon d'ouverture du cours annexe de paléontologie.* — Du MÊME. *Les enchaînements du règne animal.* — GAYOT. *Rapport fait au nom de la section d'économie des animaux sur les travaux de Mme Henri Jubien.* Séance publique annuelle de la Société centrale d'agriculture, 1873. — GEOFFROY ST-HILAIRE (Étienne). *Sur le degré d'influence du monde ambiant pour modifier les formes animales.* In *Mémoires de l'Académie des sciences,* t. XII. — Du MÊME. Article HÉRÉSIES PANTHÉISTIQUES du *Dictionnaire de la Conversation.* — GEOFFROY ST-HILAIRE (Isidore). *Histoire naturelle générale des règnes organiques.* — GIROU DE BUZAREINGUE. *De la génération.* — GUBLER. *Préface d'une réforme des espèces fondée sur la variabilité restreinte des types organiques.* In *Bulletin de la Société botanique de France,* 1862. — GODRON. *De l'espèce et des races dans les êtres organisés.* — Du MÊME. *Des Ægilops du midi de la France et de leurs transformations.* In *Mémoire de l'Académie de Montpellier,* 1848. — GUÉRIN-MENNEVILLE. *Observations sur les métis (hybrides) de Bombyx de l'ailante et du ricin.* In *Bulletin de la Société d'acclimatation,* janvier 1860. — HÆCKEL (Ernest). *Histoire de la création des êtres organisés d'après les lois naturelles.* — Du MÊME. *On a New Form of Generation in the Medusa.* In *Annals and Magazins of Natural History,* 1865. — HUXLEY. *Place de l'homme dans la nature.* — KÖLLIKER. *Ueber die Darwin'sche Schöpfungstheorie.* In *Zeitschrift für wissenschaftliche Zoologie,* 1864. — LAMARCK. *Philosophie zoologique.* — Du MÊME. *Introduction à l'Histoire des animaux sans vertèbres.* — MAILLET (DE). *Telliamed.* — MOUSSY (Martin de). *Note sur les animaux redevenus sauvages dans le bassin de la Plata.* In *Bulletin de la Société d'anthropologie,* t. I. — MÜLLER (Jean). *Manuel de physiologie.* — NAUDIN. *Considérations philosophiques sur l'espèce et la variété.* In *Revue horticole,* 1852. — Du MÊME. *Mémoire sur les caractères du genre Cucurbita.* In *Annales des sciences naturelles,* 4ᵉ série, VI. — Du MÊME. *De l'hybridation considérée comme cause de variabilité chez les végétaux.* In *Comptes rendus de l'Académie des sciences,* novembre 1844. — Du MÊME. *Observations concernant quelques plantes hybrides cultivées au Muséum.* In *Annales des sciences naturelles,* 4ᵉ série, t. IX. — Du MÊME. *Nouvelles recherches sur l'hybridité.* In *Annales des sciences naturelles,* 4ᵉ série, t. XIX. — OWEN (Richard). *Derivative Hypotheses of Life and Species.* — SICUEL. *Études hyménoptériques.* In *Annales de la Société entomologique de France*, 1865. — Pictet. *Sur l'origine des espèces.* In *Bibliothèque de Genève*, 1860. — Prévost (Florent). *Rapport sur un léporide présenté par M. Guyot.* In *Bull. des séances de la Société centrale d'agriculture*, mars 1868. — Quatrefages (A. de). *Cours professé au Muséum en 1868.* In *Revue des cours scientifiques.* — Du même. *Rapport sur les progrès de l'anthropologie en France.* — Du même. *Métamorphoses de l'homme et des animaux.* — Du même. *Charles Darwin et ses précurseurs français.* — Du même. *L'espèce humaine*, 8ᵉ édition. — Reynaud (Jean). *Note sur les lapins-lièvres.* In *Bulletin de la Société d'acclimatation*, décembre 1862. — Robinet. *De la nature.* — Du même. *Analyse raisonnée des travaux de Georges Cuvier.* — Roulin. *Sur quelques changements observés chez les animaux domestiques transportés dans le nouveau continent.* In *Mémoires des savants étrangers*, t. VI. — Vilmorin. *Notice sur l'amélioration des plantes par le semis.* — Vogt (Carl). *Leçons sur l'homme.* — Du même. *Origine de l'homme.* In *Revue scientifique*, 1877. — Vogt (Carl) et Yung (Émile). *Traité d'anatomie pratique.* — Wallace (Alfred-Russel). *La sélection naturelle.*   A. DE Q.

ESPÈCE HUMAINE. § I. Observations générales et méthodes anthropologiques. On sait que les groupes humains dispersés à la surface du globe diffèrent les uns des autres par des caractères anatomiques aussi bien qu'extérieurs. Ces groupes constituent-ils autant d'*espèces distinctes*, ou bien ne sont-ils que les *races d'une seule et même espèce?* Telle est la première question qui se pose pour quiconque veut se livrer à des études anthropologiques sérieuses.

En m'exprimant ainsi, je vais à l'encontre d'une idée préconçue que j'ai eue trop souvent à combattre pour ne pas insister quelque peu sur ce point. Qu'importe, m'a-t-on dit bien des fois, que les groupes humains soient des *races* cu des *espèces?* Leur histoire en est-elle changée pour cela? Les connaîtrons-nous mieux quand nous aurons résolu ce problème difficile et peut-être inabordable dans l'état actuel de la science?

Cette fin de non-recevoir ne sera, j'espère, acceptée par aucun des lecteurs qui auront bien voulu donner quelque attention à l'article précédent (*voy.* le mot Espèce). Ils savent que tenir ce langage à un anthropologiste revient à dire à un botaniste : « Peu importe que l'objet que je vous présente soit un arbre entier ou un simple rameau » ; ou à un mathématicien : « Peu importe que les chiffres placés sous vos yeux représentent une fraction ou des unités. » En fait, les assertions que je combats ici renferment une double erreur : 1° le problème dont il s'agit est de la plus haute importance scientifique, et, selon le sens dans lequel il est résolu, l'anthropologie générale aussi bien que l'histoire de bien des populations change du tout au tout ; 2° la solution du problème général est possible et même facile, à la condition de ne pas regarder l'homme comme isolé au milieu de la création, mais de le rapprocher des autres êtres organisés et vivants et de demander aux plantes aussi bien qu'aux animaux les données nécessaires pour éclairer et résoudre la question.

1° Si les groupes humains sont des *espèces distinctes*, la tâche de l'anthropologiste ressemble à celle du *zoologiste*. Il n'a qu'à les considérer isolément, à les *décrire*, à rechercher leurs *affinités*, à marquer leur *distribution géographique*.

Si ces groupes sont autant de *races d'une seule espèce*, l'anthropologiste rencontre d'abord les mêmes sujets d'étude, mais, de plus, il a à imiter le *zootechniste*. Il doit s'enquérir du *type primitif* qui a été le point de départ ; il doit constater la *variation* de ce type dans les diverses races et s'enquérir de leur *filiation*, de leur parenté. L'homme présente d'ailleurs un fait absolument exceptionnel. Seul il habite la terre entière du pôle à l'équateur et peuple aussi bien les îlots du Pacifique que les continents. Si ces groupes divers ne sont que des *races*, les questions de *lieu d'origine*, de *dispersion*, de *migration*, d'*acclimatation*, viennent s'ajouter aux précédentes. Or toutes ces questions disparaissent, si les groupes humains sont des *espèces*.

La question de l'unité ou de la multiplicité spécifique de ces groupes est donc essentiellement *scientifique*, et il n'est rien moins qu'indifférent dans les études anthropologiques de se placer au point de vue du *monogénisme*, c'est-à-dire de la doctrine qui n'admet qu'*une espèce d'hommes* représentée par de nombreuses *races*, ou de s'en tenir au *polygénisme*, qui reconnaît un nombre indéterminé, mais de plus en plus considérable, d'*espèces* humaines.

Malheureusement, dans les controverses soulevées par les deux écoles, on s'est trop souvent écarté du terrain purement scientifique. On a fait intervenir bien à tort la philosophie ou la religion. De graves intérêts sociaux ont aussi cherché des arguments dans les doctrines anthropologiques. Aux États-Unis, si les philanthropes attaquaient l'esclavage au nom de l'Évangile, Morton et ses disciples le défendaient en vertu du polygénisme; et leurs arguments, adoptés par les hommes politiques, prirent place jusque dans les notes diplomatiques échangées à cette époque.

Il va sans dire que je laisserai de côté toute considération de cette nature. Savoir s'il existe *une* ou *plusieurs espèces* d'hommes est un problème tout de science et essentiellement du ressort des sciences naturelles. C'est uniquement en naturaliste que je l'ai toujours envisagé et que je l'aborderai aujourd'hui. Je vais d'abord indiquer rapidement la méthode qui seule peut conduire à une solution.

2° Quand un mathématicien veut résoudre un problème à une seule inconnue, quand il cherche à déterminer son x, que fait-il? Il cherche dans les données du problème les *quantités connues* que le raisonnement lui apprend être *équivalentes* à la *quantité inconnue;* il isole ces deux sortes de quantités, les compare et établit son équation, puis le calcul lui donne le résultat cherché. Mais, s'il représentait x en fonction de cette x elle-même, on sait bien qu'il n'arriverait à rien.

Eh bien, dans le problème que nous pose la diversité des groupes humains, quelle est l'*inconnue?* C'est évidemment la *nature de ces groupes*. Il s'agit de savoir si les différences qui les séparent sont de *nature spécifique* ou de *nature ethnique*.

Mais, s'il en est ainsi, peut-on espérer résoudre le problème en étudiant, fût-ce dans le plus grand détail, ces groupes eux-mêmes? Évidemment non. Mieux on les connaîtra, plus impérieusement se posera la question : sont-ce des *espèces distinctes* ou des *races d'une même espèce?* En pareil cas, conclure de l'homme à l'homme, c'est agir comme le mathématicien inexpérimenté qui croirait pouvoir déterminer la valeur de son x à l'aide de cette inconnue elle-même.

Pour arriver à la solution, en anthropologie comme en mathématique, il faut recourir à des *quantités connues* et comparer. Pour nous ces *quantités connues* sont tous les êtres organisés et vivants, autres que l'homme. C'est à ceux-là qu'il faut demander d'éclairer la question posée par celui-ci. Nous avons vu à l'article Espèce que leur histoire est faite à ce point de vue. Nous savons que l'on trouve chez eux des *espèces* et des *races;* ils nous ont appris à quels caractères, à quels phénomènes on reconnaît les groupes méritant l'une ou l'autre de ces appellations. Or ces caractères, ces phénomènes, ne peuvent être chez l'homme différents de ce que nous les avons trouvés chez eux.

Pour avoir ses caractères propres et exclusivement humains, l'homme n'en est pas moins soumis aux lois qui régissent toute la création vivante. Il est le siége de phénomènes qui lui sont communs avec les végétaux aussi bien qu'avec les animaux. Par son organisation, par son mode de vie, il n'est qu'un animal quelque peu supérieur par certains côtés aux espèces les plus élevées, leur inférieur à d'autres égards. A ce titre il présente des particularités organiques, des manifestations physiologiques identiques à ce qu'on trouve chez les animaux en général, mais surtout chez les Mammifères. Tous les jours nous constatons qu'il est soumis aux lois générales de la vie et à toutes celles qui régissent le groupe auquel il appartient par son corps. La physiologie expérimentale, cette branche si jeune et déjà si belle des sciences modernes, repose tout entière sur ce grand fait.

Eh bien, pour que l'anthropologie prenne le caractère vraiment scientifique qui lui revient, il faut qu'elle imite la physiologie et qu'elle fasse, pour l'étude de l'*espèce*, ce que celle-ci a fait pour l'étude de l'*individu*.

Le point de vue restreint du physiologiste lui permet de s'en tenir ordinairement à l'étude des animaux qui ont avec l'homme des rapports d'organisation plus ou moins étroits. Pour l'anthropologiste, la question est bien plus générale; voilà pourquoi il doit s'adresser souvent aux plantes aussi bien qu'aux animaux. Quand il rencontre quelqu'un de ces problèmes dont l'homme ne peut donner la solution, parce qu'il en est lui-même l'inconnue, il doit interroger la création vivante tout entière; il doit comparer terme à terme ce qui se passe partout ailleurs et ce qui se passe chez nous. Cette comparaison équivaut à l'équation du mathématicien; et, quel qu'en soit le résultat, il faut l'accepter comme exact.

En anthropologie, toute solution pour être bonne, c'est-à-dire vraie, doit faire rentrer l'homme, pour tout ce qui n'est pas exclusivement humain, dans les lois générales reconnues comme régissant tous les autres êtres organisés. Toute solution qui fait ou qui tend à faire de l'homme une exception, à le représenter comme échappant à ces lois, est mauvaise; elle est fausse.

C'est encore ainsi que raisonne le mathématicien quand il repousse tout résultat en contradiction avec un axiome ou avec une vérité précédemment démontrée et qu'il déclare fausse l'hypothèse qui conduit logiquement à ce résultat. Pour l'anthropologiste, l'axiome, la vérité servant de critérium, c'est l'identité fondamentale physique et physiologique de l'homme avec les autres êtres vivants. Quelque séduisante qu'elle puisse être, toute hypothèse en désaccord avec cette vérité doit être tenue pour fausse.

Telle est la méthode que j'ai suivie constamment, tels sont les principes qui m'ont toujours guidé dans mes études anthropologiques. Ce sont eux qui m'ont depuis longtemps conduit à la conviction qu'il n'existe qu'*une seule espèce d'hommes* et que les groupes humains, quelque différents qu'ils soient ou puissent paraître, ne sont que des *races* de cette *espèce*. Je vais essayer de justifier cette conclusion, quelque abrégée que doive nécessairement être cette esquisse.

§ II. Unité de l'espèce humaine.   Tout en admettant qu'il existe *plusieurs espèces d'hommes*, les polygénistes sont loin d'être d'accord sur le nombre de ces espèces. Virey, qui le premier combattit, au nom des sciences naturelles, la doctrine de l'unité, n'en reconnaissait que deux, le Blanc et le Nègre. Or, à se placer sur ce terrain, à vouloir attribuer aux différences qui distinguent les groupes humains une valeur spécifique, il est évident qu'on ne pouvait s'arrêter là. Aussi Bory de Saint-Vincent et Desmoulins portèrent-ils ce nombre à quinze et à seize. Mais, à mesure que les populations étaient mieux connues, on relevait toujours de nouvelles différences et il fallait bien sous peine d'être illogique accroître le nombre des espèces. Voilà comment l'école américaine de Morton a été amenée à conclure que les hommes avaient été créés par nations et que chaque nation constituait une espèce à part; si bien que Gliddon a admis l'existence d'au moins 150 familles humaines. On sait quelle réponse font les monogénistes. Voyons en faveur de laquelle des deux doctrines témoignent les faits de diverse nature observés chez les autres êtres organisés.

I. *Faits et considérations morphologiques.* Sous quelque forme que se présentent les arguments invoqués par les polygénistes en faveur de leur doctrine et quelque développés qu'ils soient, il est facile de reconnaître qu'ils sont à bien peu près constamment empruntés à l'homme seul et reposent avant tout sur des considérations morphologiques. On pourrait les ramener à peu près tous à la formule si souvent répétée : « Il y a trop de différences entre le Nègre et le Blanc pour qu'ils soient de même espèce ».

Tout d'abord on aperçoit ici le manque de cette méthode comparative dont je parlais tout à l'heure. Les différences que l'on signale, personne ne les nie. Mais, pour pouvoir en tirer une conséquence en faveur des doctrines polygénistes, il faudrait avoir préalablement démontré que, par leur nature ou leur étendue, elles sont en dehors de celles que l'on a mille fois constatées entre les *races* d'une même *espèce* chez les animaux et les végétaux. S'il en est autrement, si ces différences du Nègre au Blanc rentrent dans la catégorie de celles qui distinguent les races de choux, de pigeons, de lapins, etc., l'argument tombe par cela même, à moins que l'on ne veuille faire de l'homme une exception. Or il est bien facile de montrer qu'il en est ainsi.

A. *Nature des différences.* J'insisterai peu sur ce point. Chacun sait que nos races végétales ou animales présentent de l'une à l'autre des différences de taille, de proportion, de coloration, etc. ; que parmi elles les unes ont un développement relativement rapide ou lent; que parmi les races animales la force musculaire, l'énergie des mouvements, la résistance à la fatigue, etc., présentent une diversité parfois très-grande; qu'il en est de remarquablement sobres et d'autres qui exigent une nourriture plus ou moins choisie et abondante; qu'il en est de bien plus fécondes que les autres.

Les groupes humains présentent des faits du même ordre, mais aucun dont on ne puisse trouver l'équivalent chez les animaux. Quelle raison pourrait-on invoquer pour prêter chez eux à des phénomènes semblables et souvent identiques une signification plus grave que chez ces derniers ? Évidemment aucune, à moins de regarder l'homme comme soumis à des lois particulières. Par conséquent les différences constatées de *groupe à groupe* chez l'homme et de *race à race* chez les animaux sont de *même nature.* A ce point de vue elles ne fournissent aucun argument en faveur du polygénisme.

B. *Étendue des différences.* Cette question est une de celles que je traite le plus longuement dans mes cours parce qu'elle permet de réduire à sa juste valeur la comparaison du Nègre et du Blanc que je rappelais tout à l'heure. Si d'un examen détaillée il résulte que, de *race à race*, les végétaux et les animaux présentent des différences à peu près toujours plus grandes et tout au moins égales à celles qui séparent ces deux extrêmes du type humain, il est clair que l'argumentation polygéniste se trouve sapée par la base. Or je crois pouvoir dire que la démonstration de ce fait n'a jamais laissé de doute chez mes auditeurs. Mais il me fallait pour cela passer en revue l'homme entier organe par organe et fonction par fonction, ce que je ne puis faire ici. Je me bornerai donc à quelques exemples.

Je ne m'arrêterai pas à parler des végétaux. Il est vraiment inutile de chercher à montrer qu'entre les races humaines les plus extrêmes il n'existe pas de différences comparables à celles qui distinguent le chou cavalier du chou pommé ou du chou-fleur, le petit radis du raifort, l'énorme potiron de la gourde, etc.. Passons donc aux animaux.

La couleur de la peau est un des caractères qui frappent le plus. Entre le Nègre et le Blanc bien caractérisés le contraste est frappant. Mais constatons d'abord qu'un teint noir n'est pas l'apanage du seul Nègre. Des populations qu'il est impossible de ne pas rattacher au type blanc en raison de tous leurs autres caractères, plusieurs tribus des bords de la mer Rouge, les Maures noirs du Sénégal, etc., ont le teint sensiblement plus foncé que bien des Nègres. En revanche, il existe des Nègres jaunes comme les Boschismans, et Livingstone nous a appris qu'il en est dont la teinte est celle du café au lait.

Mais prenons les trois extrêmes, le Blanc blond au teint rosé, le Noir et le Jaune. Nous trouvons dans une seule de nos espèces domestiques ces trois teintes bien caractérisées. La poule gauloise a la peau blanche; chez la conchinchinoise, elle tire sur le jaune; elle est noire chez les *poules nègres*. Or on ne peut prétendre que celles-ci constituent une espèce, car elles naissent parfois spontanément en Europe dans nos basses-cours, où elles se propageraient à coup sûr, si on ne prenait soin de les détruire. C'est ce qui est arrivé aux Philippines, à Java et aux îles du cap Vert, sur le plateau de Bogota, etc.

Chez les Nègres, la coloration pénètre quelque peu à l'intérieur et, en particulier, les enveloppes du cerveau présentent des taches pigmentaires. Gubler a constaté le même fait chez des Blancs à teint très-brun. Mais, ni chez les uns ni chez les autres, le mélanisme n'est porté aussi loin que chez la *poule nègre*. Ici toutes les muqueuses, tous les plans fibreux et jusqu'aux gaînes musculaires, sont également fortement teintées de noir. J'ai pu montrer ce fait à mes auditeurs jusque chez une *poule de soie* du Japon, morte au Jardin d'acclimatation et dont le plumage n'en était pas moins du plus beau blanc. Certes, de cette poule à la poule gauloise, au point de vue de la coloration, la différence était bien plus grande que du Nègre au Blanc.

La chevelure est encore un des traits qui attirent le plus l'attention chez le Nègre. On l'a appelée *laineuse* à raison de son apparence, mais bien à tort en réalité, car, qu'ils soient blonds ou noirs, crépus ou lisses, gros ou très-fins, les cheveux restent cheveux. Il en est autrement des villosités de nos races ovines. La laine a ses caractères propres qui la distinguent nettement du *jar*, poil plus ou moins court, raide et luisant. Or, en Afrique, certaines races de moutons ont du jar au lieu de laine. Dira-t-on encore qu'il s'agit d'espèces différentes? Ce qui se passe en Amérique répond surabondamment à cette objection. Nos moutons transportés dans ce continent y ont à peu près conservé leurs caractères. Mais dans les vallées de la Madeleine, quand on néglige de les tondre, la laine tombe par plaques et est remplacée par du jar semblable à celui des races africaines. D'une race humaine à l'autre on ne trouve rien de semblable. La variation est encore ici plus grande chez les animaux que chez l'homme.

Il est inutile de s'arrêter aux autres caractères qui distinguent le Nègre du Blanc. Il est, par exemple, bien évident que nulle part, d'un groupe humain à l'autre, il n'existe ni au crâne ni à la face des différences le moins du monde comparables à celles qui séparent la race gnato du bœuf européen, d'où nous savons qu'elle descend.

La taille, un des caractères que nous apprécions le plus aisément, varie notablement chez les divers groupes humains, mais bien moins que chez les animaux. Le tableau suivant permettra d'en juger. Sans doute la différence des formes ne permet pas une comparaison rigoureuse. En outre, la nature des mesures employées n'est pas la même, car l'homme est pris debout et on a toute sa stature, tandis que pour le chien et le lapin nous n'avons que la longueur de la tête et du tronc, pour le cheval et le mouton la hauteur des membres et l'épaisseur du corps. Pourtant il y a là un moyen de reconnaître par à peu près l'étendue de la variation chez les animaux et chez nous.

ESPÈCE.	RACE.	TAILLE.	DIFFÉRENCE.	RAPPORT.
Chien (longueur)	Petit épagneul.	0^m,305		
	Chien de montagne.	1^m,528	1^m,23	0,2
Lapin (longueur)	Niçard.	0^m,20		
	Bélier.	0^m,60	0^m,40	0,3
Cheval (hauteur)	Sheltie.	0^m,76		
	Cheval de brasseur.	1^m,80	1^m,04	0,4
Mouton (hauteur)		0^m,325		
		1^m,190	0^m,865	0,3
Homme (taille moyenne)	Boschimans.	1^m,37		
	Patagons.	1^m,77	0^m,40	0,7

Bien que les rapports indiqués ne soient qu'approximatifs, on voit que la variation est presque deux fois plus considérable chez le cheval que chez l'homme ; plus de deux fois chez le mouton et le lapin et près de quatre fois chez le chien.

Dans nos races domestiques, les portions centrales du squelette sont elles-même atteintes. Eyton a vu chez diverses races de porcs le nombre des vertèbres dorsales varier de 13 à 15 ; celui des lombaires, de 4 à 6 ; celui des sacrées, de 4 à 5 ; celui des caudales de 15 à 23. La colonne entière du porc anglais compte 54 vertèbres et celle du porc d'Afrique 44 seulement.

Rien de pareil ne s'est montré chez l'homme. Quelques cas isolés de vertèbres surnuméraires ont été signalés chez des soldats nègres venus du Kordofan et du Sennaar ; Vrolick a même rencontré une famille hollandaise où ce trait paraissait être héréditaire, mais on voit qu'il y a loin de là à ce qui se montre chez le porc dans plusieurs races.

Je terminerai cette courte revue en disant quelques mots de la stéatopygie. On sait que l'on appelle ainsi le singulier développement que prend le tissu adipeux des fesses chez les femmes de race boschismane ou hottentote. Il va sans dire que l'on a voulu y voir un caractère d'espèce. Mais la stéatopygie n'existe pas seulement chez les populations du Cap. On l'a rencontrée se manifestant d'une manière plus ou moins erratique chez des tribus franchement nègres habitant bien plus au nord. Livingstone nous apprend en outre qu'elle commence à se manifester chez les femmes Boers d'origine hollandaise. Comprend-on un *caractère spécifique* passant ainsi d'une espèce à l'autre ?

Enfin ce même trait en apparence si exceptionnel existe aussi chez les animaux et caractérise une race de moutons observée par Pallas dans l'Asie centrale. Dans cette race la queue est remplacée par un court coccyx que l'on sent avec le doigt. A droite et à gauche de cette queue rudimentaire sont placées deux masses de graisse hémisphériques, pesant de 15 à 20 kilogrammes. Il est évident que, toute proportion gardée, la stéatopygie n'atteint jamais chez les Houzouanas de pareilles proportions. Dira-t-on encore que ces moutons sont une *espèce* spéciale et distincte de ceux à qui manquent ces masses graisseuses? L'expérience montre le contraire, car, lorsque les Russes ont essayé de les introduire chez eux, ces animaux ont perdu au bout de quelques générations précisément ce caractère qui les avait fait rechercher et sont redevenus des moutons ordinaires.

Ainsi, que l'on s'adresse aux animaux ou aux végétaux, on reconnaît à bien peu près toujours — toujours, pourrais-je dire — que les limites de variation de race à race sont plus étendues que de groupe humain à groupe humain. Cela même peut d'abord surprendre, et l'on doit se demander pourquoi l'homme semble ici faire exception à une règle générale. Mais il est bien facile de lever cette difficulté. Si les animaux et les plantes ont subi des changements si nombreux et si grands, c'est que l'homme a employé son intelligence à les modifier. Chaque fois que le *milieu* a produit une variété présentant un trait quelconque pouvant satisfaire à un de ses besoins ou de ses caprices, il s'est appliqué à la conserver, à la développer par la *sélection* (voy. les mots ESPÈCE et RACES). C'est ainsi qu'il a multiplié les *races* et poussé aux extrêmes que l'on sait les modifications du type premier. Or l'homme ne s'est guère appliqué à lui-même la sélection; il a partout employé son industrie à se défendre contre le milieu : il est donc tout simple qu'il ait moins varié que les espèces animales ou végétales soumises à son empire.

Ce fait n'en a pas moins une signification bien nette pour la solution du problème qui nous occupe. Le polygénisme invoque en sa faveur les différences qui distinguent les groupes humains ; il affirme que ce sont des *caractères d'espèce*. Mais, puisque dans les deux règnes organiques des différences aussi grandes ou même plus considérables ne sont que des *caractères de races*, on doit admettre tout au moins qu'il peut en être de même pour l'homme, à moins de vouloir faire de celui-ci une exception. Ces considérations, purement morphologiques, placent donc déjà les deux doctrines sur le pied de l'égalité.

C. *Fusion et entre-croisement des caractères.* Sans quitter le terrain de la morphologie, le seul sur lequel les polygénistes aient sérieusement cherché à lutter, on rencontre des faits qui témoignent hautement contre leurs doctrines. Les groupes humains présentent à un haut degré ce que j'ai appelé la *fusion* et l'*entre-croisement des caractères.* Lorsqu'on les étudie avec détail, la difficulté n'est pas de trouver des *ressemblances*, mais bien de préciser des *différences*. Là, par exemple, où le Nègre et le Blanc se sont mêlés depuis des siècles, comme en Abyssinie, on passe d'un type à l'autre par des nuances tellement intensibles et les caractères se juxtaposent avec si peu de régularité que la couleur et la chevelure ont perdu leur signification ordinaire. On ne reconnaît plus le Nègre qu'à la saillie exagérée du talon (d'Abbadie). Mais sur la côte occidentale d'Afrique ce caractère manque à des tribus entières.

Je pourrais multiplier les exemples de cette nature, mais il me paraît préférable de reproduire ici deux tableaux où le *caractère* se traduit par des chiffres. Ces données numériques faciles à saisir et à comparer mettront plus

ESPÈCE HUMAINE. 51

facilement en relief le résultat général. Le premier de ces tableaux comprend
163 mensurations prises sur divers groupes humains. Je l'ai dressé en ajoutant
un certain nombre de données à celles qu'avait réunies le docteur Weisbach, de
la Novara. J'emprunte à Broca le second, relatif à l'indice céphalique de
51 groupes, me bornant à rétablir l'ordre sérial là où il a été négligé et à
réunir par une accolade les groupes dont l'indice, exprimé en centièmes, reste le
même. J'aurais pu étendre bien davantage ce tableau, en employant les mesures
que M. Hamy et moi avons publiées dans nos *Crania Ethnica*. Mais il m'a
semblé que le nom de mon éminent et regretté collègue serait aux yeux de
bien des lecteurs une garantie de plus.

TAILLE DE DIVERS GROUPES HUMAINS

RACES.	TAILLE.
Boschimans (min.)	1,000
Eskimau (min.)	1,000
Obongo jeune	1,300
Boschisman (moy.)	1,370
Mincopies (min.)	1,370
Lapons (min.)	1,380
Aëtas (min.)	1,396
Sémangs (min.)	1,420
Mincopies (moy.)	1,436
Boschismans (max.)	1,445
Guanches	1,447
Sémangs (moy.)	1,448
Sémangs (max.)	1,473
Mincopies (max.)	1,480
Aëtas (moy.)	1,482
Fuégiens (min.)	1,488
Papouas	1,489
Chinois (min.)	1,520
Patagons (min.)	1,530
Lapons (moy.)	1,532
Aymaras (min.)	1,537
Slaves (min.)	1,540
Français (min.)	1,545
Javanais (min.)	1,549
Nègres (?)	1,553
Juags	1,561
Aëtas (max.)	1,561
Aymaras (moy.)	1,563
Allemands (min.)	1,570
Tartares d'Orotschi	1,570
Kamschadales	1,570
Malais de Malacca	1,574
Dayaks (min.)	1,574
Australiens (min.)	1,574
Néo-Calédoniens (min.)	1,575
Cochinchinois (moy.)	1,575
Transgangiens (moy.)	1,575
Vanikoriens	1,583
Timoriens	1,586
Amboiniens	1,595
Péruviens	1,595
Battas	1,597
Malais (moy.)	1,597
Nicobariens	1,590
Australiens (moy.)	1,600
Quichuas	1,600
Anglais (min.)	1,600
Pouleyers (moy.)	1,610
Lapons (max.)	1,613
Tahitiens (moy.)	1,614
Australiens (max.)	1,617
Toulcous	1,620
Guaranis	1,620
Papous de Vaigiou	1,624
Mincopies (max.)	1,625
Fuégiens (moy.)	1,625
Californiens	1,625
Madurais	1,625
Cingalais	1,625
Ando-Péruviens	1,627
Français du Midi	1,630
Chinois (moy.)	1,630
Nicobarien	1,631
Belges (min.)	1,632
Slaves d'Autriche (min.)	1,634
Roumains d'Autriche	1,635
Magyars	1,635
Juifs	1,637
Dravidas (moy.)	1,640
Araucans	1,641
Bavarois	1,645
Antisiens	1,645
Fuégiens (max.)	1,650
Crees	1,650
Dayaks (max.)	1,650
Bugis	1,655
Nègres (?)	1,655
Français (ouvriers, moy.)	1,657
Allemands d'Autriche	1,658
Eskimaux de l'île Melville	1,659
Roumains (min.)	1,660
Fuéjiens (max.)	1,663
Chiquitos	1,663
Hottentots	1,663
Français du Nord	1,665
Arabes d'Algérie	1,665
Néo-Calédoniens	1,665
Moxos	1,670
Pampéens (moy.)	1,673
Eskimaux de Savage Islands	1,676
Hawaïens	1,676
Néo-Californiens	1,676
Malais de Sooloo	1,676
Slaves d'Autriche (moy.)	1,678
Russes	1,678
Javanais	1,679
Allemands	1,6
Nègres	1,6
Charruas	1,6
Français (classes aisées)	1,681
Ojibbewags (min.)	1,682
Natifs de Madras	1,682
Fijiens	1,684
Nègres de Sokoto	1,685
Belges (moy.)	1,686
Anglais (moy.)	1,687

RACES.	TAILLE.	RACES.	TAILLE.
Indiens des Pampas	1,688	Néo-Zélandais	1,757
Insulares des Marquises	1,689	Patagons (moy. *Must*)	1,770
Eskimaux de Boothiasund.	1,689	Allemands (max.).	1,770
Somalis.	1,690	Polynésiens (moy.).	1,776
Néo-Zélandais	1,695	Pitcairniens.	1,777
Puelches	1,700	Roumains (max.).	1,780
Nègre Comma.	1,700	Ojibbeways (moy.).	1,781
Tahitiens (min.).	1,700	Agaces des Pampas.	1,781
Lettes.	1,701	Neo-Calédoniens (max.)	1,785
Insulaires de Rotuma	1,701	Tahitiens (moy.).	1,786
Courouglis (moy.)	1,701	Insulaires des Marquises	1,786
Roumains d'Autriche.	1,702	Insulaires de Stewart,	1,789
Kabyles (moy.).	1,703	Cafres.	1,789
Carolins.	1,705	Hollandais.	1,789
Mariannais	1,708	Belges (max.)	1,800
Anglais (max.).	1,714	Slaves (max.)	1,800
Eskimaux du détroit de Kotzebue	1,714	Aymaras	1,800
Australiens (max.)	1,714	Insulaires des Marquises (max.)	1,800
Pattowatomis	1,727	Tahitiens (max.).	1,803
Caraïbes	1,727	Néo-Zélandais.	1,815
Karakaïens	1,727	Mulia.	1,841
Tschuvaches.	1,728	Caraïbes.	1,868
Patagons (moy. d'*Orb*.)	1,730	Ojibbewags (max.)	1,875
Tscherkesses	1,731	Insulaires de Schiffer.	1,895
Patagons (moy. d'*Urv*.).	1,732	Néo-Zélandais (max.)	1,904
Sépogs de Bengale	1,733	Patagons du Nord (max. d'*Orb*.)	1,915
Chinois (max.).	1,744	Patagons du Sud (max. *Must*)	1,924
Niqualis.	1,752	Insulaires de Schiffer.	1,930
Hawaïens.	1,755	Insulaires de Tonga-Tabou	1,930

Dans ce tableau, à l'exception de ceux qui indiquent un maximum ou un minimum, tous les chiffres représentent des tailles moyennes prises sur un nombre plus ou moins considérable d'individus. Il est bien évident que, si on avait la taille de tous ces individus, on passerait de l'un à l'autre par des différences de moins d'un millimètre.

A peine est-il besoin de signaler les étranges rapprochements auxquels conduit la considération de la taille. Nous voyons des Allemands juxtaposés à des Nègres et aux Charruas, des Anglais confondus avec des Esquimaux et des Australiens...

On remarquera en outre que l'écart entre les moyennes de groupes différents est bien moindre qu'entre le maximum et le minimum du même groupe. Si bien que des groupes présentent les caractères les plus divers viennent s'inter-caler entre ces deux termes extrêmes. Il est bien évident encore que, si on avait placé à côté les uns des autres tous les individus mesurés, les représentants des groupes les plus éloignés auraient été encore plus singulièrement mélangés. Rien de pareil ne se voit d'espèce à espèce. La taille varie certainement quelque peu d'individu à individu, mais jamais la souris n'atteint les dimensions du rat noir ou du surmulot, pas plus que ceux-ci ne descendent à celles de leurs petits congénères.

Ainsi les considérations tirées de la taille montrent à un haut degré, de groupe humain à groupe humain, la fusion et l'enchevêtrement de ce caractère. Voyons à quelle conclusion conduira l'étude de l'indice céphalique, ce caractère dont Retzius et Broca ont si bien démontré l'importance.

TABLEAU DES INDICES CÉPHALIQUES

1° *Dolichocéphales vrais.*

INDICES EN CENTIÈMES.	RACES.	INDICES EN DIX-MILLIÈMES.
0,71.	Esquimaux du Groenland.	71,40
	Néo-Calédoniens.	71,78
	Australiens.	71,93

EN CENTIÈMES. INDICES	RACES.	EN DIX-MILLIÈMES. INDICES
0,72.	Hottentots et Boschismans..	72,42
	Cafres.	72,54
	France méridionale (caverne de l'Homme mort).	73,22
	Bengalais.	73,30
0,73.	France (Cro-Magnon; diluvium de Paris).	73,34
	Nègres (Afrique occidentale).	73,40
	Nubiens (île d'Éléphantine).	73,72
0,74.	Arabes.	74,06
	Kabyles.	74,63

2° Sous-dolichocéphales.

0,75.	France septentrionale (pierre polie).	75,01
	Papous.	75,07
	Bohémiens de Roumanie.	75,28
	Corses d'Avapessa (dix-huitième siècle).	75,35
	Guanches.	75,53
	Égypte ancienne.	75,58
	Polynésiens.	75,68
0,76.	Tasmaniens.	76,01
	Slaves du Danube.	76,18
	France (Mérovingiens).	76,36
	Égypte moderne (Coptes).	76,39
	Chinois.	76,69
	Malgaches.	76,89
	France (Gaulois de l'âge du fer).	76,93
0,77.	Basques espagnols (Zaraus).	77,62

3° Mésaticéphales.

0,78.	Mexicains non déformés.	78,12
	Roumains.	78,31
	Gallo-Romains.	78,55
	Normands du dix-septième siècle.	78,77
0,79.	Parisiens du dix-neuvième siècle.	79,00
	Malais (autres que les Javanais).	79,02
	Amérique méridionale (non déformés).	79,16
	Parisiens du douzième siècle.	79,18
	Amérique septentrionale (non déformés).	79,25
	France septentrionale (âge du bronze).	79,50
	Français du seizième siècle.	79,56

4° Sous-brachycéphales.

0,80.	Basques français.	80,25
	Esthoniens.	80,39
0,81.	Bas-Bretons (Côtes-du-Nord; cantons bretonnants).	81,25
	Mongols divers (Tartares, etc.)	82,40
	Turcs.	81,49
	Javanais (collection Vrolich).	81,61
0,82.	Bretons (Côtes-du-Nord; cantons Gallois).	82,05
	Russes divers (Russie d'Europe).	82,81
	Alsace et Lorraine.	82,93

5° Brachycéphales.

0,83.	Indo-Chine.	83,51
	Finnois.	83,69
0,84.	Auvergnats (ossuaire de Saint-Nectaire).	84,07
	Bavière et Souabe.	84,82
0,85.	Lapons.	85,63
	Syriens de Gébel-Cheick (légèrement déformés).	85,93

Broca ajoute que l'Amérique lui a fourni plusieurs séries de crânes déformés dont les indices moyens varient de 93,00 à 103,00, mais nous n'avons pas ici à en tenir compte.

Ce tableau, dressé par le maître si prématurément enlevé à la science, prête aux mêmes observations que le précédent.

On voit d'abord qu'à s'en tenir aux centièmes on passe des dolichocéphales vrais aux brachycéphales avec une régularité remarquable, les indices croissant à chaque fois de 1/100 seulement. Seulement, on voit en outre que la même accolade réunit des groupes que l'ensemble de leurs caractères a fait avec raison placer bien loin les uns des autres dans les classifications anthropologiques (Esquimaux et Néo-Calédoniens; Français et Nègres d'Afrique; Français et Papous, Bas-Bretons et Mongols...).

Lorsqu'on pousse l'approximation jusqu'aux dix-millièmes, comme a fait Broca, on voit encore mieux combien sont parfois petites les différences existant entre des groupes d'ailleurs essentiellement distincts. Des Français de la pierre polie aux Papous, cette différence est seulement de 0,0006; de 0,0002 des Parisiens actuels aux Malais...

On voit encore que l'entre-croisement des groupes, et par conséquent du caractère qui sert ici à les classer, s'accroît à mesure que l'on porte l'approximation plus loin. Si l'on s'arrête aux centièmes, les Français de l'âge du bronze, ceux des douzième, seizième et dix-neuvième siècles, restent encore réunis, mais, si l'on pousse jusqu'aux dix-millièmes, des Malais et des Américains du Sud et du Nord viennent s'intercaler entre eux.

Enfin, ici le tableau n'exprime que les moyennes prises sur des nombres parfois considérables (125 Parisiens du douzième siècle; autant du dix-neuvième siècle, 117 du seizième siècle; 88 Auvergnats; 81 Égyptiens; 36 Américains du Nord; 81 Polynésiens...). La moindre réflexion suffit pour faire comprendre que, si on avait mis en série les indices de tous les individus ayant fourni ces moyennes, les termes de cette série différeraient les uns des autres souvent de moins de 0,0001 et que le mélange des groupes serait encore plus accusé.

Certes, la *fusion* et l'*entre-croisement* s'accusent ici avec une évidence impossible à nier. Or, que l'on prenne un à un tous les caractères pouvant s'exprimer en chiffres, et on arrivera toujours aux mêmes résultats. C'est ce que j'ai montré bien souvent dans mes cours et dans quelques-unes de nos publications.

S'il s'agissait de groupes animaux ou végétaux, reliés par les rapports que je viens d'indiquer, pas un zoologiste, pas un botaniste n'hésiterait à les regarder comme autant de *races d'une seule et même espèce*. A moins de vouloir faire de l'homme une exception, l'anthropologiste doit conclure de même.

Sans être entré dans les considérations et les détails précis que je viens d'indiquer, en s'en tenant à une vue d'ensemble des divers groupes humains, Darwin reconnaît que ces groupes passent de l'un à l'autre par nuances insensibles, alors même qu'il n'y a pas eu de croisement entre eux. Il constate l'énorme désaccord qui existe entre les polygénistes relativement au nombre de leurs *espèces* humaines. Il déclare qu'il y a des *difficultés insurmontables* à les définir. Il voit même dans ces faits l'argument le plus puissant à opposer à ceux qui veulent considérer les *races humaines* comme des *espèces*, et c'est là surtout ce qui le conduit à une conclusion monogéniste, comme je le dirai plus loin.

Ainsi, sans sortir du terrain de la morphologie, nous trouvons de sérieuses raisons pour admettre comme démontrée l'unité de l'espèce humaine. La physiologie va nous apporter bien d'autres arguments en faveur du monogénisme.

II. *Faits et considérations physiologiques.* A. *Durée de la gestation.* Un premier fait important à signaler, c'est que la durée de la gestation s'est montrée la même dans tous les groupes humains étudiés à ce point de vue. Or nous avons vu que les polygénistes avaient été obligés, sous peine de manquer à la logique, de multiplier considérablement leurs prétendues espèces humaines. Ne serait-il pas étrange que, dans toutes ces espèces, le développement fœtal se fît précisément dans le même temps? Il n'en est pas ainsi chez les Mammifères. Là, d'une espèce à l'autre, dans le même genre, la différence de durée de la gestation est parfois très-considérable. On sait combien est grande la ressemblance de certains chiens avec le loup, si bien qu'un certain nombre de naturalistes ont regardé ce dernier comme la souche sauvage des premiers. Mais la louve porte au moins cent jours ; la chienne soixante-trois seulement.

B. *Époque de la puberté.* J'ai rappelé plus haut que parmi nos races animales domestiques il en est de précoces et de tardives. Les groupes humains présentent des faits analogues. Chez eux le développement de l'individu ne marche pas partout avec la même vitesse et la puberté arrive à des âges différents. Ce moment, difficile à apprécier chez l'homme, peut au contraire être fixé avec précision chez la femme par l'apparition des règles. Or les renseignements recueillis sur ce point fournissent encore quelques-unes de ces données numériques si propres à réfuter les assertions des polygénistes, qui ont voulu voir un caractère spécifique dans la hâte ou le retard de ce phénomène physiologique. On peut en juger par le tableau suivant :

AGE DE LA PUBERTÉ CHEZ LES FEMMES DE DIVERS GROUPES HUMAINS

POPULATIONS.	HABITAT.	AGE.
Quelques tribus peaux-rouges.	Amérique du Nord.	18-20
Suédoises.	Europe.	15-16
Norvégiennes.		
Dacotas.	Amérique du Nord.	
Corfiotes.	Europe.	14
Potowatomis	Amérique du Nord.	
Anglaises.	Europe.	13-14
Chinoises de Pékin.	Asie.	
Missouriennes.	Amérique du Nord.	12-13
Italiotes.	Europe.	12
Espagnoles.		
Chaymas.	Amérique du Sud.	
Californiennes.	Amérique du Nord.	11-12
Chiliennes.	Amérique du Sud.	
Minorquaises.	Europe.	11
Soudaniennes.	Afrique.	10-13
Boschismanes.	Afrique.	10-12
Créoles anglaises.	Antigoa.	10-11
Créoles nègres.		
Arabes.	Asie.	10
Eboéennes.	Afrique.	8-9

J'aurais à faire, au sujet de ce tableau, des observations toutes semblables à celles que j'ai présentées plus haut et je crois inutile de les répéter. Mais je dois appeler l'attention sur ce fait que la puberté apparaît au même âge chez des femmes de race aussi différente que l'Anglaise et la négresse, quand elles ont été soumises pendant quelques générations aux mêmes influences climatologiques. Évidemment ce n'est pas un caractère d'espèce qui subirait cette tranformation et se prêterait à un pareil rapprochement.

C. *Immunités pathologiques.* Tous les éleveurs savent que, parmi nos races ovines, bovines, porcines, il s'en trouve qui résistent bien mieux que d'autres à certaines influences morbides, sans qu'il y ait là rien d'absolu. Il en est de même des groupes humains. Plusieurs d'entre eux, probablement tous ou presque tous, ont leurs immunités relatives et aussi leurs réceptivités pathologiques plus grandes. Mais, quoi qu'on en ait dit, il n'y a dans les faits de cet ordre rien qui ressemble à des caractères spécifiques. Le Nègre supporte mieux que tout autre l'action des miasmes paludéens ; dans sa contrée natale, il a moins à craindre que le Blanc la dysenterie et l'hépatite. Mais on l'avait représenté comme inaccessible à ces maladies : or on sait bien aujourd'hui que lui aussi souffre et meurt de ces affections.

L'aptitude à contracter certaines maladies ou à leur résister est tellement un caractère de race qu'elle se perd ou s'acquiert. Il me suffit ici de rappeler à la mémoire du lecteur combien les Créoles blancs du golfe du Mexique sont rarements atteints de la fièvre jaune, relativement aux Européens récemment immigrés. En revanche, ces derniers échappent constamment à l'éléphantiasis, mais au bout de quelques générations leurs descendants perdent cette immunité et sont frappés comme les Nègres.

Encore une fois, voit-on chez les animaux ou les plantes des *caractères spécifiques* s'échanger ainsi d'espèce à espèce ?

D. *Croisement entre groupes humains.* Des faits précédemment indiqués on pourrait déjà conclure avec certitude en faveur de la doctrine monogéniste, mais les phénomènes du croisement entre les groupes humains les plus divers, les plus éloignés, complètent la démonstration de la manière la plus décisive.

J'ai montré précédemment combien ces phénomènes sont différents, selon que l'on croise des individus appartenant soit à deux *races*, soit à deux *espèces* distinctes ; j'ai montré que les végétaux et les animaux présentent ici des faits absolument semblables et obéissent en tout aux mêmes lois (*voy*. le mot ESPÈCE). A moins de vouloir faire de l'homme une exception unique, précisément à propos de l'ordre de faits qui rapproche le plus tous les autres êtres organisés, il faut bien admettre que lui aussi obéit aux lois du croisement.

Par conséquent, si les groupes humains sont des *races*, nous devrons retrouver chez eux les phénomènes qui accompagnent le *métissage*; si ces mêmes groupes sont des *espèces*, ils devront montrer les phénomènes de l'*hybridation*.

Eh bien, je le demande à quiconque s'est le moins du monde occupé de ces questions ou qui a seulement lu quelques descriptions des contrées étrangères, que nous apprennent les témoignages unanimes de tous les voyageurs ? Les unions entre groupes humains sont-elles difficiles, sont-elles infécondes ?

On sait bien le contraire; on sait bien que depuis le commencement de l'ère des grandes découvertes, c'est-à-dire depuis moins de quatre siècles, partout où le Blanc a abordé, des populations métisses ont pris naissance. On sait bien que le Nègre transporté par lui presque partout s'est de même croisé avec les populations locales et que le Sambo a pris naissance à côté du Mulâtre, malgré le mépris habituel des indigènes libres pour le Noir esclave. On sait bien que les produits de ces unions sont aujourd'hui assez nombreux pour que d'Omalius ait pu estimer à environ 1/80 de la population totale du globe le nombre des individus nés du croisement entre races extrêmes.

On sait de plus que, dans les contrées où des circonstances particulières ont favorisé ces unions, le rapport est bien plus considérable. Dans certains Etats de l'Amérique méridionale il s'élève à 1/9; dans d'autres, la majorité de la population appartient à la race croisée, et la province de Saint-Paul, au Brésil, est presque en totalité habitée par les descendants d'un mélange de Portugais, d'Açoriens, de Gayanazes et de Carijos (Ferdinand Denis).

Les études récentes de Daniel Wilson montrent aux États-Unis et au Canada des faits entièrement pareils. Dans le bassin de l'Ottawa, le mélange avec les indigènes a atteint les classes les plus élevées de la société. L'ancien territoire de Manitoba a été élevé au rang de province avec une population de 10 000 à 12 000 âmes exclusivement composée de métis.

A ces faits généraux dont la signification ne saurait être méconnue viennent s'ajouter des faits particuliers, véritables expériences involontaires qui toutes conduisent aux mêmes conclusions.

Loin d'être stériles, les unions entre groupes humains les plus éloignés sont parfois plus fécondes qu'entre individus du même groupe. Le Vaillant a constaté le fait pour la Hottentote croisée avec le Nègre et surtout avec le Blanc. Hombron a reconnu qu'il en est de même au Brésil, au Chili et au Pérou, pour la femme indigène. Le minimum de fécondité se manifeste dans son union avec ses compatriotes ; la fécondité s'accroît par le croisement avec le Nègre et plus encore avec le Blanc.

La superfétation, qui ne s'est jamais montrée chez les végétaux d'*espèces* différentes, alors même qu'ils ont été fécondés artificiellement, qui au contraire se voit si fréquemment chez les plantes et les animaux de *races* différentes, a été constatée à diverses reprises aux colonies, où la même mère a mis au monde des jumeaux accusant par les traits et la couleur la multiplicité et la diversité ethnique des pères.

Ces produits d'unions croisées sont-ils eux-mêmes féconds et leurs fils le seront-ils de même ? La race ainsi obtenue pourra-t-elle s'entretenir par elle-même et durer ? On l'a nié en se fondant sur quelques faits observés à la Jamaïque ou à Java. Mais, ces faits fussent-ils vraiment constatés, ils ne sauraient infirmer ceux que j'ai cités plus haut. Il est évident que les provinces de Saint-Paul et de Manitoba, la première surtout, dont l'origine remonte aux premiers temps de la conquête, ne seraient pas peuplées comme elles le sont, si la race métisse ne se suffisait pas à elle-même.

Ici d'ailleurs encore il est facile de répondre par un de ces faits qui, portant sur un petit nombre d'individus et étant connus dans tous leurs détails, ont la valeur d'une expérience scientifique.

A la suite d'une révolte de l'équipage de *la Bounty*, l'île Pitcairn, après être restée longtemps déserte, fut peuplée en 1789 par 9 matelots anglais révoltés, 6 Tahitiens et 15 Tahitiennes. La guerre éclata bientôt dans cette petite colonie, et tous les Blancs furent tués ou moururent, excepté Adams. En 1800, celui-ci restait dans l'île avec 10 femmes et 19 enfants, en tout 30 individus. A la fin de 1825 cette population comptait 66 individus et 87 en 1830. En 1856, le nombre des Pitcairniens s'élevait à 193 individus. Il résulte de détails dans lesquels je ne puis entrer ici que tous descendaient des premiers colons. C'était bien là une population croisée, et l'on vient de voir qu'elle s'était plus que doublée en vingt-neuf ans et presque triplée en trente-trois ans. Or, d'après Legoyt, l'Angleterre, celui des États européens où la population croît le plus vite, met quarante-neuf ans à doubler le chiffre de ses habitants. On voit qu'à Pitcairn le croisement, loin d'entraîner l'infécondité, a été suivi d'un surcroît de fécondité des plus remarquables.

Ainsi, en tout et partout, le croisement entre groupes humains présente les phénomènes du métissage, nulle part les phénomènes de l'hybridation. Tous ces groupes, quelles que puissent être leurs différences, ne sont donc que des *races d'une même espèce*. Donc il n'existe qu'*une seule espèce d'hommes*, en prenant ce mot strictement dans le même sens que lorsqu'il s'agit des animaux ou des plantes.

Dans un résumé aussi court que celui-ci, j'ai pu à peine indiquer quelques-uns des faits qui témoignent en faveur du monogénisme, et je n'ai pu m'arrêter aux graves objections qui en résultent contre le polygénisme. J'espère pourtant en avoir dit assez pour montrer que l'unité de l'espèce humaine n'est pas, comme on le répète sans cesse, un *dogme religieux* ou une *opinion* purement *philosophique*, mais que c'est avant tout une *vérité scientifique*.

§ III. Cantonnement primitif de l'espèce humaine. Comme je l'ai indiqué plus haut, le fait de l'unité spécifique des groupes humains soulève un certain nombre de questions qui s'enchaînent comme autant de conséquences dérivant les unes des autres.

Tout d'abord se présente le problème des origines géographiques. L'espèce humaine est aujourd'hui partout, sous le pôle et sous l'équateur, sur les continents et sur des îlots perdus au milieu de l'océan. L'homme a-t-il donc pris naissance sur tous les points du globe, ou bien, après avoir apparu, soit sur un petit nombre de points, soit sur un seul, a-t-il envahi la terre entière ? En d'autres termes, l'homme aujourd'hui *cosmopolite* a-t-il été primitivement plus ou moins *cantonné* ? Les groupes à caractères bien tranchés que nous voyons occuper certaines contrées continentales, ceux que des conditions géographiques semblent isoler du reste de la création, sont-ils enfants du sol qui les porte, sont-ils *autochthones*, ou bien sont-ils arrivés là où nous les trouvons par voie de *migrations* ?

Ce sont là encore des questions qui devraient relever seulement de la science, mais qu'on a malheureusement compliquées de considérations dogmatiques ou philosophiques. Les polygénistes entre autres ont cru ne pouvoir se dispenser d'admettre dans une mesure plus ou moins large la doctrine de l'autochthonisme. Ils n'ont pas su voir que, sur ce point particulier, ils devaient être amenés aux mêmes conclusions que les monogénistes, s'ils voulaient rester fidèles aux données purement scientifiques.

En général, l'autochthonisme, c'est-à-dire l'origine géographique multiple de diverses populations humaines, a été soutenu plutôt par de simples affirmations que par des arguments plus ou moins sérieux. Trouvant les Polynésiens au milieu du Pacifique et ne se rendant pas encore compte des voies et moyens qui les y avaient conduits, on a cru résoudre le problème en déclarant qu'ils y étaient nés. On en a dit autant des Hottentots cantonnés au sud de l'Afrique, des Nègres qui peuplent la plus forte part de cette partie du monde, des Américains, etc. Mais d'ordinaire on n'est pas allé plus loin.

Agassiz seul a essayé de développer et de préciser la doctrine autochthoniste en rattachant les origines géographiques des groupes humains à celles des autres êtres organisés. Il faut donc d'abord dire quelques mots d'une conception que recommande au premier abord un nom justement honoré de tous les naturalistes.

A. *Théorie d'Agassiz.* J'ai montré ailleurs comment et pourquoi l'illustre fondateur de la paléontologie ichthyologique n'avait eu relativement à l'*espèce organique* que des idées vagues et contradictoires, si bien qu'il en était arrivé à la nier et à déclarer que les individus seuls possèdent la réalité de l'existence. En dépit de ses affirmations dogmatiques, Agassiz n'en employait pas moins ce mot à chaque instant, à peu près dans le sens que lui donnent tous les naturalistes. C'est la distribution géographique des espèces animales et végétales qui sert de base à sa théorie des origines humaines.

Agassiz admet que toutes ces espèces n'ont pu prendre naissance sur un seul et même point ; que la création a eu lieu par places ; que les espèces ont rayonné autour de ces centres et amené ainsi l'état de choses actuel. Chacun de ces centres, ajoute-t-il, a enfanté en même temps une nation d'hommes, doués dès le début de tous ses caractères distinctifs et parlant sa langue propre. L'influence de ce centre de production est absolue et il y a toujours concordance entre la flore, la faune et le groupe humain qui en sont sortis. Ajoutons que, tout en attribuant ainsi aux nations humaines des origines géographiques nombreuses, tout en déclarant qu'elles diffèrent autant l'une de l'autre que les diverses espèces de Primates, Agassiz n'en prétend pas moins maintenir l'unité de l'espèce humaine et emploie souvent le mot de races. Il va sans dire que les polygénistes ne s'y sont pas trompés. Nott et Gliddon ont donné au mémoire de ce singulier monogéniste la place d'honneur dans leurs *Types of Mankind.*

La conception d'Agassiz n'a rien qui choque au premier abord. Pour qui s'en tiendrait aux données scientifiques qui nous ont suffi jusqu'ici elle pourrait même être regardée comme une hypothèse, toute gratuite, il est vrai, mais commode pour rendre compte de la diversité et de la répartition des groupes humains. Mais il n'en est plus de même lorsqu'on interroge la *Géographie zoologique et botanique.* Alors il est facile de constater qu'une partie des idées professées par Agassiz font de l'homme une exception unique et sont en contradiction formelle avec les lois qui régissent tous les autres êtres organisés.

B. *Centres de création, ou mieux centres d'apparition.* La conception d'Agassiz a pour point de départ une notion vraie. L'observation et l'expérience ne permettent pas de penser que toutes les espèces animales et végétales aient pu naître sur le même point du globe. Elles conduisent à admettre ce que Desmoulins et Milne Edwards ont nommé des *centres de création,* que je préfère appeler *centres d'apparition.* J'accepte pleinement cette donnée et les applications que l'on peut en faire, mais à la condition de ne jamais perdre de vue les lois générales que de très-nombreux travaux ont montrées présider à la distribution géographique des êtres qui peuplent ces centres.

Or, c'est ce que fait Agassiz quand il leur attribue une influence égale et absolue sur tous les êtres vivants. S'il en était ainsi, quel que fût le groupe animal ou végétal examiné par les naturalistes, on le trouverait toujours renfermé dans les limites du même centre. Il y aurait constamment *coïncidence* entre les résultats fournis par l'étude de chacun des groupes botaniques ou zoologiques ayant fourni des représentants à la flore et à la faune de ce centre. Par suite, les centres d'apparition ne pourraient jamais empiéter les uns sur les autres, et leurs représentants se mêleraient seulement aux frontières de chacun d'eux, sur une aire plus ou moins considérable.

Or, même à s'en tenir aux animaux et à des types à respiration aérienne, la coïncidence n'existe pas. Bien plus, une région formant un centre d'apparition bien circonscrit par rapport à une classe peut fort bien perdre ce caractère dès qu'il s'agit d'un autre groupe. L'Australie est dans ce cas. C'est un centre d'apparition des plus caractérisés pour les Mammifères ; pour les Insectes elle se confond avec la Nouvelle-Calédonie et la Nouvelle-Zélande. Celle-ci à son tour s'isole complétement des terres précédentes par sa faune ornithologique.

Agassiz n'en a pas moins essayé de formuler sa théorie en partageant le globe entier en huit grandes régions ou royaumes, à chacun desquels il assigne comme caractéristiques une race humaine et un certain nombre d'animaux ou de plantes. J'ai discuté assez longuement dans mes cours, plus succinctement dans mes livres, les faits rapprochés par l'auteur, et n'ai pas eu de peine à montrer que pas un de ces royaumes ne présentait les coïncidences exigées par la théorie. Je ne puis entrer ici dans ces détails et me borne à dire quelques mots au sujet du *royaume arctique*.

Celui-ci comprend tous les déserts qui s'étendent vers le nord, au delà de la limite des forêts. Nulle région ne présente des conditions d'existence aussi identiques, parce que le froid les domine toutes. Aucune par conséquent ne pouvait mieux se prêter à la justification des idées de l'auteur ; et pourtant les faits sont absolument en désaccord avec la théorie.

En effet, Agassiz donne comme caractéristiques de cette région : le lichen d'Islande, l'ours blanc, le morse, le renne, la baleine franche, l'eider et l'Esquimau. Or le lichen d'Islande pousse jusque dans la forêt de Fontainebleau. Si l'ours blanc et le morse sont vraiment boréaux, le phoque groenlandais appartient à un genre qui habite toutes les mers d'Europe ; le renne a habité la France et au temps de Pallas descendait encore tous les ans jusqu'à la mer Caspienne ; en Europe, la baleine franche ne dépasse pas, il est vrai, les limites indiquées par Agassiz, mais en Asie elle descend jusqu'aux îles Aléoutiennes ; enfin l'eider niche tous les ans en Danemark. Ainsi, sur sept espèces animales ou végétales regardées par Agassiz comme propres à son royaume arctique, quatre au moins appartiennent tout autant à la région dont il a fait ses *royaumes européen* et *asiatique*. C'est qu'en réalité on ne peut pas dire qu'il existe une faune boréale. Celle-ci se compose d'espèces empruntées aux faunes plus méridionales qui, en s'étendant vers le nord, s'appauvrissent sans beaucoup changer de nature, et le prétendu royaume se trouve morcelé en autant de provinces qu'il y a au sud de véritables centres d'apparition.

L'homme du moins présente-t-il sous le pôle l'homogénéité ethnique que suppose la théorie d'Agassiz. Il l'affirme expressément et regarde les Esquimaux, les Lapons, les Samoyèdes, les Tchouktchis, etc., comme la même race désignée par des noms différents selon son habitat. Or il y a dans ces assertions de graves erreurs historiques et ethnologiques. Sans entrer dans des détails qui m'entraîneraient trop loin, je me borne à dire qu'aucun anthropologiste ne confondra ces diverses populations. Dans le tableau des indices céphaliques que j'ai donné plus haut, on peut voir que les Lapons et les Esquimaux sont placés presque aux deux extrémités de la série, les premiers étant au nombre des plus brachycéphales, les seconds au nombre des plus dolichocéphales. Quant aux Samoyèdes et aux Tchouktchis, on sait qu'ils sont étrangers aux latitudes qu'ils habitent aujourd'hui et qu'ils y sont venus de contrées plus méridionales.

Cet exemple suffit pour montrer combien la théorie d'Agassiz est en désaccord avec les faits, et qu'elle est par conséquent inacceptable.

B. *Non-cosmopolitisme des plantes, des animaux et de l'homme.* Agassiz s'est évidemment trompé en cherchant à rattacher l'origine géographique des races humaines à celle des groupes animaux et végétaux. Mais ces races ne pourraient-elles pas avoir eu aussi leurs centres d'apparition propres? Le cosmopolitisme que nous constatons aujourd'hui n'a-t-il pas toujours existé?

La géographie botanique et zoologique répond à ces questions de la manière la plus nette. Pas une plante phanérogame, nous dit Ad. de Candolle, ne s'étend sur la totalité de la surface terrestre; il n'en existe que dix-huit dont l'aire atteigne la moitié des terres. Les animaux présentent des faits tout pareils. Je me borne sur ce point à en appeler aux souvenirs de mes lecteurs.

Or l'homme est aujourd'hui partout. Admettre que ce cosmopolitisme est *originel* serait faire de lui une exception parmi tous les autres êtres organisés. Cette hypothèse doit donc être repoussée.

C. *Cantonnement progressif des espèces et des types animaux et végétaux; cantonnement primitif de l'homme.* Nous pouvons aller plus loin, en demandant toujours des enseignements à la géographie.

Qu'il s'agisse des végétaux ou des animaux, lorsque l'on entre dans le détail de la distribution des espèces, on reconnaît que l'aire occupée par chacune d'elles se rétrécit de plus en plus à mesure que leur organisation s'élève.

Pour les végétaux, de Candolle nous dit : « L'aire moyenne des espèces est d'autant plus petite que la classe à laquelle elles appartiennent a une organisation plus complète, plus développée, autrement dit plus parfaite. Pas un arbre, pas un arbuste ne figure parmi les dix-huit espèces que nous avons vues être répandues sur la moitié du globe. »

Pour les animaux, laissons de côté tous les autres et tenons-nous-en aux Mammifères. Les Cétacés, à la fois aquatiques et inférieurs en organisation, ont aussi l'aire d'habitat la plus étendue. Au-dessus, le cantonnement se prononce rapidement. Sans parler même de l'Océanie et ne tenant compte que des deux grands continents, nous voyons que deux ou trois Ruminants et autant de Carnassiers habitent à la fois le nord des deux mondes. Mais les faunes méridionales sont absolument différentes. Pas une seule espèce de Cheiroptère ou de Quadrumane n'habite à la fois l'Amérique et l'ancien continent.

La physiologie rend facilement compte de ces faits. Le perfectionnement organique s'opère par la multiplication des appareils et la spécialisation des fonctions. Par cela même les conditions d'harmonie entre l'être vivant et le milieu se précisent progressivement, et l'étendue de l'aire présentant ces conditions ne peut que se resserrer dans les mêmes proportions.

Les *genres* sont soumis à la même loi que les *espèces* et pour les mêmes raisons. Les Cheiroptères à nez découvert ont quelques genres communs à l'ancien et au nouveau continent. Mais chez les animaux de ce type, dont le nez porte des membranes, et chez tous les Quadrumanes, pas un seul genre ne se rencontre à la fois sur les deux continents.

On m'accordera bien, j'espère, que l'homme est au moins aussi perfectionné anatomiquement et physiologiquement que n'importe quelle chauve-souris ou quel singe. Par conséquent, toujours à moins d'en faire une exception, on doit reconnaître qu'il a dû obéir aussi bien que ces animaux à la loi de cantonnement progressif originel. Il n'a donc pu naître à la fois dans l'ancien et dans le nouveau continent.

Cette conclusion, on vient de le voir, s'impose aux polygénistes aussi bien qu'aux monogénistes. Pour tant que l'on ait multiplié les espèces humaines, il est impossible de ne pas les réunir dans le même *genre*, en donnant à ce mot l'acception que lui attribuent les botanistes, les zoologistes. On voit combien on a tort de regarder le polygénisme comme pouvant justifier le prétendu cosmopolitisme initial des groupes humains. Pas plus que les genres de Cheiroptères ou de Quadrumanes le *genre humain* n'aurait pu apparaître à la fois dans l'ancien et le nouveau monde sans constituer une de ces exceptions que repoussent toutes les données de la science moderne.

A plus forte raison les monogénistes doivent-ils admettre que l'espèce humaine n'a pu naître sur les deux grandes moitiés du globe. Si aujourd'hui elle occupe la terre entière, c'est qu'elle en a fait la conquête grâce à son *intelligence* et à son *industrie*.

A peine est-il besoin de faire remarquer que dans les considérations précédentes il s'agit seulement des espèces animales ou végétales, sauvages et trouvées dans leur aire d'habitat naturel. Dans ses voyages si nombreux et si longs, l'homme a emporté des végétaux et s'est fait suivre des animaux dont il avait reconnu l'utilité. Il les a par conséquent plus ou moins disséminés. L'histoire des Polynésiens est fort instructive à cet égard. Toutefois plusieurs de ces serviteurs ont dû l'abandonner en route, arrêtés par les difficultés du voyage ou la rigueur des conditions d'existence. Seul le chien s'est fait à tout comme son maître et lui est resté fidèle du Groënland à la Nouvelle-Zélande, à la Terre de Feu et dans les îlots du Pacifique.

D. *Unité du centre d'apparition humaine.* L'ancien comme le nouveau continent présentent une étendue assez vaste et des flores, des faunes assez différentes pour que l'on reconnaisse sur chacun d'eux plusieurs centres d'apparition. L'homme aurait-il pu prendre naissance sur plusieurs d'entre eux, soit en Amérique, soit dans une des trois autres parties du monde? Des considérations analogues aux précédentes permettent encore d'aborder cette question et d'y répondre par la négative.

Laissons de côté les végétaux et tous les animaux, à l'exception des singes anthropomorphes. La loi du cantonnement progressif s'applique à ce groupe restreint comme au règne entier. Le genre Gibbon, le plus inférieur, occupe l'aire la plus étendue. Mais, à mesure que le type se rapproche de l'homme, l'habitat se restreint et l'on sait combien il est peu étendu pour les Orangs, et le Gorille.

Il serait difficile d'admettre que l'homme ait occupé à ses débuts une aire plus considérable, et déjà nous pourrions dire que, par cela même, cette aire ne pouvait appartenir à deux centres d'apparition.

Mais il y a plus. Je n'ai parlé jusqu'ici que des Mammifères rentrant d'une manière régulière dans le type du groupe auquel ils appartiennent. Mais on sait que plusieurs de ces groupes renferment des espèces exceptionnelles, s'écartant parfois d'une manière frappante du type général. Ces *types aberrants*, comme on les a nommés, sont essentiellement caractéristiques soit des grands centres d'apparition, soit de centres secondaires plus restreints. C'est à ce point de vue que les géographes zoologistes ont envisagé la girafe, le gnou, l'aye-aye, le yak, le bœuf musqué, l'ornithorhynque, etc.

Or, à quelque point de vue que l'on se place, l'homme est certainement le type le plus aberrant de tous les Mammifères. Seul il est organisé pour la station verticale, seul il a de vrais pieds et de vraies mains, seul il présente le développement cérébral que chacun sait, seul il possède une intelligence qui lui a permis de connaître, de dompter et d'utiliser jusqu'aux forces naturelles.

Si cet être, exceptionnel à tant de titres, avait pris naissance dans deux ou trois centres d'apparition, s'il n'en avait caractérisé aucun, il ferait encore une exception à la loi générale.

Nous sommes donc amenés par les faits à admettre que l'homme se rattache à un seul centre d'apparition, que ce centre a dû être relativement restreint et que l'homme en a été l'espèce caractéristique.

E. *Détermination géographique approximative du centre d'apparition humain.* La détermination du point géographique où l'espèce humaine a paru pour la première fois ne peut évidemment être qu'approximative, mais, dans ces limites, on peut aborder la question et y répondre avec de grandes probabilités d'approcher de la vérité.

Il faut d'abord renoncer à chercher le berceau de notre espèce dans les régions intertropicales. Cette idée, soutenue récemment encore par quelques hommes dont je suis loin de nier le mérite, repose uniquement sur l'oubli du passé de notre globe et de l'ancienneté de notre espèce. On a fait intervenir ici les théories transformistes, et on s'est cru obligé de chercher la première patrie des hommes dans les contrées habitées par les singes anthropomorphes. On a dit qu'au moment de son apparition l'homme, entièrement dépourvu d'industries, avait dû nécessairement vivre dans des régions à climat très-doux et produisant pendant l'année entière les fruits qui constituaient d'abord sa seule nourriture, etc., et l'on a affirmé qu'il n'avait pu trouver ces conditions d'existence que sous les tropiques ou sous l'équateur.

En parlant ainsi, on oubliait les recherches de MM. Heer et de Saporta, si bien confirmées par celles de Nordenskiold. A l'époque tertiaire, le Spitzberg avait à peu près le climat de notre Californie, où vivent de nombreuses tribus sauvages. Nos premiers ancêtres auraient donc pu naître sur ces terres aujourd'hui désolées; et, dans un toast porté au grand navigateur suédois, je disais qu'il faudrait reporter peut-être jusqu'au pôle le point d'origine de notre espèce. M. de Saporta a depuis adopté et développé cette manière de voir.

C'est qu'en effet tous les faits zoologiques et anthropologiques tendent à faire placer notre berceau dans le centre de l'Asie, si l'on s'en tient au présent; bien plus au nord, si on fait entrer le passé en ligne de compte.

J'ai montré depuis longtemps qu'autour de la grande enceinte montagneuse formée par l'Himalaya, le Bolor, l'Ala-tau, l'Altaï, le Félina et le Kuen-Loun, on trouve juxtaposés les trois types fondamentaux ethniques, ainsi que les trois formes fondamentales de toutes les langues. C'est aussi de l'Asie centrale que proviennent nos animaux domestiques les plus anciennement soumis. Aucun autre lieu du monde ne présente rien d'analogue, et nous pouvons admettre, tout au moins, que cette région a été dans les temps géologiques modernes le principal centre de dispersion.

Mais il est bien probable que le premier point d'apparition était placé plus au nord. L'éléphant, le rhinocéros, le renne, etc., vivaient en Sibérie à l'époque tertiaire. Or, à ce moment, l'homme existait déjà, comme nous le verrons plus loin. Il avait atteint l'Europe, mais il y était très-rare. Lorsque vinrent les froids de l'époque quaternaire, les animaux et l'homme émigrèrent en même temps. Voilà pourquoi, à cette époque, le dernier se montre chez nous en aussi grand nombre, au moins par places, que peuvent l'être des peuples chasseurs, et pourquoi il est arrivé dans l'Europe occidentale en même temps que les grands Pachydermes. Il habitait donc la Sibérie en même temps qu'eux. Mais pourrons-nous jamais le retrouver jusqu'au pôle et découvrirons-nous à l'extrémité de

l'axe terrestre notre premier lieu d'origine? L'avenir répondra peut-être à ces
questions.

Quoi qu'il en soit, c'est en Asie et vers le nord qu'il faut chercher le point
où se sont montrés nos premiers ancêtres. Là seulement, et nulle part ailleurs,
il a existé des hommes méritant l'épithète d'*autochthones*.

§ IV. MIGRATIONS DE L'ESPÈCE HUMAINE. La physiologie nous a démontré
l'unité de l'espèce humaine; la géographie nous a appris que cette espèce avait
été primitivement cantonnée sur un espace relativement peu étendu. Or elle
occupe aujourd'hui la terre entière. Il faut donc qu'elle ait peuplé le globe par
voie de migration.

Les polygénistes, les partisans de l'autochthonie, ont repoussé cette conséquence du monogénisme, au nom de la prétendue impossibilité des voyages
qu'elle suppose. La science moderne a répondu par des faits à cette objection.
A mesure que nos connaissances grandissent et s'étendent, elles démontrent de
plus en plus combien l'homme a été de tout temps voyageur. L'anthropologie
et l'archéologie préhistoriques, remontant jusqu'à des temps géologiques antérieurs aux notres, confirment chaque jour ce qu'enseignaient déjà à ce sujet
l'histoire proprement dite, les légendes et les traditions des peuples civilisés ou
sauvages des deux mondes.

A. *Migrations par terre.* Je ne saurais entrer ici dans les détails que j'ai
donnés ailleurs et ne m'arrêterai pas à démontrer la possibilité des migrations
par terre. Il me suffira de rappeler qu'à la fin du dernier siècle 600 000 Kalmouks ont quitté les bords du Volga et ont atteint les frontières chinoises,
malgré les rigueurs extrêmes du froid et de la chaleur, malgré les attaques
incessantes d'ennemis implacables, et qu'en ce moment même les Fans venant
de l'intérieur de l'Afrique arrivent vers les côtes sur un front de bandière de
près de 100 lieues. En réalité, sur terre, l'homme seul peut arrêter l'homme.
C'est ce que savent bien tous ces voyageurs qui s'efforcent de faire la conquête
géographique de l'inconnu africain.

B. *Migrations par mer.* Les migrations par mer, quand les distances sont
très-grandes, peuvent paraître plus difficiles. Toutefois il faut ici tenir grand
compte des conditions géographiques et des habitudes des populations. On a
dit bien souvent que l'ancien monde n'avait pu envoyer ses habitants au nouveau,
mais, depuis qu'on a mieux connu la chaîne des Aléoutiennes et surtout la
position des îles qui partagent en deux le détroit de Behring, le passage d'Asie
en Amérique apparaît comme très-aisé, même pour des populations habituées à
s'éloigner peu des côtes. En fait, on sait aujourd'hui que ce trajet s'accomplit
tous les jours en canot dans les deux sens, et que, pendant l'hiver, les populations d'Asie et d'Amérique traversent le détroit de Behring sur la glace. On
sait en outre que l'Europe a envoyé aussi sa part de voyageurs en Amérique,
et que les barques scandinaves montées par les intrépides rois de la mer avaient
su trouver le chemin du Groënland et du Vinland.

En définitive, la Polynésie seule réunit à un haut degré l'ensemble de conditions qui ont fait croire à l'impossibilité dont il s'agit, et jusqu'à ces dernières
années les polygénistes ont pu invoquer en faveur de leurs doctrines l'ignorance
où l'on était du mode de peuplement de cette région maritime. Toutefois leurs
théories se heurtaient déjà à quelques faits bien peu d'accord avec elles. Tous
les voyageurs signalaient, avec une unanimité qui rendait le doute impossible,

la presque identité des caractères physiques chez tous les Polynésiens, la ressemblance extrême du langage qui permettait à un Tahitien de causer à première vue avec un Maori. Or, pour si autochthoniste que l'on soit, il est difficile d'admettre que l'île de Pâques, la Nouvelle-Zélande et les Sandwich, aient pu produire le même homme; il était tout aussi peu aisé de croire que cet homme, né isolément sur chacun des petits archipels et parfois sur de simples îlots perdus dans le Pacifique, avait partout inventé la même langue. On était donc bien obligé d'admettre un certain nombre de migrations ou des disséminations accidentelles.

Mais, à chaque voyage nouveau, les faits s'accumulaient et s'éclairaient mutuellement; le rapprochement entre les divers groupes polynésiens devenait de plus en plus manifeste. Enfin Hale, groupant les observations de ses devanciers avec les siennes propres, en tira le premier des conclusions générales. Il montra que les Polynésiens étaient originaires de l'archipel indien, qu'ils étaient arrivés en Polynésie et avaient peuplé cette dernière, étapes par étapes; il dressa la carte de ces migrations. Sans doute il laissa dans son travail quelques lacunes que j'ai pu combler et commit quelques erreurs assez graves que j'ai pu corriger, grâce à des documents qui lui avaient échappé, grâce surtout aux belles recherches de sir George Grey, de M. Gaussin, de Thomson, de Shortland, de Williams, de Taylor, etc., grâce encore aux matériaux inédits recueillis par le général Ribourt, par les amiraux Bruat et Lavaud. Il m'a été ainsi possible de rectifier à deux reprises, en l'améliorant chaque fois, la carte de Hale. Mais l'honneur d'avoir ouvert la route et d'avoir mis hors de doute les principaux faits généraux n'en revient pas moins au savant américain. On comprend que je ne saurais entrer ici dans les détails de cette histoire, mais il ne sera pas inutile de la résumer rapidement.

A une époque qui ne peut être de beaucoup antérieure ou postérieure à notre ère, la Polynésie était à peu près déserte. Quelques Nègres papouas, entraînés sans doute par quelques accidents de mer, occupaient une partie de la Nouvelle-Zélande et peut-être quelques îlots dans le nord des Pomotous. Quelques Micronésiens à teint foncé étaient aussi arrivés dans le même archipel et aux Sandwich. Tongatabou avait aussi reçu probablement une population fort différente et venue de bien plus loin, qui a laissé dans cette île d'énormes monuments mégalithiques et a fait ainsi preuve d'une industrie étrangère aux Polynésiens aussi bien qu'aux Papouas.

A la même époque florissait dans les îles centrales de l'archipel Indien une race dont les chefs surtout présentaient à un haut degré les caractères du type blanc. Cette race belliqueuse et familiarisée avec tous les hasards de la mer a envoyé des colonies, d'un côté jusque près des côtes de Chine, de l'autre aux Philippines. C'est elle qui, conduite par Zin Mou, a conquis le Japon sur les Aïnos, vers l'an 667 avant notre ère.

Aux temps dont il s'agit ici, un courant d'émigration parti de l'île Bouro se porta d'abord vers le nord-est et envoya quelques colons en Micronésie. Mais le gros de l'émigration se dirigea bientôt vers le soleil levant, contourna la Nouvelle Guinée par le nord en laissant une colonie à l'extrémité orientale de l'île, dépassa les Salomons et se partagea ensuite en trois branches. La première gagna les Samoas, la seconde les Tongas; la troisième descendit jusqu'aux îles Viti, occupées par les Nègres papouas. Ici les deux races vécurent d'abord en paix, puis les Noirs expulsèrent les Indonésiens. Ceux-ci allèrent conquérir les Tongas et attachèrent à la glèbe, à titre de *serfs*, ceux de leurs compatriotes qui les avaient précédés dans ces îles et qui acceptèrent le joug. Ceux qui ne voulurent pas se soumettre reprirent la mer, et, sous les ordres d'un chef nommé Ootaïa, se dirigèrent vers l'est, atteignirent les Marquises dont ils peuplèrent certaines îles. La généalogie des chefs descendus d'Ootaïa permet de reporter cet événement vers le commencement du cinquième siècle de notre ère.

De leur côté, les Indonésiens qui avaient abordé aux Samoas ne durent pas tarder à envoyer des explorateurs à la recherche de nouvelles terres. Un de leurs chefs, nommé Oro, découvrit Raiatéa et sans doute peu après Tahiti. Ce dernier archipel devint à son tour un centre actif d'émigration. Une de ses colonies alla disputer les Marquises aux descendants des compagnons d'Ootaïa. Une autre arriva aux Sandwich, un peu après ou un peu avant les premières années du huitième siècle; d'autres Tahitiens peuplèrent les îles nord des Pomotous.

Vers l'an 1207, un célèbre voyageur tahitien, nommé Tangiia, s'associa à Karika, chef samoa qui venait de découvrir Rarotonga. La population tahitienne se porta vers cette île et les autres Manaïa, qui constituèrent bientôt un troisième grand centre d'expansion. Deux colonies parties de cet archipel peuplèrent le sud des Pomotous; l'une d'elles atteignit les Gambiers vers 1270. Enfin, dans les premières années du quinzième siècle, un chef manaïen, nommé Ngahué, aborda, probablement par hasard, à la Nouvelle-Zélande. Revenu dans sa patrie, il fit connaître sa découverte, et à la suite d'une guerre civile qui désolait l'archipel une flottille de sept doubles pirogues équipées dans un but de colonisation gagna la Nouvelle-Zélande. Les chants historiques recueillis, surtout par sir George Grey, entrent dans des détails aussi curieux que circonstanciés relativement à cette migration. Ils font connaître les noms des navires, celui des chefs qui les montaient; ils racontent les incidents du voyage; ils nomment les principales plantes, les Oiseaux, les Mammifères transportés par les Manaïens dans leur nouvelle patrie. Ces derniers sont le rat et le chien, et ce sont les deux seuls Mammifères terrestres que les Européens aient rencontrés sur cette grande terre lorsqu'ils l'ont abordée pour la première fois.

Je me borne à indiquer ici les grandes lignes du long voyage accompli par la race indonésienne sortie de Bouro. Je laisse de côté les migrations plus récentes et moins importantes. Ce qu'il importe de constater, c'est que la Polynésie s'est peuplée par voie de migrations volontaires et de dissémination accidentelle et qu'il ne peut plus être question de l'autochthonisme de ses habitants.

Cette conclusion a reçu tout récemment une confirmation d'autant plus significative qu'elle vient d'un homme de science, ayant vécu longtemps dans ce monde maritime dont l'histoire l'a toujours préoccupé, et que lui-même est un autochthoniste convaincu. M. A. Lesson, pour rédiger son livre fort intéressant et rempli de faits, a emprunté la plume du docteur Martinet. Mais il est le véritable auteur de l'ouvrage. Or il admet avec Hale et avec moi que les Samoas et les Tongas ont été peuplées par migration et que la race polynésienne s'est étendue de proche en proche jusqu'à Tahiti, aux Marquises, aux Sandwich, aux Manaïas, etc. Jusque-là nous sommes d'accord pour tous les faits généraux. Voici en quoi nous différons : au lieu de faire venir de l'Indonésie les premiers immigrants, M. Lesson admet que cette race était autochthone et avait pris naissance à la Nouvelle-Zélande, dans l'*île du Milieu* (*Kawai* ou *Tavai-Pounamou* des Maoris). Il reporte toutes les traditions recueillies par sir George Grey et ses émules aux très-courts voyages qu'auraient accompli les Maoris primitifs pour traverser le détroit de Cook, pour découvrir et peupler l'*île du Nord* (*Aotéaora* ou *Ika-a-Maui* des Maoris); il renverse le sens des migrations dans l'est et l'ouest de la Polynésie.

Il est aisé de montrer ce qu'a de peu fondé la conception de M. Lesson, sans même tenir compte des renseignements de toute sorte, aujourd'hui si nombreux et si précis, relatifs à l'histoire de ces contrées, non plus que des faits et des considérations que j'ai opposés plus haut à la doctrine générale de l'autochthonisme humain. En effet, il n'existe nulle part au monde une terre qui se prête aussi mal à l'application de cette doctrine.

J'ai déjà dit qu'en arrivant à la Nouvelle-Zélande les Européens n'y trouvèrent en fait de Mammifères terrestres que le chien et le rat. L'isolement de ces deux espèces, appartenant chacune à deux ordres distincts, était déjà quelque chose de fort étrange, car nulle part la géographie zoologique ne présente un seul fait analogue. Les recherches paléontologiques, faites surtout par M. Haast, précisément dans cette île du Milieu où M. Lesson place le berceau de ses autochthones, accentuèrent encore ce que la faune vivante présentait d'exceptionnel. On ne trouva pas un seul Mammifère fossile. Il est aujourd'hui bien démontré qu'aux époques géologiques passées la Nouvelle-Zélande n'a jamais produit une seule espèce appartenant à cette classe. Les Mammifères y étaient remplacés par des oiseaux d'un type spécial, par des Brévipennes, dont quatre ou cinq des plus petites espèces existent encore.

Ainsi, pas un seul Mammifère enfoui dans les couches du sol, mais seulement des oiseaux brévipennes, tel est le trait le plus frappant de la faune fossile néozélandaise. Si le rat, le chien et l'homme, avaient pris naissance à la Nouvelle-Zélande, il y aurait désaccord absolu entre la faune actuelle et celle de l'époque géologique précédente. Or on sait que nulle part au monde ce désaccord ne s'est rencontré. Toujours, au contraire, on a reconnu des rapports plus ou moins étroits entre les faunes éteintes et les faunes vivantes. Ce sont même ces rapports que les transformistes invoquent à chaque instant pour justifier leurs doctrines. La théorie de M. Lesson brise tous ces rapports; elle fait de ces îles une exception absolument unique. Par cela seul elle ne sera certainement acceptée comme vraie par aucun zoologiste, par aucun paléontologiste; elle ne peut l'être davantage par les anthropologistes.

En somme, M. Lesson veut faire naître l'homme polynésien sur la terre la plus excentrique de ce monde maritime, et tout aussitôt il se trouve en contradiction avec les lois générales de la zoologie et de la paléontologie. Pour rester fidèle à ces lois, il faut admettre que la Nouvelle-Zélande, elle aussi, a été peuplée par voie de migration, et accepter ce que disent si formellement les chants historiques locaux, savoir : que les Maoris ont colonisé cette terre et y ont apporté le chien et le rat.

Pas plus que ses devanciers M. Lesson n'a mis en doute la réalité des traditions maories, dont l'authenticité était démontrée, pour tout ce qu'elles ont d'essentiel, par les travaux que je rappelais tout à l'heure. Il s'est borné à les interpréter autrement que l'on n'avait fait jusqu'à lui, et nous venons de voir que son interprétation est inacceptable. De là même il résulte que la Polynésie tout entière a été colonisée et qu'aucune de ses îles n'a produit un homme spécial.

· La race polynésienne proprement dite n'a pas d'ailleurs contribué seule à peupler les archipels du Pacifique. J'ai déjà dit qu'elle y avait été précédée par d'autres. Le fait est attesté pour les îles Sandwich par une tradition que confirment quelques traits particuliers propres à leurs habitants. Les chants historiques des Maoris sont très-explicites sur ce point. La détermination de la race qui avait la première atteint la Nouvelle-Zélande a pu présenter d'abord quelque difficulté. Pourtant, en mettant à profit les quelques données que je possédais alors, j'ai depuis bien longtemps cherché à montrer que cette race devait se rattacher aux Nègres mélanésiens. Tout est venu depuis confirmer cette manière de voir. Des têtes osseuses, d'origine indiscutable, ont montré tous les caractères de la race papoua, et le Muséum a reçu une tête de chef néozélandais dont les tatouages compliqués attestent le haut rang, en même temps que sa chevelure franchement laineuse ne peut laisser de doute sur ses affinités ethniques.

C'est là un fait très-intéressant et significatif au point de vue qui nous occupe. Bien que certaines tribus mélanésiennes soient plus élevées au point de vue social et se livrent aux industries maritimes plus qu'on ne le croit d'ordinaire, aucune n'a approché des Polynésiens dans l'art de la navigation. Et pourtant des représentants de cette race, emportés sans doute par quelque tempête et jetés dans les courants qui contournent l'Australie, ont incontestablement gagné cette terre si lointaine, si isolée, où vivent aujourd'hui leurs descendants. C'est que la mer, par ses hasards et ses accidents mêmes, favorise la dissémination des groupes humains.

En présence de ces résultats auxquels aboutissent une foule de traditions historiques concordantes et que confirment la zoologie, la géologie et l'étude même des races pélasgiques, je pense qu'on n'opposera plus à la doctrine monogéniste une prétendue impossibilité du peuplement du globe par voie de migration.

§ V. ACCLIMATATION DE L'ESPÈCE HUMAINE. L'espèce humaine, primitivement cantonnée, ayant envahi le globe tout entier, a rencontré dans ces longues et multiples migrations les conditions d'existence les plus diverses, parfois les plus opposées. Elle a dû se faire à toutes ; en d'autres termes, elle a dû *s'acclimater*, se *naturaliser* partout. Bien des polygénistes ont nié qu'il pût en être ainsi. Ils ont affirmé que les groupes humains nés sur un point du globe ne pouvaient vivre et prospérer ailleurs. Le docteur Knox, que l'on pourrait appeler l'enfant terrible du polygénisme, parce qu'il pousse logiquement jusqu'au bout toutes les conséquences de la doctrine, est allé jusqu'à dire que le Français ne pouvait vivre en Corse. A l'appui de ces assertions, on a invoqué l'opinion de quelques botanistes qui ont nié la possibilité de l'acclimatation pour les végétaux, qui ont voulu rattacher à ce qu'ils ont appelé l'*accoutumance* les faits si nombreux qu'on leur oppose. On a aussi appliqué la même théorie aux animaux et par suite à l'homme lui-même. Il est bien facile de montrer que, dans cette manière d'apprécier et d'interpréter les faits, il y a beaucoup d'arbitraire et de confusion.

D'autre part, quelques monogénistes ont paru croire que l'être humain pouvait s'acclimater, se naturaliser d'emblée sur n'importe quel point du globe. C'est là une exagération facile à réfuter et qui a pu donner, dans certains cas, aux négations des polygénistes, une apparence de fondement. Voyons ce qu'il y a de vrai ou d'inexact dans ces assertions opposées.

A. *Conditions de l'acclimatation pour les végétaux, les animaux et l'homme.* L'acclimatation consiste dans la mise en harmonie d'un être vivant avec un milieu nouveau pour lui, avec les conditions d'existence que lui impose ce milieu. Tant que cette harmonisation n'est pas obtenue, il y a lutte entre l'être vivant et le milieu. Le premier souffre plus ou moins du désaccord et doit finir par succomber, s'il ne se plie pas aux exigences de sa position. Or il est évident que, par suite de leur nature propre, les plantes, les animaux et l'homme, apportent dans cette lutte des moyens de résistance et de victoire fort inégaux.

Les végétaux, fixés au sol, subissent dans toute leur étendue les actions de milieu; ils ne peuvent pas plus éviter les rayons du soleil que le froid, la pluie ou la sécheresse. Les animaux sont placés déjà dans des conditions meilleures. Ils peuvent se mettre jusqu'à un certain point à l'abri des intempéries; ils peuvent au besoin chercher et trouver de quoi s'alimenter ou étancher leur soif. Grâce à son intelligence et à son industrie, l'homme fait bien mieux encore, et il est inutile d'insister sur ce point.

De ce qui précède il résulte que, lorsqu'il s'agit d'acclimatation, on ne peut comparer d'une manière absolue ces trois groupes d'êtres vivants et conclure rigoureusement de l'un à l'autre. Pourtant nous allons trouver dans cette comparaison de véritables enseignements.

B. *Acclimatation des végétaux et des animaux.* Que certains végétaux puissent présenter des exemples de véritable acclimatation, c'est ce que montre l'histoire de la chrysanthème de Chine. Cette fleur, aujourd'hui si répandue dans nos moindres jardins, n'y a pas été installée d'emblée. Apportée en France en 1790, elle y a fleuri et a noué ses fruits pendant plus de soixante ans sans les mûrir. Il fallait tous les ans s'approvisionner de graines dans sa lointaine patrie. En 1852, quelques pieds un peu plus hâtifs, peut-être accidentellement mieux soignés, donnèrent des graines mûres qui furent semées et produisirent des plants faits à notre climat. A partir de ce moment, la chrysanthème a été acclimatée.

L'oie d'Égypte, apportée en 1801 au Muséum par Geoffroy Saint-Hilaire, pondit d'abord au mois de décembre comme dans son pays natal. Par suite, les couvées élevées en hiver souffraient de la saison. En 1844 la ponte vint en février; l'année suivante, en mars; en 1846, en avril, précisément à l'époque où pond notre oie ordinaire. L'espèce égyptienne était acclimatée.

Ce fait montre bien qu'il y a dans l'acclimatement autre chose qu'une question d'accoutumance. Il est évident qu'ici une des plus importantes fonctions de l'organisme a été modifiée et que le résultat a été l'harmonisation de cet organisme avec le nouveau milieu. Je laisse de côté les modifications secondaires de taille, de plumage, etc.

Mais il est évident aussi que des modifications aussi essentielles ne peuvent avoir lieu sans lutte et par conséquent sans souffrances. Là sont la difficulté de l'acclimatation et la source des pertes qu'elle entraîne, pertes souvent très-considérables et se prolongeant de manière à faire mettre en doute le résultat final.

Garcilasso de la Véga nous apprend que de son temps, à Cuzco, les poules récemment importées d'Europe pondaient fort peu et que les poulets s'élevaient difficilement. Aujourd'hui, dans la même région, les poules prospèrent comme chez nous. Quand Roulin observa les oies introduites à Bogota depuis une vingtaine d'années, ces oiseaux n'avaient pas encore atteint leur fécondité normale, mais ils en approchaient. Au début, les pontes étaient très-rares, et de plus un quart des œufs étaient inféconds, et la moitié des poulets éclos périssait dans le premier mois. On voit qu'il y avait là de quoi faire dire que l'oie ne s'acclimaterait pas sur ce plateau des Andes ; et pourtant l'acclimatation était presque complète lors du voyage de Roulin.

Il avait fallu vingt ans pour obtenir ce résultat. Mais pour l'oie chaque année représente une *génération*, et c'est à ce point de vue qu'il faut se placer quand on parle d'acclimatation. C'est seulement du père et de la mère au fils et par voie d'hérédité que l'organisme se modifie. C'est là une considération trop souvent oubliée quand il s'agit d'espèces qui ne se reproduisent qu'à un âge plus ou moins avancé et dont il faut en particulier toujours tenir compte pour l'homme.

B. *Acclimatation de l'homme dans les localités réputées malsaines.* Le mouvement d'expansion qui a amené l'Européen sur une foule de points du globe permet de constater chez lui des faits entièrement analogues aux précédents. On a vu plus haut, par exemple, que dans les îles du golfe du Mexique la femme anglaise créole devient pubère quatre à cinq ans plus tôt qu'elle ne l'aurait été dans sa patrie. Chez elle les organes et les fonctions de reproduction ont donc subi une modification, comme chez l'oie d'Égypte, comme chez la chrysanthème.

Ce sont surtout les faits observés chez les poules de Cuzco et les oies de Bogota qui jettent du jour sur l'histoire de l'acclimatation de l'homme. Ce qui s'est passé en Algérie peut servir d'exemple. On sait quelles sinistres prédictions ont accompagné les premiers temps de la conquête. Ce n'est pas seulement Knox qui déclarait impossible la colonisation de cette belle contrée par des Français, par des Européens. Les généraux, les médecins, à la presque unanimité, concluaient de la même manière. La mortalité militaire et civile était bien plus considérable en Afrique qu'en France ; les enfants mouraient à peu près en nombre double. Surtout, le chiffre des décès l'emportait notablement sur celui des naissances. Tout semblait donc venir à l'appui de l'opinion qu'une émigration incessante pourrait seule entretenir la population sur cette terre dévorante.

Pourtant, fort des enseignements tirés de l'histoire de l'acclimatation chez les animaux et les plantes, je n'hésitai pas, dès mes premières années d'enseignement au Muséum, à combattre ces prévisions décourageantes. Loin d'avoir faibli, la fécondité des femmes s'était accrue ; la proportion des morts chez les enfants était moindre que chez les jeunes oies de Bogota. Je n'hésitai pas à prédire que les Français s'acclimateraient en Algérie au bout d'un nombre de générations bien moindre que celui qui avait été nécessaire pour naturaliser cet oiseau dans la Cordillère. On sait que l'événement m'a donné raison, et bien plus tôt que je ne l'espérais.

Sans doute il est des contrées dans lesquelles la lutte a été ou est encore plus longue et plus meurtrière qu'en Algérie. Telles sont la plupart des îles du golfe du Mexique, en particulier celles qui appartiennent à la France. Et pourtant il est évident que les choses se sont passées et se passent comme dans nos possessions africaines. La preuve en est dans ces familles de Blancs créoles où le nombre des enfants dépasse sensiblement la moyenne obtenue chez nous et où règne une santé parfaite. Fussent-elles rares, et il paraît qu'elles ne le sont pas, il y aurait là de quoi engendrer toute une population nombreuse et parfaitement acclimatée.

D'ailleurs, même lorsqu'il s'agit de ces contrées, il y a à faire des distinc-
tions qu'oublient constamment les adversaires de l'acclimatation. On réunit
dans une même statistique les créoles anciens et nouveaux, ainsi que les
immigrants venus directement de la mère-patrie. Il est clair qu'en agissant ainsi
on confond des éléments absolument différents. Les immigrants ont leur tribut
à payer, et on ne saurait imputer aux vieux créoles les décès qui accompagnent
ici inévitablement les premiers temps de la lutte engagée contre le milieu.

En outre, on englobe dans ces mêmes statistiques la population tout entière
d'une île, sans s'informer si la mortalité pèse du même poids sur toute sa surface. Or le travail de M. Walther montre d'une manière irrécusable à quelles
erreurs conduit cette manière de procéder. A la Guadeloupe, la population, *prise
en masse*, présente un excédant annuel des décès sur les naissances s'élevant
à 0,46. Ce chiffre semble tout d'abord donner raison à ceux qui nient l'acclimatation de l'Européen dans cette île. Mais, en décomposant *par communes* ce
chiffre désolant, on arrive à un bien autre résultat. Ces communes sont au nombre
de trente et une. Or dans quinze d'entre elles le nombre des naissances l'emporte
sur celui des décès. La vérité est donc qu'à la Guadeloupe l'Européen est acclimaté, dans quinze localités. Peut-être ne l'est-il pas dans les seize autres, mais,
pour pouvoir affirmer ce dernier fait, il faudrait avoir étudié la population par
catégories en tenant compte, comme je le disais tout à l'heure, de l'ancienneté
de séjour.

La différence constatée par M. Walther de commune à commune conduit à
une autre considération qui est aussi trop souvent oubliée. Il est certainement
des contrées plus ou moins étendues qui semblent être mortelles pour l'homme
et où l'Européen surtout paraît ne pouvoir réellement s'acclimater. Mais,
que l'on y regarde de près, on reconnaîtra vite que cet état de choses tient à
ce que le milieu normal de ces contrées est vicié par quelque circonstance accidentelle. Là où un fleuve se traîne à travers des marécages sous un ciel même
tempéré, là où s'étendent de vastes marais remplis d'un vase croupissante, il se
développe des miasmes mortels que l'on ne saurait mettre au compte de l'ensemble de la contrée. On sait que les bords de notre Charente, au-dessous de
Rochefort, étaient presque aussi redoutés des marins que les marigots du Sénégal
avant les travaux d'assainissement accomplis il n'y a guère d'années. Notre
Saintonge était-elle pour cela inhabitable? On sait encore ce qu'est devenue la
Campagne de Rome depuis qu'elle a été abandonnée à elle-même; on sait enfin
comment l'industrie exagérée des étangs avait fait de nos Dombes un plateau
presque aussi insalubre que la Maremme. L'Italie n'en est pas moins peuplée
dans son ensemble et, à côté des Dombes, le Lyonnais, le Mâconnais, ont continué
à jouir de la même salubrité.

C'est à ce point de vue qu'il faut considérer bien des contrées qui passent
pour mortelles aux immigrants. Il faut toujours distinguer le *milieu normal*
résultant des conditions géologiques et climatologiques naturelles du *milieu
accidentellement vicié*. Parfois l'industrie humaine corrige les tristes résultats
causés par l'incurie, l'insouciance ou des circonstances naturelles spéciales. On
n'a pas oublié tout ce qui se disait de l'impossibilité pour les Français de vivre
dans la Mitidja et surtout auprès de ces marais de Bouffarik dont l'air empesté a
tué plus d'une de nos sentinelles. Aujourd'hui Bouffarik est une charmante
petite ville où pullulent les enfants. Quelques canaux pour l'écoulement des
eaux, quelques remblais et de larges plantations, ont suffi pour opérer la méta-

morphose. Il est évident qu'on rendait à tort le climat de l'Algérie responsable des nombreux décès qui ont accompagné la prise de possession de la Mitidja et de Bouffarik.

C. *Acclimatation des végétaux, des animaux et de l'homme dans diverses contrées.* J'ai voulu commencer par les cas les plus difficiles, par ceux que les adversaires de l'acclimatation invoquent à l'appui de leurs idées. Mais, s'il est sur le globe un certain nombre de contrées, ou mieux de localités, qui semblent leur fournir des arguments, il en est d'autres et en bien plus grand nombre où il est facile de trouver de quoi réfuter toutes leurs assertions. Sans même s'être occupé de la question d'une manière spéciale, un peu de réflexion suffit pour faire reconnaître que de nos jours, sous nos yeux, l'acclimatation s'accomplit sur le globe partout où l'Européen s'est fixé.

Parmi les végétaux il en est un bon nombre qui se sont prêtés à l'émigration et à la naturalisation d'une merveilleuse manière. Chez nous la pomme de terre américaine couvre nos champs. En revanche nos légumes, nos arbres fruitiers, remplissent ceux de l'Amérique. La Polynésie les a reçus à son tour; et ici ce ne sont pas seulement les végétaux utiles empruntés aux deux mondes qui poussent largement à côté les uns des autres et de l'arbre à pain ou du cocotier. Ce sont aussi nos mauvaises herbes, qui, transportées involontairement, ont pris possession de ces terres nouvelles. Elles y remplacent parfois les espèces indigènes. A la Nouvelle-Zélande, dans les plaines de Christchurch, nous dit M. Filhol, on ne voit plus une plante polynésienne; on peut se croire en pleine Beauce.

Nos animaux domestiques et autres se sont acclimatés de même en Amérique aussi bien qu'en Polynésie. Rencontrant sur la vaste étendue du nouveau continent des conditions d'existences très-diverses, tantôt ils ont conservé à peu près les caractères de leurs ancêtres, tantôt ils se sont modifiés pour se mettre en harmonie avec le nouveau milieu. C'est ainsi qu'ont pris naissance les moutons à poil, les cochons sauvages à laine, les bœufs nus (*voy.* les mots ESPÈCE et RACES). Parfois leur fécondité s'est accrue, comme chez les moutons des Sandwich. En tout cas elle n'a diminué ni chez le porc ni chez le lapin. A la Nouvelle-Zélande, aujourd'hui comme antérieurement dans certaines îles du golfe du Mexique, on engage des chasseurs tout exprès pour détruire les porcs sauvages qui désolent les cultures. Quant aux lapins, en Australie comme à la Nouvelle-Zélande, ils sont devenus un fléau contre lequel on lutte au prix d'énormes dépenses et trop souvent en vain.

Ai-je besoin de dire ce qui en est de l'homme européen et de la facilité avec laquelle il s'est fait aux milieux si différents du Canada et de l'Australie, du Cap et de la Nouvelle-Zélande? Chez lui aussi, sur certains points, la fécondité paraît s'être accrue, en particulier en Australie, où des femmes déjà atteintes par la ménopause retrouvent, m'assurait un ancien colon, la faculté d'avoir des fils. A Hawaï, là même où la race indigène disparaît sous l'influence de la phthisie que nous avons importée, neuf familles de missionnaires comptaient soixante-deux enfants. Au Canada, les familles de dix enfants et plus ne sont pas rares.

Il est certes bien impossible de ne pas regarder le Blanc européen comme acclimaté dans toutes les contrées que je viens de nommer et dans celles qui en dépendent, et, si je ne parle que de lui, c'est que pour lui seul l'expérience est complète. Mais la nature fondamentalement la même de tous les hommes nous est un sûr garant qu'il en serait de même des autres. Sans doute les phénomènes ne seraient pas identiques et les conditions d'existence les plus favorables pour nous rendraient parfois au contraire l'acclimatation plus difficile pour le Nègre, par exemple. Nous souffrons de la chaleur dans les régions intertropicales; il souffre du froid dans nos régions même tempérées. S'il émigrait plus au nord, la lutte serait sans doute très-dure pour lui. Mais ce qui se passe dans les États-Unis du Nord prouve qu'après certains sacrifices lui aussi remporterait la victoire en s'accommodant au nouveau milieu. Quant aux États du Sud, si la progression continue, ils seront promptement envahis par la race noire, qui s'y propage bien plus rapidement que la blanche. Pour ce qui est de la race jaune représentée par les Chinois, à en juger par le peu que nous en savons, elle semble être merveilleusement apte à se plier aux exigences des climats les plus divers.

D. *Expansion de la race aryane, peuplement du globe.* Revenons au Blanc européen, fils plus ou moins métissé de la grande race aryane. Nous connaissons anjourd'hui, au moins dans ses grands traits, presque toute l'histoire de cette dernière. Nous la voyons quelque dix-huit ou vingt siècles avant notre ère sortir de l'Ecriéné Véedjo, région où l'été ne durait que deux mois et qui était probablement située quelque part dans la chaîne du Bolor ou de l'Indou-Koh. Elle descend en Boukharie, parcourt la Perse et le Caboul, arrive à l'Indus et au Gange, en s'arrêtant dans onze grandes stations dont plusieurs ont été identifiées. Avant et pendant ce voyage, elle envoie des colonies qui arrivent jusqu'aux limites occidentales du continent, puis elle descend le Gange et envahit l'Inde entière. Aujourd'hui ses représentants sont partout.

L'espèce humaine à ses débuts n'a rien fait de plus que les Aryas; elle a dû procéder de la même manière. Après avoir peuplé son centre d'apparition, elle a dû envoyer en tout sens des colonies. Moins bien armées que nous contre le milieu, elles en subissaient davantage l'action. Mais elles marchaient pas à pas et les organismes, progressivement modifiés, donnaient naissance à des races diverses en harmonie avec les conditions d'existence que la direction du voyage imposait à chacune d'elles (*voy.* le mot RACES HUMAINES). Sans doute pour ces premiers émigrants comme pour nous la lutte dut être plus ou moins meurtrière. Mais ils ne rencontraient d'autre adversaire que la nature et, nous l'avons vu, celle-ci ne pouvait les arrêter.

La géologie et l'anthropologie préhistoriques attestent que ce mouvement d'expansion a commencé avant l'époque actuelle et remonte jusqu'au milieu des temps tertiaires. Il dut être accéléré par le grand refroidissement des temps quaternaires. A ce moment, le centre d'apparition de l'homme devint inhabitable. Les dernières tribus restées jusque-là fidèles à la mère-patrie furent forcées d'émigrer à leur tour; elles aussi subirent les influences de nouveaux milieux et se modifièrent. A partir de cette époque la terre n'eut plus de population *autochthone ;* elle ne fut peuplée que de *colons;* en même temps, les traits propres aux premiers hommes furent partout plus ou moins altérés; le *type originel* disparut, et il n'exista plus que des *races* dérivées de ce type.

§ VI. ANCIENNETÉ DE L'ESPÈCE HUMAINE. Pour suivre la filiation des faits et des idées, j'ai dû examiner d'abord avec quelque détail la question de l'unité spécifique de l'homme et celles que soulèvent les conséquences résultant de cette unité. Il resterait encore à considérer plusieurs questions générales, mais la nature de ce travail m'impose des bornes, et je n'aborderai ici que les principales, que je traiterai d'ailleurs brièvement. Disons d'abord quelques mots de l'ancienneté de l'homme à la surface du globe.

A. *L'homme quaternaire*. Je laisse de côté les dates historiques. Nous savons bien aujourd'hui qu'elles ne peuvent rien nous apprendre sur la véritable ancienneté de notre espèce. La géologie, la paléontologie, en nous montrant des *époques* dans l'histoire du globe, en nous révélant assez rapidement l'apparition successive d'êtres organisés qui se sont succédé ou remplacés à chacune de ces époques, devaient poser le problème de l'antiquité de l'homme sous une forme toute nouvelle. Notre espèce appartient-elle seulement au dernier de ces âges géologiques? Ou bien a-t-elle vu des temps antérieurs? A-t-elle vécu à côté de quelques-unes des espèces animales et végétales disparues? On sait comment la science de nos jours répond à ces questions; on sait aussi que cette réponse date seulement de quelques années. Je n'ai pas à entrer ici dans des détails historiques qui m'entraîneraient trop loin, mais il est trois noms qu'on ne saurait se dispenser de rappeler, pour peu que l'on s'occupe de ces questions, ceux de Boucher de Perthes, de Lartet et de Lund.

Le premier annonça dès 1847 qu'il avait recueilli, dans les alluvions quaternaires d'Abbeville, des silex taillés artificiellement. Il en attribuait la fabrication à des hommes différents de ceux qui vivent aujourd'hui et dont nous ne serions pas les fils. Le mélange de faits douteux, d'interprétations inacceptables et d'hypothèses singulières contenues dans les écrits de Boucher de Perthes, les négations absolues d'Élie de Beaumont, faisaient repousser la croyance à l'existence de *l'homme fossile*, ou tenaient au moins en suspens les meilleurs esprits, quand Lartet publia son magnifique travail sur la grotte d'Aurignac (1861). Ici le doute n'était plus possible. L'auteur démontrait la contemporanéité de l'homme avec huit espèces animales, acceptée en dehors de toute controverse comme caractérisant les terrains quaternaires de France. A partir de ce moment les découvertes se multiplièrent, les preuves s'accumulèrent et l'existence de l'*homme quaternaire* fut universellement admise. Bientôt les ossements de cet homme furent recueillis en quantité suffisante pour que l'on pût se faire une idée de ce qu'étaient les populations qui ont habité l'Europe en même temps que des rhinocéros et des éléphants.

L'étude de ces restes précieux conduisit très-vite à un résultat complétement en désaccord avec les idées théoriques de Boucher de Perthes. Non-seulement les têtes osseuses, les squelettes plus ou moins complets trouvés sur divers points, montrèrent partout et exclusivement les caractères de l'homme actuel, mais de plus on découvrit bientôt, dans les populations contemporaines, des individus qui, par leurs caractères ethniques, se rattachaient évidemment à ces antiques habitants de notre sol. On fut de plus en plus amené à admettre que l'homme quaternaire devait compter au nombre de nos ancêtres et que ses descendants, plus ou moins modifiés par les siècles et le croisement avec d'autres races, vivaient encore parmi nous.

A mesure que les objets de comparaison se multipliaient, on reconnaissait encore de plus en plus que les crânes et les os des membres, trouvés sur des points divers, différaient parfois d'une manière très-marquée. Il fallut bientôt admettre que l'homme quaternaire était représenté dans nos alluvions, dans nos cavernes, par un certain nombre de *races* distinctes. Nous avons cru, M. Hamy et moi, pouvoir porter à six le nombre de ces races, et peut-être en découvrira-t-on encore d'autres.

Boucher de Perthes et Lartet avaient eu un prédécesseur. Mais ce n'est pas en Europe, c'est au Brésil qu'un Danois, le docteur Lund, avait découvert l'homme fossile. Dès 1844 il en informa son compatriote Rafn par une lettre qui resta longtemps oubliée et que j'ai eu le plaisir de remettre au jour. Il avait recueilli plusieurs têtes osseuses dont une seule a été décrite.

La race de Lagoa Santa diffère de nos races fossiles européennes. Il en est de même de celle dont M. Ameghino a découvert les industries aux environs de Buenos-Ayres et dont M. Roth a rapporté une tête osseuse, trouvée sous une carapace de Glyptodon.

Dans ces dernières années on a rencontré des objets fabriqués par l'homme dans bien d'autres terrains de la même époque. Des haches taillées caractéristiques ont été trouvées dans l'Amérique du Nord, dans l'Inde et sur divers autres points de l'Asie, dans le nord de l'Afrique et jusqu'au Cap.

Ainsi, avant la fin des temps quaternaires, l'homme occupait le globe entier et avait atteint les extrémités de l'Ancien et du Nouveau Continent.

B. *L'homme tertiaire.* La diversité ethnique de l'homme quaternaire européen suffisait à elle seule pour le faire regarder comme ne représentant pas l'homme primitif et pour faire admettre comme probable l'existence d'un homme encore plus ancien ; sa dispersion venait ajouter un argument de plus à l'appui de cette conclusion que de nouvelles découvertes ont bientôt justifiées.

En 1863, M. Desnoyers trouva dans la sablonnière de Saint-Prest aux environs de Chartres des ossements portant des incisions bien manifestement faites de main d'hommes. Plus tard, l'abbé Bourgeois recueillit au même endroit des silex dont la taille accusait de même une industrie humaine.

Les terrains de Saint-Prest, caractérisés par la présence de l'*Elephas meridionalis*, avaient été jusque-là regardés comme appartenant au tertiaire supérieur. La découverte de M. Desnoyers fit remettre leur âge en question. On ne voulut plus voir en eux que des terrains quaternaires inférieurs, ou bien on les regarda comme appartenant à une époque de transition.

Bien des naturalistes, des paléontologistes surtout, qui avaient admis facilement l'existence de l'homme quaternaire, répugnent à accepter celle de l'homme tertiaire, en se fondant sur des raisons tirées de leurs études habituelles. Entre la faune quaternaire et la nôtre il existe d'étroits rapports ; si le rhinocéros tichorrhinus et le mammouth ont disparu, le renne, le chamois, le bœuf musqué, leur ont survécu comme l'homme. Il n'en est pas de même pour les temps tertiaires. Faunes et flores diffèrent considérablement ; et en particulier, à partir de l'époque miocène, la faune mammologique s'est entièrement renouvelée. Comment l'homme seul, dit-on, eût-il résisté, alors que disparaissaient tous les animaux auxquels il est si intimement lié par son organisation ?

En raisonnant ainsi, on ne tient compte ni de l'intelligence et de l'industrie humaine, ni des résultats déjà acquis. Tout le monde admet l'existence de l'homme aux temps quaternaires. Il a donc survécu à une révolution du globe et à des Mammifères. Il s'est défendu par le feu contre les froids de l'époque glaciaire, il s'est fait à une température plus douce. Je ne vois aucune raison qui milite en faveur de l'impossibilité pour lui d'avoir vécu à des époques antérieures. En somme, l'homme est un Mammifère ; dès que les animaux de cette classe ont pu exister à la surface du globe, il a pu y vivre aussi, d'autant mieux qu'il était doué des facultés qui leur manquent. A mes yeux, il n'y a là qu'une question de fait à résoudre par l'observation.

Les découvertes récentes concordent pleinement avec les conclusions précédentes. En 1876, M. Capellini trouva près de Sienne, dans les argiles de Monte-Aperto, reconnues par tous les géologues comme franchement pliocènes, des os de Balenotus portant de nombreuses entailles, qu'il attribua sans hésiter à la main de l'homme. Après avoir étudié avec soin divers moulages de ces pièces, après en avoir vu d'originales, je ne puis que partager l'opinion du savant italien. Les incisions curvilignes, très-nettes sur un des bords, éclatées sur l'autre, qui marquent une omoplate, me semblent surtout absolument démonstratives. Seule la main de l'homme armée d'un instrument tranchant peut laisser sur un os plat des empreintes pareilles : aussi l'existence de l'homme pliocène me paraît définitivement prouvée.

Les belles et fructueuses recherches de M. Rames ont fait remonter plus haut l'existence de l'homme. C'est dans le miocène supérieur, au Puy-Courny, près d'Aurillac (Cantal), que notre compatriote a découvert une foule de silex taillés portant les traces manifestes de la main humaine.

Les recherches de l'abbé Bourgeois vont plus loin encore et font remonter l'existence de notre espèce jusqu'au miocène inférieur. C'est à Thenay, dans le département de Loir-et-Cher, que ce persévérant chercheur a trouvé les silex qu'il regardait comme taillés artificiellement. J'ai douté longtemps du bien-fondé de cette conclusion, mais de nouvelles pièces mises plus tard sous mes yeux ont fini par me convaincre, et les détails que j'ai donnés ailleurs ont montré, j'espère, que l'histoire des Mincopies actuels répond à toutes les objections tirées de l'homme lui-même par les contradicteurs du savant abbé. Mais les géologues soulèvent encore quelques difficultés, et je me reconnais incompétent pour leur répondre.

Si l'homme de Thenay prête encore quelque peu au doute, il en est bien plus encore de celui que M. Carlos Ribeiro a cru avoir trouvé dans le miocène supérieur à Otta, en Portugal. Malgré les pièces mises sous les yeux du Congrès de Lisbonne, en 1880, malgré le silex taillé recueilli sur place par M. Belluci, je n'ai pu me prononcer.

Les savants que je viens de nommer n'avaient rencontré que des objets travaillés par l'homme tertiaire. M. Ragazzoni a été plus heureux : il a découvert cet homme lui-même aux environs de Brescia, à Castenodolo, dans un terrain appartenant au pliocène inférieur. Une tête de femme, assez bien conservée pour avoir pu être reconstituée, a permis de reconnaître que la race de cette époque était identique avec la race de Canstadt, déjà reconnue comme représentant la plus ancienne population quaternaire.

L'existence de l'homme tertiaire en Europe est à mes yeux définitivement démontrée. Il en est autrement pour l'Amérique. Malgré ce qu'ont dit à ce sujet MM. Ameghino et Whitney, je ne puis partager leur manière de voir.

C. Constatons en terminant qu'aucune de ces races fossiles n'a entièrement disparu. Celle de Canstadt elle-même, quoique remontant aux temps miocènes, reparaît parfois chez nous, par un phénomène d'atavisme. Elle faisait naguère le fond d'une tribu australienne. La race de Cro-Magnon, la plus ancienne après la précédente, se retrouve encore aux Canaries à l'état presque pur. Quant aux races de Grenelle et de la Lesse, elles ont de nombreux représentants dans les populations de la France et de la Belgique, et j'ai montré qu'en Amérique la race de Lagoa Santa a laissé son empreinte sur diverses populations du Brésil et du Pérou.

§ VII. Origine de l'espèce humaine. Le problème d'origine, en ce qui touche l'espèce humaine, est le même que pour tous les autres êtres organisés et vivants. La généralité des lois qui la régissent aussi bien que les animaux et les plantes, la similitude des phénomènes, l'identité fondamentale d'organisation et de fonctions qui la rattachent aux Mammifères pour tout ce qui n'est pas exclusivement humain, ne permettent pas d'attribuer son apparition sur le globe à une cause ou à des causes exceptionnelles. Par conséquent, après ce que j'ai dit plus haut, je pourrais me dispenser d'aborder de nouveau la question à propos de l'homme et me borner à répéter que la science ne peut encore dire d'où et comment il est venu au monde. Toutefois le sujet a pour nous un intérêt spécial et l'examen des applications qu'on a voulu lui faire de quelques théories a bien aussi ses enseignements. Passons-les donc rapidement en revue.

A. *Théorie de M. Naudin.* Écoutons d'abord la conception de M. Naudin. J'ai dit plus haut comment il tire toutes les espèces organisées d'un *protoplasma* ou *blastème primitif.* L'homme aussi, dit-il, est sorti de ce blastème; il a eu sa forme larvée et neutre, Adam, qui n'est d'abord ni mâle ni femelle. Le sommeil dont parle la Bible n'est autre chose qu'une période d'immobilité et d'inconscience, analogue à celle que traverse la chenille devenue chrysalide. C'est pendant cette période que s'est accomplie la différenciation des sexes. Ève est née sur Adam par un phénomène de gemmation semblable à ceux que nous constatons chez les Méduses et les Ascidies.

Après tout cette conception serait tout aussi soutenable que bien d'autres, car elle en appelle à des faits incontestables et se prête à des rapprochements ingénieux. Mais ce n'est pas à proprement parler une *théorie scientifique.* L'auteur attribue l'existence de son protoplasma à un acte de la volonté du Créateur. Son blastème primordial est un produit direct de la *Cause Première;* dès son apparition il renfermait en puissance tous les êtres futurs et était doué de la faculté de les produire à un moment voulu et déterminé d'avance, avec tous leurs caractères. On voit qu'il s'agit en réalité d'une *création en bloc* et que les *causes secondes* n'ont aucun rôle dans cette constitution des espèces, qu'il s'agisse de l'homme ou des animaux. Or la science se préoccupe uniquement des causes secondes; elle doit s'effacer dès qu'on fait intervenir la Cause Première. Elle n'a donc rien à dire de la conception de M. Naudin.

B. *Théories de de Maillet et de Lamarck.* De Maillet, Lamarck, Darwin, reconnaissent aussi un *Créateur,* mais ils admettent l'action des *causes secondes,* et c'est à elles qu'ils demandent de nous montrer comment s'est formé le monde organique, de même qu'elles nous ont appris comment s'est constitué le monde inorganique. Par là elles sont à des degrés divers essentiellement scientifiques.

Il est inutile pourtant de s'arrêter à de Maillet. On sait bien que les hommes marins, les moines marins, les sirènes qu'il nous donnait pour ancêtres, n'ont jamais existé que dans les fables et les légendes populaires.

Lamarck a essayé de montrer comment en vertu de sa *théorie de l'habitude* et de la *loi d'hérédité* on pouvait concevoir la transformation directe du chimpanzé en homme. Mais il est facile de voir, en lisant attentivement ce qu'il a écrit à ce sujet, qu'il n'y avait là pour lui qu'une sorte de jeu d'esprit et qu'il ne croyait guère à cet ancêtre simien.

C. *Théorie de Darwin et de ses disciples.* Darwin et ses disciples sont allés beaucoup plus loin et ont donné à leurs conceptions une apparence plus scientifique. Le premier rattache l'homme à des singes, analogues à ceux de l'ancien

continent, qui portent une queue, mais différents de toutes les espèces actuellement
vivantes. En outre, entre ces animaux et nous a existé une forme intermédiaire,
un singe à demi humain ou un homme encore à demi singe dont il croit pouvoir
décrire les caractères physiques. « Les premiers ancêtres de l'homme, dit-il,
étaient sans doute couverts de poils; les deux sexes portaient la barbe; leurs
oreilles étaient pointues et mobiles; ils avaient une queue desservie par des
muscles propres. Leurs membres et leur corps étaient sous l'action de muscles
nombreux qui, ne reparaissant aujourd'hui qu'accidentellement chez l'homme,
sont encore normaux chez les quadrumanes. L'artère et le nerf de l'humérus
passaient par un trou supra-condyloïde. A cette période ou à une période antérieure, l'intestin émit un diverticulum ou cæcum plus grand que celui qui
existe actuellement. Le pied, à en juger par l'état du gros orteil dans le fœtus,
devait être alors préhensile, et nos ancêtres vivaient sans doute sur les arbres,
dans quelques pays chauds couverts de forêts. Les mâles avaient de grandes dents
canines qui leur servaient d'armes formidables ».

Au delà des singes, Darwin attribue à des ancêtres plus éloignés de nous un
utérus double, un cloaque, une membrane nictitante. Remontant plus haut, il
trouve que nos aïeux avaient dû mener une vie aquatique. Les arcs viscéraux
de l'embryon sont la trace des anciennes branchies; nos poumons sont une
vessie natatoire modifiée; nous n'avions qu'une corde dorsale au lieu de vertèbres
et un vaisseau contractile au lieu de cœur. Enfin nos ancêtres ont dû être hermaphrodites et présenter à un moment donné une organisation peut-être inférieure à celle de l'Amphioxus. Au delà se rencontrent les Invertébrés. Darwin,
adoptant les idées de Kowalewski et de Hæckel, regarde les larves d'Ascidies
comme représentant l'ancien chaînon intermédiaire entre les deux grands types
animaux, mais il se borne à esquisser à grands traits cette généalogie et n'entre
dans aucun détail.

Il en est autrement de Hæckel. Celui-ci a hardiment tracé le tableau du
développement sérial de l'espèce humaine, depuis la Monère, composée exclusivement de protoplasma, jusqu'à nous.

Pour atteindre sa forme et ses caractères définitifs, l'homme d'après Hæckel
est passé par vingt et une formes typiques. Le passage des Invertébrés aux Vertébrés s'est fait par des animaux plus ou moins semblables aux larves d'Ascidies,
et les Acrâniens plus ou moins voisins de l'Amphioxus. Ceux-ci constituent la
neuvième forme de transition. Les Marsupiaux forment la dix-septième. Les Pro-
simiens (18e degré), les Ménocerques, voisins des Semnopithèques actuels
(19e degré), ont conduit à nos Anthropoïdes (20e degré). Au delà a paru l'Anthropopithèque (21e degré), l'homme-singe, que Hæckel appelle encore *Homo
primigenius* et aussi *alalus*, parce qu'il le regarde comme n'ayant pas connu
le langage articulé. Le portrait qu'il en trace rappelle ce que dit Darwin, mais
Hæckel ajoute qu'il lui manquait en outre le développement intellectuel et la
conscience du moi qui nous caractérisent. Enfin de ce dernier proviennent
immédiatement les hommes actuels.

Je serais quelque peu embarrassé pour exprimer mon opinion sur cette
généalogie, car mes appréciations, venant d'un adversaire des doctrines transformistes en général, seraient facilement accusées de partialité et d'injustice : aussi je préfère renvoyer le lecteur au travail de Carl Vogt sur l'*Origine
de l'homme* et au passage de ce mémoire que j'ai cité plus haut (*voy.* ESPÈCE).
Lui aussi est transformiste, lui aussi attribue à notre espèce une origine ani-

male, mais du moins il tient compte des faits; il ne se laisse pas aller à des inventions purement gratuites et qu'il montre être à chaque instant en désaccord avec les résultats de l'observation. Pour si Darwiniste que l'on puisse être, il sera, je crois, difficile, après avoir lu cette réfutation détaillée, à la fois si savante et si vive, de ne pas regarder la généalogie de Hæckel comme un pur roman.

En France, les idées de Darwin et de Hæckel ont été adoptées à des degrés divers par un certain nombre d'anthropologistes, entre autres par MM. de Mortillet et Hovelacque. C'est le premier qui a proposé d'appeler notre ancêtre immédiat du nom d'*anthropopithèque* aujourd'hui généralement adopté. Il en admet même trois espèces, échelonnées dans les temps géologiques. M. Hovelacque semble avoir accepté plus tard cette conception de notre savant archéologue, mais a d'abord cherché à préciser ce qu'avaient pu être les caractères de *Notre ancêtre*. Il en a tracé un portrait bien plus détaillé que n'avaient fait ses prédécesseurs, en rapprochant et en discutant les particularités de toute sorte qui lui semblent rattacher l'homme aux singes anthropoïdes.

D. *Application de l'embryogénie.*   Pour tracer leurs généalogies, pour rattacher en particulier l'homme au singe, Darwin, Hæckel et leurs imitateurs, en appellent d'abord à l'embryogénie. A leurs yeux, les formes diverses que prend un embryon en voie de développement reproduisent plus ou moins exactement celles qu'ont successivement revêtues ses ancêtres. Si Darwin attribue à son homme-singe un corps couvert de poils et la barbe dans les deux sexes, c'est que vers le sixième mois de son existence le fœtus mâle ou femelle est recouvert d'un fin duvet, qui se développe jusque sur le front et les oreilles et qui semble ne manquer qu'à la paume des mains et à la plante des pieds.

Eh bien, admettons qu'en effet l'*ontogénie*, comme on dit aujourd'hui, soit propre à éclairer la *phylogénie*, il est évident que, pour qu'un être puisse descendre d'un autre, il est nécessaire que le développement marche dans le même sens. Or, depuis longtemps déjà, Pruner bey, résumant les travaux descriptifs et anatomiques publiés sur les Anthropomorphes, avait montré que chez ces singes et chez l'homme les principaux appareils organiques présentent un développement inverse. Plus tard les recherches de Welker sur l'angle sphénoïdal de Virchow ont précisé ce fait pour la base du crâne. Cet angle diminue chez l'homme à partir de la naissance; chez le singe, au contraire, il grandit sans cesse, au point parfois de s'effacer. Broca a constaté des faits analogues dans ses études sur l'angle orbito-occipital.

En présence de ces faits et de bien d'autres, on ne peut attribuer à l'homme un singe pour ancêtre sans se mettre en contradiction avec quelques-uns des principes les plus essentiels du darwinisme. Mais il y a peut-être à faire à cette conception une objection plus générale, plus fondamentale, toujours en partant du transformisme tel que l'entendent Darwin et son école.

Une des lois les plus séduisantes qui résultent de cette théorie, c'est la loi de *caractérisation permanente*, en vertu de laquelle tous les descendants d'un type nettement caractérisé reproduisent les caractères essentiels de ce type. C'est cette loi qui fait descendre tous les Mollusques d'un premier Mollusque, tous les Vertébrés d'un premier Vertébré. Ce qui est vrai des types fondamentaux l'est également des types dérivés, si bien que le premier Carnassier n'a pu produire que des Carnassiers, le premier Rongeur des Rongeurs seulement, etc.

On ne peut admettre que les singes échappent à cette loi. Les descendants du

premier singe n'ont pu qu'en reproduire le type. Or toutes les études anatomiques faites sur ce groupe, depuis celles de Vicq d'Azyr jusqu'à celles de Duvernoy, de Gratiolet et d'Alix, ont bien mis hors de doute que, chez tous les animaux de ce groupe, les appareils osseux et musculaires sont essentiellement
disposés de manière à en faire des *grimpeurs.*

Chez l'homme, ces mêmes appareils sont non moins évidemment construits de
manière à faire de nous des *marcheurs.* Dans les deux types, les parties constituantes sont presque absolument les mêmes et se répondent terme à terme,
mais elles ont été adaptées à deux *plans généraux* différents. Nous faire descendre d'un singe caractérisé comme tel, c'est admettre que du père au fils le
plan typique a été changé, ce qui est absolument en contradiction avec la loi
des caractérisations permanentes. En vertu du darwinisme lui-même, l'homme ne
peut descendre du singe, pas plus que le singe de l'homme.

C'est ce qu'a fort bien compris Carl Vogt. Il a placé l'homme parmi les Primates, à côté du Gorille et de l'Orang, mais il s'est bien gardé de lui donner
pour ancêtres, soit ces anthropomorphes eux-mêmes, soit des singes plus ou
moins semblables aux espèces actuelles. Appliquant à ce cas particulier une
des conceptions les plus ingénieuses de Darwin, il fait remonter toute la famille
à un *ancêtre antérieur* qui n'était encore ni homme ni singe et d'où seraient
sortis en divergeant les différents types que nous connaissons et l'homme lui-
même. Le savant génevois s'est ainsi montré plus fidèle aux principes du darwinisme, ou mieux du transformisme en général, que ne l'a été Darwin lui-même.

Toujours en admettant que l'ontogénie ou embryogénie puisse éclairer la
phylogénie ou filiation des espèces, au moins faut-il accepter les enseignements
qu'elle apporte et ne pas se regarder comme libre de choisir parmi les faits
qui ressortent de cette étude. C'est pourtant ce que font Hæckel et ses disciples.
Ils soutiennent que les phénomènes embryogéniques peuvent être *falsifiés* par
diverses circonstances, et en conséquence ils ne regardent comme vrais que
ceux qui cadrent avec leurs idées préconçues. C'est là une des conceptions qui
ont le plus excité la verve de Carl Vogt ; et encore ici c'est à lui que je renvoie
le lecteur curieux de se faire une idée des procédés employés pour élever
l'échafaudage généalogique dont on a tant parlé.

Mais Vogt lui-même n'introduit-il pas un certain arbitraire dans ces
recherches, dans ces appréciations délicates? Il admet que parmi les *phases
embryogéniques* les unes reflètent des *conformations permanentes des ancêtres,*
tandis que les autres sont dues à des *nécessités d'adaptation* ou à des *conditions
mécaniques.* Je veux bien que le savoir et l'expérience puissent servir de guide
pour distinguer les uns des autres. Mais ne sera-t-on pas porté de la meilleure
foi du monde à voir, dans ce qui contrariera la doctrine, le résultat de l'adaptation ou des conditions mécaniques ?

Au reste tout ce que Vogt a exposé sur ce sujet, tout ce qu'il a dit en particulier des microcéphales, de la ressemblance extrême que présentent les développements successifs de l'encéphale humain avec les états permanents des mêmes
appareils dans la série des singes, suppose toujours comme point de départ la
réalité du transformisme. Tous les faits avancés par lui sont parfaitement vrais,
et je les accepte tels qu'il les admet lui-même. Seulement je ne vois dans ces
ressemblances que des preuves d'*affinité,* tandis qu'ils sont pour lui autant de
témoignages de *parenté latérale.* On voit que cette question de l'embryogénie
appliquée à la recherche des rapports existant entre espèces et entre groupes

nous ramène à la question générale du transformisme, et dès lors je n'ai plus qu'à renvoyer à ce que j'ai dit précédemment (*voy.* le mot Espèce).

E. *Application de la tératologie.* L'histoire des anomalies est aussi très-souvent invoquée par les transformistes comme leur fournissant des renseignements sur les caractères de nos ancêtres plus ou moins éloignés. Si Darwin attribue à son anthropopithèque des oreilles pointues, c'est que quelques personnes ont au bord interne de l'hélix une petite saillie plus ou moins relevée et qu'il a cru reconnaître que l'oreille de l'atèle belzébuth, étant repliée en dedans, présenterait une forme analogue.

Mais ce sont surtout les anomalies musculaires qui ont prêté aux rapprochements dont il s'agit, et Darwin insiste d'une manière spéciale sur ce point. On rencontre en effet assez souvent chez l'homme des muscles plus ou moins anormaux, plus ou moins développés, dont la disposition rappelle des particularités normales chez certains Mammifères, chez les singes en particulier. On n'a pas manqué d'y voir autant de cas d'*atavisme partiel* reproduisant un des caractères de quelque ancêtre, et surtout autant de *caractères simiens.*

Mais, pour que cette conclusion fût légitime, il faudrait évidemment que ces anomalies n'établissent les rapports dont on parle qu'avec un certain nombre d'espèces animales, et toujours les mêmes : car on ne peut donner à l'homme pour ancêtres qu'un certain nombre de types, et surtout on ne peut le rattacher à tous. Or M. le docteur Testut, qui s'occupe depuis plusieurs années de cette étude et a disséqué plus de huit cents cadavres, en se plaçant spécialement à ce point de vue, a reconnu, d'une part, que les anomalies musculaires sont beaucoup plus fréquentes qu'on ne le croit d'ordinaire; d'autre part, que les animaux, reproduisant d'une manière normale ces dispositions anormales chez nous, appartiennent indifféremment à tous les groupes de Mammifères, et qu'il faut parfois les aller chercher bien loin en dehors de cette classe. Il a, par exemple, démontré que le *muscle presternal,* le *sternalis brutorum* ou *rectus thoracis* de quelques auteurs, dont Darwin parle spécialement, est, non pas une extension du peaucier de l'homme ou un reste du pannicule charnu des Mammifères, mais une dépendance du grand oblique et du sterno-mastoïdien. Aucun Mammifère ne possède ce muscle, et il faut descendre jusqu'aux serpents pour le trouver existant à l'état normal.

Faudra-t-il donc faire entrer le serpent dans la série ancestrale de l'homme, ce à quoi personne, que je sache, n'a encore songé? Et, si l'anomalie qui tend à nous rattacher à lui est sans signification, si on se refuse à voir en elle un *caractère ophidien* indiquant une ancienne *souche ancestrale,* de quel droit peut-on attribuer la valeur de *caractère simien* à celles qui nous rapprochent du singe? Dira-t-on que les renseignements tératologiques sont *falsifiés?* On le voit, même en supposant vraie la doctrine générale, les applications que l'on fait de la tératologie à la recherche des *caractères ancestraux* conduisent encore à un arbitraire inacceptable en science.

F. *Théorie de Wallace.* Nous avons vu Darwin et Hæckel admettre l'existence d'un être anthropoïde, intermédiaire entre l'homme et le type des singes les plus élevés. Darwin ne dit rien de ses qualités intellectuelles et morales, mais il semble adopter sur ce point les opinions de son disciple. Nous avons vu que, pour ce dernier, l'anthropopithèque est dépourvu de langage articulé et ne présente ni notre développement intellectuel ni la conscience du moi. Darwin a tenté d'expliquer l'acquisition de ces facultés supérieures.

Mais on sait que ce chapitre de son livre sur la *Descendance de l'homme* est un de ceux qui affligèrent ses amis les plus dévoués. Quant à Hæckel, il s'est borné à montrer chez les animaux, chez les Insectes en particulier, le développement progressif des instincts et de l'intelligence, et à conclure qu'il n'y avait rien d'étrange à ce que l'homme actuel fût devenu supérieur à ses prédécesseurs. En réalité, ni Darwin ni Hæckel n'ont abordé franchement le problème.

M. Russell Wallace a été plus hardi. On sait le rôle considérable qui revient à cet éminent voyageur naturaliste dans l'ordre d'idées qui nous occupe. Il était arrivé de son côté à des conceptions entièrement semblables à celles de Darwin. Il avait comme lui trouvé dans la *lutte pour l'existence* et la *sélection naturelle* les causes fondamentales de la transformation des êtres et de l'origine des espèces. Son mémoire, arrivé en Angleterre avant les premières publications de Darwin, faillit enlever à celui-ci la priorité de l'exposition de la théorie, mais des amis communs intervinrent et les travaux des deux émules furent lus dans la même séance de la Société Linnéenne de Londres.

Wallace a d'ailleurs toujours reconnu Darwin pour chef. Il lui a laissé le soin d'embrasser la théorie dans son ensemble et dans toutes ses applications. Il s'est borné à aborder un certain nombre de sujets restreints et choisis. Par là sa tache devenait bien plus aisée. Il a pu être toujours franchement logique, et ne s'est pas heurté à ces questions ardues qui ont si souvent entraîné Darwin à les tourner ou à les dissimuler par des comparaisons et des métaphores qui lui ont été justement reprochées.

L'utilité immédiate et *personnelle* est pour Wallace, comme pour Darwin, la seule cause qui détermine la *sélection naturelle*. L'animal vainqueur dans la lutte pour l'existence ne doit cet avantage qu'à quelque caractère dont l'*utilité* devient par là même évidente. Grâce à la transmission et au développement de *caractères utiles*, les formes animales ont produit d'abord le singe, puis un être ayant à peu près tous les caractères physiques de l'homme actuel. Ce n'était pourtant qu'une *ébauche toute matérielle* de l'être humain. Cette *race* vivant par troupeau dans les régions chaudes de l'ancien continent percevait des sensations, mais était incapable de réflexion; elle n'avait ni sens moral ni sentiments sympathiques.

Vers les premiers temps de l'époque tertiaire, ajoute Wallace, une *cause inconnue* accéléra le développement de l'intelligence chez ces êtres anthropomorphes. Or, le perfectionnement de cette faculté étant incomparablement *plus utile* qu'aucune modification morphologique, la puissance modificatrice de la sélection s'exerça à peu près exclusivement sur elle. Les animaux, restés intellectuellement inférieurs, continuèrent à subir des modifications organiques et morphologiques. L'homme, de plus en plus intelligent, conserva seul à peu près intactes l'organisation et les formes précédemment acquises. Toutefois une *force nouvelle* intervint à ce moment pour le préparer au rôle qu'il devait remplir un jour.

L'utilité immédiate et *individuelle*, rappelle ici l'auteur, ne peut produire aucune *variation nuisible* ou seulement *immédiatement inutile* à l'individu. C'est là un principe hautement proclamé par Darwin lui-même, qui déclare qu'un seul cas de cette nature bien démontré renverserait toute sa théorie.

Or Wallace n'a pas de peine à montrer que le sauvage possède des particularités d'organisation dont il ne fait aucun usage, et qui, par conséquent, lui sont *inutiles*. Sa main, son larynx, sont conformés exactement comme les nôtres.

Or nous avons des pianistes et des chanteuses à roulades, et rien de pareil n'existe chez lui. Le cerveau du sauvage est tout aussi développé et parfois plus que celui de savants renommés. Partant des calculs de Dalton, Wallace estime que, le rapport moyen de ce cerveau à celui des hommes civilisés étant de cinq à six, les manifestations intellectuelles sont au moins dans le rapport de un à mille. Le développement matériel de l'organe de l'intelligence chez le sauvage est donc hors de toute proportion avec celui de la faculté : il est donc inutile. Un cerveau un peu plus gros que celui du gorille aurait suffi à tous ses besoins.

Il y a plus. Parmi les transformations subies par l'anthropopithèque, il en est qui ont été *nuisibles aux individus*. Quand il s'est dépouillé de sa fourrure, il a perdu un vêtement *utile* et la sélection naturelle ne pouvait produire un pareil résultat.

Les idées de justice, de bienveillance réciproque, fondement des associations humaines, ont été dès l'origine avantageuses aux sociétés naissantes et ont pu se développer par la sélection. Mais les facultés *essentiellement individuelles* et *sans utilité immédiate* lui échappent forcément. Telles sont les conceptions idéales de temps et d'espace, le sentiment artistique, les notions abstraites de nombre et de formes qui ont engendré les mathématiques, etc. A plus forte raison la lutte pour l'existence, la victoire des mieux adaptés, la sélection qui en est la suite, ne peuvent rendre compte de l'apparition et du développement du *sens moral*, car celui-ci est souvent en opposition directe avec l'*utilité individuelle*. Or l'auteur trouve aisément chez les populations sauvages des faits d'où il résulte que le *sens moral*, le *sentiment du devoir*, existe chez elles dans ce qu'il a de plus délicat, de moins utilitaire.

De cet ensemble de faits et de considérations Wallace conclut que le larynx, la main, le cerveau du sauvage, possèdent des *aptitudes latentes*. Celles-ci, étant temporairement *inutiles*, ne sauraient être attribuées à la *sélection naturelle*, et l'homme n'a pu se les donner à lui-même. « Mais, dit-il, s'il nous est démontré que des modifications inutiles, ou dangereuses au moment de leur première apparition, ont présenté plus tard la plus haute utilité et sont maintenant indispensables au développement complet de la nature intellectuelle et morale de l'homme, nous devrons conclure à une action intelligente, prévoyant et préparant l'avenir, exactement comme nous le faisons quand nous voyons l'éleveur se mettre à l'œuvre dans le but de produire une amélioration déterminée dans quelque plante cultivée ou quelque animal domestique. » Wallace attribue cette action à une *Intelligence supérieure* qui agirait sur l'espèce humaine comme celle-ci a agi sur le biset, pour en tirer le pigeon grosse-gorge ou le messager, et qui emploierait des procédés analogues.

En somme, pour Wallace, la *sélection naturelle* résultant du libre jeu des forces de la nature a suffi pour donner naissance aux *espèces sauvages;* la *sélection artificielle* ou *humaine* a produit les *races* animales et végétales perfectionnées; une sorte de *sélection artificielle divine* aurait fait l'homme actuel et peut seul l'élever à son maximum de développement intellectuel et moral.

Wallace soutient que sa conception n'infirme en rien la généralité de la doctrine qui lui est commune avec Darwin. Mais il est difficile de lui accorder qu'il en soit ainsi. La grande prétention du transformisme est de ramener les origines de tous les êtres vivants à des actions de *causes secondes*, telles que la science les comprend et les étudie. C'est même là qu'est pour les savants, comme pour le public, le principal intérêt de la tentative de Darwin. En faisant intervenir une *Intelligence supérieure* étrangère à ces causes, Wallace s'est en réalité séparé de ses anciens compagnons et a mis le pied sur un terrain où je n'ai pas à le suivre.

Mais il m'est permis de constater que les faits opposés à la doctrine du transformisme par un de ses fondateurs, lorsqu'il s'agit d'expliquer l'origine de l'homme, conservent toute leur valeur comme objections. On a traité Wallace de transfuge et Claparède lui a consacré un de ces articles ironiques dont il n'était pas avare, mais il a été peu heureux dans ses essais de réfutation. Il ne montre nullement en quoi la perte d'un vêtement naturel a pu être utile au sauvage; il ne touche guère à la grave question des *facultés latentes* que pour dire que cette sorte d'objection s'appliquerait également aux oiseaux non chanteurs, dont le larynx est aussi compliqué que celui de ceux dont nous aimons le mieux le ramage. Enfin il n'aborde même pas la question de l'apparition des notions intellectuelles élevées et du sens normal, sur laquelle Wallace a insisté d'une manière spéciale.

Claparède termine son article en disant que, pour être logique, Wallace aurait dû ou bien ne pas imaginer pour l'homme un mode de développement spécial, ou bien appliquer la même théorie à toutes les espèces animales. D'après la manière dont il pose la question, il me semble difficile d'échapper à ce dilemme, mais je n'ai pas à intervenir dans les débats entre transformistes. On sait quelle est mon opinion relativement à la question d'origine (*voy.* ESPÈCE).

§ VIII. TRANSFORMISME, MONOGÉNISME ET POLYGÉNISME. — Le transformisme appliqué à l'espèce humaine devait amener ses partisans à aborder la question du monogénisme et du polygénisme, que nous avons vue dominer de si haut tout ce qui touche à l'anthropologie. Aussi Darwin, Naudin, Hæckel, Lubbock, etc., s'en sont-ils plus ou moins occupés, mais ils sont loin d'être d'accord.

Hæckel fait remonter tous les hommes actuels à un *type ancestral* unique, à son anthropopithèque qu'il appelle ici *Homo primigenius*, se rattachant lui-même, comme nous l'avons vu, aux singes catarrhiniens. Cet homme primitif aurait pu se constituer dans l'Asie méridionale ou en Afrique, mais il est plus probable qu'il eut pour patrie un continent aujourd'hui disparu, la Lémurie de Sclater. Hæckel a figuré ce continent hypothétique comme touchant à la Nouvelle-Guinée, englobant les archipels indiens jusqu'aux Philippines et à Formose, avec à peu près la moitié des deux presqu'îles gangétiques, ainsi que Madagascar, et se soudant à l'Afrique du golfe d'Aden au canal de Mozambique.

Hæckel accepte donc l'unité de souche et le cantonnement primitif pour nos premiers ancêtres. Par cela même il est conduit à admettre le peuplement du globe par voie de migration et il a donné une carte représentant comment il se figure la succession de ces grands voyages qui ont mené l'homme partout. Mais il n'est pas pour cela monogéniste. Au contraire, il admet que, même avant la disparition de la Lémurie, le type humain s'était modifié de manière à enfanter plusieurs *espèces*. Le nombre de celles-ci s'accrut encore pendant les migrations, si bien que Hæckel en compte *douze*, ayant donné naissance à *trente-six races* principales. Au fur et à mesure que les espèces naissaient et que les races se formaient, l'homme acquérait le langage articulé et les langues prenaient naissance indépendamment les unes des autres. L'*Homo alalus* ou *primigenius* a dû

paraître vers le milieu ou la fin de l'époque tertiaire ; les *espèces* et les *races* se
sont constituées et ont commencé à parler probablement au commencement de
l'âge quaternaire ou période diluviale.

On voit que Hœckel est à la fois transformiste et polygéniste. Il y a de sérieuses
objections à faire à cet accolement des deux doctrines et je les indiquerai tout à
l'heure. En outre, la *phylogénie humaine* telle que l'a formulée Hœckel, son
tableau des migrations en particulier, prêtent à bien des critiques, et elles ne
lui ont pas été épargnées. Il a répondu que son but avait été seulement de
tracer une *esquisse hypothétique*. On doit lui tenir compte de cette explication
et cela même me dispense de discuter. Mais il est permis de faire remarquer
que l'auteur aurait pu chercher à mettre plusieurs de ses hypothèses un peu
moins en désaccord avec les faits acquis.

Dans la conception de Hœckel la formation des *espèces* est postérieure à
l'apparition du type général humain. L'hypothèse de Vogt serait bien différente.
Diverses espèces humaines ont pu selon lui sortir directement d'autant de
souches Simiennes. En effet, Gratiolet a montré que le gorille, le chimpanzé et
l'orang, sont autant de représentants perfectionnés des types cynocéphale, macaque
et gibbon. Si on prolonge par la pensée le développement de ces trois anthropomorphes jusqu'au type humain, on aura trois races humaines primitives, deux
dolichocéphales issues du chimpanzé et du gorille et une brachycéphale provenant de l'orang. Du reste le savant génevois n'a présenté ses idées sur ce
sujet que sous une forme conditionnelle. Il n'a parlé que de possibilités.
Peut-être sera-t-il plus affirmatif dans le livre dont il a commencé la publication et dont on doit attendre l'achèvement pour juger des opinions définitives
de l'auteur.

MM. Hovelacque et Hervé semblent s'être inspirés à la fois de Hœckel et de
Vogt. Ils admettent l'existence passée d'Anthropoïdes, d'espèces et même de
genres différents, d'où seraient sortis divers Anthropopithèques. Ils expliquent
ainsi par la pluralité des origines la diversité des types humains. Ceux-ci se
seraient constitués au moins dans quatre régions appartenant toutes à l'ancien
continent. L'Amérique aurait été peuplée par migrations. Sans être bien explicite, M. Topinard semble se rallier à cet ordre d'idées et admettre, lui aussi,
un *nouveau polygénisme* fondé sur le transformisme.

Darwin a combattu l'idée d'une origine multiple remontant à des formes
simiennes distinctes, en se fondant sur des données anatomiques. Comme
Hœckel il n'admet qu'une seule souche ancestrale primitive, un *ancêtre commun*. Mais il se demande si les groupes actuels méritent le nom d'*espèce* ou de
race et examine assez longuement la question, en présentant successivement le
pour et le contre. Il attache du reste assez peu d'importance à cette distinction,
ce qui s'explique par le manque de notions précises à ce sujet que l'on constate
avec surprise dans tous ses ouvrages. Toutefois l'ensemble des considérations
morphologiques et physiologiques le fait pencher vers le monogénisme, si bien
qu'il termine en disant que l'on pourrait regarder les groupes humains comme
des *sous-espèces*. Or M. Chevreul, qui le premier, je crois, a employé cette
expression, désigne par là des *races* dont les caractères morphologiques, conso-
lidés par une longue suite de générations, résistent aux changements de milieu,
mais n'en conservent pas moins leur lien physiologique. Pour être plus stables
que d'autres, elles ne changent pas de nature. Darwin, en concluant comme il le
fait, se range par conséquent dans les rangs des monogénistes. On comprend

d'ailleurs que le fait d'admettre un *ancêtre commun* entraîne comme conséquence le *cantonnement primitif* et l'*invasion successive* du monde entier par les descendants de cet ancêtre.

Wallace, tout en attribuant une trop grande importance aux différences morphologiques qui distinguent les groupes humains, tout en restreignant outre mesure leur faculté actuelle de modification, n'en admet pas moins l'unité spécifique de l'homme, et, comme l'indique le titre de son mémoire, il ne voit que des *races* là où les polygénistes voient des *espèces*. C'est en partant des principes mêmes de la doctrine que Wallace arrive à cette conclusion. Sir John Lubbock est tout aussi explicite sur ce point. Il l'est tout autant sur les questions du cantonnement primitif et du mode de peuplement du globe. L'homme à son origine, dit-il, s'est répandu sur la surface de la terre peu à peu, année par année, absolument comme on voit aujourd'hui les mauvaises herbes de l'Europe couvrir lentement, mais sûrement, la surface de l'Australie. Il a bien pu en être ainsi au début, mais je pense que l'esprit migrateur, dont tant de races humaines fournissent des exemples, a dû bientôt accélérer ce mouvement et en rompre l'uniformité. Des peuples chasseurs, comme ont été presque nécessairement nos premiers ancêtres, n'ont pu procéder avec cette espèce d'impassibilité. A coup sûr, ils ont dû produire de bonne heure de hardis pionniers qui ont frayé la route à des migrations rayonnantes, et c'est ainsi que s'explique la présence en Europe des tribus tertiaires.

Les conclusions auxquelles se sont arrêtés Darwin, Wallace, Lubbock, sont certainement bien plus d'accord à la fois avec les principes de leurs théories et avec les faits que celles qu'ont adoptées Hæckel et ses disciples. Je comprends que l'on puisse être polygéniste : il suffit pour cela de s'arrêter à des observations morphologiques insuffisantes et d'oublier les phénomènes physiologiques. Je comprends que l'on puisse être darwiniste, à peu près pour les mêmes raisons et par suite des mêmes causes. Ce qui me semble bien difficile à comprendre, c'est que l'on puisse être à la fois l'un et l'autre.

D'après tous les principes, toutes les lois du darwinisme, une souche ancestrale unique, un ancêtre commun n'a pu donner d'abord naissance qu'à des *races*. Admettons que celles-ci aient divergé aussi rapidement que le permet la théorie, tant qu'elles n'ont pas perdu le lien physiologique qui réunit les groupes dérivés d'une seule espèce, elles n'ont pas changé de nature. Or je crois avoir démontré surabondamment que ce lien existe encore entre les groupes humains les plus éloignés géographiquement et anthropologiquement.

Les invasions animales et végétales nous apportent encore ici des enseignements précieux. Quand le surmulot a pénétré en Europe et en France, quand il a attaqué le rat noir, on n'a pas vu naître autour de ses colonies des races mixtes résultant du croisement. Nos chiens, redevenus sauvages en Amérique, ne se sont pas croisés avec le *Canis jubatus*, que Gervais compare à nos grands lévriers. Nos mauvaises herbes ne se croisent pas davantage avec les plantes de l'Australie et de la Nouvelle-Zélande; elles les tuent et les remplacent. Nous savons combien différemment se comportent le Blanc et le Nègre partout où ils abordent, et Darwin insiste spécialement sur ce fait. En voyant ce qui s'est passé au Brésil, ce qui se passe dans les provinces de l'ouest et du nord-ouest aux États-Unis, ce qui s'accomplit en Polynésie, où les métis tendent chaque jour à remplacer la race locale qui se meurt, comment un darwiniste, tout autant qu'un monogéniste proprement dit, peut-il voir autre chose que des *races* dans les groupes humains mis en contact sur ces terres lointaines ? Je comprendrais fort bien que, fidèle à sa théorie, il vît dans les *races actuelles* autant d'*espèces en voie de se séparer*. Mais, en admettant que la séparation est d'ores et déjà effectuée, Hæckel et ses adhérents se sont comme à plaisir mis en contradiction avec tout ce que démontrent l'observation et l'expérience.

A. DE QUATREFAGES.

BIBLIOGRAPHIE. — AGASSIZ (Louis). *De l'espèce et de la classification en zoologie.* — DU MÊME. *Sketch of the Natural Provinces of the Animal World and their Relation to the different Types of Man.* — DU MÊME. *Lettre à MM. Nott et Gliddon (Indigenous Races of the Earth).* — BEECHLEY. *Voyage de la « Blossom ».* — BLUMENBACH (J.-Frédéric). *De generis humani varietate nativâ.* — BORY DE ST-VINCENT. *L'homme.* — BOUCHER DE PERTHES. *Antiquités celtiques et antédiluviennes.* — BOUDIN (J.-C.-M.). *Traité de géographie et de statistique médicales.* — BOURBOURG (Abbé Brasseur de). *Histoire des nations civilisées du Mexique.* Lettre adressée à M. C.-C. Rafn. — BOURGEOIS (l'abbé). *Découverte d'instruments en silex dans le dépôt à Elephas meridionalis aux environs de Chartres.* In *Comptes rendus de l'Académie des sciences,* 1869. — DU MÊME. *Étude sur les silex travaillés trouvés dans les dépôts tertiaires de Thenay, près Pont-Levoy (Loire-et-Cher).* In *Congrès d'anthropologie et d'archéologie préhistorique,* session de Paris, 1868, et session de Bruxelles, 1873. — BRENCHLEY. *The Cruize of the Curaçoa.* — BROCA. *Recherches sur l'hérédité animale.* — DU MÊME. *Classification et nomenclature crâniologiques.* — BUFFON. *Histoire naturelle.* — CANDOLLE (Alphonse de). *Géographie botanique.* — DU MÊME. *Origine des plantes cultivées.* — CAPELLINI (Giovanni). *L'homo pliocenico in Toscana,* 1879. — DU MÊME. *Note sur le même sujet.* In *Rapport sur le Congrès d'anthropologie et d'archéologie préhistoriques,* session de Lisbonne, 1880. — CHEVREUL (Eugène). *Rapport sur l'ampélographie de M. le comte Odart.* — CUVIER (Georg). *Le règne animal.* — DU MÊME. *Discours sur les révolutions du globe.* — CUZENT. *O'Taïti.* — DARWIN (Charles). *Origine des espèces.* — DU MÊME. *De la Variation des animaux et des plantes sous l'action de la domestication.* — DU MÊME. *La descendance de l'homme et la sélection sexuelle.* — DU MÊME. *Journal of Researches during the Voyage of H. M. S. « Beagle » round the World.* — DENIS (Ferdinand). *Histoire du Brésil.* — DU MÊME. *Le Brésil.* — DESMOULINS (A.). *Histoire naturelle des races humaines.* — DESNOYERS (Jules). Article GROTTES dans le *Dictionnaire de d'Orbigny.* — DU MÊME. *Note sur les indices matériels de la coexistence de l'homme avec l'Elephas meridionalis dans un terrain des environs de Chartres.* In *Comptes rendus de l'Académie des sciences,* 1863. — DUMONT D'URVILLE. *Voyage de l'« Astrolabe ».* — DU MÊME. *Voyage pittoresque autour du monde.* — DUPONT (Édouard). *Des temps préhistoriques en Belgique.* — ELLIS. *Polynesian Researches.* — FORSTER. *Second voyage de Cook.* — GEOFFROY ST-HILAIRE (Isidore). *Histoire naturelle des règnes organiques.* — GERVAIS (Paul). *Histoire naturelle des Mammifères.* — GOBINEAU (Comte A. de). *Essai sur l'inégalité des races humaines.* — GODRON. *De l'espèce et de la race dans les êtres organisés.* — GRATIOLET (P.). *Anatomie comparée du cerveau de l'homme et des singes.* — DU MÊME. *Mémoire sur les plis cérébraux de l'Homme et des Primates.* — GRAVIER (Gabriel). *Découverte de l'Amérique par les Normands au dixième siècle.* — HÆCKEL (Ernest). *Histoire de la création naturelle.* — DU MÊME. *Anthropogénie.* — HAMILTON SMITH (L. C. Chas.). *The natural History of the Human Specie.* — HECKEWELDER. *Histoire, mœurs et coutumes des nations indiennes.* — HOVELACQUE (Abel). *Notre ancêtre.* — HOVELACQUE et HERVÉ. *Précis d'anthropologie.* — HUMBOLDT (Alexandre de). *Cosmos.* — JOUAN. *L'archipel des Marquises.* In *Revue coloniale,* 1858. — KERKHALET (P. de). *Considérations générales sur l'océan Pacifique.* — KNOX. *The Races of Man.* — LACROIX (Fr.). *Histoire des régions circumpolaires.* — LAMARCK (J.-B. P.-A. de Monet de) *Zoologie philosophique.* — DU MÊME. *Introduction à l'histoire des animaux sans vertèbres.* — LARTET (Édouard). *Sur l'ancienneté de l'espèce humaine dans l'Europe occidentale.* In *Annales des sciences naturelles,* 1860. — DU MÊME. *Nouvelles recherches sur la coexistence de l'homme et des grands Mammifères fossiles réputés caractéristiques de la dernière période géologique.* In *ibidem,* 1861. — LATHAM (Rob.-Gordon). *Descriptive Ethnology.* — DU MÊME. *The natural History of the Varieties.* — LEREBOULLET. *Esquisses zoologiques sur l'homme.* — LESSON (Dr A.). *Les Polynésiens, leur origine, leurs migrations, leur langage.* Ouvrage rédigé d'après les manuscrits de l'auteur par M. le Dr Ludovic Martinet. — LUBBOCK (Sir John). *L'homme avant l'histoire.* — LUCAS (P.). *Traité philosophique et physiologique de l'hérédité naturelle.* — LUND. *Lettre à Rafn* (1844). In *Mémoires de l'Académie des antiquaires du Nord,* 1845. — MARINER. *An Account of the Natives of the Tonga Islands.* — MATHIAS (Le R. P.). *Lettres sur les îles Marquises.* — MILNE EDWARDS (Henri). *Leçons sur la physiologie et l'anatomie comparées.* — MŒRENHOUT. *Voyage aux îles du Grand Océan.* — MAURY (Alfred). *La terre et l'homme.* —

Mortillet (Gabriel de). *Le préhistorique.* — Du même. *Les précurseurs de l'homme et les singes fossiles.* In *Revue scientifique*, 1880. — Müller (Max). *La science du langage.* — Murray (Andrew). *The Geographical Distribution of Mammals.* — Nott (J.-C.) et Gliddon (G.-R.). *Types of Mankind.* — Des mêmes. *Indigenous Races of the Earth.* — Périer (J.-A.-N.). *Essai sur les croisements ethniques.* In *Mémoires de la Société d'anthropologie.* — Perrier (Edmond). *Les colonies animales.* — Philippi (P. de). *L'homme et le singe.* — Pickering (Charles). *The Races of Man and their Geographical Distribution.* — Pouchet (George). *De la pluralité des races humaines.* — Pritchard. *Researche into the Physical History of Mankind.* — Quatrefages (Armand de). *Unité de l'espèce humaine.* — Du même. *Rapport sur les progrès de l'anthropologie en France.* — Du même. *Les Polynésiens et leurs migrations.* — Du même. *Charles Darwin et ses précurseurs français.* — Du même. *L'espèce humaine.* — Du même. *Hommes fossiles et hommes sauvages.* — Du même. *Introduction à l'étude des races humaines.* — Du même. *Les Pygmées des Anciens et la science moderne.* Quetelet. *Anthropométrie.* — Rafn (C.-C.). *Antiquitates americanæ.* — Rameau (E.). *La France aux colonies.* — Ribeiro (Carlos). *L'homme tertiaire en Portugal.* In *Congrès d'anthropologie et d'archéologie pré-historiques*, session de Bruxelles, 1873, et session de Lisbonne, 1880. — Roulin (F.). *Sur quelques changements observés chez les animaux domestiques transportés dans le nouveau continent.* In *Mémoire des savants étrangers*, t. VI — Salles (Comte Eusèbe de). *Histoire générale des races humaines.* — Salvado (Rudesimo). *Mémoires sur l'Australie.* — Saporta (Marquis G. de). *Un essai de synthèse paléoethnique.* In *Revue des Deux Mondes*, 1883. — Thomson. *The Story of New-Zealand.* — Topinard (Dr Paul). *L'anthropologie.* — Verlot. *Sur la production et la fixation des variétés dans les plantes d'ornement.* — Du même. *La création; essai sur l'origine des êtres.* — Virey. *Histoire du genre humain.* — Waits (T.). *Introduction to Anthropology*, trad. — Wallace (A.-Russel). *Contribution to the Theory of Natural Election.* — Du même. *The Origine of Human Races.* In *Anthropological Review*, 1864. — Wilson (Daniel). *Some American Illustrations of the Evolution of new Varietes of Man.* In *the Journal of the Anthropological Institute*, 1879. — X.... *Exode des Tartares Kalmouks.* In *Revue Britannique*, 1854.   A. de Q.

ESPÈCES MÉDICINALES.   On désigne sous ce nom les mélanges magistraux ou officinaux de plantes ou parties de plantes desséchées, ayant des propriétés physiques ou un mode d'action analogues. Quelquefois encore on donne le nom d'espèces à certaines poudres composées.

Il faut avoir soin, autant que possible, de ne réunir que des substances de texture analogue, les feuilles avec les feuilles, les racines avec les racines, etc. Autrement le mélange n'est pas homogène et les véhicules n'épuisent pas également les substances qui y entrent.

Dans la plupart des *espèces officinales*, les composants sont à parties égales. Elles servent à préparer des infusions et des décoctions avec lesquelles on fait des tisanes, des lotions, des boissons, des gargarismes, des injections, etc. La dessiccation en doit être parfaite et on les conserve dans des vases bien clos pour empêcher l'action de l'air, de l'humidité et de la lumière; on doit les renouveler fréquemment. Nous indiquerons ici les principales espèces officinales.

Espèces pectorales. Les espèces avec les fleurs se préparent avec parties égales de bouillon blanc, de coquelicot, de guimauve, de mauve, de pied-de-chat, de tussilage, de violette, qu'on mélange. Les espèces avec les fruits s'obtiennent avec parties égales de dattes privées de leur noyau, de figues, de jujubes, de raisins de Corinthe; on incise, puis on mélange.

Ces deux sortes d'espèces pectorales servent à préparer des tisanes adoucissantes, utiles dans les affections pulmonaires avec toux.

Espèces aromatiques ou stimulantes. On prend parties égales de feuilles et sommités d'absinthe, d'hysope, de menthe poivrée, d'origan, de romarin, de sauge, de serpolet, de thym. On incise et on mêle. Les boissons aromatiques se préparent par infusion dans des vases clos; on les administre chaudes.

Espèces diurétiques ou apéritives. Prenez parties égales de racine d'ache, d'asperge, de fenouil, de persil, de petit houx ; incisez et mêlez. On prépare les infusions en vase clos et on prend chaud.

ESPÈCES SUDORIFIQUES. On les obtient avec parties égales de bois de gaïac râpé et dépoudré, de racine de salseparcille fendue et coupée, de racine de squine et de racine de sassafras coupées. Mêlez et faites bouillir en vase clos après avoir laissé macérer pendant quelques heures.

ESPÈCES PURGATIVES ou THÉ DE SAINT-GERMAIN. *Voy.* THÉS MÉDICAMENTEUX.

ESPÈCES CARMINATIVES. Se préparent avec les semences dites carminatives, parties égales de fruits d'anis vert, de carvi, de coriandre, de fenouil. Elles s'emploient en tisanes.

ESPÈCES ÉMOLLIENTES. Prenez parties égales de feuilles de bouillon blanc, de guimauve, de mauve, de pariétaire. On en fait des décoctions qui servent en fomentations, injections, lavements, etc.

ESPÈCES VULNÉRAIRES ou THÉ SUISSE. *Voy.* VULNÉRAIRE.   L. HN.

ESPELETIA (*Espeletia* Mut.). Genre de Composées, du groupe des Hélianthées, dont les représentants sont des herbes vivaces, résineuses, couvertes d'une pubescence laineuse très-épaisse. Leur grands capitules radiés ont les fleurs de la circonférence entourées d'un large involucre et les achaines dépourvus d'aigrette.

Les *Espeletia* sont propres aux régions andines de l'Amérique du Sud. On en connaît une dizaine d'espèces. La plus importante est l'*E. grandiflora* Humb. et Bonpl., qui fournit une substance résineuse employée pour la reliure.

ED. LEF.

BIBLIOGRAPHIE. — DE CANDOLLE. *Prodr.*, V, 516. — ENDLICHER. *Gen.*, n° 2476. — BENTHAM et HOOKER. *Gen.*, II, 347. — ROSENTHAL. *Syn. pl. diaph.*, p. 272. — BAILLON (H.). *Hist. des pl.*, VIII, p. 234.   ED. LEF.

ESPENBERG (KARL von). Médecin russe, né le 15 août 1761, à Höbbet (Esthlande). Il fut reçu docteur à Erlangen en 1796 (*Diss. de febris mercurialis efficacia in sananda lue venerea dubia*, Erlangae, 1796, in-8°), obtint le droit d'exercer en Russie en 1797 et fit avec Krusenstern, sur le *Nadesdha*, le tour du monde (1802-1806) en qualité de médecin du navire. Il exerça ensuite la médecine à Reval et mourut sur la propriété de Hukas (Esthlande) le 19 juillet 1822. Ses principaux ouvrages sont relatifs au voyage autour du monde :

I. *Nachrichten über den Gesundheitszustand der Mannschaften auf der « Nadeshda »* *während der Reise 1802-1806*. In *Krusenstern's Reise....* Petersburg, 1812, in-4°. — II. *Nachrichten von seinem Aufenthalte auf der Insel Nukahiva*. In *Freimüthiger*, 1805.
L. HN.

ESPRIT. *Voy.* DÉMONS et SPIRITISME.

ESPRIT. **Chimie.** Dans l'ancienne chimie on donnait le nom d'*esprit* à toute substance liquide obtenue par distillation. Ainsi l'on distinguait, entre autres, les *esprits inflammables* (esprit-de-vin, huiles essentielles, etc.), les *esprits acides* (esprit de nitre, de sel, etc.), les *esprits alcalins* (esprit volatil de corne de cerf, etc.). Quelques-unes de ces dénominations sont restées dans le langage populaire et même jusqu'à un certain point dans le langage scientifique, dans lequel ils désignent quelquefois des médicaments composés ou en général les *esprits* dans le sens d'*eaux spiritueuses* ou *alcoolats*. Nous donnerons l'énumération par ordre alphabétique des principaux esprits, qu'il s'agisse des esprits des Anciens ou de médicaments composés.

Esprit acide du bois (Boerhaave). Le vinaigre de bois ou acide pyroligneux.

Esprit alcalin volatil ou *esprit de sel ammoniac*. Le gaz ammoniac ou encore l'ammoniaque liquide.

Esprit d'anis. Préparation stomachique excitante qui s'obtient en mettant macérer pendant deux jours 1 partie de fruits d'anis dans 8 parties d'alcool à 80 pour 100, puis en soumettant à la distallation au bain-marie.

Esprit ardent ou *esprit de vin*. L'alcool éthylique, en particulier l'alcool rectifié.

Esprit de bois ou *esprit adiaphorétique* (Boyle). L'alcool méthylique.

Esprit de cochléaria ou *esprit ardent de cochléaria*. L'alcoolat de cochléaria composé.

Esprit de Mindererus. Préparation confondue à tort avec l'acétate d'ammoniaque; elle s'obtient en traitant l'esprit volatil de corne de cerf, riche en carbonate d'ammoniaque, par du vinaigre rectifié. Elle est constituée essentiellement par de l'acétate d'ammoniaque, mélangé avec des produits pyrogénés qui lui communiquent des propriétés stimulantes spéciales.

Esprit de nitre. L'acide nitrique étendu d'eau.

Esprit de nitre dulcifié ou *alcoolé nitrique*. On l'obtient avec : acide nitrique à 35 degrés, 1 partie; alcool à 80 degrés, 2 à 4 parties. Cette préparation s'emploie comme diurétique.

Esprit pyroacétique. L'acétone.

Esprit pyroligneux ou *pyroxylique*. L'alcool méthylique.

Esprit recteur (Boerhaave). Anciennement l'*arome*, la source de l'odeur dans les substances odorantes.

Esprit de sel. L'acide chlorhydrique dilué.

Esprit de sel dulcifié. Préparation obtenue avec acide chlorhydrique à 22 degrés, 1 partie, et alcool à 36 degrés, 2 ou 3 parties. On lui attribue des propriétés diurétiques.

Esprit de sel fumant. Solution aqueuse d'acide chlorhydrique à un degré élevé de concentration.

Esprit de soufre. L'acide sulfureux.

Esprit de tartre. L'acide pyrotartrique.

Esprit de Vénus ou *esprit de cuivre*. L'acide acétique concentré ou vinaigre radical.

Esprit-de-vin. L'alcool de vin non rectifié.

Esprit de vinaigre. Le vinaigre radical.

Esprit de vitriol. L'acide sulfurique dilué.

Esprit volatil. Ce terme s'appliquait jadis au produit de la distillation sèche de diverses matières animales; on préparait un *esprit volatil de crâne humain*, *de corne de cerf, de crapaud, de vipère*, etc. Tous ces produits renferment de l'acétate et du carbonate d'ammoniaque mêlé d'huiles empyreumatiques, telles que l'*huile volatile de corne de cerf*, etc. L'esprit volatil de corne de cerf, séparé de l'huile empyreumatique et rectifié par distillation au bain de sable, est parfois encore employé comme antispasmodique.

Esprit volatil aromatique de Sylvius. Préparation dans laquelle entrent :

Écorce d'orange............	} āā 100 grammes.
Écorce de citron............	
Vanille............	30 —
Cannelle............	15 —
Girofle............	10 —
Sel ammoniac............	}
Carbonate de potasse............	} āā 500 —
Eau de cannelle............	}
Alcool à 80 degrés............	}

On fait macérer ces substances pendant deux jours, puis on soumet le tout à la distillation au bain-marie.

L'esprit volatil aromatique de Sylvius est parfois employé comme stimulant diffusible et diaphorétique.

Esprit volatil de succin. On donne ce nom au liquide qui se condense au fond du récipient lors de la préparation de l'huile volatile de succin; on y trouve à côté d'huiles empyreumatiques de l'acide acétique et de l'acide succinique.
L. Hn.

ESQUIMAUX. Populations habitant actuellement les régions polaires de l'Amérique et d'une partie de l'Asie; ils se donnent à eux-mêmes le nom d'*Innuits* (hommes) et rejettent celui d'*Eskimos* (mangeurs de viande crue) qui leur a été donné par leurs ennemis, les Peaux-Rouges. Les Esquimaux se divisent en trois groupes suivant leur habitat : les Esquimaux du Groënland (*voy.* GROËN-LAND), les Esquimaux de l'ex-Amérique russe et les Tchoukchis d'Asie. Malgré les distances qui les séparent, les tribus de ces régions présentent le même type et à très-peu de chose près le même langage (*voy.* SAUVAGES [*Races*], 3e sér., t. XV, p. 97 et suiv.).
L. Hn.

ESQUIROL (JEAN-ÉTIENNE-DOMINIQUE). Médecin français, né à Toulouse, le 3 février 1772, mort à Paris, le 12 décembre 1840. Il se destinait à l'état ecclésiastique; survint la Révolution qui l'envoya à l'armée; il entra dans le service médical et, en 1794, il se trouvait comme élève dans les hôpitaux militaires de Narbonne. Il étudia ensuite à Montpellier, puis vint à Paris, devint l'interne de Pinel à la Salpêtrière et aida ce célèbre praticien à rédiger sa *Médecine clinique.* En 1799, il fonda un établissement pour la guérison des maladies mentales. Reçu docteur en 1805, il visita, en 1808, tous les hôpitaux d'aliénés de France et fut nommé, en 1811, médecin de la Salpêtrière. Il commença en 1817 ses cours de clinique des maladies mentales et amena le gouvernement à nommer une commission spéciale. Il contribua beaucoup à modifier le régime barbare auquel les aliénés étaient soumis. Les asiles de Rouen, de Nantes, de Montpellier, ont été bâtis d'après ses indications. Il fut nommé en 1823 inspecteur général de l'Université près les facultés de médecine et, en 1826, médecin en chef de l'hospice de Charenton. Il fut au nombre des premiers membres titulaires de l'Académie de médecine créée en 1828 Outre des mémoires insérés dans les journaux scientifiques, des articles dans le *Dictionnaire des sciences médicales* et l'*Encyclopédie des gens du monde,* il a publié : *Des maladies mentales, considérées sous les rapports médical, hygiénique et médico-légal.* Paris, 1838, 2 vol. in-8°.
L. Hn.

ESSE (C.-H.). Hygiéniste allemand, celui qui a le plus fait pour l'organisation des hôpitaux de son pays, né à Berlin en 1808. Il était le fils d'un serrurier. Esse servit d'abord dans l'artillerie, puis dans l'administration à Stettin et à Berlin. En 1842, il devint caissier à l'hôpital de la Charité de cette ville, et rendit dans cette modeste situation de tels services que le ministre Eichhorn lui confia les fonctions d'inspecteur en chef. Peu après il partagea avec Wolff la direction de l'hôpital, fut en 1850 nommé directeur de l'administration de celui-ci, et à la mort de von Horn, qui était le directeur médical, devint seul directeur de tous les services de l'établissement. Il prit sa retraite en 1873.

Esse fut attaché au Conseil de santé du ministère et y rendit les plus grands services : il se trouva, par la force des choses, en relation avec toutes les administrations de l'État et des communes, de même qu'avec les Universités du royaume, et par son influence introduisit partout des améliorations et des réformes utiles. En 1855, il fut nommé conseiller intime ; lors de son quatrième centenaire, l'Université de Greifswald lui conféra le titre de docteur en médecine *honoris causâ*.

Esse mourut le 8 décembre 1874. Ses titres à la reconnaissance de ses concitoyens et de l'humanité tout entière sont exposés dans une très-importante notice que lui a consacrée P. Börner (*Deustsche Vierteljahrsschrift für. öff. Gesundheitspflege*, Bd. VIII, p. 557, 1875). Citons seulement de lui :

I. *Die Krankenhäuser, ihre Einrichtung und Verwaltung.* Berlin, 1857, in-8°, 8 pl. ; 2. Auflage, ibid., 1868, gr. in-8°, avec atlas. — II. *Das neue Krankenhaus der jüdischen Gemeinde zu Berlin, in seinen Einrichtungen dargestellt.* Berlin, 1861, in-8°, 13 pl. lith. — III. *Das Baracken-Lazareth der kgl Charité zu Berlin.* Berlin, 1868, in-4°, fig. — IV. *Das Augusta-Hospital und das mit demselben verbundene Asyl für Krankenpflegerinnen zu Berlin.* Berlin, 1873, in-fol., pl. — V. Articles dans *Annalen des Charité-Krankenhauses, Deutsche Viertelj. f. öffentliche Gesundheitspflege*, etc.   L. Hn.

ESSENCES. Les essences, encore appelées *huiles essentielles* ou *volatiles*, sont des substances à aspect huileux, volatiles, généralement très-odorantes, peu solubles dans l'alcool et l'éther, incolores ou jaunâtres, inflammables, très-altérables à l'air et se transformant en une sorte de résine. La plupart existent toutes formées dans les plantes, d'autres ne prennent naissance qu'au moment où les parties végétales sont mises en contact avec l'eau : telle est l'essence d'amandes amères ou aldéhyde benzoïque, qui est le résultat de l'action de l'émulsine sur l'amygdaline ; telle l'essence de moutarde, qui se forme par l'action de la myrosine sur le myronate de potasse. On les prépare, soit par distillation des plantes avec l'eau (c'est le cas le plus fréquent), soit par incision des plantes (essence de laurier de la Guyane, essence du *Dryobalanops camphora*), soit par expression (essence de citron, d'orange, etc.) ; on les rectifie par distillation.

Au point de vue de leur composition, les essences sont *hydrocarbonées, oxygénées* ou *sulfurées*.

Les essences hydrocarbonées ne comprennent que les *hydrocarbures* isomériques ou polymériques du térébenthène, $C^{10}H^{16}$, et se trouvent le plus souvent associées à des essences oxygénées. Elles sont plus légères que l'eau et leur point d'ébullition varie soit entre 160 et 175 degrés, soit entre 246 et 260 degrés ; il est probable que les premières répondent à la formule $C^{10}H^{16}$, les secondes à la formule $C^{15}H^{24}$. Citons comme exemples les hydrocarbures des essences d'orange, de cédrat, de citron, de bergamote, de carvi, de fenouil, de cascarille, de sureau, de baies de laurier, de gaultheria, d'absinthe, d'anis, de menthe, de thym, d'eucalyptus, de myrte, de persil, de romarin, de girofle, de cubèbe, de copahu, d'acore, etc., dont un grand nombre sont connus sous des noms particuliers, tels que citrène, gaulthérilène, apiol, cubébène, copahuvène, etc. Ces hydrocarbures, en absorbant de l'acide chlorhydrique, donnent naissance aux corps connus sous le nom de *camphres artificiels*.

Les essences sulfurées forment un groupe assez naturel renfermant les essences de moutarde, d'ail, d'asa fœtida, de capucine, etc.

Enfin les essences oxygénées, très-souvent mélangées avec des hydrocarbures, sont très-différentes quant à leurs fonctions chimiques ; ce sont des *aldéhydes* (essences d'amandes amères, de cannelle, de cumin, de camphre du Japon, etc.), des *acétones* (essence de rue, etc.), des *phénols* (essence de girofle, de thym, de piment, d'iva, etc.), des *alcools* (huile de pomme de terre, camphre de menthe, camphre ordinaire, bornéol, essence de géranium, etc.), des *éthers* (essence de gaulthérie, de panais, etc.). Les essences oxygénées sont généralement moins denses que l'eau, à moins qu'elles ne soient très-riches en oxygène. Leur point d'ébullition varie entre 160 et 240 degrés, la présence des hydrocarbures l'abaisse généralement. On sépare les essences mélangées par la distillation fractionnée, ou bien en détruisant l'une d'entre elles, enfin en combinant l'une d'entre elles à un autre corps : ainsi on se débarrasse des aldéhydes au moyen de bisulfite de soude, et les hydrocarbures surnagent. Quand le principe oxygéné dissous dans le mélange est solide, on le désigne sous le nom de *camphre* ou de *stéaroptène*, tandis que la partie liquide est connue sous le nom d'*éléoptène*. La dénomination de camphre est vicieuse en raison de la confusion qu'elle tend à établir avec le vrai camphre.

Nous n'avons pas à décrire ici les essences diverses, celles-ci se trouvant traitées à leur rang alphabétique ou au nom de la plante qui les fournit.

ESSENCES ARTIFICIELLES. Souvent, lorsque la fonction chimique d'une essence est bien connue, il est possible de l'obtenir artificiellement : telle l'essence d'ulmaire, qu'on produit en oxydant la salicine par un mélange de bichromate de potassium et d'acide sulfurique faible ; de même l'essence de Gaultheria, qui est un éther, s'obtient en traitant un mélange d'alcool méthylique et de salicylate de potasse par l'acide sulfurique ; l'essence d'ananas résulte de la combinaison de l'alcool éthylique avec l'acide butyrique sous l'influence de l'acide sulfurique ; on obtient par une méthode analogue la plupart des essences de fruits, l'essence de pomme, qui est de l'éther amylacétique, l'essence de poire, qui est de l'éther amylvalérique, etc. Toutes ces essences artificielles sont employées dans la parfumerie, la confiserie, etc.

Usages. Les essences sont douées de propriétés stimulantes générales et irritantes locales ; quelques-unes sont toniques à faible dose (essences de rue, de sabine, d'absinthe, etc.). Elles ne s'emploient guère pures, sauf contre les maux de dents et quelquefois en frictions. Elles se donnent ordinairement associées au sucre sous forme d'oléosaccharum (*voy.* ce mot), de pastilles ou de tablettes (*voy.* TABLETTES), de sirops, d'émulsions, etc. (*voy.* ces mots).

La solubilité des essences dans l'eau est souvent assez grande pour communiquer à celle-ci leur odeur et leurs propriétés médicamenteuses ; ces solutions ne sont autre chose que des eaux distillées ou *hydrolats*, employées en médecine. Les essences se dissolvent bien dans l'alcool et constituent alors des *esprits* ou des *alcoolats* (*voy.* EAUX DISTILLÉES, HYDROLATS et ALCOOLATS).

- Quelques préparations pharmaceutiques plus ou moins complexes ont conservé le nom d'essences très-improprement. Citons les plus importantes :

ESSENCE D'AMBRE

Ambre..	1 partie.
Musc.	1 —
Liqueur anodine minérale..	20 —

On nomme encore essence d'ambre la *teinture d'ambre* (*voy*. AMBRE).

ESSENCE ANTIHYSTÉRIQUE

Castoreum.	40 parties.
Asa fœtida..	20 —
Huile de succin..	10 —
Huiles volatiles de sabine et de rue..	ãã 5 —
Alcool rectifié.	800 —

Faites digérer pendant quatre jours, puis soumettez à la distillation au bain-marie; reversez la liqueur sur le résidu en ajoutant camphre 5 et esprit ammoniacal de corne de cerf 80; distillez à siccité. C'est un antihystérique puissant qu'on emploie en frictions sur l'épigastre, en aspirations par le nez et à l'inté-rieur à la dose de quelques gouttes dans un véhicule approprié.

ESSENCE DE CUBÈBE

Extrait de cubèbe..	125 parties.
Alcool à 33 degrés.	360 —

Faites dissoudre.

ESSENCE DE MIRBANE (*voy*. NITROBENZINE)

ESSENCE DE PORTUGAL

Huile volatile d'orange..	90 grammes.
Alcool à 40 degrés.	1 litre.
Vanille.	q. s.

Mêlez.

ESSENCE ROYALE (*voy*. AMBRE, P. 551)

ESSENCE CONCENTRÉE DE SALSEPAREILLE

Salsepareille..	4 grammes.
Sassafras.	
Squine.	
Réglisse..	ãã 1 —
Gaïac..	
Alcool à 56 pour 100..	64 —
Vin généreux.	55 —
Huile volatile de sassafras.	1 goutte.

L. HN.

ESSICH (JOHANN-GOTTFRIED). Médecin allemand, né à Augsbourg, le 24 septembre 1744, docteur en médecine et agrégé au Collége des médecins de cette ville, mort en 1806.

Essich n'a été qu'un compilateur; il a produit 30 volumes en 12 années; ce sont surtout des manuels ou des traités de médecine populaire, qu'on trouvera énumérés dans le *Dictionnaire historique de la médecine*. Nous ne reproduirons pas cette liste.

L. HN.

ESTERLE (CARLO). Chirurgien italien, né en 1818 à Cavalese, dans le Trentin, fit ses études à Padoue et y fut deux ans aide à la clinique chirur-gicale, suppléa pendant un an Signoroni, après le décès de ce chirurgien, dans

la chaire de médecine opératoire. Après de longs voyages sur le continent et
en Angleterre, il vint se fixer dans sa ville natale. Celle-ci l'envoya, en 1848,
siéger dans le parlement allemand de Francfort, et il fit tous ses efforts pour
obtenir la séparation du Trentin de l'Allemagne; il ne réussit pas. De retour
dans sa patrie, il publia, en collaboration avec Luigi Pastorello, la *Gazzetta
medica di Trentino*, qui ne vécut que deux ans. Il acquit une grande réputation comme praticien et opérateur, et en 1857 fut nommé professeur d'accouchements à l'École des sages-femmes d'Alle Laste, près de Trente. A partir
de cette époque, il publia une série d'articles, de mémoires, de rapports
cliniques, etc., en particulier dans les *Annali universali di medicina*. Après
la paix de Villafranca en 1859, il alla se fixer à Novare et y devint membre
du Conseil sanitaire de la province, chirurgien en chef de l'*Ospedale Maggióre*
et professeur d'accouchements au même hôpital. Il mourut des suites d'une
intoxication septique à Novare, le 6 septembre 1862, à peine âgé de quarante-
quatre ans. L. Hn.

ESTEVE (LES DEUX).

Esteve (PEDRO-JAIME). Célèbre médecin espagnol du seizième siècle, né dans
le royaume de Valence, à Morella, d'après Escolano et Nicolas Antonio, à San
Mateo, d'après Ximeno. On ne sait au juste où il fit ses études; tous ses bio-
graphes cependant s'accordent à dire qu'il étudia à Montpellier et à Paris. Il
revint dans sa patrie avec la réputation d'un grand savant : il était en effet très-
versé dans les langues latine, grecque et arabe, dans la philosophie, l'astrologie
et les humanités, et, selon Escolano, éminent en anatomie, en médecine et en
botanique. Il occupa la chaire de botanique à Valence vers 1552.

Esteve est surtout connu par une traduction latine du livre des *Épidémies*
d'Hippocrate : *Hippocratis Coi... Ἐπιδήμων liber secundus, a Petro Jacobo Steve,
medico, latinitate donatus, et fusissimis commentaris illustratus*, etc. Valentiae,
1551, 1583, in-fol. Cet ouvrage est accompagné de commentaires si remarquables
que pendant plusieurs siècles il a passé pour une œuvre de Galien. On cite encore
d'Esteve :

I. *Nicandri Colophonii poetae et medici antiquissimi clarissimique theriaca*. Valentiae,
1552, in-8°; c'est une traduction de cette poésie grecque en vers latins, rédigée dans le
même mètre que l'original. — II. *Diccionario de las yerbas y plantas medicinales que se
hallan en el reino de Valencia*. Cet ouvrage n'a pas été imprimé par suite de la mort de
l'auteur. L. Hn.

Estève (LOUIS). Médecin du dix-huitième siècle, docteur de Montpellier et
membre de la Société royale des sciences de cette ville. Il fit un cours public
qui lui valut beaucoup d'honneurs, d'après Desgenettes. Estève avait de la verve
et l'esprit très caustique. Il a laissé quelques ouvrages :

I. *Traité de l'ouïe, auquel on a joint une observation qui peut servir à éclaircir l'action
du poumon du fœtus*. Avignon, 1751, in-12. — II. *Quæstiones chymico-medicæ duode-
cim*, etc. Montpellier, 1759, in-4°. — III. *La vie et les principes de M. Fizes, pour servir à
l'histoire de la médecine de Montpellier*. Montpellier, 1765, in-8°. — IV. *Lettre d'un
Suisse aux étudiants en médecine de Peironellim* (Montpellier). Glaris, 1775, in-12 (mauvais pamphlet). L. Hn.

ESTHIOMÈNE. *Voy.* VULVE.

ESTHONIENS. *Voy.* RUSSIE, p. 754.

ESTIENNE (Charles). Ce médecin appartenait à la famille des *Estienne*, imprimeurs justement célèbres de Paris. Il était le troisième fils de Henri Estienne et frère puîné de Robert Estienne, si connu par les belles éditions qu'il a données et par son profond savoir. Seul de sa famille Charles Estienne embrassa la carrière médicale. Il fut reçu docteur à Paris le 8 mai 1542. Son frère Robert ne faisait pas de brillantes affaires dans sa maison et boutique de la rue Saint-Jean-de-Beauvais, à l'enseigne de l'Olivier. Charles tenta de les relever, mais inutilement. La maison, ébranlée depuis longtemps par d'implacables créanciers, finit par sombrer. Charles Estienne subit le sort de son frère et fut incarcéré. Telle était la détresse du prisonnier que ce dernier, du fond de son cachot, se vit obligé de recourir à la bienveillance et à la sympathie de ses collègues, les médecins de Paris, et sur sa demande la Faculté lui accordait, le 31 août 1563, un secours de dix couronnes d'or, comme en témoigne le livre VII, fol. 74, des *Registres-Commentaires*. Il mourut l'année suivante dans la misère.

On a de lui :

I. *Paradoxes ou propos contre la commune opinion débatus en France des déclamations forenses, pour exciter les jeunes esprits en causes difficiles*, 1554, in-8°. — II. *Paradoxe que le plaider est de chose très utile et nécessaire à la vie de l'homme*, 1554, in-8°. — III. *Dictionarium latino-græcum*, 1554, in-8°. — IV. *De nutrimentis libri*. Parisiis, 1550, in-8°. — V. *Vinetum, in quo varia vitum, uvarum, vinorum, antiqua, latina vulgariaque nomina.., continentur*. Parisiis (s. d.), 1537, in-8°. — VI. *De vasculis libellus, adolescentulorum causa... ex Ray filio decerptus*. Parisiis, 1536, in-8°; 1543, in-8°. — VII. *De latinis et græcis nominibus arborum, fruticum, herbarum, piscium et avium, liber*. Lutetiæ, 1544, in-8. — VIII. *De re hortensi libellus*. Parisiis, 1536, in-8°; 1539, in-8°. — IX. *Seminarium et sive plantarum earum arborum, quæ post hortos conferi solent*. Parisiis, 1536, in-8°; 1540, in-8°. — X. *De re vestiaria libellus, ex Ray filio excerptus*. Parisiis, 1536, in-8°. 2° édit. — XI. *Sylva-Frutetum-Collis*. Parisiis, 1538, in-8°. — XI. *Arbustum-Fonticulus-Spinetum*. Parisiis, 1538, in-8°. — XII. *De rectâ latini sermonis pronunciatione et scriptura*. Parisiis, 1538, in-8°. — XIII. *De re navali libellus*. Parisiis, 1537, in-8°. — XIV. *Seminarium et plantarum fructiferarum præsertim arborum quæ post hortos conferi solent*. Parisiis, 1543, in-12°. — XV. *La dissection des parties du corps humain*, en trois livres, faictz par Charles Estienne ... avec les figures et déclarations des incisions, composées par Estienne de la Rivière, chirurgien. Paris, 1540, in-fol.; 1546, in-fol. — XVI. *L'agriculture et Maison rustique*, par Charles Estienne et Jean Liebault. Paris, 1637, in-4°. — XVII. *Dictionarium historicum ac poeticum*. Lutetiæ, 1544, in-4°. A. C.

ESTLANDER (Opération d'). *Voy.* Poitrine.

ESTLANDER (Jakob-Auguste). Médecin finlandais, né à Helsingfors le 24 décembre 1831, était le fils d'un pasteur protestant. Il fut reçu licencié en médecine en 1858 (*Nekros i ben*, Helsingfors, in-8°) et docteur en médecine et en chirurgie en 1860. Dans l'intervalle, 1858-1859, il visita Paris et Londres; dans cette première capitale, il fut un élève assidu de Nélaton. Il fut nommé professeur de chirurgie à l'Université d'Helsingfors le 22 février 1860. Il prit part en 1867 au Congrès international médical de Paris et en 1876 à celui de Philadelphie. Il mourut le 4 mars 1881, de la fièvre palustre, à Messine, où il s'était rendu pour raison de santé (bronchite chronique).

Estlander était un opérateur très-hardi et très-habile. Il aimait la France et habitait fréquemment Paris. C'est dans un journal français, la *Revue de médecine et de chirurgie*, en 1879, qu'il publia son fameux mémoire sur la *Résection des côtes dans l'emphysème chronique*, opération devenue classique, et qui depuis est désignée sous son nom (*opération d'Estlander*). Il a encore donné à la même revue sa *Méthode d'autoplastie de la joue ou d'une lèvre par un lambeau emprunté à l'autre lèvre* (ibid., 1877), son *Étude clinique sur les tumeurs malignes du sein chez la femme* (ibid., 1880), enfin l'*Ostéosarcome de la mâchoire inférieure et son traitement par la résection de cet os* (ibid., 1879) ; ajoutons d'importants mémoires dans quelques revues allemandes, enfin de nombreux articles dans *Finska läkare Sällskapets Handlingar*, 1869-1880 ; dans *Nordiskt medecinskt Arkiv*, 1870-1879, etc.   L. Hn.

ESTOHER (Eau minérale d'). *Athermale, bicarbonatée ferrugineuse faible, carbonique faible.* Dans le département des Pyrénées-Orientales, dans l'arrondissement et à 9 kilomètres de Prades. Une seule source jaillit à Estoher d'une roche schisteuse. Son eau est claire, limpide et transparente, sous une couche épaisse d'enduit ocracé indiquant qu'elle est très-ferrugineuse. Des bulles gazeuses très-fines et très-rares viennent s'épanouir à sa surface. Elles n'a aucune action sensible sur les préparations de tournesol, qu'elle finit par rougir à peine. Sa température est de 15 degrés centigrade. On n'en connaît pas l'analyse chimique exacte, car Anglada s'est contenté de dire : « Les réactifs versés dans cette eau minérale n'y indiquent que l'absence des chlorures et de la chaux, tandis qu'ils ont montré des traces très-sensibles d'acide sulfurique et par conséquent de sulfates. »

Aucun établissement n'existe à Estoher, dont l'eau est utilisée en boisson et en lotions seulement. Elle est prise à l'intérieur le matin à jeun par les habitants à la dose de 2 ou 3 verres. C'est pour remédier à un vice du sang dont l'élément globulaire s'est modifié ou a disparu à la suite de maladies longues, de pertes de sang naturelles ou accidentelles, d'anémie ou de chlorose, qu'on la boit avec le plus de succès. Les lotions avec l'eau de cette source guérissent promptement les ulcères atoniques, et principalement ceux des jambes, occasionnés par l'existence de varices qui rendent la circulation capillaire difficile, surtout au niveau des malléoles.   A. R.

ESTOMAC. I. Anatomie et histologie. L'étude de l'évolution phylogénétique et ontogénétique montre que primitivement l'appareil digestif est une simple cavité qui s'ouvre à l'extérieur par un orifice unique, la bouche. Bientôt apparaît une seconde ouverture, l'ouverture anale, par laquelle sont expulsés les résidus des substances alimentaires, et à cette période du développement on peut se figurer l'appareil digestif comme un canal régulier, uniformément calibré, qui traverse la cavité du corps pour s'ouvrir à ses deux extrémités dans le milieu ambiant. Indépendamment d'une série d'autres perfectionnements dont nous n'avons pas à parler ici, on voit de très-bonne heure s'effectuer sur le trajet du tube digestif certaines modifications qui permettent de le diviser en régions morphologiquement distinctes. Ces régions sont : l'intestin antérieur, l'intestin moyen et l'intestin postérieur ou terminal. Chacune de ces parties peut à son tour subir certaines différenciations (changements de calibre, de structure, etc.) et se subdiviser en régions secondaires. C'est ainsi que l'intestin antérieur, au lieu de conserver dans toute son étendue un même calibre uniforme, se dilate dans sa portion qui précède immédiatement l'intestin moyen, pour former une sorte de réservoir dans lequel les aliments séjournent plus ou moins facilement. Tout d'abord ce n'est qu'une simple dilatation du tube sans modifications dans la structure de ses parois, par conséquent sans modifications importantes dans son fonctionnement, mais bientôt une partie des éléments, comme on le sait, d'origine entodermique, prennent des caractères différents de ceux des éléments primitifs, acquièrent des propriétés toutes spéciales, et jouent un rôle bien défini, qui leur appartient en propre, dans la digestion.

Dès lors la dilatation de l'intestin antérieur est devenue un organe nettement caractérisé à tous les points de vue, aussi distinct du reste de l'intestin antérieur que celui-ci l'est de l'intestin moyen : cet organe est l'Estomac.

ANATOMIE COMPARÉE. Chez presque tous les Invertébrés, à partir des Vers, le tube digestif présente sur une partie de son trajet un renflement qui a généralement reçu le nom de cæcum stomacal ou d'estomac, de telle sorte que nous pourrions jusqu'à un certain point nous croire autorisé à envisager cet organe dans les différentes Classes de cet Embranchement. Outre que les limites restreintes de cet article ne nous permettent pas d'entreprendre cette étude, nous devons nous hâter de dire que le terme estomac appliqué aux Invertébrés semble n'impliquer qu'une simple analogie de forme extérieure avec la région de l'intestin connue sous ce nom chez les Vertébrés ; et, en admettant même qu'il y ait homologie, nos connaissances sur le développement anatomique, et surtout sur l'histologie du tube digestif des Invertébrés, sont encore trop incomplètes pour que l'on puisse chercher à l'établir avec quelque précision. Nous nous contenterons donc, pour ces raisons, d'étudier l'Estomac chez les Vertébrés.

Chez la plupart des Vertébrés inférieurs la limite entre l'estomac et l'œsophage ne se voit pas à l'extérieur. L'intestin antérieur se dilate graduellement à l'une de ses extrémités, de telle sorte qu'en réalité il n'y a ni œsophage ni estomac morphologiquement bien différenciés : il y a un tube œsophago-stomacal. De même il arrive fréquemment qu'il n'y a pas de séparation entre l'intestin moyen et l'extrémité correspondante du renflement stomacal, et ce n'est alors qu'en examinant l'intérieur de la cavité qu'il est possible de faire la part exacte de ce qui revient à ces deux portions du tube digestif. La limite, d'après Gegenbaur et Wiedersheim, serait établie par l'embouchure du conduit excréteur du foie. Si l'on remarque cependant que ce canal excréteur peut déboucher dans l'intestin à des hauteurs très-variables, on verra que ce point de repère n'a rien de bien rigoureux. Dans certains cas il faudra s'en contenter, faute d'un autre, mais le plus souvent il existe une disposition anatomique qui nous paraît devoir fournir une ligne de démarcation plus précise. En effet, on voit apparaître de très-bonne heure, et d'une façon presque constante, une valvule, la valvule pylorique, qui marque nettement le point où finit l'intestin antérieur et par conséquent l'estomac, et celui où commence l'intestin moyen. Enfin l'examen histologique, à défaut de tout autre moyen, révèle la plupart du temps des différences de structure entre l'estomac d'une part, l'œsophage ou l'intestin moyen d'autre part.

Chez l'Amphioxus et l'Ammocœte tout le tube digestif faisant suite directement à la cavité branchiale affecte un trajet rectiligne suivant l'axe du corps, et l'estomac n'en est qu'une simple dilatation sacciforme. Il n'y a pas de valvule pylorique et, si l'on veut absolument imposer une limite à l'estomac du côté de l'intestin moyen, on n'a d'autre ressource que de la placer au niveau de l'embouchure du conduit hépatique, ou, chez l'Amphioxus, du diverticulum que l'on considère comme le foie.

Chez les Cyclostomes adultes (*Petromyzon*, *Myxine*), la disposition de l'estomac est sensiblement la même extérieurement, seulement il y a une valvule pylorique qui le sépare de l'intestin moyen.

Parmi les Poissons, les Dipnoïdes ont un estomac qui n'est pas plus différencié que celui des Cyclostomes. C'est encore une dilatation ovoïde ou à peu près, située sur le trajet de l'intestin qui est rectiligne. L'œsophage se continue insensiblement avec ce renflement. A partir de cet Ordre la valvule pylorique acquiert une existence presque constante; elle ne fait défaut que dans des cas très-rares que nous signalerons.

Dans le Genre des Sélaciens, l'estomac subit un perfectionnement notable; il se replie sur lui-même et se subdivise en deux parties : l'une, partie descendante, qui fait suite à l'œsophage; l'autre, partie ascendante ou tube pylorique, d'un calibre beaucoup plus faible, et qui se dirige d'arrière en avant en formant avec la portion précédente un angle aigu ouvert en avant.

Chez les Ganoïdes cette conformation s'accentue encore (sauf quelques exceptions : *Lepidosteus*) et l'estomac tend de plus en plus à constituer son individualité : le tube pylorique est plus long, son trajet plus compliqué; la partie descendante forme tantôt un renflement rectiligne ovoïde (*Acipenser sturio*), tantôt un appendice piriforme (*Polypterus*) dont le sommet est dirigé en arrière et dans la grosse extrémité duquel débouchent à la fois l'œsophage et le tube pylorique, tout à côté l'un de l'autre. Le conduit pneumatique débouche dans la dilatation stomacale, soit sur la face dorsale (*Sturio*), soit sur la face ventrale.

Parmi les Téléostéens, on observe de grandes variétés dans la forme, les dimensions et les limites de la dilatation stomacale. Dans quelques familles (*Esocidæ, Cyprinidæ*) il n'y a aucune ligne de démarcation extérieure entre les différentes région du tube digestif, et l'embouchure du conduit hépatique permet seule d'établir une limite entre l'estomac et l'intestin moyen. Il y a cependant d'habitude une valvule pylorique. Au point de vue morphologique, l'intestin n'est donc pas beaucoup plus avancé que celui des Cyclostomes et des Dipnoïdes.

Dans la majorité des autres familles (*Gadidæ, Pleuronectidæ, Gobiidæ*). l'estomac est mieux différencié, quoique encore simple; chez quelques-unes enfin (*Percidæ*) il acquiert un développement et une individualité bien caractérisés. On peut lui décrire dans ce cas un cul-de-sac et deux extrémités, l'une pylorique, l'autre cardiaque.

De nombreuses variétés s'observent également parmi les Amphibiens Urodèles, même en ne considérant qu'une seule famille. Tantôt la région de l'estomac est à peine indiquée (*Siren, Proteus*); tantôt (*Menobranchus Menopoma Salamandra*) elle représente un sac plus ou moins long, bien séparé extérieurement de l'œsophage et de l'intestin par un étranglement très-apparent; seulement, cet estomac est encore rectiligne, tandis que chez les Anoures il décrit une courbure caractéristique dirigée du côté gauche, et parfois si accentuée que l'organe se place transversalement (*Bufo*), surtout dans sa moitié postérieure (*Rana*).

L'estomac des Sauriens et des Ophidiens possède en général, bien qu'il soit toujours nettement délimité, une conformation plus simple que celle que l'on trouve parmi les Amphibiens Anoures, et qui se rapprocherait plutôt de celle de l'estomac des Urodèles. Il est en général spacieux (*Chamæleon, Agame*), souvent rectiligne (*Ascalabotæ, Anguis, Pleurodonte*), parfois un peu incliné à gauche (*Lacerta*).

Chez les Chéloniens la dilatation stomacale présente toujours une notable longueur et décrit une grande courbe dirigée à gauche. L'aspect est à peu près le même que chez les Amphibiens Anoures, et il y a une grande et une petite courbure. Notons que la valvule pylorique fait défaut dans certains cas.

Les Crocodiliens possèdent un estomac en forme de sac arrondi (*Crocodilidæ*) ou irrégulièrement ovale (*Alligatoridæ*), appendu à l'œsophage et à l'intestin grêle qui débouchent dans son intérieur l'un à côté de l'autre. Nous rencontrons ici deux dispositions intéressantes que l'on retrouve chez les Oiseaux : d'une part, la présence sur les deux faces, ventrale et dorsale, de l'organe, d'une plaque tendineuse de la périphérie de laquelle rayonnent des faisceaux musculaires [1], et d'autre part, dans le voisinage du pylore, l'existence d'un diverticulum arrondi, sorte d'estomac accessoire (*Crocodilus, Ramphostoma*), qui s'observe à un état de développement assez avancé chez certains oiseaux (*Ciconia*).

Dans la Classe des Oiseaux, l'intestin antérieur dans ses deux subdivisions montre une différenciation morphologique beaucoup plus accentuée que chez les Reptiles. Tous ont un estomac partagé en deux portions plus ou moins nettement délimitées et séparées l'une de l'autre : la première appelée aussi estomac glandulaire, ventricule succenturié, ou proventricule, la seconde désignée sous le nom de ventricule, estomac musculeux, gésier.

L'estomac glandulaire est une simple dilatation placée sur le trajet de l'œsophage dont il est d'habitude bien séparé, et qui s'ouvre dans le gésier après avoir subi un rétrécissement parfois assez accusé. Ses dimensions sont assez variables, soit d'une façon absolue, soit relativement à celles du gésier, et il ne semble pas du reste que son volume ait quelque rapport avec la nature des aliments dont se nourrit l'oiseau.

L'estomac musculeux forme une masse arrondie ou ovale (forme simple de Gadow) ou bien aplatie, prismatique (forme composée, Gadow), suivant que la masse musculaire s'est développée régulièrement en tous sens, ou de préférence sur les parties latérales. Le pylore est placé non loin du point où débouche le proventricule. Le développement du gésier varie suivant la nature de l'alimentation : ses parois très-minces chez les Rapaces, deviennent épaisses et puissantes chez les Granivores, et il devient susceptible d'exercer une action mécanique très-intense sur les substances dures que l'animal ingère. C'est sur ces estomacs vigoureusement musclés que l'on voit la plaque tendineuse déjà signalée plus haut chez les Crocodiliens. Elle affecte le plus souvent l'aspect de deux disques latéraux réunis par une bande aponévrotique tranversale; les faisceaux musculaires prennent naissance sur la périphérie de cette lame et rayonnent de là en tous sens.

Enfin, certains Oiseaux possèdent une sorte de troisième estomac, sous forme d'un diverticule placé près du pylore, d'où son nom d'estomac pylorique; on l'observe en particulier chez *Mergus, Gallinula, Porphyrio*, etc., et surtout chez *Ciconia*, en général chez les Oiseaux qui se nourrissent de Poissons.

L'estomac, qui, ainsi que nous l'avons vu, possède chez les Vertébrés inférieurs une situation plus ou moins parallèle à l'axe du corps et un aspect générale-

---

[1] Il ne faudrait pas attacher à cette plaque tendineuse une importance exagérée. On ne l'observe d'ailleurs pas seulement chez les Crocodiles et les Oiseaux. Certains Mollusques (*Nautilus, Octopus*) ont un cæcum stomacal dont les parois sont très-fortement musculeuses, et sur les deux faces duquel on constate aussi un disque tendineux d'où rayonnent les faisceaux du muscle.

ment fusiforme, tend à prendre, chez les Mammifères, une position sensiblement transversale (excepté peut-être chez l'homme, d'après certains anatomistes) et une forme ovale ou tronconique. Ces différences résultent de ce que toute la partie gauche du renflement stomacal se dilate considérablement et forme une poche volumineuse, le grand cul-de-sac, dont la présence déplace l'axe de l'organe par rapport à celui du tube digestif.

Généralement les Carnivores ont un estomac moins compliqué que les Herbivores. On peut d'une façon schématique se le représenter de la façon suivante. Supposons d'abord l'estomac formé par un tube cylindrique incurvé en arc et étendu transversalement, ou tout au moins très-obliquement, entre l'extrémité inférieure de l'œsophage et l'extrémité supérieure de l'intestin moyen. Figurons-nous ensuite que la demi-gouttière qui forme la paroi inférieure de ce tube se distend, et cela d'autant plus que l'on considère un point placé à égale distance du cardia et du pylore, et nous obtiendrons un organe de forme comparable à celle de l'estomac de beaucoup de Carnivores. De cet estomac en quelque sorte indifférent dérivent tous les autres. En premier lieu apparaît un cul-de-sac développé au-dessous du cardia et aux dépens de l'extrémité gauche de la paroi stomacale (quelques Carnivores, Echidnés, Marsupiaux, Édentés, Primates). Ce cul-de-sac, qui n'est d'abord pas limité extérieurement du reste de l'estomac, s'en sépare par un étranglement qui tend à se creuser de plus en plus et acquiert des proportions également toujours croissantes, si bien qu'alors l'estomac se trouve nettement divisé en deux portions, une région cardiaque qui comprend le grand cul-de-sac et une région pylorique (beaucoup de Rongeurs). Si maintenant dans la région cardiaque se sépare un autre diverticule formé, et limité vis-à-vis du cul-de-sac, de la même façon que celui-ci l'était vis-à-vis de l'estomac primitif, c'est-à-dire par dilatation et étranglement, nous aurons sous les yeux l'estomac de certains Ruminants, des Tylopodes et des Cétacés. Les nombreux diverticules que l'on observe dans le grand cul-de-sac des Chameaux, et qui fonctionnent comme réservoirs à eau, ont la même signification.

Chez les Ruminants, cette formation de poches séparées par des étranglements atteint son plus haut degré, et le phénomène de la rumination, propre à ces animaux, en est la conséquence. Ces Vertébrés possèdent en réalité quatre estomacs, rarement trois (Chevrotain, Chameau, Lama), qui communiquent largement les uns avec les autres et qui ont des attributions distinctes. Ils ont reçu des noms spéciaux basés soit sur leur forme, soit sur l'aspect de la muqueuse qui les revêt intérieurement. C'est ainsi que le grand cul-de-sac (extrêmement développé, surtout chez les *Bovidæ*) est appelé la panse (Rumen); le diverticule, né aux dépens de la panse et plus rapproché que celle-ci de l'embouchure de l'œsophage, forme une saillie hémisphérique que l'on désigne du nom de Bonnet (ou estomac réticulé). Ces deux divisions de l'estomac sont destinées à servir de réservoir aux aliments avant l'acte de la rumination; elle constituent à elles deux toute la portion cardiaque. La portion pylorique est tantôt simple (Tylopodes, certains Artiodactyles), tantôt subdivisée à son tour en deux parties, l'une qui fait suite directement à l'œsophage et qui est le feuillet (Omasus), l'autre qui représente l'estomac proprement dit, en tant qu'organe de sécrétion spéciale, et qui se nomme la caillette (Abomasus).

L'estomac de l'homme à cause de son importance toute particulière mérite une description à part.

Estomac de l'Homme.   L'estomac est situé, d'une façon générale, dans la partie supérieure de la cavité abdominale, au-dessous du foie et du diaphragme, au-dessus des anses de l'intestin grêle et du côlon transverse.

Sa forme est bien connue. On l'a comparée à celle d'une cornemuse, c'est-à-dire d'un cône légèrement aplati dont la base serait arrondie et l'axe courbe : par conséquent on peut distinguer une face antérieure et une face postérieure; deux bords, l'un appelé aussi grande courbure, l'autre petite courbure ; une base ou grand cul-de-sac, grosse tubérosité, auprès de laquelle se trouve l'orifice cardiaque ou œsophagien, et enfin un sommet, le pylore, séparé du duodénum par un étranglement et au niveau duquel se trouve l'orifice qui conduit de l'estomac dans l'intestin. La partie qui avoisine le pylore offre ordinairement une dilatation, petite tubérosité ou antre du pylore, séparée souvent du reste par un sillon circulaire.

Les dimensions de l'estomac sont extrêmement variables, même à l'état normal, et dépendent avant tout des habitudes d'alimentation ; on admet communément qu'il est plus petit chez la femme que chez l'homme, et plus petit aussi chez les individus nourris d'une manière insuffisante. Voici, d'après Sappey, quelle serait en moyenne la longueur de ses différents diamètres lorsqu'il est moyennement dilaté : diamètre suivant le grand axe $= 24$ à 26 centimètres ; diamètre d'un bord à l'autre $= 10$ à 12 centimètres ; diamètre d'une face à l'autre $= 8$ à 9 centimètres. Lorsque l'estomac se vide, toutes ces dimensions se rapetissent, la première par le fait de l'affaissement du grand cul-de-sac, et surtout la dernière, qui peut s'effacer complétement par suite de l'accolement des deux faces.

Une question d'un intérêt majeur est celle de la situation de l'estomac, et, à en juger par les ouvrages classiques, on pourrait croire qu'elle est résolue, tandis qu'il n'en est rien et que des anatomistes d'une compétence indiscutable contredisent formellement les données que l'on enseigne habituellement. Les uns prétendent que le grand axe de l'estomac est transversal ou du moins un peu oblique ; que, par conséquent, l'une de ses extrémités est à gauche, l'autre à droite ; l'un de ses bords en haut, l'autre en bas. Les autres, au contraire, soutiennent que l'estomac est plutôt placé verticalement, son fond en haut, sa grande courbure tournée du côté gauche, sa petite courbure du côté droit, l'extrémité pylorique dirigée en bas.

Nous allons exposer successivement avec quelques détails ces deux opinions.

A. La plupart des auteurs modernes (Cruveilhier, Richet, Sappey, Tillaux, Morel et Duval, Quain, Ellis, Ilis) reconnaissent que l'axe de l'estomac est, sinon rigoureusement transversal, du moins très-légèrement oblique de haut en bas, de gauche à droite et d'avant en arrière. Le cardia est situé à la hauteur de la onzième vertèbre dorsale au devant des piliers du diaphragme. A l'extérieur il n'est indiqué que par la différence de calibre qui distingue l'estomac de l'œsophage. Le pylore, logé profondément, correspond à la limite de l'épigastre et de l'hypochondre droit, quelquefois même il empiète sur cette dernière région. Le bord supérieur ou petite courbure, étendu du cardia au pylore, a sa concavité dirigée en haut et un peu à droite ; dans toute sa longueur il donne attache à l'épiploon gastro-hépatique et il répond aux artères coronaire-stomachique et pylorique, au tronc cœliaque et au lobe de Spiegel. Lorsque l'estomac est vide, ce bord peut descendre jusqu'à 3 à 4 centimètres au-dessous du sommet du sternum. Le bord inférieur ou grande courbure regarde en bas par sa convexité, il donne insertion aux deux feuillets antérieurs du grand épiploon et se trouve longé par les artères gastro-épiploïques. Il est en rapport avec le côlon transverse, avec les dernières côtes gauches et avec la paroi abdominale. La grosse tubérosité est toute cette partie de l'estomac située à gauche du cardia ; elle répond à la rate par son sommet sur lequel prend naissance l'épiploon gastro-splénique. En haut et en avant elle est en contact avec le diaphragme, en bas et en arrière avec le côlon transverse, la capsule surrénale gauche et la queue du pancréas. Lorsque l'estomac est vide, ses deux faces regardent directement l'une en avant, l'autre en arrière : elles sont par conséquent verticales, mais à mesure que le viscère se dilate, leur orientation change. Il semble, en effet, qu'alors l'estomac pivote autour d'une ligne qui passerait par ses deux orifices et par la petite courbure, si bien que ses deux faces s'élèvent progressivement : la face antérieure devient supérieure et regarde en haut et en avant, la face postérieure devient inférieure et regarde en bas et en arrière. Si l'ampliation est poussée à un très-haut degré les deux faces tendent à devenir horizontales.

La face postéro-inférieure est en rapport avec l'arrière-cavité des épiploons, avec le mésocôlon transverse, la troisième portion du duodénum, le pancréas et l'artère mésentérique supérieure.

La face antéro-supérieure étant la seule qui soit accessible au chirurgien offre un intérêt tout particulier. Elle répond à la face interne des 6e, 7e, 8e et 9e côtes gauches, dont elle est séparée par les insertions antérieures du diaphragme et celles du transverse de l'abdomen ; à la face inférieure du lobe gauche du foie, et enfin à la paroi antérieure de l'abdomen. C'est ce dernier rapport qu'il est surtout important de préciser. Les recherches de L. Labbé ont tout d'abord établi que la grande courbure ne remonte jamais au delà d'une ligne transversale passant par le bord inférieur du cartilage de la neuvième côte, que certains points de repère permettent de déterminer. C'est alors dans l'espace triangulaire limité en bas par cette ligne, à gauche par le rebord des fausses côtes, à droite par le bord tranchant du lobe gauche du foie, que la face antérieure de l'estomac est directement accessible, et c'est par cette voie que de nombreux chirurgiens ont pratiqué la taille stomacale.

B. A l'encontre de l'opinion précédente, Luschka, le premier, s'efforça de prouver que l'estomac possède non pas une direction horizontale, mais une direction verticale, et que de plus, lorsqu'il se dilate, ses parois ne changent pas leur orientation, qu'en un mot le mouvement de bascule que tous les auteurs, anatomistes et physiologistes, décrivent, n'existe pas.

Betz et Henle confirmèrent ces données de Luschka. Beaunis et Bouchard déclarent que « l'estomac n'est pas transversal, mais fortement oblique en bas, à droite et en arrière ». Enfin, actuellement encore, Lesshaft défend énergiquement cette opinion.

D'après Luschka et Lesshaft, le cardia correspond à l'union du cartilage des 6e et 7e côtes gauches avec le bord sternal, et en arrière au côté gauche du disque qui réunit la 9e et la 10e vertèbre dorsale. Le grand cul-de-sac est dirigé vers le haut, en contact avec la surface inférieure concave du diaphragme. Son point le plus élevé est placé sur la ligne mamillaire à la hauteur de la 5e côte. A partir du fond, la grande courbure se dirige d'abord un peu à gauche, puis verticalement en bas dans l'hypochondre gauche, et enfin se porte à droite vers la ligne médiane. Au niveau du cardia, elle se trouve à 3-4 travers de doigt à gauche de cet orifice, tandis que sur la ligne médiane elle descend jusqu'au tiers moyen ou jusqu'à la moitié de la distance comprise entre l'ombilic et l'appendice xiphoïde. Quant à la petite courbure, elle descend d'abord un peu à gauche et en bas, parallèlement à la colonne vertébrale, puis, arrivée au niveau de l'extrémité interne du cartilage de la 8ᵉ côte gauche, elle se dirige à droite et dépasse la ligne médiane, habituellement à 1/2 ou 2 travers de doigt au-dessus de la limite inférieure de l'estomac. Tout ce qui est placé à droite de la ligne médiane appartient à l'antre du pylore, tandis que le pylore lui-même est placé dans un plan vertical mené par le bord droit du sternum, à la hauteur de l'extrémité interne du cartilage de la 8ᵉ côte du côté droit.

En résumé, l'axe de l'estomac est sensiblement vertical et le pylore dépasse à peine la ligne médiane. Lorsque l'organe se dilate, sa position reste la même : il se distend sur place sans que les rapports de ses parties changent.

Telle serait, d'après les auteurs précités, la direction de l'estomac (à l'état normal et dans la demi-replétion). Sans vouloir prendre parti pour ou contre, on ne peut s'empêcher de remarquer la précision que Luschka et Lesshaft mettent dans leur description, et le soin avec lequel ils établissent les points de repère nécessaires. Ces recherches faites sur des cadavres congelés ou non, mais toujours sur des sujets aussi frais que possible, ont une valeur que l'on n'est pas en droit de nier, et il serait à désirer que de nouvelles investigations vinssent trancher définitivement la question.

Structure de l'estomac. L'estomac est formé, comme le reste du tube digestif, de couches ou tuniques superposées et emboîtées les unes dans les autres. Il en possède trois, une couche superficielle ou tunique séreuse ; une couche moyenne ou tunique musculaire, et enfin une couche interne ou tunique muqueuse. Les deux dernières sont séparées par une lame de tissu cellulaire que l'on décrit parfois aussi comme une quatrième tunique, la tunique celluleuse ou sous-muqueuse.

Tunique séreuse. La tunique séreuse est une dépendance du péritoine, et pour sa description nous renvoyons le lecteur à l'article Péritoine.

Tunique musculaire. Les fibres musculaires de l'estomac ont été décrites pour la première fois d'une façon détaillée par Helvétius en 1709, et actuellement, grâce aux nombreux anatomistes qui se sont succédé (Winslow, Galeati, Bertin, Boyer, Meckel, Henle, Hyrtl, Sappey, Gillenskoeld, Lesshaft, Klaussner..., pour ne citer que les principaux), la science paraît fixée sur ce point d'anatomie.

On admet généralement que la tunique musculaire se compose de trois plans de fibres qui sont, en allant de l'extérieur vers l'intérieur, des fibres longitudinales, des fibres circulaires et des fibres obliques. Toutefois, ainsi qu'on le verra plus loin, il est facile de réduire ces trois plans à deux, un plan de fibres longitudinales et un plan de fibres circulaires.

1° *Fibres longitudinales.* Ce plan continue la couche musculaire superficielle de l'œsophage. Parvenue au niveau du cardia, cette couche s'épanouit et les faisceaux qui la constituent descendent sur l'estomac, notamment le long de la petite courbure où ils forment une bande musculaire très-développée qui a reçu le nom de Cravate de Suisse, et rayonnent ensuite sur les parois antérieure et postérieure. Indépendamment de ces fibres, il y aurait encore d'après Lesshaft des fibres longitudinales propres, surtout développées au niveau de la grande courbure, et qui marcheraient parallèlement au grand axe de l'estomac depuis le fond jusqu'au pylore. Quoi qu'il en soit, cette couche longitudinale est très-mince sur la partie moyenne des deux faces, mais à mesure que l'on se rapproche du pylore, elle devient plus épaisse et les faisceaux se condensent en formant des bandes placées dans le milieu de l'antre du pylore. Ces bandes ont reçu le nom de ligaments pyloriques et sont analogues aux ligaments coliques.

2° *Fibres circulaires.* La masse principale de la tunique musculaire de l'estomac est constituée par des faisceaux circulaires perpendiculaires au grand axe de l'organe, et qui forment une couche continue depuis le cardia jusqu'au pylore. Au niveau de cet orifice ils s'accumulent et représentent un véritable sphincter, le sphincter pylorique, qui figure un anneau prismatique, plus ou moins épais (5, 6, 8 millimètres) et plus ou moins court. D'après Rüdinger et Klaussner, les fibres longitudinales prendraient part également à la formation de ce sphincter en s'enchevêtrant avec les fibres circulaires. Il y aurait de la sorte un constricteur et un dilatateur du pylore. Au cardia les fibres circulaires ne présentent rien de particulier et il n'y existe pas de sphincter.

Lesshaft est d'avis que les fibres qui viennent d'être décrites sont exclusivement des fibres propres qui commencent sur le fond du grand cul-de-sac en formant des courbes concentriques. Quant aux fibres circulaires de l'œsophage, elles changeraient complétement de direction en passant sur l'estomac et deviendraient alors la couche suivante de

3° *Fibres elliptiques* (*fibres à anse, fibres paraboliques*). Ces faisceaux avaient été vus par Willis (1682), Helvétius, Winslow, mais la première description complète en a été donnée par Bertin (1761). Pour les étudier il faut retourner l'estomac et enlever la muqueuse. On constate alors qu'ils ne sont pas toujours très-nettement séparés des faisceaux circulaires avec lesquels ils échangent souvent des anastomoses et que, pris dans leur ensemble, ils forment une anse à cheval sur le côté gauche du cardia et dont les branches se portent obliquement à droite, respectivement sur chacune des faces de l'estomac.

Les fibres les plus élevées forment un ruban qui se prolonge en avant et en arrière jusqu'au niveau de la région pylorique ; les inférieures, au contraire, après être restées pendant un certain temps parallèles aux précédentes, se dirigent obliquement en bas en se recourbant vers la grande courbure, et finissent par se mêler aux fibres circulaires dont elles partagent ensuite la direction.

Il est facile d'interpréter l'existence de cette couche de fibres obliques qui paraît surajoutée, et de montrer qu'en somme elle n'est que la continuation des fibres circulaires de l'œsophage (Sappey, Retzius, Gillenskœld, Lesshaft, etc.). Au niveau du cardia, la moitié droite des faisceaux circulaires rayonnent en se dirigeant à gauche sur la grosse tubérosité, la moitié gauche au contraire se sépare de la précédente en la croisant perpendiculairement, prend un développement beaucoup plus considérable, suppléant en quelque sorte à l'insuffisance des faisceaux longitudinaux superficiels, et constitue ce plan qui rentre ainsi dans le schéma général de la musculature du tube digestif.

Tunique celluleuse. La tunique celluleuse est une couche de tissu conjonctif qui unit la musculaire à la muqueuse. Faiblement adhérente à la première, elle est au contraire solidement fixée à la muqueuse avec laquelle elle est en continuité de tissu. Ce qui la caractérise surtout, c'est qu'elle est pour ainsi dire le carrefour de tous les vaisseaux et nerfs qui vont à la muqueuse ou qui en partent, mais, à part cela, sa structure n'offre rien de spécial.

Tunique muqueuse.   La muqueuse de l'estomac est, de toutes les tuniques
de cet organe, sans contredit la plus compliquée, mais elle est aussi celle dont
l'étude offre le plus d'intérêt. Ce qui la constitue essentiellement, ce sont des
glandes de structure toute particulière. Toutes ses autres parties n'ont rien qui
lui soit propre; ce sont celles que l'on retrouve sur presque toute la longueur
du tube digestif, aussi nous nous contenterons de ne les indiquer que très-
brièvement.

Il faut en outre faire remarquer que toutes les régions de l'estomac, chez
certains Mammifères, n'ont pas la même valeur, et que, au point de vue de leurs
caractères soit macroscopiques, soit microscopiques, on peut les partager en :
régions œsophagiennes, et région intestinale, ou stomacale proprement dite. Le
caractère commun de ces régions œsophagiennes (ou de cette région œsophagienne, car il peut n'y en avoir qu'une) est de posséder une structure comparable à celle de la muqueuse de l'œsophage, c'est-à-dire un épithélium pavimenteux stratifié et des papilles volumineuses, seulement les glandes y font
toujours complétement défaut.

Chez les Ruminants, la Panse, le Bonnet et le Feuillet, présentent cette structure; la Caillette seule forme le véritable estomac (Ellenberger, Glinsky, Pauli).
De même, toute la portion de l'estomac des Rongeurs, située à gauche du cardia
et séparée du reste par un étranglement, est pourvue d'une muqueuse à épithélium stratifié et sans glandes.

Chez d'autres animaux où il n'existe plus extérieurement aucune trace de
séparation, cette division peut se constater facilement, même à l'œil nu, en examinant la face interne de la muqueuse. Citons seulement le porc (Ellenberger
et Hofmeister, Greenwood), le cheval (Rabe, Sertoli et Negrini), le kanguroo
(Schäfer et Williams). Chez le cheval Sertoli et Negrini ont décrit à l'union de
la portion glandulaire et de la portion non glandulaire une zone étroite où, au
milieu des glandes habituelles, existent quelques glandes toutes spéciales par
leur forme et par leur contenu et qui se rapprochent des glandes de la région
du pylore que nous étudierons plus loin.

Enfin, chez les Oiseaux, le Proventricule mérite seul le nom d'estomac digestif.
Le Gésier renferme aussi, il est vrai, des glandes, mais ces glandes sécrètent la
cuticule qui revêt la surface muqueuse (Leydig, Bergmann, Wiedersheim,
Cattaneo, Cazin).

Malgré tout ce qu'aurait d'instructif l'exposé des détails relatifs à ces différentes questions, nous sommes obligés de nous contenter de ces simples indications et nous limiterons notre étude à la portion intestinale, glandulaire, en
nous adressant surtout aux Mammifères.

Caractères macroscopiques.   La muqueuse stomacale, essentiellement altérable, présente une coloration des plus variables suivant qu'on l'examine à une
époque plus ou moins éloignée de la mort, mais alors cette coloration n'est plus
normale et tient à la putréfaction. Pendant la période de digestion, elle devient
turgescente et prend une couleur qui oscille entre le rose et le rouge foncé.
Dans l'état de vacuité, au contraire, et lorsqu'elle est parfaitement saine, sa
teinte, ainsi qu'on a pu le constater (Billard) chez des individus morts de mort
violente, « est parfaitement semblable à celle que présentent les circonvolutions
du cerveau lorsqu'elles ont été dépouillées des membranes qui les recouvrent »
(Sappey).

Son épaisseur va en augmentant du cardia jusqu'au pylore, et cela aussi bien chez le nouveau-né (Klein). Elle peut atteindre 1^{mm},5 (Sappey) et même 2^{mm},2 (Kölliker). Sur la partie centrale de la grosse tubérosité elle se réduit à un demi-millimètre (Sappey).

Sa consistance est aussi variable que sa couleur ; elle peut se ramollir très-vite grâce à l'action dissolvante du suc gastrique, mais à l'état tout à fait frais elle jouit d'une fermeté et d'une résistance assez considérables.

Lorsqu'on examine la face interne de la muqueuse à l'œil nu, ou mieux à la loupe, on constate qu'elle n'est pas lisse. On voit d'abord des replis dirigés en tous sens et qui s'effacent facilement lorsqu'on exerce des tractions en sens inverse. Il est clair que ces replis, formés par toute l'épaisseur de la muqueuse, seront d'autant plus abondants et plus marqués que l'estomac sera moins distendu. Mais, indépendamment de ces reliefs, on en voit d'autres beaucoup plus petits et qui sont constants : Sappey les désigne sous le nom de « mamelons ». Ce sont de petites saillies d'une étendue de 1 à 6 millimètres carrés.

Un examen attentif montre en outre que la surface libre de ces mamelons est criblée de petits trous qui représentent non pas l'orifice d'une glande, mais autant de fossettes au fond desquelles s'ouvrent en règle générale plusieurs tubes glandulaires. Enfin, on ne trouve pas dans l'estomac, pas plus que dans le reste de l'intestin grêle, de papilles. Quant aux villosités, il n'y en a pas chez l'adulte au moins chez la majorité des sujets. Cependant certains anatomistes en ont décrit, surtout dans le voisinage du pylore (Henle), mais c'est là une exception, et il n'est pas prouvé en tous cas que ces villosités étaient bien des villosités au sens propre du mot.

Structure de la muqueuse. La muqueuse de l'estomac comprend, avons-nous dit, avant tout, des glandes et un épithélium superficiel. Elle possède en outre une couche musculaire, la musculaire muqueuse ; un stroma conjonctif, le chorion, et enfin des vaisseaux et des nerfs.

I. Le chorion présente, relativement à son degré de développement, des différences assez sensibles suivant les endroits où on l'examine, et aussi suivant les espèces animales. On peut le diviser en deux zones : une zone interglandulaire et une zone sous-glandulaire ; ces qualificatifs n'ont d'ailleurs pas besoin d'être expliqués.

La zone interglandulaire est formée de tissu conjonctif quelquefois riche en fibres élastiques (cheval), et dont les fibrilles sont, ou bien isolées, ou bien réunies en faisceaux délicats souvent agencés de manière à former des sortes d'aréoles. Les éléments cellulaires sont étoilés avec des prolongements plus ou moins nombreux. Enfin, d'habitude, c'est au niveau du cou des glandes que ce tissu interstitiel est le plus développé ; il adhère aux tubes glandulaires parfois assez fortement pour qu'il soit très-difficile de les isoler.

La zone sous-glandulaire sépare le fond des glandes de la musculaire muqueuse ; elle est composée de la même façon que la zone interglandulaire, le tissu conjonctif y est seulement un peu plus dense.

Dans toute l'étendue du chorion, et particulièrement dans la région pylorique, il existe une certaine quantité de leucocytes, cela surtout pendant la période de digestion. Généralement, il ne s'agit là que d'une simple infiltration ; les éléments sont logés dans les mailles du tissu conjonctif, mais il peut arriver aussi que leur abondance soit telle qu'ils forment alors des amas assez gros pour faire une légère saillie à la surface. D'après beaucoup d'auteurs (Frerichs, Bruch, Bischoff, Kölliker, Stöhr, Glinsky), il y aurait même de véritables follicules lymphatiques, isolés ou agminés, comme dans l'intestin. Certains histologistes cependant, Klein entre autres, en nient formellement l'existence. Ce qu'il y a de certain, c'est que les amas de globules blancs ne sont jamais localisés comme dans l'intestin, et il est vraisemblable qu'ils n'ont pas la signification d'organes définitifs ; ils sont le résultat d'une infiltration de cellules migratrices poussée à un degré énorme, mais n'ont qu'une existence temporaire. Il est prudent toutefois de réserver la question des follicules de la région pylorique.

La couche conjonctive de la muqueuse est limitée du côté de l'épithélium superficiel par la membrane basale et est séparée des éléments glandulaires par la membrane propre des tubes.

On a beaucoup discuté sur la nature de la membrane basale. Les uns la considèrent comme une lamelle hyaline et partout continue. Les autres la regardent comme étant interrompue de place en place par des trous qui lui donnent ainsi une apparence fénétrée. Debove en fait une « couche endothéliale sous-épithéliale » constituée par de grandes lamelles aplaties et dépourvues de noyaux, mais les recherches de Forster, Tourneux, Trinkler, ont montré que cette couche n'existe pas. Trinkler considère la membrane basale comme la partie interglandulaire de la membrane propre des glandes, dans laquelle les éléments cellulaires n'auraient pas encore été envahis par la « sclérification » et ne formeraient pas encore une couche homogène et continue. Cet auteur décrit en outre des cellules très-curieuses qu'il a trouvées chez le rat et la souris dans la membrane basale, et qui ont un contenu sillonné de stries concentriques.

Quant à la membrane propre des glandes, dont nous pouvons dès maintenant parler, puisqu'elle est inséparable de la membrane sous-épithéliale, elle se présente comme une lamelle très-mince, homogène et réfringente, qui se moule exactement sur les éléments glandulaires. Au moyen de certains réactifs, il est possible de voir qu'elle est pourvue de noyaux arrondis ou ovoïdes, qu'en d'autres termes elle est de nature cellulaire. Henle a décrit en outre à sa surface des cellules étoilées munies de prolongements ramifiés et anastomosés, et qu'il considérait comme des éléments nerveux, mais cette hypothèse n'a pas été admise (au surplus, pour tout ce qui concerne cette importante question de la membrane propre des glandes, et l'exposé des travaux de Henle, Eberth, Boll, Afanassiew, etc., le lecteur voudra bien se reporter à l'article GLANDES).

II. La musculaire muqueuse sépare la muqueuse de la sous-muqueuse. Elle se continue d'une part avec celle de l'œsophage et d'autre part avec celle de l'intestin grêle.

Chez l'adulte cette couche a une épaisseur de 50 μ à 100 μ, chez le nouveauné de 10 μ à 50 μ, et elle occupe toute la superficie de la muqueuse. Les faisceaux de fibres lisses qui la composent affectent deux directions en sens inverse. Les faisceaux les plus externes sont longitudinaux ou obliques, les faisceaux internes sont annulaires, mais cette distinction n'est pas également nette partout, parce qu'il arrive souvent que des faisceaux passent d'une couche à l'autre en s'entre-croisant, et en changeant de direction. De l'une aussi bien que de l'autre de ces deux couches on voit émerger çà et là de petits faisceaux de fibres lisses qui pénètrent dans la muqueuse soit en gardant leur individualité, soit en s'enchevêtrant avec des voisins, et qui finalement, en se dissociant et en s'insinuant dans les espaces interglandulaires, forment des espèces de poches musculaires qui entourent les glandes. Les dernières fibrilles arrivent jusqu'au-dessous de l'épithélium, où elles changent brusquement de direction pour courir parallèlement à la surface de la muqueuse, alors qu'avant elles lui étaient perpendiculaires. Un dernier détail à noter est l'existence entre la musculaire muqueuse et la couche conjonctive sous-glandulaire d'une lame d'apparence hyaline. Décrite pour la première fois chez le chat par Zeissl, qui lui a laissé son nom, elle a pu être étudiée aussi chez le lapin (Trinkler), mais il ne semble pas qu'elle ait été observée chez d'autres Mammifères. Il est admis que cette lame de Zeissl est de nature conjonctive, car on y voit des noyaux plus ou moins atrophiés, et qu'elle est l'homologue d'une lame semblable signalée autrefois par Langer dans l'estomac des Poissons.

III. Épithélium superficiel. Toute la surface interne de l'estomac est tapissée par un revêtement épithélial qui se continue, d'une part et sans ligne de démarcation, au niveau du pylore avec l'épithélium de l'intestin grêle; d'autre part, au niveau du cardia, s'adosse à l'épithélium pavimenteux stratifié de l'œsophage, qui apparaît brusquement avec tous ses caractères, et sans qu'il existe là aucune zone de transition (Ch. Robin, Cadiat).

L'épithélium stomacal est formé par une seule couche de cellules qui recouvre les replis et les fossettes de la muqueuse et s'insinue au niveau de l'embouchure des glandes jusqu'à une certaine profondeur dans le canal excréteur de celles-ci.

La forme typique de ces cellules est la forme cylindrique ou mieux prismatique, les aspects très-variés que l'on observe chez les Vertébrés pouvant tous être rattachés à cette forme (*voy.* figure 1, *c*, chat; *h*, homme; *g*, grenouille).

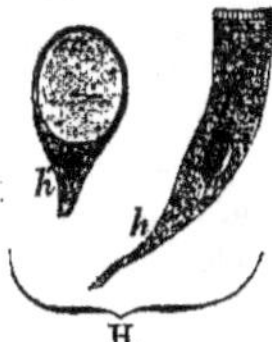
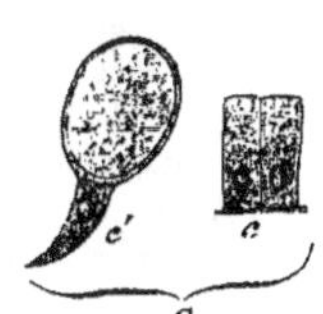
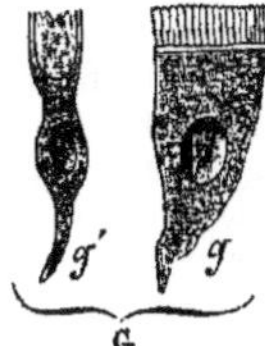

H   C   G

Fig. 1. — Épithélium superficiel.

H, homme, *h* (d'après Kupffer), cellule protoplasmique fermée. — *h'*, cellule caliciforme fermée. C, chat (d'après Trinckler). — G, grenouille. — *g*, cellule ciliée.

Chez les Mammifères leurs caractères sont assez constants; ce sont pour la plupart des éléments en forme de prismes ou de pyramides tronquées (presque toujours à six pans), dans lesquels, lorsque l'examen est pratiqué dans un liquide indifférent, on peut distinguer deux zones : l'une, superficielle et qui occupe une étendue plus ou moins considérable, est comme gonflée, presque homogène, et n'a pas de contours bien nets; la seconde, qui correspond à la partie profonde, amincie, de la cellule, est fortement granuleuse et renferme le noyau de forme elliptique ou arrondie; souvent l'extrémité profonde de la cellule se prolonge sous la forme d'un pied plus ou moins grêle et de longueur variable.

A côté de ces cellules, qui sont d'habitude les plus nombreuses, on en trouve d'autres qui présentent l'aspect si connu de cellules caliciformes; enfin quelques autres montrent un contenu uniformément granuleux.

L'emploi des réactifs appropriés (acides faibles, matières colorantes) fait voir d'une façon très-nette que la substance qui occupe l'extrémité superficielle des cellules décrites en premier lieu est du mucus; c'est là une constatation qui a été faite depuis longtemps (Fr. E. Schulze) et qui est généralement acceptée aujourd'hui. Cependant Biedermann avance que cette zone est formée par une matière hyaline douée de propriétés chimiques et physiques particulières et qui n'est pas le produit d'une métamorphose muqueuse. Cette matière forme un « bouchon » qui, sous l'influence de certains réactifs, paraît strié, et il considère ces stries comme l'expression de fins canalicules par où pourrait en quelque sorte transsuder le mucus élaboré dans la cellule.

Cette opinion n'est actuellement plus soutenable. Il est hors de doute que les cellules qui offrent ces deux zones sont des cellules dans lesquelles le protoplasma est en train de subir une transformation muqueuse, transformation qui, comme il est facile de s'en rendre compte, marche de la surface vers la profondeur des éléments. Cette interprétation permet d'expliquer facilement la nature des deux formes cellulaires, protoplasmiques et caliciformes, que l'on observe à côté de la première, quoique en plus petite quantité (les caliciformes pourraient même manquer quelquefois complétement, d'après Kupffer). En fait, nous assistons dans l'estomac à ce qui se passe dans d'autres épithéliums, celui de l'intestin, par exemple, et les différentes variétés d'aspect que l'observation révèle sont dues uniquement aux différents états fonctionnels des éléments cellulaires. On trouve toutes les transitions entre la cellule originelle exclusivement protoplasmique et la cellule caliciforme dans laquelle le mucus a pris une extension énorme et refoulé devant lui le protoplasma avec le noyau. L'usage des réactifs macérateurs ou durcissants, en accentuant encore plus les caractères propres à chacun des éléments qui constituent la cellule ainsi modifiée, ne fait que confirmer la vraisemblance de cette explication.

Un point sur lequel s'est exercée la sagacité de tous les observateurs, est celui de savoir si les éléments de l'épithélium stomacal sont ouverts ou fermés à leur extrémité superficielle, autrement dit, s'ils sont munis d'une membrane d'enveloppe complète, puisque tout le monde admet que cette membrane existe bien réellement sur les parties latérales.

Fr.-E. Schulze, Bleyer, Biedermann, Raptschewski, Glinsky, affirment que les cellules sont ouvertes pendant toutes les phases de leur vie.

Heidenhain, Stöhr, Kupffer, au contraire, déclarent que la membrane d'enveloppe existe aussi bien sur la face superficielle de la cellule que sur tout le reste de sa périphérie. Enfin, Ebstein, Trinkler, avancent qu'il y a tout à la fois des éléments ouverts et des éléments fermés, et que ces différences tiennent toujours, soit à l'action des réactifs, soit à ce que l'observation porte forcément sur des cellules à des stades variables de transformation muqueuse.

Pour ce qui est de l'action des réactifs, il est certain que quelques-uns d'entre eux, l'alcool absolu et les sels de chrome notamment, ratatinent fortement les éléments, et dans certaines conditions en expulsent le contenu. C'est là un fait d'observation journalière, et maints histologistes ont signalé l'abondance considérable de cellules qui paraissent vidées, après le traitement des pièces par le bichromate potasse (F.-E. Schulze, Ebstein, Heidenhain, Trinckler, etc.). I en résulte que, si l'on fait usage d'agents fixateurs énergiques, on devra trouver une quantité relativement plus grande de cellules fermées, comme le soutiennent certains auteurs, ou même, ainsi que d'autres le prétendent, on ne verra plus que des cellules fermées.

En résumé, il semble que l'on tende de plus en plus aujourd'hui à admettre ce que nous avons déjà dit plus haut, à savoir que les cellules épithéliales de l'estomac sont des éléments mucipares que l'examen histologique saisit à différents états de fonctionnement, et que les réactifs qui ne jouissent pas d'un pouvoir fixateur suffisant, comme ceux que l'on mettait en usage autrefois, peuvent altérer de mille manières.

Chez l'homme, d'après Ebstein, Kupffer, les cellules qui tapissent les replis de la muqueuse seraient plus hautes que celles qui revêtent les dépressions ou qui se trouvent à l'embouchure des glandes. D'après Kupffer, elles sont allongées et se continuent à leur extrémité profonde par un pied aminci qui s'applique sur la membrane basale (*voy.* fig. 1, II, *h*). Parfois il existe à leur base un liséré strié. Enfin les cellules caliciformes se rencontrent en plus ou moins grande abondance, mais peuvent quelquefois manquer totalement.

Chez les Vertébrés inférieurs la forme des cellules épithéliales, quoique pouvant encore être rattachée au type cylindrique, présente cependant de nombreuses variétés, parfois bizarres, que nous ne nous attarderons pas à décrire. D'ailleurs tout ce qui a été dit plus haut relativement à l'influence du degré de transformation muqueuse sur les aspects, et à la membrane d'enveloppe, est applicable ici.

Mais ce qui est plus intéressant, c'est l'existence chez les Amphibiens (*Rana, Bufo, Triton*, etc.) de cellules à cils vibratiles (*voy.* fig. 1, G) qui se rencontrent également chez beaucoup de Poissons et de Reptiles.

La présence de ces éléments, étudiés dans l'estomac par Regeczy (qui les a signalés également chez le Chat), Braun, Glinsky, Trinkler, n'a rien qui doive surprendre, puisque l'on sait qu'originellement (phylogénétiquement et ontogénétiquement) l'épithélium du tube digestif consiste en cellules ciliées. On peut donc considérer les éléments vibratiles de l'estomac comme des vestiges de la période embryonnaire. Si maintenant on tient compte de ce fait qu'un milieu neutre ou alcalin est indispensable à la conservation de l'intégrité des cils vibratiles, on comprendra facilement que le suc gastrique leur est éminemment défavorable. Aussi ces cellules sont-elles, en somme, assez rares, et peuvent même manquer complétement chez un grand nombre de Vertébrés (Wiedersheim, Edinger).

Nous signalerons encore une particularité que l'on a observée chez certains Poissons. Le pied des cellules cylindriques est très-long et grêle, il se ramifie et s'anastomose avec les pieds des cellules voisines; de place en place ces ramifications montrent des renflements variqueux qui ont fait admettre par certains auteurs qu'elles étaient de nature nerveuse (F. E. Schulze). Cependant des recherches plus précises pratiquées au moyen des réactifs convenables semblent contraires à cette manière de voir (Trinkler).

Une dernière question qui se pose à propos de l'épithélium stomacal, comme du reste à propos de n'importe quel autre épithélium, c'est celle de sa régénération. Il est vrai que quelques histologistes (Todd et Bowman, Stöhr) prétendent que les cellules ne se détruisent pas. D'après eux, le mucus élaboré finit par distendre la membrane d'enveloppe au point qu'elle éclate, et il s'échappe à l'extérieur, mais il reste toujours en un point de l'élément ainsi mutilé, du protoplasma et un noyau bien vivants, et c'est aux dépens de ce protoplasma que la cellule se reconstituerait sur place. On doit remarquer cependant que de l'avis de tous le mucus stomacal renferme une certaine proportion de cellules épithéliales, souvent minime, mais toujours suffisante pour que l'on ait dû se demander comment les éléments disparus étaient remplacés.

Kölliker avait déjà autrefois soulevé cette question, et il pensait que les cylindres épithéliaux se divisent transversalement : la partie externe, profonde, reste en place, tandis que la partie superficielle tombe. Jusqu'à présent aucun fait n'est venu parler en faveur de cette hypothèse, et il ne semble pas que les cellules de l'estomac soient le siége d'aucune division soit directe, soit indirecte ; aucun auteur du moins n'en signale. Par contre, on a décrit depuis longtemps des éléments qui sont logés entre les pieds amincis des cellules épithéliales, et dont la forme varie selon la place qu'ils ont à leur disposition. Fr.-E. Schulze les a signalés le premier et les a considérés comme des cellules jeunes, mais c'est Ebstein qui les a décrits plus complétement et désignés sous le nom d'*Ersatzzellen* (cellules de remplacement). C'est assez dire le rôle qu'il leur fait jouer.

Depuis cette époque presque tous les auteurs ont parlé de ces cellules, soit pour rejeter, soit pour accepter l'opinion d'Ebstein ; seulement la question de savoir quelle en est la nature et quelle en est la provenance reste encore entourée d'obscurité. On peut toutefois émettre l'opinion qu'elles sont les mêmes que ces cellules si souvent décrites dans tout le reste de l'épithélium intestinal, notamment dans l'intestin grêle, et qui sont des leucocytes migrateurs. S'il en était ainsi, et s'il était prouvé d'autre part que dans l'estomac les cellules en question (les cellules d'Ebstein) servent réellement à régénérer l'épithélium, la conclusion serait que les leucocytes sont capables de se transformer en éléments épithéliaux. Cette hypothèse pourrait trouver un appui dans certaines observations et d'ailleurs n'a rien d'invraisemblable, étant donné ce que l'on sait actuellement sur la descendance et les transformations des tissus.

IV. GLANDES DE L'ESTOMAC. Les glandes de l'estomac sont des glandes en tubes composées dont on connaît bien les caractères macroscopiques depuis les consciencieuses recherches de Sappey. Nous renvoyons, pour ces détails purement anatomiques, à la description qu'en donne cet auteur (*Anatomie descriptive*, 3ᵉ édit., t. IV), et nous nous attacherons surtout à exposer l'état de nos connaissances sur leur structure histologique, qui a été l'objet d'innombrables travaux et qui est loin d'être définitivement connue.

A. GLANDES A L'ÉTAT DE REPOS. Les premières observations sérieuses sur les glandes de l'estomac remontent à Bischoff (1838). Avant lui J. Müller (1830) en avait signalé l'existence chez l'Homme et certains Mammifères, chez les Amphibiens et les Poissons. Bischoff, le premier, distingue dans l'estomac de l'homme deux régions qui diffèrent essentiellement par la configuration extérieure de leurs glandes : l'une est la région pylorique, qui renferme des glandes en tubes à extrémités ramifiées ; l'autre est la région cardiaque, où l'on ne trouve que des tubes simples dirigés perpendiculairement à la surface de la muqueuse. Différents auteurs confirment ces dispositions (Wasmann, par exemple), mais il faut arriver à Kölliker (1854) pour trouver les premières notions sur la structure histologique des glandes.

Le résultat essentiel des recherches de cet anatomiste est qu'il existe dans les tubes glandulaires de l'estomac deux variétés d'éléments cellulaires tout à fait distinctes : 1° des « *cellules à pepsine* » et 2° des « *cellules muqueuses.* » Chacune de ces variétés est répartie isolément, à l'exclusion de l'autre, dans une région déterminée de l'estomac, et il se trouve précisément que la division des

glandes basée par Kölliker sur les caractères spéciaux de leurs éléments constituants correspond à la division de Bischoff établie sur des différences morphologiques. Comme la description de Kölliker est restée longtemps classique, nous
croyons utile de la résumer brièvement en la complétant par l'exposé des faits
que ses successeurs y ajoutèrent.

Les glandes de l'estomac commencent au niveau du cardia, sous forme de
courtes invaginations épithéliales qui ne tardent pas un peu plus loin à devenir
de véritables tubes. Ces tubes, au nombre de un à trois, débouchent dans un
canal excréteur commun élargi; le plus souvent ils sont renflés à leur extrémité
profonde, ou bien divisés en plusieurs branches secondaires, cela surtout dans
la région du pylore, car dans le grand cul-de-sac les tubes indivis prédominent.

Près du cardia les glandes sont revêtues exclusivement d'un épithélium cylindrique qui est la continuation de celui de la surface, mais à 1 ou 2 millimètres au-dessous de cet orifice, les éléments cylindriques sont peu à peu remplacés par des cellules coniques, allongées, parfois en forme de lentilles
biconvexes (Klein), et qui ne sont autre chose que des cellules à pepsine. Cette
substitution progresse rapidement en marchant du fond des glandes vers leur
embouchure, de telle sorte que bientôt les tubes paraissent exclusivement remplis de cellules à pepsine, puis, à partir du milieu de la grande courbure, ces
dernières diminuent petit à petit de nombre, et sont remplacées par les éléments
cylindriques qui s'insinuent toujours de plus en plus dans la glande à partir de
la surface. Il en résulte finalement ceci, c'est qu'au pylore toutes les cellules à
pepsine ont disparu et l'on n'aperçoit plus rien que des cellules muqueuses.

En résumé, il y a dans l'estomac deux zones bien tranchées : la région du fond
où ne se trouvent que des « glandes à suc gastrique », et la région du pylore
où se rencontrent des glandes muqueuses types.

Cependant, si cette distinction était acceptée sans réserves par Kölliker, Henle,
Donders, Leydig, certains observateurs étaient loin de la regarder comme
absolue. Mayer et Henle avaient constaté dans la région pylorique, chez un
supplicié, des tubes glandulaires remplis de cellules à pepsine, et Todd et
Bowman, Gerlach, rapportent des faits analogues. De son côté Klein déclare
nettement que, dans le grand cul-de-sac, il y a des glandes complétement tapissées d'épithélium cylindrique, tandis qu'inversement dans la région du pylore
il y en a qui renferment une grande quantité de cellules à pepsine.

Tel était l'état de la question lorsque parurent presque simultanément les
travaux de Heidenhain et de Rollett, qui ouvrent des horizons nouveaux et deviennent le point de départ de nos connaissances actuelles.

Heidenhain et Rollett montrèrent que les « glandes à suc gastrique » ne ren-
fermaient pas, comme on l'avait cru jusqu'alors, qu'une seule sorte de cellules
« les cellules à pepsine », mais qu'à côté de celles-ci il y en avait d'autres
plus ou moins analogues aux cellules superficielles, et cela chez tous les animaux, carnivores ou herbivores.

La description de Rollett ne différant de celle d'Heidenhain que sur certains
points, et cette dernière étant la plus généralement admise, c'est celle-ci que
nous exposerons tout d'abord. Heidenhain divise le tube glandulaire d'une
glande à suc gastrique en trois régions (fig. 2) : le canal excréteur (*ce*), le cou
(*co*) et le corps (*cp*); d'ailleurs dans ces trois régions il y a deux sortes de
cellules. Les unes correspondent aux « cellules à pepsine » et Heidenhain, ne
voulant pas préjuger de leur rôle, les appelle *Belegzellen*, cellules de bordure;

quant aux autres, il les désigne sous le nom de *Hauptzellen*, cellules principales. Les « cellules de bordure » sont arrondies, polygonales ou elliptiques ; à l'état frais, elles sont finement granuleuses. Vis-à-vis des réactifs chimiques elles se comportent comme des éléments riches en albumine ; l'acide osmique leur donne une teinte foncée, les matières colorantes, notamment le bleu d'aniline, les colorent vivement. Au contraire, les cellules principales sont pyramidales, leur apparence est claire ou très-grossièrement granuleuse ; l'acide osmique pas plus que le bleu d'aniline ne les colorent. Ce sont des éléments muqueux très-pauvres en albumine.

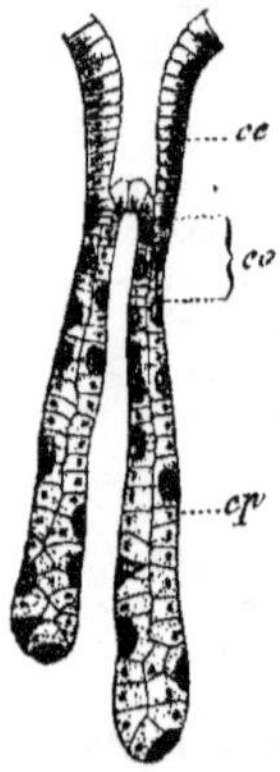

Pour ce qui est de la répartition de ces deux catégories d'éléments, Heidenhain arrive aux résultats suivants.

Le canal excréteur, qui n'est qu'un enfoncement de l'épithélium superficiel (dans lequel débouchent plusieurs tubes glandulaires), est tapissé par des éléments cylindriques muqueux, identiques à ceux de cet épithélium ; ils sont seulement un peu plus bas. Dans certains endroits on aperçoit quelques « cellules de bordure » isolées, qui sont logées entre la membrane propre et le revêtement cylindrique. Ce fait du reste avait déjà été observé par Fr.-E. Schulze et confirmé depuis par Bentkowski, Friedinger, Stöhr, Raptschewski. A mesure que l'on se rapproche du cou de la glande, les cellules muqueuses prennent des caractères plus jeunes, pour ainsi dire plus protoplasmiques, et l'on continue à voir en dehors d'elles quelques cellules de bordure.

Fig. 2. — Chien, glande du fond (d'après Trinkler).

cc, canal excréteur. — *co*, cou de la glande. — *cp*, corps de la glande.

Au niveau même du cou les cellules de bordure sont volumineuses et très-nombreuses, si bien qu'au premier abord on pourrait croire qu'elles s'y trouvent seules, mais des coupes convenablement orientées montrent qu'il existe entre elles de petites cellules principales de forme conique et dont la base élargie répond à la paroi du tube glandulaire.

Dans le corps de la glande les cellules principales augmentent de dimensions, leurs limites sont plus apparentes et le noyau est ou n'est pas visible, selon la méthode que l'on a mise en usage. Dans leur ensemble ces éléments représentent un tube épithélial absolument clos, qui limite la lumière du tube, et en dehors duquel se trouvent des cellules de bordure disséminées çà et là en nombre variable, entre la surface externe du tube et sa membrane propre. Il s'ensuit que jamais les cellules de bordure n'atteignent la lumière glandulaire, elles tendent au contraire à faire saillie en dehors, ce qui donne au tube glandulaire une apparence bosselée. Certains animaux, notamment le porc, offrent cette disposition à un degré si accentué que les cellules de bordure arrivent à se trouver logées dans de véritables niches, ou mieux dans des poches qui ne communiquent plus avec la lumière du tube que par un orifice étroit. Ce n'est d'ailleurs pas à Heidenhain qu'il faut attribuer la priorité de cette observation, quelques années avant lui Fr.-E. Schulze en avait donné une description et des figures qui se rapportent au porc, au renard et au dauphin.

Telle est dans ses traits essentiels la description d'Heidenhain. Rollett, de son côté, proposait la nomenclature suivante : il désigne les différentes zones du tube glandulaire sous les noms de *pièce intermédiaire interne*, *pièce intermédiaire externe*, *pièce terminale*, et il distingue les éléments cellulaires en « cellules délomorphes » et « cellules adélomorphes », parce que les premières, examinées à l'état frais, se laissent délimiter assez facilement et distinguer des secondes dont l'ensemble forme une masse diffuse dans laquelle il est impossible d'apercevoir les contours de chaque cellule. D'une façon générale, Rollett admet l'existence des cellules délomorphes (cellules de bordure) tout le long du tube glandulaire, mais, et c'est en cela surtout qu'il s'écarte d'Heidenhain, il nie la présence de cellules adélomorphes (cellules principales) dans la pièce intermédiaire externe (cou d'après Heidenhain).

Les recherches de Rollett et d'Heidenhain, qui avaient été pratiquées sur l'estomac de certains animaux, furent reprises l'année suivante par Jukes chez l'Homme, et cet observateur confirma en tous points les résultats d'Heidenhain.

D'un autre côté, et en même temps qu'étaient publiés ces différents travaux sur les glandes à suc gastrique, parut un mémoire important d'Ebstein sur les « glandes à mucus du pylore ».

Ebstein établit que ces glandes sont tapissées exclusivement de cellules cylindriques qui, par leurs caractères physiques et chimiques, diffèrent des cellules superficielles, et cela qu'il s'agisse d'une glande à l'état de repos ou à l'état actif. Par contre, ces éléments se rapprochent, par leur aspect et leurs réactions, des cellules principales des glandes du fond, et finalement Ebstein conclut qu'ils sont de même nature que celles-ci. Depuis lors Bentkowski, Schifferdecker, Glinsky, montrent que les glandes pyloriques et les glandes de Brünner du duodénum sont identiques.

En somme, il y a donc dans la muqueuse stomachale trois catégories de cellules : les cellules superficielles, les cellules principales qui semblent en dériver et les cellules de bordure. Il y a en outre deux catégories de glandes. Les unes, glandes du fond, renferment des cellules de la deuxième et de la troisième variété; les autres ne contiennent que des éléments de la seconde catégorie, ce sont les glandes pyloriques, qui se distinguent en outre des premières par des caractères morphologiques un peu différents. Presque tous les histologistes acceptèrent les opinions de Heidenhain et d'Ebstein, au moins dans ce qu'elles avaient de général, car chacun des nombreux mémoires qui parurent depuis sur la question apporta son contingent d'idées nouvelles et de faits plus ou moins contradictoires.

Pour la clarté de l'exposition nous allons indiquer sommairement les diverses questions qui ont été successivement soulevées.

Tout d'abord on revint sur l'ancienne donnée de Henle, Gerlach, etc., et l'on confirma (Ebstein, Stöhr, Bentkowski) qu'il existait entre la région pylorique et la région du fond une zone de transition large de 1 centimètre à 1 centimètre 1/2, dans laquelle on trouvait mélangées des glandes muqueuses. Le passage entre ces deux formes n'est donc pas brusque. Puis quelques histologistes ont vu plus encore. Stöhr, Nussbaum et Trinkler entre autres, prétendent que l'on rencontre des cellules de bordure dans les glandes pyloriques. Stöhr l'a figuré pour l'homme et le chien, Trinkler pour le chat (fig. 3). Rien n'autorise à mettre en doute les assertions de ces auteurs et pour notre part nous inclinons à les accepter, mais il faut bien avouer que la majorité des anatomistes (Moschner, Ellenberger et Hofmeister, Cadiat, Pauli, Grützner, Schiefferdecker,

Glinsky, etc.) nient absolument qu'il y ait des cellules de bordure dans les glandes muqueuses de la région du pylore.

Un autre point qui n'est pas non plus sans importance, et touchant lequel les avis se sont partagés, est celui de savoir si les cellules de bordure ont bien toujours la même situation que leur assignait Heidenhain et Rollett, en d'autres termes, si elles sont toujours périphériques par rapport aux cellules principales.

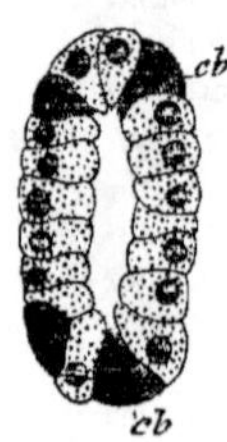

Fig. 3. — Homme, glande pylorique (d'après Stöhr).

cb, cellule de bordure ou cellule de Nussbaum.

Souvent il semble réellement en être ainsi ; c'est le cas, par exemple, pour les cellules de bordure de la partie moyenne du corps glandulaire chez le porc, puisqu'ici elles sont logées dans des poches qui les isolent à peu près complétement. Mais en général il paraît plus conforme à la réalité d'admettre qu'elles s'insinuent entre les cellules principales par un prolongement grêle, et que par conséquent elles viennent contribuer dans une certaine mesure à limiter la lumière du tube glandulaire (Stöhr, Edinger, Kupffer, Bentkowski, Moschner). On conçoit alors que, vu sa ténuité, ce prolongement pourra ne pas être intéressé par la coupe, auquel cas l'aspect sera tout différent et bien tel qu'Heidenhain le décrivait.

Enfin une dernière question d'un intérêt capital et qui tend de plus en plus à être résolue par l'affirmative est celle-ci : Les cellules principales et les cellules de bordure, au lieu d'être des éléments indépendants les uns des autres, ne représentent-elles pas plutôt des formes d'un même élément à différents stades de différenciations ? Le lecteur voudra bien se reporter au paragraphe *Glandes à l'état d'activité*, dans lequel, pour éviter des redites inutiles, nous avons indiqué l'opinion des principaux auteurs qui se sont déclarés les partisans de cette dernière théorie.

Il nous reste à dire deux mots des glandes de l'estomac chez les Vertébrés autres que les Mammifères.

Les glandes apparaissent pour la première fois dans l'estomac chez les Sélaciens. Chez ces Poissons elles ne sont que de simples invaginations de l'épithélium superficiel qui conserve tous ses caractères, même lorsque l'animal est parvenu à l'âge adulte, et nous avons là en somme l'état primitif qui se retrouve chez tous les embryons des Vertébrés supérieurs en général et des Mammifères en particulier.

Chez les Ganoïdes les éléments des tubes glandulaires subissent déjà de notables transformations. Ils deviennent arrondis ou polygonaux (Leydig, Cattaneo), et se distinguent nettement des cellules cylindriques qui tapissent la surface libre de la muqueuse. Il serait cependant téméraire d'affirmer qu'il y ait dans cette différenciation quelque chose d'analogue à la formation des cellules de bordure chez des Mammifères.

A partir des Téléostéens, les caractères propres aux cellules glandulaires tendent de plus en plus à s'accentuer, et on est à peu près d'accord pour les considérer comme les homologues des « cellules de bordure ». En outre, dans la région pylorique se localisent déjà ces glandes particulières, glandes muqueuses, dont le contenu semble si différent que l'on en a fait un groupe à part.

Chez les Amphibiens les glandes à suc gastrique se caractérisent, à l'endroit où le tube excréteur se divise, par de grosses cellules claires (cellules muqueuses, *Schleimzellen* d'Heidenhain), tandis que le corps glandulaire est rempli par de volumineux éléments polygonaux, granuleux, en tous points comparables aux cellules de bordure.

Dans cette classe, pas plus que dans celle des Reptiles, on n'a pu jusqu'alors trouver des « cellules principales »; et les glandes chez tous ces animaux sont structurées d'une manière identique, du moins au point de vue histologique. Tout ce que l'on pourrait noter serait simplement des particularités ayant trait au mode de ramification, à la forme générale, au groupement, etc.

Chez les Oiseaux les glandes du proventricule présentent un arrangement au premier abord assez particulier. Elles sont agencées sous la forme de groupes isolés, de lobes. Chaque lobe est pourvu d'une cavité centrale qui d'une part s'ouvre sur la surface de la muqueuse, et d'autre part reçoit tous les tubes glandulaires. Mais l'étude du développement montre qu'il ne s'agit là que de simples replis et de glandes en tube ordinaires qui viennent s'ouvrir dans les espaces limités par ces replis. Les éléments qui remplissent les tubes sont ici encore des éléments assimilables aux cellules de bordure, et la distinction en « cellules principales » et « cellules de bordure » paraît donc dans l'état actuel de nos connaissances être l'apanage des Mammifères.

B. Glandes a l'état d'activité. A l'étude des glandes de l'estomac pendant leur période d'activité, c'est-à-dire pendant la digestion, se rattache étroitement la question de savoir quels sont les éléments formateurs des parties essentielles du suc gastrique : la pepsine et l'acide, quelle que soit d'ailleurs la nature de ce dernier.

L'insuffisance des connaissances histologiques n'avait permis aux anciens observateurs que de localiser d'une façon très-approximative la production du ferment spécifique découvert dans le suc gastrique par Schwann. Wasmann, qui l'un des premiers s'est occupé de la question, conclut de ses analyses que la région de l'estomac qui renferme les « glandes à suc gastrique », autrement dit la région du fond, est seule chargée d'élaborer la pepsine, et ceci impliqua nécessairement par la suite que les éléments connus sous le nom de « cellules à pepsine » remplissaient ce rôle, à l'exclusion des cellules superficielles et des cellules des glandes pyloriques, qui sont identiques à celles-ci.

Ce n'est que plus tard, lorsque Heidenhain et Rollett eurent montré qu'il y avait deux variétés de cellules dans les « glandes à suc gastrique », que le problème se compliqua. Il s'agissait de chercher à quelle catégorie, cellules principales ou cellules de bordure, était dévolue la propriété de sécréter le ferment, et en outre il fallait voir si les glandes du fond partageaient ou non cette fonction avec les glandes de la région pylorique.

Depuis l'époque où ces questions se sont posées une grande quantité de travaux ont été publiés. On a successivement attribué à l'une et à l'autre des deux variétés de cellules le rôle formateur de la pepsine; d'excellents arguments ont été fournis des deux côtés, des expériences d'une valeur incontestable ont été produites, et cependant il s'en faut de beaucoup que nous soyons fixés d'une manière satisfaisante. Un exposé très-sommaire des principales recherches parues jusqu'aujourd'hui peut seul donner une idée des incertitudes qui règnent à cet égard dans la science, et afin de rendre cette étude aussi claire que possible nous grouperons en trois catégories les différentes opinions : (A) les uns admettent que ce sont les cellules principales; (B) les autres que ce sont les cellules de bordure qui forment la pepsine; enfin un troisième groupe (C) prétend que cellules principales et cellules de bordure ne sont que des manières d'être d'un type cellulaire unique dont l'évolution en parcourant des stades bien déterminés assure la production du ferment.

A. Heidenhain dans son premier mémoire, montre qu'au début de la digestion (1re heure) les « glandes à suc gastrique » augmentent considérablement de volume et que cet accroissement est dû essentiellement aux phénomènes dont les cellules principales sont le siége. Ces éléments paraissent comme gonflés, remplis qu'ils sont par une masse finement grenue, et, fait remarquable, ils se colorent assez vivement, notamment par le bleu d'aniline. Tout d'abord ces changements sont plus apparents dans le fond des tubes, mais ils envahissent bientôt les éléments plus rapprochés de l'orifice glandulaire. Bref, cet état s'accentue peu à peu, atteint un maximum et s'y maintient pendant une durée de temps qui semble dépendre dans une certaine mesure de la nature et de la quantité des ingesta. Puis les tubes diminuent de volume, les cellules principales, tout en restant d'abord troubles et susceptibles de se colorer, se rapetissent et perdent enfin progressivement les caractères si particuliers qu'elles avaient acquis temporairement. Quant aux cellules de bordure, elles gardent, pendant toute la période de digestion, le même aspect et des réactions identiques à celles qu'elles avaient à l'état de repos; on voit simplement leurs dimensions s'accroître légèrement.

Ces métamorphoses des cellules principales indiquent évidemment qu'elles sont le siége d'échanges très-actifs et qu'elles jouent un rôle prépondérant dans l'acte de la sécrétion. Heidenhain rejette l'hypothèse de la fonte cellulaire, les éléments glandulaires sécrètent sur place sans se détruire, et, se fondant sur une série de considérations qui ne peuvent trouver leur place ici, il conclut que les cellules principales élaborent la pepsine et que les cellules de bordure sont peut-être chargées du soin de sécréter l'acide. L'opinion d'Heidenhain fut vivement défendue par Ebstein et Grützner. Ebstein déclare que les glandes pyloriques ne renferment que de la pepsine et pas d'acide; d'autre part, les éléments qui composent ces glandes subissent pendant la digestion des transformations identiques à celles qu'Heidenhain décrit dans les cellules principales. On peut penser alors par analogie que, puisque les cellules pyloriques ne sécrètent que de la pepsine, les cellules principales ont la même propriété, attendu que tout semble indiquer la similitude de ces deux formes d'éléments.

Klemensiewics et Heidenhain, quelque temps après et chacun de leur côté, apportent de nouveaux arguments. Ils réussissent à isoler chez l'animal vivant la région pylorique du reste de l'estomac et du duodénum et à en faire une poche qu'ils fixent à la paroi abdominale. Le liquide qu'ils arrivent à se procurer de cette manière est toujours alcalin et riche en pepsine; son pouvoir digestif est considérable lorsqu'on a eu le soin d'y ajouter au préalable des traces d'acide chlorhydrique.

Partsch confirme à son tour la justesse de la théorie d'Heidenhain en se basant sur la constitution différente des glandes de l'œsophage et des glandes de l'estomac chez les Batraciens. Chez la Grenouille les cellules principales et les cellules de bordure sont séparées de telle sorte que les premières sont réparties dans l'œsophage, les secondes dans les glandes de l'estomac. Or la surface de la muqueuse œsophagienne possède une réaction alcaline, celle de l'estomac une réaction acide. De plus, pendant la période d'activité les cellules des glandes œsophagiennes sont le siége de modifications analogues, sinon identiques, à celles qui s'observent dans les « cellules principales » ; par contre, les cellules des glandes stomacales ne sont qu'à peine intéressées. La conclusion est que les cellules de bordure forment l'acide et, en procédant par exclusion, que les cellules principales forment la pepsine.

Viennent enfin les belles recherches de Langley qui, dans une série de mémoires, s'efforce de pénétrer les phénomènes intimes de la sécrétion en s'adressant directement à l'observation des éléments cellulaires. D'une façon générale on peut concevoir ces phénomènes de la façon suivante : toutes les cellules sécrétoires renferment indépendamment de leurs éléments constituants ordinaires (réseau protoplasmique, substance hyaline), des granulations sphériques englobées dans la substance hyaline. Ces granulations emmagasinées dans la cellule sont destinées à donner naissance à la matière organique de la sécrétion, et leur masse est proportionnelle à la quantité de ferment excrétée. Pour ce qui concerne l'estomac en particulier, la pepsine n'est pas sécrétée en tant que pepsine, mais elle est élaborée à l'état de substance zymogène (Heidenhain) ou de granulations pepsinogènes (Langley).

Chez les Mammifères ce sont les « cellules principales » qui renferment de ces granulations. Lorsque les glandes entrent en activité, on voit décroître le nombre des grains, en même temps que leur grosseur. Le réseau protoplasmique et surtout la substance hyaline subit à son tour une augmentation de volume parallèle à la diminution des granulations. En somme, la période de sécrétion comprend trois stades successifs : accroissement du protoplasma, formation des granulations pepsinogènes, évacuation de ces granulations. Les différents aspects des cellules, leur grosseur, leur état plus ou moins granuleux, ne seraient que le résultat de la prépondérance de l'un ou de l'autre de ces trois stades au moment de l'observation.

Dans certaines glandes de l'estomac (glandes pyloriques entre autres), il est parfois difficile de mettre en évidence ces différents détails, à cause des petites dimensions des grains, mais néanmoins certaines considérations autorisent à penser que ces phénomènes sont d'un ordre très-général. Quant aux cellules de bordure, Langley réserve la question de savoir si elles contiennent de la substance pepsinogène, mais il incline plutôt à croire qu'elles n'en renferment point.

On voit qu'il est facile de concilier la théorie de Langley avec celle de Heidenhain, et qu'elle permet d'interpréter les résultats de l'examen histologique. Langley fait de la sécrétion de pepsine un phénomène cellulaire. Le réseau protoplasmique sécrète ou produit la substance hyaline de laquelle dérivent à leur tour les granulations de matière pepsinogène. L'explication est en tout conforme aux données actuelles de la biologie cellulaire.

Indépendamment de ces travaux il en est d'autres encore dans lesquels les auteurs ne font que reproduire les idées d'Heidenhain et de ses élèves sans ajouter en leur faveur des arguments bien nouveaux. Il faut signaler seulement les recherches microchimiques d'Edinger et de Trinkler, pratiquées au moyen de certains réactifs très-sensibles et qui permettent de déceler des traces d'acide (tropaeoline, teinture de tournesol). L'emploi de ces procédés semble prouver que les « cellules de bordure » des glandes stomacales ne renferment pas d'acide et que par conséquent elles perdent le rôle qu'on avait voulu leur attribuer.

B. Nussbaum, appliquant une nouvelle méthode, qu'il avait utilisée pour l'étude des glandes salivaires, arrive à des conclusions complétement opposées à celles qui viennent d'être rapportées et, revenant par une autre voie aux idées de Friedinger, il annonce que les « cellules de bordure » élaborent à elles seules le ferment peptique. Nussbaum avait découvert que les ferments du pancréas, des glandes salivaires et des glandes à suc gastrique, se coloraient en noir sous l'influence de l'acide osmique. Dans le cas particulier des glandes de l'estomac, cette coloration noire se localise sur certaines cellules et, lorsque par un procédé quelconque on a extrait le ferment (traitement par la glycérine) ou simplement détruit ses propriétés (chaleur), les éléments en question ne présentent plus cette réaction. De plus, chez le fœtus, la coloration noire spécifique ne s'obtient qu'à partir du moment où il est possible d'isoler chimiquement le ferment. De ces faits Nussbaum croit pouvoir conclure que les éléments qui jouissent ainsi de la propriété de réduire l'acide osmique sont les éléments formateurs de la pepsine. Or ces cellules sont les cellules de bordure, seules elles se noircissent, tandis que les cellules principales et la majorité des cellules pyloriques restent complétement incolores. A l'encontre de ces résultats, Grützner est venu apporter certains arguments. Il déclare que les extraits pauvres en ferment se colorent autant que ceux qui en contiennent de grandes quantités; il montre en outre que le moment de la digestion où, d'après Nussbaum, les cellules de bordure se noircissent le plus, est précisément celui où la muqueuse renferme le moins de pepsine. D'ailleurs Grützner reconnaît qu'à la vérité on voit dans le fond et le corps de la glande des grains qui se colorent plus que le reste par l'acide osmique, mais ce n'est pas une raison pour considérer les cellules qui les renferment comme des « cellules de bordure. »

C. Comme on peut en juger, les partisans des deux théories s'appuyaient sur des arguments dont on ne peut nier la valeur. Cependant la balance paraissait plutôt pencher en faveur des cellules principales et l'existence même de cellules particulières dans les glandes pyloriques ne prouverait pas que les premières n'ont pas le rôle qu'on leur attribue. Outre qu'il n'est pas démontré péremptoirement que ces éléments à caractères spéciaux sont bien des « cellules de bordure » (Grützner est d'avis que ce sont peut-être des cellules principales en voie de transformation graisseuse. Edinger hasarde l'hypothèse que ce pourrait bien être des *Plasmazellen* émigrés hors des vaisseaux), on peut toujours, en adoptant les données qu'il nous reste à résumer, croire que ce sont des éléments jeunes.

C'est qu'en effet on s'est demandé si les cellules principales et les cellules de bordure, au lieu d'être des éléments en quelque sorte spécifiques, indépendants les uns des autres, ne représentaient pas plutôt des formes d'un même élément à différents stades de différenciation (fig. 4).

Stöhr le premier décrivit dans les glandes du fond, des cellules qui, par leurs réactions, peuvent être considérées comme des formes de passage entre cellules principales et cellules de bordure. Il déclare en outre que ces formes doivent être regardées non pas comme le résultat de l'activité sécrétoire, mais comme l'expression du processus de régénération de la paroi glandulaire.

Edinger et Orth à leur tour observent des formes de transition; ils pensent que les cellules de bordure dérivent des cellules principales en augmentant de volume et en se remplissant de ferment. Pour Sewall, Raptschewski, Glinsky, au contraire, ce seraient les cellules principales qui naîtraient aux dépens des cellules de bordure soit directement, soit après division préalable des cellules de bordure; Kupffer reconnaît qu'il y a un rapport génétique étroit entre les deux catégories de cellules, mais il ne se prononce pas sur la question de savoir quelle est la forme primaire.

Trinkler remarque que pendant la digestion les cellules de bordure subissent certains changements. Elles prennent une forme arrondie, leur protoplasma devient grossièrement granuleux, leur noyau offre un aspect réticulé. Enfin à côté d'elles on voit de petits éléments (déjà aperçus par Heidenhain) qui sont des cellules de bordure jeunes. Trinkler pense que ces phénomènes sont des phénomènes de division qui ont abouti à la formation des jeunes éléments destinés à régénérer les cellules princi-pales.

Malgré l'insuffisance de ces preuves en faveur d'une divi-sion cellulaire, l'existence de cellules jeunes paraît actuel-lement bien établie, et tout porte à croire qu'elles tirent leur origine des cellules de bordure (à moins qu'elles ne viennent du stroma de la muqueuse) plutôt que des cel-lules principales, qui sont des éléments beaucoup trop dif-férenciés pour être aptes à se reproduire. D'autre part, si, lors de la sécrétion, il n'y a pas à proprement parler de fonte cellulaire, cependant certains éléments se détrui-sent. On retrouve dans l'intérieur même du tube glandu-laire des noyaux libres, souvent entourés d'une mince

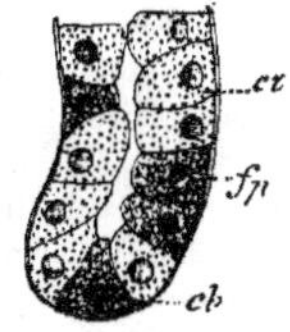

Fig. 4. — Chien (d'après Trinkler), coupe mon-trant les cellules de bordure *cb*, les cellu-les principales *cr*, et des formes de transi-tion *fp*.

zone de protoplasma, et il est à présumer que ce sont là des résidus de cellules principales. Celles-ci doivent donc être remplacées et elles ne pourraient l'être ou bien que directement par les cellules de bordure ou bien que par les élé-ments jeunes issus de celles-ci.

En résumé, les glandes stomacales ne renfermeraient qu'une seule sorte d'éléments cellulaires pouvant affecter des formes diverses suivant le stade de leur évolution pendant lequel on les examine. Les cellules de bordure, riches en protoplasma, représenteraient des éléments jeunes ; les cellules principales au contraire seraient le terme ultime de la différenciation. L'élaboration de la pepsine, ou mieux de la substance pepsinogène, commencée peut-être déjà dans les cellules de bordure, atteindrait son maximum dans les cellules principales.

Quant à la formation de l'acide, les recherches microchimiques n'ont donné, comme on l'a vu plus haut, que des résultats négatifs.

Vaisseaux et nerfs de l'estomac. *Artères.* Les artères de l'estomac vien-nent des artères coronaire-stomachique, gastro-épiploïques droite et gauche, et des vaisseaux courts. Ces différentes branches s'anastomosent entre elles et forment un cercle artériel complet qui répond aux courbures du viscère. De ce cercle partent des branches, les unes antérieures, les autres postérieures, qui, après avoir rampé un certain temps entre la tunique séreuse et la tunique musculaire, traversent celle-ci et se ramifient dans la tunique celluleuse. C'est de ce réseau enfin qu'émanent les fines artérioles destinées à la muqueuse.

Logées dans les espaces sous-glandulaires et interglandulaires, les artérioles donnent naissance à tout un réseau capillaire d'autant plus riche que l'on se rapproche de la courbe épithéliale et qui entoure les tubes glandulaires.

Veines. Les radicules veineuses nées du réseau capillaire se rendent à un réseau à mailles lâches placé dans la couche sous-muqueuse et d'où proviennent des branches qui suivent assez exactement le trajet des artères pour aller se jeter soit dans la veine splénique, soit dans la veine mésaraïque supérieure, soit enfin dans la veine porte. Tout dernièrement Hochstetter a décrit des valvules dans les veines de l'estomac chez l'homme et chez les Mammifères.

Lymphatiques.   Les lymphatiques tirent leur origine de la tunique muqueuse
par un réseau extrêmement riche ; ils se rendent dans la tunique celluleuse et y
forment le réseau sous-muqueux à larges mailles d'où partent des troncs plus
volumineux. Ceux-ci se portent vers la petite courbure ou vers la grande,
d'autres vers la grosse tubérosité. Ils se rendent, les premiers dans les ganglions
qui entourent le cardia, les seconds dans les ganglions du hile de la rate ou
dans les ganglions sus-pancréatiques.

Nerfs.   Les nerfs proviennent des pneumogastriques, notamment du gauche
et du plexus solaire. Ils forment dans l'épaisseur des parois les plexus bien
connus sous les noms de plexus d'Auërbach et de plexus de Meissner et, qui
n'offrent rien de particulier dans l'estomac. Aux filets qui naissent de ces plexus
sont accolés dans la muqueuse aussi bien que dans la musculaire des ganglions
microscopiques (Remak). Pour ce qui est de leur terminaison ultime dans
la muqueuse, on n'a que des données le plus souvent hypothétiques. Cependant
Navalichin, dans un récent travail, dit avoir vu des cylindres d'axe pénétrer dans
l'intérieur des cellules glandulaires et se terminer dans des granulations plus
ou moins volumineuses et réfringentes. Navalichin prétend que ces granulations
sont les mêmes que celles que Langley a décrites comme granulations pepsinogènes, et il les considère comme étant de nature nerveuse.   A. NICOLAS.

§ II. **Physiologie.**   De tous les organes dont le fonctionnement donne
lieu à l'ensemble d'actes et d'opérations désigné sous le nom de digestion il
n'en est pas de plus important pour le physiologiste que l'estomac. C'est dans
l'estomac que les aliments arrivent, déjà tous divisés, et quelques-uns même
chimiquement modifiés par la salive, mais, dans cet état, ils sont loin de pouvoir
être définitivement utilisés, c'est-à-dire assimilés. C'est dans l'estomac qu'ils
vont devenir aptes à être absorbés, grâce à une série d'actions chimiques, faci-
litées elles-mêmes par des opérations mécaniques (mouvements de l'estomac) ;
tous ces phénomènes d'ailleurs se produisent, bien entendu, simultanément ;
ce n'est que pour la clarté de l'exposition qu'on doit dans cet article les étudier
les uns après les autres.

I. Suc GASTRIQUE.   Arrivés dans l'estomac, les aliments se trouvent en présence d'un liquide complexe qui comprend :

1° La salive, provenant des glandes qui s'ouvrent dans la cavité buccale,
entraînée avec les aliments et dont l'action saccharifiante sur les féculents se
continue, on le verra plus loin, dans l'estomac ;

2° Le produit de sécrétion acide des glandes du grand cul-de-sac de l'estomac ;

3° Le produit de sécrétion alcalin des glandes pyloriques ;

4° Le mucus, sécrété par les cellules épithéliales de la muqueuse et par
quelques glandes à tube droit, glandes de Lieberkühn.

C'est l'action de ce liquide total, tel qu'on l'obtient par les *fistules stomacales,*
qu'il faut étudier.

1° *Historique et technique.* L'étude de la digestion n'est entrée dans la voie
scientifique qu'à la fin du siècle dernier, avec Réaumur et Spallanzani.

Les Anciens[1] avaient bien reconnu que les aliments, une fois introduits dans
l'estomac, se transforment en une bouillie plus ou moins grisâtre, à odeur *sui*

---

[1] *Voy.* pour l'historique des idées des Anciens sur la digestion, peu intéressantes d'ailleurs
en elles-mêmes, Milne Edwards, *Physiol. et anat. comparées,* t. V, p. 250 et suiv.

generis : le chyme, mais, tandis que les uns (iatro-mécaniciens) ne voyaient dans cette transformation des aliments que le résultat d'une action mécanique, du brassage continuel des matières par les mouvements de l'estomac, les autres, avec plus de raison, mais sans plus de preuves, attribuaient au suc sécrété par les parois du viscère une action prépondérante.

On doit à Réaumur (*Mém. de l'Acad. des sc.*, 1752) les premières expériences méthodiques sur la digestion stomacale. Il entreprit une série de recherches sur des oiseaux granivores : dindons, poules et canards, auxquels il faisait avaler des boules creuses renfermant des grains d'orge, de blé et d'avoine. Les premiers résultats obtenus furent favorables à l'opinion des iatro-mécaniciens : les graines étaient en effet retrouvées intactes. Les mêmes expériences furent pratiquées sur des oiseaux de proie, et on vit que la viande, introduite dans des tubes ou boules creuses, était manifestement attaquée, en partie même liquéfiée, quand on retirait les tubes de l'estomac de l'animal.

Les recherches de Réaumur furent continuées sur l'homme par Stevens (Édimbourg, 1777), qui profita de la faculté que possédait un bateleur qu'il observa d'avaler des pierres et de les rendre ensuite. Les aliments placés dans des sphères métalliques percées de trous étaient réduits en pulpe et chymifiés après un court séjour dans l'estomac.

En 1783, Spallanzani non-seulement confirma les découvertes de Réaumur, mais il alla plus loin et parvint à opérer des digestions artificielles, *in vitro*, avec du suc gastrique extrait au moyen d'éponges, par régurgitation, de l'estomac d'oiseaux, et il énonça ce fait important, que non-seulement la digestion n'est pas due à un phénomène de putréfaction, mais que le suc gastrique s'oppose au contraire à la putréfaction.

Le suc gastrique obtenu soit par la régurgitation d'éponges (Réaumur, Spallanzani), soit en sacrifiant des chiens auxquels on venait de faire avaler des cailloux (Tiedemann et Gmelin), était en trop petite quantité pour permettre une étude approfondie.

Les premières observations importantes sont attribuables à des fistules accidentelles. Dès 1803, Jack Helm profita d'une de ces fistules pour faire quelques observations sur la digestion, mais c'est au médecin américain William Beaumont (1833) que l'on doit le premier travail vraiment important sur le suc gastrique de l'homme. Depuis cette époque des fistules faites dans un but chirurgical ont permis de continuer ces recherches (Bidder et Schmidt, Tiedemann et Gmelin, Ch. Richet, Herzen).

C'est à la suite des remarquables observations de Beaumont que les physiologistes furent conduits à pratiquer des fistules gastriques chez les animaux.

La première communication à ce sujet fut faite par Bassow à la Société des naturalistes de Moscou (1842). Son procédé opératoire laissait fort à désirer.

Un an après cette communication paraissait le *Traité analytique de la digestion* de Blondlot (de Nancy), où sont établis les préceptes fondamentaux pour l'opération des fistules gastriques. Blondlot a certainement ignoré les essais de Bassow, et l'a même sans doute précédé dans la voie, car il parle dans son traité d'un chien opéré depuis deux ans.

Depuis cette époque, divers perfectionnements ont été apportés à cette opération par Bidder et Schmidt, puis par Cl. Bernard, dont le procédé opératoire devint classique. Nous allons décrire ce procédé, quoique aujourd'hui chaque expérimentateur modifie un peu à sa façon cette opération. Tandis que

Blondlot, dans son procédé dit à deux temps, attendait qu'il se produisìt des adhérences pour introduire la canule dans l'estomac mis à nu, la méthode de Cl. Bernard ne comprend qu'un seul temps opératoire. L'estomac est dilaté au préalable soit par un repas abondant, soit par simple injection d'air. On pratique à gauche de la ligne blanche, sur le bord externe du muscle droit, une incision de 2 à 3 centimètres commençant à 3 centimètres au-dessous de l'appendice xiphoïde. L'estomac vient se présenter au fond de la plaie; on le saisit avec une pince, puis on passe un fil circulaire autour du point saisi, en traversant les tuniques de l'estomac alternativement de dehors en dedans, et de dedans en dehors, comme dans la suture à points passés. On obtient ainsi une sorte de bourse pouvant se fermer quand on tire le fil. L'estomac incisé, la canule est introduite et, en tirant sur les deux extrémités du fil, les lèvres de la plaie viennent s'appliquer contre la canule. On termine par la suture de la paroi abdominale en ayant soin d'engager quelques fils dans la paroi stomacale elle-même.

Dans ces dernières années, M. Laborde a imaginé une canule qui est des plus commodes, permettant une introduction facile à travers une étroite ouverture, grâce à sa double demi-lune pouvant se rejoindre, une fois l'introduction faite.

Tout récemment M. Dastre a recommandé de modifier le manuel opératoire en agissant sur des animaux à jeun, anesthésiés, dont l'estomac est distendu par un ballon de caoutchouc fixé au bout d'une sonde gastrique. Le même physiologiste a encore perfectionné le modèle de canule adopté par M. Laborde. On trouvera décrits ces perfectionnements proposés par M. Dastre dans les *Comptes rendus de la Société de biologie* (n° du 29 octobre 1887).

On peut par ce procédé de la fistule obtenir, en ouvrant la canule, par exemple, deux ou trois heures après qu'on a fait prendre à l'animal un bon repas composé de tendons et débris de viande, une quantité assez considérable de suc gastrique.

Il est encore une autre méthode qui permet d'obtenir de grandes quantités de suc gastrique artificiel. Eberle, en 1834, reconnut qu'en faisant infuser dans de l'eau tiède, légèrement acidulée avec de l'acide chlorhydrique, une muqueuse stomacale, on obtient un liquide pouvant déterminer des digestions artificielles. Cette méthode est fréquemment employée. On fait infuser pendant sept à huit heures, dans une dilution d'acide chlorhydrique à 1 pour 1000, une muqueuse stomacale détachée de la tunique musculaire et coupée par morceaux. On obtient un suc gastrique plus pur en n'utilisant que le mucus recueilli par raclage de la surface de l'estomac.

On fabrique encore du suc gastrique artificiel en dissolvant de la pepsine, obtenue par les procédés que nous citerons plus loin, dans une dilution d'acide minéral étendu.

Enfin, sur l'homme lui-même, à l'état normal, on peut recueillir du suc gastrique au moyen de la pompe stomacale de Kussmaul et par une pratique qui a été récemment perfectionnée par divers médecins, allemands surtout, et appliquée au diagnostic de différentes affections de l'estomac (travaux de Jaworski et Gluzinski, Ewald (de Berlin), Boas (de Berlin), etc. ; *voy.* une bonne revue critique de Lannois sur ce sujet, *Revue de médecine*, mai 1887).

2° *Composition et propriétés*. Le suc gastrique recueilli à l'aide d'une fistule gastrique est un liquide très-fluide, quelquefois incolore et tout à fait transparent, parfois un peu jaunâtre. Sa réaction est fortement acide. Sa densité, très-peu supérieure à celle de l'eau, varie légèrement suivant les conditions dans lesquelles il a été recueilli. Il ne se trouble pas par l'ébullition. Évaporé à 100 degrés, il laisse un faible résidu, 6 à 8 pour 1000, composé de matières organiques azotées et de sels minéraux.

Les analyses du suc gastrique donnent des chiffres un peu variables.

MATÉRIAUX CONTENUS DANS LE SUC GASTRIQUE.	DE L'HOMME AVEC SALIVE.		DU CHIEN		DU MOUTON.
			AVEC SALIVE.	SANS SALIVE.	
	CL. BERNARD.	SCHMIDT.	CL. BERNARD.	SCHMIDT.	SCHMIDT.
Eau	956,535	994,401	971,171	973,002	988,143
Matières organiques (pepsine-peptones).	36,605 (?)	3,195	17,336	17,127	4,055
Acide chlorhydrique.	»	0,200	2,357	3,050	1,231
Chlorure de calcium.. . . .	»	0,061	1,661	0,624	0,111
Chlorure de sodium.	4,633	1,465	3,147	2,507	4,369
Chlorure de potassium . .	»	0,550	1,073	1,125	1,518
Chlorure d'ammonium.. . .	»	»	0,537	0,468	0,473
Phosphate de chaux.	0,961		2,294	1,720	1,182
Phosphate de magnésie.. . .	0,260	0,125	0,323	0,226	0,577
Phosphate de fer.	0,006		0,121	0,082	0,531

Le suc gastrique est précipité par le chlorure mercurique, le nitrate d'argent et les sels de plomb. Le précipité déterminé par l'alcool se redissout lentement dans l'eau.

La quantité de suc gastrique sécrétée en vingt-quatre heures est très-difficile à déterminer, même approximativement. La sécrétion du suc est en effet très-intermittente, elle ne se produit pas pendant l'état de vacuité de l'organe et quand, sous l'influence de l'ingestion des aliments, la sécrétion se produit, une partie seulement peut être recueillie par la fistule, le reste, imbibant et gonflant l'aliment, passe dans l'intestin ou est absorbé avec les substances dissoutes. En déterminant l'écoulement du suc gastrique par l'excitation de la muqueuse stomacale à l'aide de matières insolubles, on a trouvé que, chez le chien, il y aurait en moyenne 100 grammes de suc gastrique sécrété par kilogramme d'animal en vingt-quatre heures. Ces chiffres appliqués à l'homme indiqueraient une sécrétion de 6 à 8 litres par jour.

Bidder et Schmidt ont trouvé, chez une femme portant une fistule gastrique, un écoulement de 500 grammes par heure.

Il faut remarquer qu'une quantité considérable du liquide sécrété est presque totalement absorbée, soit dans l'estomac lui-même, soit dans l'intestin, et ainsi ne sort pas de l'organisme.

Le suc gastrique doit ses propriétés digestives à plusieurs principes, un ou plusieurs acides et plusieurs ferments solubles.

Acide du suc gastrique. La question de la nature de l'acide du suc gastrique a divisé et divise encore les physiologistes.

Des premières recherches, entreprises par Berzelius (1813), Chevreul (1816), Leuret et Lassaigne (1824), on avait conclu à la présence de l'acide lactique dans l'estomac, mais les expériences de Prout (1825) établirent qu'il existe de l'acide chlorhydrique libre dans le suc gastrique. En distillant du suc gastrique

Prout reconnut que les trois premiers quarts du produit distillé n'offraient aucune
réaction acide, mais que le dernier quart contenait de l'acide chlorhydrique.
Dans une autre série d'expériences, Prout divisait en trois portions le suc gastrique d'un même animal. La première était calcinée, et le chlore dosé après
l'incinération. La seconde exactement neutralisée par la potasse était calcinée
et le chlore dosé. Le chiffre du chlore était plus élevé dans cette deuxième
partie que dans la première, et Prout regardait cet excès comme provenant de
l'acide chlorhydrique libre du suc gastrique. La troisième portion neutralisée
avec un excès de potasse et incinérée donnait sur la seconde partie un excès de
chlore provenant, d'après Prout, du chlorhydrate d'ammoniaque.

Les expériences de Prout étaient susceptibles de diverses causes d'erreurs
que Blondlot a très-bien mises en lumière.

Tiedemann et Gmelin, à leur tour (1826), conclurent, de leurs recherches sur le
suc gastrique du chien, que ce liquide contient plusieurs acides libres : de
l'acide chlorhydrique, de l'acide acétique (ces deux acides étaient identiques
pour eux), de l'acide butyrique (ce dernier acide fut constaté également par
Frerichs dans l'estomac du cheval).

Blondlot, après avoir critiqué la méthode de Prout et ses conclusions, avança
que l'acidité du suc gastrique était due à la présence du phosphate acide de
chaux. Blondlot appuyait sa théorie sur ce que : 1° dans la distillation du suc
gastrique la réaction acide n'apparaissait que dans le dernier cinquième du produit, ce qui ne pourrait se produire, d'après lui, avec des acides volatils comme
l'acide chlorhydrique et l'acide lactique; 2° le carbonate de chaux ne produit
aucune effervescence dans le suc gastrique et ne le neutralise pas, ce qui aurait
lieu, si on était en présence des acides chlorhydrique, acétique et même lactique,
tandis que le phosphate acide de chaux, tout en déterminant dans un liquide
une réaction acide, reste sans action sur le carbonate calcique. Les expériences
de Blondlot sont exposées à une grave objection.

Le suc gastrique de chien qui servait aux recherches de ce chimiste était
très-riche en biphosphate de chaux, mais cette richesse tenait à la nourriture
des animaux mis en expérience par Blondlot, qui recevaient une grande quantité
d'os. C'est ce que Lehmann démontra et ce que Schiff vint confirmer en supprimant les os de la nourriture des chiens en expérience. Après que ceux-ci eurent
été privés pendant cinq jours de cet aliment, leur suc gastrique ne renfermait
plus de phosphate acide.

Cl. Bernard et Barreswill attribuent l'apparition de l'acide chlorhydrique dans
les analyses à une décomposition par la chaleur du chlorure de sodium en
présence de l'acide lactique. Ils s'appuient en outre, pour nier la préexistence
de l'acide chlorhydrique libre dans le suc gastrique, sur la formation d'un précipité d'oxalate de chaux par l'acide oxalique, précipité qui ne se forme pas
dans une solution d'acide chlorhydrique à 2 pour 1000.

Pour éviter la décomposition des chlorures par la chaleur, Lehmann (1858)
distilla du suc gastrique à froid et dans le vide et trouva 0,098 à 0,132 d'acide
chlorhydrique pour 100 passé dans les produits de distillation; les résidus contenaient, en outre, 0,320 à 0,580 d'acide lactique pour 100; d'autre part, il
avait réussi (1847) à obtenir avec du suc gastrique de chien un lactate de
magnésie nettement cristallisé. Il résulte donc des expériences de Lehmann
qu'il y aurait à la fois de l'acide chlorhydrique et de l'acide lactique libres dans
le suc gastrique.

En 1850 parut le travail de Schmidt, qui décida la plupart des physiologistes à admettre l'existence de l'acide chlorhydrique.

Schmidt prenait 100 grammes de suc gastrique fortement acidulé avec de l'acide azotique et précipité par l'azotate d'argent. Tout l'acide chlorhydrique libre ou combiné à des bases était ainsi précipité à l'état de chlorure argentique. Le poids de ce sel lavé permet de connaître le poids de chlore contenu en totalité dans le suc gastrique. D'autre part, avec la liqueur filtrée, débarrassée par l'acide chlorhydrique de l'argent en excès, on procédait au dosage de toutes les bases salifiables. Or, la quantité d'acide chlorhydrique correspondant au chlorure d'argent fut toujours trouvée supérieure à celle qui eût été nécessaire pour saturer la totalité des bases. D'où cette conclusion qu'il existe de l'acide chlorhydrique libre. — Une expérience complémentaire consiste à déterminer la quantité d'acide libre du suc gastrique en le neutralisant par de la baryte. S'il n'existe que de l'acide chlorhydrique, la quantité de base nécessaire pour le neutraliser doit équivaloir à la quantité d'acide chlorhydrique libre trouvée dans les recherches précédentes; c'est ce que démontre l'expérience. — Il n'existerait donc, d'après Schmidt, que de l'acide chlorhydrique libre, sauf quelques traces d'autres acides.

Malgré cette démonstration si claire, quelques physiologistes ne purent admettre l'existence dans l'estomac d'un acide minéral aussi énergique que l'acide chlorhydrique.

La cause de l'acide lactique trouva dans Laborde un ardent défenseur. Les expériences de Laborde sont d'une grande élégance (voy. *Comptes rendus de la Soc. de biologie*, 1874) :

1° Si on traite de l'amidon par de l'acide chlorhydrique étendu à la température de 150 degrés et sous une pression de 5 atmosphères, l'amidon se transforme en glycose : or, ni le suc gastrique, ni l'acide lactique, ne déterminent cette transformation.

2° L'acide chlorhydrique transforme le sucre de canne en glycose avec une énergie qui est double de celle du suc gastrique et de l'acide lactique.

3° On verse dans trois verres les solutions suivantes :

A. Solution d'acide chlorhydrique au 1/1000.

B. Solution d'acide lactique au 1/1000.

C. 2 à 3 centimètres cubes de suc gastrique dans de l'eau, puis, dans chaque verre, 4 centimètres d'une solution faible de sulfate d'aniline. Il ne se produit aucune modification de couleur, mais, si l'on ajoute un mélange de bioxyde de plomb et d'eau, on voit se produire les modifications suivantes. Dans le verre A (acide chlorhydrique), une teinte acajou persistante. Dans les verres B (acide lactique) et C (suc gastrique), une teinte rouge vineuse semblable pour les deux verres. Enfin, si dans le verre C (suc gastrique) on ajoute 1/1000 d'acide chlorhydrique, on voit apparaître la teinte acajou.

Cette dernière expérience est d'autant plus intéressante qu'elle repose sur un procédé qui devait être un peu plus tard érigé par Maly et ses élèves en une méthode générale pour la recherche des acides dans les liquides organiques.

On peut objecter aux expériences de Laborde qu'elles démontrent seulement que l'acide du suc gastrique ne se comporte pas de tout point comme l'acide chlorhydrique libre et, de plus, qu'elles ne prouvent pas directement que l'acide du suc gastrique est l'acide lactique.

Béclard pourtant, dans son *Traité de physiologie*, avait complétement admis l'opinion de Laborde. Mais Rabuteau, en 1875, et Charles Richet, en 1878, apportèrent de nouvelles preuves en faveur de l'existence de l'acide chlorhydrique.

Rabuteau, en jetant de la quinine pure dans le suc gastrique d'un chien en digestion (repas composé de tendons), vit l'alcaloïde se dissoudre rapidement; il s'était formé un sel de quinine qui fut reconnu comme du chlorhydrate et non du lactate de quinine. En même temps d'autres recherches minutieuses montraient à ce chimiste que le suc frais ne contient pas d'acide lactique.

Peu de temps après (1878) parurent les importantes recherches de Ch. Richet, qui profita d'une fistule gastrique opérée par Verneuil pour multiplier les recherches sur cette question. Richet reprit tout d'abord la méthode de Schmidt, en la modifiant légèrement et en s'attachant principalement à opérer sur du suc gastrique pur. Dans ces conditions, les analyses donnèrent toujours un excès de chlore sur la quantité de chlore nécessaire pour salifier les bases, mais, fait remarquable, si l'on opère avec du suc gastrique mélangé aux matières alimentaires, l'excès de chlore est beaucoup plus faible et, dans une analyse, le chlore total ne suffit même pas à saturer toutes les bases. Il faut donc admettre que dans le suc gastrique mélangé aux aliments il existe d'autres acides que l'acide chlorhydrique. — Il sembla par conséquent à Richet que la méthode de Schmidt offre le grave inconvénient de ne pas démontrer directement la présence de tel ou tel acide. Il utilisa alors une méthode nouvelle dont le principe est dû à Berthelot. Quand on agite une solution aqueuse d'un acide avec l'éther, l'éther et l'eau se partagent l'acide suivant un rapport constant pour chaque acide, qu'on peut appeler le *coefficient de partage*. Les acides minéraux ont un coefficient très-élevé, 500, tandis que les acides organiques présentent un coefficient très-faible. On peut, en d'autres termes, définir le coefficient de partage : le rapport qui existe, après qu'on a agité de l'eau acide avec de l'éther, entre la quantité d'acide contenue dans un certain volume d'éther et celle qui existe dans une même quantité d'eau éthérée. Le suc gastrique étant agité pendant quelques minutes dans un tube gradué avec de l'éther, on laisse reposer, puis on filtre rapidement l'éther. L'acidité de ce dernier est dosée à l'aide de la phénolphtaléine. En opérant sur du suc gastrique pur de Marcellin (ainsi s'appelait le malade qu'il avait en observation), Richet a trouvé les chiffres suivants, comme coefficients de partage :

Suc gastrique très-frais.	217
— d'un jour.	137
— de deux jours.	99,5
— de six jours.	60,8
— de trois mois.	16,9

Il résulte de la comparaison de ces chiffres que le suc gastrique frais et pur contient uniquement un acide presque insoluble dans l'éther, c'est-à-dire un acide minéral, mais qu'il se produit avec le temps un acide organique par une sorte de fermentation lente. A l'aide de la même méthode, Richet a montré qu'en traitant le suc gastrique frais par du lactate de baryte ce sel est décomposé, l'acide lactique mis en liberté, et le coefficient de partage tombe immédiatement de 137 à 9,9, chiffre qui correspond exactement à celui de l'acide lactique. Quant à l'acide organique qui accompagne l'acide insoluble dans l'éther, dans le suc gastrique mélangé aux aliments, Richet croit qu'il consiste en acide sarcolactique, d'après les raisons suivantes :

1° En traitant par la méthode de Liebig le suc gastrique impur, le sel de zinc formé paraissait être un lactate ;

2° La forme cristalline du sel de chaux est analogue à celle du sarcolactate de chaux ;

3° Le coefficient de partage de cet acide varie de 2,5 à 3,5, très-voisin de celui de l'acide sarcolactique, qui est de 4.

Quelle que soit la valeur des expériences de Ch. Richet, il reste à expliquer comment et pourquoi certaines réactions propres à l'acide chlorhydrique sont totalement masquées dans le suc gastrique : action sur l'amidon, sur les matières colorantes (Laborde) ; déplacement de la moitié seulement de l'acide acétique des acétates, alors qu'une dilution d'acide chlorhydrique déplace la totalité (Ch. Richet).

Schmidt et Meissner ont supposé que l'acide chlorhydrique est uni à la pepsine en une combinaison à laquelle Schmidt a donné le nom d'acide chlorhydropeptique et qui serait pour lui l'agent essentiel de la digestion. Schiff (*Leçons sur la digestion*, 1867, t. II) fait remarquer avec raison que, s'il est probable qu'il se forme dans l'estomac une combinaison déterminée de l'acide avec la pepsine et possédant une formule fixe, comme toute combinaison chimique, rien n'autorise à considérer ce corps comme un acide particulier. En somme, l'idée de l'existence de l'acide chlorhydropeptique, souvent attribuée à Schiff, et dont le fauteur est bien plutôt Schmidt, est trop hypothétique pour pouvoir servir à éclaircir ce qu'il y a encore d'obscur dans les propriétés et dans le rôle de l'acide libre du suc gastrique.

Charles Richet a proposé une autre hypothèse. Après avoir constaté la présence de la leucine et de la tyrosine dans le suc gastrique, il eut l'idée de comparer les modes de réaction du suc gastrique et d'une solution de chlorhydrate de leucine : il trouva que le suc gastrique et le chlorhydrate de leucine dialysent dans les mêmes conditions, que le chlorhydrate de leucine se comporte vis-à-vis des acétates comme le suc gastrique et que la réaction avec les matières colorantes (phénalphtaléine) est analogue pour ces deux corps. D'où la conclusion de Richet que l'acide chlorhydrique du suc gastrique est combiné avec une base organique, la leucine. On peut objecter à la thèse soutenue par Ch. Richet que la présence de la leucine et de la tyrosine dans le suc gastrique pur ou dans la muqueuse de l'animal à jeun a été mise en doute par C.-A. Ewald, à la suite de ses expériences.

Nous renouvellerons donc sur ce point les réserves que nous avons déjà émises au sujet de l'existence d'un acide chlorhydropeptique. La combinaison de la leucine et de l'acide chlorhydrique est certes possible, mais elle est loin de pouvoir être considérée comme certaine. Richet d'ailleurs la tient lui-même, ce semble, pour hypothétique.

De nouvelles recherches sur l'acide du suc gastrique ont été entreprises depuis deux ou trois ans sur l'homme, grâce à l'emploi de la sonde stomacale. Il faut citer surtout les recherches de Gluzinski et Jaworski, d'Ewald et de Boas. Ces expérimentateurs ont confirmé le fait que l'acide du suc gastrique est bien l'acide chlorhydrique ; seulement, au début de la digestion, on trouve toujours de l'acide lactique ; cet acide est un produit très-rapide de fermentation des hydrates de carbone ; ces fermentations sont bientôt entravées par l'acide chlorhydrique, qui est l'acide normal du suc gastrique ; l'acide lactique est un produit de fermentation habituel. C'est ainsi, d'après Ewald, que la digestion stomacale, au point de vue de la sécrétion de l'acide, présente trois phases : dans la première, qui dure environ trente minutes, on ne trouve que de l'acide lactique; dans la deuxième, il y a cet acide et de l'acide chlorhydrique; enfin dans la troisième, tout à fait nette après soixante minutes, il n'y a que de l'acide chlorhydrique. — Ces recherches nouvelles ont encore eu l'avantage de nous donner divers procédés excellents et commodes pour caractériser l'acide chlorhydrique dans le contenu stomacal (procédés d'Ewald, de Uffelmann, de Boas, et tout dernièrement encore de Günzburg, etc.).

Ferments. A. *Pepsine.* Les aliments, mis en présence d'une solution d'acide chlorhydrique ou de tout autre acide, ne subissent pas les transformations qu'ils éprouvent au contact du suc gastrique. En effet, à l'acide se trouve joint dans le suc gastrique un autre principe, également essentiel. C'est un ferment soluble, entrevu déjà par Spallanzani et Eberle, mais isolé seulement en 1836 par Schwann, qui lui donna le nom de pepsine. On l'obtint d'abord en traitant une muqueuse stomacale par l'eau acidulée et en précipitant la dissolution par l'acétate de plomb. Le précipité formé, repris par l'eau, était traité par un courant d'hydrogène sulfuré. Le plomb se précipitait à l'état de sulfure et il restait dans le liquide une substance soluble, que l'on obtenait en poudre par évaporation et qui, redissoute dans de l'eau acidulée, reproduisait les propriétés du suc gastrique.

Wasmann obtint une pepsine plus pure en précipitant par l'alcool la pepsine de la solution de Schwann.

Mialhe employa un procédé par précipitation qui permet d'obtenir de grandes quantités de pepsine : une muqueuse stomacale est mise à macérer dans une dilution d'acide phosphorique de 2 à 4 pour 1000, on décante et on neutralise par la chaux. Le phosphate monobasique de chaux formé entraîne mécaniquement la pepsine. Le précipité est redissous et la pepsine séparée par dialyse.

Von Wittich a proposé d'extraire la pepsine en traitant la muqueuse stomacale par la glycérine et en précipitant par l'alcool.

La pepsine est un corps amorphe, soluble dans l'eau et la glycérine, insoluble dans l'alcool absolu, ne précipitant ni par la chaleur, ni par l'acide nitrique, l'iode ou le tannin, mais donnant avec les acétates de plomb un précipité qui, redissous de nouveau, présente l'activité digestive du corps primitif. Tout en se rapprochant des albuminoïdes sous bien des rapports, elle s'en éloigne par ses réactions avec la chaleur et le ferrocyanure de potassium.

Il faut ajouter que nous connaissons si peu sa composition chimique exacte que Schiff et Brücke ont avancé que la pepsine n'est pas un corps azoté, tandis que les analyses paraissent indiquer qu'elle renferme une proportion notable d'azote (17 pour 100, Schmidt).

La pepsine n'est pas diffusible ou tout au moins l'est très-peu, c'est là une propriété importante au point de vue physiologique.

. L'activité digestive de la pepsine est intimement liée à la réaction acide du milieu; ce corps reste sans action sur les albuminoïdes dans une solution neutre, mais la plupart des acides semblent également aptes à développer son activité. Schiff pourtant considère l'acide nitrique comme étant le plus favorable à l'action de la pepsine; les autres auteurs accordent la préférence à l'acide chlorhydrique Rappelons à ce sujet l'opinion déjà citée de Schiff sur la formation d'un composé organique, l'acide chlorhydropeptique.

L'impossibilité où l'on se trouve d'obtenir de la pepsine chimiquement pure rend tout dosage exact illusoire. Le seul moyen que l'on puisse utiliser pour doser la pepsine consiste à juger de la rapidité avec laquelle l'albumine ou la fibrine se dissout. Grützner a proposé le procédé suivant : il colore la fibrine avec du carmin et juge de l'activité de la pepsine par la coloration de la liqueur, d'autant plus intense qu'il y a plus de fibrine dissoute. Aussi les chiffres sur la quantité de pepsine existant dans le suc gastrique sont-ils très-variables suivant les auteurs (7 pour 1000 pour Harley, 17 pour Schmidt), et ne peuvent-ils être considérés comme précis.

L'action digestive de la pepsine va en augmentant jusqu'à 50 degrés et même de 40 à 50 degrés elle s'élève très-rapidement, mais elle est détruite à 65 degrés. Si on chauffe longtemps à 60 degrés, il se forme une substance analogue, l'isopepsine, ressemblant au ferment pancréatique.

B. *Lab.* A côté de la pepsine il semble que le suc gastrique contienne un autre ferment soluble dont l'action aurait surtout pour effet de coaguler le lait. Ce ferment possède des propriétés qui le distinguent nettement des deux autres agents du suc gastrique. C'est lui qui, sous la dénomination de *présure*, a été employé de tout temps dans l'industrie fromagère pour faire cailler le lait. Or la présure exerce son action coagulante dans un milieu indifféremment acide ou neutre : il ne s'agit donc ici ni de l'acide du suc gastrique ni de la pepsine. Payen avait désigné ce ferment sous le nom de *chymosine*, mais sans le différencier nettement de la pepsine. Hammarsten l'a isolé et étudié sous le nom de *Labferment;* il l'obtenait au moyen de précipitations fractionnées d'une dilution de présure par l'acétate neutre de plomb, ce qui permet de le séparer de la pepsine.

Ce ferment a été extrait primitivement du suc gastrique de quelques herbivores. Récemment Schumburg l'a reconnu 15 fois sur 34 estomacs d'hommes adultes et 4 fois sur 6 cadavres d'enfants nouveau-nés. Il a pu obtenir également ce ferment par le procédé de l'éponge sur l'homme vivant.

L'addition du bicarbonate de soude supprime à peu près totalement l'action du *lab*, tandis que l'acide chlorhydrique paraît en augmenter l'activité. Ce ferment semble exister dans le suc gastrique d'animaux qui ne prennent jamais de lait. C'est ainsi que le suc gastrique des poissons possède un pouvoir coagulant très-développé (observation de Hammarsten, de Richet, sur le brochet). L'existence du lab est donc un fait très-général.

D'après Langley, il existerait pour la sécrétion de ce ferment un état préparatoire, comme pour la sécrétion peptique, et il y aurait une substance zymogène du lab qui deviendrait le lab, comme la substance pepsinogène devient la pepsine.

3° *Origine des principes du suc gastrique.* Le suc gastrique acide est sécrété par toute la muqueuse stomacale, à l'exception de la région pylorique, mais les glandes qui occupent le grand cul-de-sac et qui fournissent cette sécrétion acide présentent deux sortes de cellules : 1° des cellules claires, transparentes, à noyaux, accolées les unes aux autres et obstruant toute la lumière du conduit glandulaire; ce sont les cellules principales (*Hauptzellen* de Heidenhain, cellules *adélomorphes* de Rollett) ; 2° de grosses cellules remplies de granulations et disséminées extérieurement aux précédentes, au-dessous de la membrane glandulaire, cellules de revêtement (*Belegzellen*, cellules *délomorphes* de Rollett).

Deux théories opposées ont été soutenues au sujet de ces cellules : tandis que Nussbaum, n'accordant aux cellules claires que la sécrétion du mucus, réserve

aux cellules granuleuses le nom de cellules à pepsine, Heidenhain a émis une
théorie contraire : d'après lui, c'est dans les cellules claires que se formerait la
pepsine et dans les cellules granuleuses l'acide chlorhydrique. Cette opinion a
pour elle un certain nombre de faits.

1° Les glandes pyloriques ne donnent qu'un produit de sécrétion alcalin : or
ces glandes ne contiennent pas de cellules granuleuses; 2° les cellules claires
du grand cul-de-sac disparaissent par auto-digestion, quand on les met en contact
avec une dilution d'acide chlorhydrique, tandis que les cellules de revêtement se
gonflent simplement sans disparaître; 3° l'œsophage de la grenouille, dont la
sécrétion est alcaline, ne renferme que des cellules claires, tandis que dans
l'estomac où la réaction est acide on ne trouve que des cellules granuleuses
(Partsch); 4° l'estomac du fœtus du mouton ne renferme d'abord qu'un suc
gastrique acide sans pepsine : or, à ce moment, il ne présente que des cellules
granuleuses (Sewall).

On a vu dans la partie histologique de cet article qu'il s'est produit une troisième théorie, d'après laquelle les cellules principales et les cellules de revêtement ne seraient pas, à proprement parler, deux formes cellulaires absolument distinctes, mais seulement deux variétés d'un même élément, l'une
dérivant de l'autre[1]. Nous ne voulons pas revenir sur ce point, suffisamment et
bien étudié par M. Nicolas. Nous ne voulons pas davantage revenir sur la question
de savoir quelles modifications se passent dans les glandes à l'état d'activité :
c'est encore un point dont l'exposition était mieux à sa place dans la partie histologique de cet article.

Mais il importe d'indiquer ici ce que l'on sait sur la manière dont se forment
l'acide chlorhydrique et la pepsine. Nos connaissances à cet égard, assez vagues
d'ailleurs, se bornent en outre à peu de chose.

En ce qui concerne l'acide chlorhydrique, une expérience de Cl. Bernard
paraît montrer qu'il ne se produit qu'à la surface de la muqueuse, fait déjà
annoncé d'ailleurs par Brücke. Cl. Bernard injecte du ferrocyanure de potassium dans la veine d'un animal et du lactate de fer dans une autre veine. La
formation du bleu de Prusse ne peut se faire que dans un milieu acide. Or il
n'y a jamais coloration et par conséquent acidité dans les cellules glandulaires,
même superficielles; la surface seule de la muqueuse stomacale se colore.
Lépine, en employant la muqueuse stomacale comme dialyseur entre une solution de sulfate de fer et une solution de ferrocyanure de potassium, est arrivé
au même résultat.

Mais quelles sont les réactions chimiques qui amènent la formation de cet
acide? Cette importante question est loin d'être résolue. Ch. Richet émet l'opinion,
très-hypothétique que l'acide du suc gastrique est produit par une sorte de
dédoublement chimique d'une matière contenant du chlore, sous l'influence
de l'oxygène du sang.

Maly a proposé une explication moins vague. Il croit pouvoir rendre compte
de la formation de l'acide chlorhydrique par la décomposition des chlorures
sodique et calcique contenus dans le sang par les phosphates monobasique et

---

[1] Il semble bien que cette opinion doive être considérée aujourd'hui comme très-plausible. Tout récemment encore, en France, M. A. Pilliet vient de l'appuyer sur des preuves
nouvelles, dans un travail fort intéressant (*Sur l'évolution des cellules glandulaires de
l'estomac chez l'homme et les vertébrés*, in *Journal de l'anatomie et de la physiologie*,
octobre 1887).

bibasique de soude : il se produit un phosphate tricalcique, du chlorure de sodium et de l'acide chlorhydrique libre. Or, le pouvoir de diffusion de l'acide chlorhydrique étant très-considérable, si ce corps se forme dans le sang d'après la réaction indiquée ci-dessus, on comprend qu'il puisse se trouver en grande quantité dans le suc gastrique. Mais il reste toujours à se demander pourquoi l'estomac est seul à excréter l'acide chlorhydrique et pourquoi cette excrétion est intermittente.

Il convient d'ajouter pourtant que l'opinion de Maly, du moins dans sa première partie, semble avoir trouvé un appui dans de récentes expériences. En effet, conformément à cette opinion, on avait fait observer (Buchleim) qu'en saturant l'organisme d'iodure de sodium ou de bromure, on devait trouver dans le suc gastrique les acides iodhydrique et bromhydrique. Or des expériences récentes de Kulz s'accordent avec ces données théoriques. Kulz fait prendre à des chiens de 4 à 6 grammes de bromure en deux doses pendant vingt-un jours et 9 grammes en trois doses pendant neuf jours, puis il recueille le suc gastrique et par la méthode de Rabuteau il constate dans le liquide la présence des acides iodhydrique et bromhydrique en proportion comparable à celle de l'acide chlorhydrique. On ne peut pas ne pas reconnaître la haute valeur de ces expériences.

Quant à la formation de la pepsine, elle est loin d'être élucidée, et les recherches de Schiff, de Grützner et Ebstein, de Langley, de Herzen, etc., ont plutôt établi les conditions nécessaires à sa sécrétion que son mode de formation et les réactions qui lui donnent naissance. Blondlot avait fait remarquer le premier que le suc gastrique obtenu par l'excitation mécanique de l'estomac diffère du suc gastrique qui se produit, quand les aliments arrivent dans l'estomac, et, pour expliquer cette différence, il invoquait un instinct spécial de la muqueuse stomacale, une véritable intuition, déterminant, suivant les conditions d'irritation, une sécrétion spéciale. Il serait oiseux aujourd'hui de discuter cette idée.

Schiff, s'inspirant des expériences de L. Corvisart sur le pancréas, et à la suite de recherches personnelles, émit cette hypothèse que, pour que l'estomac puisse sécréter un suc gastrique actif, il faut qu'une certaine quantité de peptones soit préalablement absorbée. Il montra tout d'abord que la digestion d'un repas très-copieux épuise le pouvoir digestif de l'estomac et laisse celui-ci incapable pendant plusieurs heures de fournir de nouveau un suc peptique. Il suffit, pour constater ce fait, d'introduire par la fistule gastrique d'un chien, auquel on a servi un abondant repas cinq à six heures auparavant, des cubes d'albumine. Ces derniers restent intacts ou sont très-peu attaqués, quoique le suc recueilli soit généralement acide. Mais, si l'on attend quelque temps, ou bien si on ajoute à l'albumine certains aliments, tels que dextrine ou bouillon, on voit le pouvoir digestif du suc gastrique augmenter rapidement. D'autres substances, au contraire, l'amidon, le sucre, ne produisent aucun effet. Aussi Schiff a-t-il désigné les premières sous le nom de *peptogènes*. L'action de ces substances se produit par l'intermédiaire du sang et sans que le contact avec la muqueuse stomacale soit nécessaire. C'est ainsi qu'on augmente considérablement (7 fois, d'après Schiff) l'activité du suc gastrique en injectant une solution de peptone ou de dextrine, soit directement dans le sang, soit dans le rectum. Schiff fait une exception pour l'intestin grêle : l'injection des substances peptogènes faite dans le duodénum n'amènerait aucune augmentation dans la sécrétion peptique, comme si ces matières perdaient la propriété spéciale dont il s'agit, soit dans les ganglions mésentériques, soit dans les voies lymphatiques.

Telle est la théorie dite des peptogènes. Ces recherches de Schiff conduisirent d'ailleurs encore à d'autres résultats. C'est ainsi que Schiff, recherchant par la méthode des infusions quel était le pouvoir digérant absolu de l'estomac, reconnut que la muqueuse stomacale, mise en infusion dans une grande quantité d'eau, n'arrivait pas d'emblée à son pouvoir maximum. Ce qui donnait à penser que la pepsine continue à se former pendant la durée de l'expérience, que la muqueuse contient quelque chose qui n'est pas de la pepsine, mais qui est susceptible de devenir de la pepsine. Ces idées furent reprises par Grützner et par Ebstein (école de Breslau), qui, utilisant la méthode de von Wittich, montrèrent que les glandes du grand cul-de-sac de l'estomac ne forment pas directement la pepsine, mais un corps (le *pepsinogène* ou *propepsine*) qui sous certaines influences se transformerait en pepsine. Une expérience due à Langley et Edkins prouve la réalité de cette transformation de la propepsine en pepsine : on traite la muqueuse gastrique d'un animal à jeun par une solution de bicarbonate de soude à 10 pour 100. On sait que la pepsine est rapidement détruite par les alcalis et que l'action du suc gastrique *in vitro* est supprimée par l'action d'une solution de ce genre. Or la muqueuse stomacale ne perd pas ses propriétés après le traitement par le bicarbonate : d'où cette conclusion que la pepsine libre ne s'y trouve qu'en petite quantité et qu'il existe de la propepsine toujours en voie de transformation. Des expériences de Ch. Richet sur le suc gastrique des poissons confirment ce fait.

D'autre part, Heidenhain et ses élèves ont établi que la production de la propepsine est continue, mais que sa transformation en pepsine est intermittente. Les peptogènes de Schiff ne doivent donc pas être considérés comme les matériaux de formation de la propepsine, mais comme « des facteurs essentiels de la transformation de la propepsine en pepsine définitive » (Herzen). Quant à savoir comment les peptogènes présents dans le sang déterminent cette transformation, c'est là un point encore totalement inconnu.

Indiquons encore l'opinion de Bacelli, pour qui c'est la rate qui charge l'estomac de pepsine : Bacelli aurait en effet trouvé dans la rate une substance riche en pepsine. Mosler a contesté ces résultats.

4° *Conditions de la sécrétion.* Ce que nous venons de dire touchant l'origine des principes essentiels du suc gastrique montre que nous savons, en définitive, peu de chose des conditions intimes de la sécrétion de ce liquide. Les conditions de la sécrétion de l'acide sont encore plus obscures que celles de la sécrétion de la pepsine, puisque, en ce qui concerne ce dernier élément, la théorie dite des peptogènes a apporté, comme on l'a vu, quelque lumière.

La sécrétion du suc gastrique dépend également et d'abord de conditions générales, mais qui ne diffèrent pas des conditions ordinaires de toute sécrétion organique : état d'intégrité de la muqueuse, activité de la circulation, etc. Sur ce point, nous ne pouvons que renvoyer aux articles Sécrétions en général et Système nerveux.

De même, la sécrétion du suc gastrique est soumise, comme toute autre, à l'influence du système nerveux. Malheureusement c'est là une des questions de la physiologie de l'estomac sur laquelle nous possédons le moins de données certaines, malgré le grand nombre d'expériences entreprises. Sur ce point nous renverrons aux articles Pneumogastrique, Sympathique et Encéphale, où l'on trouvera exposés et critiqués les divers faits concernant cette importante question.

Un certain nombre d'influences agissent sur la sécrétion gastrique. Cette sécrétion peut provenir soit d'excitations directes de la muqueuse (aliments, eau froide, éther, poivre, etc.), soit d'excitations éloignées. Parmi ces dernières les impressions gustatives jouent un rôle important. Toutes ces causes agissent plus rapidement et plus énergiquement, si l'estomac est à jeun depuis un certain temps.

5° *Action du suc gastrique sur les aliments.* Après avoir étudié la composition, les propriétés et le mode de production du suc gastrique, il faut voir quelle est son action sur les matières qui arrivent dans l'estomac.

Mais il convient d'abord de déterminer le mode même de cette action. On sait que les éléments essentiels du suc gastrique sont l'acide chlorhydrique et la pepsine. Mais ni l'un ni l'autre de ces éléments ne peut seul exercer l'action digestive qui appartient au suc gastrique. La pepsine seule n'a aucune action sur la fibrine. L'acide chlorhydrique à 0,2 pour 100 la fait gonfler, mais ne la dissout pas ; à la température de 35-38 degrés il la dissout en trente-quatre et quarante-huit heures, mais la convertit seulement en syntonine, de sorte que toute la matière albuminoïde peut être précipitée par neutralisation. La pepsine réunie à l'acide chlorhydrique fait de même gonfler la fibrine et la dissout : il se forme une solution de syntonine qui peut être presque entièrement précipitée par neutralisation et une petite quantité de peptone qui reste dissoute, mais cette syntonine est rapidement convertie en peptones qui ne sont pas précipitées par neutralisation, ni coagulées par l'ébullition.

Quel est donc le rôle respectif de l'acide et de la pepsine? On a cru que l'action de l'acide a pour but de gonfler préalablement la substance albuminoïde. Mais, si on empêche le gonflement de la masse à digérer, par exemple, en entourant de la fibrine avec un fil, la digestion ne se réalise pas moins. D'après Meissner, les corps albuminoïdes ne peuvent être digérés que s'ils ont subi la modification qui les rend insolubles dans l'eau; pour cela, il faut un excès d'acide. Mais Schiff a, de plus, montré que, outre l'acide libre qui prépare les albuminoïdes à subir l'action digestive, il faut une autre quantité d'acide liée à la pepsine pour que la digestion ait véritablement lieu; les expériences de Schiff prouvent en effet que la pepsine neutre est sans action sur les albuminoïdes, même quand la substance a été préparée par un acide. En définitive, la nature du rôle de l'acide n'est pas parfaitement éclaircie.

Quant au mode d'action de la pepsine, nous avons déjà vu que la pepsine doit être acide pour pouvoir remplir son rôle; nous avons, d'autre part, discuté l'hypothèse de l'acide chloropeptique. L'activité de la pepsine varie beaucoup avec le degré de dilution. Schiff a montré que la même quantité de pepsine digère d'autant plus d'albumine qu'elle est diluée dans une plus grande quantité d'eau. Quand la quantité d'eau est trop faible, la digestion ne se fait que lentement ou pas du tout. Il suffit d'une très-petite quantité de pepsine pour digérer une quantité considérable d'albuminoïdes. Aussi Brücke avait-il considéré l'action de la pepsine comme illimitée; cette substance agissait par conséquent, d'après lui, comme un ferment figuré. Quant à l'arrêt dans la peptonisation pendant une digestion artificielle, il l'explique par la présence des peptones formées. Mais cette théorie fut réfutée par Schiff à l'aide de l'expérience suivante : Schiff chauffe à 100 degrés une digestion artificielle renfermant des peptones et des albumines non transformées. Le ferment peptique se détruit, mais les peptones restent intactes; il ajoute alors de la pepsine nouvelle et, malgré la présence d'une grande quantité de peptones, la transformation des composés albuminoïdes s'opère. D'où cette conclusion que, si la peptonisation se produit dans la seconde partie de l'expérience, c'est que, à la fin de la première période, l'arrêt dans le travail digestif est dû à la disparition de la pepsine. Ainsi, le pouvoir de la pepsine s'épuise au bout d'un certain temps : ce corps est un ferment soluble, et non figuré.

Voyons maintenant quelle est sur les aliments l'action de l'acide et de la pepsine réunis, l'action du suc gastrique actif.

L'action du suc gastrique sur les hydrocarbonés (graisse, amidon, sucre) a été très-discutée. Il est un point établi, c'est que le suc gastrique artificiel, neutralisé et exempt de salive, reste sans action sur les amylacés. Mais dans l'estomac le suc gastrique est acide et mélangé de salive, et la question est alors celle-ci : la salive mélangée au suc gastrique continue-t-elle à agir sur les amylacés? Cl. Bernard avait avancé que tous les liquides muqueux de l'organisme possèdent la faculté diastasique, mais qu'ils la perdent dans un milieu acide. Mais Brown-Séquard expérimentant sur lui-même (grâce à cette particularité physiologique connue sous le nom de *méricysme*) et Ch. Richet, à l'aide de digestions artificielles, reconnurent que la salive continue à agir en contact avec le suc gastrique naturel ou dans une solution légèrement acidulée, et que son action est même plus énergique dans ces conditions que dans un milieu neutre. Quant au suc gastrique pur, sans salive, il ne paraît avoir aucune action sur les féculents. Quelques chimistes ont admis que le sucre de canne était transformé en glycose d'abord, puis en acide lactique dans l'estomac (Bouchardat et Sandras). Longet a établi que cette action est due à l'acide du suc gastrique et non à la pepsine.

Les substances analogues aux sucres, comme la pectine, la gomme, ne seraient pas modifiées (Blondlot, Frerichs, etc.) par le suc gastrique.

Les substances grasses ne paraissent pas non plus subir l'action du suc gastrique. Il en est de même de la cellulose.

Les sels minéraux solubles se dissolvent dans l'estomac. Les sels calcaires (phosphate et carbonate de chaux) sont particulièrement attaqués par le suc gastrique.

L'alcool paraît être absorbé en nature dans l'estomac, quoique des doutes aient été élevés à cet égard et qu'on ait admis sa transformation en acide acétique (Bouchardat, Frerichs) ou en aldéhyde (Kretschi).

C'est surtout sur les matières albuminoïdes que s'exerce l'activité digestive du suc gastrique. De quelle nature est cette action? Suivant quelques physiologistes, parmi lesquels il faut citer Cl. Bernard et Leven, le suc gastrique n'exercerait sur les matières albuminoïdes qu'une action dissolvante, principalement sur le tissu conjonctif, amenant la dissociation des faisceaux musculaires, par exemple, et préparant ces aliments à subir l'action du suc pancréatique. Cette opinion s'appuie sur ce fait, qu'on rencontre dans les matières contenues dans l'intestin des fibres musculaires présentant des degrés divers d'altération et quelques fragments n'offrant même aucune modification. Mais cette intégrité de quelques fibres peut évidemment s'expliquer très-simplement par le passage dans l'intestin de matériaux qui n'ont pas eu le temps de subir l'action du suc gastrique.

Tous les physiologistes admettent aujourd'hui que le suc gastrique détermine une transformation chimique des matières protéiques, telle que l'albumine, par exemple, devient soluble et dialysable.

Mialhe, qui découvrit les propriétés de cette albumine soluble, lui donna le nom d'*albuminose*, qui fut changé depuis par Lehmann en celui de *peptone*. C'est ce dernier nom qui est universellement employé. Les peptones, tout en se rapprochant de l'albumine par certains caractères, présentent néanmoins des différences importantes avec cette dernière, tant au point de vue chimique qu'au point de vue physiologique. Tandis que l'albumine soluble est précipitée par les acides, les sels cupriques, etc., les peptones sont caractérisées par leur non-précipitation en présence de presque tous les réactifs. Les peptones se comportent comme des acides amidés. La peptone forme avec la baryte un peptonate de baryum, avec l'acide chlorhydrique un chlorhydrate de peptone. L'albumine est une substance colloïde, non dialysable, non assimilable, quand elle entre telle quelle dans le courant circulatoire; la peptone au contraire dialyse facilement.

Mise en contact avec le sang, elle possède une curieuse propriété qui est d'empêcher la coagulation de ce liquide (Schmidt-Mülheim, *Arch. f. Anat. und Physiol.*, 1881; Afanassiew, Gley, *Comptes rendus Société de biologie*, 1884).

Il est très-difficile de doser exactement les peptones que contient un liquide, et même les divers réactifs proposés par Longet (glycose et tartrate cupro-potassique), par Benech (benzine après traitement de la liqueur par l'acétate de plomb pour se débarrasser de l'albumine), etc., sont loin de donner des résultats constants.

Malgré les nombreux travaux entrepris sur les peptones, la composition de ces corps est, jusqu'à ces derniers temps, restée indéterminée. La difficulté d'obtenir des peptones pures rend l'analyse presque impossible. On donne souvent les chiffres ci-dessous :

	Caséine-peptone.	Caséine.	Fibrine-peptone.	Fibrine.	Albumine-peptone.	Albumine.
Carbone	52,13	53,50	51,58	52,51	52,31	52,57
Hydrogène	6,98	7,05	7,02	6,98	7,05	7,16
Azote	16,11	15,77	16,66	17,51	16,38	16,6
Cendres	1,15	»	»	»	0,58	»

La peptone contient une proportion un peu plus faible de carbone et d'azote, ce qui tend à faire croire que sa formation dépend d'une hydratation de la molécule d'albumine. Henninger est parvenu à prouver la réalité de cette réaction, admise déjà par Wurtz, Hoppe-Seyler, A. Gautier, en obtenant la retransformation de la peptone en une matière analogue à la syntonine au moyen de l'anhydride acétique à 80 degrés. Hofmeister est arrivé au même résultat par un autre procédé, au moyen de la dessiccation à 150 degrés. Les peptones seraient donc les hydrates des matières albuminoïdes. Il y a eu là un progrès réel sur la théorie d'Adamkiewicz concernant la nature des peptones, qui, quelque ingénieuse qu'elle fût, ne pouvait être considérée comme démontrée : pour Adamkiewicz les peptones n'étaient autre chose que des substances albuminoïdes, dont elles ne différaient que par une richesse moindre en sels et par une structure moléculaire différente. De même la théorie de Poehl, d'après laquelle la différence entre l'albumine et la peptone consisterait en des états différents d'imbibition et de solubilité, ne peut plus être soutenue en présence des résultats des expériences faites par Henninger et par Hofmeister.

Les peptones sont-elles identiques entre elles ? Les travaux de Lehmann, de
Corvisart et, plus tard, ceux de Meissner, plus tard encore ceux de Kühne, ten-
daient à faire admettre que toutes les peptones ne sont pas identiques, mais
qu'elles diffèrent suivant les matières protéiques dont elles dérivent : il y aurait
ainsi de l'albumine-peptone, de la fibrine-peptone, etc., et ces substances posséderaient le même pouvoir rotatoire que l'albumine génératrice (Corvisart,
Henninger). Ces travaux établissaient non-seulement une distinction entre les
diverses peptones, mais aussi une distinction entre la peptone et l'albumine
dont elle dérive. Nous verrons que ces idées sont aujourd'hui difficilement sou-
tenables. Dans un travail important Meissner divisait les peptones, suivant la
manière dont elles se comportent avec certains réactifs, en parapeptone, méta-
peptone, dyspeptone, puis il distinguait les peptones solubles qui restent en trois
variétés, peptone α, β, γ. Cette dernière serait le produit final de la digestion.
Mais il n'est pas possible de dire si tous ces corps sont des produits qui se forment réellement dans la digestion ou bien si ce sont de simples produits transitoires.

Kühne distinguait aussi toute une série d'albumines transitoires, qu'il appelle
albumoses, et dont la principale est la *protalbumose* (*propeptone* de Schmidt-
Mühlheim). Mais Boas a démontré récemment que la propeptone n'est pas constante dans la digestion stomacale des individus sains; elle ne se forme que dans
certaines circonstances, après l'ingestion d'albumine pure. Kühne distingue
encore une hétéro-albumose, une dysalbumose et une deutéro-albumose, mais
il est probable que ce sont là seulement des produits de précipitation variable,
dus à la proportion différente d'acide, de base et d'albumose (Herth).

Ce qu'il y a de sûr, c'est que Maly, Henninger, Herth, sont parvenus à préparer des peptones pures. Et, tandis que l'analyse de ces corps les montrait
autrefois très-différents de l'albumine, les peptones de Henninger et de Maly
ont une composition très-analogue à celle de l'albumine (fibrine) soumise à la
digestion. De plus elles sont toutes de même composition. Ainsi Maly a pu dire
avec raison : « Les peptones ne diffèrent pas plus des substances desquelles
elles dérivent que ces substances, c'est-à-dire les diverses albumines, ne diffèrent
entre elles. » D'autre part, Maly en Allemagne et Henninger en France ont
encore montré que ce grand pouvoir de diffusion attribué aux peptones, si
commode pour expliquer le but de la peptonisation, n'est réel que pour les
solutions acides de peptones, et que l'on observe, au contraire, un phénomène
inverse pour les mélanges de peptones et de sels. D'où l'on est amené à conclure qu'il existe sans doute entre les albuminoïdes et les peptones d'autres
différences physiques que nous ne connaissons pas et qui augmentent la capacité de résorption des peptones.

En définitive, et malgré d'importantes acquisitions récemment faites sur ce
point, et dues surtout à Henninger et à Maly, la nature intime des peptones
nous est encore inconnue.

Pour que cette transformation des matières albuminoïdes en peptones ait
lieu, plusieurs conditions sont nécessaires. On sait depuis fort longtemps déjà
que l'action des deux éléments essentiels du suc gastrique, acide et pepsine,
est indispensable. Le rôle respectif de chacun de ces éléments a été déjà étudié
plus haut. C'est de leur action simultanée qu'il est maintenant question.
Quelles sont les quantités d'acide et de pepsine nécessaires pour obtenir en un
temps donné un maximum d'effet ? Par exemple, la pepsine n'agit pas dans un

milieu neutre ou alcalin. Le degré d'acidité le plus favorable paraît être de 8 à 9 dix-millièmes d'acide chlorhydrique pour la transformation de la fibrine, de 9 à 12 pour celle de l'albumine (Brücke, Mulder). Schiff a montré que dans les digestions artificielles il faut augmenter progressivement l'acidité du milieu pour maintenir constante l'activité digestive. Ce même phénomène semble se produire également dans l'estomac vivant; Ch. Richet a observé sur son malade Marcellin qu'au début de la digestion l'acidité n'était que de 1^{gr},2 par litre, tandis qu'à la fin elle s'élevait à 2 grammes. Mais un excès d'acide arrête la digestion, tout comme un excès d'alcali. Les substances qui précipitent la pepsine (sels métalliques, alcool concentré) exercent, bien entendu, la même influence nuisible.

Une température de 36 à 38 degrés favorise la transformation des albuminoïdes; une température trop élevée (au delà de + 60 degrés) l'empêche. On a cru pendant très-longtemps qu'une température basse (au-dessous de + 5 degrés) l'empêche aussi. Des recherches récentes de Dastre ont rendu sur ces divers points nos connaissances beaucoup plus précises. M. Dastre a montré qu'on peut soumettre le suc gastrique artificiel ou naturel à un refroidissement considérable sans lui faire perdre ses propriétés. Il a exposé des tubes contenant du suc gastrique et de la fibrine stérilisée à une température de 55 degrés au-dessous de zéro, pendant trois quarts d'heure. Ces tubes ont été mis ensuite à l'étuve comparativement avec d'autres identiques, à cela près que ces derniers n'avaient pas subi l'action du froid. La dissolution de la fibrine s'est opérée plus rapidement et plus complétement dans les tubes refroidis que dans les autres. Le même physiologiste a présenté à la Société de biologie (1887) une série de tubes, identiques d'ailleurs, contenant du suc gastrique en égale quantité, le même poids de fibrine stérilisée à l'autoclave, et ne différant qu'en ce que les uns avaient été soumis au froid (— 50 degrés) et les autres à la chaleur (+ 55, + 58, + 60 degrés) avant d'être portés pendant le même temps à l'étuve. Dans les uns et les autres la digestion s'était opérée, mais, tandis qu'elle était complète en huit heures pour les tubes refroidis, elle s'est montrée très-incomplète dans les autres. La quantité de peptones formées (évaluée par la quantité de fibrine dissoute) était insignifiante dans le tube porté à 60 degrés, très-faible dans les tubes à 58 degrés, un peu plus considérable dans le tube à 55 degrés. — Ces expériences montrent donc que l'enzyme gastrique est beaucoup plus facilement altéré par les températures élevées, qui en affaiblissent rapidement et définitivement l'énergie, que par les températures basses, qui semblent l'exalter.

Il y a aussi quelques conditions qui tiennent à la nature des substances en digestion. Par exemple, l'état d'agrégation de la matière albuminoïde ne laisse pas d'être important : suivant que cette matière est crue ou cuite, elle est digérée plus ou moins vite. Les tendons, tout ce qui est élastine, nucléine, tout cela n'est pas dissous.

Nous devons examiner ici une question qui ne s'est posée que de nos jours et relative aux conditions dans lesquelles agit le suc gastrique : on s'est demandé quel peut bien être dans la digestion le rôle des micro-organismes qui existent en si grand nombre dans le tube digestif, et même si la digestion serait possible sans eux. Déjà Milne Edwards s'était posé cette question, mais ce n'est que depuis les grandes découvertes de Pasteur qu'elle a pris l'importance que nous venons d'indiquer. Il semble que pour M. Pasteur et pour M. Duclaux le rôle des micro-organismes dans la digestion, comme d'ailleurs dans toutes les actions chimiques qui se passent dans les êtres vivants, soit capital. En fait, M. W. Vignal a montré tout récemment (*Arch. de physiol.*, octobre 1887) que des micro-organismes qu'il a trouvés dans la cavité buccale chez l'homme à l'état normal, et décrits, continuent à vivre et à agir en présence du suc gastrique. Or certains de ces microbes dissolvent et très-probablement, M. Vignal est du moins tenté de le croire, peptonisent l'albumine, la fibrine, etc. En présence de ces résultats, n'y a-t-il pas lieu de se demander si toute la chimie de la digestion stomacale ne doit pas être refaite, de ce point de vue?

L'un de nous doit à l'obligeance du professeur Dastre communication des résultats, encore inédits, de très-intéressantes expériences que M. Dastre poursuit depuis longtemps sur ce sujet; ces expériences sont, comme on va le voir, d'une haute portée. M. Dastre s'est en effet proposé de produire et d'étudier la digestion artificielle gastrique à l'abri des microbes. Il faut pour cela employer des procédés qui respectent l'activité du ferment peptique et qui écartent les microbes. L'un de ces procédés, très-infidèle d'ailleurs, consiste à filtrer le suc puisé dans l'estomac du chien sur des filtres en porcelaine dégourdie, en terre de pipe, enchâssés dans l'appareil en verre stérilisé. Quand on s'est bien assuré que ces ballons restent parfaitement limpides, on peut admettre qu'ils ne contiennent point de microbes. La vérification directe au moyen des tubes à culture vient confirmer la réalité de la stérilisation. Un second procédé consiste dans l'application de la méthode de Tyndall, modifiée suivant les besoins de l'expérience. On porte trois fois le suc gastrique filtré, pendant deux heures, à la température de $+$ 56 degrés dans un thermostat. Dans l'intervalle de chacun des chauffages, le ballon est mis à l'étuve à 40 degrés. On peut espérer ainsi détruire tous les germes contenus dans le suc gastrique. La vérification directe est toujours nécessaire. Le suc ainsi stérilisé est mêlé, les précautions convenables étant prises, avec de la fibrine stérilisée à l'autoclave. Ces mélanges sont portés à l'étuve à 40 degrés. On peut ainsi suivre la digestion. On constate alors que cette digestion s'accomplit parfaitement à l'abri de tout microbe. A la vérité, elle est beaucoup moins active qu'avec l'échantillon naturel qui n'a été ni chauffé, ni filtré. Mais cette différence ne peut pas être mise à l'actif d'une action microbienne, parce que ces deux opérations elles-mêmes affaiblissent l'action du ferment soluble : la filtration en retenant sur la porcelaine une partie de ce ferment, le chauffage en en atténuant l'énergie.

L'emploi de cette méthode a permis à M. Dastre de pousser à son terme la digestion gastrique. Il a constaté qu'après dix-huit heures elle ne fait plus aucun progrès : les portions de fibrine qui sont réduites à l'état de poudre désagrégée et insoluble (parapeptone) restent indéfiniment à cet état. Il y a là une sorte d'équilibre chimique. Il conclut que la digestion gastrique est, elle aussi, comparable aux réactions chimiques dites « à équilibre ».

Nous pouvons examiner maintenant l'action du suc gastrique sur les aliments simples.

Fibrine. La fibrine est la substance qui se digère le plus rapidement; après s'être gonflée (probablement par l'action de l'acide) elle se dissout entièrement en se transformant en peptone α, β, γ.

Albumine. L'albumine crue se dissout sans se coaguler, quoique en présentant un léger trouble dû au tissu aréolaire qui la renferme. L'albumine cuite est souvent utilisée dans les recherches sur le suc gastrique; on la découpe en petits cubes et, sous l'influence du suc gastrique, on voit les angles s'émousser, le cube se désagréger et peu à peu se dissoudre. La plus ou moins grande digestibilité de l'albumine cuite sur l'albumine crue a donné lieu à quelques discussions. D'après Wawrinsky, avec un suc très-acide l'albumine crue est plus facilement digérée.

Caséine. La caséine se coagule rapidement, et il suffit d'une très-faible quantité de suc gastrique pour obtenir ce résultat.

Gluten. Rapidement transformé en peptone, surtout s'il est cru.

Gélatine. La gélatine, tout en se dissolvant dans le suc gastrique, présenterait cette particularité que le produit obtenu n'est pas diffusible ni assimilable, et qu'injecté dans le sang il se retrouve dans les urines.

On s'est demandé comment il se fait que le suc gastrique, qui agit si puissamment sur les matières albuminoïdes, n'attaque pas les parois de l'estomac. Plusieurs opinions ont été émises pour expliquer cette intégrité de la muqueuse. On a d'abord invoqué une mystérieuse force vitale qui permettrait à l'épithélium vivant de résister à l'action dissolvante du liquide et empêcherait la pénétration de celui-ci dans la muqueuse. Cl. Bernard fit voir l'inanité d'une telle théorie en montrant que les membres postérieurs d'une grenouille vivante introduits dans l'estomac d'un animal porteur d'une fistule gastrique sont attaqués et digérés. Il en est de même d'une oreille de lapin. Mais ne peut-on pas alléguer que les épithéliums ne se comportent pas tous de même et qu'il est possible que l'épithélium gastrique ait une résistance bien supérieure à celui de la peau d'une grenouille, si facilement attaquable par les acides dilués?

Pavy admet que le suc gastrique en pénétrant dans la muqueuse se trouve en contact avec du sang alcalin et par suite immédiatement neutralisé, d'où son inactivité. Enfin Schiff attribue à la sécrétion continuelle du mucus un rôle protecteur suffisant. Ajoutons que ce mucus est alcalin.

La protection des parois stomacales par la couche de mucus agit certainement, mais il faut reconnaître qu'il existe une autre cause non moins importante : la vitalité même de toute la paroi digestive, épithélium et muqueuse, telle que l'épithélium se détruit et se renouvelle incessamment. Une preuve de la puissance de cette vitalité est que, dès qu'elle cesse, la muqueuse est attaquée. C'est ainsi que s'explique le ramollissement gélatiniforme de la muqueuse de l'estomac qu'on observe chez les enfants et les adultes. Ces faits ont surtout été observés chez des individus frappés de mort en pleine digestion. Sur le vivant, l'affection connue sous le nom d'ulcère rond paraît due à un défaut d'irrigation d'une région de la muqueuse par suite de thrombose. Les phénomènes fonctionnels perdent de leur activité et le suc gastrique attaque alors la muqueuse, puis la couche musculaire, et peut percer complétement la paroi stomacale. Le mécanisme de cette lésion a été confirmé par les expériences de Panum, qui a obtenu des ulcères de l'estomac en déterminant des embolies artificielles dans le réseau vasculaire de l'estomac.

II. Digestion naturelle. Les conditions dans lesquelles se trouvent les aliments dans l'estomac ne sont pas tout à fait identiques à celles dans lesquelles ont lieu les digestions artificielles. Dans ce dernier cas, il est probable que le suc gastrique artificiel, assez fortement acidulé, possède une puissance digestive plus considérable que le suc gastrique naturel. En outre le contact des matières avec le suc gastrique peut être prolongé plus longtemps *in vitro* que dans l'estomac et surtout dans des dilutions plus considérables (Schiff). Mais, d'autre part, il se rencontre dans la digestion naturelle plusieurs conditions qui la favorisent : 1° la reproduction incessante du suc gastrique, à mesure que son activité s'épuise à transformer les albuminoïdes en peptones ; 2° l'absorption continue des peptones formées dont la présence en quantité notable paraît diminuer l'activité de la pepsine; 3° les mouvements continuels de l'estomac qui mettent à chaque instant les différentes parties du contenu stomacal en contact avec les parois sécrétantes du viscère.

C'est de l'ensemble de ces conditions, dont il nous faut étudier les deux dernières, que dépend ce que l'on appelle la digestibilité des aliments.

1° *Digestibilité des aliments.* Il est très-difficile de donner des indications précises sur la digestibilité des aliments. On a voulu juger de cette digestibilité par le séjour plus ou moins prolongé que les aliments font dans l'estomac. Or il est des aliments qui séjournent peu dans l'estomac, mais qui sont digérés dans l'intestin.

William Beaumont introduisait les aliments directement dans l'estomac de Saint-Martin, à travers la fistule, et notait le temps de leur séjour dans ce viscère.

	Digestion.
Riz, tripes, pieds de cochon..	1 heure.
Pommes, sagou, truite, cervelle.	1 h. 1/2 à 2 h.
Tapioca, lait bouilli, œufs crus, choucroute, foie de bœuf..	2 h.
Lait non bouilli, gélatine bouillie, crème, dinde, oie, poulets rôtis, pommes de terre rôties, huîtres.	2 h. 1/2 à 3 h.
Œufs à la coque (3 heures), durs (3 heures 1/2); bœuf rôti, beefsteak, bœuf bouilli, porc grillé, pain de blé..	3 h. à 3 h. 1/2.
Porc bouilli ou frit, veau grillé, canard rôti, soupe de bœuf bouilli.	3 h. 1/2 à 4 h.
Canard sauvage, choux bouillis.	4 h. à 5 h.

Ces chiffres doivent certainement varier suivant les individus, quoique dans des limites assez restreintes. Ils concordent avec ceux de Ch. Richet, qui fixe la durée maxima du séjour des aliments dans l'estomac entre quatre heures et demie et six heures. La durée minima s'observe avec le lait, qui disparaît de l'estomac en moins d'une heure. Les matières grasses, liquéfiées par la température de l'estomac, surnagent au-dessus de la bouillie stomacale et restent les dernières dans l'organe. Il ne peut être question pour ces substances de digestibilité, à proprement parler, puisqu'elles n'ont pas encore été en contact avec l'agent qui doit les émulsionner.

C'est d'ailleurs, d'une façon générale, un fait assez complexe que cette digestibilité des divers aliments. Nombre de facteurs doivent en effet intervenir qui peuvent modifier considérablement la digestibilité, comme les différents procédés culinaires, les condiments, le degré de cuisson, etc. Enfin, il existe des causes physiologiques de variation. Par exemple, les aliments azotés qui ne sont pas mâchés et insalivés ou qui sont trop compacts ne peuvent s'imprégner complétement de suc gastrique; ils sont alors entraînés dans l'intestin après n'avoir subi qu'une transformation superficielle. Les considérera-t-on par suite comme moins digestibles que d'autres? La conclusion serait manifestement inexacte. On comprend ainsi que, du moins dans une certaine mesure, l'état de la motricité et de l'innervation motrice de l'estomac intervienne pour augmenter ou diminuer la durée du séjour des aliments dans l'organe.

On s'est également demandé quelle peut être l'influence de la bile sur la digestion naturelle. La bile en effet reflue fréquemment dans l'estomac, Herzen le montrait encore récemment. Or des physiologistes ont admis que l'alcalinité de ce liquide devait entraver l'action du suc gastrique, et beaucoup de médecins professent que la pénétration de la bile dans l'estomac peut provoquer des vomissements ou des troubles gastriques plus ou moins graves. Des expériences de M. Dastre (1880-1883) ont montré qu'il n'en est rien. Ce physiologiste a introduit dans l'estomac d'un chien, au moyen d'une sonde ou au moyen de la canule gastrique, une certaine quantité de bile de bœuf (50 à 300 grammes). Cette introduction a été faite avant le repas, après le repas, à des distances variables de ce repas. L'animal n'a été nullement incommodé et n'a manifesté aucun malaise : son appétit a paru augmenté. Les doses élevées ont seules produit un effet purgatif. Chez les animaux porteurs de fistule gastrique on a pu prélever dans l'estomac des portions du contenu. Le liquide filtré s'est montré riche en suc gastrique et en peptone. M. Ruggiero Oddi a confirmé ces faits chez des chiens opérés de la fistule cholécysto-gastrique. Il a constaté que la présence de la bile dans l'estomac pendant les différentes périodes de la digestion n'enlevait point au suc gastrique son activité digestive (*Société de biologie*, 1887, n° 24).

2° *Absorption des produits de la digestion stomacale.* L'absorption des matières rendues assimilables se fait dès l'estomac qui absorbe une partie des produits ainsi transformés : matières amylacées transformées en glycose par la salive, albuminoïdes devenus peptones; en outre, une partie des boissons ingérées est encore absorbée. Ainsi une ligature sur le pylore n'empêche pas l'eau de disparaître de l'estomac d'un chien (Magendie). Les boissons alcooliques sont en partie également absorbées (Bouchardat et Sandras). Des résultats analogues ont été obtenus par Busch sur une femme atteinte de fistule duodénale.

Cependant on a admis souvent que l'eau traverse seulement l'estomac. D'après des recherches personnelles que nous avons entreprises avec M. P. Rondeau, si sur un chien, anesthésié ou non, on pratique une fistule duodénale, et qu'on injecte une certaine quantité d'eau dans l'estomac par la sonde œsophagienne, on remarque que le liquide ne s'écoule pas par la canule duodénale. Dans ces conditions l'eau peut rester dans l'estomac fort longtemps. Mais sur plusieurs chiens, auxquels une fistule duodénale avait été pratiquée dans un tout autre but par l'un de nous, il a été nettement constaté à maintes reprises que, lorsque ces chiens buvaient, l'eau s'écoulait immédiatement par la canule intestinale. Nous nous garderons cependant de généraliser ce fait, car on conçoit aisément qu'il puisse y avoir des conditions variées dans lesquelles l'eau reste un certain temps dans l'estomac.

La résorption des peptones dans l'estomac est douteuse. Celle des graisses a été admise partiellement, depuis que l'on a démontré dans l'épithélium de l'estomac l'existence de cils vibratiles qui font progresser des gouttelettes de graisse dans l'intérieur de la muqueuse, comme on le voit surtout dans l'intestin grêle (Klein, Thanhoffer, etc.).

D'une façon générale toutefois, il est fort possible que l'estomac, qui n'est pas pourvu de villosités comme l'intestin grêle, possède un pouvoir absorbant moins énergique que ce dernier, mais les différences sont surtout très-marquées suivant les espèces et tiennent à des modifications de l'épithélium. C'est ainsi que s'expliquent les résultats obtenus par Colin sur le cheval, qui paraissent établir que chez cet animal l'absorption stomacale est très-lente. L'ingestion d'une dose toxique de strychnine ne déterminait en effet aucun phénomène chez un cheval auquel on avait lié le pylore, et les symptômes d'empoisonnement survenaient immédiatement après l'enlèvement de la ligature. Schiff reprenant ces recherches a montré que l'empoisonnement ne se produisait même pas dans la seconde phase de l'expérience, si on maintenait pendant un certain temps la strychnine dans l'estomac : le poison était alors absorbé par l'estomac, mais si lentement que l'organisme pouvait aisément l'éliminer au fur et à mesure qu'il passait dans la circulation ; il ne produisait par suite aucun effet.

Que deviennent les produits de la digestion stomacale, prêts pour l'absorption, les peptones ? Wassermann (*thèse de Paris*, 1885) a démontré que les peptones ne constituent qu'un produit transitoire. En effet, d'une part, on ne trouve pas de peptones dans le sang de la veine porte, et, d'autre part, la nutrition des animaux et de l'homme peut se faire au moyen des peptones seules, sans albumine, comme Adamkiewicz l'a démontré le premier. Par conséquent la peptone se trouve retransformée en albumine pendant son passage à travers l'épithélium intestinal ; plus diffusible que l'albumine, elle peut être facilement absorbée. D'après la relation admise par Wassermann entre l'albumine et la peptone, cette retransformation est due à une déshydratation que l'épithélium intestinal aurait le pouvoir de déterminer.

Que cet épithélium d'ailleurs possède un tel pouvoir, cela paraît manifeste, d'après une expérience de Perewoznikoff qui, en étudiant l'absorption des matières grasses par l'intestin, a vu que l'épithélium intestinal et les chylifères sont gorgés de gouttelettes de graisses neutres chez les animaux auxquels on a injecté dans l'intestin un mélange de savon et de glycérine, fait inexplicable, si l'épithélium intestinal n'est pas doué d'un pouvoir déshydratant, puisque, on le sait, la glycérine et les acides gras ne s'unissent pour former des graisses qu'en éliminant de l'eau.

On comprend donc pourquoi les peptones ne traversent pas la paroi intestinale et pourquoi il n'en existe pas dans le sang de la veine porte pendant la digestion.

Hofmeister, en 1885 (*Archiv f. exper. Pathol.*), a cherché à montrer que cette assimilation des peptones dans l'estomac et l'intestin se fait par les cellules lymphatiques répandues à la face profonde de la muqueuse.

· 3° *Mouvements de l'estomac*. Il nous reste à considérer les phénomènes mécaniques de la digestion stomacale. L'action du suc gastrique sur la masse alimentaire dans sa totalité est facilitée par les mouvements de l'estomac, nous avons déjà eu l'occasion de le dire.

Quels sont ces mouvements ? On les constate aisément en mettant à nu l'estomac d'un animal vivant ou en introduisant le doigt par une fistule gastrique. Les premiers observateurs distinguèrent deux formes de mouvements : les uns péristaltiques, les autres antipéristaltiques, qu'ils tinrent, de plus, pour continus, au moins pendant la digestion. Benjamin Schwartz (1745) combattit l'idée de la continuité des mouvements et reconnut que le mouvement antipéristaltique précède le mouvement péristaltique, ce dernier partant constamment du point où vient de cesser le premier. Magendie, reprenant la question, obtint des résultats identiques à ceux de Schwartz ; il ajouta que le mouvement antipéristaltique partait de la partie antérieure du duodénum et non du pylore, pour se propager de là à l'estomac. William Beaumont, en observant la marche du contenu stomacal par la fistule de son malade, trouva que les aliments décrivent un cercle complet, se déplaçant le long de la grande courbure pour aller du cardia au pylore, et revenant vers le cardia en suivant la petite courbure. La boule d'un thermomètre introduit dans l'estomac décrivait le même trajet.

Schiff (1867) entreprit aussi cette étude. D'après ses recherches, l'estomac à jeûn ou au commencement de la digestion est presque toujours en repos, et les mouvements ne deviennent fréquents et étendus que vers la fin de l'acte digestif. Ces mouvements, sur la grande majorité des Mammifères, sont très-lents, généralisés, et consistent en un simple froncement qui ride la surface de la séreuse et, vers le milieu de l'estomac, en une contraction plus marquée qui détermine du côté de la grande courbure une échancrure persistante pendant quelques minutes. De plus, Schiff distingue ces mouvements en mouvements de la partie pylorique, de la partie splénique ou du grand cul-de-sac et de la portion cardiaque de l'œsophage. Comme Magendie, il trouve que le mouvement antipéristaltique part du duodénum à peu près au niveau de l'entrée du canal cholédoque; arrivée vers le milieu de l'estomac, l'onde constrictive s'arrête et revient ensuite vers le pylore, mais cette onde péristaltique est beaucoup plus visible et plus énergique. Ces contractions, dans leur ensemble, paraissent cependant trop faibles pour produire aucun déplacement du contenu *solide* de l'estomac, et, dans les premières périodes de la digestion, aucun aliment ne franchit le pylore, malgré les mouvements péristaltiques; ce n'est que lorsque le contenu stomacal est réduit, partiellement au moins, en bouillie, que le chyme passe dans l'intestin. Et à cette période l'anneau pylorique ne cède pas à chaque contraction péristaltique, mais seulement aux premières contractions de chaque série qui comprend 3, 4 ou 5 contractions successives.

Schiff a étudié également le mécanisme de l'occlusion du cardia. Il n'y aurait pas, d'après lui et contrairement à l'opinion de Magendie, une cessation complète de la constriction œsophagienne, mais il existerait un mouvement péristaltique et antipéristaltique non interrompu qui ferait que l'anneau de clôture se déplacerait simplement.

Enfin Schiff, quoique ne l'ayant pas constaté lui-même, admet le mouvement en cercle des aliments signalé par Beaumont.

Laborde, étudiant les contractions de l'estomac chez des suppliciés (1885-1887), rejette l'idée du circulus et d'un mouvement de révolution. Pour lui la succession des mouvements se fait du cardia vers le pylore et *vice versâ*, dans la totalité des parois stomacales, selon une sorte de flux et de reflux contractile, causé par une succession de mouvements péristaltiques et antipéristaltiques généralisés avec des contractions localisées en des points déterminés.

Selon Luschka et Kuss, les fibres elliptiques qui forment la cravate de Suisse se contracteraient en déterminant un étranglement qui divise la cavité de l'estomac en deux compartiments, l'un correspondant au cul-de-sac et à la grande courbure, l'autre à la petite courbure. Les aliments seraient retenus dans le cul-de-sac, tandis que les boissons, suivant la petite courbure, passeraient directement dans l'intestin, sans séjourner ni se mélanger à la masse chymeuse. La formation de cette gouttière, vue par Larcher chez le chien, a été confirmée par Laborde. Quant au passage rapide des liquides, il avait été déjà signalé sur des malades atteints de fistule duodénale par Cook (1834) et par Busch (1858); nous en avons d'ailleurs déjà parlé.

La question des mouvements de l'estomac a été reprise sur le chien par Hofmeister et Schütz (1885). Le fait le plus important qui ressort de leurs recherches, c'est l'existence, d'ailleurs déjà admise par Goltz à la suite d'ingénieuses expériences sur la grenouille, d'un système nerveux ganglionnaire situé dans les parois stomacales. Les expériences d'Hofmeister et Schütz ont été faites sur des estomacs de chien, observés aussitôt après la mort de l'animal et placés dans une étuve, à la température normale du corps, et ont montré que les contractions des parois du viscère sont périodiques et tendent à faire progresser le contenu de l'organe du cardia vers le pylore : il y a dans ces contractions deux phases, l'une marquée par la contraction de la grande courbure et la formation d'un *antre prépylorique*, la seconde caractérisée par un resserrement de l'anneau pylorique. L'organe prend la forme d'un sablier avec un gros renflement du côté du cardia et un plus petit du côté du pylore. Dans le gros renflement s'accomplissent les phénomènes chimiques de la digestion ; la région pylorique règle le passage dans l'intestin des aliments chimiquement modifiés. Mais il est difficile d'admettre que la fonction digestive ne s'exerce pas dans cette région pylorique, puisque cette partie sécrète aussi un liquide actif. Nous ne pouvons d'ailleurs insister sur cette curieuse et importante question des mouvements du pylore et discuter ici les expériences de Morat, d'Oser, de R. Giliberti ; nous renverrons pour cet exposé à l'article SYMPATHIQUE.

Récemment Collin (1887) a fait connaître le résultat de ses recherches sur les mouvements de l'estomac. Il en résulterait qu'on ne peut conclure dans cette question de ce qui se passe chez un animal à ce qui se passe dans d'autres espèces. Ainsi chacune des cavités de l'estomac des Ruminants se comporte d'une façon spéciale. Chez le cheval, le cardia est très-fortement contracté, le pylore toujours béant, un tiers seulement des aliments séjournant dans l'estomac et subissant la digestion gastrique. Le chien au contraire ne laisse passer par le pylore que les aliments réduits en pulpe. La contractilité du cardia et du pylore interviendrait seule. Et Collin croit pouvoir affirmer que l'on ne connaît pas les mouvements de l'estomac de l'homme.

En somme, la question des mouvements de l'estomac ne laisse pas de présenter encore bien des obscurités, en ce qui concerne la nature même et la forme de ces mouvements. Nous ne savons même pas d'une façon certaine quand et pourquoi le sphincter pylorique s'ouvre pour laisser passer dans le duodénum le contenu stomacal. On admet généralement que les aliments passent par le pylore à mesure qu'ils sont liquéfiés, ce passage dans l'intestin commençant dix minutes environ après l'arrivée des substances dans l'estomac, et celui-ci se vidant par intervalles (Beaumont, Busch, Schmidt, Ewald et Boas). Mais Ch. Richet a constaté chez l'opéré de Verneuil que le passage du contenu stomacal dans l'intestin se faisait en masse, et Rossbach et Herzen ont observé le même fait sur le chien. — Quant à la dépendance des mouvements de l'estomac à l'égard du système nerveux, elle est naturellement très-étroite. Mais nous ne pouvons entrer dans cette partie de la question, pour laquelle nous renvoyons aux articles PNEUMOGASTRIQUE et SYMPATHIQUE.   E. GLEY et P. LANGLOIS.

§ III. **Pathologie générale.**   On trouvera dans d'autres parties du Dictionnaire, sous les titres GASTRITES, GASTRORRHÉE, GASTRALGIE, DYSPEPSIE, VOMISSEMENTS, etc., des articles qui traitent spécialement de certaines lésions, de certaines manifestations gastriques dont nous n'aurons pas à faire ici l'histoire méthodique. Il en sera question cependant dans ce chapitre de pathologie générale, dans lequel on doit s'efforcer de montrer où en est actuellement l'étude et la connaissance des maladies de l'estomac. Cette préface, ou mieux cette vue d'ensemble, doit être, à notre avis, comme une sorte de catalogue raisonné, de classification motivée. des lésions et des symptômes présentés par l'estomac.

Les recherches sont actuellement engagées dans la voie de l'analyse physiologique ; ce qui préoccupe le plus, c'est la physiologie de l'estomac malade, c'est par conséquent l'étude et la détermination de la dyspepsie, mais de la dyspepsie comprise d'une façon beaucoup plus large, moins doctrinale qu'on ne le faisait autrefois. En effet, Broussais et son École, qui compte encore de nombreux partisans et même des partisans inconscients, surtout en Allemagne, attribuaient à la gastrite une importance très-grande ; sa lésion et celle de l'intestin étaient le point de départ commun des fièvres et des phlegmasies, la clef de voûte de toute la pathologie. L'École anatomique qui cherchait toujours l'organe malade avait tendance à voir dans la gastrite aiguë ou chronique l'explication de tous les phénomènes dyspeptiques. Du reste, l'estomac se prêtait admirablement à cette interprétation. Immédiatement après la mort, l'auto-digestion commence son œuvre. Sous l'action de la pepsine, et surtout des acides gastriques, la muqueuse se ramollit ; le sang des vaisseaux est attaqué, l'hémoglobine se transforme en hématine qui imbibe les tissus et les pigments. Il se fait une teinte ardoisée plus ou moins accentuée avec des taches noires ou brunâtres plus ou moins étendues, de là des aspects divers : ramollissement gélatiniforme, gris ou noir.

Lorsque cette lésion eut été appréciée à sa juste valeur, la gastrite perdit naturellement beaucoup de terrain : elle devenait dans beaucoup de cas impossible à démontrer par l'examen macroscopique ; d'autre part, l'examen microscopique, en vertu même de l'auto-digestion cadavérique, ne pouvait guère en faire voir les lésions accusatrices que dans les cas les plus accentués. L'organicisme histologique ne put guère venir au secours de l'organicisme macroscopique. En effet, les autopsies ne peuvent être pratiquées que vingt-quatre heures après la mort. Disons-le cependant, la gastrite existe réellement : les expériences sur les animaux, les examens microscopiques faits sur l'homme dans des conditions favorables, en hiver, après certaines pratiques spéciales, certaines injections conservatrices faites immédiatement après la mort, en fournissent la preuve même pour la gastrite catarrhale.

La réaction fut vive contre la doctrine de Broussais, on en revint à la dyspepsie-névrose de Cullen, Pinel et Barras. Ne pouvant trouver un substratum organique, on constituait par abstraction une entité pathologique : la dyspepsie idiopathique, reliée aux autres maladies par la dyspepsie symptomatique.

Actuellement cet édifice artificiel s'écroule : la dyspepsie ne peut être considérée comme une entité distincte, protéiforme, mais comme un ensemble symptomatique qui résulte de la viciation des fonctions de l'appareil digestif sous des influences diverses, générales ou locales.

Le vice de la digestion envisagée dans son fait essentiel, la dissolution des aliments et leur transformation en liquides absorbables, n'est pas forcément en rapport avec les sensations éprouvées par le malade. Tel individu qui a de la pesanteur, de véritables douleurs épigastriques, de la flatulence, de la gastralgie, des éructations, un malaise général très-grand, sécrète en réalité un suc gastrique doué de qualités physiologiques parfaites. Tel autre, au contraire, qui présente surtout des phénomènes anémiques ou cachectiques, sans attirer particulièrement l'attention vers son estomac, n'a qu'un suc gastrique très-

modifié, incapable de mener à bien l'œuvre chimique de la digestion stomacale.
Le premier souffre surtout d'un trouble de nervo-motricité gastrique ou même
gastro-intestinale, l'autre a de la dyspepsie chimique véritable. Ces deux possibilités peuvent se combiner. A l'heure actuelle les recherches cliniques ont
surtout pour but de déterminer quel est dans un cas donné la part de l'élément nervo-moteur et de cet élément chimique (dyspepsies nervo-motrices et
dyspepsies chimiques). Après des discussions surtout doctrinales on en est
arrivé à une période d'analyse à la fois physiologique et symptomatique. L'étude
de la dilatation de l'estomac d'une part, l'étude et l'essai du suc gastrique
pendant la digestion de l'autre, amènent à concevoir la dyspepsie d'une façon
nouvelle : nervo-motrice ou chimique, elle constitue non plus une maladie,
mais un ensemble symptomatique qui peut fournir des renseignements et sur
la nature et sur l'évolution de l'état morbide principal.

Les phénomènes dynamiques, mécaniques et chimiques, compris sous le nom
de dyspepsie, sont étudiés comparativement dans toutes les affections gastriques,
organiques ou non. Cette analyse physiologique appliquée à la clinique est la
caractéristique même de l'époque actuelle. Cette étude comparative fournit des
données à la pathogénie, au diagnostic et à la thérapeutique. On ne se contente plus à l'heure présente de décider qu'il existe une affection organique,
on recherche quelle modification a subi le fonctionnement chimique de l'estomac. Réciproquement telle ou telle modification chimique ou fonctionnelle
devient un appoint pour le diagnostic. N'y a-t-il pas de lésion organique? On
recherche parallèlement les symptômes de la dyspepsie nervo-motrice et de
la dyspepsie chimique.

Le phénomène principal, le plus fréquent de la dyspepsie nervo-motrice,
nous l'avons dit, c'est la dilatation de l'estomac. M. Bouchard fait jouer un rôle
considérable à la résorption des substances toxiques qui prennent naissance
dans ces conditions de gastrectasie, de stase des aliments et de fermentations
anormales. D'autre part, l'estomac peut être le point de départ de réflexes pathologiques de conséquence plus ou moins grave : nous devons donc étudier l'estomac considéré comme centre pathogène.

Les divers points de vue sous lesquels nous devrons envisager l'estomac
malade sont les suivants : 1° tout d'abord, il peut y avoir pour lui comme pour
tout autre viscère des anomalies de développement; 2° on peut y rencontrer
des lésions organiques diverses : dégénérescences, inflammations, tumeurs bénignes ou malignes; 3° la sécrétion du suc gastrique peut être modifiée de
telle façon qu'il en résulte souvent une dyspepsie chimique ; 4° parfois l'innervation de l'estomac est atteinte, de là des troubles sensitifs ou moteurs; 5° enfin
l'estomac peut être considéré comme un centre pathogène, par voie d'auto-
intoxication ou par voie réflexe.

Nous étudierons donc successivement :

1° Les anomalies de développement;

2° Les lésions organiques;

3° Les vices de la sécrétion gastrique;

4° Les vices de l'innervation motrice et sensitive;

5° L'estomac considéré comme un centre pathogénique.

C'est là, il est bon de le faire remarquer, une classification analytique, et il
ne faudrait pas croire que ces divers ordres de déterminations soient dans la
nature complétement séparés les uns des autres. Toujours au contraire les faits

observés se révèlent complexes dans leurs éléments séméiologiques et anatomo-
physiologiques. Il importe de ne pas perdre de vue cette notion fondamentale,
si l'on veut attribuer aux choses leur valeur exacte.

Il ne peut s'agir ici de faire une étude complète des différents éléments pathologiques que nous venons d'énumérer. L'ordre alphabétique qui régit un dictionnaire fait que quelques-uns de ces éléments ont été étudiés ailleurs ;
d'autres le seront plus loin avec tous les détails nécessaires. Pour le moment il
ne peut être question que de donner une idée d'ensemble de la pathologie de
l'estomac, de montrer les rapports des maladies de cet organe avec les grands
processus morbides. Il s'agit, en un mot, d'une étude de pathologie générale,
prise d'ensemble et de haut, les détails doivent être cherchés ailleurs.

ANOMALIES DE DÉVELOPPEMENT. Les malformations de l'estomac portent tantôt sur sa situation et ses rapports, tantôt sur sa conformation. L'estomac peut
conserver la *direction verticale* qu'il présente chez le fœtus. Il peut y avoir
transposition des viscères et l'estomac se trouver à droite de la même façon qu'il
est habituellement placé à gauche.

Le péritoine et le diaphragme faisant défaut, il peut se trouver dans la
cavité thoracique. Les hernies qui se font parfois à travers un orifice permanent du diaphragme sont en quelque sorte le cas le plus simple de cette anomalie par arrêt de développement.

Les variations de capacité, les resserrements de l'estomac, sa division congénitale en deux cavités, en sablier, l'existence de diverticules, sont également des
anomalies à signaler.

Une des plus intéressantes, c'est le rétrécissement du pylore, qui peut se
faire par des mécanismes différents : l'existence d'une valvule muqueuse, ou
celle d'un anneau musculaire, d'un véritable myome d'origine fœtale. Parfois
encore il peut y avoir défaut d'abouchement entre l'œsophage et le cardia, la
partie inférieure du tube œsophagien faisant défaut.

Il faut signaler aussi parmi ces possibilités tératologiques l'inclusion dans
les parois gastriques d'une sorte de pancréas supplémentaire : rappelons à ce
propos que pour Cohnheim le cancer procéderait toujours d'une véritable
inclusion fœtale, certaines cellules épithéliales se trouvant par voie de développement incluses au milieu d'un organe. Malgré l'intérêt qu'elles présentent,
l'espace nous manque pour entrer dans plus de détails à propos de ces anomalies congénitales.

LÉSIONS ORGANIQUES. Nous ne pouvons pas nous étendre longuement ici sur
les lésions organiques que l'on peut rencontrer dans l'estomac : on trouvera
plus loin ou dans d'autres articles les développements voulus : ici nous devons
seulement indiquer les rapports de ces lésions entre elles, et ce qu'elles ont de
particulièrement intéressant pour la pathologie générale.

L'*anémie* ou la *congestion* de l'estomac, principalement de la muqueuse,
peuvent se rencontrer dans des circonstances nombreuses. L'anémie totale
caractérisée par la pâleur se présente dans tous les cas d'anémie générale,
aiguë ou chronique. L'anémie locale peut être le résultat de la contraction des
vaisseaux, d'embolie, de thrombose : on lui a attribué un rôle dans la pathogénie de l'ulcère rond (*voy.* plus loin). Dans beaucoup de cas d'anémie générale (chlorose, intoxications chroniques, anémie pernicieuse, leucémie, etc.),

on a signalé la dégénérescence graisseuse des glandes. Edinger a signalé la
dégénérescence amyloïde de la muqueuse.

La congestion active existe à l'état physiologique pendant la digestion, à l'état
pathologique dans l'inflammation; la congestion passive par stase se montre
dans la stase sanguine d'origine cardiaque, cardio-pulmonaire, hépatique. Souvent elle s'accompagne d'extravasations sanguines : de là la pigmentation de la
muqueuse et parfois des pertes de substance, des érosions et même des ulcérations.

Sous le nom de *gastrite* on a compris les choses les plus différentes, en se
plaçant tantôt au point de vue clinique ou physiologique, tantôt au point de
vue anatomo-pathologique. De la gastrite ancienne il faut distraire toute la
dyspepsie nervo-motrice et la dilatation de l'estomac, qui tiennent une si grande
place dans la pathologie de cet organe. De la gastrite encore a été retranché le
ramollissement cadavérique, ramollissement dû à l'action des acides, gélatiniforme, gris ou brunâtre, suivant que le sang contenu dans les vaisseaux a plus
ou moins teinté d'hématine les parties avoisinantes.

Ces réserves faites, il faut reconnaître qu'il reste encore rassemblées sous ce
titre commun des choses dissemblables et disparates, même en n'y comprenant
pas les dégénérescences pures des glandes, telles que la dégénérescence graisseuse de l'empoisonnement par le phosphore. On y range encore les congestions
aiguës ou passives, la gastrite aiguë, la gastrite chronique, toxique ou parasitaire, et des dégénérescences diverses de la muqueuse. Une coloration brunâtre de cette membrane, du mucus épanché à sa surface, une turgescence plus
ou moins grande : ce sont là des faits suffisants pour justifier, pour beaucoup,
le terme de gastrite. On attribue ainsi à l'inflammation des choses qui lui sont
peut-être absolument étrangères; il est bien difficile du reste de savoir où commence et où finit l'inflammation. Une circonstance, nous le répétons, fait planer
sur l'estomac une incertitude plus grande encore : c'est que, immédiatement
après la mort, l'auto-digestion commence, et qu'au bout de vingt-quatre heures,
terme de rigueur pour les autopsies, elle a fait des ravages considérables. Cela
explique l'insuffisance des notions que nous avons sur la gastrite, malgré l'abus
que l'on a fait de ce diagnostic. Les examens histologiques ne peuvent guère
porter que sur des estomacs d'animaux, difficilement comparables à celui de
l'homme, ou sur des estomacs humains d'une conservation relative.

Dans la gastrite on peut distinguer trois éléments : 1° la congestion; 2° les
lésions épithéliales et glandulaires; 3° les lésions interstitielles. Ces trois éléments se combinent les uns aux autres dans des proportions différentes.

1° La *congestion* est plus ou moins marquée. On sait que la muqueuse gastrique se congestionne vivement au moment de la digestion : mais c'est là un
phénomène passager, physiologique. La congestion dite inflammatoire est au
contraire prolongée.

Dans certaines gastrites chroniques, en particulier dans la gastrite alcoolique,
elle est certainement une cause de pigmentation exagérée, sans doute parce
qu'il se fait une extravasation sanguine et que les globules rouges fournissent
un pigment qui se répand dans la muqueuse. Dans la gastrite aiguë déterminée
chez les animaux par l'ingestion de l'alcool, Ebstein a vu de petites extravasations sanguines, et parfois il existe à la surface de la muqueuse, surtout vers
le pylore, une couche de mucus sanguinolent. La stase sanguine, les hémorrhagies interstitielles, peuvent être la cause de lésions secondaires qui leur succèdent : la stase de la circulation peut conduire à la dégénérescence des éléments

épithéliaux et glandulaires, dont la vitalité diminue par le fait même du ralentissement de la circulation. Les extravasations sanguines superficielles peuvent constituer des points faibles facilement attaqués par le suc gastrique : de là des exulcérations et même des ulcérations.

2° Les lésions épithéliales et glandulaires sont mieux connues dans la gastrite chronique, parce qu'elles sont plus prononcées et plus persistantes. Dans certaines gastrites catarrhales, Cornil et Ranvier ont relevé seulement des lésions superficielles : congestion des papilles interglandulaires, diapédèse des globules blancs et des globules rouges, réplétion par le mucus des cellules conservées, desquamation de ces cellules sur un grand nombre de points, surtout au niveau des saillies interglandulaires. Du reste, aucune lésion appréciable des glandes.

Au contraire, dans certaines gastrites chroniques, il existe une dégénérescence très-marquée des éléments glandulaires : tuméfaction, trouble des cellules, puis dégénérescence graisseuse ; quelquefois multiplication de ces cellules de telle façon que les glandes paraissent distendues outre mesure. Dans le catarrhe aigu expérimental, Ebstein a vu chez les animaux les cellules capitales troubles, les cellules de revêtement non modifiées. Les glandes sous l'influence de l'inflammation chronique peuvent subir des modifications profondes : elles peuvent s'atrophier et disparaître dans des régions étendues; elles peuvent se transformer, par l'oblitération de leur orifice, en petits kystes dans lesquels s'accumule le produit muqueux de ces cellules. Enfin il est possible, mais non démontré, qu'il existe une relation entre la gastrite glandulaire et l'adénome gastrique, que les cellules des glandes subissent une prolifération excessive, que les culs-de-sac glandulaires s'allongent et même bourgeonnent de façon à constituer des saillies qui ont une grande analogie avec l'épithélioma tubulé, et par conséquent avec le carcinome. Brissaud, qui a récemment étudié le polyadénome gastrique, ne lui a pas trouvé cependant de relations évidentes avec la gastrite glandulaire.

Faut-il décrire aussi sous le nom de gastrite la dégénérescence graisseuse des glandes comme on peut la rencontrer dans l'empoisonnement par le phosphore et aussi dans l'alcoolisme? C'est là un point d'une interprétation très-délicate. Les autres éléments d'inflammation peuvent avoir disparu : la congestion, l'infiltration lymphoïde de la trame de la muqueuse et des espaces interglandulaires. Il faudrait posséder, pour trancher la question, des notions plus positives sur la nature et les limites de l'inflammation.

3° L'*infiltration embryonnaire*, produite par diapédèse ou par multiplication des éléments conjonctifs *in situ*, joue un rôle important dans la gastrite. Suivant son intensité, son abondance, sa durée, elle peut aboutir à des processus d'organisation ou de destruction. En effet, si les éléments lymphoïdes infiltrés dans les mailles de la charpente conjonctive de la muqueuse sont abondants, ils deviennent par leur présence une cause de compression, d'arrêt de la circulation, d'anémie de cette muqueuse : de là des dégénérescences de voisinage. Assez abondants, ces amas cellulaires peuvent constituer de petits abcès qui s'ouvrent à l'extérieur et donnent accès au suc gastrique : de là de petites pertes de substances cratériformes, des ulcérations folliculaires. Balzer les a décrites sur la muqueuse de l'estomac soumise à la stase sanguine passive dans les lésions du foie ou du cœur : les petits amas embryonnaires se feraient alors autour des veinules superficielles dilatées. D'autres fois c'est au niveau d'une petite hémorrhagie que l'ulcération se produit : érosions hémorrhagiques. Il faut distinguer de ces pertes de substance les exulcérations superficielles qui résultent de la chute de la couche épithéliale.

On peut penser aussi que les amas embryonnaires sont la cause prédisposante de l'ulcère rond, qui se rattacherait ainsi directement par son mécanisme aux ulcérations folliculaires et aux exulcérations de la gastrite chronique (voy. *Ulcère rond*).

Cette accumulation d'éléments embryonnaires, lymphoïdes en foyers ou en nappes, constitue la lésion décrite en Allemagne sous le nom de tissu de granulation et attribuée surtout aux maladies infectieuses : c'est qu'en effet on peut trouver dans les maladies infectieuses des amas embryonnaires qui ont été vus et bien décrits en particulier par Cornil et Ranvier et par Chauffard dans la fièvre typhoïde.

L'infiltration lymphoïde de la gastrite peut aboutir à la résolution. Elle peut devenir, dans la gastrite chronique, lorsque le terrain est favorable et les irritations répétées, le point de départ de lésions scléreuses qui épaississent ou atrophient la muqueuse (linite plastique de Brinton). Une des lésions les plus communes, c'est l'excroissance des saillies interglandulaires qui, infiltrées d'éléments embryonnaires, se prolongent dans l'estomac à la façon de véritables villosités polypiformes.

L'infiltration embryonnaire peut être assez considérable encore pour amener à la surface de la muqueuse de petites saillies, de petites élevures qui lui donnent l'aspect *mamelonné*. D'autres fois la muqueuse augmente d'étendue et se plisse d'une façon exagérée : état aréolaire.

Sur certains points l'atrophie est la conséquence des lésions inflammatoires. Les glandes à pepsine peuvent même disparaître sur toute l'étendue de la muqueuse, ainsi que l'a montré Fenwick. Cette atrophie glandulaire peut du reste se rencontrer sans trace de lésion inflammatoire interstitielle (Nothnagel, *D. Arch. f. klin. Med.*, Bd. XXIV, 1879). Parfois dans ces conditions on constate des phénomènes d'anémie pernicieuse (Quincke, Nothnagel), d'autres fois les symptômes sont ceux du cancer latent de l'estomac (Thorowgood, *Medic. Times and Gaz.*, février 1881).

On comprend combien la combinaison de ces divers éléments peut modifier et la constitution de la muqueuse et son fonctionnement. Les variétés d'aspect que peut revêtir la muqueuse enflammée sont très-grandes : dans la gastrite aiguë : le mucus quelquefois sanguinolent accumulé à la surface, les petites hémorrhagies superficielles, les exulcérations, la rougeur congestive; dans la gastrite chronique : une coloration grisâtre ou ardoisée, des épaississements mamelonnés dus à la congestion et à l'infiltration embryonnaire, les exulcérations, les érosions, folliculaires ou hémorrhagiques, l'atrophie et l'anémie sur certains points, enfin la sclérose avec amincissement ou au contraire avec induration en plaques ou en tractus. Tels sont les divers éléments que l'on peut rencontrer, diversement combinés les uns aux autres.

Il est difficile, étant donné un estomac atteint de gastrite, de remonter par son seul examen à la cause même de cette gastrite, de déterminer la nature de l'agent d'irritation. Cependant la chose serait parfois possible, et Lancereaux établit le diagnostic anatomo-pathologique entre la gastrite alcoolique et la gastrite urémique (Atlas *d'anat. path.*). Il y aurait donc non pas une gastrite, mais des gastrites.

Les *causes* de gastrites sont nombreuses, on en connaît mal du reste l'action réelle, et beaucoup d'entre elles sont signalées d'une façon banale : on incrimine surtout l'action des substances irritantes, l'alcool, les aliments grossiers insuffisamment divisés, les épices, les substances toxiques minérales, les fermentations anormales dans l'estomac dilaté, etc. Comme circonstances prédisposantes on a invoqué l'anémie, la chlorose, le rhumatisme, la goutte, etc. Évidemment il faut tenir compte de la prédisposition morbide, mais actuellement il est difficile de faire la part de ce qui appartient à la gastrite et de ce qui revient aux troubles du fonctionnement nervo-moteur de l'estomac, si l'on se base seulement sur les symptômes observés.

Il est difficile aussi de tracer la physiologie générale de la gastrite. A la gastrite catarrhale correspondait l'*embarras gastrique* actuellement démembré et attribué à des infections diverses, à des intoxications et a des auto-intoxications. Dans certaines gastrites on trouve encore de l'acide chlorhydrique, dans d'autres il a disparu lorsque la muqueuse est très-atteinte et fonctionnellement supprimée. La sécrétion exagérée des mucosités paraît être une des particularités les plus constantes de la gastrite chronique. Cependant Frerichs a attribué à la salive déglutie pendant la nuit la pituite matutinale des alcooliques, et la gastrorrhée du cancer n'est pas nettement en rapport avec la gastrite.

L'estomac peut être le siége de lésions spécifiques qu'il est difficile de rapporter à la gastrite. On y a vu des ulcérations tuberculeuses (thèse de Marfan, 1887) ; elles sont beaucoup moins fréquentes que les lésions tuberculeuses de l'intestin. Nous avons signalé les lésions typhiques. La mycose gastrique de Wahl, Münch, Albrecht, etc., n'est autre que le charbon de l'estomac. Kundrat y a vu le favus dans un cas de généralisation de cette maladie. Parrot a décrit le muguet de l'estomac ; la diphthérie peut s'y voir bien rarement (Cornil et Ranvier).

Dans la sous-muqueuse peuvent se montrer des lésions syphilitiques, des gommes qui peuvent peut-être donner lieu en s'ulcérant aux symptômes de l'ulcère rond (Galliard). Dans la pyémie il peut y avoir des abcès sous-muqueux, plus souvent on les a vus par cause locale. Enfin il est certain que les streptococci de la suppuration peuvent pénétrer par la muqueuse ulcérée, et en particulier par la surface des ulcérations cancéreuses (Jaccoud, Netter). L'estomac peut donc être le siége de lésions spécifiques variées et la porte d'entrée de germes morbide différents.

Une des questions les plus curieuses de la pathologie générale de l'estomac est de savoir pourquoi cet organe est si souvent le siége du cancer. L'adénome a paru le trait d'union entre la gastrite et les tumeurs malignes.

L'*adénome* ou le *polyadénome* gastrique se présente souvent sous forme de petites tumeurs arrondies, multiples, ou de plaques plus ou moins larges recouvertes de saillies contournées dont la disposition rappelle les circonvolutions cérébrales. Il a été récemment bien étudié par Brissaud et Ménétrier. Il est constitué par des canaux d'origine glandulaire remplis de cellules qui deviennent cubiques, puis irrégulières, polyédriques, atypiques. Ces productions se développent, non vers la profondeur, mais vers l'intérieur de l'estomac. Elles ne dépassent pas la musculaire de la muqueuse.

Ces adénomes sont très-intéressants, parce qu'ils paraissent être une lésion intermédiaire entre l'épithélioma tubulé et le carcinome, entre les tumeurs bénignes et les tumeurs malignes susceptibles d'ulcération et de généralisation. On pourrait y voir l'analogue des adénomes du foie, si fréquents dans la cirrhose

(Sabourrin), point de départ de carcino meshépatiques (Brissaud, Gilbert). L'irritation portant sur le tissu conjonctif aboutirait à la cirrhose, à la sclérose ; portant sur les éléments glandulaires, elle pourrait aboutir à l'épithélioma et au carcinome. Il faut bien reconnaître, toutefois, qu'au point de vue de l'estomac on en est encore à la période des recherches et des tâtonnements.

On sait combien le cancer est fréquent dans cet organe, et il est curieux de constater l'excessive prédisposition du pylore. Les irritations nombreuses répétées, presque incessantes parfois, auxquelles il est physiologiquement condamné, seraient, d'après les tendances pathogéniques actuelles, la cause occasionnelle de cette fréquence du cancer pylorique. Jusqu'à présent il n'a guère été question que de la muqueuse ; cependant d'autres lésions existent encore qui méritent considération, mais qui sont encore peu connues : ainsi les lésions des artères et celles du muscle gastrique qu'on a trouvé quelquefois enflammé ou dégénéré, mais l'attention a été surtout dirigée vers la muqueuse que l'on a considérée comme la partie fondamentale de l'estomac.

Nous verrons dans l'étude qui va suivre, sur les troubles de la sécrétion, quelles modifications dans la composition du suc gastrique peuvent produire ces lésions diverses. Nous verrons tout au moins comment par des méthodes d'examen direct on cherche à se rendre compte de ces modifications. Comme il s'agit de choses nouvelles, à l'ordre du jour, nous leur donnerons un développement plus grand que celui que nous avons donné à l'anatomie pathologique, sur laquelle nous n'avons pu jeter qu'un rapide coup d'œil.

TROUBLES DE LA SÉCRÉTION GASTRIQUE. Le diagnostic des lésions organiques est certes chose importante ; ce diagnostic, s'il ne fournit pas toujours des indications suffisantes pour le traitement, détermine en général le pronostic. Il est au moins aussi important de savoir comment se trouve vicié l'acte chimique de la digestion gastrique ; le mode de cette viciation doit fournir à l'intervention médicamenteuse et diététique des données importantes. Jusque dans ces dernières années, le vice chimique de la digestion a été souvent accusé, mais d'une façon banale et sans preuves. Bien des faits démontrent que souvent on incriminait le suc gastrique, alors que la motricité seule était atteinte ; on accusait l'estomac alors que le tube digestif tout entier devait être mis en cause. Dans son *Traité de dyspepsies*, le professeur G. Sée a vivement réagi contre cet état de choses et a réclamé une division des troubles dyspeptiques en phénomènes chimiques et phénomènes nervo-moteurs.

Toute l'étude récente de la dyspepsie, ou mieux des dyspepsies, est basée sur cette distinction. La pompe gastrique inventée par Kussmaul, remplacée par le tube en caoutchouc dû à Faucher et perfectionné par Debove, a permis de contrôler directement sur l'homme l'état de la digestion, à des périodes successives plus ou moins éloignées de l'ingestion alimentaire ; de rechercher les variations physiologiques et pathologiques du suc gastrique, sans être obligé d'avoir recours à des fistules gastriques accidentelles chez l'homme, expérimentales chez des animaux. Chose curieuse, la pompe et le tube, inventés surtout pour pratiquer le lavage de l'estomac et panser la gastrite, ont été détournés de leurs attributions premières et employés surtout pour le gavage et pour le diagnostic.

Leube a eu le mérite d'utiliser le sondage pour le contrôle de la digestion à ses diverses périodes, et l'examen du suc gastrique dans ses modifications chimiques et son pouvoir digestif. La recherche des acides par les méthodes colorantes, inaugurée en physiologie par Laborde, appliquée à la clinique par van der Velden, contribuera, si sa valeur est définitivement établie, à rendre facile le diagnostic rapide de la dyspepsie chimique primitive ou symptomatique. En tous cas, il restera de ce mouvement des données pathologiques intéressantes et des procédés d'étude souvent utilisables. Nous commencerons donc par exposer les méthodes de recherches.

L'étude de la dyspepsie chimique comprend une série d'opérations assez complexes. Le suc gastrique doit être *extrait*, soit à jeun, soit pendant la digestion, après un *repas d'épreuve*. Le liquide obtenu doit être *filtré*. Le *résidu* de la filtration sera examiné au microscope; dans le *liquide filtré* on recherchera la présence de la *peptone* et des *acides* normaux ou anormaux de l'estomac. Enfin on pourra essayer des *digestions artificielles* avec le suc gastrique en nature ou additionné d'acide chlorhydrique. Nous allons passer successivement en revue ces diverses opérations.

Extraction du contenu gastrique. La pompe aspiratrice de Kussmaul, plus ou moins modifiée ou perfectionnée, tend à être complétement abandonnée pour faire place au siphon. Par les méthodes ordinaires on est forcé d'ajouter une certaine quantité d'eau pour obtenir l'amorçage du tube. C'est là un inconvénient considérable auquel on a cherché à remédier par des procédés différents. Gluzinski et Jaworski ont employé un appareil composé d'un tube œsophagien aboutissant à un flacon plein d'air qui communique avec un flacon plein d'eau placé au-dessous. L'écoulement de l'eau du second flacon produit le vide dans le premier, et par l'intermédiaire du tube œsophagien l'aspiration dans l'estomac. Ils ne sont pas toujours dispensés cependant d'ajouter de l'eau et de diluer le suc gastrique dans une proportion forcément inconnue. Ewald et Boas emploient ce qu'ils appellent l'expression gastrique. Ils introduisent la sonde sans ajouter d'eau, et souvent par des efforts d'expiration ou de toux ils obtiennent l'issue d'une quantité de suc gastrique suffisante pour les examens ultérieurs. Edinger se servait de petites éponges revêtues d'un enduit gélatineux et attachées à l'extrémité d'un fil. Introduites dans l'estomac, les éponges s'imbibaient de suc gastrique et on les extrayait par traction sur le fil.

La méthode d'Ewald et Boas est évidemment la meilleure; il faut autant que possible ne pas diluer le suc gastrique. L'usage de la sonde de Debove, très-lisse et demi-rigide, est d'une introduction relativement facile : c'est à elle qu'il faut avoir recours.

Repas d'épreuve. Dans quelques circonstances le contenu de l'estomac peut être évacué à jeun, ou sans tenir compte des repas précédents. Pour exciter la sécrétion du suc gastrique, Leube faisait ingérer de l'eau glacée, d'autres excitent la muqueuse avec l'extrémité de la sonde. En général il convient de pratiquer l'extraction du contenu de l'estomac après un repas d'épreuve dont la formule a varié suivant les auteurs. Il faut dire cependant que le sondage pratiqué six à sept heures après un repas ordinaire permet de reconnaître s'il y a *stagnation alimentaire*, s'il y a par conséquent atonie de l'estomac. L'examen par les moyens cliniques d'exploration extérieure indiquera s'il y a dilatation et quel en est le degré.

Leube fait prendre à midi un potage, un beefsteack et un petit pain blanc; au bout de sept heures tout doit avoir disparu; l'estomac ne doit plus renfermer de fragments alimentaires, mais c'est là plutôt une méthode d'étude de la motricité gastrique que de la digestion chimique. Riegel, s'il n'a rien trouvé dans l'estomac au bout de sept heures, renouvelle les jours suivants son examen au bout de six heures, puis de cinq heures, etc.

Ewald et Boas recommandent un autre repas d'essai également usité par Leube : deux petits pains blancs et une tasse de thé vert. Ils extraient le suc gastrique au bout d'une heure. A ce moment l'acide chlorhydrique existe. On sait en effet qu'il ne se montre pas durant la première phase de la digestion pendant laquelle il n'y a que de l'acide lactique; dans une seconde phase l'acide chlorhydrique apparaît et se mélange à l'acide lactique; dans la troisième il existe seul. Au bout de cent vingt à cent cinquante minutes le repas d'épreuve doit avoir complétement disparu. Il y a dans cette méthode un sérieux inconvénient, c'est que les aliments albuminoïdes ne sont pas représentés dans les substances introduites dans l'estomac. Gluzinski et Jaworski donnent le matin un ou deux œufs cuits dur sans jaune, réduits en fragments, avec 100 centimètres cubes d'eau. Au bout d'un certain nombre de quarts d'heure ils pratiquent le sondage. Ils constatent ainsi quelles sont les modifications subies par les fragments d'albumine, quelle la richesse du suc gastrique en peptones et en acide chlorhydrique. Ici il n'existe plus que des albuminoïdes et pas de féculents : il est logique de combiner les deux méthodes.

Ces recherches doivent être faites à plusieurs reprises : un seul examen ne suffit pas pour se faire une idée de l'état de la digestion chez la personne en observation.

On ne peut pas espérer en tout cas, malgré la multiplicité et la rigueur méthodique des recherches, recueillir des données d'une précision mathématique. Trop de causes de variation interviennent : l'évacuation plus ou moins rapide du contenu gastrique dans le duodénum, l'irritation différente produite par les substances ingérées, la quantité d'eau que l'on est obligé d'ajouter pour extraire le contenu gastrique, etc.

Quoi qu'il en soit, les matières de l'estomac évacuées par la sonde doivent être filtrées, le résidu du filtrage et le liquide filtré seront examinés successivement.

Examen du résidu solide. Fait à l'œil nu, il permet de distinguer déjà des particules alimentaires reconnaissables, par exemple, des fragments d'albumine de l'œuf à angles arrondis et rongés par la digestion. Au microscope on trouvera des éléments très-variables, les uns constitués par des débris alimentaires : fibres musculaires, grains d'amidon, etc., les autres par des parasites de l'estomac : Sarcines, Torulacées, Champignons divers; les autres enfin fournis par la muqueuse elle-même ou par les productions pathologiques de l'estomac : cellules épithéliales, globules de pus, granulations d'hématine, etc. Quelquefois des éléments anatomiques pourront aider puissamment au diagnostic : par exemple, les cellules cancéreuses.

Recherche des peptones. Il y a toujours grand intérêt à rechercher la présence et la nature des matières albuminoïdes dissoutes dans le contenu de l'estomac. Pour démontrer l'existence de la peptone, il suffit d'ajouter à une petite quantité de liquide, préalablement alcalinisé, quelques gouttes d'une solution de sulfate de cuivre. Il se produit une coloration rosée ou rouge suivant la quantité de peptone contenue dans le liquide. L'acide acétique précipite la mucine; la syntonine (peptone acide) précipite par l'adjonction d'une liqueur alcaline; enfin la propeptone est précipitée par une solution de ferrocyanure de potassium acidifiée par l'acide acétique. Ces divers examens peuvent être rapidement exécutés.

Recherche des acides. La présence des acides a dans le suc gastrique une importance considérable. L'expérience a montré en effet que le pouvoir digestif du suc gastrique est d'une façon générale en raison directe de sa richesse en acide chlorhydrique ; cela démontre ou que la pepsine varie beaucoup moins, ou qu'elle a un rôle secondaire dans les digestions artificielles tout au moins, ou bien encore qu'il en suffit d'une quantité minime pour que la digestion des albuminoïdes se fasse facilement. Les recherches récentes ont montré que l'acide chlorhydrique est l'acide normal de la digestion ; pendant dix à trente minutes, d'après Ewald et Boas, on trouverait de l'acide lactique, l'acide chlorhydrique apparaît alors et bientôt il persiste seul. D'après Cahn même, il existerait seul d'emblée dans la digestion de la viande pure. Sa constatation est donc celle qui importe le plus, et cela d'autant mieux que son absence dans certains cas aurait une signification diagnostique très-grande. L'acide lactique, lorsqu'il persiste en excès, l'acide butyrique et les autres acides de la série grasse, sont l'indice d'une digestion vicieuse et de fermentations anormales. Il serait donc très-précieux d'être en possession de méthodes cliniques capables de nous apprendre rapidement, avec une précision suffisante, quels sont les acides contenus dans l'estomac, et en particulier quelle place y tient le plus important de tous en physiologie, l'acide chlorhydrique. De là l'importance très-grande des méthodes colorantes à propos desquelles se sont élevées de vives contestations. Repoussées par les uns, elles sont considérées par les autres comme ayant une valeur presque pathognomonique. La vérité paraît être entre ces deux extrèmes.

Le principe de ces méthodes est de rechercher le changement de coloration que les acides minéraux provoquent dans les solutions de couleur d'aniline. Les acides organiques ne les amènent qu'à des doses plus élevées : de là un moyen rapide, pratique, de reconnaître la présence de l'acide chlorhydrique ; le moyen n'est qu'approximatif. Il s'agit plus de réactions qualitatives que de réactions quantitatives. Si l'on veut une précision plus grande, il faut avoir recours à des méthodes chimiques compliquées. Cahn et Mering, qui se sont posés en adversaires de la méthode des colorations, ont proposé le procédé suivant.

50 centimètres cubes du contenu de l'estomac filtré sont distillés sur un feu libre jusqu'à réduction aux trois quarts, puis ramenés à 50 centimètres cubes, et de nouveau distillés jusqu'aux trois quarts. Dans le liquide distillé on mesure par titrages les acides volatiles. La partie qui n'a pas distillé est agitée au moins six fois avec 500 centimètres cubes d'éther, qui enlève tout l'acide lactique ; on le dose par titrage. Le liquide acide qui persiste après l'enlèvement de l'éther renferme l'acide chlorhydrique que l'on dose également par titrage.

Il est évident qu'il faut être chimiste pour employer cette méthode. Les mêmes auteurs en proposent une autre plus exacte qui repose sur la combinaison des acides avec la cinchonine : elle est moins clinique encore.

Nous allons exposer maintenant les diverses et déjà nombreuses réactions colorées qui ont été proposées. Laborde, nous l'avons dit, s'était servi du violet de méthyle pour démontrer la présence ou l'absence de l'acide chlorhydrique dans le suc gastrique des animaux ; van den Velden a eu, après lui, la même idée : il a recherché l'acide chlorhydrique dans le cancer du pylore, et déclare que cet acide y faisait défaut ; son travail a été le point de départ de toutes les recherches ultérieures qui ont visé non-seulement le cancer de l'estomac et son diagnostic, mais toutes les dyspepsies, avec ou sans lésions organiques.

Acide chlorhydrique. Les substances avec lesquelles on recherche l'acide chlorhydrique sont le violet de méthyle, la tropéoline 00, le papier du Congo, le vert malachite.

Les acides minéraux produisent sur ces substances des changements de coloration que les acides organiques ne produisent qu'à des doses beaucoup plus élevées. Un inconvénient commun à tous ces procédés, c'est la difficulté que l'on éprouve à saisir le moment où se produit la réaction. Avec une quantité notable d'HCl, les réactions sont nettes et précises ; il n'en est pas de même avec des quantités faibles et le réactif de Günzburg.

Pour se servir du *violet de méthyle*, un des meilleurs procédés consiste à mettre dans deux verres 10 centimètres cubes de liquide gastrique filtré. Dans l'un on ajoute de la liqueur alcaline titrée jusqu'à neutralisation. On verse dans les deux verres une goutte de solution concentrée de violet de méthyle. S'il existe de l'acide chlorhydrique en quantité notable, le violet passe au bleu dans le verre dont le contenu n'a pas été neutralisé. La comparaison rend plus appréciable les changements de coloration. Il est facile de reconnaître ainsi 1 à 5 pour 1000 d'HCl, ce qui représente l'acidité moyenne du suc gastrique.

La *tropéoline* 00, qu'il faut avoir bien pure (les auteurs allemands se servent de celle de Merck de Darmstadt) est un liquide d'une coloration rouge claire. Sous l'influence d'HCl, la coloration devient rouge brun, brun foncé, même brun noir. M. Debove n'a obtenu avec la tropéoline que des résultats médiocres, peu encourageants. M. Dujardin-Beaumetz, qui s'est servi de l'orangé Poirier numéro 5, qui correspond comme teinte à la tropéoline 00, n'a obtenu que des résultats négatifs. Cela tient-il à la nature des produits dont se sont servis les auteurs français ?

Le *papier du Congo* a été recommandé par Hösslin et chaudement prôné par Riegel, qui s'en sert habituellement. C'est un papier réactif rouge ; il prend sous l'influence des acides libres une coloration lilas et même bleue. On pourrait, d'après Hösslin, déceler 0,0019 pour 100 d'acide libre. Une coloration bleue franche révèlerait sûrement en tout cas la présence d'HCl.

Lépine (de Lyon) et son élève Simonin recommandent surtout le vert brillant et le vert malachite. « Vu par transparence, le vert brillant est bleu verdâtre ; fortement étendu d'eau, il devient nettement bleu. Si l'on ajoute deux ou trois gouttes de ce réactif à 4 ou 5 centimètres cubes d'un liquide contenant de l'acide chlorhydrique, on observe les modifications suivantes : pour une quantité d'acide correspondant à 0,1875 pour 1000, le mélange commence à devenir vert ; au-dessus, cette teinte verte prend un reflet jaunâtre très-facile à apprécier qui va rapidement en s'accentuant, et à 1,5 pour 1000 la coloration jaune est des plus manifestes. Fait des plus importants, l'acide lactique est presque sans action sur le vert brillant et lui laisse constamment sa coloration. C'est à peine si, lorsqu'on atteint 3 pour 1000, une modification dans le sens du vert, et non du jaune, commence à se montrer » (Lannois, *Revue de médecine*, 1887).

Dans une publication toute récente (*Centralbl. f. klin. Med.*, 10 octobre 1887), Günzburg vient de préconiser un nouveau réactif d'une exquise sensibilité : il s'agit d'un mélange de phloroglucine et de vanilline. 42 grammes de phloroglucine et 1 gramme de vanilline (de Merck, de Darmstadt) sont dissous dans 30 grammes d'alcool. Une goutte de ce réactif ajoutée à une solution d'un acide minéral donne une coloration rouge accentuée avec précipitation de petits cristaux rouges. Quand l'acide est très-dilué, on évapore dans un godet en porcelaine, à la surface duquel se précipitent les cristaux rouges. Rien de pareil ne se produit avec les acides organiques, et en particulier avec les acides acétique et lactique qui se rencontrent si souvent dans l'estomac. Cette réaction serait extrêmement sensible : les cristaux caractéristiques apparaîtraient encore nettement avec 1 : 10 000 d'acide chlorhydrique. Ce réactif aurait cet avantage sur l'aniline qu'il donnerait un résultat négatif, quelle que soit la quantité d'acide organique ; avec l'aniline, la réaction se produit seulement à dose beaucoup plus faible avec les acides minéraux qu'avec les acides organiques : de là une cause d'erreur.

La différenciation de l'acide lactique est en effet des plus importantes : le réactif d'Uffelmann, beaucoup plus sensible à l'acide lactique qu'à l'acide chlorhydrique, permet de faire facilement cette différenciation. Pour l'obtenir, il faut ajouter à une solution d'acide phénique à 2 ou 4 pour 100, deux gouttes de perchlorure de fer jusqu'à ce qu'on obtienne une coloration d'un bleu d'acier. Par l'acide chlorhydrique il se fait une simple décoloration ; par l'acide lactique on obtient une coloration jaune. On doit toujours avoir recours à ce réactif lorsqu'on a obtenu par les autres procédés une réaction très-nette qui peut être due à une quantité d'acide lactique anormale.

Les acides butyrique et acétique sont reconnaissables à leur odeur, surtout après extraction par l'éther et évaporation.

Nous avons indiqué seulement ceux des procédés qui paraissent donner les résultats les plus nets. Et cependant les auteurs ne s'entendent pas sur leur valeur. En France, M. Debove tient pour le violet de méthyle, M. Lépine, pour le vert brillant.

Digestions artificielles. Elles consistent à placer de petits disques de blanc d'œuf cuit dur d'égales dimensions dans une égale quantité de suc gastrique. On peut préparer ces disques à l'emporte-pièce et les placer dans 15 à 20 centimètres cubes de liquide gastrique filtré à une température de 37 à 58 degrés. A l'état normal des disques d'albumine de 8 millimètres de diamètre sur 1 millimètre environ d'épaisseur sont complétement dissous en vingt ou trente minutes. On peut à volonté ajouter de l'acide chlorhydrique ou de la pepsine, accélérer ainsi cette digestion et chercher ce qui manque au suc gastrique. Tout récemment O. Rosenbach (*Centralbl. f. klin. Med.*, août 1887) a fait remarquer qu'on peut toujours présumer d'avance le résultat de ces digestions artificielles, et qu'un suc gastrique suffisamment riche en HCL (0,15 à 0,20 pour 100) donnera toujours une digestion artificielle régulière. Il est curieux de constater que la pepsine est tout à fait laissée de côté dans ces recherches : il semble qu'il y en ait toujours assez. Cela tend à confirmer cette idée que la digestion intestinale pancréatique l'emporte sur la digestion gastrique. En tout cas, il existe entre elles une solidarité très-nette et l'intestin supplée facilement l'estomac. Au point de vue chimique, comme au point de vue moteur, le tube gastro-intestinal est donc un tout, un seul organe dont les diverses parties sont solidaires les unes des autres.

Classification des dyspepsies d'après l'acidité gastrique. Trois possibilités peuvent se rencontrer : *a*) il y a diminution de la sécrétion gastrique et de sa richesse en HCl ; *b*) l'acidité est exagérée et il y a hypersécrétion ; *c*) le suc gastrique a subi des modifications qualitatives de son acidité : au lieu de l'acide chlorhydrique normal, on trouve des acides anormaux : acides butyrique, acétique, etc., résultant de fermentations gastriques. Il est à noter que ces fermentations se produisent d'autant plus facilement que l'acide chlorhydrique qui joue le rôle d'un véritable antiseptique a disparu : c'est un point sur lequel a justement insisté Bouchard.

Il y a diminution notable ou absence d'HCl dans le cancer de l'estomac, le catarrhe chronique avec atrophie ou dégénérescence des glandes, dans la dégénérescence amyloïde de la muqueuse, dans le marasme général.

La disparition de l'acide chlorhydrique libre dans le cancer de l'estomac est un fait habituel, mais non constant. C'est un argument en faveur du cancer, ce n'est pas un signe pathognomonique. Cette disparition a été attribuée à la neutralisation du suc gastrique par le suc cancéreux (Riegel), au marasme général (Ewald), au catarrhe chronique concomitant (Boas).

D'après l'hypothèse d'Ewald, le cancer ulcéré seul amènerait la disparition de l'acide chlorhydrique. Cela pourrait expliquer d'après Rosenbach que certains auteurs, parmi lesquels il se range, aient trouvé assez fréquemment de l'acide chlorhydrique dans l'estomac cancéreux. Une autre chose explique encore cette variation d'opinion : c'est que les auteurs n'ont pas toujours tenu compte de ce que la présence de l'acide chlorhydrique dans l'estomac est un fait passager et non permanent. L'acide chlorhydrique apparaît seulement pendant la seconde phase de la digestion pour disparaître lorsque l'estomac se vide. La persistance de l'acide chlorhydrique en notable quantité en dehors de la digestion est un fait pathologique : c'est de l'hyperacidité ou plutôt de l'hypersécrétion.

Dans le catarrhe chronique grave. Ewald a vu l'acide chlorhydrique manquer 9 fois sur 18 cas, Riegel une seule fois sur 33. Ses faits étaient-ils comparables à ceux d'Ewald? Dans l'atrophie de la muqueuse (Fenwick, Lewy), l'HCl fait aussi défaut; il en est de même dans la dégénérescence amyloïde signalée par Edinger. Cependant il n'avait pas disparu dans un cas de Cahn et Mering. Il est bon de faire remarquer qu'il ne s'agit pas de l'acide chlorhydrique combiné, mais seulement de l'acide chlorhydrique libre, non combiné à quelque substance qui masque sa présence.

Le marasme profond a été une cause d'absence d'HCl dans les cas suivants : hémorrhagies intenses, broncho-pneumonie adynamique, dégénérescence cancéreuse du foie, carcinose péritonéale généralisée (Boas).

D'après Boas (*Centralbl. für med. Wiss.*, n° 23, 1882), le ferment de la caséine, qui existe normalement dans l'estomac de l'homme et est indépendant de l'HCl, ferait défaut à l'état pathologique à peu près dans les mêmes conditions que cet acide.

Dans la *sécrétion exagérée* d'HCl, il peut y avoir hyperacidité ou hypersécrétion (Riegel). Il y a hyperacidité lorsque l'acidité gastrique par HCl est exagérée au moment de la digestion; hypersécrétion lorsque cette acidité est exagérée même en dehors des périodes de digestion et que l'estomac à jeun continue à sécréter un suc gastrique riche en HCl. C'est un mode de l'acidité gastrique qu'il faut distinguer de l'acidité par fermentations anormales. C'est une variété distincte des dyspepsies acides (dyspepsie chlorhydrique).

La sécrétion exagérée d'HCl, d'après Boas, serait assez fréquente ; sur 200 cas, il en a trouvé 60 cas sur 100. C'est une demi-heure ou une heure après le repas que commencent les manifestations morbides. Il y a des renvois acides, des régurgitations également acides, de la douleur au creux épigastrique. Après le déjeuner d'épreuve on trouve de 4 à 5 pour 1000 d'acide chlorhydrique. Il s'agit là d'une simple hyperacidité.

Dans l'*hypersécrétion*, dont Riegel a observé 29 cas en un an et demi, il y

sécrétion de suc gastrique acide dans l'estomac vide. Reichmann avait le premier
signalé ce fait; Sahli l'a rencontré au cours de crises gastriques chez des tabétiques. Les malades ont de l'amaigrissement, de la douleur au creux épigastrique. On pense quelquefois à un cancer, mais on ne trouve pas de tumeur.
Le suc gastrique examiné après un repas d'épreuve donne de 5 à 6 pour 1000
d'HCl. Chose caractéristique, si après avoir lavé l'estomac le soir au coucher
on l'examine le lendemain matin, on trouve de 200 à 500 grammes de liquide,
l'acide chlorhydrique s'y montre en quantité normale. Il y a donc hyperacidité
et hypersécrétion en même temps : il existe du reste des formes de passage
de l'un à l'autre état. Les malades ont des douleurs au creux de l'estomac; ces
douleurs surviennent par crises surtout pendant la nuit. L'appétit est plutôt augmenté; la soif est accrue. Parfois les malades éprouvent un désir particulier
des aliments albuminoïdes qu'ils digèrent très-bien alors qu'ils digèrent très-
mal les féculents. Du reste, on trouve chez eux de l'atonie et même de la dilatation de l'estomac. Il y aurait contracture du pylore due à l'excès d'acide. Ce
sont ces mêmes malades qui présentent ces accès de céphalalgie et de gastralgie,
de vomissements acides que Rossbach a décrits sous le nom de gastroxynsis.
M. Lépine a proposé le nom plus euphonique de *gastroxie*. A notre avis, il
s'agit là de phénomènes d'origine névropathiques semblables à ceux que l'on
trouve dans la dyspepsie nervo-motrice : c'est là une forme de passage entre
les deux affections. L'hypersécrétion dans les crises gastriques, l'ectasie stomacale dans l'hypersécrétion acide, nous paraissent très-démonstratives à ce point
de vue. Elles indiquent bien la communauté d'origine de ces deux ordres de
manifestations.

Il y a hyperacidité et même hypersécrétion gastrique dans la plupart des cas
d'ulcère rond, et l'ulcération gastrique a été attribuée à cet excès d'acide. Ce
fait a une importance très-grande dans le diagnostic différentiel du cancer et de
l'ulcère simple.

Troubles de l'absorption gastrique. Il n'est nullement démontré qu'il y ait
absorption des liquides dans l'estomac. Il semble en tous cas que cette
absorption soit réduite au minimum. Cette considération enlève une grande
valeur aux recherches qui ont eu pour but d'estimer les variations de l'absorption
stomacale et de les faire servir au diagnostic. Penzoldt a employé l'iodure de
potassium qu'il recherche ensuite dans l'urine où il apparaît de sept à quinze
minutes après l'ingestion. Des recherches analogues ont été faites par Quetsch,
Sticker et Zweifel. Dans la salive on retrouve l'iodure de potassium plus facilement encore que dans l'urine. En général, il n'y aurait pas de ralentissement
de l'absorption dans l'ulcère rond, et au contraire ralentissement marqué dans
le carcinome. Il ne s'agit en tout cas que de l'iodure, et ces recherches ne
peuvent avoir qu'une valeur très-relative.

Troubles névropathiques. Les troubles névropathiques de l'estomac sont
extrêmement fréquents. Ils se lient à un état plus ou moins nettement qualifié
de nervosisme général : neurasthénie, hystérie, maladie de Basedow, arthritisme, herpétisme de Lancereaux. D'autres fois ils dérivent d'affections cérébro-
spinales caractérisées par des lésions organiques : tabes dorsal, sclérose en
plaques, périencéphalite diffuse, etc. Cependant cette filiation n'est pas acceptée
sans contestation, et certains auteurs, en dehors des maladies à lésion de l'axe
cérébro-spinal, ont tendance à tout faire dépendre des déterminations gastriques

qu'ils mettent au premier plan. Les manifestations à distance seraient secondaires, attribuables aux actions réflexes ou aux résorptions toxiques. Sans nier la réalité et l'importance des actions réflexes et des auto-intoxications, nous sommes porté, pour notre part, à mettre au premier plan le nervosisme général : nous nous en expliquerons à propos de l'estomac considéré comme centre pathogène.

Les troubles névropathiques des fonctions gastriques peuvent se diviser ainsi :

a. Troubles de la sensibilité ;

b. Troubles de la nervo-motricité ;

c. Troubles sécréteurs.

Il ne faudrait pas croire du reste qu'il y ait une distinction absolue entre ces diverses catégories de manifestations. Elles sont au contraire intimement liées les unes aux autres ; elles dérivent souvent de la même cause générale, plus souvent encore qu'elles ne se commandent l'une l'autre. En tous cas, il s'agit toujours de la note prédominante, et non de la manifestation isolée. C'est ainsi que des faits analogues, identiques par leur origine et leur nature, seront qualifiés de gastrectasie, si l'on considère le fait moteur, de gastralgie, si l'on considère seulement l'élément douleur sans voir et sans chercher le vice nervo-moteur. Il importe au plus haut point pour la pratique et la théorie d'avoir bien présente à l'esprit cette idée que ces dénominations n'ont rien que de très-relatif et qu'elles prennent toujours la partie pour le tout, la note déterminante pour la phrase pathologique tout entière.

a. *Troubles de la sensibilité.* Ils peuvent consister dans une exagération, une diminution ou une déviation des sensations normales, ou dans l'apparition de sensations anormales généralement douloureuses.

L'exagération de la faim, la boulimie, comprend deux phénomènes distincts : la simple exagération de la faim qui est, par exemple, le résultat de l'autophagie dans le diabète, et la boulimie proprement dite, qui consiste dans une sensation nerveuse de faim qui n'est pas toujours justifiée par les besoins de l'organisme, faim excessive, capricieuse, que suffisent quelquefois à calmer quelques bouchées d'aliments. La faim peut devenir non-seulement impérieuse, s'accompagner d'une sensation de malaise, de défaillance générale, mais même devenir réellement douloureuse : cela se voit dans l'hypersécrétion gastrique. Il existe aussi des bizarreries d'appétit, de véritables dépravations de la faim.

L'inappétence, l'anorexie, sont au contraire la diminution ou la disparition de l'appétit (*voy*. ANOREXIE).

Les sensations anormales, douloureuses, peuvent consister dans une simple sensation de pesanteur, de distension gastrique, ou dans des sensations réellement douloureuses : gastralgie (*voy*. ce mot) et crises gastriques. Il est difficile de marquer la limite entre ce que doivent comprendre ces deux termes. La gastralgie, avec des exacerbations, est plus continue. Les crises gastriques séparées par des intervalles absolument normaux ont pour principal caractère de commencer brusquement sans cause connue. Elles ont été signalées et bien décrites par Charcot, dans les maladies de la moelle et en particulier dans le tabes dorsal : « Tout à coup et le plus souvent à l'époque même où règne une crise de douleurs fulgurantes occupant les membres, les malades se plaignent de douleurs qui, partant des aines, semblent remonter de chaque côté de l'abdomen pour venir se fixer à la région épigastrique. Simultanément ils accusent des douleurs siégeant entre les épaules, lesquelles s'irradient autour de la base du tronc sous forme de fulgurations. Alors les battements du cœur deviennent habituellement violents et précipités. M. Rosenthal, qui a quelquefois assisté à ces crises, signale un cas où le pouls était ralenti pendant l'accès. En ce qui me concerne, j'ai toujours observé, en pareille circonstance, une accélération notable du pouls, laquelle ne s'accompagne d'aucune élévation de la température centrale ».

« Des vomissements presque incessants et extrêmement pénibles s'associent souvent aux crises gastriques. Les aliments sont d'abord rejetés, puis c'est un liquide muqueux, incolore, parfois mêlé de bile ou teinté de sang. Un malaise profond, des vertiges, se surajoutent aux vomissements et aux douleurs cardialgiques; celles-ci peuvent être vraiment atroces, et la situation est alors d'autant plus affligeante que les fulgurations douloureuses sévissent souvent en même temps dans les membres avec une intensité exceptionnelle.

Les crises gastriques des ataxiques persistent habituellement comme les crises fulgurantes, à peu près sans répit, pendant deux ou trois jours, et il est très-remarquable que, dans les intervalles de ces accès, les fonctions de l'estomac s'exécutent généralement » (*Leçons sur les maladies du système nerveux*, 2e édition, t. II, p. 33, 1877).

Il peut y avoir des crises intestinales dans le tabes : elles aboutisssent quelquefois à des poussées diarrhéiques. On sait qu'il survient des phénomènes analogues chez des malades atteints de purpura des membres inférieurs (Henoch, Couty, Faisans, A. Mathieu), chez des individus qui ont des poussées œdémateuses (Quincke, Strübing), qui présentent de la sciatique double sous l'influence du surmenage, des manifestations rhumatoïdes et parfois du pseudo-lipome (A. Mathieu). Les vomissements nerveux de Leyden paraissent appartenir à la même série morbide. On voit donc des phénomènes moteurs gastro-intestinaux accompagner des manifestations névropathiques et rhumatoïdes. C'est que tout cela : crises gastro-entériques, arthropathies, purpura, œdème cutané, dépend d'une action névropathique générale; c'est que la névropathie est le fonds commun de tous les états morbides auxquels ressortissent ces divers phénomènes : lésions cérébro-spinales, neurasthénie, arthritisme, goutte.

Les vomissements montrent bien l'intervention d'un élément nervo-moteur. On sait que Germain Sée attribue surtout la gastralgie à un spasme gastrique, peut-être plus particulièrement pylorique. La gastralgie est fréquente dans la dyspepsie nervo-motrice, à la fois atonique et spasmodique; elle se montre dans l'exagération péristaltique qui caractérise l'agitation gastrique de Kussmaul. Elle est fréquente dans la dilatation de l'estomac, la gastrite ulcéreuse. On peut se demander si la gastralgie vulgaire exagérée par l'ingestion alimentaire n'est pas de cause périphérique, alors que les crises gastriques sont d'origine centrale. On s'expliquerait ainsi la persistance de la gastralgie, ses crises plus fréquentes, provoquées souvent par l'alimentation, et, au contraire, les crises gastriques absolument indépendantes, semble-t-il, de toute influence périphérique. Les irradiations scapulaires, intercostales, paraissent appartenir surtout aux névralgies : ulcère rond, gastrectasie avec spasme pylorique, etc.

b. *Troubles de la nervo-motricité.* Les uns sont organiques ou mécaniques, les autres nervo-moteurs. Les premiers dépendent d'une *lésion organique* de la musculature ou des orifices, les seconds d'un vice d'*innervation*. Faisons remarquer tout de suite qu'il peut y avoir combinaison des deux ordres de phénomènes : c'est ainsi que le péristaltisme se trouve très-exagéré dans le rétré-

cissement du pylore; d'autre part qu'il est rare que l'estomac soit seul la
victime de ce vice d'innervation; le plus souvent l'intestin y participe : de là
les dyspepsies gastro-intestinales de G. Sée.

Lésions organiques. Elles peuvent porter sur le muscle ou sur les orifices.
Les lésions du muscle sont peu connues encore; Kussmaul et Maier dans un cas
en ont signalé la dégénérescence graisseuse et colloïde. Cependant il peut
exister une sclérose des diverses tuniques de l'estomac (Brinton) et il est à
croire que cette sclérose liée parfois sans doute à la sclérose viscérale généralisée,
à l'artério-sclérose, peut jouer un rôle dans la dilatation de l'estomac. Les
fibres musculaires peuvent être lésées au voisinage d'une tumeur ou d'un
foyer inflammatoire. Jurgens et Recklingshausen ont décrit la dégénérescence des
plexus nerveux de Meissner et d'Auerbach. La conséquence d'une lésion du
muscle gastrique, c'est le relâchement de l'organe, sa dilatation, de même que la
lésion du muscle cardiaque provoque son relâchement, sa dilatation et l'asystolie.

Les orifices peuvent être atteints; leur rétrécissement a des conséquences
très-graves. Le rétrécissement du cardia amène la rétraction de l'estomac, le
rétrécissement du pylore, sa dilatation; tous deux aboutissent à l'inanition, mais
avec des accidents notablement différents. Dans certains cas de cancer ulcéré,
le rétrécissement du pylore peut faire place à son insuffisance, à son inocclusion.
Le rétrécissement du pylore a pour conséquence nécessaire la dilatation gastrique, l'estomac lutte contre l'obstacle, son péristaltisme s'exagère, le muscle
s'hypertrophie, mais finalement il est vaincu, et l'ectasie devient définitive.

Troubles de l'innervation. Il peut y avoir spasme ou relâchement. Le
spasme total n'existe guère : on peut le soupçonner cependant dans la colique
de plomb et peut-être dans la méningite. En dehors de ces conditions, il n'existe
sans doute qu'un péristaltisme exagéré, quelquefois presque continuel, visible
parfois à travers les parois abdominales distendues (Kussmaul).

C'est ainsi que l'estomac et l'intestin sont, au-dessus d'un obstacle, animés de
mouvements péristaltiques excessifs : du reste, on peut souvent, dans les conditions de gastrectasie où se rencontre l'agitation péristaltique de l'estomac,
soupçonner un véritable obstacle, un spasme du pylore.

Le spasme est surtout important par ses conséquences lorsqu'il se produit au
niveau des orifices, surtout au niveau du pylore.

Le cardia, d'après Schiff, ne posséderait pas de sphincter spécial; l'occlusion
de la partie inférieure de l'œsophage serait produite par une sorte de contraction
ondulante. Cependant Rühle, Brinton, Wundt, ont admis une dilatation active du
cardia. D'après Oser, Openschowski admet l'existence de nerfs dilatateurs et de
nerfs constricteurs du cardia. L'excitation de ces derniers serait assez fréquente
chez les hystériques et expliquerait certains de leurs vomissements particulièrement rapides. Le cardia a probablement un rôle actif ou passif dans la
rumination, l'excitation et même dans le vomissement (*voy.* VOMISSEMENT).

Le pylore, la chose paraît plus probable, peut être contracté ou relâché, et,
en conséquence, resserré ou insuffisant. Tout d'abord il paraît, d'après Oser,
pourvu de nerfs dilatateurs et de nerfs constricteurs, les premiers venant
des splanchniques, les seconds du pneumogastrique (Oser, *Wiener Klinik,*
1885). La contracture du pylore joue sans doute un rôle dans les dyspepsies
motrices : de là la douleur à la pression au creux épigastrique, surtout en
regard même du pylore, et les douleurs spontanées à ce niveau. Kussmaul
a pensé que de petites ulcérations pouvaient amener une sorte de pylorisme,

de même que de légères fissures provoquent de la contracture du sphincter de l'anus. Il en résulterait la rétention des aliments dans l'estomac, la distension gazeuze, les vomissements. C'est une hypothèse très-justifiée, mais d'une démonstration difficile. Le relâchement du pylore pourrait exister isolément. D'après Ebstein, les gaz intestinaux et la bile pourraient refluer dans l'estomac; les gaz introduits dans le ventricule passeraient immédiatement dans l'intestin sans distendre beaucoup l'estomac; les matières alimentaires, parvenant trop tôt dans l'intestin, y provoqueraient de l'irritation, de la diarrhée et même de la lientérie. L'insuffisance du pylore, d'après Oser, pourrait être produite par l'excitation du grand sympathique.

Inocclusion ou contracture, les vices de fonctionnement du pylore doivent avoir pour conséquence la dilatation de l'estomac, en apportant un obstacle à l'issue des matières dans le cas de spasme du pylore, en permettant le reflux des gaz et des liquides intestinaux dans le cas de relâchement atonique ou actif.

La dilatation de l'estomac est, en effet, une des manifestations les plus fréquentes des anomalies de l'innervation gastro-intestinale. Elle se montre de préférence chez des individus nerveux, chez des neurasthéniques à la fois excitables et dépressibles, chez lesquels le relâchement succède rapidement à l'excitation, l'atonie au spasme; chez les surmenés et les cachectiques de tout ordre. L'estomac se laisse distendre par les gaz, peut-être à cause du spasme pylorique. Il se contracte pour forcer l'obstacle : de là des douleurs gastralgiques. Les mêmes causes persistant, il finit par se relâcher définitivement. C'est donc la prédisposition névropathique plus que la surchage alimentaire qu'il faut accuser dans ces conditions. Du reste, il ne s'agit pas seulement de l'estomac, mais souvent aussi de l'intestin, ainsi que l'a dit avec raison G. Séc. Les malades sont constipés par atonie intestinale; ils ont de la flatulence intestinale au même titre que de la flatulence gastrique; de la dilatation du côlon au même titre que de la dilatation de l'estomac.

Ce sont des dyspeptiques gastro-intestinaux d'origine névropatique. Rien ne montre mieux l'influence du système nerveux sur ces accidents que la survenue de cette dyspepsie nervo-motrice à la suite de chagrins très-vifs, d'émotions morales intenses, d'un travail intellectuel excessif, d'un surmenage quelconque. Quand la détermination prédomine vers l'estomac, il se dilate. Ces malades sont donc le plus souvent des névropathes d'abord, des dilatés ensuite : de là la facilité qu'ils présentent à des manifestations nerveuses de tout ordre, que nous passerons en revue à propos de la dilatation de l'estomac. Que l'on invoque une action réflexe ou une auto-intoxication, et nous croyons fermement à l'intervention de ces deux agents pathogènes, il n'en faut pas moins faire remonter à l'état général du système nerveux, à la névropathie, la responsabilité première de tout le mal.

Ce que nous avons voulu montrer ici, c'est que la dilatation de l'estomac ne se sépare pas de ce grand ensemble pathogénique d'origine dynamique, qui englobe des phénomènes sensitifs, moteurs, sécréteurs, et qui crée des types morbides différents suivant que prédomine tel ou tel de ces éléments, suivant que s'est rencontrée, au hasard de la vie, plus particulièrement, telle ou telle cause occasionnelle.

Quoi qu'il en soit, ces dyspeptiques nervo-moteurs représentent la grande majorité des dyspeptiques : cette notion est d'une importance capitale au point de vue de l'intervention thérapeutique aussi bien que de la philosophie médicale, nous y reviendrons à propos de la dilatation de l'estomac. Mais nous voulons, en terminant ici ces considérations générales, réclamer pour M. G. Sée, notre maître, l'honneur d'avoir un des premiers nettement affirmé la division des dyspepsies en *dyspepsie chimique* et *dyspepsie nervo-motrice*. Cette distinction est la base même de toute l'étude moderne de la physiologie pathologique de l'estomac.

L'ESTOMAC CONSIDÉRÉ COMME UN CENTRE PATHOGÉNIQUE. Dans ces dernières années, grâce surtout aux travaux de M. Bouchard, l'attention a été vivement attirée vers l'estomac, qui a été considéré comme un centre pathogène des plus importants. La dilatation, les fermentations anormales au sein de la masse alimentaire retenue dans sa cavité, amèneraient la production de substances toxiques, d'alcaloïdes d'origine animale, susceptibles d'être résorbés et de provoquer des accidents multiples, graves parfois, d'intoxication. D'autres auteurs, M. Potain surtout, ont vu dans l'estomac le point de départ fréquent d'actions réflexes susceptibles d'agir sur divers organes et surtout sur le cœur, et de troubler son fonctionnement. A ces deux points de vue, l'estomac peut donc être considéré comme un centre pathogène d'une grande importance. Autrefois l'action réflexe, très à la mode, était beaucoup plus souvent invoquée; actuellement on invoque de préférence les auto-intoxications qui ont accaparé tout ce qu'ont perdu les réflexes. Nous ne mettons dans cette constatation aucune intention malveillante ou même sceptique à l'égard des auto-intoxications, nous croyons fermement que les deux choses existent, les auto-intoxications et les réflexes morbides d'origine gastrique, des faits que nous exposerons brièvement le démontrent nettement. Nous avouerons seulement qu'un supplément d'enquête est nécessaire pour attribuer à ces modes pathogéniques l'influence qui leur revient. Une chose plus difficile encore, c'est de séparer ce qui vient de l'estomac de ce qui vient de l'intestin, surtout lorsqu'il s'agit des auto-intoxications.

Là ne se borne pas le rôle de l'estomac dans la pathogénie des maladies, il semble qu'il remplisse vis-à-vis des substances *ingérées* un rôle analogue au foie vis-à-vis des substances absorbées. De même que le foie atténue l'action des poisons qui le traverse, ainsi l'estomac atténue les qualités nocives des matières alimentaires déversées dans sa cavité. Il joue par son acide chlorhydrique un rôle antiseptique auquel M. Bouchard concède une importance des plus grandes. Nous aurons donc à étudier : 1° la viciation de l'action antiseptique de l'estomac: *a*, au point de vue des fermentations; *b*, relativement à la non-destruction des microbes pathogènes; 2° l'estomac considéré comme point de départ de réflexes morbides.

1° *Viciation de l'action antiseptique de l'estomac.* a. *Fermentations anormales.* L'acide chlorhydrique est un antiseptique d'une certaine puissance, capable d'arrêter aux degrés de dilution où il se rencontre dans l'estomac le développement de certaines bactéries. Il est donc permis de supposer que sa présence ou son absence peut avoir sur la vitalité des germes morbides introduits par l'alimentation une influence véritable. Les recherches récentes ont démontré que dans la première phase de la digestion il n'y a dans le suc gastrique que de l'acide lactique, dans la seconde, que de l'acide chlorhydrique. Lorsque l'acide chlorhydrique fait défaut, ou bien encore lorsque sa proportion est trop faible pour la masse alimentaire, les fermentations anormales peuvent se donner libre carrière. Il en résulte une production irrégulière d'éléments gazeux ou liquides. Parmi ceux-ci on peut citer l'acide lactique et les acides acétique et butyrique qui sont fournis par le sucre, en passant par des états intermédiaires : l'alcool pour l'acide acétique ; l'acide lactique pour l'acide butyrique. De l'acide carbonique et de l'hydrogène se trouvent mis en liberté ; parfois on a constaté la présence de gaz des marais, de carbures d'hydrogène variés et d'acide sulfhydrique. Dans un cas d'indigestion grave Senator a retrouvé ce dernier gaz dans l'haleine et les urines. Ce ne sont là évidemment que quelques-uns de ces produits de fermentation, et il est probable que beaucoup d'autres peuvent se former qui, résorbés, agiront à la façon d'agents toxiques.

Dans certains cas de dilatation de l'estomac avec phénomènes généraux graves, dans certains cas de cancer gastrique, Litten, Bouchard et d'autres, ont trouvé dans les urines par adjonction de perchlorure de fer cette coloration d'un rouge vineux que l'on a souvent constatée chez les diabétiques et attribuée à l'acétone. Il ne s'agit pas de l'acétone, mais d'une substance mal définie encore que l'on a rendue responsable des accidents graves de certaines formes du coma diabétique (Bouchard, *Leçons sur les auto-intoxications*).

Les plus importants de ces produits seraient les alcaloïdes animaux, analogues aux ptomaïnes qui peuvent résulter de la décomposition putride des matières albuminoïdes. C'est ainsi que, la dilatation de l'estomac augmentant la capacité de cet organe sans augmenter la quantité de l'antiseptique naturel, l'acide chlorhydrique, rendrait beaucoup plus faciles ces diverses décompositions anormales. L'organisme serait ainsi soumis à une auto-intoxication permanente, cause d'une véritable diathèse acquise, suivant l'expression de M. Bouchard. Il y aurait lieu, du reste, de rechercher directement la présence des ptomaïnes et des autres éléments toxiques dans le contenu gastrique et dans les urines des dilatés de l'estomac.

C'est, en effet, dans l'intestin que les substances toxiques ont été trouvées en nombre et en quantité considérables, et c'est surtout par analogie que la dilatation gastrique a pu être considérée comme une source permanente d'empoisonnement.

Les troubles de nervo-motricité gastrique ne vont guère sans troubles semblables du côté de l'intestin. Il n'est donc pas nécessaire de supposer que c'est toujours exclusivement dans l'estomac lui-même que se passent ces phénomènes de fermentation pathologique. On comprend très-bien au surplus que ces fermentations peuvent se continuer dans l'intestin où elles trouvent un milieu alcalin très-favorable. Il suffit que l'estomac laisse passer intacts des germes qu'il aurait dû détruire.

C'est donc peut-être à l'intestin qu'il faut rapporter la plupart de ces phénomènes et le point de départ des auto-intoxications. La dilatation de l'intestin, si fréquente chez les constipés atteints ou non de gastrectasie (G. Sée, Trastour), est une condition qui, par la stase des matières liquides accumulées dans le côlon transverse et le cæcum, est de nature à favoriser largement les fermentations pathogènes.

C'est, avons-nous dit, à la dilatation de l'estomac que M. Bouchard a surtout rapporté l'origine de ces méfaits. On peut évidemment établir une distinction entre les faits dans lesquels l'estomac dilaté continue à sécréter de l'acide chlorhydrique, et même de l'acide chlorhydrique en excès, ainsi que le veulent certains auteurs (Ewald, Boas, Riegel), et ceux dans lesquels cette sécrétion

acide est très-diminuée ou même supprimée : mais il importe assez peu, en
réalité, de disserter sur ces possibilités ; cela d'autant moins que l'acide chlorhydrique ne se montre en quantité notable dans l'estomac que pendant une
période relativement courte de la digestion, dix à trente minutes après l'ingestion alimentaire (Ewald et Boas). L'idée première est donc très-plausible, et
l'on ne peut guère contester que les fermentations anormales qui se font dans
l'intérieur de l'estomac puissent devenir la source d'auto-intoxications diverses,
directes ou indirectes. Il y a là pour la pathogénie une donnée des plus importantes, et pour la thérapeutique des indications formelles.

b. *Non-destruction des agents pathogènes.* Il est très-vraisemblable que
certains agents pathogènes vivants, certaines bactéries, sont tués dans le suc
gastrique acidifié par l'acide chlorhydrique. Si ces agents se présentent au
moment où l'acide chlorhydrique est en petite quantité, dans l'intervalle des
digestions, ou bien s'ils sont introduits dans un estomac dépourvu d'acide
chlorhydrique, ils peuvent parvenir dans l'intestin sans être modifiés suffisamment, en conservant leur vitalité et par conséquent leurs propriétés nocives.
Il est évident que les aliments doivent être soumis à un brassage suffisant, pour
que le suc gastrique antiseptique puisse pénétrer également dans leur masse,
atteindre les microbes là où ils se trouvent. A ce point de vue encore il est
permis d'incriminer l'atonie et la dilatation de l'estomac. Lorsqu'elles existent,
en effet, le brassage des aliments et leur imbibition par le suc gastrique deviennent très-imparfaits.

On sait que M. Bouchard pense que la fièvre typhoïde, la tuberculose et
d'autres infections, se développent de préférence chez des individus atteints de
dilatation de l'estomac : chez eux, l'antiseptie gastrique ne s'exerce pas ou se
fait incomplétement.

Il serait extrêmement intéressant de déterminer quelle est exactement l'action
du suc gastrique sur les divers microbes pathogènes, les Bactéries et les spores ;
jusqu'à présent on manque à ce point de vue de notions précises. Il y a là un
sujet d'intéressantes recherches.

Dans l'estomac lui-même, on a constaté la présence de nombreuses espèces
de Champignons et de Bactéries. On peut y rencontrer, et nous l'avons dit déjà,
des lésions tuberculeuses évidemment d'origine bacillaire ; elles sont rares
toutefois : du favus, du muguet, etc. Souvent, dans les estomacs dilatés surtout, on a rencontré des sarcines, des cellules de levûre de bière. Miller, qui a
étudié les processus de fermentation du tube digestif et les Champignons qui y
prennent part, accorde une importance très-grande au moment auquel ces
champignons passent de l'estomac dans l'intestin. Il pense que, au début de la
digestion, ils peuvent être versés vivants encore dans le duodénum, plus tard
ils subissent l'action de l'acide chlorhydrique (*Deutsch. med. Wochschr.*, n° 49,
1885). De Bary, dans le service de Kussmaul, a étudié le contenu de l'estomac
chez 17 personnes, au point de vue des organismes inférieurs qu'ils renfer-
maient. Quelques-unes de ces personnes étaient en bonne santé, les autres
malades : il a rencontré cinq espèces de micro-organismes : 1° les Sarcines dans
3 cas ; 2° des Champignons filamenteux : l'*Oidium lactis* dans deux cas, du
mycélium de mucor chez deux malades, chez deux autres enfin des formes
indéterminées ; 3° des Champignons se reproduisant par voie de bourgeonnement ; 4° des Bactéries, le *Bacterium amylobacter*, dans deux cas, et une
bactérie en zigzag, qui présente certaines analogies avec le *Bacillus subtilis ;*

5° le *Leptothrix buccalis*. Il est évident que ce n'est pas là toute la flore gastrique. Il est à remarquer que le *Bacterium amylobacter* résiste bien peu à l'acide chlorhydrique. Il en serait de même de la bactérie en zigzag que de Bary appelle *Bacillus geniculatus*. Ce dernier n'a du reste été rencontré que dans des estomacs dont l'acidité avait sensiblement diminué.

Quelques *parasites animaux* ont aussi été rencontrés dans l'estomac, mais, à vrai dire, d'une façon accidentelle et passagère. On y a vu des ascarides lombricoïdes, le tænia; ces parasites sont quelquefois rejetés par vomissement. On y a signalé des larves vivantes d'œstres ou de mouches communes.

2° *Estomac considéré comme point de départ des réflexes morbides.* L'estomac est avec l'utérus un des organes que l'on a le plus souvent considéré comme le point de départ d'actions réflexes susceptibles de porter le trouble dans des organes lointains. La plupart des accidents que nous mentionnerons à propos de la dilatation de l'estomac ont été attribués à des réflexes d'origine gastrique : ainsi les vertiges, les étourdissements, les convulsions, la céphalalgie, la migraine, la dyspnée et même l'asthme, les convulsions tétaniques, les palpitations, la syncope, l'angine de poitrine, etc., ont été considérés comme la conséquence d'une lésion de l'estomac, point de départ d'un réflexe morbide. Il y a évidemment du vrai dans cette théorie, et il est de notion vulgaire qu'un coup à l'épigastre, surtout à la période de digestion, peut déterminer une syncope et même la mort subite. Il paraît y avoir là quelque chose d'analogue à la syncope déterminée expérimentalement par Tarchanoff sur les grenouilles dont il irritait le péritoine enflammé. On sait que chez certaines personnes la faim prend les allures d'une véritable sensation de crampe gastro-pylorique et s'accompagne de sensations très-pénibles d'obnubilation, d'angoisse, de céphalalgie, de lypothymie. N'y a-t-il pas là réellement une action réflexe exagérée?

M. Potain a insisté depuis longtemps sur l'influence qu'exercent sur le cœur les affections gastro-hépatiques. Il a vu survenir l'irrégularité des battements du cœur, le bruit de galop tricuspidien et même l'asystolie. Dans un fait rapporté dans une de ses leçons (*Bulletin médic.*, nº 1, 1887), il a vu chez un dyspeptique la dilatation du cœur se produire pour ainsi dire à volonté sous l'influence de l'ingestion de certains aliments particulièrement mal tolérés, quelques feuilles de salade, par exemple. Lasègue a décrit une arhythmie particulière du cœur qu'il a observée surtout chez des dyspeptiques. On s'explique d'autant plus aisément le retentissement de l'estomac sur le cœur, que ces organes reçoivent leur innervation des mêmes troncs nerveux : le pneumogastrique et le grand sympathique. Il en est de même du poumon.

Il est évidemment difficile de décider ce qui appartient aux réflexes et ce qui revient aux auto-intoxications, d'autant mieux que les deux phénomènes ne sont nullement contradictoires, ne s'excluent nullement l'un l'autre et peuvent très-bien concorder.

Les actions réflexes s'expliquent d'autant plus facilement que beaucoup de manifestations dyspeptiques surviennent chez des névropathes dont le système nerveux très-excitable est tout disposé à renforcer, à dévier et à vicier dans leurs conséquences des irritations réflexes qui seraient passées inaperçues à l'état normal. Dans ces conditions c'est plutôt le nervosisme général que la détermination locale qu'il faut incriminer : nous sommes encore une fois amené à mettre en première ligne la prédisposition constitutionnelle et surtout la façon d'être du système nerveux. Un argument en faveur de cette manière de voir, c'est ce fait reconnu par tout le monde que ce ne sont pas les lésions les plus graves de l'estomac, le cancer, l'ulcère rond, qui donnent lieu aux manifestations à distance les plus intenses et les plus sérieuses, mais au contraire des lésions légères, superficielles. La gravité de la réaction paraît être en général en rapport inverse avec l'intensité de la lésion : cela tient évidemment ou bien à ce que l'affection gastrique est la conséquence d'un état général spécial d'où dérivent parallèlement les autres accidents, ou bien à ce qu'un système nerveux hyperexcitable réagit trop vivement sous l'influence d'une irritation relativement anodine. C'est donc toujours le nervosisme qui revient au premier plan : on peut le considérer comme la cause première des manifestations gastriques et la cause de leur retentissement exagéré. M. Charcot insiste fréquemment dans ses cliniques sur ces considérations et sur cette interprétation : c'est la neurasthénie qu'il met en première ligne : tout le reste en dérive. On peut évidemment, en sens inverse, interpréter d'une façon analogue le retentissement sur l'estomac d'affections éloignées et en particulier des lésions utérines. Elles agissent sans doute surtout en amenant un état de nervosisme exagéré, dont les déterminations principales sont chez des personnes prédisposées des manifestations stomacales.

Il est du reste logique de penser que les auto-intoxications auront plus de prise sur un organisme prédisposé, irritable, que sur un autre. Cette idée a déjà été formulée par M. Potain.

Parvenu au terme de cette étude générale très-rapide et très-imparfaite, il est bon de faire remarquer que cette vue d'ensemble de la dyspepsie ne s'applique qu'à la dyspepsie gastrique. Or on sait actuellement très-bien que l'estomac n'est pas l'organe principal de la digestion : il la commence et la prépare, l'intestin l'achève et la parfait. Si la peptonisation commence dans l'estomac, grâce aux glandes à pepsine et à l'acide chlorhydrique, elle s'achève dans l'intestin grâce au pancréas. Ce dernier organe ne fournit pas seulement un ferment capable de dissoudre et de rendre absorbables les substances albuminoïdes : il saccharifie les fécules et l'amidon et émulsionne les graisses. Il est à penser par conséquent que c'est lui qui remplit dans la digestion chimique le rôle prépondérant. La dyspepsie la plus importante est donc la dyspepsie intestinale que les anomalies de la sécrétion pancréatique et biliaire et les anomalies des fonctions motrices de l'intestin peuvent produire par des mécanismes multiples. L'estomac a été, est encore souvent rendu responsable de tout le mal; c'est évidemment lui attribuer une importance qui déborde sa dignité physiologique. Aussi a-t-on été dans cette voie de réaction jusqu'à ne le considérer que comme une sorte de réservoir doué avant tout de propriétés motrices (Leven). Il serait chargé de brasser les aliments, de les réduire en une sorte de pulpe par l'action combinée de l'acide chlorhydrique qui dissocie les fibres musculaires, et des mouvements divers de sa musculature. Il n'y aurait donc pour l'estomac qu'une dyspepsie nervo-motrice.

Accepter au pied de la lettre, dans leur teneur intégrale, les conséquences de cette théorie, serait sans doute excessif. Il faut admettre cependant que l'intestin peut largement suppléer l'estomac, et M. Debove dans sa méthode de traitement de l'ulcère rond était autorisé amplement à chercher à supprimer sans plus s'en inquiéter les fonctions chimiques de ce réservoir. Limitée à cet organe, la dyspepsie chimique serait d'après cela de peu de conséquence, et l'on peut supposer que les phénomènes nervo-moteurs sont de beaucoup les plus importants. Au point de vue de la thérapeutique il y a là une indication que l'on ne doit pas perdre de vue.

Si donc l'amaigrissement survient chez des dyspeptiques, la nutrition se fait mal; si la cachexie tend à apparaître, il ne semble pas que ce soit l'estomac seul qu'il faille accuser. Il faut faire entrer en ligne de compte bien d'autres éléments qu'une chimie stomacale insuffisante : les auto-intoxications morbides, la viciation possible de la sécrétion pancréatique, la déchéance de l'organisme par un vice général humoral ou non, congénital ou acquis, qui rend l'assimilation imparfaite. Il est certain, par exemple, que, en dehors des constrictions orificielles qui amènent l'inanition, la mort dans le cancer de l'estomac ne s'explique pas suffisamment par la dyspepsie gastrique.

MM. Bouchard et Germain Sée ont eu à peu près en même temps l'idée de chercher la peptonurie chez les dilatés de l'estomac : ils l'ont rencontrée. Cette peptonurie peut-elle être considérée comme la preuve matérielle d'une digestion stomacale imparfaite? Le fait clinique intéressant peut évidemment s'interpréter autrement, et, sans faire intervenir une albuminose d'origine pancréatique, on peut certainement invoquer un trouble général de l'assimilation, sinon de la désassimilation.

Nous n'avons donc pas de point de repère qui puisse nous permettre de mesurer l'influence réelle de la dyspepsie chimique de l'estomac; par elle-même elle tient sans doute le second plan, et l'on peut déclarer que dans les troubles chimiques de la digestion, considérée en général, la dyspepsie chimique de l'estomac ne mérite qu'une place secondaire. Il n'en est pas de même de la dyspepsie nervo-motrice : à cet égard l'estomac est un centre de premier ordre. Celle-ci peut être très-pénible, elle ne menace pas directement l'organisme d'inanition.

DILATATION DE L'ESTOMAC. Il est très-difficile de définir d'une façon satisfaisante ce que l'on doit entendre par dilatation de l'estomac. Les dimensions de ce réservoir varient en effet chez les différentes personnes sans qu'on puisse établir une loi qui fixe un rapport normal entre les dimensions de l'estomac et la taille des individus.

D'autre part, l'estomac, en sa qualité même de réservoir musculaire, subit dans sa capacité des variations étendues suivant qu'on le considère avant ou après l'ingestion alimentaire, à jeun ou après le repas.

Il en résulte ceci, c'est qu'un seul examen ne suffit pas pour déclarer l'estomac dilaté, et qu'il faut prendre une moyenne entre les dimensions qu'il présente dans des circonstances différentes, à des heures diverses.

« Tout estomac qui ne se rétracte pas, quand il est vide, est un estomac dilaté. » Cette formule donnée par le professeur Bouchard est une des meilleures que l'on puisse proposer. Cependant elle n'est pas parfaite, puisque, par le fait même de sa dilatation, l'estomac éprouve une grande difficulté à se vider, et que souvent les liquides stagnent dans sa cavité.

Toutefois elle met nettement en relief le fait principal de la dilatation de l'estomac : le relâchement des parois qui l'empêche de revenir sur lui-même en temps voulu. Cette idée de *relâchement*, d'impossibilité de la rétraction physiologique, est le fait le plus important de la l'ectasie gastrique permanente. Elle ne permet pas de confondre la dilatation et la distension qui doivent être distinguées l'une de l'autre malgré les rapports qui les unissent. Cette distinc-

tion a été très-bien mise en relief dans la thèse de M. Malibran. On comprend en
effet que l'estomac puisse être distendu par des gaz accumulés à une pression
relativement élevée, sans avoir perdu sa faculté de rétraction.   •

La *distension* suppose donc un phénomène passager et pour ainsi dire acci-
dentel, lié momentanément à la flatulence; la *dilatation* suppose un état
durable, sinon définitif, de relâchement. Rien d'étonnant à ce qu'une distension prolongée aboutisse à la dilatation vraie; nous y reviendrons en temps et
lieu.

La difficulté que nous éprouvons à définir d'une façon satisfaisante la dilatation de l'estomac tient à ce qu'il ne s'agit pas d'une maladie bien définie,
mais d'un complexus symptomatique qui peut se rencontrer dans des circonstances très-différentes les unes des autres, ainsi que nous le montrerons à
propos de la pathogénie. Or on ne définit pas un complexus symptomatique,
on le décrit ou on le résume. Nous renvoyons donc le lecteur à la description
clinique du complexus symptomatique : Dilatation de l'estomac.

Il ne faut pas du reste s'exagérer les difficultés, et, en pratique, il est relativement facile de reconnaître par un examen suivi qu'un estomac est dilaté.
C'est ainsi que les mensurations les plus nombreuses n'apprendraient pas
grand'chose au clinicien sur la dilatation du cœur, qu'il sait diagnostiquer et
dont il sait combattre la manifestation caractéristique : l'asystolie. Il faut se
résigner à ne pas établir de formule unique pour les choses qui échappent par
essence à la précision mathématique.

Historique.   Nous ne nous attarderons pas longtemps à l'historique de la
dilatation de l'estomac dont la signification exacte n'a été bien comprise que
depuis peu de temps. Pendant très-longtemps les auteurs ont relevé surtout à
titre de curiosité, de phénomène extraordinaire, de monstruosité, des faits
isolés de dilatation. La plupart étaient des trouvailles d'autopsies, et ces faits
paraissaient d'autant plus intéressants que l'ectasie gastrique était plus considérable. C'est ainsi que Plempius, cité par Verheyen, avait rencontré à Amsterdam
un estomac qui pouvait renfermer 9 pintes de liquide. Stengel cite un estomac
de 12 mesures; Schurig un estomac de 48 livres. Henricus ab Heer en trouve
un qui remplissait tout l'abdomen. Blancard, cité par Lieutaud, rencontre à
l'autopsie d'un hydropique un estomac qui pouvait contenir 90 livres, c'est-à-
dire 45 litres de liquide (Penzold, *Die Magenerweiterung*, 1875).

On cherche à se rendre compte de l'étiologie et de la pathogénie de ces dilatations, et l'on peut rencontrer chez divers auteurs des théories ou des circonstances pathogéniques qui ont été de nouveau récemment invoquées. La
surcharge alimentaire, cela va de soi, a été fréquemment considérée comme la
cause principale, sinon unique, de la dilatation de l'estomac : l'ectasie devait se
rencontrer surtout chez les grands mangeurs et les buveurs convaincus. Un
certain nombre de ces curiosités nécroptiques se rapportent à des saltimbanques
qui faisaient métier d'ingérer des objets indigestes, cailloux, pièces de monnaie, etc.

Plusieurs auteurs relevèrent une lésion, un rétrécissement du pylore, et lui
attribuèrent à juste titre une importance capitale dans la production de la
gastrectasie. Lieutaud (*Mémoires de l'Académie royale des sciences*, 1752), à
propos d'un cas intéressant, soigneusement relevé au point de vue clinique,
admettait une sorte de relâchement des parois gastriques analogue au relâchement des parois vésicales chez les vieillards. J. P. Frank, en 1794, distinguait

la dilatation consécutive au rétrécissement du pylore et la dilatation par atonie musculaire.

Son fils, J. Frank, cherche à donner, contrairement aux auteurs qui l'ont précédé, une classification purement étiologique et non simplement une énumération des faits rangés en catégories différentes tantôt d'après des caractères anatomo-pathologiques, tantôt d'après des vues pathogéniques. Il reconnaît comme cause de la dilatation de l'estomac quatre circonstances étiologiques principales : 1° l'obstacle mécanique à la sortie des aliments ; 2° le défaut de résistance des parois gastriques ; 3° la mollesse et le relâchement de la muqueuse ; 4° enfin l'hypertrophie de l'estomac, analogue à l'hypertrophie des autres organes.

Le mémoire de Duplay père, publié dans les *Archives de médecine* en 1833, constitue réellement le début d'une période nouvelle dans l'histoire de la gastrectasie. Ce travail s'appuie sur des faits cliniques relevés avec soin, très-instructifs encore pour la plupart, et suivis d'autopsie. S'appuyant sur ses observations, il groupe de la façon suivante les causes de la dilatation de l'estomac : 1° l'oblitération et le rétrécissement du pylore ; 2° les adhérences anormales de l'estomac ; 3° la destruction des fibres musculaires ; 4° l'induration du tissu cellulaire qui avoisine le pylore ; 5° l'atrophie totale de la couche musculaire ; 6° les tumeurs hydatiques développées dans la cavité de l'estomac ; 7° la paralysie de ses parois.

Cette énumération motivée est surtout basée sur l'anatomie pathologique ; elle ne donne qu'une faible idée du travail réellement très-remarquable de Duplay père. Le progrès consiste surtout dans la façon dont les faits sont relevés en clinique, dans l'emploi méthodique de divers procédés d'exploration : la succussion, la percussion, la palpation, procédés qui permettent de faire le diagnostic de la dilatation et parfois le diagnostic de sa cause.

En 1869, l'invention de la pompe gastrique par Kussmaul apporta un nouveau mode d'examen : elle permettait de se rendre compte directement, par extraction, de la quantité de liquide stagnant dans l'estomac dilaté. On pouvait examiner ce liquide à loisir et en déterminer les qualités physiques et chimiques. Le lavage de l'estomac allait permettre de porter sur la muqueuse gastrique de véritables pansements. L'attention fut alors puissamment appelée sur la gastrectasie, dont on espérait avoir facilement et rapidement raison. Kussmaul apporta un contingent d'observations intéressantes, et depuis la dilatation gastrique n'a pas cessé d'être étudiée. En Allemagne, Penzold lui a consacré un travail d'ensemble (1875), Leube l'a également étudiée dans plusieurs publications (*Die Magensonde*, 1879. Article ESTOMAC du *Manuel de Ziemssen*, etc.).

Dans ces derniers temps, grâce surtout aux travaux français, la question s'est complétement renouvelée. Jusque-là, la dilatation de l'estomac n'était guère considérée que comme un symptôme et une conséquence de la gastrite chronique et de la dyspepsie. M. G. Sée a eu le mérite de montrer qu'il s'agissait d'un simple trouble de la nervo-motricité gastro-intestinale (*Traité des dyspepsies gastro-intestinales*, 1881) et, dans un mémoire fait en commun, nous avons étudié la dilatation atonique et plus particulièrement ses formes douloureuses et flatulentes.

M. Bouchard, prenant la question par un autre côté, a montré la fréquence très-grande de la dilatation de l'estomac et lui a attribué des conséquences nombreuses et importantes. L'estomac dilaté deviendrait le lieu de résorptions

toxiques susceptibles d'influencer l'organisme entier et d'amener les manifestations les plus diverses. Il y a là certainement une donnée pathogénique des plus
ingénieuses et très-vraie, bien que ses conséquences et sa portée aient été parfois exagérées.

Dans ces dernières années, en Allemagne surtout, on a beaucoup discuté sur
la dyspepsie nerveuse et sur ses rapports avec la neurasthénie. Pour les uns, la
dyspepsie ou le vice du fonctionnement gastro-intestinal est le fait primordial,
la neurasthénie le fait secondaire; pour d'autres, au contraire, le nervosisme est
la cause première des manifestations gastro-intestinales. Nous nous rattachons
à cette dernière opinion, et nous pensons que, le plus souvent, la dilatation
de l'estomac est la manifestation la plus évidente de cette neurasthénie, de
ce nervosisme à détermination abdominale; c'est elle qui attire et accapare
l'attention parce qu'elle est facile à constater. Cependant, ainsi que le professe
depuis longtemps déjà M. G. Sée, elle se trouve liée à des manifestations
intestinales qui ne lui cèdent rien en importance réelle.

Si nous résumons cette rapide esquisse historique, nous trouvons que la
dilatation de l'estomac a passé par des phases successives assez bien caractérisées. Jusque vers le commencement du dix-neuvième siècle, on recueille d'une
façon anecdotique en quelque sorte des faits plus ou moins monstrueux. On
reconnaît que la gastrectasie est une conséquence fréquente du rétrécissement
organique du pylore, et l'on fait des essais assez rudimentaires de classification.
La période moderne commence avec le mémoire de Duplay père, qui mérite
d'être tiré de l'oubli où il était injustement tombé, et l'invention de la sonde
gastrique par Kussmaul. Les espérances thérapeutiques qu'a fait concevoir ce
dernier instrument, et le siphon que lui a ingénieusement substitué Faucher,
attirent vivement l'attention vers la dilatation de l'estomac, que l'on considère
encore à tort comme une conséquence habituelle de la dyspepsie chimique et
de la gastrite chronique.

Dans ces dernières années, on rattache la gastrectasie aux troubles de la
nervo-motricité gastro-intestinale (G. Sée), on indique ses relations avec la
neurasthénie. Enfin on montre qu'elle peut jouer elle-même un rôle pathogénique considérable, que beaucoup de manifestations pathologiques lui sont
attribuables; M. Bouchard et son École rapportent à des auto-intoxications ces
accidents à distance nombreux et variés.

SÉMÉIOLOGIE. L'exploration objective suffit pour faire reconnaître la dilatation de l'estomac, qui est un fait physique justiciable de méthodes physiques
d'examen : les formes cliniques sont surtout caractérisées par l'ensemble des
phénomènes, et les symptômes subjectifs y tiennent une grande place. Nous les
étudierons surtout à propos de ces formes cliniques. Enfin nous ferons l'exposé
des manifestations à distance et des complications de la dilatation de l'estomac.

Les méthodes d'examen physique comprennent : l'inspection, la palpation, la
percussion, la succussion partielle ou totale, l'auscultation et la mensuration
directe.

Avant de dire comment ces procédés de recherche doivent être mis en œuvre,
nous tenons à faire une observation des plus importantes relativement à la
dilatation de l'estomac. Le diagnostic de la gastrectasie doit se faire par un
ensemble des signes fournis par ces divers modes d'exploration; aucun d'eux
ne doit être négligé. D'autre part ces recherches doivent être faites dans des
conditions de temps différentes, à une distance des repas plus ou moins étendue.

Ce qui caractérise la dilatation de l'estomac, c'est moins encore l'existence des signes que nous allons successivement passer en revue que leur permanence. Cette remarque est capitale, et nous aurons l'occasion d'y revenir plusieurs fois encore.

Par l'*inspection* souvent on ne constate rien de particulier. D'autres fois il existe un tympanisme abdominal généralisé, et il est impossible d'en distinguer ce qui appartient à l'estomac. Parfois cependant celui-ci se dessine sous la paroi abdominale par un relief appréciable. Il existe un soulèvement de la région épigastrique plus accentué vers l'hypochondre gauche. Au niveau ou au-dessous de l'ombilic, il peut y avoir une sorte de saillie demi-circulaire qui correspond à la grande courbure et qui la dessine. Lorsque les parois abdominales sont très-amincies, il est possible parfois de constater des mouvements vermiculaires, des ondulations irrégulières qui se font de droite à gauche ou de gauche à droite. C'est ce que Kussmaul a décrit sous le nom d'agitation péristaltique de l'estomac.

Lorsqu'il existe un cancer du pylore, il peut être possible parfois de constater à l'épigastre, surtout à droite, la saillie de la tumeur : il va sans dire que la nature de cette saillie doit être contrôlée par la palpation.

La *palpation* ne fournit pas de renseignement important sur la dilatation de l'estomac ; parfois on peut constater un certain degré de rénitence dans la région gastrique, cela dans les cas où il existe un tympanisme stomacal prédominant avec tension considérable.

La *percussion* est un procédé d'examen beaucoup plus important. Il importe de la pratiquer méthodiquement. Le malade doit être couché sur le dos, l'abdomen et la base de la poitrine découverts. Il doit respirer tranquillement, la bouche ouverte, et éviter toute raideur des muscles. Les cuisses et les jambes doivent être légèrement fléchies.

La percussion doit être pratiquée d'abord de haut en bas, puis de bas en haut, suivant trois lignes principales : la ligne axillaire, la ligne mamelonnaire et la ligne médiane. Il faut commencer la percussion très-haut dans un point où l'on trouve sûrement la sonorité pulmonaire : on descend progressivement, en percutant toujours vers la région gastrique. Il est facile de décider où finit la sonorité pulmonaire et où commence la sonorité gastrique. En percutant suivant les trois directions indiquées plus haut, on peut facilement déterminer la limite supérieure de l'estomac.

Dessiner sa limite inférieure est chose plus délicate. Pour cela, il faut percuter de bas en haut. On commence assez bas pour être certain de rencontrer la sonorité intestinale, puis on remonte vers l'estomac jusqu'à ce qu'on rencontre la sonorité gastrique que l'on a déjà nettement dans l'oreille. La difficulté la plus grande, c'est de différencier par la percussion l'estomac du côlon. La sonorité colique présente un timbre différent, une tonalité plus élevée, et elle s'étend vers la droite beaucoup plus que la sonorité gastrique. Souvent cette différenciation s'établit assez aisément avec un peu d'attention : dans quelques cas la difficulté serait presque insurmontable, si l'on n'avait à sa disposition d'autres moyens d'exploration. Le diagnostic doit toujours résulter du reste d'une comparaison raisonnée des résultats des divers modes d'exploration.

On a proposé d'introduire de l'air dans l'estomac, ou, suivant la méthode de Frerichs et de Kussmaul, un mélange effervescent. On fait ingérer successivement du bicarbonate de soude et de l'acide tartrique : l'acide carbonique qui se dégage distend l'estomac et permet de le distinguer plus nettement du côlon transverse. L'étendue de sa distension est capable du reste de donner la mesure de son extensibilité et par conséquent de son relâchement et de sa dilatation. On peut encore dilater le côlon par le même procédé, en faisant pénétrer le mélange effervescent par une sonde œsophagienne introduite par le rectum.

Il est bien rare du reste que l'on ait besoin de recourir à ces manœuvres compliquées; le jugement peut s'établir grâce aux données fournies par les autres modes d'examen.

Lorsque l'estomac renferme du liquide, et il est toujours facile d'en introduire, il est bon de pratiquer la percussion, le malade étant debout. On peut alors quelquefois constater une zone de matité disposée en croissant allongé, qui dessine précisément la partie la plus déclive de l'estomac, à l'endroit même où sera perçu le clapotage.

La sonorité de l'estomac ne disparaît jamais complétement : il importe donc de savoir quelles sont ses limites normales. C'est là un point des plus délicats et d'une appréciation assez difficile.

Dans un travail récent (*D. Arch.*, avril 1887), Pacanowski, qui a fait ses recherches par un procédé très-analogue à celui que nous avons recommandé, a trouvé comme moyenne d'un nombre assez grand d'examen de 11 à 14 centimètres pour les dimensions verticales de l'estomac dans sa plus grande largeur, chez l'homme; chez les femmes en moyenne 10 centimètres. Ces dimensions sont à peu près celles que nos recherches personnelles, faites en commun avec le professeur G. Sée, nous avaient amené à admettre. Pacanowski donne pour les dimensions transversales représentant la longueur de l'estomac 21 centimètres chez l'homme, 18 centimètres chez la femme. D'après cela, lorsque la sonorité gastrique dépasse en hauteur 15 centimètres chez l'homme et 12 environ chez la femme, on peut considérer que l'estomac présente une capacité exagérée. Il est simplement *distendu*, si ce phénomène est passager; *dilaté*, si ce phénomène est permanent. Il tend alors à s'accompagner de stase des liquides, stase qui est la conséquence la plus habituelle de la dilatation de l'estomac.

M. Malibran, dans sa thèse (1885), fait une remarque intéressante qui mérite considération. Lorsqu'il y a simplement distension gazeuse, il y aurait en quelque sorte ascension de l'estomac vers le thorax. La sonorité gastrique s'élèverait aux dépens de la sonorité pulmonaire. Dans la dilatation avec relâchement, il y aurait au contraire abaissement de l'estomac et de la sonorité qui lui correspond. Cette distinction, qui nous a paru légitime dans quelques cas, devrait être confirmée par une observation suffisamment prolongée : elle mérite en tous cas d'attirer l'attention.

Succussion partielle.   Nous désignons sous ce nom la manœuvre par laquelle on recherche l'existence du clapotage. C'est à la présence de ce clapotage et au niveau auquel on le perçoit que M. Bouchard attribue l'importance la plus grande au point de vue du diagnostic de la dilatation de l'estomac. Nous ne pouvons mieux faire que d'emprunter à M. Bouchard lui-même et à la thèse autorisée et très-remarquable de son élève Paul Le Gendre la description de la technique opératoire.

Dans sa communication à la Société médicale des hôpitaux (1884), M. Bouchard s'exprime ainsi : « On peut reconnaître et mesurer la dilatation de l'estomac par divers procédés physiques d'exploration, mais plus particulièrement par un bruit de clapotage provoqué au niveau de l'estomac quand on frappe deux ou trois fois, presque d'un seul mouvement, et comme par une vibration, la paroi abdominale relâchée. Ce signe doit être recherché chez l'individu à jeun. Dans les cas douteux, on le rend apparent par l'ingestion d'un demi-verre d'eau, qui introduit à la fois le gaz et le liquide nécessaires pour que soient réalisées les conditions physiques du phénomène.

Obtenu dans ces conditions, le clapotage indique la dilatation et l'étendue de cette dilatation. Une fois constaté chez un individu, ce signe pourra toujours être retrouvé quand on se place dans les mêmes conditions. Quand il manque chez un individu, on pourra renouveler dix fois l'exploration, il manquera toujours ».

« Je n'ai compté comme dilatés, ajoutait M. Bouchard, que les estomacs dont le clapotage pouvait être perçu à jeun, au-dessous d'une ligne abaissée de l'ombilic sur le rebord costal gauche. Dans la plupart des observations le clapotage atteignait l'ombilic ou descendait au-dessous, même jusqu'au pubis, et se faisait entendre à droite de la ligne médiane.

Le propre d'un estomac dilaté, c'est de donner le bruit de clapotage toujours dans les même limites, qu'il soit presque vide ou modérément rempli ».

Il faut attirer l'attention sur cette dernière remarque : elle présente une très-grande importance. Elle montre en effet que les parois de l'estomac tendent à s'appliquer l'une sur l'autre, alors que la grande courbure descend dans la cavité abdominale.

Chomel, auquel on doit d'avoir signalé le bruit de clapotage gastrique, avait fait cette remarque, surprenante au premier abord, que chez les personnes bien portantes on ne pouvait déterminer ce phénomène, même immédiatement après le repas, immédiatement après l'ingestion d'une certaine quantité de liquide. Cela va bien avec cette opinion défendue par certains physiologistes qu'à l'état normal les liquides ne séjournent pas dans l'estomac et qu'ils ne font que le traverser rapidement. Kuss et Duval, Larger, ont admis que, grâce à la contraction des fibres obliques connues sous le nom de cravate de Suisse, les liquides passent directement du cardia au pylore, de l'œsophage au duodénum, sans avoir en réalité pénétré dans la cavité stomacale. Cependant le clapotage est un phénomène si commun peu de temps après le repas, qu'en clinique on ne peut pas être aussi absolu et considérer comme dilatés tous ceux qui le présentent : leur nombre déjà si considérable s'augmenterait jusqu'à comprendre la grande majorité des individus. M. Audhoui attribue surtout une grande importance à l'époque à laquelle on rencontre le clapotage : pour qu'il entraîne le diagnostic : dilatation de l'estomac, il faut qu'il puisse être constaté plus de quatre heures après le repas, ou ce qui est mieux encore immédiatement avant. Le patient ne doit pas avoir bu depuis une heure au moins. On a vu que M. Bouchard ne retenait comme dilatées que les personnes chez lesquelles, dans les conditions de temps réclamées par M. Audhoui, on ne constatait le clapotage qu'au-dessous d'une ligne allant de l'ombilic au rebord des fausses côtes du côté gauche (*voy.* thèse de Baradat, 1884).

Constaté dans ces conditions à plusieurs reprises différentes, à plusieurs jours d'intervalle, ce phénomène indique sûrement la gastrectasie. Celle-ci cependant peut exister sans que le clapotage se montre; l'estomac d'une façon quelconque, par vomissement ou autrement, a pu se débarrasser du liquide stagnant.

Constaté à une époque plus rapprochée du repas précédent, le clapotage indi-

querait seulement l'inertie de l'estomac (Baradat). La plupart des gastrectasies
étant d'origine atonique, il n'y a pas dans le temps, on le conçoit, de limite précise qu'il soit utile de rechercher.

Il importe de se placer dans les conditions techniques les meilleures pour
faire cette recherche. Les préceptes donnés par J. Le Gendre sont de tous points
excellents : « Le malade doit être couché horizontalement. Qu'il s'agisse d'un
homme ou d'une femme, la poitrine et l'abdomen seront largement découverts
et le sujet sera débarrassé de toute espèce de lien.

Le point capital, essentiel, c'est d'obtenir du malade le relâchement des parois
abdominales. On exigera d'une part la flexion légère ou exagérée des cuisses sur
l'abdomen ; d'autre part, le tronc sera sur le même plan que le bassin et la tête.
Il est bon qu'il n'y ait pas de coussin ni d'oreiller sous celle-ci : tout au plus
en permettra-t-on un très-mince exactement placé sous l'occiput et non sous les
épaules à certains sujets qui ont peur de suffoquer dans la position horizontale,
les obèses, par exemple.

Il importe de faire ouvrir la bouche au malade; il faut lui dire de respirer
librement et largement en faisant pénétrer l'air aussi profondément que possible.

Le moment de l'acte respiratoire le plus favorable à la perception du clapotage
est la fin de l'expiration et le commencement de l'inspiration. C'est donc celui-
là qu'il faut guetter pour pratiquer les petites secousses brusques et légères de
la palpation.

Le point où l'on doit, de prime abord, faire porter la recherche, est la région
épigastrique dans la partie gauche, sous le rebord des fausses côtes; en ce
point, en effet, l'estomac est assez superficiel et, en outre, il présente là le
maximum de son développement qui correspond à la grosse tubérosité de l'estomac. De ce point, on se portera au-dessus ou au-dessous de la région ombilicale ».

Il importe encore de ne pas confondre le bruit de clapotage gastrique avec le
bruit de clapotage colique. M. G. Sée insiste beaucoup, dans ses cliniques au lit
du malade, sur la nécessité et parfois la difficulté de ce diagnostic différentiel,
très-important, puisque une erreur de ce genre peut faire prendre et traiter un
dilaté intestinal pour un dilaté de l'estomac.

On évitera l'erreur assez aisément, si l'on compare les résultats de la percussion
à ceux de la succussion totale ou partielle. Que ce soit par la percussion ou par
la succussion, l'estomac présente le plus souvent, sinon toujours, un bruit plus
clair, plus tympanique, plus bas; le côlon un bruit plus aigre, plus élevé.
Dans le bruit de clapotage gastrique on retrouve le timbre spécial que donne la
percussion dans l'hypochondre gauche dans région où l'on ne peut avoir affaire
qu'à l'estomac. Enfin les bruits coliques se perçoivent souvent vers la droite et
même dans la région cœcale en conservant les mêmes caractères.

Encore une fois, il résulte de tout ceci que le diagnostic de la gastrectasie
doit se faire par l'ensemble et la comparaison de tous les renseignements que
peut fournir l'examen physique du malade; on ne saurait trop insister sur la
valeur de cette méthode sagement éclectique.

Succussion totale. Elle consiste à saisir le malade à pleines mains, soit au
niveau de la base du thorax ou du bassin, et à lui imprimer plusieurs secousses
latérales, exactement de la même façon qu'on le fait lorsqu'on recherche le bruit
de succussion hippocratique dans l'hydro-pneumothorax. Le résultat est le même
lorsqu'il existe à la fois dans l'estomac du liquide et du gaz : on obtient un

bruit de flot qui présente encore les mêmes qualités acoustiques que les autres bruits qui se passent dans la cavité stomacale.

Très souvent les malades en se mouvant donnent eux-mêmes lieu à ce phénomène qu'ils perçoivent très-nettement et dont ils s'inquiètent. Ici encore il faut avoir soin de distinguer le clapotage stomacal du clapotage intestinal et surtout du clapotage colique.

Il ne faut pas négliger de faire remarquer du reste que la dilatation du côlon existe souvent en même temps que la dilatation de l'estomac. M. G. Sée signale depuis longtemps cette coïncidence, qu'a de son côté relevée M. Trastour. Ces deux ectasies ne s'excluent nullement : elles semblent au contraire s'appeler l'une l'autre.

Auscultation. L'auscultation directe de l'estomac fournit aussi certains renseignements. Au moment de la déglutition des liquides, quand ils franchissent le cardia pour entrer dans l'estomac, on peut percevoir un bruit de glouglou qui retentit d'autant plus dans la cavité dilaté que les circonstances sont plus favorables à la production de bruits tympaniques. Quand on a fait ingérer un mélange effervescent pour dilater l'estomac au maximum, on peut percevoir une sorte de crépitation fine qui correspond à l'éclatement des bulles de gaz à la surface du liquide.

Enfin il n'est pas très-rare de constater que les bruits du cœur retentissent dans la cavité gastrique comme dans une caisse de résonnance : il peut en être de même pour certains bruits d'origine pulmonaire, les frottements, par exemple.

M. Bouchard a eu récemment l'idée de chercher le bruit d'airain comme on le cherche dans le pneumothorax partiel. On percute l'estomac à l'aide du plessimètre ou de deux pièces de monnaie à une certaine distance du point où l'on ausculte et l'on perçoit ainsi un bruit de retentissement très-analogue à ce qu'on désigne à propos du pneumothorax sous le nom de bruit d'airain. La zone dans laquelle se produit ce retentissement mesure précisément l'étendue de l'estomac.

Mensuration directe. De nombreux procédés ont été proposés pour faire la mensuration directe de la capacité de l'estomac ou de quelques-unes de ses dimensions, surtout de ses dimensions verticales. Quelques-unes de ces méthodes sont trompeuses, quelques-unes sont dangereuses; toutes tendent de plus en plus à être abandonnées même par leurs auteurs; nous ne ferons que les signaler rapidement.

Tout d'abord l'évacuation des liquides de l'estomac par la pompe ou le siphon permet d'estimer la quantité de liquide qui s'y était accumulé : lorsque cette quantité est considérable, il est évident que cela correspond à un degré marqué d'ectasie. On peut de même introduire du liquide et le retirer. On conçoit sans qu'il soit besoin d'insister qu'on se trouve là dans des conditions anormales, et qu'il est difficile de décider si tout le contenu de l'estomac a été évacué par la voie œsophagienne.

D'autres auteurs ont proposé, après avoir injecté une certaine quantité de liquide, de rechercher par la percussion ou par l'auscultation quel niveau atteint ce liquide, de combien il monte lorsqu'on en ajoute une certaine quantité, et d'en déduire la capacité de l'estomac. Par l'auscultation, on a plongé dans ce liquide une sonde munie d'une ouverture latérale tout près de son extrémité. On l'enfonce jusqu'à la rencontre de la paroi inférieure de l'estomac; on la retire ensuite petit à petit en insufflant de l'air. Quand les bulles cessent de se faire entendre dans le liquide, c'est que la sonde est arrivée à la surface : il suffit de mesurer de combien on l'a retirée pour connaître les variations de hauteur de la nappe liquide intra-stomacale. M. Thiebault a proposé un fil à plomb contenu dans une sonde œsophagienne : on laisse tomber le plomb porté à l'extrémité de la sonde dès que celle-ci franchit le cardia ; il tombe sur la paroi inférieure de l'estomac. La hauteur de sa chute mesurée par le fil indique précisément la hauteur de l'estomac, sa dimension verticale.

Leube a proposé d'introduire dans l'estomac un conducteur rigide que l'on pousse jusqu'à la rencontre de la paroi inférieure. Chez les individus assez maigres, on peut sentir l'extrémité de la sonde à travers les parois abdominales et par conséquent savoir exactement jusqu'où descend l'estomac. On comprend, sans qu'il soit utile d'y insister, combien peut être dangereux un semblable procédé.

Nous venons de passer en revue les signes physiques communs à toutes les dilatations de l'estomac. Indépendamment du degré de l'ectasie, on peut déjà d'après ces signes physiques établir deux classes différentes suivant que prédominent les phénomènes de flatulence et de distension gazeuse de l'estomac ou les phénomènes de relâchement avec stase des liquides. Lorsque nous nous occuperons des formes cliniques, nous verrons reparaître cette distinction, bien indiquée par Malibran dans sa thèse (1885). Il ne s'agit pas cependant de formes indépendantes, sans relation l'une avec l'autre : il existe au contraire des formes de passage, des intermédiaires nombreux. On ne voit pas pourquoi une distension gazeuse permanente ne serait pas considérée comme une véritable dilatation, et cela d'autant mieux que cette distension permanente qui indique déjà un certain relâchement du muscle gastrique aboutit à un état définitif d'ectasie atonique.

Nous ne croyons pas qu'il soit utile dès maintenant de tracer un tableau général de la dilatation de l'estomac ; nous préférons passer en revue les phénomènes subjectifs qui se présentent chez les dilatés. Cela fait, il nous sera plus facile d'aborder l'étude des diverses formes cliniques, étude à propos de laquelle nous aurons à faire précisément non pas une seule description d'ensemble, confuse et peu justifiée, mais une description comparée des différents aspects symptomatiques sous lesquels peut se présenter l'affection. Cette façon de procéder nous paraît devoir donner une idée plus exacte de la nature des choses. Il nous restera, après cela, à étudier les phénomènes à distance et les complications.

Vomissements.   Les vomissements sont rares dans la dilatation de l'estomac, à moins qu'il n'existe une oblitération complète du pylore. Le vomissement est alors le seul procédé qu'ait l'estomac de se débarrasser de la masse alimentaire et liquide qui le surcharge. Même dans ces conditions les vomissements sont très-espacés les uns des autres, le plus habituellement. Aussi sont-ils très-abondants. On peut y reconnaître des détritus d'aliments introduits quelquefois plusieurs jours auparavant, un liquide plus ou moins filant, muqueux, parfois bilieux. En dehors même de toute tumeur cancéreuse, du sang peut se mélanger à ces vomissements. Plus ou moins modifié par l'action du suc gastrique, il rappelle alors l'aspect noirâtre, suie délayée ou marc de café, qui appartient plutôt au cancer de l'estomac. Penzold, dans son mémoire, en cite un curieux exemple. Dans ces conditions, la cachexie aidant, il est impossible de ne pas songer à l'existence d'un carcinome, plus particulièrement d'un carcinome du pylore. L'absence de l'acide chlorhydrique constatée d'une façon persistante serait un argument puissant en faveur de ce dernier diagnostic. Sa présence au contraire ferait reconnaître une dilatation simple. Ces vomissements peuvent être acides, mais il est bien rare que cette acidité exagérée soit due à l'acide chlorhydrique, elle dépend plutôt des acides volatils qui résultent de la fermentation des matières alimentaires.

Dans certains cas, les liquides sécrétés par l'estomac peuvent présenter une abondance considérable. Ce liquide sera surtout muqueux et filant dans les gastrectasies anciennes et considérables. Dans les cas d'hypersécrétion acide, chlorhydrique, il existe bien le plus souvent une dilatation de l'estomac, mais elle est plus restreinte et d'une moindre importance.

Éructations. Les éructations sont fréquentes. Elles se montrent surtout après les repas lorsqu'il y a du météorisme gastro-intestinal. Elles sont le plus souvent gazeuses, sans odeur; parfois elles sont assez fréquentes, assez rapprochées pour devenir pour les malades une cause très-grande de gêne et de contrainte. Les renvois acides ne sont pas très-rares. Ils surviennent surtout à une certaine distance des repas, au bout de plusieurs heures. Ils ramènent quelquefois dans la bouche une gorgée de liquide acide, dont le passage produit dans l'œsophage une sensation de brûlure (pyrosis). Quand ils se montrent pendant le sommeil, il arrive qu'ils pénètrent dans le larynx : ils provoquent alors une violente quinte de toux avec une sensation de brûlure au niveau du larynx et de l'épiglotte. Les recherches récentes ont démontré qu'il ne faut guère accuser l'acide chlorhydrique dans ces conditions, mais beaucoup plutôt les acides lactique, butyrique, etc., et toute la série des acides gras, dont la présence est due à des phénomènes anormaux de fermentation développés au milieu de la masse alimentaire.

On a vu plusieurs fois les malades rendre par éructation des gaz inflammables évidemment constitués par des carbures d'hydrogène. Parfois ces gaz ont une odeur de putréfaction très-accusée. Assez souvent cependant il y a fétidité de l'haleine : fétidité qui s'explique par la pénétration dans le sang et l'élimination à la surface du poumon des gaz produits dans l'estomac par fermentation putride.

Phénomènes intestinaux. Le plus souvent, ainsi que le dit G. Sée, la dilatation de l'estomac existe en même temps que des manifestations intestinales. Ces manifestations intestinales sont souvent de même ordre que les manifestations gastriques, elles sont parallèles et contemporaines. Le plus souvent elles seraient primordiales, d'après M. G. Sée. Il faut signaler : la *constipation*, le *météorisme*, la *dilatation intestinale* et surtout la *dilatation colique*.

Constipation. C'est chose habituelle chez les dilatés. Pour M. G. Sée, la constipation, fréquente surtout chez les hémorrhoïdaires, joue le rôle d'un obstacle mécanique. Les gaz s'accumulent en amont, d'où météorisme, stase intestinale et dilatation de l'estomac. Tout en reconnaissant le rôle considérable de la constipation, qui permet de déclarer que la dilatation ne guérira jamais, si la constipation persiste, on peut trouver trop exclusivement mécanique cette théorie ainsi présentée. La constipation, M. Sée le reconnaît lui-même, est un phénomène parallèle à la gastrectasie, dépendant des mêmes causes et de la même prédisposition organique, de la même tendance à l'atonie par épuisement de l'action nervo-motrice : nous y reviendrons à propos de la pathogénie.

D'autres conditions ont été du reste invoquées qui peuvent avoir une certaine influence sur la persistance de la constipation : ainsi la sécheresse intestinale résultant soit des vomissements abondants, soit de la rétention des liquides dans l'estomac dilaté.

Cette constipation peut être de temps à autre interrompue par des crises diarrhéiques qui représentent de véritables débâcles, et cela surtout dans les cas où il existe de la dilatation du gros intestin en même temps que de la gastrectasie.

Les hémorrhoïdes vont de pair avec la constipation qu'elles tendent encore à exagérer. Par tempérament, la plupart des dilatés sont, sans nul doute, prédisposés aux hémorrhoïdes, ainsi qu'à la constipation : phénomènes connexes destinés à s'exagérer l'un l'autre par un véritable cercle vicieux.

Météorisme abdominal. Le météorisme, lorsqu'il existe, car il manque dans certaines formes, peut être exclusivement limité à l'estomac. Assez souvent il existe aussi du côté de l'intestin. Il en résulte un gonflement général de l'abdomen qui commence surtout, ainsi que l'a fait voir M. G. Sée, deux ou trois heures après le repas. L'abdomen se gonfle, se ballonne; les malades sont obligés de desserrer leurs vêtements. Ils ont du malaise, de la dyspnée, parfois des palpitations. La face se congestionne. Il y a de la lourdeur de la tête. Tout cela dure pendant un temps plus ou moins long, une heure, deux heures environ, puis diminue et disparaît pour revenir dans les mêmes conditions après le repas suivant. Les aliments féculents augmentent encore ce météorisme.

Dilatation intestinale. Comme le fait remarquer M. G. Sée, la dilatation intestinale qui existe souvent seule est souvent aussi liée à la dilatation de l'estomac. Elle peut la suivre, la précéder ou l'accompagner. Nous avons vu à plusieurs reprises, à la clinique de l'Hôtel-Dieu, la dilatation du gros intestin survenir après la dilatation de l'estomac. Souvent nous avons vu, de même que M. Trastour (*Semaine médicale*, 1885), la dilatation de l'estomac exister en même temps que la dilatation colique, et plus spécialement encore de la dilatation cæcale. On trouve simultanément du clapotage gastrique et du clapotage colique, souvent avec des mouvements péristaltiques exagérés, sensibles sous la main. Ils se traduisent pour les malades par des coliques plus ou moins pénibles. Lorsque la dilatation du cæcum existe seule, cette coïncidence est frappante par sa netteté séméiologique, l'estomac et le cæcum étant suffisamment éloignés l'un de l'autre pour qu'aucune confusion ne soit possible. Ainsi s'explique facilement la survenue de la typhlite chez les dilatés. Les règles que nous avons données à propos de l'exploration physique permettront de reconnaître isolément ou simultanément la dilatation de l'estomac et la dilatation de l'intestin.

Encore une fois, c'est aux mêmes causes prédisposantes, à la même prédisposition constitutionnelle, à la même tendance ataxo-adynamique du système d'innervation tout entier, et plus particulièrement de l'innervation gastro-intestinale, que ces diverses ectasies doivent leur développement. L'aboutissant définitif, c'est l'atonie nervo-motrice, dont notre maître M. G. Sée a eu le mérite de mettre en évidence l'importance capitale.

Phénomènes subjectifs. Les phénomènes subjectifs sont nombreux et variés chez les dilatés de l'estomac : les uns se passent dans la sphère abdominale et digestive; les autres se montrent à distance. Nous les étudierons à part.

Ce qu'accusent le plus souvent les malades, c'est une sensation plus ou moins marquée, parfois très-pénible, de pesanteur au niveau de l'épigastre. Cette pesanteur se montre immédiatement après les repas, elle augmente pendant une ou deux heures, s'accompagne d'une sensation de malaise assez grande. Souvent il intervient des phénomènes de flatulence caractérisés par le ballonnement de l'épigastre, et parfois des autres parties de l'abdomen; il y a des renvois, parfois nombreux ou pénibles, une sensation gênante de clapotement dans la région épigastrique sous l'influence des mouvements un peu étendus; de la pesanteur de tête, une sensation de courbature et de dépression générales. C'est, en un mot, le tableau de l'ancienne dyspepsie, maintenant complétement démembrée, ainsi que nous l'avons montré dans l'étude générale placée au début de cet article. Il est juste de rappeler que M. G. Sée a été un des premiers à séparer de la dyspepsie les troubles digestifs nervo-moteurs dont la dilatation de l'estomac est une des formes maintenant les mieux individualisées et les mieux connues.

Parfois il n'existe pas seulement à l'épigastre une sensation de pesanteur plus ou moins marquée, mais de véritables phénomènes douloureux. Tantôt il s'agit d'une douleur assez diffuse, généralisée à la région épigastrique, augmentée par l'ingestion alimentaire, tantôt de crises gastralgiques qui surviennent par poussées et ne sont pas sans une grande analogie avec les crises gastriques des affections médullaires et surtout de l'ataxie locomotrice. Ces crises parfois s'accompagnent de vomissement : c'est par conséquent à peu de chose près le tableau clinique des vomissements nerveux périodiques décrits par Leyden. Ce sont des malades du même ordre qui présentent ces deux genres de manifestations; la dilatation, les vomissements, la gastroxie encore, procèdent de la même cause centrale, le nervosisme constitutionnel.

Les douleurs gastralgiques des dilatés, sujettes à des exacerbations, souvent exagérées par l'alimentation, présentent des irradiations irrégulières. Les plus fréquentes se montrent vers les hypochondres des deux côtés. La névralgie intercostale double signalée par Bouchard, Chantemesse et Lenoir, paraît être un des cas particuliers de ces irradiations.

Souvent ces douleurs sont exagérées par la palpation, et l'on peut reconnaître l'existence d'un point douloureux dont la situation, d'après nos recherches multipliées, présente une véritable fixité. Ce point douloureux, exaspéré par la pression digitale, existe à la partie droite de l'épigastre au-dessous de l'appendice xiphoïde, vers le rebord des fausses côtes correspondantes. Nous avons tendance à rapporter au pylore ce maximum douloureux d'une constance très-grande. La contracture du pylore qui paraît jouer un grand rôle dans le mécanisme pathogénique des ectasies gastriques primitives, est peut-être la cause de cette manifestation.

Il ne faudrait pas croire cependant que la douleur, spontanée ou provoquée, est un phénomène nécessaire dans la dilatation de l'estomac. Elle est habituelle chez les dyspeptiques dont le trouble digestif est surtout d'origine nervo-motrice. C'est cette forme de dilatation que nous avons surtout étudiée avec M. G. Sée dans la *Revue de médecine* de 1884. La forme de la dilatation que M. Bouchard a plus particulièrement visée est plus torpide et souvent exempte de toute manifestation subjective qui attire d'emblée l'attention vers l'estomac.

Complications. Phénomènes locaux ou à distance observés chez les dilatés de l'estomac. Il est incontestable que chez les dilatés on rencontre souvent tout un cortége de manifestations dont la coïncidence n'a plus désormais rien qui surprenne, tant on est habitué à les relever en clinique. Ces symptômes sont extrêmement variables; les principaux et les plus nombreux sont d'ordre nerveux. Sont-ce des complications ou des phénomènes concomitants dépendant d'une cause première commune, d'un état diathésique prédisposant? Évidemment ces déterminations appartiennent à ces deux ordres de faits, mais il est difficile, impossible même, de faire le départ des uns et des autres. Pour les expliquer, trois théories sont en présence : 1° pour M. Bouchard, le fait primitif est la dilatation de l'estomac, tout le reste est provoqué par des auto-intoxications dont la matière serait fournie par les décompositions subies par les matières alimentaires retenues dans la cavité gastrique et la résorption des substances toxiques analogues aux ptomaïnes qui résultent de cette décomposition; 2° pour d'autres, il existe un vice d'innervation abdominale d'où résultent des troubles digestifs variés et des phénomènes secondaires de retentissement réflexe plus ou moins accentués; 3° pour d'autres enfin, un état particulier de neurasthénie et de nervosisme est la cause première du vice de l'innervation gastro-intestinale, et la diathèse première reste toujours reconnaissable.

A notre avis, aucune de ces théories ne rend compte de l'ensemble des faits observés; chacune d'elles renferme une certaine part de vérité. Tous les cas présentent une véritable complexité de phénomènes dont l'interprétation doit être demandée tantôt à l'une, tantôt à l'autre des théories ci-dessus exposées.

Au surplus, nous ne voulons pas aborder dès maintenant ce qui a trait à la pathogénie que nous envisagerons dans un chapitre spécial, et les réflexions qui précèdent n'ont d'autre but que de montrer que l'énumération qui va suivre est exclusivement clinique. Elle relate les choses comme elles sont en clinique, sans souci de l'interprétation pathogénique. Elles sont ainsi chez les dilatés, cela suffit pour le moment.

Système nerveux.   Les manifestations d'ordre nerveux méritent d'être mises en première ligne, à cause de leur grande prépondérance. Elles sont des plus variées.

Bon nombre de dilatés de l'estomac sont des nerveux plus ou moins irritables, très-sensibles aux diverses causes d'excitation ou de dépression. Ils ont des irrégularités de caractères, des irrégularités d'humeur, une tendance marquée à passer par des périodes successives d'excitation et de relâchement, et même d'hypochondrie. On retrouve la même alternation dans la plupart de leurs actes et de leurs fonctions. Ils ont des douleurs vagues, rhumatoïdes, mobiles, fugaces. Souvent ils se sentent pris, sans savoir pourquoi, d'une fatigue, d'une courbature générale que n'expliquent pas les travaux auxquels ils se sont livrés. Ils sont parfois mal en train, ayant le dégoût de tout. Cela va du reste par périodes. A une période de bien-être, de vivacité, d'entrain, succède une période de malaise indéfinissable, de torpeur intellectuelle, d'impossibilité de fixer suffisamment son attention pour faire œuvre utile et agréable.

Au réveil, il existe souvent une sensation de brisement et d'accablement; c'est le moment de la journée où la fatigue est le plus marquée. Il y a de la lourdeur de tête. La tête paraît comprimée par un cercle étroit, surchargée par un casque trop lourd. Les sensations douloureuses partent de la nuque et remontent vers le vertex. C'est exactement ce que l'on rencontre chez les hypochondriaques d'hier devenus les neurasthéniques d'aujourd'hui. Des neurasthéniques, des hypochondriaques, ils ont encore la tendance à la tristesse, au découragement, la céphalée persistante, et cela cependant souvent avec un état général qui jure en apparence avec cet état perpétuel de malaise et de souffrance.

Il y a souvent de l'insomnie; les malades éprouvent à s'endormir une grande difficulté; souvent l'idée qu'ils vont être de nouveau tourmentés par l'insomnie qu'ils redoutent les maintient en éveil. Le sommeil est parfois agité, entre-coupé, tourmenté par des cauchemars. Les sueurs nocturnes sont fréquentes. M. Bouchard a signalé chez les dilatés des rêves spéciaux, que l'on rencontre en effet fréquemment et qui présentent au point de vue du diagnostic une valeur analogue à celle que l'on attribue à juste titre aux cauchemars des alcooliques. Souvent ce sont des apparitions muettes et solennelles, des figures noires qui se déplacent lentement, ce sont des processions de fantômes drapés de couleurs sombres qui défilent en silence. Chez les enfants, R. Blache a signalé la fréquence des terreurs nocturnes.

Il existe assez fréquemment des troubles de la vue, de l'amblyopie passagère, parfois même de la diplopie. On peut rencontrer des vertiges, des étourdissements.

On a signalé encore de la fausse angine de poitrine, des palpitations. On voit que ces divers accidents rappellent beaucoup ce que l'on constate dans certaines intoxications et en particulier dans l'intoxication tabagique.

Les troubles vaso-moteurs ne sont pas non plus très-rares; après le repas, ce sont des congestions de la face plus ou moins marquées, avec sensation de lourdeur de la tête et malaise général, avec dyspnée plus ou moins accentuée, quelquefois très-intense. Le phénomène du doigt mort a été assez souvent signalé.

Les troubles cérébraux que l'on a attribués à la dilatation parce qu'on les rencontrait chez des dilatés peuvent présenter une véritable gravité; on a signalé l'aphasie transitoire (Bouchard) et des troubles intellectuels, délirants, constituant un véritable état de psychose (Douchon-Doris, thèse, 1886).

Du côté de la moelle, M. Bouchard a vu disparaître le réflexe patellaire; il a reparu dès qu'un traitement approprié eut amené du côté de l'estomac une notable amélioration.

De tous ces accidents nerveux la tétanie est l'un de ceux qui sont les plus curieux et qui ont le plus vivement frappé l'attention des médecins. Kussmaul est le premier qui en ait montré la coïncidence avec la dilatation de l'estomac. D'autres cas intéressants ont été depuis rapportés par Hanot, Hayem, Dujardin-Beaumetz et Œttinger. Dans le cas de ces deux derniers auteurs, la tétanie s'est généralisée et s'est terminée par la mort. Nous avons observé une fois la tétanie dans le service de G. Sée chez une hystérique atteinte de dilatation de l'estomac; elle occupait les mains, tantôt d'un côté, tantôt de l'autre.

La survenue de la tétanie a été expliquée d'une façon différente par les divers auteurs. Pour Kussmaul, les vomissements répétés amenaient une sorte de desséchement du système nerveux, d'autres ont invoqué une action réflexe. Pour M. Bouchard, il s'agirait d'une auto-intoxication. L'interprétation de Kussmaul ne peut pas évidemment s'appliquer à des malades qui ne vomissent pas, comme celle que nous avons vue à l'Hôtel-Dieu.

Pour terminer, nous rappellerons de nouveau la névralgie intercostale double et dorso-lombaire décrite par Chantemesse et Lenoir. Cette névralgie bilatérale siége surtout vers le 8e ou le 9e espace intercostal; elle présente des irradiations vers les régions sternales, mammaires et épigastriques. Rosenthal, dans l'ulcère rond, avait déjà signalé la névralgie bilatérale. Nous l'avons rencontrée plusieurs fois dans des cas de dyspepsie gastralgique; elle était toujours accompagnée d'une certaine sensibilité de la colonne vertébrale avec maxima douloureux. Chez les dilatés, ces points douloureux peuvent se rencontrer en dehors de toute névralgie intercostale. Ils sont du reste fréquents chez les neurasthéniques et les arthritiques.

Phénomènes articulaires. On voit combien sont nombreuses et variées les manifestations nerveuses que l'on peut relever chez les dilatés de l'estomac, de l'estomac et de l'intestin. Beau connaissait la plupart d'entre elles; il les attribuait aux dyspeptiques. Depuis Beau, la dyspepsie a été complétement remaniée.

Nous rapprochons à dessein de ces manifestations nerveuses celles qui intéressent les articulations, celles que l'on peut le plus facilement qualifier d'arthritiques. Tout d'abord on peut affirmer que la plupart des rhumatisants chroniques ont de la gastrectasie. Cela est vrai des diverses variétés de rhumatisme chronique, y compris le rhumatisme d'Héberden. On sait que M. Bouchard a décrit chez les gastrectasiés une déformation des articulations de la première avec la seconde des phalanges digitales qu'il considère comme la conséquence de la dilatation de l'estomac. L'existence de ces nodosités permettrait même d'affirmer que la dilatation existe depuis longtemps déjà.

Le fait clinique est incontestable; il est habituel de trouver chez les dilatés de l'estomac les nodosités de Bouchard, et réciproquement, lorsqu'on les rencontre, on doit soupçonner la gastrectasie, bien que leur constatation ne puisse pas dispenser d'un examen direct. Nous ne voulons pas ici discuter la pathogénie et la signification théorique de ces nodosités, mais seulement en donner la description empruntée à la thèse de Paul Le Gendre. « La déformation dont M. Bouchard a voulu parler siége au niveau de l'articulation de la phalange avec la phalangine ou deuxième articulation du doigt. Elle a l'apparence d'un renflement qui augmente plus ou moins les dimensions transversales de cette articulation. A ce faible degré le renflement transversal du doigt au niveau de l'articulation phalango-phalangienne est encore normal chez les sujets dont les mains sont maigres. Mais, dans les cas que M. Bouchard a eus en vue dans sa description et dans tous ceux auxquels nous avons accordé une valeur séméiologique, l'élargissement transversal des extrémites épiphysaires de la phalange et de la phalangine qui entrent dans la composition de l'articulation était assez marqué pour sauter aux yeux de prime abord.

Le renflement porte le plus souvent surtout sur l'épiphyse de la phalangine. Quand l'élargissement des lignes de contour du doigt se fait brusquement au niveau de l'articulation, l'apparence de celle-ci réveille l'idée d'un nœud, d'une nouure, d'une nodosité. »

« L'aspect noueux s'accentue encore quand il existe entre l'élargissement transversal des extrémités épiphysaires de la phalange et de la phalangine un renflement antéro-postérieur du rebord osseux qui limite les surfaces articulaires en avant et en arrière.

Quand on palpe l'articulation, on trouve qu'elle est lisse sur toute sa périphérie; aucun noyau induré, aucune incrustation calcaire n'existe au niveau des ligaments. La peau n'a subi aucun changement de coloration ni de consistance. Les mouvements sont aussi aisés que dans l'autre articulation du doigt, celle de la phalangine avec la phalangette, et dans les articulations homologues de personnes qui n'ont pas les doigts aussi noueux. »

La dissection ne montre d'autre lésion qu'une exagération des saillies normales des extrémités osseuses qui concourent à l'articulation.

Le plus souvent les quatre doigts sont intéressés; cependant deux ou trois doigts seulement peuvent être déformés, l'annulaire et l'auriculaire seraient le plus souvent atteints. L'articulation métacarpo-phalangienne du pouce, qui est l'analogue des articulations phalango-phalangiennes des autres doigts, peut être également épaissie et noueuse. Habituellement ces nodosités sont indolores Cependant, dit M. Bouchard, « chez quelques personnes existent des douleurs dans les articulations qui vont se déformer.

Quelquefois d'autres articulations peuvent être déformées; j'ai constaté à l'articulation métacarpo-phalangienne du pouce nodosité et douleur. Dans des cas beaucoup plus rares, j'ai vu de la douleur et de la tuméfaction au niveau du poignet. On observe quelquefois des gonflements douloureux dans d'autres articulations, et en particulier de l'extrémité interne de la clavicule. Elles sont susceptibles d'amélioration, d'atténuation, si l'estomac s'améliore; j'ai vu des oscillations parallèles à l'état de celui-ci.

On peut voir les nodosités siéger aussi aux deuxièmes articulations des orteils; rarement on est appelé à les rechercher en consultation; les recherchant, je les ai trouvées dans quelques cas. »

M. Brouardel avait constaté des manifestations articulaires de cet ordre chez les constipés.

Il est difficile de ne pas trouver une très-grande analogie entre ces déterminations articulaires et ce que l'on rencontre dans les cas les plus atténués de rhumatisme déformant, chez les individus que l'on qualifie d'arthritiques, cela d'autant mieux que tous, ou à peu près tous les individus atteints de rhumatisme déformant, et à peu près tous les vieux goutteux, ont de la gastrectasie. Pour M. Bouchard, les nodosités sont secondaires, consécutives à la dilatation; leur date reculée indique par conséquent l'ancienneté de l'affection stomacale. En admettant même que l'on repousse cette interprétation et que l'on voie seulement dans les nodosités digitales un signe de prédisposition constitutionnelle, on n'en doit pas moins reconnaître qu'il existe un trait d'union entre ces nodosités et la gastrectasie; la remarque de M. Bouchard, relativement à cette coïncidence, n'en serait pas moins exacte en clinique. L'existence seule des nodosités pourrait en tout cas servir d'avertissement prémonitoire et inviter à des mesures très-légitimes de prophylaxie alimentaire.

Tube digestif. Nous ne reviendrons pas, par crainte d'inutile redite, sur ce que nous avons dit plus haut des relations qui existent entre la dilatation de l'estomac et l'atonie intestinale; nous nous contenterons de rechercher si la dilatation ne peut pas avoir sur l'estomac lui-même, et en particulier sur la muqueuse, un retentissement qui entraîne son pouvoir digestif. Il semble que dans certains cas de dilatation de l'estomac le suc gastrique ait conservé et son acidité normale et son pouvoir physiologique de digestion (Riegel); Boas aurait constaté parfois une légère diminution de l'acide chlorhydrique (*D. med. Woch.*, 1887).

L'embarras gastrique est fréquent chez les dilatés. On voit survenir chez eux de l'anorexie, de la céphalalgie, de la fièvre. La langue est chargée d'un enduit jaunâtre. Il y a parfois une certaine tendance aux nausées; le tout évolue en cinq à dix jours. Les rechutes sont fréquentes et faciles lorsque la gastrectasie est abandonnée à elle-même. Nous avions fait cette remarque, M. Sée et moi; elle se trouve également consignée dans la thèse de P. Le Gendre.

Il est juste d'admettre, en revanche, que tout embarras gastrique simple s'accompagne, au moins pendant sa durée, d'une dilatation de l'estomac bien caractérisée, et j'ai une certaine tendance à admettre que les bons effets du traditionnel ipéca-stibié dans ces conditions s'expliquent par l'action stimulante de ces substances sur la musculature gastro-intestinale. Le rétablissement de la nervo-motricité normale met fin aux auto-intoxications.

Dans la dilatation, la *gastrite* se traduit par de la douleur diffuse étendue à toute la région de l'estomac, par une sécrétion muqueuse, glaireuse, d'une faible acidité plus ou moins abondante, constatée par le vomissement ou l'évacuation artificielle. Cette gastrite, parfois ulcéreuse, se rencontre surtout chez les alcooliques.

Il paraît certain que le séjour longtemps prolongé de substances alimentaires en voie de décomposition, que l'action des acides volatils qui résultent de cette décomposition septique, sont susceptibles d'irriter la muqueuse et d'en détermi- ner l'inflammation chronique. Il semble cependant que le plus souvent l'estomac résiste longtemps à cette cause d'irritation, et peut-être est-il juste de dire que dans bien des cas la gastrite et la dilatation se sont simultanément montrées et développées sous l'influence des mêmes causes locales ou générales.

Quoi qu'il en soit, l'estomac peut avoir si complétement perdu son pouvoir digestif, les troubles généraux consécutifs sont si accentués, que l'aspect du malade épuisé et cachexié est exactement celui que l'on constate chez les can- céreux. C'est le faux cancer de Dujardin-Beaumetz, dont le diagnostic différen- tiel peut présenter quelquefois des difficultés presque insurmontables.

M. Bouchard a rencontré la peptonurie; nous l'avons également constatée avec le professeur G. Sée et M. Hardy. On peut se demander si la peptone ne passe pas précisément dans l'urine à cause d'un trouble de digestion dont la dyspepsie chimique est la cause première.

Foie. M. Bouchard signale la congestion du foie chez les dilatés; cette congestion serait due à l'action des substances toxiques qui ont pénétré dans le système porte. Parfois il y a des douleurs hépatiques, sinon hépatalgiques, qui peuvent jusqu'à un certain point simuler la colique hépatique. M. Bouchard attribue à l'augmentation de volume du foie le déplacement du rein qui s'ob- serve le plus souvent du côté droit et dont Bartels et Warneck Müller avaient signalé déjà la coïncidence avec la dilatation de l'estomac. Ces auteurs avaient pensé que le hile du rein croisant le duodénum dans sa première portion était capable de produire une sorte de constriction, de resserrement du calibre de l'intestin, et de provoquer en conséquence une gastrectasie par rétention. On peut penser peut-être que l'état de nervosisme dans lequel se trouvent généralement les personnes atteintes de rein mobile n'est pas étranger à l'apparition de la dilatation gastrique.

Cœur. L'état de l'estomac influe souvent sur le fonctionnement du cœur; les palpitations sont fréquentes chez les dyspeptiques, surtout après le repas. Lasègue a signalé une irrégularité particulière du rhythme, caractérisée surtout par des séries de battements précipités après lesquelles il paraît manquer un des battements du cœur et du pouls, puis tout recommence de la même façon. M. Potain a montré de son côté que les affections gastro-hépatiques reten- tissent souvent sur le cœur; elles amènent de la dilatation du ventricule droit et même de l'asystolie. Certains dyspeptiques, sous l'influence surtout de cer- tains aliments, ont presque immédiatement une dilatation du ventricule droit dont on peut reconnaître l'existence par l'augmentation de la matité cardiaque (*Bulletin médical*, 1887). De tous les dyspeptiques, les dilatés de l'estomac sont certainement ceux qui peuvent le mieux présenter des phénomènes de ce genre.

Vaisseaux. M. Bouchard a rencontré plusieurs fois de la phlébite chez les dilatés; nous-même avons constaté deux fois la gastrectasie chez des malades atteints de phlébite variqueuse. Chez une dame d'une cinquantaine d'années, dyspeptique et dilatée, j'ai vu de petites phlébites superficielles se succéder à plusieurs reprises à deux ans d'intervalle pendant des semaines. Des accidents analogues ont été décrits chez les goutteux (Rendu, article Goutte).

Poumons. Lorsque l'estomac est distendu par des gaz, et surtout lorsqu'il existe en même temps du météorisme intestinal, il y a souvent une gêne mécanique de la respiration qui correspond au refoulement du diaphragme. Réciproquement dans un accès d'asthme il est fréquent de constater de la pneumatose gastro-intestinale. On peut se représenter que, sous la même influence nerveuse, les deux phénomènes se produisent simultanément. Nous avons eu l'occasion de constater plusieurs fois à l'Hôtel-Dieu cette coïncidence entre l'asthme et la pneumatose gastro-intestinale. M. G. Sée connaissait du reste ce fait. M. Bouchard a vu plusieurs fois une respiration dyspnéique à caractère asthmatique chez les dilatés. Il signale également les bronchites faciles, les coryzas à répétition qui sont si souvent le partage des arthritiques. Il en est de même des pharyngites chroniques constatées par Ruaut (cité par P. Le Gendre).

Reins. L'urine chez les dilatés présente souvent des modifications plus ou moins accentuées. On peut y trouver un dépôt d'urates (Bouchard), du phosphate de magnésie (Ebstein).

La dilatation de l'estomac paraît-être un fait commun chez les individus atteints de rein mobile; la gastrectasie serait même, pour M. Bouchard, comme nous l'avons dit, la cause première de ce déplacement.

Nous avons signalé plus haut la peptonurie. D'après M. Bouchard l'albuminurie serait fréquente : elle se rencontrerait 17 fois sur 100. Est-ce l'indice d'une viciation dans l'assimilation et la désassimilation des substances albuminoïdes? Est-ce le résultat d'une lésion des reins causée par l'élimination de substances toxiques?

A plusieurs reprises nous avons pour notre part constaté la dilatation de l'estomac chez des malades atteints de néphrite interstitielle et d'albuminurie, et nous nous demandons si la cirrhose des parois de l'estomac ne peut pas se produire chez les artério-scléreux au même titre que la dilatation des autres organes. Rien d'étonnant dès lors à ce que l'on constate une dilatation de l'estomac qui, en vertu même de la lésion du muscle, serait à peu près inévitable. La gastrite interstitielle a été signalée dans la néphrite interstitielle par Illava et Thomayer (*Prag. Ztschr.*, 1881). M. Tapret et M. Bouchard ont constaté le bruit de galop chez ces malades; il est peut-être aussi légitime de l'attribuer à une lésion des reins qu'à une affection gastrique.

Peau. M. Bouchard a cité chez les jeunes filles l'acné du front et des tempes. Il a rencontré fréquemment l'eczéma sec, le pityriasis capitis et l'urticaire. Ces diverses affections seraient le résultat de l'élimination par la peau des substances toxiques résorbées dans le tube digestif. M. Comby a vu le zona chez des enfants atteints de gastrectasie. M. Jacquet a relevé la dilatation de l'estomac chez des malades atteints de pityriasis rosé. Il est donc certain, en tout cas, et quelle que soit l'interprétation qu'on adopte, que la gastrectasie n'est pas rare chez des personnes atteintes d'une affection cutanée.

Nutrition générale.   La dilatation de l'estomac n'exerce dans bien des cas aucune influence appréciable sur la nutrition générale. L'ingestion et la digestion des aliments sont l'occasion de malaises plus ou moins marqués, compris autrefois dans la dénomination commune de dyspepsie. Cependant il n'y a pas d'amaigrissement ; les forces sont conservées, l'état général reste bon. Il n'en est pas toujours ainsi.

Chez certains dilatés, chez ceux surtout qui présentent une dilatation très-marquée, sans grand trouble digestif apparent, l'amaigrissement et la cachexie peuvent être extrêmement accentués ; leur aspect rappelle celui des cancéreux de l'estomac, et en particulier de ceux qui présentent un cancer latent.

Évidemment, lorsqu'il existe de la gastrite chronique, une atrophie généralisée des glandes, la viciation de la digestion peut-être très-grande : il peut y avoir véritable apepsie : de là l'amaigrissement et la cachexie ; les résorptions toxiques peuvent jouer un grand rôle dans cette dépréciation générale de l'organisme. Il n'est pas certain toutefois que l'estomac soit toujours l'organe primitivement lésé, responsable de tout le mal. L'anémie par hématopoèse viciée, la phthisie, l'artério-sclérose et la sclérose généralisée, la néphrite interstitielle, la faiblesse du myocarde, l'atonie nervo-musculaire, sont autant de facteurs qu'il faut faire entrer en ligne de compte, auxquels, sans renier les auto-intoxications, on peut attribuer un rôle important dans l'ensemble morbide.

Entre les cas où la santé générale n'a subi aucune atteinte appréciable et ceux dans lesquels la cachexie est assez marquée pour faire rechercher un cancer viscéral, tous les intermédiaires peuvent trouver place.

M. Comby a rapporté le rachitisme à la dilatation de l'estomac chez les enfants et aux fermentations acides qui en sont la conséquence. Il a expliqué d'une façon analogue la survenue de l'ostéomalacie chez un vieillard atteint de rachitisme pendant son enfance. C'est une interprétation un peu hâtive qui appelle de nouvelles recherches : elles auront avant tout pour but de démontrer que la gastrectasie a précédé la dégénérescence du squelette.

Rôle pathogénique de la dilatation de l'estomac.   Ce n'est pas seulement en provoquant des fermentations anormales et la production de matériaux d'auto-intoxication que la dilatation de l'estomac est susceptible d'amener dans l'organisme des accidents pathologiques variés. La diminution de son pouvoir digestif, du pouvoir antiseptique du suc gastrique, permettrait aussi à certains parasites de pénétrer dans le tube digestif, de s'y développer et d'amener par cette pénétration et ce développement les maladies même dont ils sont la semence.

Cette idée ingénieuse a été émise par M. Bouchard et développée surtout dans la thèse de P. Le Gendre. Suivant ce dernier auteur les tænias et les lombrics s'observeraient surtout chez des individus dont l'estomac était déjà dilaté. Dans la fièvre typhoïde la dilatation est un fait habituel ; le plus souvent les malades sont porteurs de nodosités des doigts qui indiqueraient l'existence déjà ancienne de la gastrectasie : le relâchement atonique de l'estomac serait donc un état organique favorable à l'entrée et à la prospérité des microbes pathogènes de la fièvre typhoïde, et sans doute d'autres maladies, la tuberculose particulièrement.

A la clinique de l'Hôtel-Dieu, M. Germain Sée et moi nous avions déjà constaté le fait clinique habituel de la gastrectasie dans la dothiénentérie. Nous avons vu des dilatations permanentes persister après la fièvre typhoïde et réclamer un traitement spécial. Plusieurs de ces faits ont été consignés dans la thèse de M. Montoya. Notre interprétation était différente : l'adynamie générale et en particulier l'atonie abdominale étant un des éléments les plus constants de la dothiénentérie, rien d'étonnant à ce que l'estomac dans ces conditions se distende, au même titre que l'intestin, et, en dernier terme, se dilate.

A. Chauffard a montré du reste dans sa thèse que les lésions spécifiques de l'estomac ne sont pas rares au cours de la maladie.

Le fait clinique n'est nullement discutable : les typhiques ont très-souvent de la gastrectasie. M. Bouchard lui-même reconnaît que dans quelques cas l'affection gastrique date du processus typhique, qu'elle le reconnaît pour cause. Ce serait en quelque sorte l'exception. Dans le plus grand nombre des observations, la priorité appartiendrait au contraire à la dilatation de l'estomac. Elle constituerait une prédisposition puissante à la contagion typhique.

Il faut donc démontrer que la gastrectasie précède la fièvre typhoïde et qu'elle est une condition favorable à l'infection. L'existence des nodosités digitales au moment où est posé le diagnostic fièvre typhoïde serait pour l'école de Bouchard la marque certaine d'une dilatation de date reculée.

L'existence de ces nodosités chez des individus dilatés de l'estomac est indiscutable; la coexistence clinique est très-réelle. Deux interprétations différentes sont toutefois en présence : pour M. Bouchard elles indiquent sûrement une gastrectasie antérieure; pour ses contradicteurs elles sont seulement la marque d'une prédisposition constitutionnelle particulière au même titre que la cramptodactylie signalée par Landouzy chez les arthritiques.

M. Bouchard a vu dans quelques cas des malades traités pour une dilatation de l'estomac contracter la fièvre typhoïde à l'hôpital : des faits semblables en nombre suffisants seraient pleinement démonstratifs.

En résumé, il est certain que la dilatation de l'estomac est un fait fréquent, habituel même dans la fièvre typhoïde, que cette dilatation soit antérieure, parallèle ou postérieure au processus typhique. La fièvre typhoïde est une maladie dépressive, dans laquelle la distension gazeuse de l'intestin et de l'estomac joue un grand rôle, dans laquelle même le réservoir gastrique peut présenter des lésions histologiques (Cornil et Ranvier, A. Chauffard). Il n'y a donc rien de bien étonnant à ce qu'elle soit le point de départ d'une dilatation durable, sinon incurable.

En tout cas le rôle pathogénique attribué à la gastrectasie par M. Bouchard doit être pris en haute considération et appliqué aux divers modes de la dyspepsie. Les études plus directes et dès maintenant plus précises de ces modes de dyspepsie donneront par contre-coup des renseignements sur la prédisposition que constituent ces vices de la digestion aux diverses infections. Il faut vivement louer M. Bouchard d'avoir attiré l'attention sur ce point. Toutefois son mérite le plus grand est d'avoir mis en pleine lumière le rôle des auto-intoxications dans la gastrectasie, rôle qui doit être évidemment étendu aux entérectasies, qui dérivent des mêmes causes générales et occasionnelles.

Formes cliniques de la dilatation de l'estomac. M. Bouchard admet presque autant de formes cliniques qu'il peut exister de complications ou de coïncidences pathologiques importantes : c'est ainsi qu'il distingue les types dyspeptique, hépatique, névrosique, cardiaque, asthmatique, rénal, cutané, rhumatismal, consomptif. Ce n'est pas une classification, mais une simple énumération séméiologique : il est vrai que M. Bouchard considère toutes ces manifestations comme la conséquence des intoxications d'origine gastrectasique.

Nous admettrons seulement, nous plaçant à un autre point de vue : 1° la forme latente; 2° la forme nervo-motrice; 3° la dilatation par obstacle mécanique, pour laquelle nous renvoyons au diagnostic.

1° *Forme latente.* Ce qui frappe surtout, ce sont les phénomènes généraux, l'affaiblissement, la tendance à la cachexie. Dans les cas les plus accentués l'aspect du malade est celui du cancer latent de l'estomac. Il existe des cas beaucoup moins nettement dessinés dans lesquels on constate des vertiges, des étourdissements, de la céphalée, etc. Peu de chose du côté de l'estomac lui-même. Après les repas une certaine sensation de pesanteur, pas de douleurs, peu de ballonnement du ventre, peu ou pas de sensation douloureuse. Les vomissements sont rares; quand ils se montrent, ils sont extrêmement abondants, et cette abondance même indique dans une certaine mesure le degré de la dilatation gastrique. On retrouve dans ces vomissements des matières ingérées depuis plusieurs jours. Aux substances alimentaires se mélangent du suc gastrique modifié, des mucosités, de la bile. Il est possible, mais très-exceptionnel, d'y trouver du sang. L'analogie avec le cancer est alors plus grande encore.

Ces dilatations latentes, c'est-à-dire dans lesquelles l'attention n'est pas d'emblée appelée et fixée vers le tube digestif et l'estomac, sont souvent de grandes dilatations. L'estomac descend jusqu'aux environs de l'ombilic et même au-dessous. Cette dilatation peut être consécutive à la gastrite chronique et en particulier à la gastrite alcoolique. Dans ces conditions, les glandes étant plus ou moins détruites, incapables de sécrétion physiologique, il peut exister une véritable apepsie. La nutrition générale se fait mal, moins parce que les aliments ne sont pas peptonisés que parce qu'ils ne passent pas en quantité normale dans l'intestin pour y subir la digestion pancréatique.

Nous avons dans plusieurs cas rencontré cette forme de dilatation chez des malades atteints de néphrite interstitielle, et nous sommes tenté de voir un rapport étroit entre ces deux lésions. Il est possible que la cirrhose du muscle gastrique existe au même titre dans les conditions que la cirrhose du muscle cardiaque. C'est chose à démontrer. En tout cas, on conçoit combien la lésion rénale peut apporter d'obstacle à l'élimination des produits toxiques d'origine gastrique et combien leur rétention peut présenter de danger : cela d'autant plus que c'est dans ces conditions de dilatation que les fermentations anormales peuvent le mieux se produire et se développer.

2° *Dilatation nervo-motrice.* C'est la dilatation avec flatulence, souvent avec gastralgie, quelquefois avec hypersécrétion acide (Riegel) qui correspond à la dyspepsie nerveuse de Leube, à la dyspepsie neurasthémique d'Ewald. Elle s'accompagne souvent de manifestations du même ordre du côté de l'intestin (G. Sée). C'est celle encore que l'on désigne sous le nom de forme dyspeptique de la dilatation stomacale.

Dans l'étude générale placée en tête de cet article, nous avons montré comment la dyspepsie doit être dissociée, comment il est devenu nécessaire de la distinguer d'après la nature des phénomènes qui constituent l'ensemble symptomatique en dyspepsie chimique et dyspepsie nervo-motrice. La dilatation avec douleur et flatulence constitue la plus grande partie de la dyspepsie nervo-motrice et presque l'ensemble de ce qu'on désignait le plus souvent il y a quelques années à peine sous le nom de dyspepsie. On entendait par là un ensemble de phénomènes perçus par les malades eux-mêmes : pesanteur après les repas sensations douloureuses plus ou moins vives à l'épigastre, ballonnement de la région stomacale et même de l'abdomen entier, renvois gazeux quelquefois acides; constipation opiniâtre parfois avec débâcles, avec entérite pseudomembraneuse. Ce sont ces cas que notre maître G. Sée a eu le mérite, trèsgrand à notre avis, de distinguer nettement sous le nom de fausses dyspepsies gastro-intestinales. Peut-être, dans ses publications premières, n'avait-il pas attribué une place suffisante à la gastrectasie. Il y est revenu depuis dans le travail que nous avons publié ensemble en 1884 dans la *Revue de médecine*.

Ce sont des nerveux, des névropathes, qui sont les victimes de cette dyspepsie nervo-motrice, surtout à la suite de chagrins, de choc moral, de surmenage physique ou intellectuel. Ce sont souvent des arthritiques (l'arthritisme n'étant pour nous qu'une façon de nervosisme) qui présentent ces accidents. Nous reviendrons sur ce point à propos de la pathogénie.

Les accidents procèdent par crises, par poussées, à la façon des accès d'asthme, avec lesquels ils sont du reste liés dans un certain nombre de cas. Les crises sont souvent provoquées par des circonstances occasionnelles de divers ordre, intellectuelles ou morales, physiques ou alimentaires. Les goutteux (*voy.* dans le *Dictionnaire encyclopédique* l'excellent article GOUTTE de M. Rendu), parmi les nombreuses manifestations névropathiques qu'ils présentent alors qu'ils ne sont encore que des névropathes, des arthritiques, candidats à l'uricémie qui leur imprimera un cachet spécial, les goutteux, disons-nous, présentent souvent des phénomènes de cet ordre qui se rapprochent plus ou moins des crises gastriques névropathiques. La gastrectasie est une des manifestations possibles de ces déterminations stomacales ou gastro-intestinales.

Nous sommes persuadé qu'il existe des formes de transition entre la dilatation latente, passive en quelque sorte, que nous avons signalée en premier lieu, et la gastrectasie nervo-motrice dont nous nous occupons actuellement. Une comparaison fera mieux comprendre notre pensée. Les asthmatiques dans une première phase de leur maladie ont des crises passagères, purement nerveuses, pendant lesquelles il existe une véritable pneumatose pulmonaire, vésiculaire; plus tard l'emphysème survient, le poumon se sclérose et la pneumatose devient permanente, irréductible. Il en est de même de l'estomac dans la dilatation nervomotrice. A des crises successives de distension succède un état permanent de dilatation. C'est, appliquée au cas particulier de la dilatation gastrique, la théorie de l'herpétisme de Lancereaux : dans une première phase, le nervosisme; dans une seconde, la sclérose, l'athérome. Les herpétiques de Lancereaux, ce sont nos névropathes, nos arthritiques.

ÉTIOLOGIE ET PATHOGÉNIE DE LA DILATATION DE L'ESTOMAC. Les circonstances qui peuvent amener à la dilatation de l'estomac sont très-nombreuses. Considérées en général, elles peuvent être divisées en deux grandes catégories : A, les dilatations *d'origine organique;* B, les dilatations *d'origine fonctionnelle.*

Ces deux grandes classes sont elles-mêmes susceptibles d'être subdivisées.

A. *Dilatations d'origine organique :* 1° Cas dans lesquels il existe un obstacle mécanique à la déplétion de l'estomac et en particulier un rétrécissement du pylore;

2° Cas dans lesquels il existe une lésion du muscle gastrique; une destruction d'un grand nombre de ses faisceaux, ou une dégénérescence des fibres musculaires et des parois gastriques.

B. *Dilatations d'origine fonctionnelle :* 1° Atonie ou adynamie nervo-musculaire;

2° Surcharge alimentaire, distension gazeuse permanente.

A. *Dilatation d'origine organique.* 1° Cas dans lesquels il existe un obstacle mécanique à la déplétion de l'estomac, et en particulier un rétrécissement du pylore. L'estomac se dilate, et largement, à peu près dans tous les cas où il existe un rétrécissement du pylore, quelle que soit la nature de ce rétrécissement, fibreux ou cancéreux, par compression. Cette dilatation n'a rien d'étonnant, elle est de même nature que celle qui existe du côté du cœur, de la vessie, en un mot, de tous les réservoirs musculaires dans des conditions analogues. Ici aussi cette dilatation peut être jusqu'à un certain point compensée par l'hypertrophie musculaire. Le plus souvent cependant il y a amincissement quelquefois très-marqué des tuniques de l'estomac. Le degré de la dilatation peut être énorme, excessif, et c'est surtout dans les cas de rétrécissement pylorique que l'on observe ces poches gastriques en besace qui tombent et descendent parfois jusqu'au niveau du pubis. La capacité de l'estomac peut atteindre ainsi 1500 grammes, 2, 3, 4 à 5 litres. On est loin d'être d'accord du reste sur la contenance normale de l'estomac. Les estimations varient de 800 à 1200 centimètres cubes. A partir de ce dernier chiffre, l'estomac peut être considéré comme dilaté. Ce sont les chiffres admis par Le Gendre. Le plus souvent les estomacs dilatés paraissent varier de 1500 à 3000 centimètres cubes.

Il serait hors de propos d'insister beaucoup sur la nature des rétrécissements que l'on peut rencontrer au pylore. Les rétrécissements cancéreux et ceux qui résultent de la cicatrice d'un ulcère rond ou de toute autre ulcération sont les plus fréquents. Hanot et Gombault ont décrit un rétrécissement pylorique par hypertrophie des tuniques musculaires, par véritable fibromyome circulaire du pylore. On a observé une semblable hypertrophie dans des cas du reste rares de rétrécissement congénital (*Orth. Lehrb. der spec. pathol. Anatomie*, p. 799).

Dans quelques cas, un ulcère rond existant au niveau du pylore, on a invoqué la section des fibres musculaires de l'estomac et en quelque sorte leur désinsertion (Brinton).

Les compressions du pylore sont relativement rares : elles peuvent être causées par les diverses tumeurs qui peuvent se rencontrer dans la région : ganglions cancéreux, anévrysmes, etc. ; inutile d'insister. Plusieurs fois on a constaté l'enchatonnement de calculs hépatiques dans les parois mêmes de la première partie du duodénum, de là rétrécissement et même obstruction complète.

Naturellement le rétrécissement du duodénum a sur l'estomac à peu près la même influence que le rétrécissement du pylore lui-même. L'insuffisance du pylore est dans ce cas la conséquence première du rétrécissement duodénal. Il faut signaler en particulier le cas dans lequel la constriction siége au-dessous de l'ampoule de Vater ; la bile peut alors refluer dans l'estomac. Il en est de même lorsque, par le fait de la migration d'un calcul en dehors des voies naturelles, une fistule s'établit qui fait communiquer les voies biliaires avec l'estomac. Une des conséquences de cette pénétration de la bile dans l'estomac peut être la disparition de l'acide chlorhydrique, de sorte que l'on peut être amené à diagnostiquer un cancer qui n'existe pas (Riegel, *Volkm. Samml. klin. Vorträge*).

On peut se demander, la chose est d'une démonstration difficile, bien que la réalité soit très-probable, s'il n'existe pas une contracture du pylore capable de donner lieu par sa persistance aux conséquences mêmes du rétrécissement pylorique et en particulier à la dilatation de l'estomac. Kussmaul a émis cette opinion qu'il devait exister des exulcérations du pylore jouant vis-à-vis de cet orifice le rôle des fissures anales dans la contracture du sphincter correspondant : il existerait donc un véritable *pylorisme*. Pour notre part, dans le plus grand nombre des cas de dilatation de l'estomac qui s'accompagnent de gastralgie, nous avons constaté que l'on provoquait par la palpation une douleur plus ou moins vive au niveau de la partie droite du creux épigastrique, au niveau du pylore. Cela va bien avec l'opinion de G. Sée qui voit dans le spasme gastrique, plus efficace certainement au niveau du pylore, en vertu même de sa structure. la cause de la plupart des prétendues gastralgies.

2° Lésions destructives ou dégénératives des parois de l'estomac et en particulier du muscle gastrique.

On est mal renseigné sur les lésions propres du muscle gastrique. On sait parfaitement qu'il peut y avoir infiltration interstitielle par des éléments embryonnaires dans les néphrites, carcinomateux ou épithéliaux dans les cancers, etc., mais on sait peu quelles sont les lésions du muscle lui-même et en particulier les dégénérescences subies par la fibre lisse. Kussmaul et Maier ont signalé la dégénérescence colloïde et graisseuse du muscle dans des cas de dilatation gastrique (*Volkman's Samml. klin. Vorträge*, n° 72, 1873). Les examens histologiques portent surtout sur la muqueuse et sur ses glandes, très-peu sur les parois musculaires. Ce n'est pas qu'on n'ait signalé en particulier la dégénérescence graisseuse qui survient au même titre que la dégénérescence vasculaire dans certaines intoxications et dans les anémies. Il serait nécessaire de reprendre actuellement cette étude et de rechercher en particulier quel est l'état histologique du muscle, quelle est son atrophie ou son degré de dégénérescence dans la dilatation et surtout dans certaines dilatations à peu près irréductibles, celles que l'on rencontre, par exemple, chez des individus atteints de néphrite interstitielle.

B. *Dilatation d'origine fonctionnelle.* 1° *Atonie ou adynamie nervomusculaire.* Le plus grand nombre des dilatations de l'estomac paraît résulter d'une atonie, d'une adynamie plus ou moins marquée du muscle gastrique et de son innervation.

On peut dire que, d'une façon générale, toutes les causes d'affaiblissement organique, toutes les causes d'affaiblissement nerveux surtout, seront capables d'avoir pour conséquence un relâchement de la musculature gastro-intestinale. Ainsi les cachexies, les anémies, la phthisie, tous les malaises qui amènent une adynamie marquée, prédisposeront à la gastrectasie ; la localisation gastrique, plus souvent encore gastro-intestinale, sera déterminée par des circonstances particulières qui serviront en quelque sorte à fixer cette détermination.

Parfois cet appel sera réalisé par un vice de régime : surcharge alimentaire, ingestion d'aliments gazogènes, de boissons glacées, de substances grossières, indigestes, abus du régime lacté (Debove), etc. Toujours dans une certaine mesure il faudra reconnaître une prédisposition constitutionnelle. Si les causes extérieures suffisaient, tout le monde serait dilaté, car il n'est presque personne qui n'ingère d'une façon habituelle une quantité de liquide et de solides supérieure à ses besoins réels.

Cette prédisposition particulière repose pour tout un ordre de faits dans une façon d'être spéciale caractérisée surtout par une tendance manifeste aux alter-

natives d'excitation et de dépression, de spasme et d'atonie (atonie spasmodique de G. Sée), qui se succèdent par crises ou existent simultanément sur des
organes différents ou sur des points différents du même organe : ainsi pour le
tube digestif la constipation due à l'atonie se lie habituellement à des coliques,
à de la gastralgie résultant de mouvements péristaltiques exagérés ou de contractures, de spasmes mobiles ou fixes. Le pylore, siége habituel de la douleur
gastralgique chez les dilatés de l'estomac, paraît être volontiers et fréquemment
le siége d'une semblable contracture.

Arthritiques et neurasthéniques fournissent surtout le contingent des dilatés,
des dyspeptiques nervo-moteurs, gastro-intestinaux ou simplement gastriques.
Tendance à l'excitation, facilité à la dépression et à la fatigue : ce sont là les
traits qui caractérisent l'ensemble de leurs actes nervo-moteurs. Ce sont surtout
les personnes adonnées aux travaux intellectuels qui présentent au plus haut
point cette tendance pathogénique. M. Charcot, qui depuis plusieurs années
étudie les neurasthéniques avec un soin particulier, fait souvent remarquer chez
eux l'existence de phénomènes dyspeptiques qu'il rattache à leur nervosisme :
ce sont des névropathes d'abord, des dyspeptiques ensuite; dyspeptiques parce
que névropathes.

En dehors de cette prédisposition névropathique, certaines circonstances mettent nettement en relief l'influence nerveuse. Très-souvent la dyspepsie flatulente et la gastrectasie commencent à propos de chagrins, d'émotions prolongées,
de choc moral ; nous avons fréquemment noté le fait, M. G. Sée et moi, et nous
en avons facilement trouvé des exemples dans les mémoires antérieurs (Duplay
père, Kussmaul, etc.). Hilton Fagge a noté la dilatation de l'estomac à la suite
d'un traumatisme violent, d'une sorte de choc (*Guy's Hosp. Reports*, 3e série,
t. XVIII).

La gastrectasie se rencontre encore dans des conditions où l'intervention du
système nerveux est indiscutable, dans le purpura des membres inférieurs
décrit par Henoch et Couty (purpura myélopathique de Faisans), que nous avons
désigné sous le nom de purpura rhumatoïde (thèse, 1883); il existe souvent
des douleurs à l'épigastre et des vomissements. Nous y avons nettement constaté
la dilatation de l'estomac. Nous l'avons trouvée également, avec les mêmes crises
gastriques, chez les individus atteints de rhumatisme et de sciatique double des
membres inférieurs (*Arch. gén. de méd.*, 1885). Les vomissements périodiques
de Leyden, avec poussées œdémateuses à la peau, constituent évidemment un
syndrome très-voisin. Nous avons du reste constaté la gastrectasie dans un cas
de pseudo-lipome symétrique des membres inférieurs accompagné de phénomènes rhumatoïdes (*Arch. de méd.*, 1885).

L'analogie est évidente avec les déterminations gastriques des goutteux dans
la période prémonitoire, que l'on pourrait appeler pré-uricémique. Les futurs
goutteux sont des névropathes (article GOUTTE, de Rendu, dans le *Dictionnaire
encyclopédique*). La parenté avec les crises gastriques des ataxiques est évidente,
et du reste, au cours de ces crises nous avons plusieurs fois constaté la
gastrectasie.

Ce sont des faits de dyspepsie nervo-motrice, avec ou sans gastrectasie, qui
sont décrits par les auteurs allemands sous le nom de dyspepsie nerveuse
(Léube), de neurasthénie gastrique (Ewald), et qui ont été attribués par Frantz
Glénard à la chute de l'estomac et de l'intestin en vertu du relâchement des
attaches mésentériques du gros intestin et du relâchement des parois abdomi-

nales. Le relâchement des parois abdominales est certainement une condition qui rend plus facile la distension gazeuse atonique de l'estomac et de l'intestin, et qui contribue à rendre plus tenaces la constipation, la stase des matières et la flatulence consécutive. C'est ainsi que la dilatation de l'estomac et de l'intestin se rencontre fréquemment après l'accouchement chez des femmes qui présentent des parois abdominales flasques et tombantes. Cette flaccidité, cette atonie des parois de l'abdomen, se rencontre aussi en dehors de ces conditions; elle complique l'atonie gastro-intestinale. Les malades à abdomen volumineux, mou et tombant, sont soulagés par l'emploi d'une ceinture hypogastrique; le port de cette ceinture est le principal remède conseillé à ses malades par M. Frantz Glénard.

Les circonstances occasionnelles qui mettent en œuvre la prédisposition névropathique sont dans l'ordre général les fatigues, le surmenage, les chagrins, les émotions pénibles, la convalescence d'une maladie aiguë, déprimante; dans l'ordre spécial, la surcharge alimentaire, l'usage d'aliments grossiers, l'ingestion des boissons froides glacées, de certains liquides, la bière, par exemple.

2° *Surcharge alimentaire, distension gazeuse permanente.* a. *Surcharge alimentaire.* C'est à elle que M. Bouchard rapporte surtout la dilatation de l'estomac. Chez certaines personnes, il existe une sorte de faiblesse congénitale du système des fibres musculaires lisses qui prédispose au relâchement. La surcharge causée par l'ingestion des aliments en excès, et en particulier l'ingestion de grandes quantités de liquides provoquent la dilatation stomacale chez des gens atteints de cette faiblesse congénitale de la fibre lisse. Les varices, la chute passive du scrotum (Tapret), dépendent de la même influence. Il résulte de ce que nous avons dit que la pathogénie de la gastrectasie est à notre sens un peu plus complexe et, disons-le, plus intéressante. C'est du reste surtout sur les conséquences de la dilatation réalisée que M. Bouchard a porté son attention.

Évidemment la surcharge alimentaire et liquide joue un rôle important, mais ce rôle est secondaire.

b. *Distension gazeuse permanente.* M. G. Sée attribue une grande importance à la flatulence. Pour lui, son point de départ est la constipation, les hémorrhoïdes. Les gaz s'accumulent au-dessus de l'obstacle, ils distendent de proche en proche l'intestin et l'estomac; sans refuser une action légitime à cette distension gazeuse, on peut attribuer l'influence la plus grande au vice de la nervo-motricité, qui aboutit en dernier terme à l'atonie. Nous tendons à croire que la flatulence est rendue possible par l'adynamie plus que l'adynamie n'est due à la flatulence. Il va sans dire qu'une distension gazeuse fréquente, habituelle, finira en quelque sorte par fatiguer la tonicité de l'estomac, et que la dilatation permanente succèdera à la distension intermittente; il y aura désormais stase des liquides, bruit de clapotage et de flot.

L'origine des gaz de l'estomac est du reste complexe; Brinton leur attribue quatre sources possibles : 1° la déglutition de l'air atmosphérique (Oser admet une véritable aspiration gastrique); 2° le développement des gaz par la décomposition des substances contenues dans l'estomac; 3° la pénétration des gaz venus de l'intestin (cette pénétration serait rendue possible par l'insuffisance du pylore décrite par de Séré et étudiée plus récemment par Ebstein); 3° la décomposition ou la putréfaction des liquides d'origine organique; 4° la sécrétion des gaz par les parois de l'estomac. Brinton rejette cette hypothèse que l'on a surtout invoquée pour expliquer le météorisme si rapide des hystériques : il fait observer qu'un seul grain d'amidon peut fournir 125 centimètres cubes de gaz. Cette quantité énorme de gaz fourni par les amylacés explique leur influence bien connue sur la production de la flatulence gastro-intestinale; on peut admettre qu'il y a toujours dans l'intestin assez d'amidon ou de fécule pour donner lieu à la flatulence, si les tuniques musculaires sont disposées à se relâcher. L'atonie gastro-intestinale conserve son rôle prépondérant.

Une dernière remarque pour terminer : l'intestin grêle, relativement étroit, s'abouche dans des cavités larges, l'estomac et le gros intestin, sur lesquelles la dilatation des gaz doit avoir une action beaucoup plus grande : aussi, dès qu'il existe une communication facile entre l'intestin grêle et ces cavités, ce sont elles qui doivent se dilater lorsque les gaz sont soumis à une certaine pression dans l'intestin grêle.

Diagnostic. Nous avons suffisamment insisté sur le diagnostic du symptôme dilatation de l'estomac pour qu'il ne soit pas utile d'y revenir ici. Le point qui importe du reste, c'est le diagnostic de la variété, le diagnostic de la cause. Il faut surtout déterminer si la dilatation n'est pas symptomatique d'un rétrécissement organique du pylore. Ce rétrécissement sera cancéreux ou cicatriciel. En faveur du cancer il faut citer l'existence d'une tumeur épigastrique, les vomissements noirs, l'intensité de la cachexie, l'absence habituelle d'acide chlorhydrique dans l'estomac, l'âge déjà avancé du malade, l'anorexie marquée absolue pour la viande : ce sont là des signes de probabilité très-importants dont la coïncidence prendra une très-grande valeur, sans que leur signification puisse être absolue. S'agit-il d'un rétrécissement cicatriciel, le fait le plus important est la présence d'une dilatation considérable, peu réductible, l'absence de signes nets de cancer, l'existence certaine ou probable d'un ulcère rond ou d'une ulcération à une période antérieure. Du reste, l'ulcère rond lui-même peut donner lieu au rétrécissement pylorique et il faut y penser. Les autres causes de rétrécissement direct du pylore sont très-rares : on ne pourra guère diagnostiquer un myome circulaire, un papillome pylorique, l'enclavement de calculs biliaires, etc. Quant aux causes indirectes, aux compressions extérieures, brides fibreuses, tumeurs diverses, anévrysmes, ganglions cancéreux, etc., elles seront le plus souvent difficiles à déterminer.

Étant donné qu'il ne s'agit que d'une gastrectasie secondaire, il faut en déterminer la forme clinique : cette forme clinique résulte du reste de l'ensemble des renseignements fournis par l'examen et l'interrogatoire du malade.

Il ne faut pas oublier de rechercher s'il y a ou non gastrite et de déterminer d'après les données exposées plus haut quelle est la valeur digestive du suc gastrique.

Évolution. Pronostic. La gastrectasie, douloureuse et flatulente dans ses degrés initiaux, est curable, réductible. Abandonnée à elle-même sans nul souci d'un régime prophylactique, elle devient permanente, difficilement réductible. La perte de tonicité musculaire de momentanée peut devenir durable; s'il survient des lésions inflammatoires ou dégénératives, le relâchement de l'estomac de fonctionnel devient organique et par conséquent beaucoup plus grave.

La gastrectasie secondaire au rétrécissement du pylore est la plus grave de toutes, le maximum de gravité est donné par le rétrécissement cancéreux, cela va de soi. Le degré du rétrécissement et l'état de la musculature sont, en dehors de cette condition, les éléments les plus importants.

En dehors du rétrécissement pylorique, la gravité va en s'atténuant des cas où

il existe une lésion organique des parois à ceux dans lesquels il y a seulement
perte de tonicité musculaire plus ou moins durable. La façon dont la rétraction
se produit sous l'influence du régime, du lavage évacuateur, donne dans une
certaine limite la mesure de la rétractilité de l'estomac. Nous avons proposé
un moyen thérapeutique qui nous paraît permettre facilement d'apprécier cette
rétractilité : c'est l'emploi de l'ipéca donné à petites doses suivant la méthode
qui sera indiquée plus loin. Dans une simple dilatation atonique, l'estomac
revient sur lui-même, l'ectasie diminue ; le pronostic est d'autant plus favorable
que cette rétraction est plus prononcée, d'autant moins favorable qu'elle est
plus faible.

Dans deux cas de néphrite interstitielle, l'ipéca ne nous a presque rien donné ;
nous sommes persuadé qu'il y avait alors plus qu'une perte de tonicité, une
lésion du muscle gastrique lui-même. D'une façon générale les formes douloureuses et flatulentes se rétractent facilement, les formes latentes difficilement.

Traitement. Le traitement de la dilatation de l'estomac est toujours chose
complexe : toujours il existe un élément général et un élément local qu'il faut
atteindre, à moins qu'il ne s'agisse d'un rétrécissement organique du pylore.
L'*élément général*, constitutionnel, varie naturellement beaucoup suivant les
circonstances : tantôt il s'agit d'une maladie aiguë, la fièvre typhoïde en est le
type, tantôt d'un état d'anémie, de cachexie de divers ordre. Il faut nécessairement soigner comme il convient la maladie principale et combattre d'autre
part la gastrectasie par des moyens appropriés.

Nous insisterons seulement ici sur les soins et les précautions prophylactiques que réclame l'état particulier de prédisposition neuropathique que l'on
observe chez les candidats à la dilatation et chez ceux qui la présentent déjà.
C'est au premier degré de la maladie qu'il faut les arrêter. Avant tout il faut
soutenir et régler la tonicité du régime nerveux. Toute excitation vive étant
suivie d'une dépression correspondante, il faut modérer les excitations de divers
ordres. Il faut éviter toutes les causes de dépression morale ou physique, le
surmenage intellectuel et corporel et, dans la mesure du possible, les soucis
et les chagrins.

D'autre part un exercice modéré au grand air sera recommandé, en particulier aux hommes de bureau, si souvent peu soucieux de cette partie de
l'hygiène. La gymnastique bien comprise, l'hydrothérapie et surtout l'hydrothérapie froide, seront particulièrement utiles : mais il importe de procéder lentement, progressivement, par un véritable entraînement, car une des choses les
plus à craindre pour les individus dont nous parlons, c'est le surmenage sous
toutes ses formes. Chez les dilatés atoniques, les douches froides, en jet,
rapidement administrées le long de la colonne vertébrale, paraissent être particulièrement utiles, particulièrement propres à relever la tonicité générale et en
particulier la tonicité de l'estomac.

Tout cela concerne la prédisposition la plus habituelle ; en se plaçant toujours
au point de vue pathogénique, il faut faire intervenir maintenant les *causes
occasionnelles;* il importe de les restreindre le plus possible, et même de les
supprimer. Les indications fournies par ces causes occasionnelles sont les
suivantes :

I. Éviter la surcharge alimentaire.

II. Éviter les aliments nuisibles par leurs qualités physiques ou chimiques.

Il faut chercher à ranimer la tonicité du muscle gastrique, en relevant l'excito-motricité de sa fibre musculaire :

III. Relever la tonicité musculaire de l'estomac.

Si la muqueuse est malade, si elle est enflammée ou ulcérée, un traitement particulier doit être dirigé contre cette complication.

IV. Traitement de la muqueuse.

L'estomac et l'intestin sont en grande partie solidaires, et il importe en particulier que les fonctions intestinales s'accomplissent normalement : de là une indication nouvelle :

V. Régler le fonctionnement intestinal.

Enfin il faut intervenir contre certains éléments symptomatiques qui peuvent par leur intensité et leur persistance être pour le malade une cause de souffrance et de tourment.

VI. Traitement de certains symptômes.

Nous allons donc passer en revue ces diverses indications, et montrer comment elles peuvent être remplies. On verra combien la divergence des théories amène de divergence en pratique. Nous pensons toutefois que, guidé par les idées générales que nous avons exposées, on peut prendre dans l'un et l'autre camp des procédés utiles : le plus important, nous semble-t-il, est d'avoir bien présentes à l'esprit ces idées générales. Elles sont encore le meilleur guide au milieu des complexités infinies de la clinique : il appartient au praticien d'adapter pour le mieux les indications qui en découlent à chacun des cas particuliers.

I. *Éviter la surcharge alimentaire.* Nous mettons cette indication en première ligne parce qu'elle amène à constituer un régime.

Les uns craignent plutôt les liquides, les autres les solides.

Parmi ces derniers il faut ranger M. G. Sée. Pour lui, ce qui importe avant tout, c'est de donner des aliments qui ne laissent pas de résidu et qui soient aussi finement divisés que possible. Les légumes verts, presque exclusivement composés d'eau et de cellulose, laissent un résidu considérable, ils sont à peine nourrissants : le mieux est de les supprimer impitoyablement : donc pas de légumes verts, pas de salade, pas de fruits verts.

Les féculents gazogènes provoquent la flatulence : leur usage doit être très-restreint. La pomme de terre, très-riche en eau, est certainement le moins nuisible de ces féculents, on peut en permettre l'usage modéré, à moins d'intolérance personnelle. Il faut toujours compter avec ces intolérances en cas de dyspepsie, la plupart de ces dyspeptiques étant des nerveux, nerveux surtout par leur estomac.

M. Bouchard recommande de donner peu de pain : de préférence de la croûte ou de la mie grillée. Le motif, c'est que dans la mie les fermentations ne sont pas suspendues et qu'il importe de réduire au minimum les fermentations anormales de l'estomac. Le grillage arrête ces fermentations et tue le ferment.

Les aliments doivent être aussi finement divisés que possible ; la mastication doit être parfaite. Le type de la viande facilement digestible, c'est la viande crue finement hachée, débarrassée des nerfs, des tendons, des vaisseaux, de la graisse, et passée au tamis pour la réduire en pulpe. Le suc gastrique peut alors imbiber de toute part les particules alimentaires et en commencer la digestion.

D'une façon générale, M. G. Sée permet la viande, les œufs, le poisson, sans restriction de forme : il demande seulement que ces aliments soient finement divisés, et aussi pauvres que possible en résidus ligamenteux ou graisseux. M. Bouchard recommande les viandes froides ou très-cuites, le poisson bouilli, les viandes blanches et tendres, qui seront plus facilement divisées.

Le régime des liquides est, pour M. Bouchard, la chose la plus importante, celle à laquelle il s'attache le plus, celle pour laquelle il demande au malade le plus de confiance et de soumission.

Il permet seulement un verre et demi de liquide à chaque repas, sauf au repas du matin où l'on ne doit pas boire. Cela correspondrait à un total de 3/4 de litre de liquide par jour. L'eau serait la meilleure boisson; on peut permettre cependant dans cette eau 1/3 de bière ou 1/4 de vin blanc. Le vin rouge doit être absolument interdit : à notre avis on ne peut qu'approuver cette proscription.

Beaucoup plus libéral, M. G. Sée concède à volonté les boissons chaudes pendant le repas ; le thé léger ou le grog léger chaud, bien chaud. A notre avis ce procédé donne de bons résultats ; la chaleur paraît exciter la contractilité de la fibre musculaire gastrique, elle calme la douleur, et l'obligation de boire chaud diminue l'ingestion des liquides sans qu'on ait besoin de soumettre les malades au supplice de Tantale. M. G. Sée, nous le savons, n'a même pas besoin de cette dernière interprétation.

M. Bouchard demande un long intervalle entre les repas, le plus long possible, plus long la nuit que le jour. Deux repas suffiraient aux dilatés, cependant il en concède trois : un léger le matin, à sept heures et demie ; on ne doit pas boire à ce repas du matin; deux autres à onze heures et demie et à sept heures et demie, le soir. Parmi les fruits, les fraises, les pêches et le raisin, seraient bien supportés, ainsi que tous les fruits cuits (Bouchard).

II. *Éviter les aliments nuisibles par leurs qualités physiques ou chimiques.* Par leurs qualités physiques les aliments peuvent être nuisibles tantôt parce qu'ils sont de nature grossière, incomplétement divisés, tantôt par leur température. Tout ce qui laisse un résidu abondant, comme les légumes verts, les fragments alimentaires rebelles par leur volume à l'action du suc gastrique, les corps étrangers incapables de toute réduction par digestion, sont par leur séjour prolongé dans l'estomac, par leur poids, par les efforts excessifs auxquels ils amènent le muscle, une cause de relâchement et d'ectasie. Les boissons froides, glacées, sont particulièrement dangereuses. Souvent du reste elles provoquent des crises gastralgiques.

Par leurs qualités chimiques, les substances alimentaires agissent surtout défavorablement sur la muqueuse qu'elles peuvent irriter et enflammer de façon à provoquer de la gastrite chronique lorsque leur action est répétée : ainsi les acides, l'alcool.

Enfin les fermentations qui se produisent dans la cavité gastrique ont des effets nocifs multipliés : ils donnent naissance à des gaz cause de distension, à des acides cause d'irritation de la muqueuse, à des produits toxiques cause d'auto-intoxication. Il importe donc d'empêcher par tous les moyens possibles ces fermentations de se produire et d'en éliminer les produits.

Le lavage correspond bien à cette dernière indication : il évacue les substances qui encombrent l'estomac. Ce n'est en tout cas qu'un palliatif. Par le tube laveur on peut introduire une substance antiseptique : on a proposé l'acide borique, l'acide salicylique, etc. M. Bouchard, comme antiseptique, donne la préférence à la solution chlorhydrique : acide chlorhydrique fumant pur,

4 grammes ; eau, 1 litre. « On peut la donner à un seul repas à la dose de quelques gorgées au milieu ou d'un verre à la fin. On peut donner jusqu'à 750 grammes de cette solution en dehors des repas. Quand la digestion n'est pas terminée trois ou quatre heures après le repas, il faut venir au secours de l'estomac en remplaçant ses sécrétions épuisées » (Bouchard).

Nous avons dit déjà que M. Bouchard faisait griller le pain pour l'empêcher de fermenter dans l'estomac.

III. *Relever la tonicité musculaire de l'estomac.* En dehors des dilatations de cause organique par rétrécissement ou par dégénérescence du muscle, dans les dilatations fonctionnelles, il est naturel de chercher à exciter le muscle cardiaque, à relever sa tonicité : c'est ainsi qu'on agit dans l'asystolie sur le myocarde, et l'on peut à bon droit établir un parallèle entre l'asystolie cardiaque et la dilatation gastrique. On a employé des excitants divers, en particulier la noix vomique, la fève de Calabar, l'électricité.

L'électrisation a tantôt été pratiquée à l'extérieur, tantôt à l'intérieur même de l'estomac, par la méthode unipolaire : elle n'a donné jusqu'ici que des résultats assez médiocres. Cependant ces tentatives sont très-légitimes. La faradisation des parois abdominales peut se proposer, comme le massage, de rendre aux muscles larges des parois abdominales la tonicité qui leur manque. Leur relâchement, nous l'avons dit, s'ajoute en quelque sorte à l'atonie gastro-intestinale, pour agir dans le même sens.

L'ipéca constitue à notre avis le moyen le plus efficace de réveiller la tonicité gastrique, et même gastro-intestinale. Il faut le donner par doses très-faibles, 2 à 5 centigrammes dans les vingt-quatre heures. Après plusieurs essais nous nous sommes arrêté à la méthode suivante. Une pastille d'ipéca de 1 centigramme est donnée une demi-heure après chaque repas : cette dose peut être doublée ; une seconde pastille est alors donnée au bout d'une heure. On ne provoque ainsi aucune espèce de nausées. Il nous a semblé que par ce procédé il était possible de distinguer en deux catégories les dilatations de l'estomac : celles qui cèdent à l'ipéca et diminuent sous son influence ; celles qui résistent à son action. Celles-ci sont beaucoup plus graves. Les artério-scléreux dilatés nous ont paru rentrer souvent dans cette dernière catégorie.

IV. *Traitement de la muqueuse.* Les lavages alcalins chauds sont utiles quand il y a de la gastrite chronique. Quand il y a des ulcérations douloureuses, il faut essayer le régime lacté et donner des alcalins à haute dose comme dans l'ulcère rond, jusqu'à ce que les circonstances permettent de traiter plus directement la gastrectasie.

V. *Régler le fonctionnement intestinal.* Cela est absolument indispensable (G. Sée). Il faut surtout combattre la constipation : il faut rétablir le tirage intestinal (Lasègue). On y arrivera à l'aide des laxatifs doux, podophylle, magnésie et rhubarbe. M. G. Sée se sert avec avantage d'une poudre composée de parties égales de magnésie, de crème de tartre et de soufre précipité. Il en donne une à deux cuillerées au commencement du repas ; plus ou moins ensuite suivant le résultat obtenu. Les lavements additionnés de glycérine donnent également un excellent résultat.

VI. *Traitement de certains symptômes. Douleurs.* L'opium et ses dérivés, et surtout la morphine, peuvent être utiles : ils ont le grand inconvénient de diminuer l'appétit et de favoriser la constipation. La cocaïne a été, ces derniers temps, donnée avec succès, sous forme de chlorhydrate de cocaïne. A notre avis

le remède le meilleur, c'est l'eau chloroformée préconisée par Lasègue (deux
cuillerées à café de chloroforme pour 200 grammes d'eau, agiter plusieurs fois
pendant vingt-quatre heures, décanter; quatre à cinq cuillerées à bouche de
la solution pure ou étendue de quantité égale d'eau). Les boissons chaudes
calment aussi très-bien la douleur en même temps qu'elles paraissent exciter
la fibre musculaire (G. Sée).

Flatulence. L'ipéca agit très-bien contre elle, donné comme il a été dit. On
peut employer les poudres absorbantes : craie préparée, magnésie, charbon
porphyrisé, mais avec réserve.

Pour la plupart des autres phénomènes directs ou à distance, ils disparaî-
tront sous l'influence du traitement dirigé contre la dilatation de l'estomac
elle-même.

Ulcère rond. Définition. Synonymie. L'ulcère rond est constitué par une
ulcération de l'estomac qui débute par la muqueuse et tend à gagner vers la
profondeur; il peut en résulter la perforation de l'organe ou l'ouverture d'un
vaisseau, et, en conséquence, une hémorrhagie abondante. L'existence de cette
ulcération se traduit dans bon nombre de cas par des symptômes dont l'ensemble permet de faire le diagnostic : cependant il ne semble pas que l'ulcère
rond soit une maladie bien définie, bien individualisée dans son étiologie et sa
pathogénie. L'ulcération progressive paraît être la résultante de facteurs multiples et variables. Il s'agirait donc non d'une maladie, à proprement parler,
mais d'un complexus anatomo-pathologique susceptible de se traduire en clinique par un complexus symptomatique relativement fixe.

La synonymie est très-riche. On a cherché à distinguer l'ulcération par un
qualificatif caractéristique, mais ceux de ces qualificatifs que l'on a employés
ont le tort de ne pas s'appliquer qu'à l'ulcère rond ou de ne s'appliquer qu'à
certains des cas de cette maladie.

Ainsi, *ulcère rond, ulcus rotundum :* mais l'ulcère peut être allongé, ovalaire; *ulcère simple :* mais il est souvent double ou même triple; *ulcère perforant :* mais la perforation n'est pas la conséquence obligatoire de l'ulcère
rond, et souvent il s'arrête en route et se cicatrise; *ulcère chronique :* mais
parfois il paraît suivre une marche très-rapide. Qu'importe du reste? et les
dénominations d'ulcère rond ou d'ulcère simple que nous emploierons le plus
souvent ont au moins cet avantage d'être comprises par tout le monde et de ne
pas prêter à la confusion.

Nous renverrons à l'article Gastrite pour la description de la gastrite éro-
sive. L'ulcère rond, il est bon de le faire remarquer, et l'on verra pourquoi
à propos de la pathogénie, est encore appelé quelquefois *gastrite ulcéreuse.*

Historique. On a trouvé dans les auteurs anciens, et même dans Galien, la
description de lésions de l'estomac qui doivent être rapportées à l'ulcère simple.
Certains auteurs ont décrit des pertes de substance qui avaient déterminé
soit la perforation, soit des hémorrhagies abondantes : ainsi B. Grassius, en
1695, signale la perforation. Littre (1704), une hémorrhagie mortelle attribuable à une lésion de cette nature. D'autres observations isolées existent çà
et là. Matthew Bailhi (1805) signale des ulcères de l'estomac analogues à ceux
que l'on peut rencontrer sur d'autres régions; il insiste sur la netteté de la
perte de substance et quelquefois la destruction complète des parois gastriques.
Abercrombie, dans ses *Recherches sur les maladies de l'estomac* (1830), a cou-

signé des observations directement utilisables pour l'étude de l'ulcère simple.
Cependant c'est à Cruveilhier que revient le mérite d'avoir nettement séparé
l'ulcère simple des ulcérations cancéreuses. Cette distinction est un fait capital
dans l'histoire de cette affection. Il en montra la curabilité et insista sur les bons
effets du régime lacté. C'est à lui qu'il faut faire remonter l'établissement
définitif du type morbide ; les nombreux travaux qui se sont succédé depuis
cette époque n'ont fait que confirmer ce qu'avait si bien vu Cruveilhier et com-
pléter l'étude des détails. Brinton a donné une excellente étude d'ensemble
de l'affection, surtout au point de vue de la symptomatologie. La pathogénie a
été le sujet de travaux nombreux, l'occasion de doctrines opposées : nous aurons
à les discuter plus loin. On trouvera dans la thèse de L. Galliard (1882) un
exposé bien fait des théories en présence et des travaux dans lesquels elles ont
été formulées et défendues.

Anatomie pathologique. L'ulcère rond typique se présente sous l'aspect
d'une ulcération arrondie ou ovalaire plus ou moins allongée, à bords taillés à
pic, en gradins ou en entonnoir. Ses dimensions sont très-variables, nous y
reviendrons tout à l'heure.

Parfois l'ulcération est nettement taillée à pic, faite comme à l'emporte-
pièce dans la muqueuse, et les tuniques sous-jacentes de l'estomac peuvent être
reconnues. La muqueuse, saine, n'a pour ainsi dire subi aucune modification ;
les bords ne sont pas élevés, marginés, et la perte de substance constitue toute
la lésion. Dans certains cas, surtout lorsque l'ulcère rond est déjà de longue
durée, les bords en sont soulevés, calleux ; ils forment au pourtour de l'ulcération un bourrelet arrondi que son induration peut faire prendre pour une
lésion cancéreuse. Il peut être besoin de l'examen histologique pour trancher la
question.

D'autres fois il existe au pourtour une évidente inflammation de la muqueuse,
qui est comme boursouflée, tuméfiée, saillante et ramollie. Il est vrai qu'il est
toujours très-difficile de faire à la digestion *post mortem* sa part exacte.

Il est assez rare que les bords de l'ulcération soient exactement comme taillés
à l'emporte-pièce ; le plus souvent il existe soit une dégradation progressive
en entonnoir, soit une disposition en gradins superposés. Dans ce dernier cas,
les dernières tuniques ne présentent pas une égale perte de substance, celle de la
muqueuse est plus considérable que celle de la sous-muqueuse et des tuniques
sous-jacentes. En supposant effacée, atténuée, l'arête de ces gradins successifs,
on a la disposition en entonnoir. L'axe de cet entonnoir n'est presque jamais
perpendiculaire à la muqueuse ; il lui est plus ou moins oblique, et cette obli-
quité se trouve déterminée par la direction même des artères qui abordent
l'estomac par sa face péritonéale.

C'est précisément à la distribution des artères dans les parois de l'estomac
que l'on a attribué la disposition en entonnoir si fréquente dans l'ulcère rond ;
cet entonnoir serait exactement l'analogue des infarctus en forme de cône que
l'on rencontre dans d'autres organes pourvus d'artères terminales, à la suite
d'une thrombose ou d'une embolie. Le même mécanisme, ainsi que nous le
disons plus loin, a été invoqué pour expliquer la formation de l'ulcère rond.
Cependant on a fait remarquer que les glandes de la muqueuse sont entourées
d'un riche réseau capillaire qui constitue pour la terminaison des artérioles
un large champ d'anastomose. Il faut donc admettre que seule l'oblitération de
troncs artériels déjà volumineux pourrait provoquer l'infarctus gastrique et

secondairement, par auto-digestion des parties nécrobiosées, une ulcération forcément très-étendue. Du reste, les deux extrêmes peuvent être observés au point de vue de la disposition des bords de l'ulcère rond ; quelquefois il existe de petites ulcérations d'un diamètre très-restreint, mais très-profondes, d'autres fois de larges ulcérations superficielles formées en apparence par une abrasion de la muqueuse ; la perte de substance paraît peu profonde, ses bords se continuent sans relief sensible avec la muqueuse avoisinante.

Il est bien difficile de décider du reste où finit l'*érosion folliculaire* que l'on attribue à la gastrite et où commence réellement l'ulcère rond, et l'on peut, sur un estomac qui porte un *ulcus rotundum* que ses dimensions, ses profondeurs, son aspect, permettent de classer, immédiatement, rencontrer soit des érosions folliculaires en forme de petits pertuis arrondis, soit des exulcérations semblables à celles que l'on rencontre dans les gastrites chroniques et en particulier dans la gastrite alcoolique. On ne peut, dans ces conditions, se défendre de cette idée qu'il n'y a pas de limite appréciable entre ces diverses lésions, qu'il existe entre elles des formes progressives de passage, et que l'ulcère rond représente en quelque sorte le maximum de ces pertes de substance.

L'aspect du fond de l'ulcération est variable. Quelquefois il est rempli d'une sorte de détritus grisâtre, pulpeux, peu abondant. Le plus souvent il est net, détergé, et l'on peut distinguer facilement les faisceaux [musculaires de la tunique musculaire mis à nu et comme disséqués. Dans quelques cas, lorsqu'il s'est fait une hémorrhagie abondante, sinon mortelle, on peut trouver une artériole béante, nettement sectionnée, par où s'est faite cette hémorrhagie. La muqueuse peut être infiltrée de sang, et présenter au pourtour de l'ulcération une coloration d'un rouge vineux caractéristique : ces cas ont été considérés comme des cas d'infarctus hémorrhagique suivis d'ulcération par auto-digestion.

Dimensions. Les dimensions de l'ulcère simple de l'estomac sont extrêmement variables : elles peuvent aller de moins de 1 centimètre de diamètre à 5 et 6 centimètres et plus. Cruveilhier a donné la description d'une ulcération qui s'étendait du cardia jusqu'au pylore. On comprend combien, en cas de cicatrisation, des lésions de cet ordre peuvent produire de modifications dans la disposition du réservoir gastrique.

Nombre. Le plus souvent l'ulcère simple est unique : cependant on peut en rencontrer deux ou trois, rarement plus ; dans un cas de Waltmann cité par Eichhorst, il y en avait 8. Il n'est pas très-rare de constater la coïncidence d'un ulcère gastrique et d'un ulcère du duodénum de même nature. D'après Brinton, il y aurait deux ulcères au moins une fois sur cinq. « Sur 97 cas d'ulcères multiples (correspondant à 463 observations), 67 présentaient deux ulcères ; 16 en présentaient 3, et sur les 24 restants 3 cas offraient 4 ulcérations ; dans 2 cas on trouvait chaque fois 5 ulcérés ; enfin dans 4 autres on pouvait en supposer un nombre plus grand encore » (*Traité des maladies de l'estomac.* Trad. Riant, p. 182).

Situation. Il est des régions de l'estomac qui sont presque toujours épargnées par l'ulcère rond ; il en est d'autres au contraire qui sont pour cette lésion un siège de prédilection. D'après Rokitansky, la petite courbure est le plus souvent atteinte ; d'après Brinton, dans 15 pour 100 des cas l'ulcère rond siége au pylore ; dans 25 pour 100 à la petite courbure. Les constatations de Cruveilhier l'avaient amené du reste au même résultat. Ainsi que le fait remarquer Leube (*Ziemssen's Handb.*, p. 90, Bd. VII, 2te Hälfte), les 4/5 des ulcères ronds siégent dans une zone de l'estomac qui est représentée par la paroi postérieure, la petite courbure et la région pylorique. Cette aire d'ulcération est beaucoup moins étendue que la région relativement indemne, qui comprend la grande courbure, la face antérieure, la grosse tubérosité et le cardia.

La situation fréquente de l'ulcère rond à la partie supérieure de la face postérieure fait que souvent la perforation consécutive à l'ulcération rencontre le pancréas et que, dans bon nombre de cas d'hémorrhagie, l'écoulement du sang est dû à la lésion de l'artère splénique qui chemine le long de la paroi postérieure de l'estomac.

Ulcération des vaisseaux. L'ulcération de troncs vasculaires assez importants pour donner lieu à une hémorrhagie dangereuse pour la vie n'est pas en effet très-rare. L'hématémèse est du reste un des symptômes les plus fréquents et les plus caratéristiques. Les artères atteintes sont, le plus souvent, des branches de divisions de second ou de troisième ordre des artères coronaires de l'estomac. Les coronaires elles-mêmes peuvent être intéressées. Enfin, lorsque les parois stomacales sont complétement perforées, qu'il existe des adhérences avec les organes voisins, des artères éloignées peuvent être intéressées dans les progrès de l'ulcération : l'artère le plus souvent lésée, avons-nous dit, est l'artère splénique.

Du reste, on a constaté dans les parois mêmes de l'estomac des modifications des vaisseaux capables d'expliquer, en partie tout au moins, la survenue des hémorrhagies. Powell a signalé la dilatation anévrysmale des artères; Andral la dilatation variqueuse des veines. Les anévrysmes miliaires de l'estomac ont été rencontrés, il est vrai, en dehors de l'ulcère rond (Liouville), et Gallard, dans deux cas, les a vus devenir la cause d'une hémorrhagie mortelle. La coïncidence n'a donc rien de particulier à l'ulcère rond, et il est évident qu'il faut voir dans l'existence de ces anévrysmes miliaires la conséquence d'une inflammation chronique.

Les artères sont souvent atteintes de lésions appréciables au voisinage des ulcérations. « A la limite de l'ulcération on trouve constamment des lésions des vaisseaux consistant dans une hyperthrophie scléreuse de leur paroi et un rétrécissement de leur calibre. Ces lésions vasculaires sont différentes suivant la nature et le diamètre des vaisseaux et suivant le point de leur trajet que l'on examine. Ainsi, une artériole d'un certain volume montrera sur une coupe une endartérite oblitérante au niveau du point où elle est sectionnée et oblitérée à la surface de l'ulcère, et, dans les parties voisines, une endartérite avec des bourgeons saillants dans la cavité du vaisseau. Plus loin, cette cavité sera remplie de sang coagulé. Les artérioles plus petites offrent un épaississement régulier et très-notable de leurs parois. Il en est de même des capillaires » (Cornil et Ranvier, 2ᵉ édit., p. 290, t. II).

Galliard (th. de Paris, 1882) a eu l'occasion d'examiner une artère qui avait été dans un ulcère rond le point de départ d'une hémorrhagie considérable. Les parois étaient pénétrées par des éléments embryonnaires infiltrés entre les tuniques artérielles. Les fibres musculaires et élastiques étaient tout d'abord comme dissociées par les cellules arrondies, puis, à l'extrémité même, toute trace de l'organisation primitive avait complétement disparu, et l'artère n'était plus représentée que par un cylindre d'éléments embryonnaires dont la disposition seule indiquait que là avait été une artère. On comprend que dans ces conditions l'hémorrhagie soit facile, puisque ces amas embryonnaires n'opposent à la pression sanguine et à l'issue du sang qu'une barrière extrêmement fragile. L'endartérite oblitérante, les caillots sanguins signalés par Cornil et Ranvier, expliquent qu'il puisse y avoir hémorrhagie, hémostase, puis de nouveau hémorrhagie, alors qu'une seule artère se trouve lésée.

Perforation. On peut dire que tout ulcère rond, étant progressivement envahissant, surtout vers la profondeur, marche naturellement vers la perforation. Cependant cette perforation n'est heureusement constatée, d'après Brinton, qu'une fois sur 7 à 8 cas d'ulcère rond. Elle se présente deux fois plus souvent chez les femmes que chez les hommes. Chez la femme, du reste, la marche de l'ulcération serait, en vertu d'une prédisposition physiologique particulière, beaucoup plus rapide que chez l'homme, et Brinton a décrit chez les jeunes femmes une forme aiguë d'évolution extrêmement rapide. D'autre part, d'après le même auteur, les probabilités de la perforation seraient d'autant plus restreintes que l'âge du malade serait plus avancé. Chez la femme la fréquence la plus grande de cette complication serait de quatorze à trente ans ; un tiers des cas se présenterait de quatorze à vingt ans. Chez l'homme, la proportion irait en augmentant jusqu'à cinquante ans, et diminuerait ensuite légèrement. Cette différence entre les deux sexes ne peut évidemment s'expliquer que par la nature différente des causes de l'ulcère rond chez les jeunes femmes et chez les hommes.

La perforation se fait beaucoup plus souvent lorsque l'ulcération siége à la face antérieure que lorsqu'elle siége à la face postérieure. La face antérieure serait, d'après Brinton, 50 fois plus exposée que la postérieure. Cela s'explique parce que les mouvements de la face antérieure sont plus étendus que ceux de la face postérieure, et que dès lors des adhérences peuvent plus difficilement s'établir.

Lorsque ces adhérences n'existent pas, il se produit forcément une péritonite généralisée suraiguë due à l'épanchement des matières intestinales dans la cavité péritonéale ; quand ces adhérences existent, cette conséquence fatale peut être évitée. Tantôt il se fait une péritonite limitée, enkystée, et la poche qui en résulte peut s'ouvrir dans des directions variées. Tantôt l'adhérence est si intime, que le travail d'ulcération se continue sur les organes voisins, pancréas, foie et ganglions, qui se sont en quelque sorte appliqués sur la solution de continuité des parois gastriques. Ces organes, atteints d'inflammation interstitielle caractérisée surtout par une infiltration embryonnaire, s'ulcèrent progressivement, exactement par le même procédé que l'estomac.

Des trajets fistuleux peuvent s'établir qui font communiquer l'estomac avec les cavités voisines. A travers le diaphragme il peut y avoir communication avec une bronche, ainsi que Cruveilhier en a cité un cas. Il peut y avoir production d'un foyer gangréneux dans le poumon avec pleurésie ou pyo-pneumothorax. Il peut y avoir ouverture du péricarde et pyo-pneumo-péricardite. Dans l'abdomen la communication peut s'établir avec des anses intestinales diverses, avec le duodénum, avec le côlon, ce qui est fréquent à cause du rapport naturel de l'estomac et du côlon transverse. Il peut même se faire, ce qui est rare, il est vrai, des trajets fistuleux qui peuvent venir plus ou moins directement s'ouvrir à la peau. En résumé, il peut se constituer des fistules internes ou externes très-variées dans leur direction et dans leurs conséquences, mais dont la disposition la plus fréquente est déterminée, d'une part par les rapports de l'estomac, et d'autre part par le siége le plus habituel de l'ulcère rond.

Sur 50 cas de perforation, 12 cas auraient été trouvés au cardia (Brinton);
on comprend d'après cela combien doit être fréquente, relativement, la communication avec la cavité thoracique.

Cicatrisation. Heureusement l'ulcère rond peut s'arrêter en route et se
terminer par la guérison; une cicatrice succède à la perte de substance. Cette
cicatrice, étoilée, plus ou moins étendue, est superficielle ou profonde, suivant
que l'ulcère était lui-même plus ou moins pénétrant. Ces cicatrices blanchâtres,
étoilées, se reconnaissent aisément à la surface de la muqueuse. Elles peuvent
déterminer des déformations plus ou moins marquées du réservoir gastrique :
dépressions, déformation en bissac, etc. Quand la cicatrice siége au pylore,
elle est souvent annulaire, comme l'ulcération d'où elle provient. Elle détermine un resserrement plus ou moins marqué de cet orifice, et en conséquence
une dilatation de l'estomac. Les organes voisins peuvent être compris dans ce
travail de cicatrisation, et il s'établit ainsi des adhérences qui peuvent rendre
possible la guérison de larges pertes de substance.

Il semble que la récidive puisse se produire au niveau même des cicatrices.
Il paraît certain aussi quelles peuvent devenir le point de départ d'un carcinome gastrique.

Lésions histologiques. Les lésions histologiques consistent surtout dans une
prolifération cellulaire abondante sur tout le pourtour de l'ulcération. Les
glandes paraissent allongées; elles sont séparées les unes des autres par du
tissu embryonnaire qui a pris la place des travées conjonctives si minces à l'état
normal qu'elles passent presque inaperçues. Les cellules glandulaire sont souvent infiltrées de granulations graisseuses. L'infiltration se poursuit entre les
faisceaux des autres tuniques celluleuse ou musculaire. Elle se continue même
sur les organes avoisinants lorsque des adhérences se sont établies et qu'ils
sont venus s'accoler à l'estomac pour obturer la perforation. Cette inflammation interstitielle sert donc d'avant-garde à l'ulcération qui progresse précisément par la destruction moléculaire ou par élimination puriforme du tissu de
granulations qui s'est substitué aux tissus normaux. L. Galliard a montré dans
sa thèse (*Essai sur la pathogénie de l'ulcère simple.* Paris, 1882) que, dans des
cas où on a constaté l'existence d'ulcères ronds bien caractérisés, il existait
surtout vers le pylore des taches plus ou moins étendues, plus ou moins con-
fluentes, de gastrite muqueuse, sous-muqueuse et glandulaire, et que l'infiltration embryonnaire des tuniques gastriques représentait le premier degré du
processus dont l'ulcération est le dernier terme.

Les artères étaient lésées, mais, semble-t-il, secondairement, par infiltration, au
même titre que les autres tissus. On sait du reste que, partout où il existe une
semblable infiltration embryonnaire, il se fait au pourtour des artères des traînées qui en suivent la direction. Il est vraisemblable que ce travail histogé-
nique n'est pas le seul qui puisse aboutir à la lésion destructive désignée sous
le nom d'*ulcère rond*, lésion qui paraît être beaucoup plutôt l'aboutissant commun de processus pathologiques différents qu'une maladie autonome.

Pathogénie. On a émis sur la pathogénie de l'ulcération de l'estomac des
théories nombreuses. Aucune d'elles prise isolément ne rend suffisamment
compte des choses, et il est de toute nécessité, dans tous les cas, de faire intervenir des éléments complexes.

On a surtout invoqué les facteurs pathogéniques suivants :

1° L'anémie de la muqueuse et des parois gastriques;

2° Les hémorrhagies interstitielles ;

3° La gastrite ulcéreuse ;

4° L'auto-digestion de la muqueuse par le suc gastrique qu'elle a elle-même sécrété ;

5° L'infiltration microbienne ;

6° On peut encore ajouter un élément nerveux ou nervo-trophique.

Ces facteurs pathogéniques ont fourni le thème premier de théories diverses plus nombreuses encore parce que plusieurs de ces éléments peuvent se combiner. L'anémie, par exemple, peut résulter de mécanismes différents.

1° *Anémie.* L'anémie de la muqueuse a surtout été invoquée par Virchow, qui l'attribuait à l'*embolie* ou à la *thrombose*. On doit y ajouter l'anémie par contraction spasmodique des artérioles ou des tuniques musculaires.

Les embolies et la thrombose amèneraient l'arrêt de la circulation artérielle, puis la nécrobiose, ou mieux la destruction par le suc gastrique de toutes les parties desservies par un territoire artériel. D'après Pavy la muqueuse et les autres tuniques de l'estomac, ne recevant plus incessamment du sang alcalin, se laisseraient digérer par le suc gastrique acide.

a. *Embolies artérielles.* La théorie de l'embolie a été appliquée par Virchow à la pathogénie de l'ulcère simple de l'estomac. Un certain nombre de faits paraissent démontrer que les embolies peuvent en effet jouer un rôle dans la production des ulcérations de l'estomac. Un certain nombre de fois on a rencontré simultanément soit une endocardite, soit des lésions athéromateuses des artères, des embolies viscérales diverses et un ulcère rond de l'estomac. Ainsi Lebert a vu des ulcérations gastriques chez un chien dont les valvules cardiaques présentaient des concrétions fibrineuses. Rindfleisch et Merkel constatent de l'athérome aortique, des embolies disséminées et un ulcère gastrique. Expérimentalement Prevost et Cottard (*in* Lefeuvre, th. de Paris, 1867), en injectant des grains de tabac dans l'aorte chez des lapins, ont obtenu des ulcérations intestinales évidemment produites par embolies. Dans un cas de Godinier (th. de Paris, 1869) il existait un ulcère du duodénum et un ulcère de l'estomac avec une embolie de l'artère pancréatico-splénique.

Ces faits, auxquels on peut ajouter ceux de Bourneville et Durand et de Lancereaux (thèse de Galliard, p. 13), rendent très-vraisemblable l'existence de l'ulcère gastrique d'origine embolique. Évidemment, toutefois, l'embolie n'explique qu'un petit nombre d'ulcères.

On a fait remarquer du reste qu'il n'y a pas dans l'estomac d'artérioles terminales, les territoires artériels communiquent les uns avec les autres par de nombreuses anastomoses interglandulaires, la stase limitée, la coagulation, la nécrobiose, sont peu vraisemblables avec de petites embolies arrêtées dans de petites artères.

b. *Thrombose.* Les diverses lésions inflammatoires ou dégénératrices des artères sont, comme on le sait, susceptibles d'amener le ralentissement du cours du sang et sa coagulation : ainsi l'endartérite aiguë ou chronique, l'athérome, la dégénérescence graisseuse, la dégénérescence amyloïde. Ces diverses lésions artérielles peuvent atteindre les artères de l'estomac ; quelques-unes d'entre elles se rencontrent fréquemment au voisinage des ulcères gastriques, et la thrombose joue évidemment un certain rôle dans la marche des lésions et dans l'évolution des symptômes : mais il faut distinguer l'artérite consécutive à l'ulcération de l'artérite chronique primitive, qui devient, par l'intermédiaire de la thrombose, la cause première de cette ulcération.

Galliard dans ses observations note une zone d'anémie bien nette au pourtour immédiat des pertes de substance. Les artères étaient fortement infiltrées d'éléments embryonnaires ; leur structure normale au niveau même de la surface de l'ulcère avait complétement disparu. Il est évident que l'artérite était en grande partie cause de cette anémie qui diminuait la vitalité des éléments organiques et les rendait incapables de résister par leur alcalinité sans cesse renouvelée à l'action nocive du suc gastrique acide. Par contre cette endartérite, en suscitant l'apparition d'un caillot oblitérateur, peut empêcher ou arrêter une hémorrhagie dangereuse.

Les lésions des artères gastriques, les lésions des grosses artères, de l'aorte en particulier, dans des cas où l'ulcère rond a été rencontré, permettent de concevoir la possibilité d'une thrombose. On ne cite que peu de cas dans lesquels la démonstration de cette thrombose ait été faite. M. Hayem a déclaré à la Société anatomique (1868) avoir plusieurs fois observé l'oblitération des branches artérielles de l'estomac chez des vieillards atteints d'ulcérations gastriques.

Au point de vue expérimental Pavy a reproduit ce qui se passe dans ces conditions. Il lie des artérioles à la surface de l'estomac : au contact des acides le département correspondant de la muqueuse s'ulcère ; les autres parties restent indemnes. L'action de l'acide seule n'est donc pas capable de provoquer une lésion de la muqueuse, cette lésion se produit seulement dans les points où le sang cessant de circuler n'entretient pas un degré suffisant d'alcalinité.

L'anémie localisée et même l'anémie par thrombose peut donc être un des facteurs pathogéniques de l'ulcération gastrique, il ne semble pas toutefois qu'elle en soit un facteur fréquent.

c. *Anémie spasmodique.* Klebs pense que la contraction spasmodique des artérioles est capable d'anémier une certaine zone de la muqueuse et de la livrer sans défense à l'action du suc gastrique. Pour Axel Key, la contraction violente de la tunique musculaire de l'estomac, dans le vomissement en particulier, suffirait pour provoquer l'arrêt de la circulation vers la muqueuse et pour en permettre la corrosion par l'acide gastrique. Ces théories sont évidemment d'une ingéniosité un peu recherchée, cependant elles peuvent contenir une part de vérité.

2° *Stases veineuses et hémorrhagies interstitielles.* Rokitanski, qui a suivi de près Cruveilhier dans l'étude de l'ulcère simple de l'estomac, est l'auteur de la théorie de la stase veineuse. Rindfleisch attribue la première place aux infarctus hémorrhagiques : cette pathogénie est communément acceptée pour les érosions gastriques. Les stases veineuses doivent être rapportées à des mécanismes différents.

Axel Key, nous l'avons vu, invoquait la stase consécutive à la *contraction violente des tuniques musculaires ;* on a invoqué encore : les troubles du système nerveux, les oblitérations partielles ou totales du système porte, la stase veineuse généralisée.

Les lésions du système nerveux peuvent amener la production d'ecchymoses à la surface interne de l'estomac : Schiff et Brown-Séquard les ont vues après une lésion des corps opto-striés, de la protubérance et du bulbe, Charcot après des hémorrhagies cérébrales. Koch et Ewald ont constaté des hémorrhagies du duodénum et de l'estomac après la section de la moelle à la région cervicale ou à la région dorsale (Ewald, *Die Lehre von der Verdauung*). Ebstein a relevé des faits analogues. Mayer (*Wien. med. Jahrb.*, 1872) a rencontré aussi ces ecchymoses dans l'intoxication par la strychnine, qui agit sur la moelle d'une façon si intense et provoque une hyperémie si considérable.

Il est certain que la circulation se trouve arrêtée au niveau où siége une hémorrhagie interstitielle, la muqueuse à ce niveau est sans défense contre l'action du suc gastrique : l'ulcération peut donc se produire. C'est un fait assez commun que de rencontrer chez des cardiaques asystoliques de petites érosions folliculaires arrondies qui se sont produites au milieu d'une véritable ecchymose facilement reconnaissable à l'autopsie. Il est vrai que dans ces conditions, d'après Balzer, il se ferait de petits abcès, et que c'est à eux plus qu'à l'ecchymose qu'il faudrait rapporter la perte de substance.

Mais ici il s'agit d'érosion hémorrhagiques plus que d'ulcérations. Ces érosions ponctuées, folliculaires, sont petites et nombreuses, elles ne semblent pas avoir tendance à se transformer en ulcères vrais. Il faut remarquer cependant que dans bien des cas d'ulcère simple bien déterminé on rencontre des érosions folliculaires. Tous les intermédiaires sont possibles entre ces deux ordres de lésions, et l'on peut penser que, si les érosions restent si souvent à l'état folliculaire, ponctué, dans la stase de la veine porte, c'est que l'acidité du suc gastrique a beaucoup diminué, et que la corrosion fait défaut pour ce motif.

Quoi qu'il en soit, ces érosions se rencontrent fréquemment à la suite de la compression ou de l'oblitération de la veine porte, dans la cirrhose du foie, dans l'asystolie cardiaque. Expérimentalement on a pu les provoquer en liant la veine porte chez des lapins (L. Müller).

C'est au même mécanisme sans doute qu'il faut attribuer les ulcérations de l'estomac rencontrées par Panum (*Virchow's Archiv*, 1862) sur des chiens dans les veines crurales desquels il avait injecté des boulettes de cire : il ne pouvait pas s'agir d'embolies artérielles, ainsi que le fait remarquer Galliard, mais de troubles de la circulation dans le domaine de la veine cave et du système sus-hépatique. Panum a constaté sur un chien des ecchymoses de la muqueuse et un ulcère gros comme une noisette.

3° *Gastrite ulcéreuse.* C'est à la gastrite ulcéreuse que Cruveilhier attribuait la production des ulcères chroniques de l'estomac. Il est de fait que l'ulcère rond est fréquent chez les alcooliques en même temps que les érosions superficielles, et les érosions ponctuées ou folliculaires, et que souvent on peut cliniquement relever une phase première de la maladie attribuable à la gastrite (Galliard). Dans les deux cas qu'il a examinés, Galliard a trouvé, comme nous l'avons dit déjà, une gastrite diffuse, caractérisée par des amas embryonnaires disposés entre les glandes et dans la sous-muqueuse. Cette prolifération, trace évidente de la gastrite, détruit la muqueuse sur certains points, à la façon d'une suppuration superficielle : l'ulcère simple est constitué. Les progrès ultérieurs se font par le même mécanisme. La gastrite est ici, de toute évidence, le fait principal, primordial. La corrosion acide joue un rôle secondaire : elle ne fait sans doute que précipiter la modification des cellules embryonnaires, des tissus de granulation.

4° *Auto-digestion.* En Allemagne on appelle communément l'ulcère simple de l'estomac et du duodénum *ulcère peptique*. Cette dénomination indique l'importance que l'on attribue à l'influence du suc gastrique dans la production de la perte de substance de l'estomac, qui est regardée comme le résultat d'une auto-digestion. Un certain nombre de faits démontrent que c'est surtout au suc gastrique acide que doit être attribuée cette influence nocive. Tout d'abord l'ulcère simple ne se rencontre que dans l'estomac et dans les deux premières parties du duodénum, au-dessus de l'ampoule de Vater. Il cesse de se montrer au niveau du point où l'acide gastrique a été saturé par la bile. En second lieu chez les malades atteints d'ulcère de l'estomac on observe habituellement un degré d'acidité supérieur à la normale (Riegel, Boas, etc.). Des expériences ont démontré que l'on peut empêcher certaines ulcérations toxiques de se produire en neutralisant l'acide gastrique. W. Filehne pratique à des lapins des injections hypodermiques arsenicales. A l'un on introduit dans l'estomac de la magnésie et du bicarbonate de soude de façon à neutraliser le suc gastrique; chez l'autre on ne fait rien de semblable. Le premier ne présente pas d'ulcérations arsenicales de l'estomac, le second en a de très-manifestes. Filehne en conclut que les ulcérations arsenicales sont d'ordre peptique (*Arch. f. pathol. Anat. u. physiol.*, Bd. LXXXIII, p. 1). On sait aussi quel succès a obtenu Debove en traitant l'ulcère gastrique par des alcalins à haute dose. La douleur est très-rapidement supprimée et l'amélioration ne tarde pas à se produire au point de vue fonctionnel. Il est évident que ce traitement agit en diminuant et en supprimant l'acidité de l'estomac. Le succès de cette méthode est un argument en faveur de l'origine peptique de l'ulcère simple.

Comme la muqueuse gastrique ne se digère pas à l'état normal, il faut bien faire intervenir un élément qui rend les tissus vulnérables. Cette immunité tient-elle à sa structure? Évidemment non, puisque le suc gastrique n'empêche pas la guérison des plaies de l'estomac normal. Les pertes de substances faites expérimentalement par des procédés variés (section, arrachement, brûlure, etc.) se réparent rapidement. On sait de même que les plaies chirurgicales de l'estomac se guérissent très-bien; c'est une observation que l'on a eu maintes fois l'occasion de renouveler depuis quelques années d'ici : la gastrostomie et la gastrotomie sont en effet à l'ordre du jour.

Il faut donc admettre qu'une circonstance particulière. un défaut de résistance des tissus, empêche la cicatrisation de la perte de substance qui constitue l'ulcère rond. Quincke (*D. med. Wochenschr.*, n° 6, 1882) a vu des plaies de l'estomac se guérir beaucoup plus lentement chez des chiens anémiés que chez d'autres animaux. Il est donc bien évident qu'il faut dans beaucoup de cas admettre deux facteurs pathogéniques : une résistance vitale moindre, qui peut résulter d'une anémie généralisée ou localisée, et l'action digestive du suc gastrique. La dégénérescence de la muqueuse agirait dans le même sens que son anémie.

5° *Infiltration microbienne.* Cette théorie proposée par Böttcher a été reçue avec un dédain peut-être exagéré. Böttcher, ayant rencontré des bactéries disséminées dans les tissus au pourtour de l'ulcère, a fait de ces microbes la cause première de la lésion. Si l'on remarque que l'infiltration embryonnaire que montre le microscope est absolument analogue au tissu de granulation des Allemands, considéré comme la conséquence ordinaire d'une lésion infectieuse; que cette infiltration se poursuit même au dehors de l'estomac dans le parenchyme du foie et du pancréas, on est amené à se demander si des microbes ne peuvent pas pénétrer à la surface d'une érosion ou d'une ulcération gastriques et jouer un certain rôle dans leur propagation. Cette propagation est du reste excentrique à la façon des lésions parasitaires de la peau. D'autre part il est bien établi que des maladies infectieuses peuvent déterminer des ulcérations de l'estomac : ainsi le charbon, la tuberculose (*voy.* th. de Marfan, 1886). Le muguet peut s'y implanter. L'ulcère simple d'après M. Millard (cité par Galliard) peut être consécutif à la fièvre typhoïde. Or depuis les recherches de Cornil et Ranvier et de A. Chauffard on sait que dans la fièvre typhoïde il existe souvent des lésions de l'estomac qui consistent précisément surtout dans une infiltration embryonnaire qui débute dans la sous-muqueuse. La syphilis, maladie certainement infectieuse, peut porter son action sur l'estomac. Cornil et Ranvier décrivent et dessinent une gomme sous-muqueuse, et dans un mémoire récent (*Archives gén. de méd.*, 1886) Galliard a signalé la guérison des symptômes de l'ulcère simple chez un syphilitique soumis au traitement spécifique.

Il résulte de tout cela que la cause première, la raison primordiale de l'ulcère rond, peut être d'origine infectieuse, c'est-à-dire bactérienne. Il n'y a donc rien d'illogique à faire intervenir la pénétration des microbes par la surface dénudée de la muqueuse, et à se demander s'il ne peut pas s'implanter là certaines bactéries capables d'aider tout au moins le travail destructeur qui se produit à ce niveau. On peut au surplus admettre cette intervention microbienne sans lui attribuer un rôle exclusif.

6° *Troubles nervo-trophiques.* Les lésions du système nerveux peuvent agir indirectement sur l'estomac, ainsi que nous l'avons fait voir : elles peuvent provoquer l'apparition d'ecchymoses qui feront place à l'ulcération. Il est permis de supposer qu'il existe du côté de l'estomac des troubles trophiques analogues à ceux que l'on rencontre du côté de la peau. Sans attribuer à cette comparaison une importance trop grande, on peut se demander s'il n'existe pas dans l'estomac quelque chose d'analogue au mal perforant plantaire ou palmaire.

Certains faits nous paraissent mettre en lumière cette action nervo-trophique : ainsi il est certain que les malades atteints d'ulcère rond appartiennent à cette même série morbide qui fournit les dilatés de l'estomac et les dyspeptiques nervo-moteurs. Souvent ce sont des névropathes ; ils ont été des névropathes avant de présenter les symptômes caractéristiques de l'ulcère rond. Ils ont eu toute cette série de phénomènes que nous passons en revue ailleurs à propos de la dilatation de l'estomac, et que l'on a réunis en Allemagne sous le nom commun de dyspepsie nerveuse. L'ulcère rond peut être considéré en quelque sorte comme la lésion la plus grave, la plus avancée de la détermination gastrique. On pourra objecter, il est vrai, que les ataxiques qui ont des crises gastriques n'aboutissent pas à l'ulcère rond. A cela nous répondrons que nous n'attribuons pas un rôle exclusif à l'action névropathique, mais seulement un rôle prédisposant. Il en est ainsi du reste dans bon nombre de lésions trophiques dans lesquelles il faut toujours faire intervenir un élément étranger : chocs répétés, action des microbes, etc. Ce que fait le trouble trophique dans bon nombre de cas, c'est de diminuer la résistance des tissus aux agents de destruction.

Il est bon de remarquer à ce propos que c'est précisément chez les névropathes dont nous parlons que l'on observe une exagération de l'acidité du suc gastrique : or il paraît bien établi que cette acidité exagérée est un facteur habituel de l'ulcération chronique et progressive de l'estomac connue sous le nom d'ulcère rond, d'ulcère simple, etc.

Nature de l'ulcère simple. Est-il possible à l'aide des données qui précèdent de se faire une idée satisfaisante de la nature de l'ulcère simple de l'estomac? Évidemment on ne peut pas invoquer un seul élément pathogénique, nous l'avons déclaré déjà et nous y revenons à dessein : toujours il faut faire intervenir plusieurs facteurs. Ces facteurs toutefois ne sont pas les mêmes dans tous les cas : ils sont simplement à peu près équivalents dans leurs conséquences.

L'ulcère rond ne semble par être une maladie définie, spécifique : il semble que ce soit l'aboutissant de processus destructifs divers qui ont comme points communs leur durée, leur tendance à l'extension progressive parfois limitée, parfois illimitée. C'est du reste l'avis de Brinton. « Quant au mot ulcère, il faut s'en servir avec certaines réserves. La comparaison d'un grand nombre de pièces m'a démontré péremptoirement qu'il n'y a pas de différence spécifique entre l'ulcère et l'ulcération de l'estomac et que tous les caractères distinctifs qu'une description minutieuse pourrait leur assigner se rapprochent les uns des autres par des nuances infinies » (*Traité des maladies de l'estomac,* p. 184).

Comment donc une ulcération est elle susceptible de mériter la qualification d'ulcère? Toute la question est là.

D'une façon générale l'ulcération tend à progresser lorsque pour une raison quelconque la vitalité de la muqueuse gastrique a tellement diminué que les pertes de substances qu'elle a subies ne peuvent se séparer, ou que certaines de ses régions n'ont plus une circulation suffisante pour opposer au suc gastrique acide une barrière alcaline incessamment renouvelée. Cette diminution de vitalité peut être de cause locale ou de cause générale.

Les pertes de substances peuvent être dues à la *gastrite :* il se fait sous la muqueuse, entre ses glandes, des amas d'éléments embryonnaires tellement tassés qu'ils s'éliminent successivement par une sorte de suppuration en nappe. Il est vraisemblable que le suc gastrique agit sur les éléments embryonnaires pour les mortifier et hâter leur élimination. L'anémie locale causée par la lésion des artérioles rend plus faciles encore et l'action du suc gastrique et la nécrobiose des éléments embryonnaires. Mais pourquoi les gastrites ne deviennent-elles pas toutes ulcéreuses? C'est sans doute affaire de degré, de nature. Cela dépend aussi du taux d'acidité du suc gastrique.

Il est logique d'attribuer un certain rôle aux microbes dans la propagation des lésions interstitielles de l'ulcère rond ; leur rôle toutefois est encore hypothétique.

La dégénérescence graisseuse des épithéliums glandulaires, la lésion des vaisseaux, l'artérite, la thrombose, les embolies, les ecchymoses, permettront aussi au suc gastrique d'agir plus facilement sur des tissus que ne défend pas une imbibition alcaline suffisamment renouvelée par la circulation.

Les causes générales de déchéance organique favoriseront le processus de désagrégation ulcéreuse : toutefois les anémies, les cachexies, sont loin d'être toutes égales à ce point de vue. L'anémie et la névropathie combinées sont des conditions que la clinique démontre constituer un terrain très-favorable à la genèse de l'ulcère rond : de là sans doute la fréquence de cette maladie chez les chlorotiques.

Il est possible de se représenter que divers éléments pourront donner lieu d'après leur groupement à des variétés différentes d'ulcères. Ainsi, par exemple, l'ulcère par embolie ou par thrombose ne pourra guère être qu'un ulcère étendu, puisque les artères de l'estomac ne sont pas terminales. Cet ulcère sera unique et très-large. Dans la gastrite chronique, dans la stase nerveuse, il y aura volontiers des foyers multiples, et, en même temps que des ulcères, des ulcérations, des érosions folliculaires. Enfin dans ces ulcères à extension progressive, qui ne reconnaissent pas de barrière, qui envahissent les organes voisins accolés à l'estomac et les détruisent, on pourrait soupçonner l'action d'un microbe implanté sur des érosions ou des ulcérations simples, tout autant que l'action chimique du suc gastrique. Peut-être ne sont-ce pas là de simples vues de l'esprit ; une enquête pourrait être ouverte dans ce sens.

Étiologie. D'après une statistique de Lebert qui porte sur 40 000 malades, la proportion de l'ulcère simple à la morbidité générale serait de 0,66 sur 100 (Breslau et Zurich). On trouverait donc un ulcère rond environ sur 200 malades.

Âge. Au-dessous de 14 ans, l'ulcère rond est une véritable rareté. Cependant on trouve dans la science un certain nombre de cas observés chez des enfants : 5 ans (Donné), 3 ans 1/2 (Reimer), 4 ans (Chvosteck). A l'autre extrémité de la vie un cas à 83 ans (de Vergely). Du reste, à ce propos Brinton s'exprime ainsi : « La probabilité de cette maladie s'élève graduellement depuis un minimum représenté par zéro à l'âge de 10 ans jusqu'à une proportion élevée qui se maintient pendant toute la durée moyenne de la vie, pour s'élever encore à la fin de cette période et atteindre son maximum vers l'âge extrême de 90 ans, d'où nous pouvons conclure que l'ulcère de l'estomac est une maladie qui frappe particulièrement, sinon exclusivement, l'âge mûr et la vieillesse. » Cette dernière proposition est du reste contestable. Eichhorst fait remarquer en effet que les statistiques anatomo-pathologiques englobant des cas d'ulcères cicatrisés ne donnent pas une notion exacte sur l'âge. En clinique c'est de 15 à 30 ans que l'ulcère rond se rencontre le plus souvent. D'après Leube (*Ziemssen's Handb.*) la morbidité maxima s'observe de l'enfance à 30 ans et la mortalité maxima de 40 à 60 : il faudrait en conclure que la gravité de la maladie augmente avec l'âge.

Sexe. D'après Brinton on trouve 2 cas chez les femmes pour 1 chez les hommes. D'autres auteurs ont donné encore une proportion plus élevée : With, pour 290 cas chez des femmes a vu seulement 45 cas chez des hommes, ce qui donnerait 2,3 : 1, ce qui paraît être supérieur à la moyenne la plus commune. Welligk donne 3 : 1 ; Steiner 11 : 8 ; Lebert 3 à 4 : 1 à Breslau (d'après Leube, *loc. cit.*).

Maladies générales. En première ligne il faut mettre la chlorose.

La coïncidence avec la phthisie pulmonaire est également fréquente ; on a donné la proportion de 1 : 5 cas de tuberculose sur 5 cas d'ulcère rond. C'est à se demander si l'ulcère constitue une porte d'entrée ou s'il n'est pas déjà parfois lui-même de nature tuberculeuse.

On a signalé encore l'artério-sclérose, la fièvre intermittente (Rokitansky), dans le cours de laquelle il pourrait se produire des embolies pigmentaires (London). On sait toutefois que le crédit des embolies pigmentaires auxquelles Frerichs accordait tant d'importance a beaucoup baissé depuis quelques années. Parmi les maladies parasitaires ou infectieuses, il faut citer la syphilis invoquée par Steffen, remise à l'ordre du jour par Galliard, la fièvre typhoïde à laquelle peut succéder l'ulcère rond (Millard), la trichinose (Ebstein, 1 cas).

Régime. Toutes les causes de gastrites peuvent être réunies sous ce chef : gastrites toxiques et au premier rang la gastrite alcoolique ; gastrite par irrita-

tion produite par des aliments grossiers, de mauvaise nature. Il faut ajouter à
cela l'influence débilitante d'une alimentation insuffisante ou vicieuse. Cette
influence du régime expliquerait la fréquence de la maladie dans certaines professions (cuisiniers, Bamberger), dans certaines contrées (Sibérie, Thuringe).

Professions. Certaines professions prédisposent à l'ulcère rond parce qu'elles
amènent à absorber des particules ténues de substances dures dont le contact
irrite la muqueuse; ainsi : les tourneurs de porcelaine (Bernutz), les tourneurs
en métaux de Zurich (Eichhorst).

Traumatisme. Le traumatisme a été souvent invoqué, un peu à tort et à travers;
on a considéré comme telle l'action violente produite sur l'estomac par les vomissements, on a vu que Axel Key leur rapportait en première ligne des ecchymoses,
en seconde ligne des ulcérations. Dans un Mémoire des *Archives de médecine*
(sept. 1881), le professeur S. Duplay a rapporté trois observations d'ulcère rond
consécutif à un traumatisme de la région gastrique. Dans les trois cas il y avait
eu vomissement de sang, deux fois immédiatement, une fois le troisième jour,
puis plus tard des symptômes d'ulcère : douleurs épigastriques spontanées et à
la pression, intolérance gastrique. Le régime lacté produisit dans tous les cas
une amélioration rapide.

Chagrins, émotions tristes. Signalons en terminant l'influence bien des fois
relevée des *chagrins*, des causes de *dépression morale*, qui ont sur la survenue
de l'ulcère de l'estomac une action analogue à celle qu'ils exercent sur le développement de la dyspepsie nervo-motrice : c'est un nouvel argument en faveur
de l'influence de l'état névropathique.

SYMPTOMATOLOGIE. *Tableau général.* Les phénomènes par lesquels l'ulcère
rond trahit sa présence sont très-variables. Tout d'abord il peut être latent pendant très-longtemps et se révéler brusquement par un phénomène dramatique,
l'hématémèse et même la perforation suivie de péritonite suraiguë. Il est rare
cependant que les choses soient ainsi, et à vrai dire il ne peut guère être question d'un ulcère absolument latent. Toujours il y a quelque manifestation gastrique : pesanteur, malaise, sinon douleur, à l'épigastre, crises de gastralgie atténuées, phénomènes de flatulence gastro-intestinale, puis tout à coup éclatent
brusquement ou du moins avec une intensité imprévue les symptômes de l'ulcère
rond. L'ulcère rond dans ces conditions est dit latent seulement parce que la
gravité des accidents ne paraît nullement en rapport avec la légèreté des manifestations antérieures.

D'autres fois ce sont des dyspeptiques, ou mieux des dyspeptiques nervo-
moteurs (faux dyspeptiques de G. Sée), qui présentent l'ensemble des manifestations attribuables à l'ulcère rond. Il peut être alors très-difficile de décider
à quel moment a commencé l'ulcération. Les douleurs gastriques n'augmentent
d'intensité que progressivement. L'hématémèse, les mélæna, peuvent constituer
alors le point de repère le plus important. Une hématémèse abondante, rouge,
survenant chez un dyspeptique, appartient plus souvent à l'ulcère simple de
l'estomac. Elle peut s'accompagner ou être suivie de mélæna.

La douleur fait aussi partie du cortége symptomatique habituel de l'ulcère
rond. Elle se montre au creux épigastrique et procède par poussées souvent provoquées par l'ingestion alimentaire. Souvent elle retentit dans le dos à peu près
au même niveau et Cruveilhier déjà avait reconnu la signification de cette douleur en broche. Les autres retentissements scapulaires, intercostaux, ne sont pas
non plus très-rares. Le plus souvent la pression provoque au creux épigastrique

une douleur assez vive, quelquefois intolérable. La douleur de l'ulcère rond spontanée ou provoquée se distingue du reste en général par sa vivacité très-grande.

Chez bon nombre de malades atteints d'ulcère rond on peut constater de la dilatation de l'estomac et des phénomènes d'atonie intestinale que caractérisent surtout la tendance à la constipation et la flatulence. Presque tous présentent des phénomènes névropathiques évidents : ils sont instables, difficiles à vivre, mobiles dans leurs impressions. Chez eux encore on constate de la céphalalgie, de l'amblyopie, des vertiges. Les vomissements, comme la gastralgie, surviennent par crises, ils sont très-variables suivant l'époque à laquelle ils se produisent, suivant le temps qui s'est écoulé depuis l'ingestion alimentaire. Souvent ils sont d'une acidité exagérée, et il semble que l'incitation nerveuse qui provoque les vomissements et les crises gastralgiques augmente aussi la sécrétion du suc gastrique.

Lorsque la maladie dure déjà depuis quelque temps, il survient une cachexie un peu particulière. Les malades ont réellement dans leur allure, dans leur facies, quelque chose de particulier. Ils sont pâles, d'une pâleur spéciale à la fois jaunâtre et transparente, sans cette teinte jaune paille qui appartient aux cancéreux. C'est plutôt avec une émaciation plus grande le facies de la chlorose. L'ulcère rond du reste se montre volontiers chez les chlorotiques. Les yeux sont vifs et brillants ; souvent la figure présente un aspect particulier de souffrance et d'angoisse.

Les crises douloureuses, les vomissements quelquefois si rapprochés, les hématémèses, l'inanition, l'anémie, l'irritabilité nerveuse, réunis, constituent un ensemble symptomatique d'une grande gravité. Cela d'autant plus que la perforation est toujours menaçante, qu'elle peut se produire brusquement et donner lieu à une péritonite généralisée suraiguë. Elle peut être restreinte au contraire par des adhérences et produire seulement des accidents limités, des trajets fistuleux. La tuberculose encore survient fréquemment chez les malades atteints d'ulcère de l'estomac, qu'elle soit appelée par la cachexie ou que l'ulcération gastrique lui serve de porte d'entrée.

Heureusement l'ulcère rond est curable : le nombre assez grand de cicatrices que l'on rencontre à l'improviste à l'autopsie de personnes qui n'avaient présenté que des accidents gastriques assez restreints prouve que cette guérison peut se faire spontanément, sans régime spécial. Cruveilhier, qui a eu le mérite de séparer nettement le premier l'ulcère du cancer, a eu le mérite non moins grand de trouver du même coup le remède par excellence, le traitement curateur, c'est-à-dire le régime lacté exclusif. Sous son influence, il est de règle d'obtenir la guérison de l'ulcère rond ; malheureusement les récidives ne sont pas rares.

Analyse des symptômes. Après cette rapide revue d'ensemble des manifestations habituelles de l'ulcère rond, il importe d'étudier avec quelque détail les divers traits de ce tableau symptomatique.

Douleur. D'après Brinton, et nous pensons que cette opinion est conforme à la réalité des choses, la douleur ne manque jamais totalement. Elle pourrait manquer seulement, si l'évolution de la maladie était extrêmement rapide. « Dans les premiers temps de la maladie, il y a tout au plus une sensation de pesanteur ou de constriction à la région épigastrique que le malade rapporte à un arrêt des aliments en ce point. Cette sensation d'abord sourde, continue, se trans-

forme peu à peu en une douleur brûlante, rongeante, donnant lieu à des fai-
blesses bien distinctes des nausées qui les accompagnent » (Brinton).

D'après la description des malades cette douleur présente en effet quelque
chose de particulier : c'est une sensation plus ou moins vive, parfois atroce, de
déchirement, de brûlure. Parfois elle présente une intensité beaucoup moindre
et ne dépasse guère ce qu'on rencontre chez des personnes atteintes de dyspepsie
nerveuse, avec entéro-gastrectasie. Parfois aussi des crises violentes éclatent tout
à coup chez des malades qui n'avaient guère qu'une sensation assez vague de
douleur et de gastralgie.

Les crises sont surtout réveillées par l'alimentation. Elles surviennent presque
immédiatement après l'ingestion alimentaire ou seulement dix à quinze minutes
plus tard. On a prétendu que la douleur était immédiatement ressentie avec un
ulcère du cardia, ressentie seulement plus tard avec un ulcère du pylore ou de
la région pylorique. Cette façon de voir a pu être confirmée par certaines observations ; elle est cependant surtout schématique et certains faits la contredisent.
Cette douleur est plus marquée encore après la déglutition de certains aliments
irritants : les mets vinaigrés, le vin. Brinton signale à ce propos les aliments
chauds : c'est chose bien étonnante, en contradiction avec ce qu'on observe dans
la plupart des douleurs gastriques, de celles surtout qui semblent résulter d'un
spasme du pylore. D'une façon générale, les boissons chaudes soulagent immédiatement les douleurs stomacales. La douleur peut durer des jours, des semaines
et presque des mois, en procédant par poussées successives, sans laisser de repos
aux malheureux patients. Elle a été particulièrement bien étudiée par Brinton :
nous ne pouvons mieux faire que de le prendre pour guide dans cette description.

L'épigastre est le siége de cette douleur ; elle se constate sur la ligne médiane
immédiatement au-dessous de l'appendice xiphoïde. Parfois cependant le maximum douloureux est plus ou moins déplacé vers la gauche ou vers la droite, ce
qui peut dépendre du siége même de l'ulcère, du pylore au cardia, en suivant la
petite courbure, son siége habituel.

Il existe des irradiations de direction différente, les plus fréquentes sont celles
qui se font vers l'hypochondre et vers l'épaule gauche. Parfois il existe des points
douloureux dans les espaces intercostaux : c'est l'analogue de la névralgie intercostale décrite par Bouchard et Chantemesse chez les dilatés de l'estomac.

Le *point dorsal*, signalé déjà par Cruveilhier, constitue la plus fixe, la plus
intéressante et la plus significative de ces irradiations. Il apparaîtrait seulement
quelques semaines ou quelques mois après la douleur épigastrique. C'est une douleur vive assez fixe, s'écartant peu de la ligne médiane. Souvent elle se montre
dans la région interscapulaire : elle donne l'idée d'une plaie intérieure. On sait
avec quelle facilité les malades acceptent la comparaison classique avec une
broche qui les transpercerait de part en part de la région épigastrique à la région
dorsale.

Les deux points douloureux, antérieur et postérieur, se correspondent exactement ; ils se dévient en même temps à droite ou à gauche de la ligne médiane.
Il arrive que cette douleur dorsale soit réveillée par la pression à la région épigastrique.

Rarement la douleur de la région épigastrique se trouve soulagée par une large
pression, cependant le fait a été constaté par L. Müller, Fenwick, Abercrombie,
Henoch, etc. Traube, qui avait vu les névralgies intercostales par irradiation, cite
la névralgie du bras gauche ; Brinton a observé une douleur dans l'épaule droite

chez un malade qui présentait une adhérence de l'estomac au foie : c'est au tiraillement exercé sur ce dernier organe qu'il attribue la douleur ressentie dans l'épaule droite.

Les malades sont parfois soulagés par des positions particulières; en général celle qui leur réussit le mieux est la position demi-couchée. Cela se comprend facilement, étant donné le siège habituel de l'ulcère rond. On suppose en effet que les malades adoptent surtout la position dans laquelle le liquide ne vient pas se mettre en contact avec la perte de substance de l'estomac.

Parmi les causes qui peuvent augmenter la douleur il faut citer les émotions morales, les mouvements, l'approche des règles, et, comme nous l'avons dit, en première ligne, l'ingestion alimentaire.

Vomissements. D'après Leube, ils manquent seulement dans le quart des cas. Le plus souvent ils sont liés aux crises douloureuses; ils surviennent à l'acmé même de ces crises. Il y a là une analogie digne d'être tout spécialement signalée avec ce qu'on observe dans les crises gastriques de l'ataxie locomotrice. Bien rarement ils surviennent à jeun (Leube). Du reste, ils varient beaucoup quant à leur nature suivant l'heure à laquelle ils se produisent. Peu de temps après le repas ils sont alimentaires exclusivement. Plus tard, ils peuvent se borner à une simple régurgitation aqueuse ou acide. Le matin, il survient parfois des vomissements pituiteux constitués par de la salive déglutie pendant la nuit. Ils sont parfois bilieux. Leur mélange avec du mucus indique la coexistence d'une gastrite. Enfin ils peuvent renfermer du sang. Quelquefois ils sont simplement sanguinolents, d'autres fois ils constituent de véritables hématémèses. Chez certains malades, les vomissements sont assez fréquents, assez tenaces pour devenir une véritable cause d'inanition, et par conséquent de cachexie.

Hématémèse. D'après une statistique de L. Müller (cité par Leube) le vomissement simple se montre dans les 4/5 des cas; dans 120 cas, l'hématémèse se serait montrée 35 fois, par conséquent à peu près 1 fois sur 3. Il ne faudrait pas du reste estimer par la fréquence de l'hématémèse celle de la gastrorrhagie; ces deux termes ne sont pas synonymes. Si l'hématémèse suppose la gastrorrhagie, celle-ci peut très-bien se produire sans que le sang se trouve rejeté à l'extérieur par le vomissement. En effet, lorsque l'hémorrhagie se fait par petites quantités, le sang peut s'incorporer aux aliments, subir une véritable digestion et passer inaperçu. Suffisamment abondant, il peut donner aux selles la couleur noire particulière des mélæna, couleur que l'on a souvent comparée au goudron. Rejeté par le vomissement après avoir subi une certaine digestion, il se présente sous la forme de grumeaux noirâtres qui rappellent la suie délayée. Il n'y a là aucune différence avec ce que l'on rencontre dans le cancer de l'estomac. Ces vomissements sanguins peuvent facilement passer inaperçus, puisque rien n'appelle particulièrement l'attention du malade. Le médecin qui soupçonne un ulcère de l'estomac doit les rechercher avec soin. Il ne faut pas oublier que les préparations ferrugineuses peuvent donner aux selles et même aux vomissements une coloration noire analogue à celle du sang digéré.

Le vomissement qui appartient surtout à l'ulcère rond est le vomissement rouge, abondant, rutilant, qui peut simuler l'hémoptysie à s'y méprendre. Le malade accuse parfois une certaine douleur au creux épigastrique, du malaise, une sensation d'angoisse. Il lui monte à la gorge une saveur particulière qu'il reconnaît bien lorsqu'il l'a déjà éprouvée; il lui semble qu'il lui vient du sang à la bouche. Il pâlit et parfois tombe en défaillance ou en syncope. Au milieu de ce malaise surviennent des nausées, puis des vomissements, et le sang est rejeté en nature en quantité plus ou moins abondante. Lorsqu'une artère importante est ulcérée, il est rouge, rutilant ; lorsque, au contraire, il s'agit d'une artère plus petite qui déverse lentement du sang dans la cavité gastrique, il existe des caillots noirâtres et du sang rouge. La quantité de sang ainsi rejetée peut être très-considérable. La mort peut survenir sinon à la première hémorrhagie, au moins à la seconde ou à la troisième. De semblables pertes de sang produisent en tous cas une anémie extrêmement marquée et une faiblesse très-grande. L'hématémèse est un des plus grands dangers de l'ulcère rond.

L'hémorrhagie peut être très-considérable, assez pour entraîner la syncope et même la mort sans hématémèse. L'estomac, l'intestin même, sont distendus par le sang. Les symptômes observés sont seulement ceux des grandes hémorrhagies internes. Il peut arriver que cette hémorrhagie seulement soupçonnée se révèle par l'apparition dans les selles d'une quantité considérable de liquide noir, semblable à du goudron, à du chocolat délayé. Cette circonstance peut avoir une signification très-grande au point de vue du diagnostic d'un ulcère simple, seulement soupçonné. Il est bon de remarquer que les mélæna appartiennent plutôt à l'ulcère simple du duodénum qu'à l'ulcère simple de l'estomac (Bucquoy. *Arch. de méd.*, 1887).

En résumé, suivant le volume des vaisseaux intéressés par l'ulcération, suivant la rapidité plus ou moins grande de l'écoulement sanguin, suivant l'excitabilité plus ou moins vive de l'estomac, on peut avoir des hémorrhagies qui passent inaperçues, des vomissements de sang modifié, disséminé en quelque sorte, du mélæna peu abondant, ou bien au contraire un flot de sang vomi ou expulsé par les selles. Tous les degrés peuvent se rencontrer. Il faut citer comme causes occasionnelles des hématémèses les grands mouvements, les traumatismes ; comme cause prédisposante la menstruation.

Dyspepsie. L'ulcère rond peut succéder à la gastrite qui en a précédé et préparé l'évolution : les phénomènes de la gastrite précèdent dès lors et accompagnent ceux de l'ulcère. Il n'est pas rare non plus de constater des phénomènes de dyspepsie nervo-motrice avant et après l'apparition de l'ulcère simple. La pesanteur épigastrique, le gonflement de cette région, les renvois gazeux, les régurgitations, se montrent fréquemment. Ils ont été souvent attribués à la gastrite chronique considérée comme le substratum anatomique de la dyspepsie. Il ne s'agit pas toujours d'une dyspepsie chimique, mais d'une fausse dyspepsie dont les phénomènes sont exclusivement nervo-moteurs.

Dans l'ulcère rond, sauf les cas de gastrite étendue et invétérée, dans les cas les plus typiques, non-seulement il n'y a pas de dyspepsie chimique, mais au contraire les qualités digestives du suc gastrique paraissent exagérées. Les recherches récentes ont montré que l'acidité du suc gastrique est augmentée, ce qui va bien du reste avec l'ensemble des phénomènes nerveux que l'on relève chez les malades atteints d'ulcère simple de l'estomac. Il ne peut donc pas être question d'une véritable dyspepsie chimique. Si l'état général subit une déchéance, s'il y a anémie, amaigrissement, cachexie, il faut attribuer tout cela à l'inanition relative, aux souffrances, aux vomissements, aux hémorrhagies, mais non à la digestion vicieuse des ingesta. L'appétit est le plus souvent conservé et, si les malades ne le satisfont pas mieux, c'est par crainte de la douleur si vive que cause la pénétration des aliments dans l'estomac : rarement il y a à proprement parler inappétence. La tendance à la dyspepsie nervo-motrice se traduit d'autre part par une tendance marquée à la flatulence intestinale et à la constipation. La constipation est la règle, rarement elle est coupée par des débâcles diarrhéiques; le plus souvent elle présente même une grande opiniâtreté. Les diarrhées noires, hématiques, appartiennent plutôt à l'ulcère rond du duodénum.

Phénomènes généraux. L'anémie, l'irritabilité nerveuse exagérée, en sont les deux traits caractéristiques; ils expliquent très-bien la fréquence de certains accidents : par exemple, le vertige, les étourdissements, les éblouissements, la céphalalgie, les névralgies, et que l'on a attribués souvent à une action réflexe. Sans nier celle-ci, on peut justement, selon nous, accorder la première place dans la pathogénie de ces diverses manifestations à l'état névropathique particulier des malades, état le plus souvent antérieur à la lésion gastrique, exagéré encore par elle. C'est aussi à cet état ataxo-adynamique du système nerveux, à cette tendance alternative au spasme et à l'atonie, que nous avons fait intervenir si souvent à propos des dyspepsies nervo-motrices, que l'on doit rapporter la dilatation de l'estomac si fréquente dans l'ulcère rond. On a trop tendance, à notre sens, à faire dériver cette gastrectasie d'une cause mécanique, et c'est beaucoup plus souvent, nous semble-t-il, à une cause dynamique qu'il faut la rapporter.

C'est sans doute encore à cette prédisposition névropathique, exagérée par l'anémie qu'elle exagère à son tour, qu'il faut attribuer les palpitations, les irrégularités du pouls, les bruits de galop que l'on peut rencontrer du côté du cœur, et l'aménorrhée, qui est un phénomène si fréquent chez les femmes atteintes d'un ulcère rond. On a souvent renversé l'ordre des facteurs et fait dépendre l'ulcère rond de l'aménorrhée. Il est certain, tous les observateurs ont noté la chose, que la menstruation a une grande influence sur l'évolution de l'ulcère simple; cela peut très-bien s'expliquer par l'état nerveux particulier dans lequel ses anomalies et même son fonctionnement régulier constituent certaines femmes, mais surtout les chlorotiques.

Complications. Tous ces phénomènes névropathiques représentent beaucoup plutôt un ensemble symptomatique caractéristique du terrain pathologique qu'un ensemble de complications. Nous décrirons donc seulement ici comme *complications* certaines lésions anatomo-pathologiques directes ou indirectes qui résultent de l'évolution de l'ulcération ou du trouble de nutrition que provoque son existence. Certaines de ces complications, survenant après la guérison de l'ulcère, méritent d'être réunies sous le titre commun : suites de la maladie.

Perforation. La perforation de l'estomac est sans contredit la plus dangereuse de ces complications. Heureusement elle est relativement rare : 1 fois sur 100, d'après Brinton. Les modalités cliniques de cet accident sont très-variables, suivant qu'il existe ou non une péritonite capable de prévenir l'issue du contenu gastrique dans la cavité péritonéale et d'établir des adhérences avec divers organes; nous renvoyons à ce propos à l'anatomie pathologique.

Quand la perforation se fait rapidement, sans péritonite adhésive, il se développe une péritonite suraiguë qui enlève le malade rapidement. La douleur vive, atroce, au moment de la perforation, le collapsus qui lui succède, le ballonnement et la douleur de l'abdomen, les vomissements porracés, la fièvre, le facies abdominal, ne laissent aucun doute sur la nature de l'accident qui vient de survenir. Quelquefois il y a collapsus et abaissement considérable de la température : Talamon dans un cas a noté une température centrale de 35 degrés (Soc. anat., 1879).

La mort en cas de perforation peut survenir en moins de vingt-quatre heures, elle peut n'arriver seulement qu'au bout de 8, 10 et même 15 jours (14 jours, Delpeuch, Soc. anat., 1881, 17 jours, C. Luederitz. *Berlin. klin. Wochenschr.*, p. 493, 1879). Dans ce cas, il est vrai, il y avait une pleuro-pneumonie double, et à l'autopsie la péritonite a été trouvée en voie de rétro-gression.

Quand, par des fausses membranes, des adhérences se sont établies, il peut se produire les lésions les plus diverses : ulcération des viscères voisins, perforation des cavités et des organes situés à proximité, fistules internes et externes, etc. On peut à volonté multiplier les hypothèses et les combinaisons. Quelques-unes de ces complications sont des trouvailles d'autopsie sans histoire clinique, d'autres se traduisent sur le vivant par certains symptômes : ainsi la perforation de la plèvre, du poumon, du péricarde, du médiastin. etc. La pleurésie, le pyo-pneumothorax, la péricardite, le pyo-pneumo-péricarde, se traduisent par des signes sur lesquels nous n'avons pas à insister ici. Signalons l'emphysème du médiastin, auquel peut succéder même un emphysème sous-cutané généralisé. Les fistules bimuqueuses, faisant communiquer l'estomac avec le duodénum, ne se reconnaîtront guère ; celles qui le font communiquer avec le côlon pourront être soupçonnées à cause de l'apparition rapide par la défécation de substances ingérées dans l'estomac, le lait, par exemple. Les fistules ouvertes à la peau sont rares, elles permettent, chose caractéristique, l'écoulement du contenu gas-trique.

Ces perforations enkystées peuvent donner lieu à des abcès et, par le même procédé, à des phlébites qui peuvent se propager au système porte, d'où pylé-phlébite. Il faut donc s'attendre à rencontrer la pyohémie parmi les compli-cations de l'ulcère rond.

Suites de l'ulcère rond. Comme l'ulcère rond siège de préférence dans la région pylorique, le *rétrécissement du pylore* est une des conséquences les plus fréquentes de sa cicatrisation. Il se produit dès lors une dilatation de l'estomac considérable, incurable par nature, puisque l'obstacle mécanique ne peut pas être levé. Dans des cas semblables on a fait la gastrostomie et la divulsion de l'orifice pylorique ou encore la résection du pylore.

Cancer de l'estomac. Dans certains cas le cancer de l'estomac a paru suc-céder à l'ulcère rond. Cette possibilité de l'appel du carcinome par l'ulcère rond est basée sur trois ordres de considérations : 1º les phénomènes cliniques du cancer paraissent succéder à ceux de l'ulcère rond, et c'est ainsi sans doute que s'explique la longue durée de certains carcinomes ; 2º il n'est pas rare à l'autopsie de cancéreux de l'estomac de trouver des cicatrices attribuables à un ou plu-sieurs ulcères simples guéris ; 3º Hauser, assistant de Zenker, dans un commu-nication faite à la cinquante-cinquième réunion des naturalistes et médecins alle-mands (*Berlin. klin. Wochenschr.*, 1882), a décrit des productions adénoïdes tapissées d'épithélium cylindrique survenues au voisinage de cicatrices d'ulcère rond : ce serait pour lui le premier degré d'une lésion épithéliomateuse, c'est-à-dire cancéreuse.

Tuberculose pulmonaire. Nous avons dit qu'elle venait compliquer l'ulcère rond dans 1/5 des cas ; la tuberculisation est donc un des modes de terminaison de l'ulcère rond de l'estomac. On peut l'attribuer surtout à la débilitation de l'organisme, et peut-être aussi à ce que la lésion stomacale peut servir de porte d'entrée au bacille de Koch. Il y aurait lieu de rechercher du reste dans un travail d'ensemble quelles sont les modalités cliniques et anatomo-pathologiques de cette tuberculose.

DIAGNOSTIC. La douleur spontanée et provoquée par la pression au creux épigastrique, son retentissement dans le dos, son exagération par l'ingestion de certains aliments, les vomissements sanguins, l'anémie du malade, constituent un ensemble d'accidents caractéristiques de l'ulcère rond. Souvent cependant les phénomènes ne se présentent pas ainsi réunis et quelques-uns seulement d'entre eux doivent servir au jugement.

Pendant longtemps on peut rester en suspens, croyant avoir affaire à une simple gastralgie, puis, un beau jour, il apparaît un vomissement de sang ou des phénomènes de perforation et le diagnostic se complète ainsi. Il faut, dit avec raison le professeur Peter, se défier des gastralgies qui durent et craindre qu'un jour elles ne revêtent la robe sanglante.

Ces accidents brusques si graves, hématémèse, perforation, hémorrhagie interne abondante, pourront révéler d'une façon brusque et dramatique l'existence d'un ulcère à peine soupçonné. Nous devons avouer cependant que nous ne croyons guère aux ulcères absolument latents, et nous pensons qu'il existait toujours quelque manifestation gastrique prémonitoire; seulement il y a disproportion entre la bénignité apparente de ces symptômes et l'intensité, la gravité immédiate de l'accident révélateur.

C'est de quinze à trente ans, chez des femmes chlorotiques, que l'on sera surtout fondé à soupçonner l'ulcère rond, mais on sait qu'il peut se rencontrer chez l'homme et beaucoup plus tard.

Le diagnostic différentiel doit être fait avec la gastralgie et les crises gastriques, la gastrite ulcéreuse, l'ulcère du duodénum et le cancer de l'estomac. Il faudrait aussi pour être complet faire le diagnostic différentiel de l'hématémèse et de la péritonite par perforation; nous renvoyons à ce propos aux articles spéciaux consacrés à l'hématémèse et à la péritonite.

Gastralgie. La gastralgie simple est fréquente surtout chez les anémiques et les chlorotiques, chez les personnes atteintes de dyspepsie flatulente. Quand il n'y a pas d'ulcération de l'estomac, les accès douloureux sont beaucoup moins intenses; les malades n'éprouvent pas cette sensation de plaie à vif si nettement accusée parfois par les personnes atteintes d'un ulcère rond; il n'y a pas nettement le point douloureux dorsal. Enfin l'hématémèse et les mélæna font défaut; leur présence doit faire porter le diagnostic : ulcère rond. On voit qu'en général c'est sur de simples nuances que se trouve basé le jugement, leur appréciation peut être particulièrement délicate. Encore une fois, il faut le répéter avec le professeur Peter : il faut se défier des gastralgies qui durent.

Crises gastriques. Les crises gastriques des ataxiques, des malades atteints de sclérose en plaque, de paralysie générale au début, etc., surviennent brusquement avec une grande intensité. A leur maximum elles s'accompagnent de vomissements liquides jaunâtres, qui paraissent constitués par une hypersécrétion momentanée du suc gastrique. Dans l'intervalle de ces crises, les fonctions de l'estomac s'accomplissent normalement. Enfin on peut trouver des signes de maladie nerveuse, et surtout des signes de tabes dorsal : troubles oculaires, diplopie, paralysie du moteur oculaire commun, absence des réflexes rotuliens, signe de Romberg, etc.

Gastrite ulcéreuse. Il peut être extrêmement difficile de faire le diagnostic différentiel entre l'ulcère rond et la gastrite ulcéreuse, et cela d'autant mieux que l'ulcère rond peut succéder à la gastrite, ainsi que nous l'avons établi d'autre part. La gastrite alcoolique est le type de cette gastrite. Les vomissements pituiteux du matin, les aveux d'intempérance, les autres phénomènes d'éthylisme, cauchemars, tremblement des mains, sont les points de repère les plus importants. La douleur au niveau de l'estomac est plus diffuse, moins nettement limitée à un point donné. En dehors des vomissements pituiteux du matin on peut trouver des vomissements muqueux, glaireux. Dans les cas de gastrite très-étendue, on pourrait constater une diminution ou même une disparition de l'acide chlorhydrique : on sait que dans l'ulcère rond il existe au contraire une augmentation de cette acidité. L'hématémèse fait défaut : ici encore elle acquiert une très-grande valeur diagnostique. La signification n'est cependant pas absolue, et l'on a pu observer, par exemple, des hématémèses abondantes liées à l'ouverture de petits anévrysmes miliaires de la muqueuse.

Ulcère du duodénum. L'ulcère du duodénum, lésion identique à l'ulcère rond de l'estomac avec une localisation différente, a été, de la part de M. Bucquoy, l'objet d'une étude d'ensemble très-complète publiée récemment dans les *Archives de médecine* (1887). On trouvera dans cet intéressant mémoire tous les renseignements désirables. L'ulcère du duodénum se montre chez les hommes plus souvent que chez les femmes ; la douleur à la pression se trouve d'une façon fixe à droite de la ligne médiane, au niveau du duodénum ; la douleur ne se produit pas au moment même de l'ingestion alimentaire, mais environ une heure plus tard, au moment où les aliments franchissent le pylore, et sans doute où l'acidité de l'estomac a acquis son maximum absolu et relatif. Enfin, bien que l'hématémèse puisse se rencontrer dans l'ulcère du duodénum, le sang refluant à travers le pylore, on observe cependant plutôt le mélæna. La diarrhée noire due à l'hémorrhagie abondante appartient bien plutôt à l'ulcère duodénal qu'à l'ulcère gastrique.

Cancer de l'estomac. Au-dessous et au voisinage de trente ans, c'est à l'ulcère bien plus souvent qu'au cancer que l'on aura affaire : le cancer, possible, est une véritable rareté. Les deux sexes sont égaux devant le carcinome, et de plus il se présente à un âge plus avancé : ce sont là des données d'une valeur relative. En faveur du cancer, il faut citer l'existence d'une tumeur au creux épigastrique, la cachexie jaune paille avec amaigrissement prononcé, le dégoût pour les aliments et en particulier pour la viande, et les vomissements noirs.

Dans une Clinique récente faite à la Charité, Landouzy insistait avec raison sur l'importance du dégoût pour les aliments, de l'inappétence presque absolue des carcinomateux. Un malade qui souffre de l'estomac et qui a conservé l'appétit ne peut pas être un cancéreux. Or on sait, et nous avons insisté sur ce point, que les personnes atteintes d'ulcère rond n'ont pas perdu l'appétit ; la crainte seule de la douleur les retient. Les vomissements noirs, peu abondants, mais fréquents, sont beaucoup plus du cancer que de l'ulcère : cependant ils peuvent se rencontrer avec les mêmes caractères dans cette dernière maladie. D'autre part, si les vomissements rutilants, très-abondants, appartiennent plutôt à l'ulcère, ils peuvent aussi se voir dans le cancer. Il en résulte donc que, si le diagnostic est possible et même facile dans la majorité des cas, telle circonstance peut se rencontrer qui rend cette différenciation à peu près impossible. L'élément diagnostic le plus important, c'est l'absence d'acide chlorhydrique libre dans le suc gastrique chez les cancéreux, ou mieux l'absence de la réaction par les couleurs d'aniline. On trouvera sur ce point des détails circonstanciés à propos du cancer.

Marche. Durée. Pronostic. Il est assez difficile de tracer le schéma de la marche et de l'évolution de l'ulcère simple de l'estomac. Son existence méconnue peut se révéler tout à coup par un accident dramatique, hématémèse ou perforation, qui met d'emblée la vie en danger. Plus souvent il est précédé par une phase banale de dyspepsie qui lui sert de préface. Tantôt en étudiant de plus près cette dyspepsie (pour employer à dessein ce terme vague), on y découvre des signes de maladie gastrique, tantôt simplement et le plus souvent des signes d'un fonctionnement vicieux de la musculature gastro-intestinale, des signes d'atonie et de spasme gastro-intestinal. A quel moment faire remonter exactement l'ulcère? C'est là chose impossible à déterminer avec précision ; le diagnostic, dans le plus grand nombre des cas, se fait seulement alors que la lésion existe depuis longtemps déjà.

Abandonné à lui-même l'ulcère rond peut durer des années et causer au malheureux patient des douleurs extrêmement intenses. L'existence peut être rendue insupportable, tellement les douleurs sont vives, fréquentes et prolongées. Le travail devient à peu près complétement impossible. D'autre part le danger de l'hématémèse et de la perforation est permanent, et la vie même se trouve ainsi exposée.

Cependant l'ulcère rond peut guérir, et guérir d'une façon définitive, sous l'influence d'un régime approprié. Cruveilhier, en découvrant la maladie, avait découvert du même coup le remède par excellence : le régime lacté. Soumis à ce régime quelques malades s'améliorent avec une rapidité très-grande, et même se guérissent définitivement. D'autres, améliorés, ne tardent pas à présenter les mêmes accidents dès qu'ils reprennent le cours de leurs occupations et le régime ordinaire. Les récidives ou les rechutes sont en effet fréquentes, et les malades émaciés, inquiets, anxieux, aigris, n'ont en réalité plus de confiance ni de repos physique ou moral. Un certain nombre se tuberculisent et succombent à la phthisie pulmonaire : 1 sur 5 environ.

Parfois les accidents réapparaissent après plusieurs années de guérison apparente : tout à coup les mêmes phénomènes se reproduisent tantôt sans cause connue, tantôt après un excès de régime, une émotion morale vive, des chagrins prolongés.

Et cependant il est certain que l'ulcère rond guérit souvent : la preuve en est fournie par ces cicatrices qu'il n'est pas rare de rencontrer à l'autopsie d'individus qui n'ont jamais présenté de symptômes d'ulcération stomacale.

Tous les intermédiaires sont donc possibles entre ces cas presque interminables qui ne laissent aux malades que des périodes plus ou moins grandes de repos, aboutissent à la mort au bout de plusieurs années, trois, cinq, dix, quinze ans, par hématémèse foudroyante, par perforation, par cachexie, par tuberculose pulmonaire, et ceux dans lesquels la guérison se produit spontanément sans même que l'on ait eu l'occasion de poser le diagnostic et même de soupçonner la possibilité de l'ulcère rond.

En pratique, il faut être réservé dans son pronostic. En effet, si l'ulcère simple guérit souvent, il récidive aussi facilement, et il expose le malade aux dangers de l'hémorrhagie et de la perforation. Le pronostic sera d'autant plus sérieux que l'âge du malade est plus avancé.

Brinton est d'avis que l'inanition est le principal danger, la principale cause

de mort; elle peut être par elle-même la cause de la terminaison fatale (3 à
5 fois sur 20. Brinton), elle peut l'être indirectement, plus souvent encore à
cause de la prédisposition qu'elle établit à certaines maladies, et surtout à la
tuberculose. Elle rend d'une façon générale beaucoup plus faible la résistance
de l'organisme aux diverses maladies. La mort par hémorrhagie surviendrait
1 fois sur 20.

Brinton a vu l'ulcère rond marcher avec une rapidité très-grande chez les
jeunes femmes, et aboutir à la perforation en quelque sorte d'une façon aiguë :
aussi décrit-il à part l'ulcère perforant des jeunes femmes, dont l'évolution lui
paraît intimement liée aux troubles de la menstruation. Cependant il admet
que, d'une façon générale, les femmes se comportent exactement de la même
façon que les hommes vis-à-vis de l'ulcère rond, en ce qui concerne sa pathogénie et son évolution. Cela ôte quelque signification à l'ulcère perforant des
jeunes femmes.

TRAITEMENT. Cruveilhier, qui a séparé l'ulcère simple du cancer et l'a constitué à l'état d'affection distincte, a du même coup indiqué un remède excellent
capable d'amener presque d'emblée une amélioration très-grande et par la suite
la guérison : ce traitement, devenu le traitement classique de l'ulcère rond,
c'est le régime lacté. Le lait est donné pur ou additionné d'une petite quantité
d'eau de Vichy ou d'eau de chaux. Pour être bien toléré, le lait doit être donné
froid, par petites quantités d'un coup. C'est là une recommandation importante : en effet, c'est un moyen de le faire tolérer plus longtemps, d'éviter le
dégoût. Les malades ont besoin de poursuivre ce régime pendant des semaines
ou des mois. Si le lait dont on se sert n'est pas exempt de tout soupçon, si
l'on n'en connaît pas assez l'origine pour penser qu'il ne provient pas de vaches
tuberculeuses, il est bon de le faire bouillir. Cela d'autant mieux que les individus atteints d'ulcère rond paraissent prédisposés à la tuberculose et parce
qu'ils sont anémiés, débilités, et parce qu'ils présentent peut-être dans l'estomac
une porte d'entrée aux bacilles.

M. Debove, frappé de ce que le régime lacté échoue assez souvent, de ce
qu'il oblige les malades à absorber des quantités considérables de liquide,
ce qui n'est pas indifférent, puisque beaucoup d'entre eux sont atteints de
dilatation de l'estomac, a essayé de substituer au régime lacté une méthode
qui supprime pour ainsi dire la digestion gastrique. Il se propose de neutraliser le suc gastrique par des alcalins donnés à haute dose, de telle sorte que
le suc gastrique acide n'agisse plus sur l'ulcération. Cette idée était d'autant
plus juste que les recherches de Riegel et d'autres auteurs ont démontré
depuis qu'il y a habituellement dans l'ulcère rond une acidité exagérée du suc
gastrique.

Pour arriver à alcaliniser le contenu de l'estomac, Debove donnait comme
alimentation de la poudre de viande délayée dans le lait ou l'eau de chaux et
associée à une forte dose de bicarbonate de soude. Voici du reste le procédé
employé. Pendant les premiers jours on lave l'estomac pour le débarrasser des
matières acides qu'il contient. Trois fois par jour, on administre aux malades
25 grammes de poudre de viande délayée dans du lait et mélangée à 10 grammes
de bicarbonate de soude. Ces repas sont pris à la sonde, à cause du goût désagréable du bicarbonate de soude à cette dose. On donne en outre 1 litre de
lait additionné d'une petite quantité d'eau de chaux. On peut à titre d'alcalin
employer au même titre et dans des conditions analogues, mais toujours à doses

élevées : l'eau de chaux, le saccharure de chaux, le savon médicinal, la magnésie.

Ce traitement peut être évidemment modifié ; l'important, c'est de donner les alcalins au moment du summum de l'acidité, c'est-à-dire après l'ingestion alimentaire. Nous avons vu dans quelques cas ce traitement supprimer rapidement la douleur et donner de bons résultats.

Nous avons dit que M. Debove commençait par pratiquer le lavage de l'estomac avant d'administrer les alcalins à haute dose. C'est une pratique que l'on peut négliger ; elle n'est pas du reste sans inconvénient. A plusieurs reprises on a proposé de faire à l'aide de la sonde des lavages antiseptiques ou alcalins, de façon à réaliser une sorte de pansement de la muqueuse ulcérée et à débarrasser l'estomac des mucosités ou du liquide acide qu'il renferme. Pratiqué dans ces conditions, le lavage a été suivi d'accidents : Cornillon à Vichy, Duguet à Paris, ont vu des malades atteints d'ulcère rond avoir, après le lavage, des hémorrhagies mortelles. La crainte de l'hématémèse doit donc faire employer très-sobrement l'introduction de la sonde et le lavage de l'estomac dans ces conditions. On doit en tous cas s'arrêter dès que l'on voit apparaître dans l'eau du lavage une teinte rosée. Il est probable du reste que le lavage est dangereux beaucoup plus parce qu'il détermine une sorte de vide, une sorte de succion à la surface de la muqueuse ulcérée, que parce qu'il expose à irriter l'ulcération avec l'extrémité de la sonde. Il faut tenir compte aussi des efforts de vomissements que font les patients au moment de l'introduction du tube.

Si l'on admet comme cause pathogénique l'action très-vraisemblable du suc gastrique acide, on doit considérer le traitement par les alcalins à haute dose, par la neutralisation et même l'alcalinisation du contenu de l'estomac, comme un véritable traitement pathogénique. Chez un syphilitique qui présentait des symptômes d'ulcère simple, Galliard a vu la guérison survenir sous l'influence d'un traitement mercuriel et ioduré ; c'était là un traitement spécifique. Il serait indiqué de l'employer chez un syphilitique avéré.

Tout ce qui précède s'applique au traitement même de l'ulcération, mais il peut survenir nombre d'accidents qui réclament une intervention et quelquefois une intervention rapide : ainsi la douleur, l'hématémèse, la perforation.

Contre les crises douloureuses qui sont quelquefois d'une intensité excessive plusieurs moyens peuvent être employés. Nous avons dit déjà que l'usage des alcalins à haute dose la diminuait d'une façon notable. Les préparations opiacées, et surtout la poudre d'opium brut, produisent aussi de bons résultats ; il en est de même de la morphine donnée en potion ou en injection hypodermique. L'inconvénient des injections hypodermiques, c'est que les malades, presque toujours névropathes, s'y habituent trop facilement. Pour répondre à leur désir, il faut augmenter les doses et rapprocher les injections ; bref, il est à craindre qu'ils ne deviennent des morphiomanes. Le chlorhydrate de cocaïne a été donné avec succès en solution. Un des meilleurs calmants de la douleur, c'est l'eau chloroformée, très-prônée à juste titre par Lasègue. On verse 10 à 15 grammes de chloroforme dans 300 grammes d'eau distillée ; on agite plusieurs fois la bouteille pendant vingt-quatre heures et l'on décante après avoir laissé reposer. Le chloroforme non dissous retombe au fond de la bouteille. On peut donner quatre à cinq cuillerées à bouche d'eau chloroformée pure ou étendue d'une quantité égale d'eau. Deux cuillerées suffisent habituellement pour calmer les douleurs au moment d'une crise.

Contre l'hématémèse abondante : la glace, l'immobilité dans le décubitus dorsal, l'extrait d'opium à la dose de 5 à 10 centigrammes, et les injections sous-cutanées d'ergotine.

Contre la perforation, un certain nombre de précautions prophylactiques sont à conseiller : éviter les grands mouvements, éviter les aliments grossiers, mal divisés, éviter les boissons gazeuses, qui peuvent distendre l'estomac et devenir ainsi une cause de perforation. A ce point de vue aussi, et pour éviter le météorisme gastro-intestinal, il faut combattre la constipation : des lavements glycérinés y réussissent habituellement bien.

Si l'on assistait à la perforation, si l'on pouvait] la diagnostiquer avec certitude, il y aurait certainement lieu d'ouvrir l'abdomen, de nettoyer le péritoine et de suturer la perte de substance, peut être même en excisant la partie de l'estomac qui porte l'ulcération.

Enfin, après la cicatrisation d'un ulcère du pylore, il peut se faire une sténose de cet orifice qui légitime une intervention chirurgicale : mais cela n'est plus de l'ulcère rond de l'estomac.

TUMEURS DE L'ESTOMAC. Les tumeurs de l'estomac en dehors des tumeurs cancéreuses ne nous occuperons pas longtemps; nous décrirons cependant rapidement les lipomes, les sarcomes, les myomes et fibro-myomes, les lymphadénomes, les gommes syphilitiques et les adénomes.

Lipomes. Les lipomes sont rares et n'offrent rien de bien particulier; on peut trouver de petits lipomes gros comme des grains de chènevis, venus de la sous-muqueuse et proéminents vers la cavité gastrique; plus souvent on rencontre de petits lipomes sous la séreuse qui font saillie dans la cavité péritonéale.

Sarcomes. Ils sont rares; dans un cas de Virchow, la petite courbure était le siége de la tumeur, mais il existait en même temps un sarcome des ovaires et du péritoine. On a constaté à titre de tumeur secondaire le sarcome mélanique.

Myomes, fibro-myomes. Ils ne sont pas très-rares et présentent une grande analogie avec les fibro-myomes utérins. Parfois ils font saillie vers le péritoine (myomes externes), d'autres fois vers la muqueuse (myomes internes). Ceux-ci siégent le plus souvent au voisinage du pylore. Cornil et Ranvier en citent un qui, gros comme le pouce, long de 8 centimètres et coiffé de la muqueuse, s'était engagé dans le pylore. D'après Virchow, les fibro-myomes peuvent constituer une forme fongueuse qui diffère du cancer par son peu de tendance à l'ulcération progressive et par son existence de préférence chez les sujets jeunes.

Une variété intéressante, c'est le myome annulaire du pylore qui détermine un rétrécissement de cet orifice, une dilatation considérable de l'estomac, et dont le diagnostic avec le squirrhe est impossible sans examen microscopique. Il a été étudié récemment par Hanot et Gombaut. Il peut être congénital et déterminer une sténose du pylore par hypertrophie musculaire (R. Maier, *Virch. Arch.*, 1885). Nous laisserons de côté l'hypertrophie secondaire des tuniques musculaires si souvent observée dans le cancer de l'estomac, dans le rétrécissement cicatriciel du pylore, etc.

Lymphadénomes. Ils se rencontrent dans la lymphadénie et dans la leucémie. Ils sont constitués par des tumeurs molles blanchâtres, bourgeonnantes, qui donnent à la coupe un suc lactescent abondant. Elles sont susceptibles d'ulcérations, et l'examen microscopique peut seul en déterminer la nature. La lésion consiste dans une infiltration lymphoïde du tissu conjonctif interglandulaire et sous-muqueux. Il en résulte des saillies parfois considérables à la surface desquelles on trouve habituellement les glandes à peu près intactes. L'infiltration lymphoïde se poursuit entre les faisceaux musculaires.

Gommes syphilitiques. Les infiltrations gommeuses et les ulcérations syphilitiques sont admises par Virchow, Leudet, Lancereaux; Cornil et Ranvier donnent dans leur ouvrage la description très-nette d'une gomme sous-muqueuse. Dans un cas qu'il a récemment rapporté dans les *Archives de médecine*, Galliard a vu chez un syphilitique avéré les symptômes de l'ulcère rond disparaître sous l'influence d'un traitement spécifique. Il pense que l'ulcération de productions syphilitiques peut donner lieu à un ulcère de l'estomac qui se révèle par les symptômes habituels de l'ulcère simple; dans des conditions semblables, chez des syphilitiques, le traitement spécifique devrait donc être ordonné.

Adénomes et *polyadénomes.* Ces tumeurs, très-variables d'aspect, sont d'une étude extrêmement intéressante, parce qu'elles promettent de donner la clef de l'origine histologique du cancer, parce qu'elles semblent constituer une lésion intermédiaire entre la gastrite chronique et le cancer de l'estomac, épithélioma ou carcinome. Par elles-mêmes du reste, par leurs variétés si différentes, ces tumeurs méritent déjà considération.

Elles sont le plus souvent des trouvailles d'autopsie. Souvent on les a rencontrées chez des individus avancés en âge qui n'avaient rien accusé qui dût manifestement attirer l'attention vers l'estomac.

Ils peuvent se présenter sous trois formes : 1° des villosités polypeuses; 2° des tubérosités disséminées, arrondies; 3° des tumeurs saillantes, volumineuses, aplaties, dont l'aspect superficiel rappelle la disposition des circonvolutions cérébrales (polyadénome en nappe).

1° *Forme villeuse.* Cette variété, d'après Cornil et Ranvier, est une des conséquences de la gastrite chronique. Les espaces conjonctifs situés entre les glandes s'épaississent et s'allongent de façon à constituer des espèces de languettes, de polypes situés entre les glandes : de là l'aspect villeux particulier de ces régions de la muqueuse. L'épaississement même des trames interglandulaires aurait pour conséquence l'oblitération des orifices de ces glandes, dont les culs-de-sac, sous l'influence de l'irritation inflammatoire, s'allongent et prolifèrent. Il en résulte que sur une coupe, au-dessous des saillies polypeuses, et leur servant de base d'implantation, on trouve une masse constituée par des canaux glandulaires dilatés et superposés; l'aspect est absolument celui d'un adénome en plaque. Au-dessous encore on trouve intacte la musculaire de la muqueuse. Cette lésion, au même titre que les kystes glandulaires par rétention, serait donc sous l'influence de la gastrite; sur les autres régions de l'estomac ce sont des lésions de gastrite chronique que l'on rencontre.

2° *Forme tubéreuse.* Signalée déjà par Cruveilhier et d'autres auteurs, elle a fait récemment de la part de Brissaud l'objet d'un travail intéressant (*Archives de médecine*, 1885). Le polyadénome gastrique est représenté par de petites tumeurs arrondies, très-nombreuses, 150, 200 et plus, disséminées surtout dans le grand cul-de-sac de l'estomac. Les plus gros atteignent le volume d'une noisette, quelquefois, et c'est là sans doute le degré initial de la lésion, il y a par places des épaississements de la muqueuse qui font une saillie semblable à celle d'un pain à cacheter. Ces tumeurs sont parfois pédiculées, isolées ou réunies en grappes. Elles sont mobiles sur la muqueuse sous-jacente. Brissaud a facilement retrouvé des cas identiques dans l'ouvrage de Cruveilhier et au musée Dupuytren. Toujours ces petites tumeurs sont multiples, du même volume, et toujours aussi on les a découvertes par hasard.

Ces productions sont d'origine glandulaire; elles constituent de véritables polyadénomes. Elles n'auraient rien à voir avec la gastrite (Brissaud). Les glandes sont augmentées de volume; elles s'allongent et sans doute bourgeonnent. Les canaux ainsi constitués sont remplis de cellules épithéliales d'abord cubiques, puis polyédriques très-variées; on peut y rencontrer des cellules épithéliales de toutes les variétés, sauf des cellules vibratiles, et encore Brissaud déclare-t-il qu'il ne les a peut-être pas suffisamment cherchées.

Il est à noter qu'on n'a guère vu ces productions que chez des individus d'un âge avancé. N'y a-t-il pas là quelque chose d'analogue à ces plaques cutanées que l'on trouve sur la peau des vieillards, et dont la lésion primitive consiste dans une modification des glandes sébacées?

3° *Polyadénome en nappe.* Le polyadénome gastrique peut se présenter sous l'aspect de plaques saillantes, longues de plusieurs centimètres, ou même d'un épaississement qui comprend une très-grande étendue de la muqueuse; Ménétrier et l'. Raymond en ont présenté de beaux exemples à la Société anatomique (janvier et février 1887). A la surface des plaques, les plis de la muqueuse paraissent considérablement exagérés, pressés les uns contre les autres. L'aspect est celui des circonvolutions cérébrales. Dans le cas de Ménétrier, la limite de ces épaississements était nette, la muqueuse au pourtour était saine. Au microscope, la lésion est la même que dans la forme tubéreuse. Les ganglions de la petite courbure n'étaient pas hypertrophiés, les lésions ne dépassaient pas la musculaire de la sous-muqueuse. Est-ce là une forme initiale, lente dans son évolution, du carcinome gastrique, un adéno-carcinome, comme on l'a dit? Est-ce une lésion primitivement et définitivement bénigne? Ce sont là des questions encore insolubles.

CANCER DE L'ESTOMAC. GÉNÉRALITÉS. Une définition du cancer de l'estomac n'est nullement nécessaire. En clinique, il est facile de s'entendre sur la signification de ce mot. Il n'en est pas de même en anatomie pathologique. Nous verrons en effet que des tumeurs de structure différente se comportent comme des cancers au point de vue local et amènent également la cachexie générale et la mort.

L'estomac est l'un des organes sur lesquels le cancer se développe le plus fréquemment : l'étude du carcinome gastrique a donc un grand intérêt clinique. L'intérêt qu'il présente au point de vue de la pathologie générale n'est pas moindre, et l'étude de son développement est de nature à éclaircir la question si controversée de la pathogénie du carcinome.

ÉTIOLOGIE. Le cancer de l'estomac est un des plus fréquents; il semble même qu'il tienne à ce point de vue la première place. Cependant, d'après certaines statistiques, ce rang pourrait lui être disputé par le cancer de l'utérus. Il faut tenir compte du reste de ce fait que ce dernier n'existe que chez la femme, ce qui augmente naturellement, non sa fréquence absolue, mais sa fréquence relative. Sur un total de 9118 cas, Tanchou a trouvé une prédominance de 7 cas pour 100 en faveur du cancer de l'utérus. Au contraire, les statistiques de Marc d'Espine et de Virchow donnent la prédominance à l'estomac. Marc d'Espine, sur 889 cas, en a vu 399 de l'estomac et seulement 139 de l'utérus. D'après Virchow, il y aurait 34,9 cancers de l'estomac pour 100 et seulement 18,5 cancers de l'utérus.

Wyss (cité par Leube, in *Ziemssen's Handb.*, Bd. VII, Hälfte 2, p. 132), qui a observé à Zurich et dans les environs, considère le cancer stomacal comme beaucoup plus fréquent que le cancer utérin. Pendant les années 1872, 1873 et 1874, sur 4800 personnes mortes, il a compté 93 cancers de l'estomac, soit 1,9 pour 100; 36 cancers de l'utérus, soit 0,7 pour 100, et 15 cancers du sein, 0,33 pour 100.

On voit quelle place considérable tient le carcinome gastrique dans la morbidité, et par conséquent dans la mortalité générale.

Age. C'est aux environs de cinquante ans que se montrent le plus grand nombre des cas; c'est au-dessus de cet âge, entre cinquante et soixante, que se trouve le maximum de sa fréquence. Brinton, se basant sur 600 cas environ, donne les proportions suivantes : « La majeure partie (3/4 ou 435 de ces 600 cas) s'est produite entre quarante et soixante-dix ans. Sur des périodes de dix ans, le nombre maximum (2/7 ou 162) a eu lieu entre cinquante et soixante ans.

En comparant ces nombres absolus avec le nombre des individus vivants dans ces périodes décennales de la vie, nous pouvons évaluer les chances relatives de la maladie pour les âges correspondants.

Le maximum est entre soixante et soixante-dix ans. Jusqu'à l'âge de vingt ans, le risque n'est pas le 1/50 de ce qu'il devient entre vingt et trente. Dans les dizaines d'années qui suivent, il faut multiplier ce chiffre par 3, 6, 8 et 10 respectivement, puis ce maximum semble baisser environ à la moitié pour les deux dernières dizaines, qui se terminent à l'âge extrême de cent ans. Il semblerait résulter de là que, avant l'âge de quarante ans, le risque est à peine 1/5 de ce qu'il peut être; en d'autres termes, on a encore les 4/5 du risque total à courir pendant les années suivantes. A l'âge de soixante ans, on a échappé à la moitié du risque de la maladie; à l'âge de soixante-dix ans, on n'est plus exposé qu'à 1/3 » (traduct. Riant, p. 284 et 295). Cependant le cancer peut être précoce et survenir à trente ans et au-dessous. On en connaissait déjà un certain nombre d'exemples disséminés dans les auteurs; Marc Mathieu a consacré sa thèse inaugurale (Lyon, 1885) à une étude d'ensemble sur ces cas précoces. Louis, cité par Valleix, en mentionne 1 cas chez un jeune homme de vingt-cinq ans. Leube en a vu 2 cas au-dessous de trente ans. Wilkinson en a rapporté un cas congénital; Cullingworth, 1 cas sur un enfant de cinq mois; Widerhofer, un autre cas congénital (cité par Eichhorst. In *Hdb. der spec. Pathol.*, II, p. 111). Bard (de Lyon) l'a constaté deux fois chez des malades de vingt-huit ans; Riegel, une fois chez une femme de vingt-cinq ans. Nous-même nous en avons vu un cas à la clinique de l'Hôtel-Dieu sur un jeune homme de vingt-cinq ans également. Moore rapporte un fait relatif à une jeune fille de treize ans; Scheffer, 1 cas sur un jeune garçon de quatorze ans; Reichert, sur 70 cas, en a vu 2 de vingt à trente ans (Eichhorst); tous ces cas précoces sont cependant très-exceptionnels.

Sexe. Le sexe n'aurait pas d'influence apparente. Wilson Fox, sur 1303 cas, en relève 680 chez l'homme et 623 chez la femme. Ebstein a compulsé les observations consignées dans le journal de l'Allerheiligen Hospital de Breslau, de 1863 à 1872. Sur 147 cas, il en a trouvé 78 chez l'homme et 69 chez la femme.

Climats.   Certains pays jouiraient d'une véritable immunité : c'est ainsi que Heinemann n'en a vu qu'un cas à la Vera-Cruz, et que Griesinger n'en a pas rencontré pendant tout son séjour en Égypte. Au contraire, d'après Autenrieth, le cancer de l'estomac serait très-fréquent dans la Haute-Souabe et dans la Forêt-Noire. Cloquet en attribuait la fréquence en Normandie à l'usage du cidre.

Tempérament.   Constitution.   Hérédité.   Ce n'est pas ici le lieu de discuter l'influence très-contestée de ces derniers facteurs étiologiques; nous renvoyons à l'article CANCER. On a prétendu cependant que dans certaines familles il existait une véritable prédisposition au carcinome gastrique; l'exemple de la famille de Napoléon est classique. Étant donné la rareté relative de la maladie, il est évident que l'on ne peut guère faire intervenir l'hérédité directe, mais l'hérédité indirecte. C'est moins du cancer de l'estomac que l'on hérite que d'un tempérament, d'une constitution particulière, qui expose au développement d'une tumeur maligne de l'estomac. Avec la théorie du cancer de Cohnheim, il faudrait admettre une sorte de malformation congénitale constituant le germe même de la maladie, germe latent, susceptible de se développer sous l'influence de certains éléments pathogéniques.

Chagrins.   Préoccupations morales.   Nous avons déjà insisté à plusieurs reprises dans cet article sur le rôle des influences morales, sur l'apparition des diverses formes de la dyspepsie; les mêmes influences ont été souvent invoquées au début du carcinome de l'estomac. C'est une fois encore faire intervenir un élément névropathique; la chose est d'autant mieux à signaler, qu'un état particulier de nervosisme est, à notre avis, la base même, le trait commun, de ces états constitutionnels que l'on a dénommés arthritisme ou herpétisme et auxquels Bazin attribuait une si grande importance dans la genèse du carcinome.

Des *irritations diverses* mettraient en œuvre cette prédisposition que l'on ne peut nier. Tantôt il s'agirait d'une contusion, tantôt de l'influence longtemps répétée d'un régime nuisible. On a cherché à établir une relation entre la gastrite et le cancer. A ce propos, il est bon d'établir une distinction. En effet, certains auteurs, M. Leven, par exemple, procédant directement des doctrines de Broussais, attribuent à la gastrite les phénomènes disparates réunis sous le nom commun de dyspepsie. Or il est certain que beaucoup de ces phénomènes sont indépendants de la gastrite et relèvent seulement d'un trouble nervo-moteur. C'est beaucoup plutôt le nervosisme cause de ce vice fonctionnel qu'il faudrait accuser que la problématique gastrique. Waldeyer s'est placé à un point de vue différent : l'irritation des culs-de-sac glandulaires lui paraît pouvoir être le point de départ d'une prolifération épithéliomateuse, c'est-à-dire cancéreuse. Nous reviendrons sur cette doctrine à propos de l'anatomie pathologique.

Nous nous contenterons, en terminant, de faire remarquer, avec notre maître Lasègue, que dans beaucoup de cas, dans le plus grand nombre peut-être, les malades atteints de carcinome gastrique jouissaient jusque-là d'un estomac excellent et étaient exempts de toute manifestation dyspeptique. Il est bien difficile chez eux d'invoquer la gastrite antérieure.

Tuberculose.   Il n'est pas rare de constater des signes de phthisie chez des cancéreux de l'estomac et de trouver à l'autopsie des lésions manifestes de tuberculose pulmonaire. Cela démontre de la façon la plus nette qu'il n'y a pas antagonisme entre la carcinose et la tuberculose, ainsi qu'on l'a prétendu. Cela ne démontre nullement, en revanche, que le cancer et le tubercule soient des équivalents héréditaires, comme l'a dit Burdel (de Vierzon), et que le fils d'un tuberculeux soit plus qu'un autre prédisposé au cancer et réciproquement. Du reste, il est maintenant bien établi que la tuberculose est une maladie infectieuse; le germe morbide se développe même sur un terrain cancéreux; c'est tout ce qu'on peut affirmer.

Anatomie pathologique. *Considérations générales.* Le cancer de l'estomac, déclarent les auteurs, n'est pas une unité anatomo-pathologique; on comprend sous ce nom un ensemble de tumeurs susceptibles de se développer, de se détruire sous l'influence d'une véritable dégénérescence, de donner lieu à une ulcération plus ou moins étendue et à une cachexie spéciale. La mort est la terminaison commune de ces affections. Malgré leur diversité anatomo-pathologique, les cancers présentent une séméiologie commune, et il est impossible, d'après les seuls symptômes cliniques, de faire le diagnostic de la variété anatomique. Cependant l'école de Waldeyer est uniciste; tous les cancers sont d'origine épithéliale, tous sont des épithéliomas plus ou moins modifiés. Ils diffèrent seulement par la transformation plus ou moins avancée des cellules parenchymateuses, et par l'abondance plus ou moins grande du stroma conjonctif dans lequel sont contenus les amas cellulaires, épithéliaux. Il y aurait donc une véritable unité d'origine des cancers; il ne s'agirait pas d'espèces distinctes, mais simplement de variétés différentes. Nous exposerons plus loin l'état de la question, mais, encore une fois, le point commun de ces productions diverses, c'est de substituer au tissu normal un tissu pathologique susceptible de subir une sorte de destruction moléculaire, de nécrobiose d'où résulte une ulcération, de tendre à se généraliser dans d'autres organes et de produire une cachexie particulière analogue à celle qu'amènent les tumeurs cancéreuses localisées à d'autres régions.

Siége. Le siége du cancer présente une importance très-grande; il règle la séméiologie de la maladie et prête à des considérations intéressantes au point de vue de la pathologie générale.

Le pylore est de beaucoup le siége le plus habituel du cancer stomacal. Brinton, dans 360 cas, a trouvé le cancer du pylore 210 fois, le cancer du cardia seulement 36 fois. D'après Rokitansky, ce cancer du pylore serait exclusivement limité à la partie gastrique de cet orifice; la tumeur ne franchirait jamais la valvule pour envahir le duodénum; le cancer du cardia, au contraire, s'accompagnerait toujours d'un cancer de la partie inférieure de l'œsophage. Ces propositions ne doivent pas être prises dans un sens absolu. En effet, Brinton a vu 10 fois la production cancéreuse franchir la valvule pylorique; par contre, dans 2 cas sur 30, le cancer du cardia était exactement limité à cet orifice. Les lois de Rokitansky, vraies en général, présentent donc des exceptions, environ dans 1 cas sur 15, qu'il s'agisse du pylore ou du cardia (Brinton).

Luton, dans son article du Dictionnaire de Jaccoud, a rassemblé les chiffres empruntés à Lebert, à Louis et à Dietrich. Il en a dressé le tableau suivant :

Sur 102 cas, on trouve : le cancer du pylore, 50 fois; le cancer de la petite courbure, 17; le cancer du cardia, 8; le cancer de la face antérieure et de la face postérieure, 2; le cancer généralisé à tout l'estomac, 1 fois; le cancer localisé à des points différents, 7 fois.

Ebstein, cité par Leube, sur 200 cas, a trouvé 125 fois le cancer du pylore. Si l'on additionne ces divers chiffres, on trouve pour 662 cas, 401 cancers du pylore, ce qui représente 60 pour 100. C'est une proportion un peu plus élevée que celle de Orth qui donne seulement 66 pour 100. D'après Orth, le cancer siégerait 20 fois sur 100 à la petite courbure et 10 fois sur 100 au cardia.

Le trait le plus saillant en tous cas de ces diverses statistiques, c'est la prédominance du cancer du pylore. Si l'on songe que le cancer de l'estomac représente le 1/3 ou la moitié de tous les cancers, on arrive à trouver que dans le 1/4 ou le 1/5 des cas, c'est le pylore qui est atteint : cela constitue pour cet orifice une prédisposition bien curieuse. Il y a là un point faible, que la structure du pylore et son rôle physiologique n'expliquent pas suffisamment.

Variétés histologiques. D'après Cornil et Ranvier, on peut observer par ordre de fréquence l'épithélioma à cellules cylindriques, le carcinome fibreux, le carcinome colloïde, et enfin le carcinome mélanique. 35 cas de Lancereaux donnent un rang différent à ces diverses variétés : il a observé le squirrhe 15 fois ; l'encéphaloïde 10 fois ; l'épithélioma 7 fois et le cancer colloïde 3 fois.

Épithélioma cylindrique. L'épithélioma ne peut pas être, le plus souvent, distingué du carcinome encéphaloïde. Il est représenté par des tumeurs arrondies, généralement ulcérées à leur centre, de consistance molle. L'ulcération est plus ou moins étendue, à fond sanieux, à bords plus ou moins renversés. Sur la coupe, on trouve une masse blanche, de coloration rosée, parsemée parfois de petites hémorrhagies interstitielles ; le tissu est riche en suc cancéreux, facile à extraire par le raclage. Sa consistance est faible, il se déchire facilement sous l'ongle : ce sont là les caractères macroscopiques du carcinome encéphaloïde.

A l'examen microscopique il est facile de faire le diagnostic de cette variété de tumeurs. On trouve des tubes ou des alvéoles réguliers tapissés par des rangées de cellules cylindriques devenues cubiques sur certains points. Ces cellules peuvent avoir perdu leur aspect caractéristique par le fait de la dégénérescence colloïde. Il devient alors difficile de différencier l'épithélioma cylindrique du carcinome colloïde. C'est par l'examen des noyaux de généralisation, plus particulièrement dans les ganglions lymphatiques, que ce diagnostic se fera : on y trouvera des tubes ou des cavités tapissées de cellules cylindriques. La généralisation de l'épithélioma se fait du reste exactement de la même façon que celle du carcinome.

C'est au voisinage du pylore que se rencontrent le plus souvent ces tumeurs ; elles se détruisent lentement, ou bien leur ulcération est compensée par la croissance continue de la tumeur. Le développement des noyaux secondaires serait tardif (Orth). L'ulcération, qui commence par le centre des tumeurs, peut être si marquée que la tumeur tout entière se trouve atteinte jusqu'à la base. Quelquefois cette destruction, plus rapide, serait le fait d'une sorte de gangrène (Orth).

C'est dans les glandes de la muqueuse que l'épithélioma prend naissance. Les culs-de-sac glandulaires s'allongent, s'hypertrophient. Il se forme de véritables adénomes, caractérisés par la coupe de tubes larges tapissés de cellules cylindriques, séparés par un stroma conjonctif. Les tubes résultent de l'accroissement exagéré des glandes isolées les unes des autres par une infiltration embryonnaire plus ou moins abondante. Ces tubes, ces cavités tapissées d'un épithélioma cylindrique, franchissent la musculaire sous-muqueuse et se répan-

dent dans la couche celluleuse sous-jacente. Là elles trouvent moins d'obstacle
à leur expansion. Le point de départ de ces épithéliomas serait donc l'adénome,
le polyadénome gastrique, de bénin devenu malin. Le polyadénome constitue
ces tumeurs polypiformes que l'on rencontre fréquemment, en particulier chez
les phthisiques : il n'a pas de tendance apparente à la propagation et à l'ulcération, et cependant c'est par des productions analogues que débute l'épithélioma
cylindrique : ce serait donc simple affaire de degré. Tandis que pour les uns
cet épithélioma reste toujours typique, pour d'autres il peut devenir atypique et
se confondre par conséquent avec le carcinome.

Carcinome encéphaloïde. L'aspect est à peu près le même que celui de
l'épithélioma cylindrique : des masses blanches, saillantes sous forme de champignons blanchâtres plus ou moins volumineux, quelquefois des saillies recouvertes de villosités (C. vileux). A une phase plus avancée, une ulcération centrale plus ou moins sanieuse et fongueuse, souvent noirâtre : mais il faut tenir
compte de l'action du suc gastrique, de l'auto-digestion post mortem. A l'autopsie ces tumeurs sont à peu près toujours ulcérées. Souvent l'infiltration
présente une étendue considérable, et l'ulcération porte sur de vastes surfaces ;
toujours cependant on a l'idée d'une masse détruite, d'une perte de substance
supportée par une tumeur.

Le raclage fournit un suc cancéreux abondant. Cela n'a rien d'étonnant, si
l'on considère que la tumeur relativement pauvre en stroma est constituée surtout par des cellules irrégulières tassées les unes contre les autres. Ces cellules
s'infiltrent de la face muqueuse vers la face séreuse de l'estomac en dissociant
les faisceaux musculaires : il en résulte un épaississement manifeste de la
tunique musculaire. Les faisceaux musculaires mis à nu se présentent sous
l'aspect de tractus rosés qui tranchent sur la coloration blanche de la masse
encéphaloïde. Les parois ainsi perforées de dedans en dehors, un champignon
cancéreux finit par se montrer sous la séreuse. Cependant la propagation se fait
beaucoup plutôt dans le sens de la surface, surtout dans l'épaisseur de la couche
celluleuse. Il se montre autour du foyer primitif des noyaux secondaires qui
consistent d'abord dans un simple épaississement qui soulève la muqueuse. Il
s'agirait là d'une véritable propagation par la voie des espaces lymphatiques.
Dans certains cas, les vaisseaux présentent un développement considérable au
sein de la masse carcinomateuse ; ils portent sur certains points des dilatations
semblables aux anévrysmes miliaires. Souvent alors les veines sont envahies par
des bourgeons cancéreux qui peuvent s'étendre jusqu'aux branches de la veine
porte (Cornil et Ranvier). Ce carcinome si richement vascularisé constitue la
variété télangiectasique ou hématode.

« La membrane muqueuse de l'estomac, voisine du point occupé par le
cancer, est ordinairement altérée, rouge violacée, quelquefois ramollie ou mame-
lonnée, et elle présente les signes d'une inflammation chronique avec pigmentation souvent intense. On y observe aussi de petits kystes produits par la
distension des glandes » (Cornil et Ranvier).

Pour les auteurs partisans de la théorie de Waldeyer (autrefois soutenue déjà
par Ch. Robin), c'est-à-dire de l'origine épithéliale du carcinome, il n'y aurait
pas de différence fondamentale entre l'épithélioma cylindrique et le carcinome.
Les cellules provenant des culs-de-sac glandulaires seraient tout d'abord
cubiques, puis volumineuses, et, comme on dit, atypiques. Elles pourraient
présenter l'aspect irrégulier des cellules médullaires du carcinome. L'origine

commune de tous les cancers gastriques, épithélioma ou carcinome, serait dans la muqueuse. Pour d'autres auteurs, c'est l'opinion soutenue par Cornil et Ranvier dans leur Manuel, le tissu conjonctif serait le point de départ du carcinome; le carcinome gastrique débuterait dans la tunique celluleuse sous-jacente à la muqueuse. On a objecté que les noyaux limités à la sous-muqueuse et considérés comme primitifs ne seraient que des noyaux secondaires, résultat d'une sorte de fusée du cancer dans les mailles de cette tunique. Au pourtour des noyaux cancéreux on a fait voir des culs-de-sac glandulaires augmentés de volume, en voie de prolifération. On a signalé des polyadénomes au voisinage des tumeurs carcinomateuses (Ménétrier, Soc. anat., 1886), et on a voulu y voir le point de départ d'un épithélioma bientôt transformé en carcinome par modification progressive des cellules glandulaires.

Dans deux cas de polyadénome gastrique en plaques présentés, l'un par Ménétrier, l'autre par Raymond, à la Société anatomique au commencement de cette année (1887), il y avait une hypertrophie considérable des glandes gastriques dont les cellules avaient perdu le type cylindrique pour devenir polyédriques, et même atypiques; Brissaud avait déjà signalé le même fait (*Arch. de méd.*, sept. 1885). Serait-ce là le premier point de la dégénérescence cancéreuse de la muqueuse? Mais, chose singulière, même avec des lésions étendues de façon à former des plaques de près de 10 centimètres de long sur 4 à 5 de large, avec des saillies dont l'aspect rappelle les circonvolutions cérébrales, on ne voit pas les canaux gorgés de cellules dépasser la musculaire de la muqueuse; il semble qu'il y ait là une barrière que franchissent seules les tumeurs malignes. Faut-il penser que le fait de franchir cette barrière les constitue à l'état de malignité? Trancher cette question serait trancher la question de l'origine du carcinome considéré en général.

Dans un cas de Beck, des particules cancéreuses d'origine œsophagienne seraient venues se greffer sur la muqueuse gastrique, et l'on aurait pu voir au pourtour de ces noyaux implantés d'épithélioma pavimenteux les cellules glandulaires subir des modifications progressives qui les rapprochaient des cellules pavimenteuses (Orth).

Les adversaires de la théorie uniciste objectent, avec Cornil et Ranvier, que les lésions glandulaires avoisinantes sont secondaires au cancer; qu'il s'agit de simples modifications d'origine inflammatoire, irritative, et que leur activité proliférative ne démontre nullement qu'elles soient le point de départ de la néoformation carcinomateuse. Les cancers constitués aux dépens des éléments nobles d'un organe, rein, estomac, etc., se distingueraient toujours par la forme et la disposition des glandes, sinon dans les noyaux primitifs, au moins dans les noyaux secondaires.

La question en est là. Quoi qu'il en soit, au point de vue de leur évolution et de leur marche clinique, épithélioma et carcinomes sont à peu près équivalents.

Le squirrhe et le carcinome colloïde qui nous restent encore à examiner ne sont que des variétés du carcinome.

Squirrhe. Il est remarquable par sa dureté et sa sécheresse qu'il doit à l'abondance de son stroma, à la prédominance de cette charpente fibreuse sur les éléments épithélioïdes. Il se présente souvent plus sous l'aspect d'une plaque cicatricielle irrégulière que d'une tumeur vraie. Sa nature cancéreuse n'est pas évidente d'emblée. Elle laisse même des doutes après l'examen histologique, à cause de l'excessive prédominance du stroma fibreux qui dans quelques cas ne

permet que difficilement de découvrir des éléments cellulaires caractéristiques.
Parfois les noyaux de propagation secondaire sont plus volumineux que le noyau
primitif, ils sont aussi plus mous, plus cancéreux d'aspect, parfois encore dans
une même tumeur certaines parties sont molles, encéphaloïdes, les autres,
dures et squirrheuses.

Le plus souvent le squirrhe reste limité au pylore; il n'est pas facile à l'œil
nu ni même au microscope de le distinguer des épaississements fibreux ou des
myomes que l'on peut rencontrer à ce niveau (Hanot et Gombault). La propagation de la lésion au voisinage et surtout aux voies biliaires tranche la question
en faveur du squirrhe. Dans les cas rares où le squirrhe se généralise à tout
l'estomac, il est difficile de le distinguer de la cirrhose gastrique (linite plastique de Brinton). Encore une fois, c'est dans les noyaux secondaires de généralisation que l'on trouve la preuve de la nature cancéreuse de la lésion
première.

Cancer colloïde. Dans ce cancer, qui se présente plutôt sous la forme d'une
infiltration que sous celle d'une tumeur, les cellules des alvéoles carcimona-
teuses subissent une dégénérescence hyaline, colloïde, très-avancée. Le cancer
colloïde se présente sous la forme de masses d'aspect gélatineux, transparentes,
tremblotantes, quelquefois grisâtres ou brunâtres. À la coupe on reconnaît une
charpente alvéolaire qui englobe dans ses mailles des nodules gélatiniformes du
volume d'une tête d'épingle à celui d'un grain de chènevis. Au microscope on
trouve une charpente analogue à celle du carcinome encéphaloïde; dans les
alvéoles, des masses gélatiniformes au centre desquelles se distinguent des débris
cellulaires. Quelques cellules, mieux conservées, montrent bien que c'est à leurs
dépens que s'est produite la masse gélatiniforme. La dégénérescence colloïde
n'est donc qu'un phénomène secondaire, et le cancer colloïde un cas particulier
du carcinome.

Ce cancer siége primitivement au pylore, le plus souvent; il se propage surtout en surface, vers l'estomac, parfois vers le duodénum. Des noyaux secondaires peuvent se montrer dans le foie et les organes voisins.

Modifications subies par l'estomac. L'estomac cancéreux subit certaines
modifications qui dépendent surtout de la nature du cancer et de sa localisation.

Le plus souvent, avons-nous dit, c'est *au pylore* que se rencontre la tumeur;
il en résulte un rétrécissement de cet orifice qui amène une dilatation de
l'estomac. Il peut y avoir plus que rétrécissement, oblitération complète; dans
certains cas, les progrès de l'ulcération amènent le rétablissement de la perméabilité du pylore, mais généralement sa contractilité a disparu. Il en résulte
un orifice béant qui laisse indistinctement passer les matières de l'estomac vers
le duodénum, et *vice versa*, c'est-à-dire une insuffisance du pylore, signalée
déjà et décrite par de Séré, plus directement étudiée par Ebstein. Lorsque le
cancer siége *au cardia*, le phénomène inverse se produit, c'est-à-dire que, les
aliments ne pouvant plus pénétrer dans l'estomac, ce réservoir se rétrécit, se
rétracte. On comprend quelles indications peut fournir au diagnostic cet état
de dilatation ou de rétraction. D'autres modifications statiques se produisent
dans l'état de l'estomac par le fait d'adhérences avec des organes du voisinage
et parfois de communications anormales avec d'autres parties du tube digestif.
Parfois la tumeur située vers la grande courbure peut entraîner l'estomac en
bas et le faire descendre même jusqu'au voisinage du pubis : le pylore lui-
même, plus rarement, peut être entraîné de la même façon. Il peut résulter de

cette dislocation que la tumeur caractéristique siège très-bas, si bas que l'on pense beaucoup plutôt à un carcinome intestinal qu'à un carcinome gastrique.

Propagation. Il est rare que le cancer reste exclusivement limité à l'estomac; le plus souvent il se propage à distance, et cette propagation peut se faire par des voies différentes. Tout d'abord il faut distinguer une propagation directe, par contiguïté, et une propagation indirecte par les vaisseaux sanguins ou lymphatiques.

La propagation par *contiguïté* se fait nécessairement par l'intermédiaire du péritoine. Des champignons cancéreux se développent vers la séreuse, provoquent une inflammation, un accolement avec des organes avoisinants dans la substance desquels pénètre la tumeur. Parfois il en résulte une péritonite cancéreuse généralisée, péritonite qui se produit de proche en proche, par continuité, ou par greffes à distance : c'est ainsi que des particules cancéreuses peuvent tomber dans la cavité péritonéale, parvenir jusque vers le bassin, s'y implanter et donner lieu à des noyaux cancéreux. La propagation peut se faire vers les parois abdominales : de là ces nodosités sous-cutanées auxquelles avec raison M. Millard attribue une véritable valeur séméiologique, et cet engorgement ganglionnaire au pli de l'aine qui peut se produire dans les mêmes conditions. Par l'intermédiaire du péritoine encore, la propagation peut se faire à la cavité pleurale à travers les pores, les puits lymphatiques du centre phrénique du diaphragme : de là ces réseaux de lymphatiques traversés d'éléments cancéreux si bien décrits par M. Troisier.

La propagation par les *voies lymphatiques* est constante; dans les tuniques mêmes de l'estomac elle se fait dans la celluleuse, par les espaces lymphatiques du tissu conjonctif. A la surface de l'organe, on voit souvent ramper des vaisseaux lymphatiques distendus par des éléments cancéreux portant de loin en loin sur leur trajet des espèces de nodosités, de renflements.

Les ganglions lymphatiques sont souvent intéressés, et ce ne sont pas toujours exclusivement ceux de la petite courbure qui correspondent à l'estomac, mais à distance des ganglions qui n'en reçoivent pas de lymphatique : ainsi les ganglions rétro-péritonéaux compris dans l'épaisseur du mésentère. Il y a là probablement une sorte de reflux par voie lymphatique.

La propagation par le canal thoracique est une des plus curieuses : c'est elle sans doute qui explique l'apparition des ganglions indurés au-dessus de la clavicule et plus particulièrement de la clavicule gauche. On comprend que la généralisation au poumon pourrait aussi se faire par cette voie, puisque les embolies cancéreuses déversées dans la veine sous-clavière seraient de là projetées par le cœur droit dans l'artère pulmonaire.

La propagation *par les vaisseaux* sanguins se fait surtout par la veine porte. Nous avons dit que dans certains cas il se fait dans les veines un bourgeonnement qui peut même se poursuivre jusqu'aux veines sous-hépatiques, au système porte. On conçoit que ces lésions intra-veineuses peuvent être le point de départ d'embolies et de noyaux secondaires hépatiques. C'est au foie en effet que se fait le plus souvent la propagation du carcinome gastrique. Cette propagation peut se faire par contiguïté ou par métastases veineuses. Il arrive souvent que les noyaux secondaires du foie sont extrêmement volumineux, alors que le carcinome primitif de l'estomac se réduit à une ulcération de peu d'étendue; on serait tenté de renverser les rôles et de penser que la lésion hépatique est la première en date.

Complications. Nous réunissons sous ce titre un certain nombre de lésions qui n'ont pas trouvé place dans l'exposé précédent. Du côté de l'estomac lui-même on peut trouver de la *gastrite*. Elle serait habituelle au pourtour des tumeurs carcinomateuses, et parfois généralisée. On lui a attribué l'absence de l'acide chlorhydrique dans le suc gastrique.

Assez souvent on rencontre des cicatrices attribuables à des *ulcères ronds* guéris, et nous avons vu, à propos de cette dernière affection, que certains auteurs considèrent comme assez fréquent le début d'un cancer sur la marge même d'un ulcère simple de l'estomac (Hauser). Ce peut être pour la clinique une donnée importante.

La *tuberculose*, considérée comme inconciliable avec la carcinose, n'est pas très-rare dans le cancer gastrique : on a même voulu voir une relation héréditaire entre les deux maladies (Burdel [de Vierzon]).

La phlegmatia alba dolens est une complication fréquente du cancer de l'estomac. Trousseau, qui avait beaucoup insisté sur la valeur séméiologique d'une phlegmatia survenue au cours d'accidents gastriques et cachectiques, fit sur lui-même le diagnostic de cancer de l'estomac à l'apparition de cette complication (Dieulafoy). On peut trouver aussi des thromboses artérielles. Langlet (de Reims) a signalé ainsi une thrombose de l'artère sous-clavière gauche (*Union méd. du Nord-Est*, 1877). A quoi peuvent être attribuées ces coagulations? Ce n'est pas ici le lieu de faire la théorie générale des thromboses veineuses et artérielles. Nous rappellerons seulement que Beneke et d'autres auteurs ont signalé une diminution considérable du chlorure de sodium du sang et que dans ces derniers temps le professeur Hayem a trouvé chez les carcinomateux, en dehors de toute pyohémie, une augmentation légère du nombre des globules blancs.

Cancer secondaire de l'estomac. Il est assez curieux de remarquer que l'estomac, qui est si fréquemment le siége d'un cancer primitif, est très-rarement le siége d'un cancer secondaire. Dans ce cas, il s'agit presque toujours de la propagation carcinomateuse venue d'un organe adjacent, par contiguïté, ou d'une péritonite cancéreuse. C'est en réalité un cas particulier, un accident banal de la généralisation péritonéale : inutile d'insister. Quelques cas plus intéressants résultent d'une greffe à l'intérieur, de l'implantation sur la muqueuse de particules cancéreuses dégluties, venues de la bouche ou de l'œsophage. Ce cancer secondaire est également des plus rares ; plus rare encore est l'existence du cancer secondaire de l'estomac en dehors de ces deux conditions.

L'épithélioma lobulé a été observé dans l'estomac à la suite de cancers de l'œsophage ou des parties sus-jacentes. Grawitz, qui a rapporté 4 cas de cancer secondaire de l'estomac observés à l'Institut pathologique de Virchow, en a rapproché des cas de Cohnheim, Petri, Coupland et Weigert. « Sur 8 cas le cancer secondaire procédait dans 4 cas d'un cancer de l'œsophage, 2 fois d'un cancer primitif de l'intestin, 1 fois d'un cancer du testicule, 1 fois d'un cancer de la jambe. Dans tous les cas, la néoformation dans l'estomac était circonscrite, mais présentait les mêmes modifications que celles du cancer primitif. Récemment Hasen-Noman a communiqué 5 autres cas de cancer secondaire de l'estomac; le siége primitif était dans l'œsophage, le grand épiploon, la capsule surrénale et le bassin » (Eichhorst).

Symptômes. Le cancer de l'estomac se montre quelquefois après une période prolongée de dyspepsie, et il est très-difficile, impossible même, d'en déterminer le début exact. Les malades éprouvent de l'anorexie, une sensation de pesanteur et de malaise après les repas, de la douleur au creux épigastrique, des vomissements, de la constipation. Ils maigrissent et perdent leurs forces, mais tout cela n'a rien de caractéristique ; depuis des années cet état de dyspepsie se poursuit avec des alternatives d'amélioration et d'exacerbation. A un moment donné l'anorexie devient plus marquée encore. Le dégoût arrive à la seule pensée de la nourriture ; le dégoût pour la viande est surtout marqué. C'est un symptôme d'une réelle importance. L'amaigrissement et la cachexie s'accentuent ; la peau prend la teinte jaune paille, la faiblesse est très-grande. Le médecin, en présence de ces phénomènes, songe au cancer de l'estomac et en recherche les signes les plus importants.

D'autres fois, la chose est loin d'être rare, et c'est un point sur lequel insistait fréquemment Lasègue, notre maître, le cancer se montre inopinément chez des gens vigoureux qui digéraient admirablement, dont l'estomac n'avait pas jusque-là d'histoire pathologique. L'anorexie survient, puis la tendance à l'amaigrissement, les vomissements et parfois les vomissements noirs ; force est bien de soupçonner l'existence d'une affection grave de l'estomac : on la cherche et on la trouve.

Les signes du cancer à la période d'état, indépendamment de l'anorexie et de la tendance à la cachexie progressive, sont les vomissements, et surtout les vomissements noirs, marc de café, suie délayée, les mélæna, les douleurs intenses et persistantes, et surtout l'existence d'une tumeur au creux épigastrique. Lorsque tous ces phénomènes se rencontrent, le jugement ne présente pas de difficultés et le diagnostic s'établit rapidement. A partir de ce moment, les choses ne font guère que s'aggraver. La cachexie devient extrême, l'émaciation s'accentue de plus en plus. Assez souvent il survient de l'anasarque et la mort a lieu par épuisement général. Parfois il surgit quelque complication : péritonite généralisée, pleurésie, pleuro-pneumonie, etc. La phlegmatia alba dolens n'est pas rare, son existence même doit toujours faire penser au cancer en présence de phénomènes accentués de dyspepsie avec tendance à l'anémie, chez des personnes qui ont atteint et dépassé la quarantaine.

Nous allons maintenant reprendre en détail, pour les étudier plus à loisir, les différents traits de ce tableau général.

Anorexie.   L'anorexie est un des phénomènes les plus fréquents du cancer de l'estomac. Il se montre 85 fois sur 100 d'après Brinton. Il n'y a pas seulement inappétence, mais véritable dégoût pour l'alimentation. Ce dégoût est plus accentué que celui que l'on rencontre chez de simples dyspeptiques : il est souvent absolu. Dans une clinique faite à la Charité, L. Landouzy insistait avec raison sur ce fait que l'idée de cancer gastrique est inconciliable avec la conservation de l'appétit. Cette anorexie se spécialise assez rapidement ; à ce point de vue il existe chez les divers individus des variations qui échappent à toute prévision. Chose singulière, un même dégoût, le dégoût pour la viande, se rencontre à peu près chez tous les malades : cette anorexie particulière prend donc une véritable valeur sémiologique. A titre de curiosité signalons le fait raconté par Brinton d'un Allemand grand et vigoureux, grand fumeur jusque-là, chez lequel le dégoût pour le tabac constitua un phénomène prémonitoire de la carcinose gastrique.

Douleur.   Elle est peut-être plus constante encore que l'anorexie : on la rencontrerait 92 fois sur 100, en chiffres ronds, 11 fois sur 12 (Brinton). La douleur est très-variable ; au début, elle se distingue à peine de la simple sensation de pesanteur épigastrique si fréquente chez les dyspeptiques. C'est une douleur sourde, avec des accalmies et des redoublements. Plus tard cette douleur tend à prendre un caractère plus grand d'acuïté : elle devient lancinante ou rongeante. Elle peut siéger au creux épigastrique et y avoir son maximum, mais il n'est pas rare qu'elle présente des irradiations plus ou moins divergentes, irradiations qui l'emportent parfois sur la douleur principale du creux épigastrique. C'est surtout vers les hypochondres, vers le sternum, que cette douleur se fait sentir. Il n'est pas rare, ainsi que le faisait remarquer Trousseau (d'après Lasègue), que les malades accusent des douleurs sourdes, puis rongeantes et lancinantes, qu'ils localisent dans les os, dans les côtes, le sternum, la colonne vertébrale. Un phénomène analogue se rencontre à propos du cancer de l'utérus, et les malades éprouvent des sensations douloureuses très-pénibles dans les os du bassin.

Ces douleurs ne sont pas toujours réveillées par l'alimentation; elles surviennent assez souvent spontanément, sans cause appréciable, d'une façon irrégulière. Brinton fait remarquer que, dans quelques cas, les douleurs se montrent surtout après le repas; elles sont provoquées de préférence par certains aliments irritants. Elles se localisent plus nettement au creux épigastrique; souvent encore des vomissements surviennent lorsqu'elles ont atteint leur maximum. Ce sont là les caractères attribués à l'ulcère rond. Brinton, du reste, qui signale ce mode de la gastralgie symptomatique du cancer, pense qu'il correspond à l'existence d'un cancer ulcéré. La pathogénie de cette douleur serait exactement la même que celle des crises douloureuses de l'ulcère rond. Ce peut être là, on le comprend, une cause d'erreur de diagnostic, surtout si certains symptômes du cancer font défaut, alors qu'existent certaines manifestations plus habituelles dans l'ulcère.

Vomissements. Ils ne manquent presque jamais, mais ils peuvent se présenter dans le cancer gastrique d'une façon extrêmement variable : ils sont alimentaires ou non; rapides ou tardifs, fréquents ou rares, abondants ou non. Il peut s'y mélanger des quantités plus ou moins considérables de sang plus ou moins modifié par la digestion. On comprend combien la combinaison différente de ces éléments multiples peut amener de variété dans ce symptôme.

L'*existence* même du cancer détermine l'apparition de certains vomissements; sa localisation explique parfois le mode de leur apparition.

Ainsi les vomissements aqueux, très-fréquents, paraissent reconnaître pour cause l'existence seule de la tumeur gastrique. Ces vomissements consistent dans de véritables pituites qui surviennent tantôt le matin, comme la pituite des alcooliques, tantôt dans le courant de la journée. Elle ne s'accompagne pas des efforts considérables et si pénibles d'expulsion qui caractérisent la pituite éthylique : c'est une sorte de régurgitation, qui amène le rejet de quelques gorgées d'un liquide plus aqueux encore que muqueux. On a quelquefois donné à cette pituite spéciale le nom d'eaux du cancer (Damaschino).

L'hématémèse reconnaît aussi pour cause l'existence même du cancer. Le plus souvent il se fait dans l'estomac un suintement sanguin, répété et peu abondant. Le sang n'est pas immédiatement rejeté. Il subit l'action du suc gastrique, se digère et se mélange aux matières contenues dans l'estomac. Il est rejeté en cas de vomissement sous forme de grumeaux noirâtres qui appellent la comparaison classique du marc de café ou de la suie délayée. S'il passe dans l'intestin en petite quantité, il peut disparaître sans laisser dans les fèces de traces appréciables; s'il passe en quantité plus considérable, il peut y avoir mélœna. Rarement le sang est versé dans l'estomac en quantité assez considérable pour donner lieu à un vomissement rouge analogue à l'hématémèse de l'ulcère rond. La chose cependant se rencontre lorsqu'un vaisseau d'une certaine importance se trouve ulcéré par les progrès de la destruction cancéreuse. La mort peut résulter de l'abondance de l'hémorrhagie. Hanot en a récemment rapporté un cas. Dans une observation de S. O. Habershon (*Guy's Hosp. Rep.*, XXIV, 1879), c'est l'artère splénique qui avait été atteinte. Le sang pur ne se montrerait guère dans les vomissements que dans le sixième des cas environ : il y a donc là une notable différence avec ce qui se voit dans l'ulcère rond. Brinton attribue le suintement sanguin du cancer stomacal à la congestion avoisinante. Dans le carcinome hématode, la tumeur elle-même pourrait être sans doute la source de l'hémorrhagie.

Suivant qu'il occupe le cardia ou le pylore, le cancer peut modifier complétement le régime des vomissements. Le cancer du cardia tend à amener un rétrécissement et même une oblitération de cet orifice. L'œsophage se dilate en arrière de l'obstacle. Les vomissements pourront se faire très-rapidement après l'ingestion, et les aliments seront peu modifiés. Il ne faut pas oublier cependant que, dans certains cas, les aliments peuvent séjourner dans la poche œsophagienne et présenter même une apparence de digestion. Cependant, en général, les vomissements se feront à bref délai, ils seront peu abondants.

Un cancer du pylore tend à amener le rétrécissement de cet orifice. L'estomac se dilate en amont. Les aliments, les liquides, fournis par la muqueuse gastrique, s'y accumulent, y subissent un travail de digestion et de fermentation, puis à un moment donné ce trop-plein est rejeté. L'estomac dilaté se vide tout d'un coup de sa surcharge. Les vomissements sont abondants et rares. Les matières rejetées comprennent des détritus alimentaires plus ou moins modifiés, ingérés quelquefois plusieurs jours auparavant, parfois des grumeaux de sang, des sarcines, des torules, du mucus et même des particules carcineuses reconnaissables au microscope. Que la perméabilité du pylore se rétablisse, et l'on pourra voir les vomissements disparaître : c'est, d'après Ebstein, un des signes de l'incontinence du pylore qui peut, en cas de cancer, succéder à son rétrécissement par les progrès de l'ulcération.

D'après Brinton, la fréquence des vomissements va en croissant d'après le siège du carcinome suivant cette série : paroi postérieure, estomac tout entier, partie moyenne, petite courbure, grande courbure, cardia, pylore. On est assez étonné de trouver la grande courbure citée immédiatement avant le cardia et le pylore. C'est qu'évidemment les causes mécaniques ne sont pas seules responsables du vomissement; il faut faire encore intervenir d'autres éléments, et en particulier l'excitation de la muqueuse.

Dans une leçon récente (*Semaine médicale*, 1887), le professeur Jaccoud reconnaît trois espèces de vomissements dans le cancer de l'estomac : 1° le vomissement mécanique; 2° le vomissement par indigestion ; 3° le vomissement par irritation ou catarrhe gastrique.

Phénomènes intestinaux. Les cancéreux de l'estomac sont habituellement constipés. A la période indistincte du début, ils le sont au même titre que la plupart des dyspeptiques, par atonie intestinale. Plus tard, à la période confirmée du cancer, les vomissements, la diminution de l'alimentation, le régime lacté auquel ils sont souvent soumis, sont autant de causes de constipation. Ce phénomène peut aller chez eux avec de la flatulence et du ballonnement du ventre. Ils ont des renvois, une sensation de tension abdominale, des borborygmes, des coliques, parfois des hémorrhoïdes, et il arrive qu'en présence de ces désordres accentués du côté de l'intestin, de la cachexie progressive, de la teinte jaune paille, on devine le cancer et le cherche là où il n'existe pas, du côté du gros intestin et surtout du rectum.

Cependant la diarrhée peut se rencontrer au cours du cancer de l'estomac, et cela dans des conditions différentes bien faites parfois pour égarer le jugement. Tantôt elle survient par crises, sous forme de débâcles, tantôt d'une façon continue, surtout vers les derniers temps de la vie. Il peut se faire alors que les phénomènes intestinaux l'emportent sur les phénomènes gastriques. Dans un travail récent (*Lyon médic.*, 1881), R. Tripier a fait une étude d'ensemble sur la diarrhée dans le cancer de l'estomac. Son mémoire s'appuie sur 28 observations suivies d'autopsie. La diarrhée s'est rencontrée dans plus de la moitié des cas, mais surtout dans les derniers mois de la vie. Il a signalé une fréquente alternance avec la constipation. Comme cause, il reconnaît l'irritation de l'estomac, l'insuffisance de ses fonctions, mais l'alimentation en serait avant tout la cause déterminante. On peut évidemment dans certains cas accuser l'incontinence du pylore due à l'ulcération de cet orifice; les substances versées dans l'estomac passent dans le duodénum sans avoir subi une préparation suffisante. D'après R. Tripier, cette diarrhée pourrait amener à confondre le cancer de l'estomac avec la tuberculose pulmonaire, l'anémie pernicieuse et la néphrite interstitielle.

Brinton, qui a également observé la diarrhée chez les cancéreux de l'estomac, pense qu'elle survient surtout à la période d'ulcération, lorsque des détritus de divers ordres, mélangés de pus et de sang, parviennent dans l'intestin. Assez rarement cependant le sang est versé en assez grande abondance pour provoquer des débâcles noirâtres, liquides, semblables à du goudron, ainsi qu'on en observe dans l'ulcère rond et plus particulièrement encore dans l'ulcère du duodénum.

Phénomènes objectifs. Les phénomènes objectifs du cancer de l'estomac sont de deux ordres : ils dépendent de l'état local ou de l'état général. Localement on peut rencontrer une *tumeur épigastrique*, de la *dilatation de l'estomac;* on peut constater des *modifications du suc gastrique* qui, d'après les recherches récentes, auraient une importance très-grande au point de vue du diagnostic de la maladie. Tout cela concerne l'exploration de l'organe et l'examen de son fonctionnement. Sans empiéter sur le paragraphe destiné aux complications, nous pouvons signaler des manifestations à distance, surtout l'existence d'*induration des ganglions lymphatiques*. Comme dépendant des phénomènes d'ordre général, il faut signaler la *cachexie*, l'anémie et les hydropisies, la *fièvre*, qui est une manifestation rare et secondaire.

Tumeur épigastrique. C'est un des symptômes les plus caractérisques du cancer de l'estomac, moins par son existence même que par sa superposition à tout un ensemble cachectique et dyspeptique. Au point de vue du diagnostic, la tumeur épigastrique présente une valeur très-grande.

« Le siége de la tumeur dans l'abdomen varie beaucoup plus qu'on ne pourrait le croire d'après ses rapports anatomiques. On ne la rencontre, bien entendu, qu'aux régions épigastrique, ombilicale, et aux hypochondres. Elle y forme une projection plus ou moins unie : tantôt c'est une masse considérable, dure, irrégulière, présentant des nodosités qui proéminent de façon à ne pouvoir échapper à l'œil du médecin ; tantôt elle est d'un petit volume, non saillante, élastique ou molle et très-difficile à constater. Les tumeurs de la grande courbure tendent à se porter vers l'ombilic ; le cancer qui occupe tout l'organe fait saillie à l'épigastre, tandis que c'est à la partie supérieure de cette région que l'on trouve la saillie formée par le cancer qui occupe la petite courbure. Dans le cancer du pylore, qui est plus fréquent, le siége de la tumeur est encore plus variable. Le plus souvent c'est vers la ligne médiane qu'on trouve la tumeur, sinon on la rencontre plutôt dans l'hypochondre droit que dans l'hypochondre gauche, ce qui s'explique non-seulement par la situation normale du pylore, mais aussi par les adhérences qui s'établissent fréquemment entre la portion malade de l'estomac et le foie. Le niveau vertical de ces tumeurs du pylore n'est pas le même dans les deux sexes ; ce fait curieux est d'ailleurs difficile à expliquer. La ligne horizontale qui sépare la région épigastrique de la région ombilicale divise l'espace où l'on rencontre d'ordinaire la tumeur en deux parties presque égales. Le segment supérieur (qui comprend l'épigastre et les hypochondres) contient chez l'homme les deux tiers de la tumeur ; l'autre tiers occupe le segment inférieur. C'est la proportion exactement inverse que l'on trouve chez la femme atteinte de cancer du pylore ; deux fois sur trois la tumeur occupe la région ombilicale. La raison de cette différence tient aux limites naturellement plus étroites de l'épigastre chez la femme et à la constriction due au corset ; il en résulte que le foie et l'estomac, ainsi que les tumeurs qui dépendent de ces organes, descendent plus bas dans l'abdomen. C'est encore là ce qui fait que la tumeur est plus mobile chez la femme et que sa position varie davantage » (Brinton, p. 245).

Des conditions très-diverses font que cette tumeur est plus ou moins facilement appréciable. Cela peut tenir à son siége, à son volume, à sa fixité plus ou moins grande, à l'état des parties sus-jacentes. Une tumeur qui siége vers la face postérieure de l'estomac ou au cardia sera difficilement perçue par le palper abdominal, surtout si elle n'est pas très-volumineuse. Au contraire, une tumeur du pylore, de la face antérieure, sera beaucoup plus facilement sentie. Inutile d'insister sur l'influence que peuvent avoir à ce point de vue le volume de la tumeur et sa fixité. Avec une tumeur considérable adhérente aux parties voisines, enveloppée de fausses membranes qui la grossissent encore, la palpation peut être facile. Au contraire, une tumeur mobile et petite pourra échapper aisément aux recherches. Celles de la grande courbure sont certainement les plus fugaces. Elles peuvent monter et descendre suivant l'état de plénitude ou de distension, de vacuité ou de rétraction de l'estomac. Une particularité très-curieuse, c'est qu'elles peuvent en quelque sorte entraîner en bas la grande courbure, et parfois la tumeur descend ainsi au voisinage du pubis. De là une cause possible d'erreur et la possibilité d'attribuer à l'intestin ce qui est en réalité de l'estomac. Leube dans un cas a vu la tumeur monter et descendre en suivant les mouvements respiratoires : de là une confusion possible avec une tumeur du foie.

Sans percevoir la tumeur épigastrique, il importe de pratiquer l'exploration dans les conditions de technique les plus favorables. Le malade doit reposer dans le décubitus dorsal, dans un relâchement complet des muscles abdominaux ; la respiration doit se faire lentement, facilement, la bouche ouverte. Les cuisses et les genoux doivent être légèrement fléchis, sans raideur. Il faut pratiquer la palpation sans brusquerie. Lasègue recommandait de procéder par petites secousses pratiquées avec le bord radial de l'index plus qu'avec la pulpe digitale. Il est possible parfois de reconnaître par la palpation l'existence, au niveau d'une tumeur épigastrique, d'une submatité légère. Pour cela, il faut faire une percussion légère et superficielle.

Cette exploration fournit des renseignements très-variables suivant l'état des parties sus-jacentes. L'épaisseur de la paroi abdominale, la raideur des muscles droits, le météorisme abdominal, sont autant de circonstances qui peuvent rendre impossible la perception d'une tumeur que dans d'autres circonstances on rencontrera facilement.

Chez les individus maigres, chez lesquels les parois abdominales sont fortement déprimées au creux épigastrique, la tumeur peut faire une saillie appréciable ; il n'est pas rare alors que l'on perçoive par son intermédiaire les battements de l'aorte. Il n'y a du reste dans cette perception des battements aortiques rien de caractéristique, et chez les malades émaciés, chez certaines chlorotiques, chez les individus atteints d'ulcère simple, on peut percevoir les battements aortiques en dehors de toute tumeur maligne.

Dilatation de l'estomac. L'estomac peut-être rétracté, si le cancer existe au cardia, ou s'il s'est généralisé à tout le ventricule. Le plus souvent il y a dilatation, et très-marquée, lorsqu'il y a rétrécissement considérable du pylore. L'exonération de l'estomac se fait de temps en temps par des vomissements très-abondants. D'autre part, on trouve par la percussion, la palpation, la succussion, tous les signes d'une énorme gastrectasie. La tumeur dans ces conditions devra être cherchée au niveau du pylore.

Indurations ganglionnaires. En cas de cancer du péritoine, il peut y avoir de petits nodules cancéreux sous la peau (Millard) et induration des ganglions du pli de l'aine (Jaccoud). Ces hypertrophies ganglionnaires n'indiquent pas directement l'existence d'un cancer de l'estomac, mais celle d'un cancer communiqué au péritoine et aux parois abdominales. Dans ces derniers temps l'attention a été de nouveau attirée vers des indurations ganglionnaires plus éloignées, et qu'*à priori* on ne penserait guère à rechercher dans le cancer gastrique : nous voulons parler des ganglions sus-claviculaires et de l'intéressante communication de M. Troisier à la Société médicale des hôpitaux (octobre 1886). M. Troisier avait observé des ganglions indurés de la région sus-claviculaire gauche chez trois malades atteints de cancer de l'estomac. Dans la séance suivante, M. Millard a rapporté un cas dans lequel il y avait à la fois hypertrophie des ganglions sus-claviculaires et des ganglions axillaires. Charcot, Jaccoud, ont vu des faits semblables. D'après Leube, c'est Virchow qui aurait le premier indiqué la valeur diagnostique de ce phénomène. Henoch et Friedreich ont rapporté des observations analogues; une autre a été présentée par Mercklen à la Société anatomique. On a accusé le canal thoracique d'être la voie par laquelle des éléments lymphatiques venus de l'abdomen pouvaient être transportés jusqu'à la partie supérieure du thorax et aux ganglions des régions claviculaires. Le siége habituel de ces ganglions à gauche est un argument en faveur de cette opinion.

Modifications du suc gastrique. Comme le fait observer Riegel (*Samml. klin. Vorträge*, n° 289), il est très-important de savoir comment fonctionne un estomac cancéreux; il ne s'agit pas seulement de poser le diagnostic de la maladie, mais encore de déterminer s'il y a un vice de fonctionnement de l'organe atteint, en un mot, de rechercher quelle est la physiologie de l'estomac porteur d'une tumeur maligne : carcinome ou épithélioma. Des renseignements précis à cet égard peuvent être du reste utilisés pour le diagnostic et pour le traitement : pour le diagnostic, en fournissant de nouveaux symptômes, sinon des points de repère d'une fixité absolue; pour le traitement, en indiquant comment on peut remédier aux vices de la digestion stomacale. On a donc appliqué à l'estomac cancéreux les méthodes d'examen que nous avons exposées à propos de la pathologie générale. Il faut dire même que c'est surtout du cancer de l'estomac que l'on s'est occupé, c'est par lui que cette étude a été commencée à l'aide des procédés nouveaux de coloration ; c'est à propos du cancer que se sont élevées les discussions les plus vives.

Nous n'avons pas à revenir ici sur les méthodes d'examen du suc gastrique, mais à donner à propos du cancer les résultats positifs annoncés par certains auteurs, les objections élevées par d'autres. Laborde s'était servi déjà du violet de Paris pour démontrer la présence de l'acide chlorhydrique dans le suc gastrique : il est bon de lui rendre cette justice.

Van den Velden, dans une série de publications, a appelé l'attention sur la possibilité de rechercher l'acide chlorhydrique par les réactifs colorants, et surtout par le violet de méthyle et la tropéoline (*D. Arch. f. klin. Med.*, Bd. XXIII, p. 369; Bd. XXV, p. 105; Bd. XXXII, p. 186). Une de ses conclusions, c'est que l'acide chlorhydrique fait défaut dans la dilatation de l'estomac symptomatique d'un cancer du pylore. Il y avait donc là un moyen clinique de reconnaître l'existence de cette lésion, et une indication importante sur la physiologie pathologique de l'estomac cancéreux. D'autres auteurs reprirent les recherches de van den Velden à l'aide de divers réactifs colorants ; ses résultats furent confirmés surtout par Schelhaas, Riegel, Boas, Jaworski et Gluzinski, en Allemagne, par Debove en France. Ils furent, au contraire, vivement attaqués par Ewald, puis par Cahn et Mering.

Ewald (*Ztschr. f. klin. Med.*, Bd. I) fit à la méthode des réactifs colorants les objections suivantes : la réaction acide du suc gastrique peut être masquée par la présence de peptones en certaine quantité dans l'estomac : 4 pour 100 de peptone masqueraient 1 pour 1000 d'acide chlorhydrique; les albuminates, la leucine et les phosphates acides, pourraient avoir la même action : 2 pour 100 de leucine masqueraient 1 pour 1000 d'acide chlorhydrique. Le résultat serait le même avec 5 à 6 pour 100 de phosphate acide. La salive et les produits muqueux pourraient empêcher aussi la réaction de se produire. Ce sont là, il faut le reconnaître, des causes d'erreur à éviter. Ce ne sont pas des objections fondamentales contre la nature de la méthode indiquée par van den Velden. Cahn et v. Mering (*D. Archiv f. klin. Medicin*, Bd. XXXIX, p. 233, 1886) lui ont fait des reproches plus graves. Ils peuvent se résumer en ceci. La réaction attribuée à l'acide chlorhydrique, c'est-à-dire le passage du violet de méthyle à la coloration bleue, peut se faire en présence d'autres substances que l'acide chlorhydrique; elle peut manquer alors que le suc gastrique renferme une notable quantité de cet acide; enfin des méthodes plus exactes démontrent la présence de l'acide chlorhydrique dans le suc gastrique des cancéreux.

D'après ces deux auteurs, la solution de violet de méthyle employée comme réactif virerait au bleu en présence de 1,5 pour 100 de chlorure de sodium, de 2 pour 100 de chlorure d'ammonium et de 1,5 pour 100 de chlorure de calcium:

cette réaction n'aurait donc rien de spécifique; ce sont là des objections semblables à celles qui avaient été formulées par Ewald.

D'autre part ils ont ajouté de l'acide chlorhydrique à du suc gastrique de
cancéreux : ils ont pu aller jusqu'à 1,5 pour 1000 sans produire la réaction
bleue. Enfin des méthodes plus exactes, dont nous avons donné la description
à propos de la pathologie générale (la distillation fragmentée ou la combinaison
à un alcaloïde du quinquina), leur ont permis de trouver de l'acide chlorhydrique libre dans le suc gastrique des cancéreux de l'estomac. Ils ont renouvelé ces objections devant le quatrième congrès de médecine interne de Wiesbaden. Le papier du Congo prôné par Riegel ne vaudrait pas mieux que le
violet de méthyle. Pour eux, la présence de l'acide chlorhydrique dans le suc
gastrique d'un estomac carcinomateux serait aussi certaine que la présence de
ce même acide dans le suc gastrique en général. La réaction colorée serait très-
infidèle : elle se produirait dans des cas avérés de carcinome gastrique, alors
qu'elle devrait manquer, d'après Riegel; dans d'autres cas elle ferait défaut
malgré la présence de l'acide chlorhydrique dans ces cas de cancer. Elle serait
ainsi doublement troupeuse, puisqu'elle amènerait à conclure qu'il n'existe pas
d'acide chlorhydrique alors qu'il y en a, puisqu'elle amènerait à rejeter un
cancer existant réellement.

Riegel a répondu qu'il ne niait pas l'existence de l'acide chlorhydrique dans
le suc gastrique des cancéreux de l'estomac, mais qu'il le considérait comme
masqué par quelque combinaison anormale. Le fait important, c'est que la réaction colorée ne se produit plus et que le pouvoir peptonisant du suc gastrique
a beaucoup diminué. Évidemment l'acide chlorhydrique peut faire défaut en
dehors du cancer, dans la dégénérescence amyloïde de la muqueuse, ainsi que
l'a montré Edinger, lorsque la bile reflue dans l'estomac, dans certaines gastrites toxiques et dans certains cas de fièvre. Toutefois ses examens, qui ont
porté sur une centaine de cas de carcinome gastrique, n'ont jamais donné de
résultat discordant : toujours la réaction colorée de l'acide chlorhydrique a
manqué; toujours le pouvoir peptonisant du suc gastrique s'est montré très-
abaissé. Cahn et Mering répondirent à Riegel qu'ils ne contestaient pas la
valeur clinique des réactions colorées pour le diagnostic du cancer. La réaction
que devrait donner l'acide chlorhydrique fait défaut, et cependant il existe dans
l'estomac, mais masqué. Il y aurait du reste plus de cas négatifs que ne le prétend Riegel.

Sticker fit remarquer en effet que le cas de cancer gastrique dans lequel Cahn
et Mering avaient rencontré de l'acide chlorhydrique libre n'était pas isolé; un
autre avait été constaté à la clinique de Leipzig, deux autres à la clinique de
Cracovie. Dans ces trois cas même il y avait hyperacidité; il est vrai de dire
que le cancer succédait à l'ulcère rond dans lequel Riegel a démontré un excès
d'acide chlorhydrique.

Un cas négatif aurait été constaté aussi par Kussmaul.

Ewald (Soc. méd. de Berlin, 6 janvier 1886; *Semaine méd.*, p. 15) sur 7 cas
de carcinome gastrique a vu l'acide chlorhydrique manquer 6 fois. Il en conclut
que la démonstration de l'acide chlorhydrique libre ne permet pas de faire le
diagnostic cancer de l'estomac. Il a ainsi atténué beaucoup le jugement sévère
qu'il avait autrefois porté sur la méthode des colorations. J. Boas, dans une
revue critique récente (*D. med. Wochenschr.*, nᵒˢ 24, 25, 1887), déclare que le
fait avancé par Cahn et Mering, que dans le cancer de l'estomac il peut y avoir

dans le suc gastrique des quantités appréciables d'acide chlorhydrique, n'est pas un argument capital ; on doit admettre qu'il y a une diminution notable de cet acide, et l'absence des réactions colorées conserve à peu près toute la valeur que lui a attribuée Riegel.

Contrairement à Dujardin-Beaumetz, qui avait combattu la méthode de Laborde et de van den Velden, Debove a présenté à la Société médicale des hôpitaux (1887) des observations dans lesquelles l'absence de réaction de l'acide chlorhydrique lui avait permis de faire avec raison le diagnostic de cancer de l'estomac. Il employait dans ses recherches le violet de méthyle et rejetait comme infidèle le papier du Congo. Lépine (de Lyon), qui n'attribue à cette méthode qu'une valeur relative, a recommandé de préférence le vert brillant ou vert malachite.

En présence de ces assertions contradictoires que faut-il conclure? Ceci, croyons-nous : que l'acide chlorhydrique libre est diminué ou même absent dans le suc gastrique des estomacs atteints d'un cancer du pylore (on manque encore de renseignements sur le cancer du cardia), et que cette absence peut être décelée par les réactifs colorants, qu'il ne s'agit pas d'un signe pathognomonique d'une valeur absolue, mais d'un élément de probabilité d'une réelle valeur diagnostique. C'est l'opinion de Debove et de Lépine, qui ont vérifié en France les recherches allemandes. En tout cas l'idée de cancer serait inconciliable avec une acidité gastrique accentuée et permanente.

Dans le cancer, comme dans toutes les maladies de l'estomac, on ne doit pas se contenter de rechercher si l'acide chlorhydrique existe, mais quel est le pouvoir digestif du suc gastrique. D'après Riegel, son pouvoir peptonisant serait très-diminué. D'après Jaworski et Gluzinski, on ne trouverait pas de peptone dans l'estomac. Cependant le pouvoir digestif du suc gastrique ne serait pas aboli, mais seulement diminué. Du reste, d'après ces mêmes auteurs, la pepsine ferait rarement défaut, même dans les cas de dyspepsie les plus graves : en effet, on rend au suc gastrique toute sa puissance de digestion artificielle en lui ajoutant une quantité suffisante d'acide chlorhydrique. D'après eux encore la motilité gastrique serait toujours diminuée, ce qui se trahit par un séjour prolongé des particules alimentaires dans la cavité stomacale.

Phénomènes généraux. Cachexie. La cachexie du cancer de l'estomac est très-accentuée. Elle consiste dans un *amaigrissement* considérable, une *teinte jaune paille* particulière et une tendance plus ou moins grande aux *hydropisies*. L'amaigrissement marche quelquefois avec une grande rapidité. Évidemment, pour l'expliquer il ne faut pas seulement faire intervenir le trouble général de la santé, qui précède, accompagne ou suit le développement du cancer; il faut aussi attribuer une certaine part au trouble de la digestion. On voit des malades perdre en quelques mois 15, 20 et 30 kilogrammes de leur poids. La peau, trop large pour les parties sous-jacentes, prend une teinte jaune paille que l'on a attribuée quelquefois à un léger degré d'ictère hématogène. Enfin la tendance à l'hydropisie se révèle par un œdème léger des membres inférieurs qui enflent surtout vers le soir. L'anasarque peut tendre à se généraliser; il se fait de l'hydrothorax, de l'ascite, surtout lorsque le péritoine ou le foie sont secondairement lésés; parfois de l'œdème sous-cutané qui tend à se généraliser. Dans ces cas, exceptionnels du reste, on comprend que le diagnostic puisse présenter des difficultés particulières.

Ces phénomènes de cachexie s'accompagnent d'une faiblesse générale accentuée. Le malade, sans forces et sans courage, se sent profondément et sérieusement touché.

On a prétendu que la cachexie était plus encore le fait d'un état constitutionnel antérieur au cancer que du cancer lui-même et des troubles fonctionnels que provoque sa présence. « De toutes ces théories, dit Brinton, celle qui regarde la cachexie spéciale ou pathognomonique comme le résultat d'une maladie humorale, précédant, déterminant la formation du dépôt cancéreux, est, à tout prendre, la plus certaine et la plus féconde. » Le cancer serait donc la détermination locale d'un état général. Il est assez difficile d'admettre cette idée sans contestation; il est si délicat de déterminer à quel moment débute la lésion! D'autre part, si l'on considère le cancer comme le résultat d'une sorte d'hypertrophie envahissante de certains éléments épithéliaux ou endothéliaux, on peut très-bien soupçonner que la croissance exagérée de ces éléments ne se ferait pas sans une prédisposition particulière de l'organisme; on sait que les inoculations cancéreuses n'ont pas donné de résultat positif jusqu'à présent. Ceci rentre du reste dans la théorie générale du cancer et déborde notre sujet.

On sait peu de chose sur les modifications humorales qui surviennent chez les cancéreux : la diminution progressive des hématies, l'augmentation des leucocytes dans certains cas (Hayem). Quelques auteurs ont signalé de plus la pauvreté du sang en chlorure de sodium (Beneke, Kurt Hübner et Sticker. — Sticker, Congrès de Wiesbaden, 1887). On a même voulu établir un rapport direct entre cette pauvreté du sang en chlorures et l'absence ou la diminution de l'acide chlorhydrique dans le suc gastrique.

Le trouble général de la nutrition se traduit du reste par des modifications chimiques des urines, par un abaissement de l'urée et des sels éliminés par cette voie. Rommelære a même prétendu trouver dans cette diminution de l'urée, des chlorures et des phosphates, un signe important en faveur du cancer de l'estomac. Cette proposition a été successivement réfutée par Dujardin-Beaumetz, Kirmisson et Jaccoud. Rommelære avait prétendu que, lorsque l'urée tombait au-dessous de 10 grammes par jour, il s'agissait certainement d'un cancer de l'estomac. Le fait est vrai en général, a déclaré Dujardin-Beaumetz, mais il n'est pas pathognomonique (Soc. méd. des hôpit., 1884). Dans un cas de kyste du foie, l'urée était tombée à 4 grammes! Au Congrès de chirurgie de 1885, Kirmisson a repris la question au point de vue général du diagnostic du cancer; il a constaté qu'en effet les cancéreux présentent habituellement des chiffres d'urée inférieurs à 10 grammes. Ils peuvent aller au delà et, d'autre part, il n'est pas que les cancéreux qui présentent un taux d'urée aussi faible. Chez un malade de son service, cancéreux de l'estomac, le professeur Jaccoud a trouvé plus de 12 grammes d'urée. En revanche, il n'a trouvé chez le même malade que $1^{gr},34$ et $1^{gr},46$ d'acide phosphorique, la moitié de la quantité normale, et seulement $0^{gr},85$ et $0^{gr},70$ de chlorures, alors que la dose physiologique est de 11 grammes. Il a tendance à accorder à la rareté de ces substances une signification plus grande qu'à la diminution de l'urée (*Semaine médicale*, mai 1887).

Fièvre. La fièvre, dit Brinton, est plus commune qu'on ne le pense; il peut y avoir des raisons de divers ordres qui la font naître : suppurations, ulcérations, résorptions septicémiques, tuberculose pulmonaire, etc. Elle est donc de cause indirecte, indirectement liée à l'existence et à l'évolution du cancer.

Complications.   Les complications du cancer de l'estomac résultent soit de sa marche, de sa tendance à s'ulcérer, de sa propagation au voisinage ou à distance, des modifications subies par l'organisme et de sa dénutrition.

L'ulcération du cancer peut amener la *perforation* de l'estomac et la survenue d'une *péritonite* localisée ou généralisée. Il est certain aussi que cette ulcération peut servir de porte d'entrée à certains microbes, en particulier aux micrococci de la suppuration (Jaccoud, Netter) : de là des poches purulentes dont l'ouverture amène des *trajets fistuleux* et des accidents possibles de septicémie. Jaccoud (*Cliniques de la Pitié*, 1885-1886) explique le développement d'une pleurésie *droite* par le transport des microbes de la suppuration par les voies lymphatiques. Peut-être est-ce par la même voie que pénètrent les bacilles de la *tuberculose*.

La propagation du cancer peut se faire aux organes avoisinants, directement par simple accolement, à distance par voie lymphatique ou sanguine. Le cancer peut aussi se généraliser au péritoine; le cancer secondaire du foie est très-fréquent.

Enfin, à distance, il peut se produire des coagulations sanguines, des thromboses artérielles, mais surtout veineuses, dont la *phlegmatia alba dolens* est l'expression clinique la plus fréquente.

La perforation de l'estomac se rencontre environ 4 fois sur 100 (Brinton). Rarement elle se fait dans la cavité péritonéale, parce qu'il existe à peu près toujours des adhérences plus ou moins étendues. Il peut en résulter une communication de l'estomac avec le côlon, avec l'intestin grêle. Les matières peuvent ainsi passer directement dans l'intestin et réciproquement : de là la lientérie ou des vomissements fécaloïdes. Plus rarement il se fait par l'intermédiaire d'une collection purulente une fistule cutanée, et en particulier une fistule ombilicale. Feulard vient de leur consacrer dans les *Archives de médecine* (août 1887) une étude intéressante; il a pu en rassembler 14 cas. La communication, ce qui est plus rare que dans l'ulcère simple, peut se faire avec les cavités séreuses avoisinantes, la plèvre, le péricarde, et déterminer leur inflammation et la pénétration de gaz dans leur cavité. Il peut y avoir par le même mécanisme abouchement avec les bronches, abcès ou gangrène pulmonaire. L'ulcération, chemin faisant, peut rencontrer un gros tronc vasculaire : de là parfois une hémorrhagie rapidement mortelle.

La propagation du cancer par voie de contiguïté se fait naturellement tout d'abord au péritoine. Parfois il se fait par son intermédiaire un simple accolement avec les organes voisins, mais la lésion peut se généraliser et il se fait un cancer du péritoine avec ses signes particuliers et ses conséquences. A travers le diaphragme la propagation peut, par voie lymphatique, se faire aux plèvres et aux poumons. Elle peut se faire aux côtes, au sternum, à la colonne vertébrale.

La propagation ou la métastase la plus intéressante est celle qui se fait au foie. Les noyaux secondaires peuvent être si volumineux, qu'ils donnent lieu à des manifestations beaucoup plus apparentes que celles du cancer primitif; le foie devient volumineux avec des noyaux durs, saillants, qui déforment son bord libre. Quand la propagation se fait aux voies biliaires, ce qui est assez rare et ne se voit guère que dans le cancer du pylore, il y a de l'ictère, et l'ensemble clinique est à peu près celui que donne le cancer primitif des voies biliaires avec le cancer de la tête du pancréas. Il faut dire du reste que souvent, malgré leur volume considérable, les noyaux secondaires du foie sont une simple trouvaille d'autopsie.

Les ganglions rétro-péritonéaux peuvent être hypertrophiés; il peut y avoir par la voie péritonéale propagation et constitution de noyaux secondaires dans diverses directions. De plus les vaisseaux, les veines surtout, peuvent être comprimés; leur cavité peut être envahie par les bourgeons cancéreux : de là des compressions, des thromboses, des embolies vers le foie ou vers le poumon, qui peuvent être le point de départ des complications les plus variées.

La thrombose artérielle est assez rare; son importance et sa séméiologie dépendent surtout de sa localisation. La thrombose veineuse, beaucoup plus fréquente, se montre surtout vers les membres inférieurs. On sait que Trousseau lui a attribué une signification très-précise et qu'il en a bien marqué les rapports avec le cancer de l'estomac.

Diagnostic. Le diagnostic du cancer de l'estomac repose sur la constatation des symptômes qui ont été plus haut examinés en détail. Aucun d'eux n'est pathognomonique et, si dans leur signification diagnostique on peut établir une hiérarchie très-justifiée, il n'en est aucun cependant dont la présence entraîne d'une façon absolue l'idée du cancer stomacal. Ce qui a de la valeur surtout, c'est l'ensemble clinique, c'est la réunion de plusieurs symptômes, et la coexistence de ceux-là surtout qui présentent individuellement le plus de valeur séméiologique; la chose va de soi.

Parmi les *phénomènes dyspeptiques*, il faut signaler surtout l'anorexie, l'anorexie complète, totale, absolue, invincible, et en particulier le dégoût pour la viande, qui constitue un phénomène si curieux, si fréquent et si souvent significatif.

Les *douleurs* ne sont pas autant que celles de l'ulcère rond liées à l'ingestion alimentaire. Elles sont à la fois plus spontanées et plus continues. Souvent elles s'accompagnent de douleurs que les malades attribuent au squelette : sternum, côtes, colonne vertébrale. Trousseau leur accordait une réelle valeur.

Les *vomissements* noirs, marc de café, indiquent de petites hémorrhagies successives; ils appartiennent plutôt au cancer stomacal, de même que les hématémèses rouges appartiennent plutôt à l'ulcère rond. Parmi les autres vomissements, il faut signaler les vomissements aqueux, pituiteux, les eaux du cancer.

La *cachexie*, la *teinte jaune paille*, font soupçonner un cancer dont les phénomènes gastriques indiquent la localisation. L'apparition d'une *phlegmatia alba dolens* fera vivement soupçonner qu'une prétendue dyspepsie est en réalité une dyspepsie symptomatique du cancer de l'estomac. Il ne faut pas oublier à ce propos que la phlébite variqueuse n'est pas rare chez les dilatés de l'estomac, ainsi que l'a signalé M. Bouchard.

Absence habituelle d'acide chlorhydrique. Malgré les discussions encore pendantes, l'absence persistante des réactions colorées ou des réactions chimiques (méthode de Cahn et von Mering) de l'acide chlorhydrique sera un argument d'une très-réelle valeur en faveur de l'existence du cancer. On peut dire en tous cas, ce qui ne constitue pas un signe pathognomonique positif, mais ce qui n'en a pas moins une grande portée, que la présence d'acide chlorhydrique libre en quantité notable ne permettra pas de poser le diagnostic cancer stomacal.

Nous avons dit déjà que la diminution de l'urée au-dessous de 10 grammes n'avait pas l'importance que lui attribuait Rommelœre. On a cherché aussi un point de repère dans la rapidité plus ou moins grande de l'absorption de l'iodure de potassium et de son élimination par la salive; nous ne croyons pas devoir y insister.

DIAGNOSTIC DIFFÉRENTIEL. Le cancer de l'estomac peut être simulé par des affections de l'estomac, du péritoine et des organes voisins, et par des maladies générales à tendance cachectique.

Parmi les affections de l'estomac, il faut citer comme prêtant à la confusion : l'ulcère rond, la gastrite, l'atrophie des glandes de la muqueuse, la dilatation de l'estomac, l'insuffisance du pylore.

Ulcère simple. L'existence chez un individu jeune, chez une jeune femme surtout, de la douleur en broche, les vomissements rouges, l'absence de tumeur épigastrique, sont des arguments en faveur de l'ulcère rond. Son évolution, sa guérison sous l'influence du régime lacté, seront la confirmation du diagnostic posé. Cependant il est des cas dans lesquels il est presque impossible d'avoir une opinion arrêtée. Du reste, il semble que le cancer puisse succéder à l'ulcère rond; c'est là chose bien faite pour amener l'erreur. Dans l'ulcère rond, d'après Riegel et d'autres auteurs, l'acide chlorhydrique serait en quantité normale et même en excès; dans le cancer, au contraire, il diminue et même disparaît. On s'est demandé toutefois, nous l'avons dit déjà, si les quelques cas exceptionnels dans lesquels l'acide chlorhydrique avait persisté dans le suc gastrique n'étaient pas précisément des cas dans lesquels le cancer succédait à l'ulcère simple. Cette persistance de la sécrétion gastrique normale expliquerait peut-être la persistance de l'appétit dans l'ulcère rond; dans le cancer, au contraire, l'anorexie est complète. Les malades, en repoussant la viande, semblent avoir conscience de l'incapacité de leur suc gastrique à la digérer.

Gastrite. Atrophie ou dégénérescence des glandes de la muqueuse. Par ses vomissements, par sa dyspepsie, par l'amaigrissement qu'elle provoque, la gastrite simple peut simuler le cancer. Il n'est pas jusqu'à la tumeur gastrique qui ne puisse être simulée par la linite plastique, la cirrhose avec noyaux indurés de l'estomac signalée par Brinton. Dans certains cas, la muqueuse présente une atrophie très-étendue de ses glandes; Fenwick a, le premier, signalé des cas de ce genre. Depuis, des faits semblables ont été rapportés par divers auteurs; souvent l'état général rappelle l'anémie pernicieuse progressive. Schmitt en a cité un beau cas à la Société médicale de Nancy en 1881. L'acide chlorhydrique lui-même peut disparaître. L'embarras peut donc être insurmontable. Le meilleur signe différentiel, c'est une amélioration sous l'influence du régime, amélioration inconciliable avec l'idée de cancer.

Dilatation de l'estomac. La cachexie qu'elle provoque peut être assez accentuée pour rappeler complétement le carcinome gastrique. La dilatation fait penser à une lésion du pylore. L'absence de tumeur, l'amélioration sous l'influence d'un traitement approprié, la longue durée de la maladie, indiquent une dilatation simple; cependant, s'il s'agit d'un rétrécissement fibreux du pylore, le doute pourra persister. Des phénomènes antérieurs d'ulcère rond ou de gastrite toxique plaideraient pour la sténose cicatricielle du pylore.

L'insuffisance de cet orifice pourrait permettre l'accès de la bile dans l'estomac, neutraliser l'acide chlorhydrique et faire penser à tort au cancer, comme cela est arrivé à Riegel.

Affections du péritoine ou des organes voisins. En présence d'un cancer généralisé du péritoine et d'un cancer du foie, on aura à se demander si l'on n'a pas affaire à un cancer secondaire dont le foyer primitif se trouve dans l'estomac. C'est là en réalité, en quelque sorte, un diagnostic rétrospectif. Les péritonites chroniques, avec ou sans ascite, pourront nécessiter un diagnostic différentiel du même ordre, puisqu'elles peuvent être confondues avec une carcinose généralisée du péritoine, et que par le siége de certaines indurations elles peuvent faire penser à l'existence d'une tumeur gastrique ou pylorique.

Toutes les tumeurs susceptibles de faire saillie à la région épigastrique, et quelquefois de comprimer le pylore, pourront simuler le cancer gastrique : ainsi les anévrysmes, les kystes, certains abcès par congestion, etc. Les anévrysmes font d'autant plus facilement penser au cancer qu'il n'est pas rare de voir des tumeurs épigastriques, réellement cancéreuses, animées de battements communiqués par l'aorte. Le siége au-dessous du pylore ne suffit pas pour éloigner le diagnostic du cancer gastrique, puisqu'une tumeur maligne de la grande courbure peut entraîner l'estomac en bas vers le bassin, et simuler un cancer de l'intestin.

Anémies. Cachexies. L'anémie progressive, la cachexie chez une personne d'un âge mûr, un homme surtout, feront penser à l'existence d'un cancer, et par conséquent soupçonner la possibilité d'un cancer gastrique. L'existence de la dyspepsie, de vomissements et même d'hématémèses, justifie cette pensée. Il faut citer ainsi l'anémie pernicieuse progressive, la leucémie, la pseudo-leucémie, la néphrite interstitielle.

Marche. Durée. Pronostic. Rien ne démontre la curabilité possible du cancer de l'estomac; une erreur de diagnostic paraît seule expliquer les guérisons supposées. La mort survient plus ou moins rapidement après les péripéties variables que nous avons exposées. Le siége aux orifices, cardia ou pylore, est surtout ce qui donne à la maladie des allures différentes; il ajoute encore les dangers de l'inanition à ceux de la carcinose : ce siége comporte donc un pronostic plus grave encore à échéance plus rapprochée.

Quelle est la durée moyenne d'un cancer de l'estomac? Cette question est à peu près insoluble, si on la prend au pied de la lettre. En effet, on ne sait jamais à quel moment précis commence la lésion. Lebert donne une moyenne de treize à trente-six mois. Brinton donne comme minimum un mois, comme maximum trois ans; en moyenne un an. Peut-être la nature de la tumeur a-t-elle une grande influence sur son évolution (Hayem). M. Dujardin-Beaumetz a présenté à la Société médicale des hôpitaux (1885) une série d'observations démontrant que le cancer pouvait durer notablement plus longtemps qu'on ne l'admet généralement; dans un cas, la durée avait été de trois ans, dans l'autre de cinq ans. M. Rendu avait dans son service un malade chez lequel il avait diagnostiqué un cancer de l'estomac cinq ans auparavant. Un ancien maire de Saint-Denis, dont M. Dujardin-Beaumetz a rapporté l'histoire, avait eu sept ans auparavant un vomissement de sang; on diagnostique un ulcère, il meurt, et l'on trouve un cancer à l'autopsie. Mais n'était-ce pas un cancer succédant à un ulcère simple, et de même chez cette femme qui présentait depuis sept à huit ans des signes de cancer du pylore, chez laquelle il s'était fait une guérison apparente? A la mort, survenue par perforation, on trouva un cancer. Ces exemples, une fois de plus, font bien voir combien la question est difficile et complexe.

Traitement. Le traitement médical du cancer de l'estomac, dans l'état actuel de nos connaissances, ne paraît pas devoir être curateur, mais seulement palliatif. Ce n'est pas qu'on n'ait plusieurs fois prétendu guérir le cancer, et dans ces derniers temps encore on annonçait de merveilleux résultats du condurango très-employé en Allemagne, et considéré par beaucoup d'auteurs comme un excellent stomachique.

Le régime, et en particulier le régime lacté absolu, paraît être ce qu'il y a de mieux non pas tant contre le cancer lui-même que contre l'inanition et la cachexie. Le lait pris par petites quantités d'un coup est ce que les malades supportent le mieux. Sous son influence on voit quelquefois disparaître les vomissements, diminuer les douleurs et l'état général s'améliorer un peu. Avec le régime lacté il faut signaler les œufs, surtout pris dans du potage, et la viande finement hachée, qui n'a pas l'inconvénient de laisser de résidus qui surchargent l'estomac. Il faut du reste éviter soigneusement tous les aliments qui laissent un résidu abondant : les légumes verts, les féculents. Le pain ne doit être donné qu'en très-petite quantité.

L'absence d'acide chlorhydrique libre dans le suc gastrique a engagé à donner de l'acide chlorhydrique en nature aux cancéreux de l'estomac. Il ne semble pas du reste que les résultats soient aussi bons que l'on pouvait l'espérer (Boas, Riegel). L'acide chlorhydrique devrait être donné, en tous cas, environ quinze à vingt minutes après l'ingestion alimentaire. Il faut en donner plus qu'on ne le fait habituellement, si l'on veut obtenir une acidité qui se rapproche de l'acidité normale du suc gastrique au moment de la digestion; il serait nécessaire, d'après Ewald et Riegel, de donner de 40 à 50 gouttes d'acide chlorhydrique, soit 8 à 10 gouttes de quart d'heure en quart d'heure. A cette dose, il peut être mal toléré. Il est évident, du reste, qu'il faut tenir compte du genre d'alimentation employé; il en serait besoin surtout avec une alimentation azotée, que les malades supportent souvent très-mal.

Le lavage de l'estomac présente des dangers; l'introduction de la sonde peut être une cause de perforation; dans les cas de tumeur limitée au pylore, avec une dilatation gastrique considérable et une stase abondante des matières alimentaires, l'évacuation de la surcharge alimentaire peut être indiquée.

Dans certaines circonstances : oblitération du cardia ou du pylore, les aliments ne pouvant parvenir dans le duodénum, il y aura menace d'inanition. Dans ces conditions, on pourra ordonner des lavements alimentaires, en particulier des lavements peptonisés. Voici une formule usitée par Jaccoud : bouillon, 250 grammes; vin, 120 grammes; jaunes d'œuf numéro 2, peptone sèche de 4, 15 à 20 grammes.

La douleur, les hémorrhagies, fourniront des indications particulières.

Depuis quelques années on a tenté d'intervenir chirurgicalement dans le cancer du pylore, et la résection a été assez fréquemment pratiquée. Les résultats obtenus ne sont pas merveilleux : voici en effet les chiffres donnés par Murie (thèse de Paris, 1883) : 33 faits donnent 26 cas de mort pour 7 succès, dont 2 sont relatifs à des rétrécissements cicatriciels du pylore, consécutifs à un ulcère rond. Dans 5 cas, la guérison a été constatée au bout d'un an, sept mois, six mois, cinq semaines et quatre semaines. Sont-ce là des guérisons définitives? Il est permis d'en douter. Dans deux cas, cités parmi ceux qui se sont terminés par la mort, des malades remis de l'opération elle-même ont succombé à une récidive cancéreuse, l'un au bout de douze mois, l'autre au bout de quatre seulement.

Des 24 autres cas malheureux, 12 se sont terminés par la mort dans les douze heures; 2 autres dans les vingt-quatre heures; 2 autres entre vingt-quatre et quarante-huit heures; 7 du troisième au huitième jour. 12 fois le collapsus a été la cause de la mort. Les morts donneraient pour le cancer la proportion de 85 pour 100 environ; ce n'est guère encourageant. Billroth, il est vrai, au onzième congrès de la Société allemande de chirurgie, a déclaré être étonné de la rapidité avec laquelle se succédaient les résections du pylore; pour lui, on ne doit intervenir que dans les cas très-rares où la tumeur paraît nettement limitée, exempte d'adhérences trop considérables; on doit faire une incision exploratrice et ne pas opérer ce qui est inopérable. Pour ces derniers cas, on a inventé une opération spéciale qui a donné quelques mécomptes : la gastro-entérostomie de Wöfler, qui consiste à aboucher l'estomac avec le duodénum sans extirper la tumeur pylorique; dans quelques cas, l'alimentation a pu être reprise et permettre une survie plus ou moins longue.

Dans un cas de Czerny, cité par J. Maurer (*Arch. f. klin. Chirurgie*, 1884), le malade opéré en juin 1881, présenté comme guéri en 1882, au Congrès de Wiesbaden, est mort en janvier 1883, d'une péritonite cancéreuse. On ne peut donc pas, dans l'état actuel des choses, donner une place régulière à la résection du pylore dans le traitement du cancer de l'estomac; les dangers de l'opération sont trop grands et les chances de guérison du cancer trop problématiques. Albert Mathieu.

Bibliographie. — *N. B.* Nous n'essaierons pas de donner une bibliographie complète des maladies de l'estomac. En dehors des traités de pathologie interne et d'anatomie pathologique, et des dictionnaires, on trouvera des communications nombreuses insérées dans les bulletins de la Société anatomique et ceux de la Société médicale des hôpitaux. Nous donnerons seulement ici l'indication des travaux que nous avons consultés; d'autres sont signalés chemin faisant aux cours de l'article.

Pathologie générale. — Cruveilhier. *Anat. pathol. du corps humain*, 1830-1842.'— Rokitansky. *Lehrb. der pathol. Anat.*, 3ᵉ édit., 1861. — Lebert. *Traité d'anatomie pathol.*, 1855-1861. — Virchow (R.). *Pathol. cellulaire et traité des tumeurs*. — Lancereaux. *Traité d'anatomie pathol.* et *Atlas d'anatomie pathol.* — Cohnheim. *Vorlesungen über die allgem. Pathologie*, 1877. — Cornil et Ranvier. *Manuel d'histologie pathologique*, 2ᵉ édit., 1884. — Orth (J.). *Lehrbuch der spec. pathol. Anatomie*, 1887. — Brinton (W.). *Les maladies de l'estomac*, trad. de Riant, 1870. — Wilson Fox. *The Diseases of the Stomach*. Londres, 1872. — Damaschino (F.). *Maladies des voies digestives*, 1880. — Sée (G.). *Du régime alimentaire.* — *Traité hygiénique des maladies*, 1887. — Bouchard. *Leçons sur les auto-intoxications dans les maladies*, 1887. — Ewald (C.-A.). *Die Lehre von der Verdauung*, 1879. — Du même. *Klinik der Verdauungskrankheiten*, 1886. — Edinger (L.). *Untersuchungen zur Physiologie und Pathologie des Magens*, 1880. — Richer (Ch.). *Du suc gastrique chez l'homme et chez les animaux*, 1878. — Pœnsgen (E.). *Die motorischen Verrichtungen des menschlichen Magens und ihre Störungen*, 1882. — Leube (O.). *Die Krankheiten des Magens und Darms.* In *Handb. der spec. Path. und Therap.*, Bd. VII, 2. H., 1878. — Stiller (B.). *Die nervösen Magenkrankheiten*, 1884. — Rosenthal (M.). *Magenneurosen u. Magencatarrh*, 1886. — Ozer. *Die Neurosen des Magens*, 1885. — Rosenbach. *Dyspepsie.* In *Eulenburg's Real-Encyclopedie.* — Leven. *Tr. des maladies de l'estomac.* — Du même. *La névrose*, 1887. — Jaworski et Gluzinski. *Experimentelle klinische Untersuchungen über den Chemismus und Mechanismus der Verdauungsfunction des menschl. Magens im physiol. und pathologischen Zustande*, u. s. w. In *Zeitschrift f. klin. Med.*, Bd. XI, Heft ii u. iii. — Schellhaas (H.). *Beiträge zur Pathol. des Magens.* In *D. Arch. f. klin. Med.*, Bd. XXXVI, p. 427, 1885. — Cahn et Mering (J. v.). *Die Säure des gesunden und kranken Magens.* In *D. Arch. f. klin. Med.*, Bd. XXXIX, p. 233, 1886. — Cahn. *Communication au Congrès de Wiesbaden.* In *Centralblatt f. klin. Med.*, 1887. — Riegel (Franz). *Ueber Diagnostik und Therapie der Magenkrankheiten.* In *Samml. klin. Vorträge*, nᵒ 280. — Sahli (H.). *Ueber das Vorkommen abnormer Mengen freier Salzsäure.* In *Correspondenzblatt f. schweiz. Ärzte*, nᵒ 5, mars 1885. — Du même. *Ueber continuirl. Magensaftsecretion.* In *Deutsche med. Wochenschrift*, nᵒ 29, juillet 1887. — Ewald. *Ueber Zuckerbildung im Magen und Dyspepsia acida.* In *Berl.*

klin. Wochenschrift, nᵒ 48, 1886. — Boas (J.). *Ueber den heutigen Stand der Diagnostik und Therapie der Magenkrankheiten.* In *D. med. Wochenschr.*, nᵒˢ 24-25, juin 1887. — Miller. *Ueber Gährungsvorgänge im Verdauungstractus.* In *D. med. Wochenschr.*, nᵒ 49, 1885. — Bary (de). *Beitrag zur Kenntniss der niedrigen Organismen im Mageninhalt.* In *Arch. für exper. Pathol. und Pharmak.*, Bd. XX, Heft III-IV, p. 243, 1885. — Leube et Ewald. *La dyspepsie nerveuse.* Congrès de méd. interne, Berlin, 1884. In *Semaine médic.*, 8 mai 1884. — Simonin. *Étude sur la nature et la proportion des acides du liquide gastrique dans quelques états pathol. de l'estomac.* Thèse de Lyon, 1886. — Müller. *Sur la dyspepsie cardiaque.* Thèse de Paris, 1886. — Corazzini. *Dyspepsie par atrophie probable des glandes peptiques de l'estomac.* In *Il Morgagni*, avril 1885. — Seure. *Dyspepsie et dyspeptiques*, 1885. — Dujardin-Beaumetz. *De la valeur diagn. des procédés chimiques employés pour reconnaître l'acidité du suc gastrique.* In *Bull. de la Soc. méd. des hôp.*, décembre 1884. — Destureaux. *Dilatation du cœur droit d'origine gastrique.* Thèse de Paris, 1879. — Barié. *Recherches cliniques sur les accidents cardio-pulmonaires consécutifs aux troubles gastro-hépatiques.* In *Revue de méd.*, 1883. — Potain. *Phénomènes réflexes d'origine gastrique.* In *Bulletin médical*, nᵒˢ 1-2, 1887. — Rueff (A.). *Troubles nerveux d'origine gastrique.* Thèse de Paris, 1880.

Dilatation de l'estomac. — Duplay (A.). *De l'ampliation morbide de l'estomac, considérée surtout sous le rapport de ses causes et de son diagnostic.* In *Arch. génér. de méd.*, octobre 1833. — Chomel. *Des dyspepsies.* Paris, 1857. — Kussmaul. *Ueber die Behandlung der Magenerweiterung durch eine neue Methode, mittelst der Magenpumpe.* In *D. Arch. f. klin. Med.*, Bd. VI, p. 455, 1869. — Penzold (Franz). *Die Magenerweiterung, eine klinische Studie.* Erlangen, 1875. — Kussmaul. *Die peristaltige Unruhe des Magens, nebst Bemerkungen, u. s. w.* In *Samml. klin. Vorträge*, juin 1880. — Marchal. Thèse de Paris, 1879. — Bara (C.). Thèse de Paris, 1879. — Fagge. *On acute Dilatation of the Stomach.* In *Guy's Hosp. Rep.*, 1873. — Smith. *Cinhosis of the Stomach.* In *Edinb. Med. Journ.*, 1872. — Lechaudel. *De la dilatation primitive ou spontanée de l'estomac.* Thèse de Paris, 1880. — Oser. *Die Ursachen der Magenerweiterung....* In *Wiener Klin.*, VII, 1881. — Ebstein (W.). *Incontinenzia pylori.* In *D. med. Wochenschr.*, VIII, 119, 1882. — Du même. *Incontinenzia pylori.* In *D. Arch. f. klin. Med.*, XXVI, 295-524, 1880. — Ducluzeaux. *De la dilat. de l'estomac.* Thèse de Paris, 1880. — Fenwick (S.). *On Atrophy of the Stomach and on the Nervous Affection of the Digestive Organe*, 1880. — Bigelow. *Simple Dilatation of the Stomach.* In *Med. Rec. New-York*, XVIII, 373, 1880. — Audhoui. *Traité du lavage de l'estomac*, 1882. — Du même. *Clapotage.* In *Bull. de l'Acad. des sciences*, 1884. — Bucquoy. *Lavage de l'estomac.* In *Gaz. hebdom.*, 691-705, 1880. — Dujardin-Beaumetz. *Du lavage de l'estomac.* In *Bull. de la Soc. de thérap.*, 1881. — Paul (C.). *Lavage de l'estomac.* In *Bull. et mém. de la Soc. de thérap.*, 1881. — Faucher. *Dilatation de l'estomac.* Thèse de Paris, 1881. — Leven. *Névrose liée à la dyspepsie, à la dilatation de l'estomac.* In *Gazette méd. de Paris*, nᵒ 46, 1881. — Leloir. *Observation de dilatation de l'estomac.* In *Rev. de méd.*, 1883. — Scherf (G.). *Dilatation de l'estomac. Inaug. Dissertation.* Göttingen, 1880. — Lévy (E.). *Auscultation de l'épigastre.* Thèse de Paris, 1883. — Thiébault. *Dilatation de l'estomac.* Thèse de Nancy, 1882. — Bernheim. *Dilatation de l'estomac.* In *Revue médic. de l'Est*, février 1881. — Deniau. *Hystérie gastrique.* Thèse de Paris, 1883. — Burkart (R.). *Zur Pathologie der Neurasthenia gastrica. Dyspepsia nervosa.* Bonn, 1882. — Sée (G.) et Mathieu (A.). *De la dilatation atonique de l'estomac.* In *Revue de médec.*, 1884. — Argaez. *Dilatation adynamique de l'estomac (forme douloureuse).* Thèse de Paris, 1884. — Montaya. *De la dilatation de l'estomac consécutive à la fièvre typhoïde.* Thèse de Paris, 1884. — Bouchard. *Rôle pathogénique de la dilatation de l'estomac.* In *Bull. de la Soc. méd. des hôpitaux*, 1884. — Chantemesse et Le Noir. *Névralgies bilatérales dans la dilatation de l'estomac.* — Malibran (Ch.). *Contribution à l'étude des ectasies gastriques.* Thèse de Paris, 1885. — Litten. *Complexus symptomatique spécial des dyspepsies tenant à une auto-infection.* In *Berl. klin. Wochenschrift*, 16 octobre 1882. — Giraudeau. *Dilatation de l'estomac.* In *Arch. gén. de méd.*, 1885. — Le Gendre (P.). *Dilatation de l'estomac et fièvre typhoïde. Valeur séméiologique des nodosités de Bouchard.* Thèse de Paris, 1886. — Wagner (E.). *Dilatation de l'estomac accompagnée d'une basse température et d'un ralentissement considérable du pouls.* In *Berl. klin. Wochenschrift*, 1881. — Ebstein (W.). *Ueber das Vorkommen von Magnesiumphosphat im Harn von Magenkrankheiten.* In *D. Arch. f. klin. Med.*, Bd. XXXI, Heft I-II. — Baradat. *Essai sur le bruit de clapotement stomacal.* Thèse de Paris, 1884. — Comby (J.). *De la dilatation de l'estomac chez les enfants.* In *Arch. gén. de méd.*, août 1884. — Dujardin-Beaumetz et Œttinger. *Sur un cas de dilatation de l'estomac, compliquée de tétanie généralisée.* In *Union méd.*, 29 janv. 1884. — Laprévotte (E.). *Des accidents tétaniformes dans la dilatation de l'estomac.* Th. de Paris, 1884. — Galliard (L.). *De la tétanie d'origine gastrique.* Assoc. française. Congrès de Rouen, 1883. — Blache (M.).

Dilat. de l'estomac chez les enfants. In *Bull. de l'Acad. de méd.*, 22 décembre 1885. — Comby (J.). *Rachitisme ostéomalacie et dilatation de l'estomac.* In *Bull. de la Soc. méd. des hôpitaux*, 11 mars 1887. — Debove. *Inconvénients du régime lacté dans les maladies de l'estomac.* In *Bull. de la Soc. méd. des hôpitaux*, 12 novembre 1886. — Ewald. *Quelques remarques sur le diagnostic de l'activité de l'estomac.* Soc. de méd. de Berlin, 15 juin 1887. In *Semaine méd.*, p. 258; 1887. — Riegel. *Diagnostic et traitement des dilatations de l'estomac.* In *D. med. Wochenschrift*, n°s 37, 634, 1886. — Trastour. *Du rôle de la dilatation gastro-colique.* In *Semaine méd.*, 15 septembre 1886. — Jacquet. *Note sur deux cas de pityriasis rosé observés chez des sujets atteints de dilatation de l'estomac.* In *France médic.*, 8 juin 1886. — Legroux. *Dilatation de l'estomac. Mort par suite d'occlusion de l'intestin grêle.* In *Bull. de la Soc. méd. des hôpitaux*, 4 novembre 1885. — Trastour (E.). *Nouvelle étude clinique de la dilatation gastro-colique commune.* In *Sem. méd.*, 7 septbr. 1887. — Glénard (Fr.). *A propos d'un cas de neurasthénie gastrique, diagnostic de l'entéroptose*, 1887. — Du même. *Entéroptose*, 1885-1887.

Ulcère simple. — Cruveilhier. *Anatomie pathol. du corps humain*, 1830-1842. — Du même. *Sur l'ulcère simple chronique de l'estomac.* In *Revue méd.*, 1838. — Du même. *Sur l'ulcère simple de l'estomac.* In *Arch. de méd.*, t. VII, p. 149 et 442, 1856. — Rokitansky. *Lehrbuch der path. Anatomie*, Bd. III, 1861. — Du même. *De l'ulcère perforant.* In *Medic. Jahrb. des kais. österr. Staates*, 1839. — Andral. *Clinique médic.*, p. 102, 1839. — Jaksch. *Beitrag zur Lehre vom perforirenden Magengeschwüre.* In *Prager Vierteljahresschrift*, III, p. 1, 1844. — Virchow. *Zur Lehre von den Unterleibsaffectionen.* In *Virchow's Arch.*, V, p. 281, 1853. — Duval (A.). *Des ulcères simples de l'estomac.* Thèse de Paris, 1852. — Müller (L.). *Das corrosive Geschwür im Magen und Darmkanal*, 1860. — Brinton. *On the Pathology, Symptoms and Treatment of Ulcere of the Stomach*, 1857. — Panum. *Experimentelle Beiträge zur Lehre von der Embolie.* In *Virchow's Archiv*, 25, 1862. — Förster. *Handbuch der spec. pathol. Anatomie*, 1863. — Bamberger. *Krankheiten des chylopoietischen Systems*, 1864. — Luton (A.). *Recherches sur quelques points de l'histoire de l'ulcère simple de l'estomac.* In *Bull. de la Soc. méd. d'obs.*, 1853. — Gerhardt. *Zur Ætiologie und Therapie des runden Magengeschwürs.* In *Wiener med. Presse*, 1861. — Ziemssen (H.). *Ueber die Behandlung des Magengeschwürs.* In *Volkmann's Samml. klin. Vorträge*, n° 15. — Wilson Fox. *The Diseases of the Stomach*, 1872. — Lebert, *Beiträge zur Geschichte und Ætiologie des Magengeschwürs.* In *Berl. klin. Wochenschrift*, 1876. — Quincke. *Ueber die Entstehung des Magengeschwürs.* In *D. med. Wochenschrift*, n° 6, 1882. — Galliard (L.). *Essai sur la pathogénie de l'ulcère simple de l'estomac.* Thèse de Paris, 1882 — Talamon. *Ulcère perforant de l'estomac*, etc. In *Bull. de la Soc. anat.*, mai 1879. — Cornillon. *Hématémèses produites par un lavage chez un malade atteint d'ulcère de l'estomac.* In *Progrès médical*, avril 1883. — Korack. *Allgemeines Hautemphysem mit Ansammlung brennender Gäse nach Perforation eines Ulcus ventriculi.* In *D. med. Wochenschrift*, 1880. — Wertheimer. *Cas d'ulcère simple de l'estomac.* In *Jahrb. f. Kinderheilkunde*, Heft 1, 1882. — Bernutz. *Ulcère stomacal chez les tourneurs de porcelaine.* In *Revue d'hygiène*, III, 1881. — Finny. *Ulcère de l'estomac avec perforation du cœur.* Soc. roy. de méd. et de chirur. de Londres, 23 février 1887. In *Sem. méd.* — Guttmann (P.). *Pneumopericardium entstanden durch Perforation eines runden Magengeschwüres.* In *Berl. klin. Wochenschrift*, p. 221, 1880. — Duplay. *Contusion de l'estomac, accidents immédiats et consécutifs, symptômes d'ulcère simple.* In *Arch. génér. de médecine*, septembre 1881. — Debove. *Du traitement de l'ulcère simple de l'estomac.* In *Bull. de la Soc. méd. des hôpitaux*, 25 avril 1884. — Du même. *Remarques sur le traitement de l'ulcère simple de l'estomac.* In *Union médicale*, 30 décembre 1882. — Gallard. *Anévrysmes miliaires de l'estomac donnant lieu à des hémorrhagies mortelles.* In *Bull. de la Soc. méd. des hôpitaux*, 5 mars 1884. — Legroux. *Ulcère latent de l'estomac, hémorrhagie abondante, anémie profonde, transfusion du sang, mort et autopsie.* In *Arch. gén. de méd.*, novembre 1880. — Lelièvre. *De l'ulcère de l'estomac dans la tuberculose.* Thèse de Paris, 1882. — Hauser. *Examen microscopique de la cicatrice consécutive à un ulcère de l'estomac guéri.* In *Berl. klin. Wochenschrift*, octobre 1882. — Beurmann (de). *Observation d'ulcère simple de l'estomac.* In *Arch. gén. de méd.*, janvier 1882. — Galliard. *Syphilis gastrique et ulcère simple de l'estomac.* In *Arch. gén. de méd.*, janvier 1886.

Cancer. — Cruveilhier. *Description anatomique du cancer de l'intestin grêle, de l'estomac, de la mamelle.* In *Bull. de la Soc. anat.*, 1826. — Lebert. *Traité pratique des maladies cancéreuses et des affections curables confondues avec le cancer.* Paris, 1851. — Dittrich. *Die krebsige Erkrankung des Magens vom pathol.-anatomischen Standpunkte.* In *Prager Vierteljahrschr.*, 1848. — Desonvilliers. *Cancer du pylore.* Thèse de Paris, 1837. — Waldeyer. *Travaux sur le cancer.* In *Arch. f. physiol. Anat. und Pathol.*, Bd. XXXIX

u. LV. — Ebstein. *Ueber den Magenkrebs.* In *Volkmann's Samml. klin. Vorträge*, 1875. — Grawitz. *Des métastases cancéreuses de l'estomac.* In *Arch. f. pathol. Anatomie u. Phys.*, 1882. — Loison (G.). *Du cancer du cardia.* Thèse de Paris, 1881. — Heitler. *Développement du carcinome sur des cicatrices dans l'estomac et de la vésicule biliaire.* In *Wiener med. Wochenschr.*, 1883. — Hanot. *Cancer de l'estomac simulant l'ulcère simple; mort par hémorrhagie foudroyante.* In *Arch. gén. de méd.*, avril 1884. — Mathieu (M.). *Du cancer précoce de l'estomac.* Thèse de Lyon, 1884. — Debove. *Contribution à l'étude du cancer de l'estomac et de la laparotomie.* In *Union méd.*, octobre 1883. — Audibert. *Essai sur le rôle du sang dans le phénomène de généralisation du cancer de l'estomac.* Thèse de Paris, 1877. — Moore (M.). *Carcinome de l'estomac chez une jeune fille de treize ans.* In *Semaine méd.*, p. 406, 1884. — Troisier. *Ganglions sus-claviculaires dans le cancer de l'estomac.* In *Bull. de la Soc. méd.*, octobre 1886. — Millard. *Ibidem.* In *Bull. de la Soc. méd. des hôpitaux*, octobre 1886. — Kirmisson. *Urée dans le cancer.* Congrès de chirurgie de Paris. In *Semaine méd.*, p. 120, 1885. — Teipier (R.). *De la diarrhée dans le cancer de l'estomac.* In *Lyon médical*, 2 octobre 1881. — Dujardin-Beaumetz. *Communications diverses sur le cancer de l'estomac.* In *Bull. de la Soc. méd. des hôpitaux*, juillet 1884, janvier et juillet 1885, mars 1886. — Teissier. *Des pseudo-cancers de l'estomac.* In *Lyon méd.*, avril 1886. — Brissaud (E.). *Polyadénome gastrique.* In *Arch. gén. de médec.*, sept. 1885. — Ménétrier. *Polyadénome gastrique.* In *Bull. de la Soc. anat.*, janvier 1887. — Jaccoud. *Leçon sur le cancer de l'estomac.* In *Sem. médic.*, 4 mai 1887. — Ewald. *Acide chlorhydrique dans le cancer de l'estomac.* Soc. de méd. de Berlin, 13 octobre 1886. In *Sem. méd.* — Debove. *Sur le diagnostic du cancer de l'estomac par la recherche de l'acide chlorhydrique.* In *Bull. de la Soc. méd. des hôpitaux*, janvier 1887. — Lépine (de Lyon). *Lettre à la Soc. méd. des hôpitaux sur le même sujet*, 28 janvier 1887. — Lannois. *Réaction chimique des sécrétions stomacales au point de vue clinique.* In *Revue de méd.*, mai 1887. — Catrin. *Les acides de l'estomac.* In *Arch. gén. de méd.*, avril-mai 1887. — Günzburg. *Eine neue Methode zum Nachweis freier Salzsäure im Magen-Inhalt.* In *Centralblatt f. klin. Med.*, octobre 1887. — D'autres indications bibliographiques relatives aux acides gastriques sont données à propos de la pathologie générale.
A. M.

ESTOR (J.-L.-Eugène). Célèbre chirurgien, né en 1796, à Montpellier, était le fils d'un professeur à l'École pratique de Saint-Côme. Il fut successivement premier élève de l'École pratique, aide d'anatomie et interne des hôpitaux. En 1823, il couronna ses études par une thèse inaugurale intitulée : *Essai sur les lésions traumatiques en général, ou plan de traumatologie méthodique*, et renfermant la première indication de la voie que Verneuil devait parcourir si brillamment. Les leçons particulières qu'il faisait à la Faculté de Montpellier attiraient un grand nombre d'auditeurs : aussi fut-il compris parmi les premiers agrégés qui furent créés à Montpellier. En 1838 il fut nommé à la nouvelle chaire d'opérations et d'appareils. Il avait déjà traduit alors le *Traité des plaies* de John Bell et publié un volume sur l'*Anatomie médicale*, traitant seulement de l'ostéologie et de la syndesmologie, « le meilleur traité et le plus complet, dit Grynfelt, au point de vue de l'anatomie descriptive, qui ait paru jusqu'ici » ; un *Tableau des progrès récents de la chirurgie dans l'opération de la taille* et un *Discours sur le diagnostic chirurgical.* Dès ses premières publications, il se montra fidèle adepte de la doctrine hippocratique, à la suite de Hunter et de Delpech, qu'il avait pris pour ses inspirateurs. Il était, comme eux et comme Bell, partisan de la réunion immédiate des plaies, mode de pansement aujourd'hui triomphant, grâce surtout à la méthode antiseptique.

Estor a publié un grand nombre d'excellents mémoires, que nous ne pouvons énumérer faute de place ; mentionnons cependant son dernier ouvrage : *De l'application de l'analyse clinique à la pathologie chirurgicale*, qui est un traité de pathologie chirurgicale générale rédigé dans les idées de l'école de Montpellier.

Estor mourut en 1856.

Son fils, le professeur Alfred Estor, mort récemment en juillet 1886, a continué à Montpellier les traditions de la famille, tant par son enseignement que par ses remarquables ouvrages sur la chirurgie, la physiologie et l'anatomie pathologique. Il peut même être considéré comme le fondateur, dans la Faculté de Montpellier, de l'enseignement de l'anatomie pathologique, et comme le vrai promoteur de la méthode expérimentale; l'un des premiers il apprécia le rôle des infiniment petits dans les phénomènes de la vie. *Voy.* sur Estor *Montpellier médical*, t. VII, n° 2, 1886. L. Hn.

ESTRAGON. Nom vulgaire de l'*Artemisia Dranunculus* L., plante de la famille des Composées qu'on appelle également *Serpentine, Dragone, Herbe-dragon*, à cause de la forme de ses racines. C'est une herbe vivace dont les tiges grêles, rameuses, hautes de 6 à 10 décimètres, portent des feuilles alternes, linéaires-lancéolées, entières, glabres sur les deux faces. Ses capitules petits, globuleux, à fleurs jaunâtres, sont disposées en grappes paniculées au sommet de la tige ou des rameaux.

Originaire des bords de la mer Caspienne et des régions montueuses de l'Europe orientale, l'Estragon est fréquemment cultivé dans les jardins potagers. Toutes ses parties ont une saveur âcre et piquante et une odeur aromatique agréable. On lui attribue des propriétés stomachiques, apéritives, emménagogues et antiscorbutiques. Ses feuilles fraîches et ses jeunes pousses sont employées communément comme assaisonnement dans les salades et pour aromatiser le vinaigre. On en retire, par distillation, une huile volatile verte, dite *essence d'estragon*, bouillant à 200-206 degrés, et composée d'anéthol, $C^{10}H^{12}O$, et d'une petite quantité d'un hydrocarbure très-volatil. Ed. Lef.

ESTREJCHER (Aloysius-Raphael). Médecin polonais, né à Cracovie le 21 juillet 1786, reçu docteur en 1807, occupa de 1809 à 1843 la chaire de zoologie et de botanique de Cracovie, fut de 1831 à 1833 recteur de l'Université et président de la Société des sciences, enfin mourut le 1er août 1852.

Les publications d'Estrejcher sont disséminées dans les recueils périodiques polonais. Il envoya des rapports étendus sur la flore de la Pologne à Brignetti (de Modène), à Mejer (de Königsberg), à de Candolle (de Genève), et rédigea la partie botanique de Wicloglowski, *Histor.-topogr. Beschreibung der Wojwodschaft Krakau*, et divers paragraphes du livre de Kollataj, *Recherches sur l'origine de la race humaine*, 1842 (en polonais). L. Hn.

ÉSULE. *Voy.* Euphorbe.

ÉTABLISSEMENTS INSALUBRES. *Voy.* Insalubrité.

ÉTAIN. § I. **Chimie.** Sn (stannum) $= 59$. L'étain se trouve rarement dans la nature à l'état natif; généralement il se rencontre à l'état d'oxyde (cassitérite); souvent cristallisé dans les terrains primitifs, il est ordinairement accompagné d'arsenic, de tungstène, d'antimoine, de cuivre et de zinc. Les principaux gisements des minerais d'étain sont en Saxe, en Bohême, en Angleterre, dans le comté de Cornouailles, et dans les Indes.

Purification. L'étain du commerce n'est jamais absolument pur et renferme toujours de petites quantités d'arsenic et quelques métaux étrangers; cependant l'étain de Banca et de Malacca approche de la pureté parfaite. Pour l'obtenir chimiquement pur, on le traite par l'acide azotique qui le transforme en acide stannique insoluble et qui dissout les métaux étrangers. On lave l'acide stannique avec l'acide chlorhydrique étendu, puis on le réduit à l'état métallique en le chauffant avec du charbon pulvérisé dans un creuset brasqué.

Propriétés. L'étain pur est un métal presque aussi blanc et aussi éclatant que l'argent, une couleur bleuâtre tirant sur le gris serait un indice de la présence de métaux étrangers. Il possède une certaine saveur et une odeur caractéristique surtout quand on le tient pendant quelque temps entre les doigts. Il est très-malléable, surtout à la température de 100 degrés ; on peut, par le battage, le réduire en feuilles très-minces, mais il a peu de tenacité ; un fil de 2 millimètres se rompt sous une charge de 27 kilogrammes. Il possède une texture cristalline qui fait que, lorsqu'on courbe une tige d'étain, on entend un bruit particulier, une espèce de craquement que l'on appelle *cri de l'étain*. Ce bruit est produit par les parties cristallines qui frottent les unes sur les autres. En même temps ce frottement produit une élévation de la température sensible à la main à l'endroit où a lieu la courbure.

L'étain entre en fusion à 238 degrés et se solidifie à 225 degrés. Il ne se volatilise pas sensiblement ; à la chaleur blanche il émet seulement des vapeurs peu abondantes. On met facilement en évidence la texture cristalline de l'étain en attaquant la surface par un acide qui enlève la pellicule extérieure. Cette surface paraît alors *moirée* par des réflexions que la lumière subit sur les tranches des feuillets cristallins mis à nu par l'acide. L'étain impur ne cristallise pas facilement, mais on peut obtenir des cristaux d'étain par le refroidissement lent de l'étain pur fondu. Ces cristaux appartiennent au système régulier, en forme de tables quadrangulaires striées. Par l'électrolyse du protochlorure d'étain on obtient au pôle négatif de longs prismes à 8 pans brillants d'étain cristallisé. Densité de l'étain fondu = 7,285, de l'étain laminé = 7,293, de l'étain en cristaux = 7,10.

La malléabilité de l'étain s'oppose à sa pulvérisation sous le pilon, mais on le réduit facilement en limaille. Pour l'avoir en poudre, on verse de l'étain fondu dans un mortier de fer chauffé et on le triture avec du sel marin jusqu'à refroidissement. Le sel est enlevé par l'eau bouillante, et les différentes grosseurs de la poudre sont séparées par le tamisage.

A la température ordinaire, l'étain ne s'altère pas sensiblement à l'air, mais, s'il est maintenu en fusion pendant quelque temps, il se couvre rapidement d'une pellicule grise, qui est un mélange de protoxyde d'étain et d'acide stannique ; à une température plus élevée, l'oxydation marche plus rapidement ; à la chaleur blanche il y a une véritable combustion avec flamme blanche. A la chaleur rouge il décompose la vapeur d'eau, il y a formation d'acide stannique avec dégagement d'hydrogène.

L'acide chlorhydrique concentré dissout facilement l'étain avec dégagement d'hydrogène ; il y a formation du protochlorure d'étain. L'acide sulfurique étendu n'attaque l'étain que très-lentement ; il se forme du sulfate de protoxyde d'étain avec dégagement d'hydrogène ; concentré et chaud, l'acide sulfurique attaque vivement l'étain ; il se dégage de l'acide sulfureux et il y a dépôt de soufre. L'acide azotique ordinaire attaque vivement l'étain, mais il ne le dissout pas ; il se forme de l'acide métastannique insoluble avec un dégagement abondant de vapeur nitreuse avec l'acide azotique étendu, il y a encore formation d'acide méta-stannique, mais il ne se dégage plus aucun gaz, car, l'eau et l'acide azotique étant décomposés simultanément, il y a dégagement d'hydrogène d'une part et de bioxyde d'azote de l'autre. Ces gaz se trouvant en contact forment de l'ammoniaque et, par suite, de l'azotate d'ammoniaque et de l'eau. L'acide azotique fumant ou monohydraté n'attaque pas l'étain, et ce métal y conserve son brillant métallique, mais en ajoutant quelques gouttes d'eau dans l'acide l'attaque se fait avec une violence telle que le [liquide est souvent projeté au dehors du vase par le dégagement subit du gaz.

Alliages. L'étain forme des alliages avec la plupart des métaux qu'il rend moins malléables ; en général, la densité de ces alliages est plus forte que celle du métal le plus dense. Souvent aussi la fusibilité de l'alliage est à une température plus basse que celle du métal le plus fusible (*voy.* pour les alliages de l'étain le mot ALLIAGES).

Oxydes. Il existe deux combinaisons bien définies de l'étain avec l'oxygène: le protoxyde, SnO, et le bioxyde, SnO^2. Ce dernier peut se combiner avec le protoxyde et former ainsi plusieurs oxydes intermédiaires.

Protoxyde d'étain. SnO. Cet oxyde existe à l'état hydraté et à l'état anhydre. L'hydrate stanneux, SnO,HO, s'obtient en décomposant par le carbonate d'ammoniaque une dissolution de protochlorure d'étain ; l'acide carbonique se dégage et il se forme un précipité blanc de protoxyde hydraté. La chaleur lui fait perdre son eau d'hydratation et le change en protoxyde anhydre.

L'hydrate stanneux se dissout forcément dans les acides. Il se dissout aussi dans les alcalis, la chaux, la baryte. Mais la combinaison avec ces bases ne peut pas être obtenue à l'état solide, ces solutions sont instables, car sous l'influence de la chaleur elles laissent déposer l'hydrate dissous à l'état anhydre : on ne peut donc pas isoler un stannite alcalin.

Oxyde d'étain anhydre. Cet oxyde se présente sous trois états isomériques différents ; suivant son mode de préparation, il est noir, brun olive ou rouge. On obtient la variété noire en faisant bouillir pendant quelque temps le précipité d'hydrate blanc dans la liqueur qui lui a donné naissance. On obtient la même variété à l'état cristallisé, en évaporant dans le vide une solution d'hydrate dans la potasse caustique. Lorsqu'on chauffe l'oxyde noir à la température de 250 degrés, il décrépite, augmente de volume, et se change en une foule de petites lamelles d'une couleur brun olive. On peut obtenir immédiatement cette modification en faisant bouillir l'hydrate stanneux avec un excès d'ammoniaque. Enfin la variété rouge est obtenue en décomposant le protochlorure d'étain par de l'ammoniaque en excès, faisant bouillir la liqueur pendant quelques instant, puis l'évaporant à une douce chaleur. Sous l'influence du chlorhydrate d'ammoniaque qui s'est formé le protoxyde d'étain se change en petits grains d'un beau rouge vermillon, l'oxyde rouge se transforme en oxyde olivâtre, par le frottement d'un corps dur.

Bioxyde d'étain ou acide stannique. Il existe deux modifications de l'acide stannique qui se distinguent nettement par leurs propriétés chimiques : l'*acide stannique*, $SnO^2,2HO$, et l'*acide métastannique*, $Sn^5O^{10},10HO$. On obtient le premier en décomposant le perchlorure d'étain par l'eau, ou la dissolution d'un stannate alcalin par un acide. C'est un précipité blanc, gélatineux, qui se dissout facilement dans les acides, tandis que l'acide métastannique y est insoluble. Une élévation même légère de la température le fait passer à l'état d'acide métastannique.

L'acide stannique se combine facilement avec les alcalis pour former des sels solubles. Une dissolution de stannate de potasse ou de soude évaporée dans le vide donne de beaux cristaux transparents qui ont pour formule $SnO^3KO,4HO$. On obtient le même stannate en chauffant de l'acide métastannique avec un grand excès de potasse caustique, l'acide métastannique se transforme alors en acide stannique.

L'*acide métastannique* se trouve dans la nature sous la forme de beaux cristaux très-brillants, ordinairement d'un brun foncé : la *cassitérite*. Il se produit par l'action de l'acide azotique sur l'étain : il se forme une poudre blanche qui est un hydrate d'acide métastannique, mais la calcination lui fait perdre son eau d'hydratation. L'acide hydrate a pour formule, $Sn^5O^{10},10HO$, c'est donc un acide polystannique. Il est insoluble dans l'acide azotique et l'acide chlorhydrique étendu. L'acide chlorhydrique concentré le transforme en bichlorure d'étain.

L'acide métastannique se combine facilement avec les alcalis pour former des sels solubles. Le métastannate de potasse ne cristallise pas par l'évaporation de sa solution aqueuse, on obtient seulement un résidu gommeux, mais en ajoutant peu à peu des fragments de potasse à la solution, le sel se dépose sous forme de croûtes cristallines. L'acide métastannique fondu avec un excès de potasse se transforme en acide stannique.

Les stannates et les métastannates alcalins sont solubles, les sels formés avec les autres oxydes métalliques sont insolubles et peuvent être obtenus par double décomposition.

Sulfures d'étain. Il en existe deux : le *protosulfure*, SnS, et le *bisulfure*, SnS^2.

On obtient le protosulfure en décomposant une solution de protochlorure d'étain par l'hydrogène sulfuré. Le précipité est d'un brun foncé presque noir. On le prépare encore en chauffant au rouge, dans un creuset de terre, un mélange de limaille d'étain et de soufre. Dans cette première opération, tout l'étain ne se combine pas avec le soufre ; il est nécessaire de pulvériser le produit de la première opération et de le chauffer avec une nouvelle quantité de soufre. L'excès de soufre se volatilise et on obtient ainsi une masse d'un gris foncé, à larges lames très-brillantes.

L'acide chlorhydrique concentré dissout le protosulfure d'étain avec dégagement d'acide sulfhydrique ; cependant un petit excès d'acide chlorhydrique dans une solution très-étendue d'un sel d'étain n'empêche pas l'étain d'être précipité en entier à l'état de sulfure par l'hydrogène sulfuré.

Bisulfure d'étain. On l'obtient à l'état amorphe en précipitant le perchlorure d'étain par l'acide hydrique ; ainsi obtenu, il est d'un jaune sale, insoluble dans l'eau et soluble dans les alcalis et les monosulfures alcalins ; les acides le précipitent de cette solution. On l'obtient en lamelles cristallines très-brillantes, d'un beau jaune d'or, en faisant passer à travers un tube de porcelaine chauffé au rouge le gaz sulfhydrique et des vapeurs de perchlorure d'étain.

Préparé par la voie sèche, il porte le nom d'*or mussif* et sert pour bronzer le bois et enduire les coussins de la machine électrique. On obtient ce produit de la manière suivante : On forme un amalgame avec 12 parties d'étain et 6 parties de mercure ; on mélange cet amalgame après l'avoir pulvérisé avec 7 parties de fleurs de soufre et 6 parties de sel ammoniac pulvérisé. On place le mélange dans un matras à long col disposé dans un bain de sable et on élève lentement et graduellement la température jusqu'au rouge sombre, on le maintient à cette température jusqu'à ce qu'il ne se produise plus de vapeurs blanches. Par la réaction il se forme des produits multiples : du soufre, du sulfure de mercure, du sel ammoniac et du chlorure d'étain viennent se condenser dans le col du matras; l'or mussif reste au fond, sous la forme d'une masse légère brillante, formée par la réunion d'une foule de lamelles cristallines d'un jaune d'or. La théorie de la réaction paraît assez complexe. Le mercure sert à diviser l'étain qui, chauffé à une température peu élevée avec le soufre, se change en bisulfure, mais ce bisulfure est amorphe et perd, à une température plus élevée, la moitié de son soufre; le sel ammoniac est là pour régler la température et la maintenir à un point fixe, car en se volatilisant au-dessous du rouge sombre il absorbe de la chaleur latente.

Le bisulfure d'étain se dissout facilement dans les monosulfures alcalins. Il se forme alors un *sulfosel* dans lequel le sulfure d'étain joue le rôle d'acide et le sulfure de potassium le rôle de base. Le *sulfostannate de potassium* peut être obtenu en cristaux incolores d'une couleur jaunâtre, très-solubles, durs, en évaporant dans le vide une solution de bisulfure d'étain dans du monosulfure de potassium.

Chlorures d'étain. L'étain forme avec le chlorure deux combinaisons : le protochlorure ou chlorure stanneux, SnCl, et le bichlorure ou chlorure stannique SnCl^2.

On obtient le chlorure stanneux en faisant dissoudre de l'étain en groseilles dans de l'acide chlorhydrique concentré; il se forme du protochlorure d'étain et l'hydrogène se dégage; en évaporant la solution jusqu'à ce qu'elle marque 72 degrés Baumé, on obtient par le refroidissement le sel cristallisé. Les cristaux ont pour formule : SnCl,2HO. Ils se dissolvent facilement dans une petite quantité d'eau, mais une plus grande quantité les décompose et en précipite un oxychlorure insoluble.

En chauffant le chlorure stanneux cristallisé dans une cornue, il abandonne facilement son eau de cristallisation, mais une partie de cette eau se décompose en même temps; il se forme de l'acide chlorhydrique qui se dégage, et de l'oxychlorure. En élevant ensuite la température jusqu'au rouge, le protochlorure non altéré distille à l'état anhydre. On peut encore l'obtenir à l'état anhydre en traitant à chaud l'étain par le gaz acide chlorhydrique sec.

Le chlorure stanneux se combine facilement avec les chlorures alcalins, il se forme des chlorures doubles qui cristallisent facilement.

Bichlorure d'étain. SnCl^2. *Liqueur fumante de Libavius.* Le bichlorure d'étain se prépare directement par l'action du chlore sec sur l'étain. On place de l'étain en grenailles dans une cornue tubulée munie d'un récipient bien refroidi, et on fait arriver un courant de chlore sec par la tubulure. L'étain se combine immédiatement avec le chlore, et en chauffant légèrement le chlorure passe à la distillation sous la forme d'un liquide qui se condense dans le récipient. Ce liquide est coloré en jaune par un excès de chlore qu'il renferme en dissolution, il faut le redistiller sur de l'étain qui lui enlève l'excès de chlore, et qui n'attaque pas le bichlorure anhydre. Libavius le préparait en distillant dans une cornue de verre 1 partie d'étain en limaille et 5 parties de sublimé corrosif.

Le bichlorure d'étain forme un liquide incolore, émettant au contact de l'air d'épaisses fumées blanches, ce qui provient de ce que les vapeurs du bichlorure anhydre se combinant avec l'humidité atmosphérique forment un hydrate dont la tension de vapeur est bien moindre que celle du bichlorure anhydre, sa densité est de 2,28, il entre en ébullition à 120 degrés, la densité

de la vapeur $= 9,2$. Quelques gouttes d'eau versées dans le bichlorure anhydre
donnent un bruit semblable à celui que produit un fer rouge plongé dans
l'eau. Le perchlorure s'hydrate et se prend en une masse cristalline solide,
qui renferme 5 équivalents d'eau d'hydratation. Cet hydrate se dissout dans une
petite quantité d'eau, mais une plus grande quantité d'eau le décompose, il se
forme de l'acide chlorhydrique, et de l'acide stannique hydraté se précipite.
La présence d'un excès d'acide chlorhydrique empêche cette décomposition.
On ne peut pas priver le chlorure stannique hydraté de son eau par la chaleur, car chauffé il se décompose, en même temps que l'eau, en acide chlorhydrique et en acide métastannique; mais, si on le chauffe avec de l'acide sulfurique concentré, il lui abandonne son eau, et le perchlorure anhydre distille.

Le bichlorure d'étain se combine avec un grand nombre de chlorures métalliques. Ces doubles chlorures, formés de 1 équivalent de chlorure stannique
et de 1 équivalent de l'autre chlorure métallique, cristallisent facilement.

Bromures d'étain. Il en existe deux : le protobromure, $SnBr$, et le bibromure d'étain, $SnBr^2$. Leur préparation est semblable à celle des chlorures correspondants. Le protochlorure obtenu par l'action de l'acide bromhydrique
cristallise en prismes hexagonaux incolores. Le bibromure obtenu par l'action
directe du brome sur l'étain ou sur le protobromure est solide et incolore;
fusible à 59 degrés, soluble dans l'eau, et volatil, on peut le distiller dans une
cornue. Il se combine avec l'éther et forme avec lui des cristaux incolores et
déliquescents.

Iodures d'étain. On en connaît deux : le protoiodure, SnI, et le biio-
dure, SnI^2. Le protoiodure s'obtient en traitant l'étain par l'acide iodhydrique;
ou bien en chauffant 1 équivalent d'étain en grenailles avec 1 équivalent
d'iode; ou encore en plaçant sous l'eau de l'étain et de l'iode. Il est un peu
soluble dans l'eau qui l'abandonne, par évaporation, en beaux cristaux rouges
renfermant 2 équivalents d'eau de cristallisation. Il est volatil, distille à la
température du rouge sombre, il forme une masse cristalline d'un rouge vif. Il
se combine facilement avec les iodures alcalins, pour former des iodures doubles
qui cristallisent facilement.

Iodure stannique. SnI^2. Pour le préparer on place de la limaille d'étain,
1 équivalent dans du sulfure de carbone, et on y ajoute peu à peu 2 équivalents d'iode. La combinaison a lieu avec élévation de température, le sulfure
de carbone se volatilise et laisse l'iodure stannique à l'état de cristaux octa-
édriques rouge foncé, fusibles à 140 degrés et volatils à 295 degrés. Il est soluble
dans l'alcool, l'éther, le chloroforme, la benzine et le sulfure de carbone;
l'eau le décompose en acide iodhydrique et en acide stannique. Il ne forme
aucune combinaison avec les iodures alcalins, ni avec les oxydes d'étain. Il
forme avec l'ammoniaque trois combinaisons, dont l'une est jaune et les deux
autres incolores; ces combinaisons sont volatiles et décomposables par l'eau.

Sels d'étain. Les acides minéraux se combinent avec les oxydes d'étain pour
former des sels stanneux et stanniques, mais ces derniers ne doivent être considérés que comme des dissolutions de l'oxyde stannique. Les sels stanneux
sont incolores lorsque l'acide lui-même est incolore; ils rougissent toujours
fortement le tournesol. Ils sont, en général, solubles dans une petite quantité
d'eau, mais ils se décomposent lorsque la quantité d'eau ajoutée est plus grande.

Les alcalis caustiques les précipitent en blanc, un excès de réactif redissout
le précipité, mais, si l'on fait bouillir la liqueur, l'oxyde stanneux anhydre se

précipite sous la forme d'une poudre noire. L'ammoniaque les précipite également en blanc, mais le précipité est insoluble dans un excès d'ammoniaque.

Azotate stanneux. Il est très-peu stable; on l'obtient à l'état de dissolution, on traite l'hydrate de protoxyde d'étain par de l'acide azotique étendu. Mais, si l'on veut évaporer la solution, même à froid, il se forme de l'acide métastannique qui se dépose. On peut l'obtenir encore en traitant l'étain par de l'acide azotique très-étendu, il se produit en même temps de l'azotate d'ammoniaque; cette solution se décompose également par la concentration.

Sulfate stanneux. On l'obtient en dissolvant à chaud de l'hydrate stanneux dans de l'acide sulfurique étendu. Par le refroidissement il se dépose en lamelles cristallines nacrées. La chaleur le décompose en acide sulfureux et en acide stannique. Il se combine avec les sulfates alcalins, et forme avec eux des sels doubles facilement cristallisables.

Chlorate stanneux et bromate stanneux. Ces sels ne s'obtiennent qu'en dissolution à une basse température; par une élévation de la température ils se décomposent en produisant des détonnations au sein du liquide.

Phosphate stanneux. Ce sel est insoluble dans l'eau et est beaucoup plus stable que les autres sels d'étain; une température de 100 degrés ne le décompose pas; l'eau même bouillante ne le décompose pas non plus. On le prépare en décomposant le chlorure stanneux par le phosphate de soude.

Caractères distinctifs des sels d'étain. Tous les composés de l'étain peuvent être reconnus au chalumeau. On les mêle à du carbonate de soude, un peu de borax et un peu de cyanure de potassium, et on les chauffe, à la flamme de réduction, sur du charbon; on obtient ainsi un globule d'étain métallique, *sans que le point du charbon chauffé soit entouré d'aucune auréole,* comme cela arriverait pour le plomb, par exemple. On fait dissoudre les globules dans l'acide chlorhydrique, et la solution doit présenter toutes les réactions des sels stanneux que nous allons énumérer ci-après.

Réaction des sels stanneux. Potasse et *soude,* précipité blanc, soluble dans un excès du réactif; la solution saturée chauffée laisse précipiter le protoxyde noir anhydre d'étain. — *Ammoniaque :* précipité blanc insoluble dans un excès de réactif. — *Carbonate alcalin :* dégagement d'acide carbonique et précipité blanc insoluble dans un excès de réactif. — *Hydrogène sulfuré :* précipité brun foncé, presque noir, de protosulfure d'étain, soluble dans les monosulfures alcalins et les alcalis caustiques, et soluble aussi dans l'acide chlorhydrique bouillant. — *Bichlorure de mercure :* réduction de ce chlorure d'abord à l'état de calomel, puis à l'état de mercure métallique (réaction caractéristique).

Zinc métallique. Des lames de zinc plongées dans une solution d'un sel stanneux se recouvrent bientôt d'un dépôt spongieux d'étain métallique.

Réactions des sels stanniques. Les solutions des sels stanniques ont toujours une forte réaction acide. Une grande quantité d'eau les décompose en bioxyde d'étain hydraté. *Potasse, soude et ammoniaque :* précipité blanc, soluble dans un excès de réactif. La solution portée à l'ébullition ne laisse pas déposer de précipité noir, comme cela a lieu pour les sels stanneux. — *Carbonates alcalins :* dégagement d'acide carbonique, et précipité blanc insoluble dans un excès de réactif. *Hydrogène sulfuré :* Précipité jaune sale qui ne paraît pas immédiatement; les monosulfures alcalins produisent le même précipité de bisulfure d'étain; le précipité est soluble dans les monosulfures alcalins. — *Chlorure d'or :* le chlorure d'or ne précipite pas les sels stanniques, mais, versé

dans une solution très-étendue d'un mélange de chlorure stanneux, il donne un
précipité pourpre appelé *pourpre de Cassius*.

Dosage de l'étain. L'étain est toujours dosé à l'état d'acide stannique
anhydre. Quand par l'un des moyens indiqués ci-dessus on l'a réduit à cet
état, on le calcine et on le pèse; le poids trouvé multiplié par 0,7867 donne
le poids de l'étain. Quelquefois on le précipite à l'état de sulfure; le sulfure,
arrosé de quelques gouttes d'acide azotique, est grillé dans une capsule de platine, le grillage le transforme en acide stannique. On calcine et on pèse. Pour
reconnaître de petites quantités de plomb dans l'étain, on traite 1 gramme de
cet alliage en limaille par de l'acide azotique étendu de son volume d'eau. On
fait bouillir; la liqueur filtrée renferme tout le plomb à l'état d'azotate; addi-
tionnée d'iodure de potassium, elle donne un précipité jaune d'iodure de plomb
même si l'étain ne renferme que 0,0001 de plomb.

Métallurgie de l'étain. Le seul minerai d'étain est l'acide stannique anhydre
ou *cassitérite*, il se rencontre au milieu de roches granitiques en petits filons
ou filets irréguliers. Souvent aussi on le trouve dans les sables désagrégés provenant de la destruction des mêmes roches. Ces roches stannifères sont boçar-
dées, et les sables stannifères sont lavés. La densité de l'oxyde d'étain étant
beaucoup plus grande que celle de la gangue, ce lavage se fait avec la plus
grande facilité. L'oxyde d'étain renfermé dans le minerai n'est pas pur, il est
accompagné de quelques minerais métallifères très-denses, tels que des *sulfures*,
des *arséniosulfures* et des oxydes de fer, de cuivre, etc. Par le grillage que
l'on fait subir au minerai l'oxyde d'étain n'est pas altéré, les sulfures et arséniosulfures s'oxydent partiellement et se désagrégent. En soumettant de nouveau
le minerai au bocardage, les matières désagrégées se pulvérisent, tandis que
l'oxyde d'étain n'est pas changé; des lavages le débarrassent de ces matières
étrangères.

L'extraction du métal de son oxyde est très-simple. On fond le minerai avec
du charbon dans un fourneau à manche. La sole du fourneau est formée d'une
pierre granitique, présentant vers la partie antérieure du fourneau une pente
assez rapide. Les matières fondues s'écoulent dans un creuset brasqué extérieur,
muni à sa partie inférieure d'un trou de coulée qui débouche dans une marmite
en fonte. L'oxyde d'étain est réduit, et le métal se rend avec les scories fondues
dans le creuset. On enlève ces scories de temps en temps, et, quand le creuset
est rempli de métal fondu, on débouche le trou de coulée, et l'étain se rend
dans la marmite en fonte. On l'y agite à plusieurs reprises avec des bâtons en
bois vert qui se carbonise en partie; il en résulte un bouillonnement dû au
dégagement du gaz qui fait monter à la surface les graisses disséminées dans la
matière, en même temps qu'il réduit l'oxyde d'étain qui s'était dissous. Quand
le métal n'a plus que quelques degrés au-dessus de son point de fusion, on le
coule dans des moules. L'étain des couches supérieures est le plus pur; celui
qui se trouve au fond de la chaudière renferme la plus grande partie des
métaux étrangers. Cet étain impur est soumis à un affinage appelé *liquation*;
cette opération consiste à chauffer très-lentement le métal sur la sole d'un
fourneau à réverbère qui est inclinée vers le trou de coulée. L'étain pur fond
le premier et s'écoule en dehors du fourneau. Il reste sur la sole un alliage
d'étain avec les métaux étrangers. Lutz.

§ II. **Emploi.** I. Toxicologie. L'étain pur, dit-on, ne présente pas d'action toxique. Ce qui a pu faire croire à sa nocuité, disent les auteurs, c'est que fréquemment il renferme de l'arsenic, du plomb ou de l'antimoine. On s'en sert donc sans inconvénient, selon eux, sous forme de feuilles, pour envelopper des denrées alimentaires, chocolat, vanille, etc., et on l'emploie précisément comme préservatif dans l'étamage des métaux considérés comme toxiques, des ustensiles de cuivre entre autres (*voy.* ÉTAMAGE).

L'étain métallique n'est pas toxique parce qu'il est difficilement oxydable et ne se dissout pas dans le suc gastrique et intestinal. A l'état de combinaison, il n'en est plus de même.

D'après Orfila, l'oxyde d'étain et surtout les chlorures seraient toxiques ; Schubarth nie la toxicité de l'oxyde ; c'est peut-être une question de dissolvants, selon qu'ils existent ou n'existent pas dans le suc gastrique de tels ou tels animaux. D'après des expériences récentes, des cobayes supportent 25 milligrammes d'hydrate stanneux, tandis que 50 milligrammes suffisent pour les tuer dans les vingt-quatre heures. Sur des animaux très-vigoureux de la même espèce la dose mortelle est plus élevée encore.

L'action toxique des chlorures d'étain n'est contestée par personne. On a observé des empoisonnements chez l'homme ; on a pu prendre du proto-chlorure d'étain pour du chlorure de sodium ; le même chlorure et le perchlorure servant dans l'industrie, surtout dans la teinture, sont à la disposition des ouvriers ; cependant les empoisonnements criminels et les suicides par ces corps sont bien rares. Quoi qu'il en soit, 6 décigrammes à 1 gramme de chlorure stanneux suffisent pour provoquer des phénomènes gastro-intestinaux plus ou moins graves ; l'action diffère du reste selon que le poison est pris ou non en même temps que les aliments. Voici les symptômes généralement observés : vomissements, douleurs violentes dans la région épigastrique avec irradiations vers l'abdomen, selles abondantes, soif vive, angoisses, pouls faible, petit, fréquent, mouvements spasmodiques des muscles de la face et des extrémités, parfois paralysie et délire ; la mort termine généralement la scène. A l'autopsie, on trouve les signes ordinaires des poisons corrosifs ; l'œsophage est injecté de sang, la muqueuse de l'intestin et des premières portions de l'intestin hyperémiée, tuméfiée et plus ou moins durcie.

Voilà pour le chlorure. L'action des autres combinaisons d'étain sur l'organisme est moins bien connue.

Le sulfure (or mussif), autrefois employé en médecine comme vermifuge, ne paraît pas présenter d'inconvénient ; il n'a jamais été question d'empoisonnement par ce composé.

White (*Archiv für experim. Pathologie*, Bd. XIII, p. 33, 1880) a fait des expériences avec quelques composés d'étain. Il a constaté la toxicité de l'acétate de triéthyle stannié, $Sn(C^2H^5)^3(C^2H^3O^2)$, 2,5 milligr. de ce corps injectés dans les veines d'une grenouille entraînent sa mort au bout de huit à dix heures ; 5 milligrammes injectés à un lapin ne le tuent qu'au bout de trois jours.

Déjà les vapeurs d'acétate de triéthyle stannié [1] provoquent des maux de tête, des nausées, une faiblesse générale et de la diarrhée. Les manifestations toxiques portent particulièrement sur l'appareil digestif et le système nerveux. On remarque du malaise, des vomissements, de la soif, des coliques violentes, des

---

[1] Il est d'observation générale que les combinaisons éthyliques et méthyliques des métaux sont plus actives que les autres combinaisons de ces mêmes métaux et que les symptômes caractéristiques font leur apparition de meilleur heure.

diarrhées profuses; à l'autopsie, on trouve l'intestin congestionné; l'estomac et le duodénum sont le siége d'une hyperémie intense. Ces phénomènes d'irritation gastro-intestinale se remarquent surtout chez le chien; ils sont moins vifs chez le lapin, qui ne présente guère que de la diarrhée.

Du côté du système nerveux les symptômes paralytiques prédominent : c'est de la faiblesse des membres postérieurs, de la difficulté des mouvements; l'excitabilité électrique des muscles diminue, des tremblements agitent le corps; on remarque tous les signes d'une affection de la moelle. La mort arrive dans l'asphyxie, accompagnée souvent de convulsions.

La quantité d'urine est diminuée, sa densité plus élevée; on y retrouve l'étain en forte proportion.

Chez les grenouilles l'acétate de triéthyle stannié détermine la paralysie des muscles striés.

L'action sur l'organisme du tartrate d'oxyde d'étain et de soude est analogue; mais il faut une dose plus forte, 20 à 25 milligrammes en injection veineuse. Il en est de même, selon White, de l'acétate d'étain. Il en résulterait que les accidents observés quelquefois après l'emploi d'ustensiles étamés seraient au moins en partie attribuables à l'étain, attaqué par les aliments acides, ceux dans la préparation desquels entrent le vin, le vinaigre, etc.

Tout récemment deux auteurs allemands, E. Ungar et G. Bodländer, ont repris la question (*Zeitschrift für Hygiene*, Bd. II, p. 241, 1887). Ils ont constaté que les aliments de conserve, les asperges en particulier, renferment de l'étain, et que celui-ci ne s'y trouve ni à l'état métallique ni à l'état de sel soluble, mais en combinaison stable, à peine soluble, avec les aliments conservés. Bien entendu, il ne saurait être question d'une action irritante ou caustique locale; celle-ci ne saurait expliquer les symptômes gastro-intestinaux graves signalés par un grand nombre d'auteurs. Ungar et Bodländer ont constaté qu'une partie de l'étain contenu dans les conserves passe dans la circulation; ils ont fait des expériences sur des animaux à sang froid, sur des lapins, des chiens, des chats; ils leur injectaient ou faisaient ingérer du tartrate d'oxyde d'étain et de soude; les animaux succombaient après avoir présenté des symptômes graves de paralysie, des troubles profonds de la sensibilité et de la nutrition. Dès lors on conçoit que chez l'homme soumis à un usage prolongé de conserves, comme pendant un voyage maritime au long cours, ou pendant une campagne, des symptômes d'intoxication chronique par l'étain puissent se présenter; ce seront des troubles légers dans les sphères de la motilité et de la sensibilité, un certain degré d'affaiblissement et d'amaigrissement, de l'anémie et quelques autres symptômes plus ou moins nets qui attirent l'attention du médecin prévenu. Ce qui fait que jusqu'à ce jour ces symptômes ont passé plus ou moins inaperçus, c'est que l'usage des conserves ne s'est vulgarisé que depuis peu d'années, et que dans les grandes expéditions les causes de maladies sont si multiples qu'il n'est pas étonnant que celle-ci ait pu échapper à l'attention.

Ce que nous venons de dire des boîtes à conserves s'applique évidemment aux vases et réservoirs en étain ou étamés, destinés à renfermer des aliments ou liquides. Il convient de ne pas les conserver trop longtemps dans ces récipients. surtout s'il s'agit de boissons acides.

Recherche toxicologique de l'étain. La recherche de l'étain se fait suivant la méthode générale appliquée aux poisons métalliques; on recueille les matières vomics et celles qui sont restées dans les voies digestives, on prépare pour l'examen les tissus du canal digestif, du foie, de la rate, etc., on recueille l'urine. Les matières organiques sont détruites par le chlorate de potasse et l'acide chlorhydrique; le liquide résultant de ce traitement renferme du chlorure stannique qui est volatil : l'opération doit donc se faire dans une cornue. On fait passer ensuite du gaz acide sulfhydrique qui détermine un précipité jaune pâle de bisulfure d'étain que ses réactions permettent de distinguer du sulfure d'arsenic. Le sulfure d'étain chauffé avec le nitrate de potassium se transforme en stannate soluble; calciné avec le nitrate de sodium, il donne au contraire du stannate insoluble. Ces stannates, dissous dans l'acide sulfurique et placés dans l'appareil de Marsh, ne produisent pas les effets de l'arsenic et de l'antimoine.

On peut encore appliquer à la recherche toxicologique de l'étain, qui est peu volatil, un procédé plus expéditif. La matière organique est détruite par le feu et le charbon pulvérisé obtenu est traité par le cyanure de potassium, qui donne de l'étain métallique, ou bien par l'acide chlorhydrique, qui fournit du chlorure stanneux; dans ce cas, on reprend par l'eau distillée et l'on emploie les réactifs ordinaires de l'étain.

II. Thérapeutique. Les préparations d'étain sont tombées dans l'oubli. Jadis ce métal jouissait d'une grande réputation comme vermifuge; seules les préparations mercurielles lui étaient considérées comme supérieures. Dès le milieu du dix-septième siècle la *limaille d'étain*, encore appelée *poudre d'étain philosophique*, était donnée comme vermifuge; elle entrait dans l'*électuaire vermifuge de Spielmann* (limaille et miel à parties égales); Rudolphi la prescrivait à la dose maximum de 50 grammes dans un sirop pour expulser le tænia. L'*amalgame d'étain*, composé de 3 parties d'étain pour 1 partie de mercure et obtenu par fusion, puis pulvérisé, servait également comme vermifuge. La *poudre vermifuge de Brugnatelli* n'était autre chose que du sulfure d'étain; on l'employait comme ténicide. Enfin le *chlorure stanneux* a été signalé comme vermifuge et purgatif violent, et même comme contre-poison du sublimé qu'il ramène à l'état de calomel. Evans a proposé l'*amalgame d'étain et de cadmium* comme obturateur des dents cariées.

La solution de *chlorure stannique* 25 pour 590 d'eau distillée a été employée par Nauche pour le pansement des ulcères cancéreux; on. en prépare encore une pommade destinée au même usage. On prend 5 à 10 grammes de chlorure stannique pour 30 grammes d'axonge; on l'emploie en huit doses, une par jour, en frictions.   L. Hahn.

ÉTAMAGE. L'étamage consiste dans l'application sur des métaux facilement altérables d'une couche protectrice d'étain pur ou allié à une certaine quantité de plomb ou de zinc. Ainsi on étame le fer pour l'empêcher de rouiller à l'air humide; de même on étame les ustensiles en fer ou en cuivre pour les empêcher d'être attaqués par les substances qu'ils sont destinés à contenir. Lorsqu'il s'agit de vases servant aux usages domestiques, il ne faut pas que l'alliage employé pour les étamer soit lui-même attaquable. Ainsi le plomb figure dans les étamages ordinaires dans la proportion de 10 à 40 ou 50 pour 100, le zinc dans la proportion de 10 à 25 pour 100; tous deux sont attaquables par les liquides ou les aliments acides. Le zinc n'est du reste d'aucune utilité dans l'étamage et n'y est employé que pour raison d'économie; il en est à peu près de même du plomb, utile seulement lorsqu'il s'agit de la confection d'ustensiles d'étain, en ce qu'il leur communique plus de dureté et de solidité; encore faut-il que la proportion de plomb, pour ne pas être nuisible, soit abaissée au-dessous des 10 pour 100 tolérés, et réduite à 5 pour 100 ; dans ces conditions le plomb n'est plus guère attaqué.

La présence du plomb et du zinc n'étant pas indispensable dans l'étamage des ustensiles et offrant au contraire des dangers sérieux, on conçoit qu'elle ait été rigoureusement proscrite par les ordonnances de police, de même que par les ministres de la guerre et de la marine[1]. Quand l'étamage est bien fait, la couche d'étain appliquée est bien régulière et très-mince; elle est d'environ 50 centigrammes par décimètre carré; le peu d'épaisseur, le peu de dureté de la couche, font que l'étain disparaît assez rapidement et laisse à nu le métal altérable : l'étamage doit donc être renouvelé assez souvent, car, s'il présente des solutions de continuité, l'altération du métal est plus rapide que dans les conditions ordinaires, favorisée qu'elle est par l'établissement d'un courant électrique entre les deux métaux.

On peut voir à l'article ÉTAIN que, même bien fait, l'étamage n'est pas absolument inoffensif.

L. Hn.

ÉTANGS. *Voy.* MARAIS.

ÉTAT. *Voy.* MALADIE.

ÉTATS PHYSIQUES. *Voy.* CORPS, DIFFUSION, DISSOCIATION, DISSYMÉTRIE, etc.

ÉTERNUMENT. *Voy.* STERNUTATION.

ÉTHAL. *Voy.* CÉTYLIQUE (*Alcool*).

ÉTHALIQUE (ACIDE). $C^{18}H^{32}O^2$. Cet acide, découvert par Dumas et Stas en faisant agir parties égales de chaux et de potasse sur de l'éthal, n'est autre chose que l'*acide palmitique* (*voy.* ce mot).

L. Hn.

ÉTHANE. C^2H^6. C'est l'hydrure d'éthyle (*voy.* ÉTHYLE).

ÉTHÈNE. C'est l'*éthylène* (*voy.* ce mot.)

ÉTHER (PHYSIQUE). *Voy.* MOUVEMENT, p. 264, et RADIATIONS, p. 741.

ÉTHÉRATS ou **ÉTHÉROLATS.** Produits de la distillation de l'éther ordinaire sur diverses substances aromatiques ; ce sont de mauvaises préparations, car l'éther, à cause de sa grande volatilité, n'entraîne qu'une faible proportion des essences actives : aussi n'insisterons-nous pas sur cette sorte de produits.

L. Hn.

ÉTHÉRÈNE. *Voy.* ÉTHYLÈNE.

[1] Par ordre du ministre de la marine, l'étamage à l'étain fin est de rigueur pour les appareils distillatoires; c'est une mesure prophylactique des plus utiles contre les coliques sèches si fréquentes chez nos marins sous les tropiques.

ÉTHÉRINE. Stéaroptène de l'*huile de vin légère* ou *éthérol*. On l'obtient par solidification de l'éthérol qui, à la température de — 35 degrés, la laisse déposer en longs cristaux prismatiques, demi-transparents, inodores, friables, fusibles à 110 degrés, bouillant à 260 degrés, insolubles dans l'eau, solubles dans l'alcool et l'éther; ils ont pour poids spécifique 0,980.   L. Hn.

ÉTHÉRISATION. *Voy.* Anesthésie et Éthers.

ÉTHÉRISME. *Voy.* Éthers.

ÉTHÉROL. C'est le corps encore connu sous le nom d'*huile de vin légère*. C'est une huile incolore, qu'on obtient en traitant par l'eau l'huile douce ou pesante de vin (*voy.* Vin).

L'éthérol bout à 280 degrés et a pour poids spécifique 0,917. Il devient visqueux à — 35 degrés et laisse déposer des cristaux d'éthérine.   L. Hn.

ÉTHÉROLÉS. Pour obtenir les teintures éthérées ou éthérolés, on se sert généralement comme véhicule d'un mélange d'éther, d'alcool et d'eau, marquant 56 degrés Baumé, c'est-à-dire d'un mélange de 28 parties d'alcool à 90 degrés et de 72 parties d'éther ordinaire ou sulfurique pur. Ce mélange constitue l'*éther* dit *officinal*. On opère par simple solution lorsque la base médicamenteuse est entièrement soluble dans l'éther : tels sont le phosphore, le chlorure de fer, le camphre.

On opère par macération lorsque la base est en grande partie, mais non entièrement, soluble dans l'éther : tels sont le baume de Tolu, l'ambre, le castoréum, le musc.

Tous les autres éthérolés sont préparés par lixiviation dans l'appareil à déplacement. Par cette méthode, la perte d'éther se réduit à un minimum, et l'on peut recueillir intégralement le produit, l'eau déplaçant l'éther sans se mélanger avec lui d'une manière sensible.

Les principes immédiats d'origine organique qui se dissolvent le mieux dans l'éther sont : les graisses et les huiles, certaines essences, des matières résineuses, la chlorophylle, etc. Les alcaloïdes médicinaux ne se dissolvent en général que difficilement dans l'éther pur; leurs sels ne sont pas solubles du tout. Il en est tout autrement, si l'on prend pour véhicule l'éther officinal dont le pouvoir dissolvant est augmenté par la présence de l'alcool. On peut en dire autant de certaines glycosides, du principe actif de la digitale, etc.

On emploie assez fréquemment en thérapeutique les *teintures éthérées d'aconit, de castoréum, de belladone, de jusquiame, de ciguë, de digitale,* etc., et une série de préparations analogues obtenues avec des mélanges en proportions plus ou moins variables d'alcool et d'éther, plus connues sous le nom d'*éthers*, telles que l'*éther acétique cantharidé,* l'*éther balsamique de Tolu,* l'*éther camphré,* l'*éther ioduré,* l'*éther martial,* l'*éther mercuriel,* l'*éther phosphoré,* l'*éther térébenthiné,* l'*éther zincé.*   L. Hn.

ÉTHÉRONE. Liquide volatil qui accompagne l'huile de vin dans la distillation sèche des éthylsulfates ou sulfovinates. Il bout à 30 degrés et brûle avec une flamme pâle.   L. Hn.

ÉTHERS. § I. **Chimie**. Les alcools présentent la propriété de se combiner à divers corps avec élimination d'eau ; parmi les composés qui prennent ainsi naissance se trouvent les *éthers* dits *composés* ou *salins* et les *éthers mixtes* ou éthers proprement dits.

I. ÉTHERS COMPOSÉS. Un alcool peut s'unir généralement avec tous les acides et donner naissance à une série d'éthers correspondants, tout comme un oxyde métallique forme avec les acides une série de sels. Mais ce serait une erreur de confondre ces deux sortes de composés; ces éthers ne peuvent pas plus être assimilés à des sels que les alcools à des oxydes métalliques. Des différences très-nettes les séparent; sans parler des différences des propriétés physiques, les chimiques sont bien distinctes. Ainsi, par exemple, le chlore renfermé dans l'éther chlorhydrique ne peut être décelé immédiatement par les réactifs applicables aux chlorures; les éthers n'obéissent pas immédiatement aux lois de Berthollet; les réactions ne se produisent qu'à la longue. De même, pour se former, un éther exige un temps souvent fort long, le contact prolongé de l'alcool et de l'acide. Enfin, les éthers ne sont pas susceptibles d'une électrolyse régulière comme les sels; ils ne conduisent pas le courant électrolytique.

Pour formuler les éthers, il suffit de remplacer l'hydrogène basique de l'acide par le radical de l'alcool, de même que dans un sel on remplace cet hydrogène par le métal; l'assimilation se borne à cela.

Ainsi, la réaction qui donne naissance à l'éther acétique se formule de la manière suivante :

$$C^2H^5.OH + CH^3.CO^2H = CH^3.CO^2.C^2H^5 + H^2O.$$

Alcool. Acide acétique. Éther acétique. Eau.

De même pour l'éther chlorhydrique on a :

$$C^2H^5.OH + HCl = Cl.C^2H^5 + H^2O.$$

Alcool. Éther chlorhydrique.

Certains éthers, ceux qui correspondent aux sels haloïdiques, s'obtiennent encore par l'action des métalloïdes sur des composés autres que l'alcool, mais renfermant le radical alcoolique; il en est ainsi de l'éther chlorhydrique, par exemple :

$$C^2H^5.H + 2Cl = Cl.C^2H^5.HCl.$$

Hydrure d'éthyle. Éther chlorhydrique.

1° *Formation des éthers*. Les éthers se forment en faisant réagir l'alcool sur un acide, ces deux corps se trouvant soit à l'état libre, soit à l'état naissant.

Examinons d'abord le premier cas, celui dans lequel *un acide libre réagit sur un alcool libre*. Les conditions de cette réaction, celles de l'*éthérification* en général, ainsi que l'action de divers agents sur les éthers, ont fait l'objet de recherches approfondies de la part de M. Berthelot; ce sont elles que nous prenons surtout pour guide dans la rédaction de cet article.

La combinaison d'un alcool et d'un acide s'effectue généralement par simple contact ou mélange, mais elle est d'autant plus rapide que l'on fait intervenir un acide plus énergique et qu'on opère à une température plus élevée. L'action d'un acide faible tel que l'acide acétique est très-lente à se produire, l'éthérification exige non des jours, mais des mois et des années pour être complète.

Des phénomènes analogues se passent dans l'intimité des tissus vivants et particulièrement dans le vin qui vieillit, celui-ci renfermant à la fois de l'alcool et des acides.

Si l'on chauffe, l'éthérification est plus rapide ; avec molécules égales d'alcool et d'acide acétique, chauffés en matras scellé à 100 degrés, il ne faut plus, dans ces conditions, que six jours. En chauffant à 180-200 degrés, l'éther acétique se forme au bout de quelques heures.

En général, les acides gras, de formule $C^nH^{2n}O^2$, se combinent directement avec les alcools, mais avec d'autant plus de lenteur que leur poids moléculaire est plus élevé. Ainsi, l'acide formique, CH^2O^2, se combine plus vite que l'acide acétique $C^2H^4O^2$, ce dernier plus vite que l'acide butyrique $C^4H^8O^2$, et ainsi de suite. Réciproquement la décomposition d'un éther par l'eau et par les agents d'hydratation est d'autant plus lente qu'il a mis plus de temps à se former.

En revanche, la réaction d'un acide quelconque de la série $C^nH^{2n}O^4$ s'effectue très-sensiblement avec la même rapidité avec tous les alcools primaires d'une même série homologue, $C^nH^{2n+2}O$, par exemple : ainsi l'acide acétique, soit à froid, soit à 100 degrés, exige à peu près le même temps, qu'il s'agisse de l'alcool ordinaire C^2H^6O ou de tout autre alcool de la série $C^nH^{2+n}O$.

Les alcools secondaires s'éthérifient moins vite que les alcools primaires correspondants, les alcools tertiaires ne s'éthérifient que très-partiellement.

Signalons encore une circonstance qui influe sur la rapidité de l'éthérification ; un excès d'acide ou d'alcool l'accélère.

La méthode générale indiquée exige l'emploi de vases scellés. On peut se passer de ceux-ci en faisant intervenir les acides minéraux. Ainsi, on obtient facilement l'éther acétique en soumettant l'acide acétique à un mélange d'alcool et d'acide sulfurique, puis en distillant ; il suffit de traces d'acide sulfurique. Ce fait s'explique par la grande affinité de cet acide pour l'eau.

Étudions maintenant l'*action des acides naissants sur l'alcool libre*. L'état naissant est évidemment une condition favorable à la production des éthers. Ainsi l'éther acétique se prépare le plus souvent en distillant l'acétate de soude avec un mélange d'alcool et d'acide sulfurique ; l'acide sulfurique met l'acide acétique en liberté et en détermine au même moment l'éthérification.

Pour préparer l'éther iodhydrique, par exemple, au lieu de se servir de l'acide libre, on fait réagir l'iodure de phosphore, qui s'empare de l'eau de l'alcool, ou simplement un mélange d'iode et de phosphore.

D'une manière générale, on obtient aisément les éthers par l'action d'un chlorure acide sur l'alcool ; le chlorure acétique produit ainsi l'éther acétique ; le chlorure silicique, l'éther silicique, etc.

Enfin on peut faire réagir l'*acide* et l'*alcool, tous deux à l'état naissant* ; de cette manière les réactions les plus variées peuvent donner naissance à des éthers ; comme exemple nous citerons la réaction de l'alcoolate de soude sur le chorure acétique ; elle se produit avec énergie et immédiatement ; on obtient de l'éther acétique et du chlorure de sodium :

$$C^2H^3ClO + C^2H^5NaO = NaCl + C^4H^8O^2.$$

Chlorure acétique.	Alcoolature de soude.	Chlorure de sodium.	Éther acétique.

2° *Décomposition des éthers par l'eau et les alcalis.* Les éthers en se décomposant fixent les éléments de l'eau et donnent naissance à deux groupes de composés, à l'alcool ou aux produits de sa transformation, et à l'acide ou aux produits de sa métamorphose.

L'*action de l'eau* est la plus simple; en la faisant agir en quantité suffisante sur l'éther acétique, par exemple, on provoque la réaction suivante :

$$C^4H^8O^2 + H^2O = C^2H^5.OH + C^2H^4O^2.$$

Éther acétique.   Eau.   Alcool.   Acide acétique.

La décomposition s'opère déjà à froid et rapidement pour certains éthers tels que l'éther silicique et l'éther borique. Mais, pour d'autres, le temps et l'élévation de température sont des facteurs nécessaires. Ainsi, l'éther oxalique, chauffé avec de l'eau à l'ébullition, reproduit au bout de peu de temps l'alcool et l'acide oxalique.

Avec les éthers acétique et analogues, l'eau même à l'ébullition ne produit qu'une réaction insignifiante; elle devient rapide vers 200 à 250 degrés dans des tubes scellés. Mais il ne faut pas oublier que la décomposition se fait à la longue, même à froid, car c'est là une des causes d'altération les plus graves des éthers.

On sait que l'éthérification est accompagnée d'une production d'eau; il n'y a pas de contradiction entre cette action et la précédente; c'est une affaire de proportions. Plus il y a d'eau en présence d'un alcool et d'un acide, moins il se forme d'éther. Il en résulte que la réaction de l'alcool sur un acide libre est limitée, parce qu'elle donne lieu à la formation d'eau; cette limite répond, en général, à peu près à l'éthérification des deux tiers de l'acide organique et de l'alcool lorsqu'on opère à molécules égales. Si l'on accroît la proportion de l'acide ou de l'alcool, la quantité d'éther formée est plus grande.

Les *alcalis hydratés attaquent les éthers* d'une manière plus complète que l'eau, parce que l'acide se trouve saturé à mesure et transformé en sel. Ainsi l'éther acétique et la potasse fournissent de l'alcool et de l'acétate de potasse :

$$C^4H^8O^2 + KHO = C^2H^6O + C^2H^3KO^2.$$

Éther acétique.   Potasse.   Alcool.   Acétate de potasse.

· Il faut porter à l'ébullition pour régénérer la totalité de l'alcool.

Avec l'éther oxalique la réaction est beaucoup plus rapide.

La réaction des alcalis n'est nette qu'avec les éthers dérivés des oxacides; elle est d'une lenteur extrême avec l'éther chlorhydrique et les corps analogues et donne naissance à de l'éther ordinaire et à divers autres corps.

Si l'on emploie les *alcalis anhydres*, ce n'est pas de l'éther ordinaire, $(C^2H^5)^2O$, qu'on obtient, comme on pourrait le croire, mais un sel et un alcoolate alcalin :

$$2C^4H^8O^2 + 2BaO = C^4H^{10}BaO^2 + C^4H^6BaO^4.$$

Éther   Baryte.   Alcoolat   Acétate
acétique.   de baryte.   de baryte.

Cette réaction ne s'effectue que vers 200 degrés en tube scellé.

Si la température dépasse 200 à 250 degrés, les alcalis hydratés exercent une action toute différente; l'acide est régénéré et l'alcool oxydé. Ainsi l'éther benzoïque, dans ces conditions, fournit avec la potasse du benzoate et de l'acétate de potasse :

$$C^9H^{10}O^2 + 2KHO = C^7H^5KO^3 + C^2H^3KO^2 + H^4.$$

Éther benzoïque.   Potasse.   Benzoate de potasse.   Acétate de potasse.

L'action de l'ammoniaque sur les éthers diffère absolument de celle des autres alcalis ; cette différence résulte de la présence de l'hydrogène dans l'ammoniaque et de l'absence d'oxygène.

S'il s'agit d'un éther dérivé d'un acide énergique comme l'éther chlorydrique, nitrique, etc., on obtient par le contact prolongé ou l'action de la chaleur une combinaison directe de l'ammoniaque avec l'éther. Ainsi :

$$C^2H^5I + AzH^3 = C^2H^5.AzH^2.HI.$$

Éther iodhydrique.   Ammoniaque.   Iodhydrate d'éthylamine.

L'éthylamine ou ammoniaque éthylique, C^2H^7Az, est un *éther ammoniacal*, car on peut le considérer comme formé par l'addition de l'alcool et de l'ammoniaque avec séparation d'eau :

$$C^2H^6O + AzH^3 - H^2O = C^2H^7AzO.$$

La réaction est la même avec l'éther nitrique, avec l'éther sulfurique acide, etc.

Si l'on fait réagir l'ammoniaque sur l'éther d'un acide organique, on obtient de l'alcool et un composé résultant de l'union des éléments de l'acide avec l'ammoniaque, une *amide*. Ainsi, avec l'éther acétique, on obtient l'*acétamide*, $C^2H^5AzO^2$. En général, la réaction de l'ammoniaque sur les éthers est lente ; seul l'éther oxalique la manifeste immédiatement par la formation de l'*oxamide*.

Action des acides sur les éthers. Les acides concentrés réagissant sur un éther s'emparent d'une partie de son alcool et régénèrent une partie de l'acide qui a servi à former cet éther. Ainsi, en traitant l'éther acétique par l'acide sulfurique, on obtient de l'acide éthylsulfurique et de l'acide acétique. De même l'acide chlorydrique en excès, à 100 degrés, donne de l'éther chlorhydrique et de l'acide acétique :

$$C^4H^8O^2 + HCl = C^2H^4O^2 + C^2H^5Cl.$$

Éther acétique.   Acide acétique.   Éther chlorhydrique.

En présence d'un excès d'alcool, la réaction n'a pas lieu.

Le partage est bien plus net lorsqu'il s'agit d'un acide organique : ainsi, en chauffant l'acide benzoïque et l'éther acétique, ou l'éther benzoïque et l'acide acétique, on obtient dans les deux cas simultanément deux éthers et deux acides.

Action des corps simples sur les éthers. L'*hydrogène* naissant (engendré par l'acide iodhydrique) décompose à 280 degrés les éthers, en donnant naissance à deux carbures forméniques, correspondant l'un à l'acide, l'autre à l'alcool générateur. Ainsi, avec l'éther butyrique, on obtient l'hydrure d'éthylène et l'hydrure de butylène :

$$C^6H^{12}O^2 + 8H = C^4H^{10} + C^2H^6 + 2H^2O.$$

Avec les éthers des hydracides, on n'obtient qu'un seul carbure :

$$C^2H^5I + HI = C^2H^6 + I^2.$$

Éther iodhydrique.   Hydrure d'éthylène.

L'*oxygène* libre ou naissant agit comme sur les alcools, avec cette différence que l'élément acide peut s'oxyder pour son propre compte; en d'autres termes, on obtient les produits d'oxydation de l'acide et de l'alcool.

Le *chlore* donne naissance à des produits de substitution. Considérons d'abord les éthers à hydracides et comme type prenons l'éther chlorhydrique; par l'action successive du chlore, on obtient :

$$C^2H^5Cl + Cl^2 = C^2H^4Cl^2 + HCl,$$

puis les composés $C^2H^3Cl^3$, $C^2H^2Cl^4$, C^2HCl^5, enfin C^2Cl^6, qui est le sesquichlorure de carbone cristallisé ou le chlorure d'éthylène perchloré.

En agissant sur les éthers bromhydrique et iodhydrique, le chlore donne naissance d'abord à de l'éther chlorhydrique, puis à la même série de composés.

L'action du chlore sur les éthers à oxacides est analogue; le chlore déplace l'hydrogène successivement, mais on obtient fréquemment des. corps métamères selon que l'atome de chlore s'est substitué dans l'élément alcoolique ou dans l'élément acide. Les corps formés sont du reste analogues aux éthers, car les alcalis les décomposent en donnant deux sortes de corps, les uns dérivés de l'alcool, les autres de l'acide.

L'action des *métaux* est très-intéressante; avec les éthers à hydracides, on observe trois réactions distinctes : 1° une élimination de l'élément halogène avec formation de deux carbures correspondant à l'éther :

$$2C^2H^5I + Zn = C^2H^4 + C^2H^6 + ZnI^2.$$

2° Une formation d'un carbure éthéré unique :

$$2C^2H^5I + Zn = C^2H^4(C^2H^6) + ZnI^2.$$

3° Une substitution de l'élément métallique à l'iode, avec formation d'un radical composé :

$$2C^2H^5I + 2Zn = (C^2H^4)^2H^2Zn + ZnI^2.$$

Éther iodhydrique.   Zinc-éthyle.

$$2C^2H^5I + K^2Te = (C^2H^4)^2H^2Te + 2KI.$$

Telluréthyle.

Avec les éthers à oxacides, il y a substitution du métal (alcalin) à l'hydrogène. Parfois des réactions intimes se produisent dans les composés obtenus et l'éther peut se trouver remplacé par un acide isomérique. Ainsi l'éther acétique peut être transformé graduellement en acide isobutyrique $C^4H^8O^2$.

Propriétés physiques des éthers. Vu le peu d'affinité des composants des éthers, les propriétés de ces composants y subsistent à peine modifiées. Ainsi, il est facile de calculer, d'après cela, la densité, la chaleur de combustion, la chaleur spécifique, l'indice de réfraction, le point d'ébullition des éthers; ne prenons qu'un exemple : d'après Kopp, le point d'ébullition d'un éther formé par l'alcool ordinaire est situé 40 à 45 degrés plus bas que celui de l'acide organique dont il dérive; le point d'ébullition d'un éther méthylique est situé 60 à 65 degrés plus bas que celui de l'acide générateur, etc.; ces différences sont la conséquence d'une autre relation générale, c'est qu'à une différençe n CH^2 entre alcools homologues correspond une différence de 19 degrés $+ n$ environ dans le point d'ébullition des éthers; une différence semblable existe entre les points d'ébullition des éthers formés par un même alcool et des acides qui diffèrent de $n\,CH^2$. Nous n'insisterons pas davantage sur ce sujet dont le développement nous ferait sortir de notre cadre.

Constitution des éthers. Avec les acides monobasiques l'alcool ne forme qu'un seul éther, qui est neutre, c'est-à-dire qui ne manifeste plus à aucun degré les propriétés de l'acide. Ainsi avec l'acide acétique on a :

$$C^2H^5.OH + CH^3.CO^2H = CH^3.CO^2.C^2H^5 + H^2O.$$

Alcool.   Acide acétique.   Alcool acétique.   Eau.

Avec les acides bibasiques, on obtient deux composés distincts, l'un acide et monobasique, l'autre neutre. Ainsi avec l'acide sulfurique :

$$C^2H^5.OH + SO^4H^2 = SO^4(C^2H^5)H + H^2O.$$

Alcool.   Acide sulfurique.   Acide éthylsulfurique.

$$2(C^2H^5.OH) + SO^4H^2 = SO^4(C^2H^5)^2 + 2H^2O.$$

Éther sulfurique neutre.

Enfin, avec les acides tribasiques, on obtient trois composés, deux acides, l'un bibasique, l'autre monobasique, et un neutre. Prenons pour exemple l'acide phosphorique. On a :

$$C^2H^5.OH + PhO^4.H^3 = PhO^4(C^2H^5)H^2 + H^2O$$

Alcool.   Acide phosphorique.   Acide éthylphosphorique.

$$2C^2H^5.OH + PhO^4.H^3 = PhO^4(C^2H^5)^2H + 2H^2O$$

Acide diéthylphosphorique.

$$3C^2H^5.OH + PhO^4.H^3 = PhO^4(C^2H^5)^3 + 3H^2O.$$

Éther phosphorique neutre.

ÉTHERS DE L'ALCOOL ORDINAIRE. Nous ne pouvons faire ici l'histoire de tous les éthers de l'alcool ordinaire; nous nous bornerons à signaler les plus importants, ceux qui sont usités en médecine ou qui présentent un intérêt particulier.

Éther chlorhydrique. $C^2H^5.Cl$. Cet éther, connu des alchimistes du seizième siècle, porte encore le nom de *chlorure d'éthyle*. On l'obtient en faisant réagir l'acide chlorhydrique sur l'éthylène :

$$C^2H^4 + HCl = C^2H^5Cl,$$

en traitant l'hydrure d'éthylène par le chlore :

$$C^2H^6 + Cl^2 = C^2H^5Cl + HCl,$$

ou l'acide chlorhydrique libre ou naissant sur l'alcool :

$$C^2H^5.OH + HCl = C^2H^5Cl + H^2O.$$

On le prépare ordinairement par ce dernier procédé. On sature l'alcool de gaz chlorhydrique, puis on distille au bain-marie; il se dégage un mélange de vapeurs de chlorure d'éthyle et d'acide chlorhydrique qu'on fait passer dans un flacon laveur renfermant une lessive alcaline dont la température est maintenue au-dessus de 15 degrés, afin de retenir l'acide chlorhydrique sans condenser l'éther chlorhydrique; les vapeurs de celui-ci traversent ensuite un appareil desséchant renfermant du chlorure de calcium, et enfin vont se condenser dans un récipient bien refroidi.

C'est un liquide neutre, mobile, d'odeur agréable et pénétrante; il a pour densité 0,921 à 0 degré et bout à 12°,5. Il se dissout difficilement dans l'eau, très-bien dans l'alcool. Il brûle avec une flamme verte en produisant de l'acide chlorhydrique. Au-dessus de 400 degrés, il se décompose en acide chlorhydrique et en éthylène. Mélangé avec son poids d'alcool, il constitue l'éther muriatique alcoolisé des pharmacopées.

Éther bromhydrique. $C^2H^5.Br$. Il s'obtient par l'éthylène et l'acide bromhydrique ou par l'alcool et le même acide libre ou naissant. C'est un liquide très-réfringent, d'odeur alliacée, de densité 1,468 à 15°,5, bouillant à 38°,5, insoluble dans l'eau, très-soluble dans l'alcool et l'éther.

Éther iodhydrique. $C^2H^5.I$. On le prépare au moyen de l'éthylène et de l'acide iodhydrique ou en traitant l'alcool par cet acide libre ou naissant. Le plus habituellement, on se sert de la réaction de l'iode et du phosphore sur l'alcool à l'aide de l'appareil à reflux de Wurtz.

C'est un liquide incolore lorsqu'il est fraîchement préparé; il se décompose rapidement en se colorant en rose par l'iode mis en liberté. Il doit être conservé à l'abri de la lumière. Il présente une odeur éthérée alliacée, est insoluble dans l'eau, mais se dissout dans l'alcool absolu et l'éther. Il a pour densité 1,975 à 0 degrés et bout à 72 degrés. Il attaque facilement les sels d'argent en se convertissant en éther ordinaire; c'est un réactif fort usité.

Éthers sulfhydriques. L'alcool forme avec les sulfures, par double décomposition, des éthers qui diffèrent selon qu'il s'agit d'un sulfure neutre, M^2S, d'un sulfhydrate, MHS, ou de polysulfures, M^2S^2, M^2S^3, M^2S^5, etc.

On a ainsi un *éther sulfhydrique neutre* $(C^2H^4)^2.S$, liquide d'odeur alliacée forte, de densité 0,837 à 0 degré, bouillant à 91 degrés, insoluble dans l'eau, soluble dans l'alcool, formant des composés cristallisables avec divers chlorures métalliques.

L'*acide éthylsulfurique*, $C^2H^5.HS$, n'est autre que le *mercaptan* (*voy.* ce mot).

Enfin, on connaît un *éther sulfhydrique bisulfuré* $(C^2H^5)^2S^2$, *trisulfuré* $(C^2H^5)^2S^3$, *pentasulfuré* $(C^2H^5)^2S^5$.

Éther nitrique. $C^2H^5.AzO^5$. On l'obtient en faisant agir avec précaution l'acide nitrique monohydraté sur l'alcool; ce procédé est délicat et dangereux. On a avantage à se servir d'acide nitrique ordinaire additionné d'urée qui détruit l'acide nitreux en formant de l'azote.

L'éther nitrique est liquide, d'une odeur douce et agréable; il a pour densité 1,132 à 0 degré, bout à 80 degrés, ne se dissout pas dans l'eau. Il se décompose avec explosion vers 140 degrés, ce qui s'explique par sa constitution; il renferme, comme la poudre de guerre, à la fois une matière combustible et une matière comburante.

Les alcalis très-étendus le décomposent lentement à 100 degrés avec formation de nitrate de potasse et d'alcool :

$$C^2H^5.AzO^5 + KHO = C^2H^6O + AzO^5K.$$

La potasse concentrée engendre de l'éther ordinaire :

$$2\,C^2H^5.AzO^5 + 2\,KHO = C^4H^{10}O + 2\,AzO^5K + H^2O.$$

L'ammoniaque donne du nitrate d'éthylamine.

Éther nitreux. $C^2H^5.AzO^2$. Il se forme lorsqu'on fait agir l'acide nitrique ou nitreux sur l'alcool, sur les éthers, sur les alcalis éthyliques. C'est un liquide incolore, d'une odeur de pomme de reinette, soluble dans 48 parties d'eau et en toutes proportions dans l'alcool. Il a pour densité 0,90 à 15 degrés et bout à 18 degrés. A l'air humide il se décompose peu à peu; les alcalis et l'eau bouillante le transforment immédiatement en alcool.

L'éther nitreux a pour isomère l'*hydrure d'éthylène nitré* ou *nitréthane*, qui se forme par l'action de l'azotite d'argent sur l'éther iodhydrique; le nitréthane bout à 113 degrés, a pour densité 1,058 et est plus stable que l'éther nitreux.

Éthers sulfuriques. En mélangeant volumes égaux d'acide sulfurique concentré et d'alcool, il se produit de l'*acide étylsulfurique*, $SO^4(C^2H^5)H$, avec dégagement de chaleur; les deux tiers de l'acide sont transformés; l'eau formée empêche la combinaison de devenir complète. Il se produit toujours une certaine dose d'*éther sulfurique neutre*, $SO^4(C^2H^5)^2$. Vers 145 degrés, on obtient de l'*éther ordinaire*. Avec une dose double d'acide sulfurique, vers 170 degrés, on a un dégagement d'*éthylène*.

L'acide éthylsulfurique n'est autre que l'acide *sulfovinique* (voy. ce mot).

L'*éther sulfurique neutre* est un liquide incolore, huileux, insoluble dans l'eau, d'odeur piquante; il a pour densité 1,184 à 19 degrés et bout à 208 degrés. Il est peu soluble dans l'eau. Chauffé avec l'alcool, il donne de l'éther ordinaire et de l'acide éthylsulfurique. L'acide iséthionique fournit un éther isomérique avec l'éther sulfurique neutre, l'*éther iséthionique*, liquide oléagineux qui ne peut être distillé et se décompose vers 150 degrés.

Éthers sulfureux. L'*éther sulfureux neutre*, $(C^2H^5)^2SO^3$, s'obtient par l'action du protochlorure de soufre sur l'alcool; il a pour densité 1,106 et bout à 150 degrés.

L'*acide éthylsulfureux*, $C^2H^5.SO^3H$, se forme dans la réaction des alcalis sur l'éther neutre. Il est peu connu; on connaît mieux son isomère, l'*acide éthylsulfonique*, combinaison de l'hydrure d'éthylène avec l'acide sulfurique, $C^2H^5.SO^2.OH$.

Nous ne dirons rien des *éthers phosphoriques* et *phosphoreux*, de l'*éther borique neutre*, $(C^2H^5)^3BoO^3$, de l'*éther silicique*, $(C^2H^5)^4.SiO^4$, ni de l'*éther carbonique neutre*, $(C^2H^5)^2CO^3$, et de l'*acide éthylcarbonique*, $(C^2H^5).CO^3H$, qui n'est autre que l'acide *carbovinique* (voy. ce mot), ni enfin de l'*éther cyanique*, $C^2H^5.CAzO$, dont l'étude nous entraînerait trop loin, pour passer immédiatement aux *éthers des acides organiques*.

Éther acétique. $C^2H^5.C^2H^3O^2$. Ce que nous avons dit de cet éther dans les généralités nous dispense d'insister longuement sur l'histoire de ce corps important. C'est un liquide mobile et incolore, d'une odeur agréable, de densité 0,924 à 0 degré, bouillant à 74 degrés, peu soluble dans l'eau quand il est pur, très-soluble dans l'alcool et l'éther.

Éther formique. $C^2H^5.CHO^2$. On le prépare en distillant du formiate de soude avec de l'alcool et de l'acide sulfurique. C'est un liquide offrant une odeur de rhum, de densité 0,935 à 0 degré, bouillant à 55 degrés, peu soluble dans l'eau.

Éther butyrique. $C^2H^5.C^4H^7O^2$. On l'obtient en faisant agir l'acide butyrique sur l'alcool en présence d'un peu d'acide sulfurique. Il est moins mobile que l'éther acétique, insoluble dans l'eau, très-soluble dans l'alcool et l'éther; il a une odeur d'ananas, présente une densité de 0,899 à 0 degré et bout à 119 degrés. On l'emploie souvent pour aromatiser les bonbons et les gelées.

Éther valérianique. $C^2H^5.C^5H^9O^2$. Se prépare comme le précédent, a pour densité 0,888 à 0 degré et bout à 134 degrés.

Éther stéarique. $C^2H^5.C^{18}H^{35}O^2$. On le prépare en dissolvant l'acide stéarique dans l'alcool et faisant passer un courant de gaz acide chlorhydrique sec. L'éther stéarique est solide et cristallisable, fond à 33 degrés, est insoluble dans l'eau et peu soluble dans l'alcool, mais se dissout bien dans l'éther.

Éther benzoïque. $C^2H^5.C^7H^5O^2$. On l'obtient en faisant bouillir de l'acide benzoïque avec de l'alcool et de l'acide chlorhydrique concentré. Il constitue un liquide huileux, d'odeur aromatique, insoluble dans l'eau, de densité 1,066 à 0 degré, bouillant à 213 degrés.

Éthers oxaliques. L'acide *éthyloxalique,* $C^2H^5.C^2O^4H$, n'est autre chose que l'acide *oxalovinique* (*voy.* ce mot).

L'*éther oxalique neutre,* $(C^2H^5)^2.C^4O^4$, se prépare au moyen de l'alcool concentré et de l'acide oxalique sec, ou en distillant du bioxalate de potasse avec un mélange d'alcool et d'acide sulfurique concentré. C'est un liquide incolore, huileux, d'odeur agréable, à peine soluble dans l'eau, très-altérable à l'humidité. Il a pour densité 1,102 à 0 degré et bout à 186 degrés. La potasse le décompose facilement avec production d'oxalate et d'alcool. Avec une solution alcoolique de potasse, on obtient de l'*éthyloxalate de potasse;* avec l'ammoniaque alcoolique, de l'*éther oxamique* ou *oxaméthane,* $C^2H^5.C^2H^2AzO^3$.

Éther tartrique. $(C^2H^5)^2.C^4H^4O^6$. L'éther neutre se prépare en faisant passer un courant de gaz chlorhydrique dans une solution alcoolique d'acide tartrique. C'est un liquide huileux, de densité 1,199, soluble dans l'eau, altérable par la chaleur.

L'*éther malique neutre* et l'*éther citrique neutre* s'obtiennent par le même procédé et jouissent de propriétés analogues.

Éthers formés par l'union de deux alcools. Il s'agit de l'union de 2 molécules d'alcools différents ou d'un même alcool avec élimination d'eau. Ainsi l'*éther éthylméthylique* a pour composition :

$$CH^3.OH + C^2H^5.OH - H^2O = CH^3.O.C^2H^5.$$

<table>
<tr><td>Alcool
méthylique.</td><td>Alcool
ordinaire.</td><td>Éther
éthylméthylique.</td></tr>
</table>

C'est le type des *éthers mixtes.* L'*éther simple* ou *éther ordinaire* y rentre comme cas particulier :

$$C^2H^5.OH + C^2H^5.OH - H^2O = C^2H^5.O.C^2H^5.$$

<table>
<tr><td>Éther ordinaire.</td></tr>
</table>

C'est du reste la découverte des éthers mixtes qui a permis de reconnaître exactement la composition de l'éther simple, dérivé de 2 molécules d'alcool.

Les éthers mixtes s'obtiennent généralement par double décomposition en traitant un alcoolate alcalin par un éther iodhydrique :

$$C^2H^5.I + CH^3NaO^2 = CH^5.O.C^3H^5 + NaI.$$

On peut encore faire agir l'acide sulfurique sur un mélange de deux alcools. Voici la théorie de la formation de l'éther d'après Williamson ; supposons que l'on prépare l'éther méthyléthylique : L'acide sulfurique, en agissant sur l'alcool ordinaire, se transforme en acide éthylsulfurique ou sulfovinique ; en faisant arriver l'alcool méthylique goutte à goutte sur ce dernier, une partie de l'alcool ordinaire est déplacée et il se forme de l'acide méthylsulfurique. Mais l'alcool éthylique déplacé, se trouvant à l'état naissant, s'unit avec une portion de l'alcool méthylique pour former l'éther mixte.

Les éthers mixtes sont neutres et indécomposables par l'eau ou les alcalis étendus. L'acide sulfurique concentré les transforme en acides sulfuriques éthérés. L'acide iodhydrique à 100 degrés régénère deux éthers iodhydriques ; à 280 degrés, il donne les deux carbures d'hydrogène correspondants :

$$C^3H^8O + 4HI = CH^4 + C^2H^6 + H^2O + 4I.$$

Éther Formine. Éthylène.
méthyléthylique.

Avec le perchlorure de phosphore on obtient deux éthers chlorhydriques :

$$C^3H^8O + PhCl^5 = CH^3.Cl + C^2H^5.Cl + PhCl^3O.$$

Les agents d'oxydation déterminent la formation de deux ordres de composés, exactement comme s'ils agissaient séparément sur les deux alcools.

Éther ordinaire. $(C^2H^5)^2O$. Ce corps a été découvert, en 1540, par Valerius Cordus, qui le désigna sous le nom d'*oleum vini dulce ;* c'est Froben qui lui a donné le nom d'éther en 1730. L'éther a été étudié par un grand nombre de chimistes ; c'est Williamson qui a établi la théorie de sa formation. On le désigne improprement sur le nom d'*éther sulfurique,* parce que l'acide sulfurique intervient dans sa préparation ; ce nom devrait être réservé au véritable éther sulfurique neutre. Enfin on le nomme encore *oxyde d'éthyle.*

On obtient l'éther ordinaire par la méthode générale indiquée : action de l'alcoolate de soude sur l'éther iodhydrique :

$$C^2H^5NaO + C^2H^5.I = (C^2H^5)^2O + NaI.$$

Ou bien on fait agir l'éther chlorhydrique, bromhydrique ou iodhydrique, sur la potasse ou la soude dissoute dans l'alcool :

$$C^2H^5.Br + C^2H^6O + NaOH = (C^2H^5)^2O + NaBr + H^2O.$$

Enfin on peut préparer l'éther en faisant agir sur l'alcool les acides sulfurique, phosphorique, chlorhydrique, etc., divers chlorures métalliques, le chlorhydrate d'ammoniaque vers 400 degrés, etc. Il se produit une série de doubles décompositions. Nous exposerons la théorie de l'*éthérification* d'après Williamson.

On avait pensé d'abord que l'acide sulfurique, par exemple, agissait sur l'alcool en le déshydratant, mais cette théorie n'est pas admissible : 1° parce qu'une quantité relativement faible d'acide sulfurique peut déterminer l'éthérisation d'une quantité illimitée d'alcool ; 2° parce qu'il distille à la fois de l'éther et de l'eau.

Après la découverte de l'acide éthylsulfurique, on a admis quelque temps que ce composé se formait d'abord, puis se décomposait de nouveau par la chaleur en acide sulfurique et éther.

D'après Williamson, l'éthérisation résulte de deux réactions successives : dans la première, l'acide réagissant sur l'alcool donne de l'acide éthylsulfurique et de l'eau ; dans la seconde, l'alcool réagissant sur l'acide éthylsulfurique donne de l'éther et de l'acide sulfurique hydraté :

$$C^2H^5.OH + SO^4H^2 = H^2O + SO^4H.C^2H^5.$$

$$C^2H^5.OH + SO^4H.C^2H^5 = SO^4H^2 + C^2H^5.O.C^2H^5.$$

L'éther sulfurique mis en liberté dans cette dernière réaction reforme avec l'alcool de l'acide éthylsulfurique qui sera de nouveau décomposé par une autre partie de l'alcool, et la réaction continue ainsi indéfiniment.

L'expérience est venue justifier la théorie de Williamson. Nous avons vu plus haut qu'elle s'applique à la formation des éthers mixtes tels que l'éther méthyléthylique. Il en est de même de l'éther amyléthylique, etc.

Dans la pratique, on opère dans un appareil distillatoire ; l'eau formée est enlevée avec l'éther et une partie de l'alcool par la distillation, de sorte que dans le vase chauffé il ne reste que de l'acide sulfurique et de l'acide éthylsulfurique susceptibles d'agir à nouveau frais sur l'alcool qu'on ajoute constamment. La température ne doit pas atteindre 160 degrés, car à cette température l'acide éthylsulfurique commence à se décomposer en éthylène et acide sulfurique, puis interviennent encore des phénomènes plus complexes donnant naissance à de l'acide sulfureux, de l'eau, de l'oxyde de carbone et du gaz carbonique.

Dans les laboratoires, on prépare l'éther en chauffant dans un ballon A,

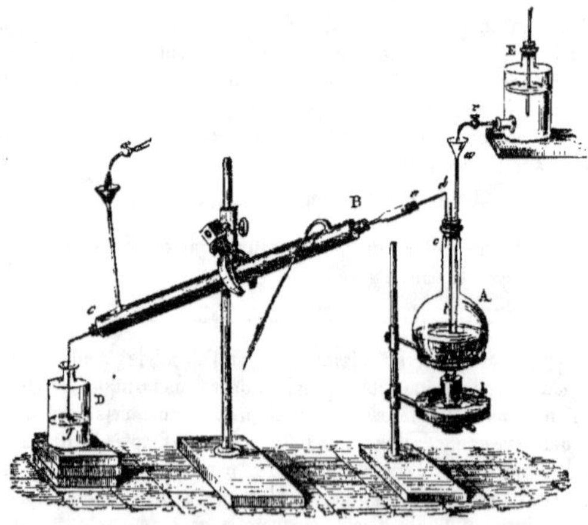

maintenu entre 140 et 145 degrés, un mélange de 9 parties d'acide sulfurique concentré et de 5 parties d'alcool à 90 centièmes, et l'on fait arriver dans ce mélange, par un tube à entonnoir a, un filet continu d'alcool ; le thermomètre t permet à tout instant de connaître la température du mélange. Les vapeurs qui se dégagent sont dirigées dans un réfrigérant de Liebig B qui est traversé sans cesse par un courant d'eau froide. Dans ces conditions, on recueille dans le récipient D un mélange d'éther et d'eau ; en même temps il passe un peu d'alcool et vers la fin de l'opération une petite quantité d'acide sulfureux. On purifie le produit en le faisant digérer pendant vingt-quatre heures avec un lait de chaux caustique, et en ayant soin d'agiter de temps en temps pour bien mélanger toutes les parties. L'éther, débarrassé de l'alcool, vient surnager la liqueur alcaline ; on le lave à l'eau pure, puis on le rectifie au bain-marie sur du chlorure de calcium, enfin sur du sodium qui enlève les dernières traces d'eau et d'alcool. Il doit marquer 65 degrés Baumé.

Théoriquement, l'acide sulfurique peut éthérifier des quantités illimitées d'alcool ; cependant il finit par s'altérer et noircir ; en pratique, il éthérifie 25 à 30 fois son poids d'alcool.

Dans les arts, l'opération décrite s'effectue sur une grande échelle dans des appareils construits sur un principe analogue.

Propriétés physiques. L'éther ordinaire est un liquide incolore, très-fluide et très-volatil, doué d'une odeur forte et caractéristique et d'une saveur à la fois brûlante et fraîche. Sa densité est de 0,736 à 0 degrés. Refroidi vers — 129 degrés, il cristallise en lames incolores, fusibles à — 114°,4. Il bout à 35 degrés.

L'éther est difficilement miscible avec l'eau à la surface de laquelle il surnage ; l'eau peut cependant dissoudre 1/10 d'éther et l'éther dissoudre 1/60 d'eau. Il est soluble dans l'alcool. Il dissout faiblement le soufre et le phosphore, mais en abondance l'iode, le brome et les chlorures ferrique, aurique, mercurique, platinique, puis les substances riches en carbone, telles que graisses, huiles, carbures, résines, enfin certains alcalis ; cette propriété est utilisée en analyse organique. La plupart des sels inorganiques à oxacides sont insolubles dans l'éther.

L'éther du commerce est le plus souvent mélangé d'alcool ; dans cet état, il dissout certains corps tels que le collodion, le tannin, etc., qui seraient insolubles dans l'éther pur.

Les vapeurs d'éther forment des mélanges détonants avec l'air et sont très-inflammables ; il faut le manier loin des lumières. L'eau n'éteint pas la flamme de l'éther, car celui-ci surnage et prend presque aussitôt l'état gazeux.

Propriétés chimiques. L'éther, soumis à l'action de la chaleur, ne commence à se décomposer que vers 450 degrés. Au rouge sombre, il donne de l'aldéhyde, de l'éthylène, de l'eau et de l'oxyde de carbone ; au rouge vif, de l'eau, de l'oxyde de carbone, de l'éthylène, de l'acétylène, du formène, du charbon, etc. C'est une décomposition analogue à celle de l'alcool.

L'hydrogène naissant, c'est-à-dire l'acide iodhydrique, à la température de 280 degrés, transforme l'éther en hydrure d'éthylène.

L'éther brûle à l'air avec une belle flamme blanche et donne de l'acide carbonique et de l'eau :

$$C^4H^{10}O + 12O = 4CO^2 + 5H^2O.$$

Si l'on enflamme un mélange de vapeur d'éther avec un excès d'oxygène, la même réaction a lieu avec explosion. La même vapeur, enflammée dans une éprouvette au contact de l'air, donne naissance à une petite quantité d'acétylène.

L'oxydation de l'éther est notablement activée par la présence du platine ; l'expérience de la *lampe sans flamme* réussit mieux encore avec l'éther qu'avec l'alcool ; les produits de l'oxydation sont du reste les mêmes qu'avec ce dernier. Pour réaliser l'expérience, on suspend dans un verre, au fond duquel se trouve un peu d'éther, un fil de platine enroulé en spirale et préalablement chauffé au rouge ; l'incandescence se maintient tant que l'air peut se renouveler convenablement.

L'éther qui a éprouvé un commencement d'oxydation, partant d'altération, offre comme l'essence de térébenthine la propriété de servir d'intermédiaire à certaines oxydations. Cette circonstance et la présence de l'acide acétique rendent dangereux l'emploi en médecine d'éther qui ne serait pas chimiquement pur.

L'oxygène ozonisé oxyde l'éther anhydre en formant du *peroxyde d'éthyle*, $4 C^4H^5 + O^5 = C^8H^{20}O^5$, liquide dense, sirupeux, soluble dans l'eau, distillant partiellement, détonant sur l'influence de la chaleur ; au contact de l'eau, il donne de l'alcool et de l'eau oxygénée :

$$C^8H^{20}O^5 + 3 H^2O = 4 C^2H^6O + H^2O^2.$$

Peroxyde d'éthyle.　　　　Alcool.　　Eau oxygénée.

Aussi, à la température ordinaire, sous l'influence de la lumière, l'éther absorbe lentement de l'oxygène avec formation d'eau oxygénée. La même liqueur donne ensuite lentement de l'aldéhyde, de l'éther acétique, de l'acide acétique, etc.

Les oxydants énergiques agissent sur l'éther de la même manière que sur l'alcool.

Le chlore attaque violemment l'éther. En le faisant agir à froid, il donne des produits de substitution tels que l'*éther monochloré*, C^4H^9ClO, liquide, bouillant à 97 degrés ; l'*éther bichloré*, $C^4H^8Cl^2O$, qui bout entre 140 et 145 degrés ; l'*éther quadrichloré*, $C^4H^6Cl^4O$; l'*éther perchloré*, $C^4Cl^{10}O$, cristallisable, fusible à 69 degrés ; ce dernier se dédouble par la chaleur en chlorure d'éthylène perchloré ou trichlorure de carbone et en aldéhyde perchloré :

$$C^4Cl^{10}O = C^2Cl^6 + C^2Cl^4O.$$

Éther　　　Trichlorure　　Aldéhyde
perchloré.　de carbone.　perchloré.

Les métaux alcalins attaquent difficilement l'éther ; les alcalis hydratés ne l'attaquent pas à 100 degrés, mais vers 250 degrés le transforment en acétate.

L'acide sulfurique monohydraté absorbe l'éther ; si l'on chauffe un peu la solution, il se forme de l'acide éthylsulfurique. L'acide chlorhydrique engendre à 100 degrés de l'éther chlorhydrique, l'acide iodhydrique de l'éther iodhydrique. L'action des acides organiques est analogue, mais elle ne se produit qu'au dessus de 300 degrés.

ÉTHERS COMPOSÉS CORRESPONDANT AUX ALCOOLS MONOATOMIQUES DIVERS. On conçoit que de même que l'alcool éthylique, les alcools méthylique, propylique, butylique, amylique, coprylique, éthalique, mélissique, etc., donnent naissance à des séries parallèles d'alcools. Il en est de même des alcools de la série allylique, de la série camphénique, de la série benzylique, de la série cinnamique, etc. Nous devons nous borner ici à dire quelques mots des principaux de ces éthers.

Éther méthylchlorhydrique ou *chlorure de méthyle*. $CH^3.Cl$. On l'obtient en chauffant dans une cornue 1 partie d'alcool méthylique avec 3 parties d'acide sulfurique et 3 parties de chlorure de sodium, ou en éthérifiant directement l'alcool méthylique par le gaz chlorhydrique. Le gaz qui se dégage est lavé, séché et recueilli sur le mercure, puis condensé dans un tube entouré d'un mélange réfrigérant de glace et de chlorure de calcium cristallisé. Dans l'industrie, on l'obtient au moyen des produits volatils de la distillation des vinasses de betterave, surtout formés de chlorhydrate de triméthylamine; c'est l'un des produits de la décomposition de ce corps par la chaleur.

C'est un gaz incolore, d'une odeur agréable, assez soluble dans l'eau qui en dissout 4 fois son volume, très soluble dans l'alcool et l'éther. Liquéfié, il bout à — 23 degrés. En faisant passer un courant d'air sec dans l'éther méthylchlorhydrique liquide, on obtient un abaissement de température à — 55 degrés. Sa vapeur se décompose, en passant dans un tube de porcelaine chauffé au rouge, en acide chlorhydrique, méthane et autres carbures d'hydrogène.

Lorsqu'on le chauffe avec une dissolution concentrée de potasse caustique, il se transforme en alcool méthylique et chlorure de potassium :

$$CH^3Cl + KHO = CH^4O + KCl.$$

Éther
méthylchlorhydrique.   Alcool
méthylique.

L'éther méthylchlorhydrique sert, entre autres, pour produire du froid et pour extraire les parfums des plantes odoriférantes.

Le chlore transforme, à la lumière solaire, l'éther méthylchlorhydrique en produits de substitution $CH^2Cl^2, CHCl^3$ et CCl^4, dont les plus importants sont le *chlorure* ou *bichlorure de méthylène* CH^2Cl^2 et le *chloroforme* $CHCl^3$.

Le chloroforme a été traité à son rang alphabétique; nous dirons quelques mots du *bichlorure de méthylène*. On l'obtient soit par l'action directe du chlore sur l'éther méthylchlorhydrique, comme nous venons de le voir, soit en faisant agir le chlore sur l'éther méthyliodhydrique iodé, CH^2I^2, soit enfin en décomposant le chloroforme par le zinc au sein de l'alcool ammoniacal. Il forme un liquide incolore, dont l'odeur est analogue à celle du chloroforme, de densité 1,5604 à 0 degré, bouillant à 41°,6, légèrement soluble dans l'eau.

Les *éthers méthylbromhydrique* et *méthyliodhydrique* s'obtiennent en faisant agir le brome ou l'iode et le phosphore amorphe sur l'alcool méthylique. Le brome en agissant sur l'éther méthylbromhydrique et l'iode sur l'éther méthyliodhydrique donnent le *bromoforme* et l'*iodoforme*.

Éthers méthylsulfhydriques. Ils sont au nombre de trois : 1° l'éther neutre ou *éther méthylique sulfuré*, $(CH^3)^2S$, qu'on obtient en faisant passer un courant d'éther méthylchlorhydrique dans une dissolution alcoolique de sulfure de potassium; il a pour densité 0,845 à 22 degrés et bout à 41 degrés.

2° L'éther acide ou *acide méthylsulfurique*, encore appelé *mercaptan méthylique*, $CH^3.S.H$, qu'on prépare en faisant passer un courant d'éther méthylchlorhydrique dans une solution alcoolique de sulfhydrate de sulfure de potassium; il bout à 21 degrés.

3° L'*éther bisulfuré*, $(CH^3)^2S^2$, a pour densité 1,064 à 0 degré et bout à 112 degrés.

Éther méthylnitrique ou *nitrate de méthyle*. $CH^3.AzO^3$. Il s'obtient facilement en mélangeant 2 parties d'acide nitrique avec 1 partie d'alcool méthylique, et en faisant réagir ce mélange sur 1 partie de nitrate de potasse en poudre, ou encore en versant peu à peu de l'alcool méthylique pur dans un mélange d'acide sulfurique et d'acide nitrique. C'est un liquide neutre, incolore, de densité 1,182 à 22 degrés, bouillant à 66 degrés. Sa vapeur a une température qui ne dépasse pas 150 degrés, détone avec violence. Sa décomposition par la potasse en solution aqueuse concentrée produit de l'*éther méthylique* gazeux. L'ammoniaque transforme l'éther méthylnitrique en nitrate de méthylamine.

Éthers méthylsulfuriques. L'*éther neutre*, $(CH^3)^2.SO^4$, s'obtient en distillant très-lentement un mélange de 1 partie d'alcool méthylique et de 8 à 10 parties d'acide sulfurique concentré. C'est un liquide huileux, peu soluble dans l'eau, de densité 1,324 à 22 degrés, bouillant à 188 degrés. L'eau le décompose en alcool méthylique et acide méthylsufurique.

L'*acide méthylsulfurique*, $CH^3.SO^4.H$, se prépare comme l'acide éthylsulfurique. Il est cristallisable et donne des sels solubles et bien cristallisés (*voy.* Méthylsulfurique).

Éther méthylacétique, $CH^3.C^2H^3O^2$, s'obtient comme l'éther éthylacétique en distillant un mélange d'acétate de soude sec, d'alcool et d'acide sulfurique; il se rencontre dans l'esprit de bois brut. Il constitue un liquide neutre, assez soluble dans l'eau, de densité 0,956 à 0 degré, bouillant à 56 degrés. Les propriétés physiques de cet éther sont presque identiques à celles de l'éther éthylacétique, avec lequel il est métamérique.

Éther méthylsalicylique. $CH^3.C^7H^5O^5$. Cet éther n'est autre chose que l'*essence de Gaultheria procumbens* ou *essence de Wintergreen;* on l'obtient en distillant l'huile de gaultheria et recueillant ce qui passe à 223 degrés. On le prépare artificiellement en chauffant 2 parties d'alcool méthylique avec 2 parties d'acide salicylique et 1 partie d'acide sulfurique.

C'est un liquide oléagineux, d'une saveur aromatique, de densité 1,197 à 0 degré, bouillant à 223 degrés. La dissolution dans l'eau colore en violet les sels de sesquioxyde de fer. Avec une solution potassique bouillante, il se transforme en alcool méthylique et en salicylate de potasse.

Éther méthyloxalique. $(CH^3)^2.C^2O^4$. Cet éther neutre s'obtient en chauffant dans une cornue parties égales d'acide oxalique, d'alcool méthylique et d'acide sulfurique. On recueille dans le récipient d'abord de l'eau et de l'alcool, puis de l'éther méthyloxalique qui cristallise en belles lamelles. Il fond à 51 degrés et bout à 163 degrés.

Éther méthylique. $(CH^3)^2O$. Il se forme en chauffant 1 partie d'alcool méthylique avec 2 parties d'acide sulfurique concentré; il se dégage un gaz qu'on lave dans une solution de potasse concentrée et qu'on recueille sur le mercure. Sa formule brute est la même que celle de l'alcool ordinaire, C^2H^6O.

L'éther méthylique présente une odeur éthérée, se liquéfie par le froid et bout à — 23°,6; il est très-soluble dans l'eau, dans l'alcool et dans l'éther. La chaleur qu'il absorbe à l'état liquide a été utilisée pour produire du froid (appareil Tellier). Le chlore donne des produits de substitution, $C^2H^4Cl^2O$, C^2Cl^6O.

L'éther méthylique se combine avec l'acide sulfurique anhydre pour donner de l'éther méthylsulfurique neutre, $(CH^3)^2SO^4$; il est rapidement absorbé à froid par l'acide sulfurique monohydraté et forme l'acide sulfométhylique du méthylsulfurique, $CH^3.SO^4.H$.

Éther diméthylaldéhydique, $CH^2[O.CH^3]^2$. Ce n'est autre chose que le *méthylal* (*voy.* ce mot).

Éther amylchlorhydrique. $C^8H^{11}.Cl$. On l'obtient en distillant l'alcool amylique avec le perchlorure de phosphore ou en distillant cet alcool à plusieurs reprises avec l'acide chlorhydrique concentré. Il a pour densité 0,886 à 0 degré, bout à 101 degrés, ne se dissout pas dans l'eau.

Éther amylique. $(C^5H^{11})^2O$. On le prépare au moyen de l'éther amyliodhydrique et de l'amylate de soude ; il bout à 176 degrés.

Éthal stéarique. $C^{16}H^{33}.O.C^{18}H^{35}O$. On l'obtient en chauffant ensemble l'éthal ou alcool éthalique et l'acide stéarique à 200 degrés pendant plusieurs heures. On fond ensuite la masse, on la fait digérer avec un peu d'éther et de chaux éteinte pour séparer l'excès d'acide stéarique, puis on reprend par l'éther bouillant qui ne dissout pas le stéarate de chaux. On évapore l'éther, on fait bouillir avec l'alcool, qui dissout l'excès d'éthal et laisse l'éther éthalstéarique. Enfin on fait cristalliser dans l'éther.

L'éthal stéarique est neutre, cristallisé en lamelles brillantes, fusible à 55 degrés, insoluble dans l'eau, presque insoluble dans l'alcool même bouillant, soluble dans l'éther.

Nous ne ferons que nommer l'*éther caprylacétique*, $C^8H^{17}.O.C^2H^3O$, qu'on trouve dans l'huile essentielle des fruits d'*Heracleum spondylium*, l'*éther cétylpalmitique* ou *éthalpalmitique*, $C^{16}H^{33}.O.C^{16}H^{31}O$, qui n'est autre chose que le blanc de baleine, l'*éther myricylpalmitique* ou *mélissipalmitique*, $C^{30}H^{61}.O.C^{16}H^{31}O$, qui est le corps autrefois désigné sous le nom de *myricine* et se rencontre dans la cire des abeilles, enfin l'*éther cérylcérotique*, $C^{27}H^{55}.O.C^{27}H^{53}O$, qui constitue en grande partie la *cire de Chine*.

Ajoutons que les *alcools* dits *secondaires* et *tertiaires* donnent naissance également à des éthers que nous ne pouvons étudier ici.

Éther allyliodhydrique. $C^3H^5.I$. On le prépare en chauffant dans une cornue l'iodure de phosphore avec la glycérine. C'est un liquide d'odeur irritante, de densité 1,789 à 16 degrés, bouillant à 101 degrés. Avec le mercure et l'acide chlorhydrique il donne du propylène, avec le sodium du dialylle, C^6H^{10}.

Éther allylique ou *oxyde d'allyle.* $(C^3H^5)^2O$. Il existe en petite quantité dans l'essence d'ail ; on l'obtient en traitant l'alcool allylique sodé par l'éther allyliodhydrique. C'est un liquide incolore doué d'une odeur d'ail et bouillant à 86 degrés.

Éther allylsulfhydrique neutre. $(C^3H^5)^2S$. Ce corps, encore appelé *sulfure d'allyle*, constitue la majeure partie de l'*essence d'ail*. On l'obtient en distillant l'ail avec de l'eau, et artificiellement en faisant agir l'éther allyliodhydrique sur une solution alcoolique de sulfure de sodium. Il forme une huile jaune, plus légère que l'eau et qui bout à 140 degrés.

Éther allylsulfocyanhydrique. $C^3H^5.CAzS$. Ce corps, qui constitue l'*essence de moutarde* et qu'on appelle encore *sulfocyanure d'allyle*, s'obtient en distillant la graine de moutarde noire préalablement pilée et humectée d'eau ; il se développe dans la graine de moutarde, sous l'influence de l'eau, par l'action de la myrosine sur le myronate de potasse. On le prépare artificiellement en faisant réagir l'éther allyliodhydrique sur le sulfocyanure de potassium.

L'essence de moutarde constitue un liquide incolore, d'odeur piquante, qui provoque le larmoiement ; elle irrite la peau ; c'est le principe actif des sinapismes. Elle a pour densité 1,028 à 0 degré et bout à 151 degrés.

C'est improprement qu'on donne à ce composé le nom d'éther ; il présente les propriétés des amides et constitue en réalité l'*allylsulfocarbimide*. Il est l'iso-

mère du véritable *éther allylcyanique sulfuré*. On le prépare en traitant par
l'éther allylbromhydrique une solution alcoolique de sulfocyanure d'ammonium.
C'est un liquide à odeur alliacée, de densité 1,071 à 0 degré, bouillant à
161 degrés. Il se transforme à la longue en son isomère.

Éther cinnamylcinnamique ou *cinnamate de cinnamyle*. $C^9H^9, C^9H^7O^2$. Ce
n'est autre chose que la *styracine*, qui existe, mêlée avec du cinnamène et de
l'acide cinnamique, dans le styrax liquide; on le trouve également dans le
baume du Pérou (*voy.* Styracine).

Éthers des alcools polyatomiques. Tels sont, par exemple, les éthers du
glycol, alcool diatomique, de la *glycérine*, alcool triatomique, de l'*érythrite*,
alcool tétratomique, de la *quercite*, alcool pentatomique, de la *mannite*, alcool
hexatomique. L'histoire de ces composés est faite au nom des alcools ou aux
noms des éthers eux-mêmes.   L. Hahn.

§ II. **Emploi médical.** Nous commencerons l'étude des éthers par l'éther
ordinaire, l'un de nos premiers anesthésiques et encore l'un des meilleurs. Son
action sur les êtres vivants ressemble beaucoup à celle du chloroforme. Aussi
nous bornerons-nous ici à en esquisser brièvement l'action anesthésique, insistant surtout sur ses propriétés propres et spéciales, et renvoyant pour le reste
aux mots Anesthésiques, Chloroforme et Chloral.

Nous étudierons successivement l'action physiologique et les applications
thérapeutiques de « l'éther sulfurique », le type des éthers, après quoi nous
ajouterons quelques mots concernant les autres éthers employés en médecine ou
essayés en physiologie expérimentale.

Éther ordinaire. I. Action physiologique de l'éther sulfurique. 1. L'action
de l'éther est locale ou générale; il va sans dire que les deux effets peuvent
exister en même temps, tout cela dépend du mode d'administration. L'éther,
ayant son point d'ébullition beaucoup plus bas que le chloroforme, vers
40 degrés, détermine, quand on le répand sur la *peau* ou les *muqueuses*, une
sensation de froid beaucoup plus intense que le chloroforme, en raison même
de son évaporation beaucoup plus vive et plus rapide. Nous verrons plus loin
qu'on a basé une méthode de traitement et un procédé de médecine opératoire
sur cette propriété de l'éther.

L'éther, en application sur la *peau intacte*, la rougit d'abord et excite les
extrémités terminales des nerfs sensitifs, excitation qui se traduit par des
picotements assez vifs. Puis, mais en activant l'évaporation à l'aide d'un soufflet
ou de l'appareil de Richardson, par exemple, la peau pâlit et blanchit, la sensibilité devient obtuse et peut même cesser complétement. Si cette action est
très-vive et prolongée, il peut y avoir congélation des tissus, car à l'aide des
vaporisations intenses de l'éther sur la peau on peut abaisser la température
locale jusqu'à — 15 degrés. A la suite, on observe une eschare analogue à celle
des brûlures ou des congélations ordinaires.

Appliqué sur la *peau dénudée* ou sur une *plaie*, le même agent détermine
une rougeur subite avec sensation de brûlure. Cette irritation est rapidement
suivie de torpeur et d'engourdissement localisés.

Introduit dans l'estomac, il y provoque la même sensation de chaleur; son
évaporation est rapide en raison même de la température qu'il rencontre dans
ce viscère, d'où ingéré en grande quantité l'éther pourrait donner lieu à de la

pneumatose gastrique avec gêne respiratoire (Nothnagel et Rosbach, *Thérapeu-tique*, éd. franç. Paris, 1880, p. 361). A la suite, il est absorbé. Il passe dans le système circulatoire et donne lieu à une sorte d'ébriété fugace avec sensation de chaleur et surexcitation momentanée des forces. Il s'élimine rapidement par la respiration, au fur et à mesure que le sang le porte dans les poumons. Aussi, introduit dans l'économie de cette façon, l'éther ne conduit-il pas à l'anesthésie générale, se conduisant encore à ce point de vue comme son homodyname le chloroforme (Cl. Bernard, *Leçons sur les effets des substances toxiques*, Paris, 1857, p. 415; A. Gubler, *Leçons de thérapeutique*, Paris, 1877, p. 191).

Les vapeurs d'éther excitent la sécrétion nasale et celle des larmes. Dans la bouche, elles font couler la salive. Cl. Bernard, après l'introduction de ce corps dans l'estomac d'un chien, a vu presque immédiatement le suc pancréatique couler en abondance dans l'intestin. Ce viscère lui-même se congestionna, ses sécrétions devinrent plus copieuses, et les chylifères charrièrent les matériaux digestifs en plus grande abondance et avec plus de rapidité.

2. Les *effets généraux* de l'éther *administré en inhalation* sont à peu de chose près les mêmes que ceux du chloroforme. L'*éthérisation*, comme la *chloro-formisation*, a deux périodes : la première est une période d'excitation, la seconde une période de résolution, avec cette différence toutefois qu'avec l'éther la période d'excitation est plus longue et la période de résolution ou d'anesthésie plus courte. Ainsi, alors qu'il faut d'ordinaire cinq à six minutes pour « endormir » avec le chloroforme, il en faut en général huit à dix pour obtenir le même résultat avec l'éther. Mais, alors que l'éthérisation cesse en moins de cinq minutes après l'inhalation, l'anesthésie par le chloroforme ne disparaît guère en moins de cinq à dix minutes, ce qui indique que l'éther s'élimine plus vite que le chloroforme et qu'il trouble moins profondément les éléments du système nerveux que ce dernier agent.

3. Le premier phénomène de l'éthérisation, lorsqu'on approche le « bonnet » des voies respiratoires du patient, c'est un picotement désagréable au larynx, avec ou sans toux, provoqué par l'action topique irritante des vapeurs d'éther sur les premières voies respiratoires (P. Bert). A cette irritation localisée du larynx se joignent d'autres phénomènes réflexes, qui aboutissent à la phase phénoménale dite d'excitation, ordinairement assez longue avec l'éther.

Cette période d'excitation paraît bien être aussi le résultat de l'action irri-tante de l'éther sur les premières voies respiratoires, car, si, à l'exemple de P. Bert, on fait directement pénétrer les vapeurs d'éther dans la trachée par la canule après trachéotomie préalable, on n'observe plus la période d'excitation. D'où, suivant P. Bert, l'action éthérisante (comme l'action chloroformisante du reste) ne serait pas double, excitante d'abord, et résolutive ensuite, mais bien résolutive d'emblée. (P. Bert, *Acad. des sciences*, 1867). Dogiel, Holmgreen et Grade, Hernig et Kratschmer, Krishaber, François-Franck (*Travaux du labo-ratoire de Marey*, 1876, p. 231), ont constaté expérimentalement que les syncopes qui surviennent à ce moment reconnaissent la même cause.

La conclusion de P. Bert paraît cependant trop absolue. On a noté en effet, outre le phénomène signalé par ce physiologiste, et qui est incontestable, une agitation cardio-pulmonaire consécutive à l'inhalation trachéale elle-même. Pour constater cette agitation, il suffit de mettre brusquement en communication avec la trachée le vase à deux tubulures chargé d'éther (ou de chloroforme). Dans ces conditions, le cœur accélère ses battements et son énergie est affaiblie;

la respiration est plus ample et la pression artérielle augmentée. La première inhalation peut durer quatre à cinq minutes sans produire ni ralentissement ni arrêt du cœur. Il est à noter qu'avec le chloroforme on atteint ce résultat fatal en moins de trente secondes (S. Arloing, *Rech. expér. comp. sur l'action du chloral, du chloroforme et de l'éther*. Thèse de Lyon, 1879, p. 24).

Holmgreen, Dogiel, Rutherford et Richardson, ont attribué cette agitation à l'influence des vapeurs anesthésiques sur la terminaison des nerfs centripètes à la surface des bronches. Picard (*Rech. sur divers problèmes de phys.*, Lyon, 1878) l'a considérée comme consécutive à l'action que les anesthésiques exercent sur tous les nerfs sensitifs avant qu'ils en déterminent physiologiquement la mort. Arloing a observé cette excitation après la section des deux nerfs pneumo-gastriques, ce qui prouve tout au moins que l'explication proposée à l'étranger n'est pas acceptable. Dans ces circonstances, en effet, S. Arloing a observé l'accélération du cœur et l'élévation de la pression artérielle, enfin la chute de celle-ci et la diminution du nombre des pulsations cardiaques, mais *pas d'arrêt du cœur*, en un mot, les mêmes phénomènes, à part le dernier, que lorsque les pneumogastriques ne sont pas sectionnés. Parmi les effets immédiats des anesthésiques, ajoute Arloing, l'arrêt du cœur, seul, serait donc placé sous la dépendance des nerfs vagues. Quant à l'accélération du cœur et à l'augmentation de la tension artérielle qui ouvrent la scène, elles sont placées sous l'influence des centres bulbo-médullaires et des filets du sympathique (Arloing). « En effet, si l'on introduit les vapeurs dans le poumon, dit Arloing, à l'aide de la respiration artificielle, chez un chien dont les vagues sont coupés et le bulbe séparé de la moelle épinière, les premiers troubles disparaissent, ce qui prouve qu'ils étaient dus à l'influence du bulbe, influence qui agit sur le cœur par l'intermédiaire de la moelle épinière » (Arloing, *loc. cit.*, p. 25-26).

Au total, les anesthésiques introduits *directement* dans la trachée donnent lieu à une période d'excitation, celle-ci indépendante des troubles provoqués par l'irritation des nerfs sensitifs des premières voies respiratoires, et accompagnée des troubles cardiaques suivants :

1° Pour l'*éther*, de l'accélération et d'un simple affaiblissement des battements du cœur ;

2° Pour le *chloroforme*, de l'accélération, brusquement suivie d'un ralentissement et d'un arrêt de l'organe.

En conséquence, les anesthésiques administrés comme à l'ordinaire par les voies nasales déterminent deux périodes d'excitation : la première peut entraîner l'arrêt du cœur et de la respiration (*syncope primitive*), par suite d'un réflexe qui a son point de départ dans l'excitation des filets nerveux sensitifs des premières voies respiratoires ; la seconde, consécutive à l'introduction des vapeurs dans le milieu sanguin, n'est réellement dangereuse qu'avec le chloroforme (Arloing), d'où après le début de l'anesthésie l'éther présentera moins de dangers que le chloroforme (Arloing, *loc. cit.*, p. 25).

4. Quoi qu'il en soit, si l'on continue à administrer l'anesthésique, la tolérance s'établit et au fur et à mesure que les vapeurs d'éther pénètrent dans les poumons avec l'air inspiré les symptômes diffusés apparaissent, c'est-à-dire que le sujet s'achemine peu à peu vers l'anesthésie généralisée.

C'est d'abord une sorte d'exaltation subite de la sensibilité sensoriale, suivie presque aussitôt de vertiges, puis, mais très-rapidement, il survient de la torpeur intellectuelle avec sentiment de béatitude à laquelle succède l'indifférence absolue, l'oblusion des sens et la perte progressive de contact avec le monde extérieur.

Dès le début, le cerveau paraît être sous l'influence de l'ivresse alcoolique ; les idées le traversent, fugitives et incohérentes. A ce moment, chez certains sujets, les passions sont vivement excitées et éclatent en transports de toute sorte. Peu à peu le cerveau s'engourdit et le sujet n'entend plus ce qui se dit autour de lui que comme à travers une atmosphère épaisse. Très-souvent alors l'homme prélude au sommeil par le rêve et son masque en réflète les émotions.

Bientôt les traits tombent, la face pâlit, les muscles de l'expression annoncent l'hébétude, l'ivresse ou l'indifférence ; le pouls se ralentit et la sensibilité s'émousse ; la pupille se rétrécit, et enfin la résolution musculaire généralisée couronne ce tableau. L'anesthésie dite chirurgicale est alors confirmée, qu'elle ait été ou non précédée du délire bruyant et de l'excitation maniaque qui caractérisent la période d'excitation violente du début.

Mais, si l'on poursuit l'inhalation d'éther, on voit se dérouler les symptômes d'intoxication suivants : Le teint blémit, le pouls se ralentit progressivement, la respiration s'embarrasse et devient bruyante, la pupille se dilate énormément. La quantité d'éther est-elle suffisante pour alimenter l'empoisonnement, l'énergie du cœur diminue et il survient des irrégularités dans la mécanique cardiaque. Ces troubles peuvent conduire à la mort par arrêt de la respiration ou dans une syncope, mais il est à remarquer que la mort n'est pas le résultat de l'asphyxie, car le sang artériel conserve sa couleur rutilante et sa proportion ordinaire d'oxygène (Cl. Bernard, *Leçons sur les anesthésiques et l'asphyxie*, p. 97. Paris, 1875).

5. Considérant l'ordre dans lequel les centres nerveux sont successivement frappés, Gubler, après Flourens et Longet, a établi la gradation suivante :

1° Les centres encéphaliques sont atteints, moins la protubérance ; il n'y a encore que des troubles de l'intelligence et de l'équilibre moteur ;

2° La protubérance est frappée à son tour ; la sensibilité et les mouvements volontaires diminuent ;

3° L'action éthérisante se propage à la moelle épinière ; les réflexes se suppriment ;

4° L'influence progressive sur le bulbe amène la mort par arrêt respiratoire (A. Gubler, *Leçons de thérap.*, p. 193).

C'est à peu près la marche établie par Wilhème (*Med. Times*, 1870).

Première période : Suspension des fonctions des hémisphères cérébraux (*sommeil*) ;

2ᵉ *période :* suspension des fonctions de la protubérance et de la moelle comme organes centraux de la sensibilité (*anesthésie*) ;

3ᵉ *période :* suspension des centres excito-moteurs dans le cerveau et la moelle (*résolution musculaire*) ;

4ᵉ *période :* suspension des fonctions du bulbe et du système nerveux sympathique, comme centres des fonctions respiratoires et cardiaques (*cessation de la respiration et arrêt du cœur, mort*). Parfois cependant cet ordre général de l'intoxication des centres nerveux est interverti, et l'on a vu, chez les névropathes en particulier, l'anesthésie précéder l'hypnotisme, c'est-à-dire la protubérance et la moelle épinière cesser leurs fonctions avant le cerveau lui-même. L'*ultimum moriens* est toujours le bulbe.

6. Mais l'éther ne frappe pas seulement les centres nerveux. Il abolit aussi

les fonctions des *nerfs sensitifs*, celles des nerfs de sensibilité spéciale avant
celles des nerfs de sensibilité générale, et en dernier lieu les nerfs des actions
réflexes inconscientes (réflexe de la déglutition) et celle des nerfs de la vie
organique. Sur des grenouilles complétement anesthésiées, on peut s'assurer
que les *nerfs moteurs* sont encore excitables : la résolution musculaire n'est
donc pas le fait de la paralysie des nerfs moteurs, mais bien la conséquence de
la paralysie des centres psycho-moteurs dans le cerveau. Ces faits nous expliquent pourquoi l'anesthésie précède la résolution musculaire, et pourquoi aussi,
pour obtenir une résolution musculaire complète en chirurgie opératoire, il
faut pousser l'inhalation jusque près de la *zone dangereuse*, c'est-à-dire jusque
près de la période bulbaire.

La sensibilité réflexe est très-tardivement atteinte par l'éther, car Eulenburg,
qui a montré que cette substance (comme aussi certaines combinaisons d'éthyle
et d'éthylène) détermine une exagération quelquefois excessive de certains
réflexes, les réflexes tendineux et périostique, par exemple, a également noté
que cette exagératiou du pouvoir excito-moteur de la moelle peut se prolonger
au delà de l'anesthésie (Eulenburg, *Ueber differente Wirkungen der Anesthe-
tica auf verschiedene Reflexphænomene* [*Centralbl. f. d. med. Wiss.*, nº 61,
1881]).

Quant au réflexe cornéen, il est affaibli à une période tardive, mais rarement
aboli complétement dans l'éthérisation.

7. L'action de l'éther sur la *pupille* varie avec l'imprégnation des éléments
nerveux eux-mêmes par cet agent. Pendant l'anesthésie confirmée, la *pupille
est fixe et contractée;* la dilatation brusque précède et accompagne l'intoxication profonde et présage la mort (Budin et Coyne, *Progrès médical*, 1874).

8. L'éthérisation chez les *buveurs d'éther* modifie quelque peu les phénomènes cérébraux de l'éthérisation.

A. Ewald (Soc. méd. de Berlin, févr. 1875, et *Berl. klin. Wochenschr.*,
15 mars 1875) a rapporté le cas d'un sujet qui avait coutume de se griser
journellement avec l'éther. L'inhalation de 75 grammes d'éther le plongea dans
une série de songes animés avec prédominance d'idées mystiques et religieuses.
— Il perdit, comme cela a lieu avec le haschisch, les notions de temps, de
matière et d'espace. — Il se figurait avoir parcouru des mondes entiers, avoir
vécu un temps infini, et pourtant son sommeil avait duré à peine un quart
d'heure !

E. Ory a rapporté l'observation de phénomènes semblables chez un intoxiqué
buveur ordinaire d'éther.

9. Nous venons d'esquisser les effets de l'éther sur le système nerveux central ou périphérique. Nous avons vu qu'à une période tardive de l'imprégnation
de l'organisme par l'éther le système nerveux de la vie organique lui-même
était touché. C'est à cette circonstance qu'est due une variété de syncope cardiaque dont nous parlerons à propos des accidents de l'éthérisation en médecine
opératoire.

10. Le *cœur* est cependant *directement* touché par l'éther, car il y a longtemps que Cl. Bernard a fait voir que les vapeurs d'éther ou de chloroforme
arrêtent les contractions de cet organe. Mais le phénomène est très-tardif et
n'apparaît que lorsque l'organisme est saturé. Voici deux expériences qui
démontrent cette double action. L'une est de Sydney Ringer, l'autre de M'Grégor
Roberston et H. Kronecker.

Sydney Ringer (*Influence of Anesthesies on the Frog's Heart* [*the Practitioner*, t. XXVI et XXVII, 1881]), en employant la méthode de Roy, qui consiste, on le sait, à fixer la canule par la ligature au niveau du sillon auriculo-ventriculaire d'un cœur de grenouille et à verser dans le cœur une solution de sang défibriné contenant les substances que l'on veut étudier, Sydney Ringer, disons-nous, a vu que l'éther accélère les contractions du cœur de la grenouille, tout en diminuant toutefois leur amplitude, ce qui prouve que l'éther n'est pas inoffensif pour le cœur lui-même, mais néanmoins beaucoup moins toxique que le chloroforme, qui, dans les mêmes conditions, paralyse rapidement le cœur, paralysie que l'ammoniaque dissipe, d'où Sydney Ringer considère cette dernière substance comme un contre-poison du chloroforme. L'expérience de Robertson et Kronecker confirme celles de Claude Bernard et complète la précédente.

G. Robertson et H. Kronecker plongent un cœur de grenouille dans une solution de 2 parties de sel marin à 6 pour 1000, 1 partie de sang de lapin et 1 centième d'éther. Dans ces conditions, le cœur accélère ses battements. Mais avec 1,5 pour 100 d'éther ses contractions se ralentissent, et avec 2 pour 100 elles s'arrêtent pour longtemps. L'arrêt du cœur, par action directe, est donc un effet tardif de l'éther, bien différent, nous le verrons, de certains arrêts brusques qui peuvent survenir dès le début de l'anesthésie. Quelle est la cause de cette paralysie, qui cesse, du reste, quand on remet le cœur dans le sang pur? Est-elle le résultat de la perte de l'excitabilité, ou au contraire l'effet de l'évanouissement de la contractilité? (M' Gregor Robertson et H. Kronecker, *Ueber die Wirkung des Æthers auf das Froschherz*. In *Verhandl. der phys. Gesellsch. zu Berlin*, 1881.)

11. Notamment aux effets des injections intra-veineuses non toxiques d'éther sur la circulation cardiaque et pulmonaire, voici ce que nous apprennent les expériences d'Arloing en particulier.

Pour obtenir l'anesthésie avec les injections veineuses d'éther, il faut introduire dans les vaisseaux une grande quantité d'éther très-dilué, et encore la sensibilité n'est-elle jamais complétement abolie. A partir de la première injection, la *pression cardiaque baisse constamment* dans le cœur droit, l'*énergie des systoles augmente* très-légèrement, mais les *systoles s'allongent*, le *nombre des battements* qui passe graduellement de 42 à 66 chez le cheval, par exemple, pendant la première moitié de l'expérience, revient insensiblement de 66 à 48 pendant la seconde moitié.

Si nous comparons à ce sujet l'éther au chloroforme, nous voyons que :

ÉTHER	CHLOROFORME
Accélère le cœur.	Accélère le cœur.
Abaisse la pression intra-cardiaque.	Augmente la pression.
Augmente l'énergie du cœur et allonge les systoles.	Augmente l'énergie et la brièveté des systoles.
Laisse cette énergie beaucoup plus longtemps intacte.	Affaiblit l'énergie du cœur à une période avancée de l'anesthésie.

La pression intra-cardiaque, prise à l'aide des sondes cardiographiques, nous permet de nous rendre compte de la circulation pulmonaire. Comme le dit notre savant collègue de la Faculté de Lyon, S. Arloing, les cavités du cœur droit poussent le sang dans le réseau pulmonaire; si les résistances diminuent au devant d'elles, la pression baissera dans leur cavité, et réciproquement, si les résistances augmentent. Or, pendant l'éthérisation, la pression baisse dans le cœur droit. Il faut en conclure que les résistances diminuent dans la circulation pulmonaire, c'est-à-dire que le réseau capillaire des poumons est dilaté et que la circulation pulmonaire est rapide et abondante pendant l'action de l'éther. A cet égard, le chloral se comporte comme l'éther, alors que le chloroforme se conduit d'une façon opposée. Pendant la chloroformisation, la pression augmente en effet dans le cœur droit, ce qui indique un resserrement des petits vaisseaux de la circulation pulmonaire et un ralentissement de cette circulation.

12. A doses graduellement toxiques, l'éther, administré en inhalation, se conduit de la façon suivante vis-à-vis du cœur :

C'est l'arrêt de la respiration qui débute, mais, au lieu de présenter un ralentissement préalable de ses contractions comme avec le chloroforme, le cœur bat de plus en plus précipitamment et s'arrête inopinément trente-cinq à quarante secondes après la respiration. En même temps la respiration, avant de s'arrêter, se précipite, et ses mouvements perdent une grande partie de leur amplitude, les deux ou trois derniers présentent une pause expiratoire qui conduit insensiblement à l'arrêt en expiration.

D'où l'on peut dire que, dans l'intoxication chloroformique et dans l'intoxication éthérique, le cœur meurt le dernier et qu'il ne cesse de battre qu'après l'arrêt de la respiration, mais dans la première le cœur s'arrête après s'être considérablement ralenti et affaibli, tandis que dans la seconde le même organe s'arrête tout en se contractant de plus en plus précipitamment, mais en contractions faibles et à peine perceptibles. D'où l'on peut dire avec Arloing que l'empoisonnement par l'éther diffère de l'intoxication chloroformique : 1° par la précipitation et l'arrêt brusque du cœur; 2° par l'arrêt non moins brusque de la respiration peu de temps avant la mort du cœur. De là découle le précepte pratique suivant : Il y a lieu de conseiller l'emploi du chloroforme de préférence à celui de l'éther dans toutes les opérations de longue durée et dans lesquelles on est exposé à imprégner profondément l'organisme.

Des considérations précédentes on peut conclure qu'il n'est pas exact de dire avec plusieurs auteurs, Snow (*On Chloroform and Ether Anesthesica.* London, 1858), Vulpian (*Cours de la Faculté*, 1876), Perrin (*Traité d'anesthésie chirurgicale*, 1863), par exemple, que la mort par le chloroforme survient toujours par arrêt du cœur et que les malades succombent à une syncope cardiaque. Langenbeck, Giraldès, au reste, avaient déjà observé que dans quelques cas de mort par le chloroforme le cœur avait continué à battre après l'arrêt de la respiration, et depuis Vulpian a observé presque contamment le même phénomène chez les animaux. Serait-ce donc tantôt le cœur qui s'arrêterait le premier, tantôt la respiration? Il y a plutôt oubli ou confusion des circonstances dans lesquelles les accidents se sont produits. Nous verrons plus tard, en effet, que la mort peut résulter dès les premières inspirations d'un arrêt simultané du cœur et de la respiration, ce que Cl. Bernard avait observé lui-même (*Leçons sur les anesthésiques.* Paris, 1875); quelques instants après, d'une syncope cardiaque, et que, lorsque la mort arrive par saturation de l'économie, elle s'annonce toujours par un arrêt de la respiration. Max Kendrick, J. Coats et Newmann, ont cependant vu une fois dans leurs nombreuses expériences la respiration continuer après l'arrêt du cœur en introduisant le chloroforme directement dans la trachée, en même temps qu'un dispositif spécial permettait de pratiquer la respiration artificielle pour empêcher les animaux de mourir (*Brit. Med. Journ.*, 18 déc. 1880, et *Bull. de thér.*, 30 mai 1882), et, comme Vulpian l'a observé chez les animaux,

Panas a remarqué que chez l'homme la *syncope cardiaque primitive* est très-rare. Sur plus de 2000 anesthésies par le chloroforme Panas n'a vu qu'une seule fois la syncope cardiaque survenir sans arrêt préalable de la respiration (*Acad. de méd.*, avril 1882, et art. ANESTHÉSIQUES du *Dict. de thér.* de Dujardin-Beaumetz, t. I, p. 239).

13. Relativement à l'action comparée de l'éther, du chloroforme et du chloral sur le cœur, voici ce que l'on peut dire. L'injection de ces corps dans les veines d'un animal donne les résultats suivants : le chloral commence par ralentir le cœur et en régularise les battements (Troquart, *thèse de Paris*, 1877) ; le chloroforme surprend le cœur, accélère ses battements et rend les systoles plus brèves ; l'éther agit de la même façon, mais avec cette différence que son action n'est pas instantanée, mais progressive. Dans les périodes avancées de la narcose, l'éther comme le chloroforme ralentit les battements du cœur ; l'éther et le chloral diminuent d'autre part la pression du sang dans le cœur droit, d'où la facilité de la circulation pulmonaire (Arloing).

14. En injection dans le sang, les doses faibles d'éther élèvent la pression artérielle de quelques millimètres de mercure (Arloing, *loc. cit.*, p. 53), mais de nouvelles doses abaissent graduellement cette pression au-dessous de la normale avec des surélévations fugaces au moment de chaque injection.

Au début, le pouls est plus bref ; quand la chute de la pression s'accuse davantage, le pouls devient polycrote et dans l'éthérisation avancée ses pulsations sont très-faibles et catacrotiques (Arloing).

Pendant la première période de l'éthérisation, la rapidité de l'écoulement du sang diminue dans les artères ; dès que la pression artérielle baisse, la vitesse de la circulation augmente constamment (Arloing, *loc. cit.*, p. 55).

En résumé, les modifications de la circulation artérielle sous l'influence de l'éther ressemblent beaucoup à celles que provoque le chloral, dont le cachet particulier, ainsi que l'ont observé presque tous les expérimentateurs, Cl. Bernard, Vulpian, Namias, Cantani, Offret, François-Franck, Troquart, etc., est la diminution de la pression artérielle. L'éther se comporte de ce côté très-différemment que le chloroforme. Injecté dans le sang, le chloroforme diminue légèrement au bout de six à huit secondes la pression artérielle. Ce phénomène se répète à chaque injection jusqu'au moment où l'on atteint la dose anesthésique. A ce moment, au contraire, se manifeste une augmentation lente et soutenue de la tension artérielle, effet qui se maintient tant qu'on n'a pas atteint la dose toxique, auquel cas la pression se met à baisser avec rapidité, ainsi que l'ont observé Arloing, James Paget, Ch. Moor, Ch. West, Sibson, etc. En même temps que la pression s'élève la force du pouls est accrue, ce qui rend parfaitement compte du pouls serré et rapide signalé par les chirurgiens pendant l'anesthésie chloroformique.

L'abaissement de la pression au moment où la dose toxique est atteinte, associé à la brièveté et à l'accélération des systoles cardiaques, explique également le pouls dépressible et à peine sensible de cette période.

Enfin, tant que la pression artérielle est augmentée, le cours du sang est ralenti (Arloing, *loc. cit.*, p. 50).

En résumé, le chloroforme administré avec précaution produit souvent, au début, une légère action vaso-dilatatrice et une vive action excito-cardiaque. La première, fugace, est bientôt remplacée par une action vaso-constrictive. Celle-ci cesse et fait place à une action inverse quand la dose de chloroforme est toxique.

Dans ce cas, la diminution peut tomber aux 4/5 (Vierordt) ou à 1/7 (Lenz) de la vitesse normale, et la vaso-dilatation entraîne la chute de la pression artérielle.

Toutes ces modifications de la circulation nous expliquent pourquoi dans l'éthérisation lente et progressive le pouls est plus serré et plus rapide (en rapport avec l'élévation de pression du début), alors que pendant l'anesthésie confirmée le pouls est plus lent et plus dépressible (en rapport avec la chute de la pression artérielle). Dans la première phase de l'anesthésie la dilatation des vaisseaux périphériques conduit à la rougeur de la face. La cyanose des téguments ne survient que lorsque le sujet respire mal, que lorsque l'anesthésie est mal conduite ou que la saturation commence. Alors le sang stagne dans les capillaires par suite de l'affaiblissement de l'énergie du cœur, des troubles respiratoires et de la paralysie vaso-motrice.

15. Quant à la pression du sang dans les veines, voici ce que l'on en peut dire d'après les recherches expérimentales d'Arloing : A la légère élévation initiale de la tension artérielle correspond une légère élévation de la pression veineuse, puis la chute de la pression artérielle s'accompagne aussi de la chute de la pression dans les veines, mais, alors que pendant l'éthérisation confirmée la tension artérielle reste abaissée, la pression dans les veines remonte, c'est-à-dire qu'à cette période la pression artérielle et la pression veineuse sont divergentes (Arloing).

Ce n'est pas ce que l'on observe avec les autres anesthésiques, chloral ou chloroforme. Alors qu'avec ce dernier les pressions artérielle et veineuse marchent de pair, avec le chloral les tensions sont inverses, c'est-à-dire qu'avec l'abaissement de pression dans l'artère coïncide l'élévation de pression dans la veine (Arloing, *loc. cit.*, p. 59).

16. En ce qui concerne la circulation dans les capillaires, les expériences faites sur les animaux conduisent à faire admettre que les capillaires ne se modifient que peu ou point pendant l'éthérisation ordinaire.

Effectivement, dit Arloing, la pression artérielle et la pression veineuse oscillent parallèlement ; plus tard on observe : 1° une augmentation de vitesse dans les artères ; 2° une diminution de pression dans ces vaisseaux ; 3° une élévation de la tension veineuse. Quand ces trois modifications coexistent, il est bien évident que le réseau capillaire est largement ouvert et que la circulation périphérique est active.

Avec le chloroforme, au contraire, la rapidité du cours du sang dans les vaisseaux capillaires diminue rapidement au début ; ultérieurement, quand les effets anesthésiques sont dans tout leur développement, l'écoulement remonte, mais il atteint rarement la rapidité qu'il présentait à l'état normal. Quand le sang stagne dans les capillaires, c'est moins l'effet de la paralysie vaso-motrice que de l'affaiblissement du cœur.

Le chloral, lui, détermine successivement la vaso-constriction et la vaso-dilatation (Arloing), ce qui met d'accord Anstie et Burdon-Sanderson, qui admettent la contraction des artérioles, alors que presque tous les auteurs, Manning, Cl. Bernard, Vulpian, Van Lair, Crichton Browne, Troquart, etc., s'entendent pour reconnaître la dilatation des vaisseaux capillaires dans le chloralisme. En effet, l'augmentation de pression associée à la diminution de la vitesse de la circulation dans les artères au début du chloralisme, à un moment où le cœur bat assez faiblement, ne peut être due qu'au resserrement des capillaires. Au contraire, l'abaissement de pression ultérieure pendant que la vitesse du cours du sang s'accroît ne peut qu'être le fait d'une dilatation des réseaux capillaires.

La stase sanguine, elle, ne peut se montrer que dans la dernière période de l'intoxication chloralique, car l'augmentation constante de la vitesse du sang, l'élévation de pression dans les veines, sont deux phénomènes qui la contredisent formellement (Arloing).

Si maintenant nous envisageons la circulation dans les vaisseaux capillaires du cerveau, nous pouvons dire avec Hammond, Albertoni et Mosso, Gubler, Bouchut, Lenglet, Labbée et Arloing, que l'éther comme le chloral dilatent les capillaires de l'encéphale et augmentent la vitesse de la circulation dans le cerveau, alors que le chloroforme resserre les vaisseaux de l'encéphale et ralentit la vitesse du cours du sang dans les organes intra-crâniens. En d'autres termes, l'anesthésie par l'éther s'accompagne d'hyperémie cérébrale, alors qu'avec le sommeil chloroformique coïncide l'anémie de l'encéphale.

De cette étude de la circulation dans les capillaires sous l'influence des anesthésiques résulte ce fait que c'est le chloroforme qui expose le moins aux hémorrhagies en nappe.

Dans leurs expériences, Mac Kendrick, J. Coats et Newmann, examinant la circulation capillaire dans le poumon ou la membrane inter-digitale de la grenouille pendant qu'on faisait arriver de l'air pur ou de l'air chargé de vapeurs anesthésiques, ont observé, aussi bien avec l'éther qu'avec le chloroforme ou l'éthidène, que la circulation pulmonaire se ralentit d'abord et qu'elle finit par s'arrêter, si l'on continue d'amener les vapeurs.

17. Enfin, pour finir ce qui a trait à la circulation, ajoutons que les mêmes auteurs ont établi : 1° que le temps nécessaire pour produire l'arrêt complet de la circulation a été de 75 secondes avec le chloroforme, de 180 avec l'éthydène, et de 270 avec l'éther; 2° que la quantité d'anesthésique employé pour obtenir cet effet a été comme 50 avec le chloroforme, 250 avec l'éthydène, comme 500 avec l'éther; 5° que la quantité d'air nécessaire pour rétablir la circulation a été de 720 centimètres cubes avec le chloroforme, 240 avec l'éthydène et 180 avec l'éther; 4° que les contractions du cœur, avant qu'on établît la respiration artificielle, étaient réduites à 18 par minute avec le chloroforme et 24 avec l'éther; 5° qu'enfin les battements du cœur, après l'arrêt de la circulation pulmonaire, n'existaient plus que pendant 4 minutes avec le chloroforme et 7 avec l'éther (voy. in *Dict. de thérapeutique de Dujardin-Beaumetz*, t. I, p. 251).

18. *L'examen de la chaleur animale* pendant l'éthérisation permet de voir que la température s'élève de 0°,1 à 0°,8 pendant la période d'excitation de l'anesthésie (Simonin), et qu'elle baisse de 1°,2 à 1°,4 (Simonin, Kappeler) et plus (Duméril et Demarquay, Arloing) pendant la période d'anesthésie confirmée.

Duméril et Demarquay ont administré l'éther en inhalation dans les voies respiratoires jusqu'à l'arrivée de la mort. Leurs expériences duraient de 15 minutes (minimum) à 45 minutes (maximum). L'abaissement de température fut plus rapide chez les Oiseaux que chez les Mammifères. Il fut, chez ces derniers, de 2 degrés 1/2 en 55 minutes, et 2 degrés 2/3 en 45 minutes. Arloing, dans ses expériences, s'est rapproché de plus près de la pratique chirurgicale, en ce sens qu'il n'a pas poussé l'expérience jusqu'à la mort.

Des chiens auxquels il fit inhaler l'éther lui fournirent un abaissement de température de 0°,7 à 1°,4 après 30 ou 60 minutes d'inhalation, mais sans que cet abaissement fût rigoureusement proportionnel à la durée des inhalations.

L'introduction de l'éther dans les veines abaisse encore davantage la température. En 43 minutes celle-ci tomba de 2°,3 chez un chien mis en expérience par Arloing (*loc. cit.*, p. 79).

Ajoutons que Duméril et Demarquay avaient cru remarquer que le refroidissement est plus considérable pendant l'éthérisation que pendant la chloroformisation, mais qu'Arloing n'a pu retrouver le même phénomène. Quant au chloral, on sait qu'il abaisse bien davantage la chaleur animale (*voy.* CHLORAL).

19. A quelle cause rattacher le refroidissement pendant l'éthérisation? Plusieurs hypothèses ont été émises à ce sujet. On a invoqué une action spéciale sur les centres modérateurs de la calorification, le ralentissement de la circulation, la dilatation des vaisseaux périphériques et le rayonnement extérieur, la diminution de l'oxygénation du sang et des oxydations organiques (Duméril et Demarquay, Bouisson, Sulzinski, Scheinesson, Troquart, etc.).

En Allemagne, on s'est demandé si l'abaissement de température n'était pas dû plutôt au décubitus dorsal qu'à l'éther ou au chloroforme, mais, comme on a vu que l'animal simplement fixé en décubitus dorsal sur la table à expériences perdait 1°,6 en 130 minutes, tandis que l'animal fixé et chloroformé perdait 3°,39 dans le même temps, on a dû renoncer à cette supposition.

Scheinesson (*Arch. der Heilkunde*, 1869) est arrivé, par voie d'élimination, à conclure que le refroidissement sous l'action de l'éther n'est pas dû à un excès dans la déperdition du calorique, mais bien à une diminution dans la production de la chaleur. Arloing a démontré la véracité des vues de Scheinesson en faisant voir que, dans l'éthérisation, il y a diminution de l'absorption de l'oxygène et des combustions organiques, mais, de plus, ce professeur éminent a montré qu'une partie du refroidissement était le fait de l'augmentation du rayonnement par la surface cutanée et pulmonaire.

20. Ville et Blandin (*Compt. rend. de l'Acad. des sc.*, t. XXIV, p. 1016, 1847) avaient pensé que la proportion d'acide carbonique exhalé augmente pendant l'anesthésie, et Hervier et Saint-Lager (*ibid.*, t. XXVIII, p. 260, 1849) ont confirmé dans leurs recherches les vues de Ville et Blandin.

Depuis, Arloing, dans une série de huit expériences faites sur le chien, a montré que les conclusions tirées des expériences de Ville et Blandin, Hervier et Saint-Lager, n'étaient pas légitimes. Toujours Arloing a vu la proportion d'acide carbonique diminuer dans ces circonstances et la proportion d'oxygène augmenter dans les gaz de l'expiration. Dans un cas, par exemple (exp. IV), avant l'éther, $CO^2 = 3,50$ et $O = 16,60$; après $CO^2 = 2,18$ et $O = 19,67$. Par conséquent l'animal soumis à l'éther emprunte moins d'oxygène à l'atmosphère et exhale moins d'acide carbonique qu'à l'état normal (S. Arloing, *loc. cit.*, p. 92-93).

Si, au lieu d'examiner le chiffre absolu de CO^2 exhalé, on compare CO^2 exhalé à O absorbé, on observe que le rapport $\dfrac{CO^2}{O}$ se modifie très-notablement.

Ainsi, dans deux expériences d'Arloing, ce rapport $\dfrac{CO^2}{O}$ était :

Avant l'éthérisation. 0,83
—   0,85
Après l'éthérisation.. 0,92
—   1,13

Ces exemples démontrent que l'acide carbonique exhalé augmente proportionnellement à l'oxygène absorbé pendant que les animaux sont éthérisés.

En résumé, l'éthérisation détermine la diminution d'oxygène absorbé et d'acide carbonique exhalé par la surface pulmonaire, et ces modifications sont constantes, quel que soit le nombre des respirations (Arloing).

21. Quant aux *gaz du sang*, il est acquis que pendant l'éthérisation comme pendant la chloroformisation l'oxygène est accru dans le sang artériel, l'acide carbonique diminué d'une façon absolue (Cl. Bernard, P. Bert, Mathieu et Urbain, Arloing). Il n'y a donc jamais tendance à l'asphyxie dans une anesthésie bien conduite, mais, comme l'ont fait remarquer Arloing et Duret, s'il y a augmentation de l'oxygène dans le sang rouge des animaux éthérisés ou chloroformisés, il y a également diminution dans l'absorption de ce gaz à la surface pulmonaire. Ce fait ne peut tenir qu'à un *ralentissement des oxydations* dans le réseau capillaire général et l'intimité des tissus. Et en effet, si l'on extrait les gaz du sang veineux, avant et après l'éthérisation, on constate que l'acide carbonique est en proportion moins considérable pendant l'anesthésie. En outre, la diminution de l'acide carbonique dans le sang artériel et indépendante de la ventilation pulmonaire (Arloing, *loc. cit.*, p. 106). D'une part, la combustion du carbone diminue dans l'intimité des éléments organiques ; d'autre part, l'oxygène qui n'est plus employé en suffisante quantité pour brûler le carbone s'accumule dans le sang artériel et y augmente en proportion malgré sa moindre absorption à la surface pulmonaire. Ces faits, désormais incontestables, nous expliquent en grande partie le refroidissement des animaux ou de l'homme soumis à l'éther.

22. Inutile de dire que les altérations globulaires (pâleur, diminution de volume, dissolution) décrites par von Wittich et Bœttcher sur le sang qui a subi le contact de l'éther ne s'observent pas pendant l'éthérisation par les voies pulmonaires.

23. Comment l'éther frappe-t-il les éléments organiques ? Par quelle voie les atteint-il ? Voici ce que l'on peut remarquer à ce sujet. Empêche-t-on le sang chargé des vapeurs d'éther d'arriver aux centres nerveux, l'anesthésie ne survient pas. Met-on obstacle, au contraire, à l'imprégnation d'une certaine partie du corps en interrompant la circulation à ce niveau, l'anesthésie s'y manifeste néanmoins. Ainsi, si en passant un fil sous les nerfs lombaires de la grenouille on étreint toute la région lombaire dans l'anse de ce fil, à l'exception des nerfs précités, on arrête fatalement la circulation du sang dans le train postérieur de l'animal. Eh bien, dans ces conditions, vient-on à plonger la partie antérieure du corps dans un bain d'éther (ou de chloroforme), on observe que l'anesthésie se généralise et qu'elle finit par frapper le train postérieur de la grenouille, là où le sang n'arrive plus (Cl. Bernard).

En portant la ligature sur le cou, on obtient les mêmes résultats. Il semble donc que l'anesthésie se propage du cerveau à la moelle, et de celle-ci aux nerfs sensitifs, en cheminant le long de l'axe nerveux encéphalo-médullaire.

Ces expériences contredisent celles de Serres et Maurice Perrin. En effet, pour ces auteurs, en anesthésiant un animal, un chien, par exemple, auquel on lie l'artère crurale à la racine de la cuisse, on peut s'assurer que le nerf sciatique du côté opposé seul a conservé sa motricité et que son excitation provoque des mouvements convulsifs. D'où la conclusion, absolument différente de celle de Cl. Bernard, que les vapeurs stupéfiantes n'agissent sur l'énergie nerveuse que par l'intermédiaire du sang chargé de ces vapeurs.

Enfin Cl. Bernard a fait voir que, si l'action anesthésique pouvait se propager

dans le train postérieur d'un animal dont les vaisseaux cruraux sont liés, il n'en
était plus de même lorsqu'on plongeait ledit train postérieur dans un bain
d'éther ou de chloroforme chez un animal ainsi préparé. Dans ces conditions, la
partie postérieure du corps est seule frappée d'anesthésie ; la partie placée au-
dessus des ligatures conserve son état normal : d'où la conclusion que, si l'anesthésie se propage dans le train postérieur d'un animal dont les vaisseaux iliaques
sont liés, en descendant du cerveau à la moelle épinière, il n'en est pas de
même lorsque chez un sujet semblablement préparé on imprègne uniquement
le train postérieur de vapeurs anesthésiques. Dans ces circonstances, en effet, le
train antérieur et les fonctions médullo-cérébrales restent intactes, seules les
fonctions nerveuses des régions postérieures du corps sont éteintes. Si donc
l'action anesthésique se propage du cerveau à la moelle et aux nerfs sensitifs
alors même que la circulation est interrompue, cette même action ne peut se
propager de la moelle à l'encéphale.

Quant à l'action produite sur les centres nerveux eux-mêmes, elle est consécutive à l'imprégnation des éléments du système nerveux central par le sang
chargé de vapeurs anesthésiques. En définitive, comme l'a bien établi Cl. Bernard
(*Leçons sur les phénomènes de la vie*, p. 258 et suiv. Paris, 1878), les anesthésiques jouissent du pouvoir de suspendre l'activité du protoplasma cellulaire. Ils suspendent ou suppriment tous les phénomènes qui sont véritablement
sous la dépendance de « l'irritabilité vitale », les phénomènes de synthèse,
respectant les phénomènes de destruction. L'action éthérisante s'étend successivement à tous les tissus, mais, comme la cellule nerveuse est la plus délicate,
c'est sur elle qu'elle porte en premier lieu son action, d'où ce sont les phénomènes de conscience et de perception sensorielle qui disparaissent les premiers.
De même qu'elle frappe plus rapidement l'oiseau, plus lentement la souris, la
grenouille et le végétal, de même, dans un même organisme, elle atteint successivement pour ainsi dire tous les tissus, en commençant par influencer le « tissu
noble », c'est-à-dire les centres nerveux encéphaliques. Le protoplasma des
éléments qui constituent le nerf, le muscle, la glande, etc., n'est frappé que
plus tard. C'est même grâce à cette résistance plus grande de ce dernier que
l'anesthésie chirurgicale est possible, car, si tous les éléments de la vie animale
et de la vie organique étaient frappés en même temps, ce n'est pas l'anesthésie
chirurgicale que l'on obtiendrait, mais presque fatalement la mort. Celle-là
n'est donc qu'une anesthésie essentiellement incomplète, mais elle suffit pour
éteindre la douleur, et nous n'en demandons pas davantage.

L'agent anesthésique n'agit pas sur la sensibilité comme fonction, mais sur
l'irritabilité du protoplasma comme propriété de la fibre ou de la cellule nerveuse sensitive : dès lors la manifestation de la sensibilité et l'expression de la
douleur se trouvent supprimées, ainsi que les conséquences fonctionnelles qui en
résultent. Il en est ainsi pour tous les êtres vivants et toutes les cellules des
animaux ou des plantes. Le cœur d'une grenouille ou d'une anguille, détaché
de l'animal, continue à battre en raison même de « l'irritabilité » qui persiste.
Soumettons-le aux vapeurs d'éther, il va s'arrêter ; cessons les vapeurs, il
reprend ses battements. Les mouvements des cils vibratiles des épithéliums qui
portent des flagellum peuvent également tour à tour être engourdis et ranimés
par la même expérience. Il en est de même des mouvements de la sensitive, de
l'épine-vinette, et des phénomènes de germination et de fermentation eux-
mêmes.

Sans nul doute l'anesthésique agit en déterminant un changement chimique ou moléculaire dans l'élément anatomique. Cette modification, d'après Cl. Bernard (*loc. cit.*, p. 265), serait une coagulation. « L'éther coagule le protoplasma de l'élément nerveux, dit-il ; il coagule le contenu de la fibre musculaire et produit une rigidité musculaire analogue à la rigidité cadavérique ». Et, comme l'état physiologique dans les tissus et les cellules ne peut subsister que dans des conditions d'humidité et de semi-fluidité spéciales de leur matière, il s'ensuit que, lorsque ces conditions ne sont plus réalisées, la fonction disparaît. C'est ce que provoquent les anesthésiques qui suspendent d'abord la sensibilité consciente, la pensée et la volition, puis la sensibilité inconsciente (pouvoir réflexe), puis enfin « la sensibilité insensible » ou « l'irritabilité ».

24. Les *auxiliaires* de l'éther sont les stimulants diffusibles, les excitants de la circulation, les autres anesthésiques. Parmi ses *antagonistes*, citons les acidules, les astringents, les hypercynétiques et les convulsivants, l'oxygène et l'ammoniaque.

II. INDICATIONS ET USAGES MÉDICAUX. L'éther est essentiellement un anesthésique et un stimulant. Ce sont certainement là ses principaux emplois en chirurgie et en thérapeutique. Mais de plus on a utilisé le froid que l'on peut obtenir avec ce corps, d'où une nouvelle espèce d'indications que l'on a mise à profit dans l'anesthésie locale et le traitement de certaines affections, comme la hernie étranglée d'une part, les vomissements nerveux de l'autre. Nous étudierons donc successivement l'éther comme agent d'anesthésie, comme réfrigérant antispasmodique, stimulant, et dans quelques autres applications difficiles à classer.

1° L'ÉTHER COMME ANESTHÉSIQUE. Sous ce chef nous comprendrons l'*anesthésie générale* ou *chirurgicale* obtenue avec l'éther, et l'*anesthésie localisée*. L'éthérisation, d'autre part, est obtenue par la voie pulmonaire ou par la voie rectale ; enfin l'une de ses variétés, en raison de sa spécialisation, porte le nom d'éthérisation obstétricale. Nous considérerons donc successivement : *a*, l'éthérisation générale par la voie pulmonaire ; *b*, l'éthérisation générale par la voie rectale ; *c*, l'éthérisation obstétricale ; *d*, l'anesthésie locale.

a. L'éthérisation par la voie pulmonaire. 1. L'éther a devancé le chloroforme comme agent d'anesthésie chirurgicale. C'est le 1ᵉʳ septembre 1846 qu'eut lieu à Boston l'entrevue du docteur Jackson et du dentiste William Morton, qui devait décider du sort de l'anesthésie. Ce dernier venait réclamer à Jackson un moyen pour avulser une dent sans douleur à une malade pusillanime. Depuis quatre ans Jackson expérimentait l'éther et en avait reconnut les propriétés anesthésiques. Il crut le moment venu de l'essayer sur l'homme et proposa à Morton de l'employer chez sa malade. Morton ignorait absolument ce que c'était que l'éther, et Jackson dut lui en remettre un flacon.

Rentré chez lui, Morton inhala ce liquide le soir même, et constata qu'il avait perdu la sensibilité de la peau pendant sept minutes. Le lendemain, sans perdre de temps, il enlevait une dent sans douleur à Heben Frost en lui faisant respirer l'éther.

Un mois après, le 14 octobre 1846, le docteur Warren enlevait à son tour sans douleur une tumeur volumineuse du cou, à l'hôpital de Boston, sur un malade anesthésié par Morton avec les inhalations d'éther. L'anesthésie chirurgicale était découverte. Mais Morton, oubliant que sans Jackson il aurait très-probablement toujours ignoré et l'éther et ses propriétés, ne convoqua pas Jackson à cette séance décisive.

Deux mois après, le 22 décembre 1846, Jobert de Lamballe faisait à l'hôpital Saint-Louis, à Paris, la première application de l'éthérisation en France, et le 8 mars 1847 Flourens, étudiant expérimentalement les effets de l'éther, proposait l'emploi d'un liquide analogue, découvert par Soubeiran en 1830, le chloroforme.

A partir du travail de Simpson (d'Édimbourg), qui date de la même année, le chloroforme a conquis l'hégémonie. En France en particulier, excepté à Lyon, on n'emploie plus guère que le chloroforme dans le but « d'endormir » les malades que le chirurgien va opérer.

Cependant, si au début le chloroforme l'emporta sans conteste sur l'éther, son aîné dans la pratique, et cela grâce à ses énergiques effets, en raison même de ceux-ci, on n'attendit pas longtemps pour le combattre et en demander la proscription. La réaction en faveur de l'éther partit de Strasbourg et de Montpellier, où elle eut en premier lieu pour organes Sédillot, à Strasbourg, et Bouisson, à Montpellier. L'École lyonnaise vint bientôt s'associer aux récriminations contre le chloroforme. Dès 1859, la Société médicale de la ville de Lyon, en effet, affirmait que l'éther valait le chloroforme comme agent d'anesthésie et qu'il était infiniment moins dangereux que ce dernier.

Diday écrivait, à propos d'un cas de mort survenu à l'Hôtel-Dieu de Lyon pendant la chloroformisation, un chaleureux plaidoyer en faveur de l'éther, et Pétrequin (de Lyon) demanda la proscription du chloroforme dans un mémoire qu'il adressa à l'Académie des sciences en 1865. « Je propose, disait-il, de proscrire le chloroforme, et l'emploi exclusif de l'éther, dans le but de rendre aux malades le service de préserver ceux dont un agent dangereux menace l'existence, et à mes confrères celui de leur épargner le remords d'avoir, par une pratique mauvaise, porté atteinte à la vie de leurs clients ».

Les craintes de Pétrequin étaient évidemment exagérées, on l'a vu depuis, mais de plus on peut lui reprocher d'avoir basé son réquisitoire, car c'en est un, sur un nombre insuffisant d'observations et sans une statistique comparée bien établie, consciencieuse et concluante. Néanmoins l'Amérique restait également fidèle au « culte de l'éther », comme le dit Maurice Perrin (*La question des anesthésiques*. In *Bull. de thér.*, t. LXXXIX, p. 49, 60, 110, 122, 1875), et à Lyon encore, dans son vaste Hôtel-Dieu, où l'on voit tant de choses intéressantes et de si nombreuses opérations, on n'emploie toujours que l'éther.

Sommes-nous plus avancés aujourd'hui sur la valeur comparée réelle du chloroforme et de l'éther qu'au temps de Pétrequin? En un mot, pouvons-nous affirmer que l'éther est moins dangereux et préférable au chloroforme dans la pratique de l'anesthésie chirurgicale? Une *bonne* statistique, longue et étendue, comprenant les accidents et les morts survenus avec l'éther d'un côté, le chloroforme de l'autre, et où serait exactement spécifié le genre de mort, une statistique, en un mot, telle qu'il n'y en a pas encore, pourrait seule répondre à cette question. En attendant, faute de mieux, voici quelques documents que nous soumettons à l'appréciation du lecteur, mais qui seront très-probablement insuffisants pour lui donner une opinion absolue sur la question.

Depuis 1846, il s'est pratiqué à l'hôpital de Massachusetts, d'après Bigelow, plus de 15 000 éthérisations, dont 6000 de 1870 à 1875, et sans un seul accident mortel. Mais nous pouvons opposer à ces chiffres ceux de Billroth, qui pratiqua plus de 12 000 chloroformisations sans une seule mort, et ceux de Nussbaum, qui, après 15 000 anesthésies par le chloroforme, avait encore le même bonheur. Si, d'autre part, depuis 1847, le chloroforme a causé au moins 241 victimes avouées, comme Duret l'a établi, il ne s'ensuit pas que l'éther soit resté inoffensif. En 1860, Kidd citait 44 morts par l'éther; de 1872 à 1876, Kappeler put en réunir 13 autres; Duret 10 de 1876 à 1879, et plus récemment Eustache (de Lille) en a rapporté 3 nouveaux cas cueillis dans les journaux anglais et survenus à l'hôpital d'Addenbrooke à Cambridge, à *Guy's Hospital* et *London Hospital*. En 1881, F. Norris en citait deux nouveaux exemples, et à Lyon même l'éther a provoqué un décès dans le service de Poucet à l'hôpital de la Croix-Rousse en 1879. D'où, si l'on tient compte que l'éther est moins employé dans la pratique que le chloroforme, on n'est pas bien sûr que ce dernier ait à sa charge une nécrologie plus forte que l'éther.

Quoi qu'il en soit, voici la mortalité comparative qu'ont donnée les anesthésiques, d'après les chiffres de Ormsby, établis sur les statistiques d'Andrews (de Chicago), recueillis en Amérique, et celles de Richardson, en Angleterre :

Éthérisations : 92 815. 4 décès, soit 1 sur 23 204.

Chloroformisations : 152 250, 52 décès, soit 1 sur 2873, c'est-à-dire 8 *fois plus* qu'avec l'éther.

Mélange d'éther et de chloroforme : 11 176 administrations. 2 décès.

Bichlorure de méthylène : 10 000 applications, 2 décès.

La critique de cette statistique serait facile. Nous ne l'entreprendrons pas, ce serait compliquer inutilement la question sans la faire avancer d'un pas.

On le voit, la question est fort complexe, et encore aujourd'hui il est difficile d'affirmer, avec preuves indéniables à l'appui, que le chloroforme ait causé plus de malheurs que l'éther. Ce qui paraît certain, c'est que, la dose mortelle étant plus voisine de la dose anesthésique avec le chloroforme qu'avec l'éther, ce dernier laisse plus d'espace, partant est moins dangereux à manier. Mais encore ne sait-on pas que souvent les accidents ont pour origine un réflexe, et que ce réflexe malheureux peut se montrer dès les premières inspirations? Et ne sait-on pas encore que l'éther donne lieu à une période d'excitation plus vive et plus prolongée que le chloroforme, et que c'est surtout pendant cette période que les accidents sont à craindre? Dès lors, est-on plus certain de n'être pas tourmenté par les accidents syncopaux en employant l'éther qu'en se servant du chloroforme? La syncope respiratoire ou cardiaque est un fait incontestable qui peut aussi bien survenir avec l'éther qu'avec le chloroforme, ainsi que L. Tripier, Poncet et Marduel (de Lyon), l'ont observé chez les enfants en particulier, mais alors la question se réduit à ceci : A-t-on plus de chances d'éviter cet accident redoutable avec l'éther qu'avec le chloroforme? A s'en rapporter aux travaux de Paul Bert, il semble qu'on puisse dire avec nombre de chirurgiens de Lyon, d'Angleterre et d'Amérique, que l'éther est moins dangereux que le chloroforme. En effet, P. Bert a montré qu'entre la dose active ou anesthésique et la dose mortelle l'écart n'était que de 12 à 15 pour le chloroforme, alors que cet écart s'élevait à 40 pour l'éther, et Gréhant et Quinquaud plus récemment (1883), tout en faisant voir que la dose anesthésique pour le chloroforme est de 1/2000, c'est-à-dire de 1 gramme de chloroforme pour 2 litres de sang, ont également insisté sur ce fait, à savoir, que la dose mortelle de cet agent est excessivement voisine de la dose anesthésique (*Tribune médicale*, p. 584, 1883). Je n'insiste pas sur les accidents tardifs de l'éthérisation: dyspnée persistante, dans quelques cas suivie de mort; refroidissement considérable et tendance au collapsus; syncope tertiaire, résultat de l'imprégnation excessive, etc., mais je ne puis passer sans dire toutefois que l'éther, employé journellement à l'Hôtel-Dieu de Lyon, mes confrères lyonnais me le pardonneront, sans grande méthode et sans grande précaution, ne détermine cependant que rarement des accidents et je puis dire presque jamais mortels. Dieu sait pourtant si l'on opère dans les remarquables services des *majors* de l'Hôtel-Dieu de Lyon !

La pratique des chirurgiens lyonnais semble donc confirmer l'opinion de Schiff, pour qui l'éther est moins dangereux que le chloroforme, en ce sens que, lorsqu'il détermine des accidents, c'est toujours la syncope respiratoire qui survient en premier lieu, alors qu'avec le chloroforme ce serait souvent la syncope cardiaque. Or la première est relativement facile à combattre et à vaincre, alors que le chirurgien est souvent désarmé en présence de la seconde.

Suivant S. Arloing cependant, si au début l'éther présente moins de dangers que le chloroforme, à cause de l'action plus brusque de ce dernier sur l'organe central de la circulation, l'éther à son tour devient plus dangereux dans une anesthésie prolongée. La syncope arrive alors plus inopinément avec lui qu'avec le chloroforme (Arloing).

Rappelons enfin qu'il semble, d'après les faits observés par L. Tripier (*Gaz. hebd.*, 1876); Marduel (Congrès du Havre, 1877, et *Lyon médical*, 1877); Dron (*Lyon médical*, 1877), chez les enfants, Arloing, sur les jeunes animaux (Arloing, *loc. cit.*, p. 161), que l'éther est particulièrement offensif pour les jeunes sujets, d'où l'indication de préférer pour eux la chloroformisation (sur les accidents et les morts causés par les anesthésiques, *voy.* en particulier: Morgan, *Brit. Med. Journ.*, 1872; W. Richardson, *Med. Times and Gaz.*, nov. 1872; Maurice Perrin, art. ANESTHÉSIQUES de ce Dictionnaire, t. IV, 1re série, p. 455-472, 1876; Duret, thèse d'agrégation, Paris, 1880; *Discussion à l'Académie de médecine de Paris*, 1882; *Dictionnaire de thérapeutique* de Dujardin-Beaumetz, art. ANESTHÉSIQUES, t. I, p. 235, et ÉTHER, t. II, p. 580).

En dehors de la *nocivité*, le chloroforme est préférable à l'éther dans la pratique de l'anesthésie chirurgicale. Avec lui la *période de tolérance* (Chassaignac) est plus facilement obtenue et plus vite atteinte; avec lui, la vie animale disparaît plus tôt, laissant l'homme vivre de l'existence silencieuse de la vie végétative, et alors que certaines natures seraient réfractaires à l'éther (Broca, Rochard), nul n'échapperait à l'action du chloroforme (Gubler).

2. Nous nous arrêterons peu sur le *modus faciendi* de l'anesthésie chirurgicale, cette opération ayant été décrite au mot ANESTHÉSIE CHIRURGICALE, t. IV, p. 473 et suiv. Nous insisterons seulement sur la façon d'empêcher les accidents de survenir et dirons deux mots des *mélanges titrés*.

Qu'on se serve de la *compresse roulée* ou du « bonnet » percé à son fond d'un large orifice par où l'air entre facilement, la chose indispensable, c'est que les vapeurs anesthésiques n'entrent pas seules dans les poumons, mais qu'elles y pénètrent mélangées à l'air. En un mot, ce n'est pas l'asphyxie qu'on doit produire en faisant inhaler les vapeurs d'éther ou de chloroforme, mais ce que l'on doit rechercher, c'est l'introduction de ces vapeurs dans les poumons en même temps que l'air indispensable à la vie. En laissant pénétrer de l'air en même temps que les vapeurs d'éther, le chirurgien ne fait pas autre chose qu'un *mélange*, mais un mélange inconnu en lui-même, par suite du procédé simple, mais grossier, de la « compresse » ou du « bonnet » dans lesquels on verse une dizaine de grammes d'éther autant de fois que cela est nécessaire et qu'on approche des voies respiratoires du patient. P. Bert a régularisé et réglé ce mélanges déjà indiqués par Snow en Angleterre. Lallemand, Perrin et Duroy, Baudelocque, Gréhant et Jolivet en France, à l'aide d'un appareil instrumental. Le *mélange titré* consiste à introduire une certaine quantite d'éther ou de chloroforme vaporisée, et une quantité déterminée d'air atmosphérique, dans un gazomètre, le double gazomètre de Saint-Martin, par exemple. Il ne reste plus qu'à faire respirer le mélange avec lequel l'anesthésie est obtenue en l'espace de six à huit minutes, le mélange titré, par exemple, à 8 grammes de chloroforme et 12 grammes d'éther pour 100 litres d'air.

Mais on n'a pas toujours un gazomètre sous la main. C'est pour remédier à cet inconvénient que P. Bert et R. Dubois ont imaginé le procédé suivant que tout chirurgien peut employer, même à la campagne, puisqu'il suffit pour cela d'un flacon quelconque muni d'un bouchon à deux tubulures et dans lequel on met le mélange titré. « On place dans un flacon à deux tubulures, dit Bert, 50 grammes de chloroforme et 100 grammes d'huile d'olive ; nous avons fait respirer à un chien par la trachée l'air que contenait ce mélange ; il a dormi pendant deux heures et demie et très tranquillement ; au bout de ce temps il s'est réveillé parce que la provision de chloroforme était épuisée. » Ce procédé appliqué à l'homme donnerait certainement le même résultat, et avec lui aucun danger à redouter (Bert), car, au fur et à mesure que le malade respirera, la quantité de chloroforme diminuera. Il va sans dire qu'au lieu de chloroforme on peut se servir d'éther, et ainsi devient facile l'emploi de l'anesthésie vraiment scientifique. R. Dubois a du reste plus récemment inventé un gracieux petit appareil qui fonctionne journellement dans son laboratoire de physiologie à la Faculté des sciences de Lyon, et qui pourrait facilement être utilisé, je ne dis pas dans la clientèle privée, mais dans tous les hôpitaux.

Le versage ou le mesurage du chloroforme ou de tout autre liquide vaporisable à la température ordinaire se fait, dans cette machine, par la pénétration d'un piston élévateur commandé par une crémaillère, dans un réservoir muni d'un tube à nivellement. Le changement du titre du mélange s'opère par le déplacement d'une manette glissant sur un secteur gradué portant les chiffres 10, 8, 6, 4. Les titres intermédiaires peuvent être obtenus facilement, et l'on peut demander à l'appareil des mélanges inférieurs à 6 pour 100, ce qui était impossible avec les godets verseurs d'une ancienne machine.

Le mouvement de la manivelle commandant à la fois la soufflerie qui mesure le volume d'air et le mécanisme qui sert à doser le chloroforme sont continus et non plus alternatifs comme autrefois (R. Dubois, *Machines à titrer les mélanges de gaz et de vapeurs*, in *Comptes rendus de la Soc. de biol.*, 14 juin 1884, p. 400, et 26 juin 1886, p. 308).

P. Bert a montré que, dans les mélanges titrés d'air et d'éther, un chien meurt en deux heures vingt-cinq, avec un mélange de 20 grammes d'éther pour 100 litres d'air ; au bout de deux heures quinze, avec un mélange à 25 grammes ; en une heure cinq, avec un mélange à 40 grammes, et au bout de trente-huit minutes, avec un mélange de 50 grammes d'éther et de 100 litres d'air, toujours par arrêt de la respiration.

Ces mélanges ont conduit P. Bert à établir la *zone maniable des anesthésiques*.

Lorsqu'on ajoute à l'air, en proportions croissantes, des vapeurs ou gaz doués de propriétés anesthésiques, et qu'on fait respirer à un animal ces mélanges successifs, il arrive un moment où l'anesthésie apparaît. Si l'on augmente encore la proportion d'anesthésique, l'animal finit par mourir. L'intervalle compris entre la dose anesthésique et la dose mortelle est appelée « zone maniable » (P. Bert).

Voici pour l'éther et le chloroforme l'étendue de la zone maniable. Ce sont les quantités exprimées en gramme de liquide anesthésique pour 100 litres d'air.

	CHIEN		SOURIS		MOINEAU	
	ANESTHÉSIÉ.	MORT.	ANESTHÉSIÉE.	MORTE.	ANESTHÉSIÉ.	MORT.
Éther.	gr. 37	gr. 74	gr. 12	gr. 25	gr. 18	gr. 40
Chloroforme . .	19	39	6	12	9	18

On voit que le rapport est sensiblement 2, c'est-à-dire que, lorsqu'on arrivera à la dose anesthésique avec l'éther ou le chloroforme, on pourra conclure que la dose mortelle est double.

Lorsqu'on fait respirer à un animal un mélange correspondant environ au milieu de la zone maniable, il est un *punctum quiescens*, comme dirait un mécanicien, où l'anesthésie est calme et durable, essentiellement propice aux opérations longues et délicates. Le contraste est des plus saisissants avec les résultats des méthodes ordinaires d'anesthésie, par la compresse, le bonnet, l'éponge. Et cela se conçoit. En effet, avec ce dernier procédé la dose de vapeurs anesthésiques respirée par le patient varie avec l'imbibition de la compresse et son éloignement des orifices respiratoires, d'où tantôt on est au-dessous, tantôt au-dessus de la zone maniable. Si la période de résolution tend à disparaître, on ajoute de l'éther et l'on approche la compresse; si au contraire l'anesthésie est profonde, on éloigne l'éther et la compresse. En un mot, on agit un peu en aveugle et à tâtons.

Or la zone maniable est très-étroite, et quelques gouttes de liquide de plus peuvent faire passer le mélange respiré de la dose anesthésique seulement à la dose mortelle. Cela est vrai surtout pour le chloroforme, puisque, alors que 8 grammes volatilisés dans 100 litres d'air n'endorment pas un chien, 20 grammes suffisent à le tuer : l'écart est de 12 grammes. L'éther, tout en ayant la même force comme proportion, présente cependant moins de danger, puisque, entre la dose anesthésique et la dose mortelle, l'écart est de 40 grammes, ce qui explique l'innocuité relative de cet agent dans la pratique chirurgicale.

Les anesthésiques, et c'est là un point essentiel, n'agissent donc pas par la quantité qu'on respire, mais par la proportion qui s'en trouve dans l'air respiré. Leur action dépend de la tension de leurs vapeurs dans l'air inspiré, laquelle règle la proportion qui existe dans le sang et les tissus. Ce n'est donc pas la quantité absolue d'éther ou de chloroforme administré qu'il faut surveiller, mais la tension des vapeurs, c'est-à-dire le dosage du mélange.

En partant de ce principe on arrive à donner à l'emploi de tous les anesthésiques la même sécurité qu'à celui du protoxyde d'azote sous pression, expérimenté par P. Bert et Péan, à Paris. Il suffit pour cela de faire respirer l'éther ou le chloroforme au patient, non plus avec des compresses ou des barboteurs, mais tout simplement avec un tube et un petit masque, un *mélange convenablement titré d'air et de vapeurs anesthésiques.*

Malgré l'invention des *mélanges titrés* et d'un appareil instrumental facile, les chirurgiens s'en tiennent toujours au vieux procédé de la compresse roulée ou du bonnet, qui, il faut bien le dire, est le procédé pratique par excellence et qui donne de bons résultats quand on sait l'employer. Doses modérées et progressives de vapeurs anesthésiques, toujours mélangées à une certaine quantité d'air, tel est le *modus operandi* sûr, qui met le chirurgien à l'abri des accidents.

3. Rappelons enfin les procédés de l'*anesthésie mixte.* On sait qu'on a préconisé l'injection sous la peau de certains alcaloïdes avant de faire respirer l'éther ou le chloroforme. De cette façon, a-t-on dit, on évite la période d'excitation et procure un sommeil plus rapide et plus calme. Cette méthode, employée d'abord par Cl. Bernard dans ses expériences, fut reprise chez l'homme par Rigaud et Sarrasin à Strasbourg; Nussbaum à Munich; L. Labbé et Goujon à Paris, etc. Préconisée à nouveau plus récemment par Aubert, Dastre et Morat, elle consiste à injecter sous la peau un mélange de morphine et d'atropine une demi-heure avant de faire inhaler l'éther. Avec ce procédé, l'anesthésie est obtenue en trois ou cinq minutes (Aubert, *Soc. de biol.*, 1883, et *Lyon médical*, janv. 1883). Mais Maurice Perrin estime que la méthode ne met pas aussi complétement qu'on l'a dit à l'abri de la période d'excitation, et Chauvel, estimant que l'alcaloïde de l'opium vient ajouter ses effets dépressifs sur la température à ceux de l'éther ou du chloroforme, conclut que cette méthode ne mérite pas d'être recommandée. Ce qu'il y a de sûr, c'est que Brinon, François-Franck, etc., ont observé des accidents avec elle (M. Perrin, *loc. cit.*, p. 120; Chauvel, *Soc. de chir.*, 1874; François-Franck, *Soc. de biol.*, avril 1885).

4. La *méthode de Forné*, qui consiste à administrer le chloral (2 à 4 grammes) par la bouche ou le rectum, jusqu'au sommeil, puis à administrer l'éther ou le chloroforme, est-elle préférable? Elle a donné de bons résultats, mais Dolbeau et Guyon l'ont accusée de provoquer du collapsus post-opératoire (*Soc. de chir.*, 1874).

En administrant simultanément le chloral et la morphine (Trélat), ou en faisant prendre le chloral à l'intérieur, alors qu'on injecte la morphine sous la peau (Perrier et Berger), on facilite aussi considérablement l'éthérisation, que l'on obtient sans période d'excitation et avec très-peu d'éther (*voy.* Choquet, *thèse de Paris*, 1880; Jarry, *id.*, 1880).

Clower enfin sidère le malade avec le protoxyde d'azote et continue l'anesthésie avec l'éther; Stefani et Vachetta associent l'alcool et le chloroforme à l'éther pour éviter la syncope, les vomissements et l'abaissement de température, etc., mais tous ces procédés n'appartiennent pas à la pratique.

5. *Jusqu'à quel degré doit-on pousser l'anesthésie chirurgicale?* La réponse est celle-ci: il faut toujours donner l'éther jusqu'à résolution complète. Ne chercher qu'une demi-anesthésie, c'est s'exposer à des retours fréquents de la sensibilité, compromettre parfois le succès de l'opération et l'habileté de l'opérateur, mais c'est surtout s'exposer à ce que l'excitation prématurée de l'instrument tranchant donne lieu à l'un de ces réflexes qui constituent des accidents redoutables. D'autre part, jamais les accidents, sauf les syncopes primitives, causés par l'éther ou le chloroforme, ne sont survenus après l'administration *méthodique* de l'agent anesthésique, même alors que cette administration est

prolongée, car les anesthésiques n'agissent pas par la quantité absolue qui est respirée, nous l'avons dit, mais par la proportion qui s'en trouve dans l'air respiré. On peut faire passer des flacons entiers d'éther (comme de chloroforme) dans l'organisme, sans qu'il en résulte d'accident grave ; ce qu'il faut, c'est qu'à aucun moment il n'y en ait trop dans l'économie.

6. Le *guide* du chirurgien anesthésiant est celui-ci : La *face pâle* appartient à l'anesthésie confirmée ; la *face blême* et *froide* à la période de saturation ; la *face vultueuse* à l'excitation du début, surtout accusée chez les buveurs, qu'on anesthésie avec peine ; la *face violacée* enfin appartient à l'asphyxie. L'*insensibilité absolue de la cornée* indique que le moment de la saturation approche et que les nerfs bulbaires sont frappés. La *perte des mouvements associés des yeux* est également un signe de narcose profonde. Au contraire, la *déviation des traits*, le *trismus*, les *oscillations des globes oculaires*, le *nystagmus*, appartiennent à la période d'excitation.

La *sensibilité générale* disparaît dès les premières périodes de l'imprégnation. La *sensibilité spéciale* n'est frappée que plus tard : d'où l'*analgésie* est obtenue alors que l'œil suit encore inconsciemment une lumière que l'on promène devant lui ou alors que la sensibilité de l'arrière-gorge est encore intacte et provoque le réflexe de la déglutition. Les nerfs bulbaires et splanchniques sont les derniers atteints : aussi les organes sensoriels et les organes internes ont-ils conservé leur sensibilité à un moment où la sensibilité à la douleur n'existe plus, circonstance heureuse pour l'anesthésie chirurgicale.

La *pupille contractée* et *immobile* appartient à l'anesthésie confirmée ; sa *dilatation lente* pendant l'opération indique le retour vers la sensibilité ; sa *dilatation brusque* pendant l'anesthésie complète annonce la saturation et commande de cesser immédiatement les vapeurs d'éther. La pupille est donc un véritable *anesthésiomètre* (Budin et Coÿne, *Progrès médical*, 1874).

Le *pouls agité* et *irrégulier* appartient à la période d'excitation ; le *pouls ralenti* et *plein* à l'anesthésie confirmée, mais peu profonde ; le *pouls ralenti* et *mou* succédant au précédent indique la saturation ; *petit et rapide*, après ceux qui viennent d'être indiqués, il annonce une intoxication grave et la dose mortelle.

Le *bruit de cornage* révèle une tétanisation des lèvres de la glotte ; le *ronchus* et le *stertor*, ou bien une respiration difficile par suite de la chute de la base de la langue sur l'orifice supérieur des voies aériennes, ou bien une intoxication profonde, arrivée jusqu'à la paralysie du voile du palais, qui imite alors le bruit du drapeau. La *tétanisation* et les *spasmes* des muscles respiratoires du début sont le fait de l'action irritante des premières inspirations des vapeurs d'éther ; l'*asphyxie qui survient pendant l'anesthésie confirmée* annonce un obstacle à l'entrée de l'air dans les voies respiratoires, soit la chute de la langue, soit l'oblitération des orifices du nez et de la bouche par la compresse ou le bonnet, ou encore la compression du thorax.

L'*agitation convulsive* et les *spasmes tétaniques* du début indiquent l'irritation des centres corticaux et des voies respiratoires par les vapeurs d'éther ; la *disparition des mouvements volontaires* d'abord, puis des *mouvements convulsifs*, indique la résolution musculaire et l'anesthésie confirmée ; les *muscles de la face*, des *globes oculaires*, les *muscles à fibres lisses*, résistent longtemps. Aussi la *paralysie des sphincters* indique-t-elle la période ultime de l'anesthésie. Lorsque la *résolution musculaire est complète*, cela indique une profonde imprégnation des éléments de la moelle épinière dont l'excitabilité réflexe est alors en grande partie suspendue.

7. Les *accidents de l'éthérisation* sont *primitifs* ou *tardifs*. Dès les premières inhalations d'éther ou de chloroforme peut se produire une syncope qui peut être mortelle. Cette syncope, que rien ne peut faire prévoir, est le résultat de l'irritation des nerfs trijumeau et laryngé par les vapeurs de l'agent anesthésique. Cette irritation se transmet au bulbe, se réfléchit sur le cœur par l'intermédiaire des nerfs pneumogastriques et arrête cet organe. En effet, il suffit de sectionner ces nerfs pour que cette *syncope laryngo-réflexe* ou *primitive* n'ait pas lieu (Arloing, François-Frank), ou d'introduire les vapeurs directement par la trachée sans les faire passer par les régions épiglotto et sus-glottiques (P. Bert).

Au lieu de ce phénomène, il peut survenir le suivant. Dans le cas d'inhalation brusque et à dose massive, pratiquée *directement par la trachée*, le cœur précipite ses pas et la pression artérielle s'élève, puis la pression baisse malgré l'accélération plus considérable du cœur, ce qui indique des systoles avortées, et tout à coup, après quelques systoles allongées et pénibles, cet organe s'arrête. Pendant ce temps la respiration est rapide et incomplète ; il survient ensuite quelques respirations entre-coupées, suivies de quelques inspirations convulsives qui accompagnent l'arrêt du cœur. Suspend-on aussitôt les vapeurs d'éther, la respiration se rétablit la première et le cœur reprend ses battements à son tour. C'est la *syncope bulbaire* ou *secondaire*, due à l'action des vapeurs anesthésiantes sur le bulbe. Ce sont encore les nerfs vagues qui arrêtent le cœur (par suite d'une vive excitation de ces nerfs), car leur section préalable empêche cette syncope.

La troisième forme de syncope, accident tardif, est la *syncope par saturation*. Elle survient lorsqu'on administre l'éther à dose croissante et qu'on atteint la dose mortelle. Le cœur accélère considérablement ses battements, et néanmoins la pression baisse dans le système artériel, puis les contractions s'affaiblissent de plus en plus, il survient des pauses assez longues et finalement le cœur s'arrête. En même temps les respirations sont superficielles et accélérées ; bientôt seul le diaphragme continue à se contracter et cesse de fonctionner *avant* l'arrêt du cœur.

Toutes ces formes se sont présentées pendant l'anesthésie chirurgicale. Contre ces accidents le meilleur moyen à employer est encore la *respiration artificielle*, l'*électrisation* et l'*excitation vigoureuse de la peau*. Dans certaines circonstances, quelques gouttes de *nitrite d'amyle* versées sur un linge qu'on fit respirer ont rappelé le patient à la vie, alors que les autres moyens avaient échoué.

8. Les *indications de l'anesthésie chirurgicale* sont toutes les grandes opérations. Dans les opérations du nez, de la gorge et de la bouche, on a conseillé l'éthérisation la tête en bas. Nélaton, Rose, Verneuil, Trélat, Bœckel, etc., se sont servis de ce moyen avec avantage dans l'opération de la staphylorrhaphie, de l'ouranoplastie et de l'amputation du maxillaire. Nous verrons bientôt qu'on a préconisé l'éthérisation par la voie rectale dans les mêmes circonstances.

9. Les *contre-indications de l'anesthésie* sont les affections des poumons, du cœur et du bulbe, qui prédisposent évidemment aux accidents, car nous avons vu que la mort, dans l'anesthésie générale, survenait par le poumon (*syncope respiratoire*), par le cœur (*syncope cardiaque*) et par l'encéphale (*syncope*

bulbaire). Les maladies de ces organes augmentent donc les risques du patient. Nous ajouterons à ces contre-indications générales l'alcoolisme, l'anémie aiguë, l'adynamie profonde, la stupeur traumatique et la névropathie avec tendance à la syncope.

b. *L'éthérisation par la voie rectale.* Préconisée autrefois par Pirogoff, Simonin, Roux, l'éthérisation par la voie rectale a été reprise dans ces derniers temps par Axel Yversen, D. Mollière, Abner Post, W. Bull, Comte, Starcke, Bœckel, A. Poncet, Ch. Debierre, Delore, O. Wauscher, R. Dubois, Reverdin, B. Persh, Pierson et Bradshaw, John S. Miller et d'autres. Elle consiste à faire dégager dans le rectum à l'aide d'un appareil fort simple les vapeurs d'éther, pour provoquer l'anesthésie générale. D. Mollière, à l'Hôtel-Dieu de Lyon, employait tout simplement un flacon placé dans de l'eau à 40 degrés environ. On sait qu'à cette température l'éther atteint son point d'ébullition. Un tube en conduisait tout simplement les vapeurs dans le rectum. J'ai employé un flacon identique, mais avec cette différence que la pression était constamment indiquée à l'aide d'un manomètre. Enfin on a songé à faire arriver les vapeurs d'éther dans l'intestin, non plus en faisant bouillir le corps, mais en le vaporisant à l'aide d'un violent courant d'air mû par une soufflerie. C'étaient là des essais qui en sont restés à la même phase, car l'éthérisation par la voie rectale n'a pas prévalu.

Qu'espérait-on avec elle? Quels en sont les avantages? Les avantages de la méthode sont considérables, a-t-on dit : elle supprime la période d'excitation avec son cortége symptomatique désagréable et ses accidents possibles, mais de plus elle permet et rend faciles les opérations sur la face, pour lesquelles l'anesthésie par la voie ordinaire n'est guère praticable. Voilà les avantages, et encore le premier n'est-il pas aussi complet qu'on l'a avancé. Mais, à côté des avantages, il y a les inconvénients, et ils me paraissent tellement sérieux, que jamais, à mon avis, l'éthérisation par la voie rectale ne passera dans la pratique, je ne dis pas courante, mais exceptionnelle. Outre, en effet, que cette méthode n'amène que lentement et difficilement l'anesthésie confirmée, elle donne lieu à des accidents de tympanisme avec gêne respiratoire, ce qui est grave dans l'anesthésie, car ceux-ci peuvent être le prélude de la syncope, ce qui est arrivé, lorsque le dégagement des vapeurs n'est pas convenablement réglé, mais encore les vapeurs d'éther ne sont pas sans irriter l'intestin. A la suite on a observé de la diarrhée accompagnée de douleurs, et même de la diarrhée sanglante. Bref, c'est là une mauvaise méthode, qui du reste est retombée à nouveau dans l'oubli. Le vrai champ de l'absorption des vapeurs d'éther n'est pas l'intestin, mais le poumon.

Sur l'éthérisation par la voie rectale, *voy. :* Starcke, *Æthernarkose per Rectum nach Pirogoff.* In *Berl. klin. Wochenschrift*, n° 28, p. 433, 1884. — D. Mollière, *Lyon médic.*, 30 mars 1884. — Ch. Debierre, *Bull. de la Soc. de biologie*, avril 1884. — Abner Post, *Boston Med. and Surg. Journ.*, mai 1884. — W. Bull, *New-York Medic. Record*, mars 1884. — A. Poncet (de Lyon), *Lyon médical*, 22 juin 1884. — Reverdin, *Rev. méd. de la Suisse romande*, n° 6, 1884. — R. Dubois, *Bull. de la Soc. de biol.*, 10 mai 1884. — Delore, *Journ. de méd. de Paris*, n° 16, 1884. — O. Wauscher, *Courrier médical*, 24 juin 1884. — Bœckel, *Gaz. méd. de Strasbourg*, n° 6, 1884. — Comte, *Rev. méd. de la Suisse romande*, p. 406, juillet 1884. — Bernard Persh, *The Med. News*, 12 juillet 1884. — Pierson et Bradshaw, *The Med. News*, 19 juillet

1884. — John-S. Miller, *Ibid.*, 1884. — A. Héron, *De l'éthérisation par la voie rectale et de ses dangers* (thèse de Lyon, 1884).

Avant de terminer l'histoire de l'éthérisation par la voie rectale, nous devons nous arrêter un court instant sur une méthode de traitement préconisée par Godoy (de Grenade) dans le choléra, et avec laquelle ce médecin aurait sauvé (??) 94 pour 100 des malades.

Il commence par faire prendre un lavement abondant d'eau carbonée et, si le malade en est arrivé à la période de collapsus, il lui fait une injection sous-cutanée de 3 grammes d'éther pour le ranimer, puis lui fait administrer un lavement amidonné et laudanisé. Un quart d'heure après il lui donne un peu de sirop d'éther ou 5 ou 4 perles d'éther, et procède sans plus tarder à l'éthérisation rectale et continue jusqu'à ce qu'il n'y ait plus de sensibilité accusée au pincement, ce qui s'obtient en quinze ou vingt minutes chez les enfants, en quarante ou cinquante chez l'adulte, et se fait attendre une heure et plus chez le vieillard. L'intelligence reste intacte, les malades éprouvent une douce chaleur dans le ventre, une sorte de fébricule, et restent dans le charme d'un état d'indifférence, ajoute le médecin espagnol, dont ils sortent au bout de quelques heures guéris, lorsqu'ils ont été soumis au traitement dès la première période du mal. Grâce à ce traitement, la langue se nettoie et devient humide, les vomissements cessent immédiatement, les crampes disparaissent, le pouls se relève et la thermogenèse devient plus active. Godoy termine en disant que tous les cholériques qu'il a soignés dans les premières vingt-quatre heures ont été guéris (*Gaceta medica catalana*, 1885, et *Bull. de thér.*, t. CX, p. 142).

c. *L'éthérisation obstétricale.* C'est en 1847 que Simpson (d'Édimbourg) osa le premier employer l'anesthésie par l'éther dans les accouchements. Voici les résultats que cet éminent chirurgien présenta à ce sujet à la Société médicale d'Édimbourg : 1° les inhalations d'éther mettent plus ou moins les femmes en travail à l'abri des douleurs qui fatalement accompagnent l'accouchement ; 2° ce moyen ne diminue ni la force ni la régularité des contractions utérines ; 5° celles-ci ne disparaissent point après la délivrance ; 4° la contraction des muscles abdominaux ne diminue pas pendant l'éthérisation, si l'on a soin de frictionner le ventre ; 5° l'éthérisation met non-seulement la femme à l'abri de la douleur, mais aussi, et jusqu'à un certain point, à l'abri des accidents nerveux aussi graves pour elle que pour le fœtus ; 6° l'éthérisation enfin ne paraît offrir aucun danger pour l'enfant.

Sur 150 accouchements terminés avec le chloroforme, Simpson eut 149 enfants nés vivants, et aucun n'a été atteint d'accidents. Murphy, sur 540 accouchements naturels terminés avec les anesthésiques (360 avec l'éther et 160 avec le chloroforme), n'a pas eu un seul mort-né, et les mêmes accoucheurs, sur un total de 1159 accouchées avec l'aide des anesthésiques, n'ont observé aucune femme qui ait souffert de la méthode. Murphy n'eut qu'un décès sur 27 versions faites sous l'anesthésie et également un seul sur 20 crâniotomies. Campbell, de son côté, a endormi plus de 900 femmes en couche ; il n'a jamais eu à regretter le moindre accident (*Considérations nouvelles sur l'anesthésie obstétricale.* Paris, 1878).

Ces essais furent répétés bien des fois depuis Simpson dans tous les pays civilisés, et tous les accoucheurs purent se convaincre que l'idée de Simpson était juste et bonne. Restent les indications. Pour mon compte, j'estime avec Depaul et Pajot que dans un accouchement absolument normal (Pajot, *Bull. de thér.*,

1879), on ne doit recourir à l'éthérisation que si la femme la réclame, et dans ces circonstances on ne donnera l'éther, aussi bien que le chloroforme du reste, que jusqu'à l'*anesthésie obstétricale* (Campbell), c'est-à-dire jusqu'à l'étourdissement de la douleur, qu'on me pardonne ce mot, mais non pas jusqu'à l'analgésie complète (Pinard, *thèse d'agrég.*, 1878), et encore moins jusqu'à l'anesthésie généralisée. Cette demi-analgésie n'en procure pas moins un apaisement heureux des douleurs sans restreindre les contractions de l'utérus. C'est ainsi que Simpson accoucha la reine d'Angleterre, d'où le nom « d'accouchement à la reine » que l'on a donné à l'accouchement que l'on pratique sous l'éthérisation *restreinte*.

L'éthérisation n'est donc pas à employer dans un accouchement absolument normal (Pajot), mais on ne doit pas hésiter à s'en servir quand les indications s'en présentent, ainsi que Simpson, P. Dubois, Stolz, Montgomery, Hervieux, Dumont-Pallier, Lucas-Championnière, Tarnier, Polaillon, Pajot, etc., l'ont conseillé (voy. *Bull. de thér.*, 1878, p. 276, 328, 376, 421). On doit principalement y recourir lorsque le col est dilaté, que la tête descend dans le petit bassin, que les douleurs sont très-vives et l'agitation considérable, ou lorsque l'accoucheur va procéder à une manœuvre opératoire. Il n'est donc plus vrai de nos jours que la femme doive enfanter dans la douleur.

Quant à l'*anesthésie générale* et *complète* dans les accouchements, en voici les indications : 1° quand les douleurs excitent fortement la parturiente et que celle-ci, mue par une sensibilité exceptionnelle, s'agite et se débat en criant sans écouter les conseils de l'accoucheur; 2° quand les contractions présentent une énergie et une fréquence inusitées; 3° en cas de spasme utérin avec stricture du col; 4° toutes les fois que l'on a une opération sérieuse à pratiquer, telles que : application de forceps pour rétrécissement du bassin, version, céphalotripsie, embryotomie, délivrance artificielle, quand il n'y a pas d'hémorrhagie; reposition du cordon chez les primipares très-sensibles, etc. ; 5° dans l'éclampsie (P. Dubois, Pajot, Depaul, Simpson, Murphy, Grenser, etc.).

La santé de la mère, pas plus que celle de l'enfant, nous l'avons vu, ne souffre de l'éthérisation pendant les couches. Mais est-il vrai que l'éther ralentit ou même arrête les contractions utérines?

Il y a longtemps que Simpson et Paul Dubois avaient constaté que pendant l'anesthésie les contractions de la matrice, et même dans une certaine mesure celles des muscles abdominaux, continuaient à se faire, et que souvent les femmes ne se réveillaient qu'au bruit des vagissements poussés par le fœtus expulsé. Danyau et d'autres accoucheurs ont noté le même fait. Mais ces auteurs ne paraissent pas avoir poussé l'anesthésie jusqu'à la résolution complète. Lorsque celle-ci est atteinte, il est bien évident que les muscles des parois abdominales tombent dans la passivité.

Héliodor V. Swiecicki (*Ueber die Innervation der Vagina bei Kaninchen.* In *Zeitschr. f. Geburtsh. u. Gynäk.*, Bd. X, Heft II, 1885), sous la direction de Kronecker, a montré que l'éther en inspirations rend les contractions vaginales plus fréquentes, plus fortes et plus régulières (mélange de 1/4 d'éther pour 3/4 d'air). Toutefois le mélange 2/3 d'éther avec 1/3 d'air ne tarde pas à les faire cesser complétement, ce qui donne lieu à penser, par induction, que les contractions utérines elles-mêmes sont amoindries par l'éthérisation généralisée.

Les *contre-indications* à l'anesthésie sont : 1° le travail accompagné d'hémorrhagie abondante; 2° l'épuisement considérable de la femme avec faiblesse et petitesse du pouls; 3° les affections des organes respiratoires, circulatoires et encéphaliques; 4° l'alcoolisme (A. Charpentier, Nægele et Grenser); 5° l'inertie de la matrice. Cependant, même dans ce dernier cas, un accoucheur irlandais, Beathy, n'hésite pas à l'employer, mais il recommande de faire prendre du seigle ergoté préalablement et d'attendre les premières contractions avant de donner l'éther.

d. *L'anesthésie locale.* Si comme anesthésique général le chloroforme est préférable à l'éther, il n'en est pas de même pour l'*anesthésie locale.*

Pulvérisé à l'aide de divers instruments (pulvérisateurs de Richardson, de Junker, etc.), et projeté vigoureusement sur la peau, l'éther provoque un refroidissement tel, en s'évaporant, qu'en quelques instants il diminue la sensibilité à la douleur, la sensibilité au tact elle-même, et qu'il ne tarde pas à produire, non-seulement l'analgésie totale, mais l'anesthésie complète. Si la pulvérisation est vive et prolongée, activée par un violent courant d'air, le soufflet, par exemple, elle arrive à congeler les parties. On a ainsi obtenu la congélation du cerveau de petits animaux dont le crâne n'est pas trop épais (Richardson, *Med. Times and Gaz.*, 1868).

L'anesthésie localisée que l'on obtient à l'aide de ce moyen a été et est mise tous les jours à profit dans nombre de petits opérations. On l'a même employée sur le ventre pour pratiquer l'ovariotomie. Rosbach (*Wiener med. Presse*, 1880), de son côté, a utilisé les pulvérisations d'éther au devant du cou pour obtenir l'analgésie de la muqueuse du larynx. Cette anesthésie est le corollaire et la conséquence du refroidissement. C'est le même phénomène qu'on observe en hiver lorsque pendant une sortie aux grands froids on ne sent plus les bouts de ses doigts. Ce refroidissement obtenu par l'éther n'exerce aucune influence fâcheuse sur la marche des plaies. Il donne cependant lieu à un écoulement sanguin opératoire abondant, par suite de la paralysie des petits vaisseaux. Quand il se présente des points scarifiés et gangréneux, c'est que l'opération a été mal conduite et les pulvérisations poussées trop loin. On doit s'arrêter lorsque la peau blanchit, et ce phénomène, très-appréciable, survient presque instantanément à un moment donné. Il faut alors s'arrêter et opérer.

En raison de son inflammabilité, l'éther, employé de cette façon, ne permet pas l'emploi du thermocautère.

Ajoutons pour terminer cette question de l'anesthésie locale qu'on a employé d'autres substances que l'éther pur pour obtenir ce résultat. Le bromure d'éthyle, par exemple, un mélange d'éther et d'alcool, d'éther et de chloroforme, le chloroforme pur, le perchlorure de méthylène, etc., ont été tour à tour essayés, mais aucune de ces substances ne vaut l'éther chimiquement pur, si ce n'est le bromure d'éthyle, qui agit aussi vite et avec autant d'énergie, et qui de plus a l'avantage de n'être pas inflammable.

2° L'ÉTHER COMME RÉFRIGÉRANT. La réfrigération, le froid, que l'éther produit en s'évaporant, a été mis à profit pour combattre des *inflammations superficielles*, la *brûlure*, l'*angine*, l'*érythème*, l'*érysipèle*, etc., pour faciliter la réduction de *hernies* ou arrêter des *hémorrhagies*, combattre l'*anévrysme* ou certains *états spasmodiques.*

Flavio Alessandri (de Casale) a rapporté six observations dans lesquelles l'éther sulfurique administré en inhalations, en lavements, et appliqué sur la hernie sous forme de compresses, parvint à faciliter la réduction de hernies

engouées ou étranglées dans lesquelles il y avait déjà des vomissements, de la
coprostase et un état d'angoisse extrême. A la suite de ce traitement, une certaine quantité de gaz se dégagea par l'intestin et la hernie se réduisit (Fl. Alessandri. *Il Raccoglitore medico*, 1875, p. 47).

W. Finkelstein (*Noch ein Beitrag zur nicht operativen Behandlung einge-
klemmter Hernien. In Berl. klin. Wochenschrift*, n° 58, p. 610, 22 sept.
1884) a rapporté quelques nouveaux faits, les uns personnels, les autres
empruntés à H. Koch et P. Krasowsky (*Medicinisch-chirurgisches Correspondenzblatt für deutsch-amerikanische Ærzte*, 1885), en faveur du traitement
des hernies étranglées par l'éthérisation locale. De dix en dix ou de quinze en
quinze minutes on verse sur la tumeur et sur l'anneau une à deux cuillerées
à bouche d'éther, et l'on continue ainsi jusqu'à ce que la hernie ait perdu de sa
rénitence et de son volume. Il faut, en général, trois quarts d'heure à trois
heures pour obtenir ce résultat.

W. Finkelstein emploie ce traitement lorsque le taxis se montre impuissant.
Dans ces circonstances il n'insiste pas et a aussitôt recours à l'éther. En onze
ans de pratique ce médecin a soigné ainsi 58 cas de hernie étranglé; dans ce
nombre il obtint 54 fois la réduction. L'éther agit évidemment en condensant
les gaz et en rappelant les mouvements péristaltiques. Aussi, il va sans dire
que dans l'épiplocèle on ne réussirait pas. La pratique est facile, et, le cas
échéant, on peut y avoir recours quand l'étranglement vient de se produire ou
qu'il est encore très-récent. Plus tard, il ne faut jamais oublier que toute perte
de temps est préjudiciable à une bonne kélotomie, par conséquent au malade.

Bartosz (*Russkaia Meditzovo*, n° 3, 1885, et *the Practitioner*, vol. XXIV,
p. 365), dans ces deux dernières années, a employé de son côté avec un brillant succès la méthode de Finkelnstein. Ses succès ne sont pas inférieurs à
dix-sept. A chaque fois ce médecin a vu la hernie disparaître spontanément
ou, dans les pires cas, sous l'influence d'un léger taxis, dans l'espace de quatre
à cinq heures au plus, — la date de l'étranglement variait, dans les divers cas,
de quelques heures à quelques jours. — Il relate entre autres l'observation
d'un cas d'occlusion intestinale chez une femme de soixante ans, avec constipation absolue depuis neuf jours, vomissements fécaloïdes incessants, tympanite,
pouls filiforme, face grippée, etc., dans lequel, après l'insuccès de tous les
moyens palliatifs et anodins connus, l'irrigation d'éther sur toute la surface de
l'abdomen détermina, au bout d'une heure et demie, l'expulsion de selles extrê-
mêment abondantes et la guérison de la malade.

Ce moyen, répétons-le, agit à l'instar du sac de glace et n'en est qu'un perfectionnement. On peut y recourir, parce qu'il est d'un emploi facile, mais nous
nous garderons bien de le préconiser dans les cas d'étranglement datant de
plusieurs jours. Agir ainsi dans ces circonstances, c'est s'exposer à réintégrer
dans l'abdomen une anse d'intestin altérée, gangrenée, déjà perforée ou sur le
point de se rompre. Le chirurgien le plus habile ne sait pas toujours exactement à quoi s'en tenir à cet égard lorsqu'il a pratiqué l'examen *direct;* réintégrer l'anse à l'aveuglette, sans l'avoir vue, est donc une pratique audacieuse et
non sans dangers. Kravosky, Filatoff et Fellow se sont aussi occupés de la question (*London Medical Record*, avril et mai 1884, p. 149 et 197), mais nous
n'insistons pas.

Le même moyen a été employé également avec succès par Flavia Alexandri
dans le *météorisme de la fièvre typhoïde*. On conçoit aussi que dans ces cir-

constances l'éther versé sur le ventre qu'on recouvre aussitôt d'une compresse ou d'un mouchoir ait une heureuse influence sur l'accumulation de gaz dans l'intestin, mais nous nous demandons si cet effet n'est pas uniquement momentané et si avec la glace, moyen plus simple et plus pratique, on n'obtiendrait pas le même résultat, avec cet avantage que ce résultat serait plus durable. Nous devons dire toutefois que ce moyen, employé fréquemment dans le météorisme de la péritonite, ne donne pas de résultats aussi considérables que la théorie l'indique.

La réfrigération qu'engendre l'éther a été appliquée également avec succès à la curation d'un *anévrysme poplité* (A. Gubler, *Leçons de thér.*, p. 194, Paris, 1877).

Cavazzani, à la suite de Trousseau et Guibourt, a employé avec le plus grand avantage les badigeonnages de la solution tanno-éthérée-camphrée suivante dans l'*érysipèle*, celui-ci fût-il même phlegmoneux :

Camphre. . . . . 1 gramme.
Tannin. . . . . 1 —
Éther. . . . . 8 —

On badigeonne largement la surface malade avec cette solution toutes les trois heures (*Gaz. med. italiana, Provincie Venete*, 1875). Le même auteur recommande également ce moyen comme très-efficace dans les *brûlures* des premiers et seconds degrés. Il empêche la formation des phlyctènes, dit-il, et apaise presque instantanément la douleur, double résultat extrêmement précieux, si réellement sa valeur n'est pas exagérée par le médecin italien.

Dans les *angines*, on a aussi employé les pulvérisations d'éther, faites plusieurs fois par jour dans la gorge avec l'appareil de Richardson. Contato, Bufalini, se sont loués de ce moyen de traitement qui, au dire des auteurs, déterge le pharynx et améliore l'état général. Deux *angines pseudo-membraneuses* (?) ont également été traitées avec succès par la même méthode et par les mêmes médecins. La douleur en particulier diminua considérablement, condition qui permit d'alimenter plus facilement les malades (*Rev. des sc. méd.*, 15 janvier 1883).

Mais peut-être y a-t-il quelques réserves à faire sur la nature de ces dernières angines. Il y a longtemps, en effet, que Pinel et Alibert ont prétendu avoir radicalement guéri le croup par l'emploi des fumigations d'éther. Or, comme le remarque Trousseau, il suffit de lire les observations de ces deux éminents praticiens pour se convaincre qu'ils ont eu affaire, non pas au croup lui-même, mais au faux-croup ou angine striduleuse, affection dans laquelle on conçoit assez bien l'efficacité de l'éther, puisque son grand caractère c'est de combattre le spasme.

Certaines *méningites* et *myélites* aiguës seraient peut-être combattues avec un certain succès par les pulvérisations d'éther le long de la colonne vertébrale. C'est en tous cas un traitement antiphlogistique assez rationnel.

La réfrigération que procurent les pulvérisations d'éther a été utilisée avec avantage dans nombre d'*états spasmodiques*. Armaingaud (de Bordeaux) a pu vaincre trois cas d'*œsophagisme* rebelle de nature hystérique à l'aide des pulvérisations d'éther sur le cou. L'éther n'a pas agi comme anesthésique général, car, administré de cette façon, il a échoué (*Journ. de méd. de Bordeaux*, 1880).

Carlo Rigoni (*Il Raccoglitore medico*, 1879, p. 397) a traité et guéri un *spasme du diaphragme* (nerf phrénique) à l'aide des mêmes pulvérisations et avec le même moyen. Lublesky (de Varsovie) a procuré un soulagement immédiat à des *coquelucheux* en pratiquant les pulvérisations le long du cou, sur le trajet des nerfs pneumogastriques (*Gaz. hebd.*, 1878). Le même praticien a retiré de bons résultats des pulvérisations le long du rachis dans la *chorée* et dans les *vomissements incoercibles de la grossesse* en pulvérisant l'éther successivement à la région épigastrique et à la région correspondante de la colonne vertébrale. Il faisait des séances de trois à cinq minutes qu'il renouvelait toutes les trois heures. Le succès, ajoute Lubelski, est presque constant et le soulagement immédiat (*Acad. de méd. de Belgique*, 13 février 1878, t. XII, p. 76). Dujardin-Beaumetz (*Bull. de thér.*, t. LXXXIV, p. 332, 1878, et *Clin. thérap.*, t. I, p. 434) confirma l'opinion de Lubelsky dans un cas qu'il eut à traiter et qu'il soigna par le même moyen, et obtint encore un autre succès dans un cas de *dyspepsie avec vomissement*. Plus récemment Rodrigues Mendez (*Gaceta medica Catalana*, vol. VII, p. 475, 1884, et *Bull. de thér.*, t. CIX, p. 91) a rapporté une observation non moins concluante. Il s'agit d'une primipare arrivée au cinquième mois de la grossesse que d'incessants vomissements avaient plongée dans le marasme le plus grand avec danger manifeste pour la vie. Les moyens les plus variés (éther, valériane, opiacés, chloral, glace, boissons gazeuses, iode, vésicatoires, injections de morphine, etc.) avaient échoué. On en arriva à essayer les irrigations d'éther sur l'épigastre. L'effet fut instantané, et dès la première irrigation les vomissements disparurent. Plus tard, ils revinrent à deux reprises différentes, mais le même moyen arrêta tout de suite les accidents.

Dans la chorée, les pulvérisations d'éther ont également réussi entre les mains de Perroud (de Lyon), de Rose, de Zimberlin, de Mazade, de Jaccoud, etc. (*voy.* Fabry, *thèse de Paris*, 1875. — Raffaele Testa, *la Clinica*, 1875. — De Seguy, *Bull. de thérap.*, t. CV, p. 118, 1883). Cependant, H. Roger, Bergeron, Schützenberger, ont été moins heureux avec elles, et Archambault et Bucquoy les ont vues constamment échouer (voy. *Soc. de thérap.*, janvier 1879; — F. Leblanc, *Journ. de thér. de Gubler*, t. VI, 1879, p. 257). La valeur des pulvérisations d'éther dans la chorée n'est donc pas encore suffisamment établie. Il en est de même dans le *tétanos* et le *mal de mer*. Nous verrons plus loin que ce n'est pas seulement en pulvérisations que l'éther a été employé dans les spasmes et les névroses, mais qu'il a donné de nombreux succès employé à l'intérieur à titre d'antispasmodique.

Récemment Raisin (*thèse de Paris*, 1886) a essayé de démontrer que les douleurs fulgurantes de l'ataxie locomotrice sont justiciables des pulvérisations d'éther. Leur emploi, longtemps et méthodiquement continué, détermine suivant l'auteur une amélioration générale chez les malades et rend les douleurs moins fréquentes et moins pénibles. La réfrigération est appliquée *loco dolenti*. C'est en tout cas un moyen inoffensif qu'on peut essayer à l'occasion.

5° L'ÉTHER COMME ANTISPASMODIQUE. — Les névropathes souffrent souvent de flatulences, de bouffées de chaleur, de palpitations et autres malaises plus ou moins persistants. L'éther réussit assez bien à ces sortes de personnes, administré en *sirop* ou sous forme de *perles*. A lui seul, disent Trousseau et Pidoux (*Thérapeutique*, t. II, p. 421, Paris. 1870), il suffit pour faire cesser les douleurs atroces de l'*ileus spasmodique*, de même qu'il est administré avec succès dans la *gastrodynie*, le *vomissement convulsif*, la *toux nerveuse* et les *convulsions des enfants* qui surviennent à l'époque de la dentition. Le même agent a également à son actif des guérisons d'*éclampsie puerpérale* (Roux, Quatre guérisons, etc. In *Bull. de thér.*, t. LXXXIX, p. 218, 1874), résultat qu'il partage, du reste, avec les autres anesthésiques, le chloroforme et le chloral. Son usage est habituel dans les *gastralgies* et les *entéralgies*. Respiré, il calme les accès d'*asthme*, l'*aménorrhée liée au spasme de l'utérus* (Pinel), les *pollutions nocturnes* liées à une imagination trop vive (Tissot), les *atroces douleurs spasmodiques liées à l'empoisonnement par le seigle ergoté*. Pleetwood Churchill, en 1853, l'a employé contre la *coqueluche*, et plus récemment West a confirmé à ce sujet les résultats obtenus par Churchill, mais West adjoint à l'éther le chloroforme et l'essence de thérébenthine selon la formule suivante :

Éther. . . . . 60 grammes.
Chloroforme. . . . . 30 —
Essence de térébenthine. . . . . 10 —

West fait respirer ce mélange à ses malades aussitôt les prodromes de la quinte (West, *Leçons sur les maladies des enfants*, trad. Archambault, p. 95). Cette méthode n'est guère usitée en France.

4° L'ÉTHER COMME STIMULANT. INJECTIONS SOUS-CUTANÉES D'ÉTHER. L'éther est à la fois un calmant, un antispasmodique et un stimulant diffusible d'une grande valeur. Trousseau et Pidoux racontent qu'ils ont eu beaucoup à se louer du sirop d'éther dans le *choléra* épidémique à la dose d'une cuillerée à bouche toutes les heures, administré concurremment avec la glace et une boisson légèrement excitante, l'infusion de menthe, par exemple. A l'aide de ce moyen, Trousseau obtint de salutaires réactions, et G. A. Richter a également obtenu de bons résultat de ce mode de traitement dans le *typhus* à forme adynamique.

Il y a longtemps que l'on emploie les inhalations d'éther dans les menaces de *défaillances* et de *syncope*. Mais ce n'est que depuis que l'on s'est bien rendu compte de toute la puissance de cet agent dans le *collapsus* des maladies graves, des grands traumatismes ou des empoisonnements, qu'il est devenu une substance de première ordre en *injections sous-cutanées*.

Hecker, en Angleterre, Verneuil, en France, ont retiré d'excellents résultats des injections éthérées dans le collapsus. Le professeur Verneuil recommande de marcher hardiment, le thermomètre d'une main, la seringue de Pravaz de l'autre. On emplit la seringue et l'on fait une première injection et, si au bout d'une demi-heure, d'une heure, la température et le pouls ne sont pas relevés, on recommance. La dose d'éther peut être portée très-loin sans qu'il en résulte de dangers. Ortille (de Lille), Dupuy, Mlle Ocounkoff, Chantreuil, etc., ont montré par leurs observations toute la valeur de ces injections dans le coma et le collapsus. Mlle Ocounkoff dit justement que ces injections sont indiquées dans les cas de prostration et de coma, d'algidité et de collapsus, bref, dans toutes les déchéances profondes de l'organisme, suite de maladies graves, typhus, choléra, etc., ou suite d'hémorrhagies. Chantreuil les a vues réussir dans des hémorrhagies par insertion vicieuse du placenta qui plongent ordinairement la femme dans l'anémie aiguë et entraînent la mort, — et les croit ainsi appelées à remplacer la transfusion du sang. — A ce propos, il faut dire cependant qu'alors qu'on peut sauver la vie d'un animal à qui l'on a enlevé par la saignée le dix-neuvième du poids du corps, à l'aide de la transfusion du sang non défibriné, on ne le peut jamais avec les injections d'éther (Hayem). Barth a fait voir l'efficacité de ces injections dans la *pneumonie adynamique;* Dupuy dans le *collapsus de la fièvre typhoïde* et du *choléra;* Féréol dans l'adynamie de la fièvre typhoïde et Richter dans le typhus; Moutard-Martin et Lartigue dans le choléra; Dardenne en les associant aux injections de bromhydrate de quinine dans la *fièvre intermittente algide;* Debierre dans le *collapsus de l'empoisonnement*, etc. (voy. Ortille, *Bull. de thér.*, t. XCII, p. 380, 1877. — Zénaïde Ocounkoff, *thèse de Paris*, n° 217, 1877. — Chantreuil, *Journ. de thér.*, févr. 1878. — Dupuy, *Progrès médical*, 10, 17 et 24 décembre 1881, et 7, 21, 28 janvier et février 1882. — Hayem, *De la valeur des injections sous-cutanées d'éther en cas de mort imminente par hémorrhagie*. In *Bulletin de thér.*, 30 décembre 1882. — Barth, *Gaz. hebd.*, 17 décembre 1882. — Dardenne, *Journ. de thér. de Gubler*, t. VII, p. 582, 1880. — Féréol, Moutard-Martin, *Soc. de thér.*, 24 mai 1882. — Ch. Debierre, *Bull. de thér.*, t. CVI, p. 52, 1884. — Lartigue, *Journ. de méd. milit.*, p. 145, 1885).

Burdel (de Vierzon) a vivement insisté sur les injections sous-cutanées éthéro-quiniques dans les accidents pernicieux de la fièvre intermittente. Il fait dissoudre 30 centigrammes de quinine dans 1 gramme d'éther et l'injecte sous la peau. Le pouls se relève, la chaleur remonte, le sujet reprend ses sens... et le tout se termine rapidement. Il n'est pas douteux que cette méthode soit excellente, car elle réunit le puissant médicament du collapsus au merveilleux agent qui guérit l'accès de fièvre palustre. Célérité est en même temps une condition précieuse dont il faut savoir profiter dans la *perniciosité*. (Comm. à l'Acad. de médecine, 1880).

Dans une communication à l'Académie de médecine en 1881, Du Castel, de son côté, a annoncé que, en faisant une injection hypodermique d'éther matin et soir, et en administrant en outre par jour de 10 à 20 centigrammes d'extrait thébaïque et 20 gouttes de perchlorure de fer dans une potion gommeuse de 125 grammes, on obtenait l'avortement des pustules de la *variole* sur les sujets vaccinés. Sur les sujets non vaccinés, au contraire, les résultats ont été moins favorables. Sur 76 cas, 13 malades sont morts, dont 7 non vaccinés.

Dreyfus-Brissac a vérifié cette méthode qui avait été accueillie à l'Académie avec assez d'incrédulité, et l'a confirmée par de nouvelles observations. A l'aide de l'éther, de l'opium et de l'alcool (Dreyfus-Brissac laisse de côté le perchlorure de fer), administrés dès le début de la variole, ce distingué confrère vit l'éruption subir un véritable arrêt de développement. Les papules, si elles arrivaient à devenir vésiculeuses, ne tardaient pas à s'affaisser et à se racornir. La variole était transformée en varioloïde, et les accidents si graves des dernières périodes de la maladie étaient ainsi évités (Dreyfus-Brissac [*voy.* Du Castel, *Acad. de méd.*, 30 août, 1881. — Dreyfus-Brissac, *Gaz. hebd.*, 11 août 1882. — Bucquet, *Trait. de la variole par la médication éthéro-opiacée*, thèse de Paris, 1883]).

Depuis, Pécholier a également réussi à faire avorter une variole à l'aide d'une *potion éthérée opiacée* (*Bull. de thér.*, t. CIV, p. 349-355, 1883).

Plus récemment Tenneson, à l'hôpital Saint-Antoine, à Paris (*Sur la médication éthérée opiacée dans la variole*. In *Bull. de thér.*, t. CVII, p. 62, 1884), a soumis 18 varioleux à la même méthode de traitement; 7 avaient une variole discrète, ils ont guéri sans suppuration; 11 avaient une variole confluente, et chez eux comme chez les premiers le résultat a été des plus encourageants.

Les « boutons » restent papuleux et ne suppurent pas. Tout est sec vers le 7e jour et au 12e la guérison est ordinairement complète. Mossé, plus récemment encore (*Gaz. hebd. de Montpellier*, 1886), a publié deux observations, dont l'une concerne une variole grave, à marche anormale, dans lesquelles la médication préconisée par Du Castel a été suivie de succès.

G. Traill (*Étude sur les injections sous-cutanées d'éther sulfurique et leur application au traitement de la variole* (thèse de Lille, 1882) a confirmé, par certains côtés, les observations de Du Castel. Sur 6 cas, 2, dans lesquels la médication a été instituée dès le début, n'ont pas suppuré.

Ces résultats, à coup sûr très-encourageants, du traitement de la variole par la méthode éthérée-opiacée, sont-ils dus à des propriétés antizymasiques que posséderaient l'éther et l'opium ? C'est peu probable, car Dujardin-Beaumetz a montré que, si 4 à 5 pour 100 d'éther suffisent à diminuer la respiration et la végétation du champignon de la levûre de bière, ils sont impuissants pour le tuer. A plus forte raison en serait-il de même du virus-ferment qui paraît être la cause de la variole. Dans l'état actuel de nos connaissances, il faut donc avouer que nous ne connaissons nullement la manière d'agir de cette médication.

Les *injections d'éther ont donné lieu à certains accidents paralytiques* que nous devons signaler en passant en terminant l'étude de l'éther envisagé à titre de stimulant diffusible.

Arnozan (de Bordeaux), puis d'autres auteurs, Charpentier, Remak, Mendel, Moizard, etc., ont rapporté des observations de paralysies plus ou moins complètes et consécutives aux injections sous-cutanées d'éther. Ces paralysies offrent de très-grandes analogies avec certaines paralysies périphériques, celles du facial ou du radial, par exemple : suppression ou diminution de l'excitabilité faradique, augmentation de l'excitabilité galvanique, réaction de dégénérescence, retour du mouvement volontaire avant celui de l'excitabilité faradique (Arnozan). Ces paralysies sont-elles toujours consécutives à la piqûre du nerf intéressé et névrite consécutive? Elles guérissent spontanément, mais l'application de courants galvaniques en abrége considérablement la durée (Arnozan, *Journ. de méd. de Bordeaux*, 1882. — Charpentier, *Union médicale*, 1884. — Remak et Mendel, *Demonstration einer partiellen Radialisparalyse...* In *Berl. klin. Woch.*, p. 76, févr. 1885. — Société de biologie, 14 mai 1887).

5° EMPLOIS DIVERS. On sait que divers auteurs, Durande, Sœmmerring, Richter, ont prôné l'éther dans la *lithiase biliaire*, en se fondant sur ses propriétés dissolvantes des substances grasses et des matières résinoïdes, de la cholestérine en particulier. Mais c'est là une vue de l'esprit complétement illusoire. Sans doute l'éther est susceptible de dissoudre certains calculs biliaires, mais, pour obtenir ce résultat, qui ne voit qu'il faudrait faire arriver dans le foie des doses d'éther impossibles! Si l'éther a jamais agi dans le fameux « remède de Durande » contre les coliques hépatiques, c'est qu'il est un antispasmodique de premier ordre et qu'il calme les spasmes si douloureux des voies biliaires.

L'éther est très-utile pour *dissoudre les bouchons cérumineux* du fond du conduit auditif externe. Nous avons souvent guéri avec ce petit moyen des surdités et des bourdonnements fort incommodes que les malades qui les portaient, hélas! ne comprenaient pas.

Cet agent a aussi été employé comme *anthelminthique* et *vermifuge*, et on lui a accordé les deux propriétés suivantes : 1° la sédation du tube digestif qu'il

rend plus tolérant pour les médicaments destinés à tuer le parasite; 2° l'intoxication des vers intestinaux eux-mêmes (A. Gubler).

Voici en quoi consistait le traitement ténifuge de Bourdier : On prenait le
matin à jeun 4 grammes d'éther sulfurique dans un verre de forte décoction
de fougère mâle; une heure après, le ver étant supposé étourdi par l'action
anesthésiante de l'éther, on avalait 60 grammes d'huile de ricin pour le chasser
du ventre. Quand le tœnia est dans l'estomac, disait Bourdier, le succès est
certain. Est-il dans l'intestin, on l'emprisonne entre deux masses d'éther : la
potion précédente et un lavement avec 8 grammes d'éther. On se comporte
ensuite comme précédemment. Sur 14 cas de tœnia, Bourdier aurait obtenu
12 succès à l'aide de cette méthode.

L'éther dans ces dernières années a été fréquemment employé en injections
dans la *sciatique* et le *lumbago*, les *loupes*, mais surtout à l'état de liquide
éthéro-iodoformé dans les *abcès froids* et *ossifluents*.

Vidal, avec cinq ou six gouttes d'éther injectées dans les *loupes*, a montré
qu'on les fait suppurer en cinq ou six jours (une injection par jour) et qu'on les
guérit ainsi sans opération sanglante (*voy.* Marcel Lermoyer, *Bull. de thér.*, t. CV,
p. 454. 1883). Depuis quelques années, Verneuil préconise l'injection dans les
abcès froids, préalablement évacués, d'une petite quantité d'éther iodoformé à
5 pour 100. C'est un procédé quelquefois lent, mais sans danger, et le plus
souvent efficace. L'injection doit être faible, et Verneuil n'a jamais dépassé
20 grammes (*Rev. de chir.*, 1885). Verchère (*Revue de chir.*, n°s 6 et 10,
1886) a publié 20 observations qui confirment les observations précédentes de
Verneuil, et plus récemment Kirmisson, Reclus et Quénu, entre autres (*Gaz.
hebd.*, mars, 1886, et *Soc. de chir.*, 16 févr. 1887), en ont également retiré
de bons résultats. La guérison s'obtient parfois après une seule injection. Mais,
si celle-ci ne suffit pas, il ne faut pas hésiter à en faire une autre, trois
semaines plus tard, par exemple, après avoir vidé l'abcès au préalable. Dans les
observations de Verchère, 6 injections au plus ont été nécessaires pour obtenir
la guérison d'abcès très-volumineux.

Trélat a récemment obtenu un brillant résultat dans un abcès de la fesse
chez une jeune fille, consécutif à une fièvre typhoïde. Cet abcès contenait
450 grammes de pus; une fois vidé, on y injecta 80 grammes d'éther iodoformé et on appliqua un pansement compressif. Peu après l'abcès était si bien
guéri qu'on n'en reconnaissait plus les traces (*Soc. de chir.*, 16 févr. 1887).

Toutes les collections tuberculeuses ou ganglionnaires, idiopathiques ou symptomatiques d'une lésion osseuse, sont justiciables de la méthode. Aucun accident n'est à craindre avec elle et la guérison s'obtient sans cicatrice.

Berger dit cependant (*Soc. de chir.*, 16 févr. 1887) que dans les abcès froids
avec lésions osseuses les résultats sont peu favorables, et Lucas-Championnière
et Le Dentu préfèrent l'incision suivie de lavages antiseptiques.

Rien d'étonnant dans le succès de cette méthode du reste, car nous savons,
Mosetig Moorof a insisté spécialement sur ce point, que l'iodoforme est un excellent modificateur dans les plaies de mauvaises nature, à suppuration fétide, et
dans les processus tuberculeux locaux, ce qui est bien le cas des abcès froids
(*voy.* Mattei, *Traité des abcès froids par l'injection d'iodoforme en solution
dans l'éther* [Thèse de Paris, 1884]).

Jules Bœckel a rapporté un cas de mort après une de ces injections, mais
qui ne doit en rien incriminer le procédé, car les parois de l'artère sous-clavière

avaient été préalablement érodées par l'abcès (*Gaz. méd. de Strasbourg*, 1er juillet 1885).

Ajoutons pour terminer l'histoire des usages de l'éther qu'on l'a conseillé pour faire tolérer l'huile de foie de morue (1/2 gramme d'éther pour 15 grammes d'huile de morue) et que l'on s'en sert pour appliquer des ventouses. Enfin, Richardson a proposé l'emploi de l'éther qu'il appelle ozonisé (solution d'éther dans le bioxyde d'hydrogène) pour faire disparaître les mauvaises odeurs et tuer les virus-ferments. Mais, outre que cette substance s'altère vite et coûte cher, elle a de plus le grave inconvénient de n'être pas très-antiseptique, puisque Dujardin-Beaumetz a vu que 4 à 5 pour 100 d'éther, s'ils arrivent à diminuer la respiration du *Saccharomyces cereviciæ*, ne parviennent nullement à tuer ce champignon. Il faudrait donc plus de 5 pour 100 d'éther, dit ozonisé, dans le sang, pour neutraliser les bactéries morbigènes, dose à coup sûr intolérable.

MODE D'ADMINISTRATON ET DOSES. A *l'intérieur*, l'éther s'administre ordinairement en *sirop*, en capsules gélatineuses, dites *perles d'éther*, ou encore directement versé sur un morceau de sucre que l'on fait aussitôt avaler. La quantité ordinairement administrée varie de 2 à 6 grammes par jour, 1 à 2 grammes à chaque fois.

On se sert aussi très-souvent dans la pratique, à titre d'antispasmodique, d'un mélange à parties égales d'éther et d'alcool à 85 ou 90 degrés, auquel on a donné le nom quelque peu prétentieux de *liqueur d'Hoffmann*. On ajoute cette liqueur à la dose de 2 ou 3 grammes à une infusion théiforme, à une potion, etc., et l'on fait prendre pour combattre les spasmes.

Le *sirop* s'emploie à la dose de 15 grammes, pur ou dans une infusion aromatique, une infusion de menthe, par exemple.

En *lavements*, l'éther se donne à la dose de 2 à 10 grammes. En *injections sous-cutanées*, on s'en sert à l'état de pureté. Pour son emploi en inhalations, nous renvoyons au mot ANESTHÉSIE CHIRURGICALE où sont indiquées toutes les précautions que l'on doit prendre pour son administration. Rappelons seulement que l'éther est essentiellement combustible et volatil, d'où il faut avoir soin d'éloigner de ses vapeurs tout corps incandescencent qui pourrait l'enflammer.

Après avoir traité assez longuement de l'action et des usages de l'éther sulfurique, éther ordinaire ou oxyde d'éthyle, nous serons bref sur les autres espèces d'éthers, qui comprennent l'*éther chlorhydrique*; l'*éther bromhydrique*; l'*éther nitreux*; l'*éther acétique*; l'*éther sulfhydrique*, l'*éther méthylchlorhydrique*, etc.

Éthers divers. 1° ÉTHER CHLORHYDRIQUE. L'éther chlorhydrique ou *chlorure d'éthyle* était mentionné comme anesthésique dès 1831 par Mérat et de Lens (*Dict. de thér.*, t. III, 1831).

C'est un anesthésique à odeur agréable et dont les effets se manifestent avec rapidité. Son action est assez semblable à celle de l'éther ordinaire (Richardson); elle survient plus vite, mais par contre elle est plus fugace. Steffen (*Brit. Med. Journ.*, janv. 1879) l'a employé une vingtaine de fois pour l'anesthésie chirurgicale; il s'en loue beaucoup. Pas plus que l'éther ordinaire il ne met à l'abri des accidents que nous avons signalés en temps voulu. Dans les essais de la Commission anglaise des anesthésiques il amena rapidement des convulsions et l'arrêt de la respiration.

2° ÉTHER BROMHYDRIQUE. L'éther bromhydrique ou *bromure d'éthyle* a été employé pour la première fois à titre d'agent d'anesthésie par Nunneley en 1849,

A la suite, Lévis (de New-York), Rabuteau, etc., en firent une étude plus minutieuse.

Des expériences de Rabuteau il résulte que l'éther bromhydrique est moins irritant que l'éther et le chloroforme et qu'on peut l'ingérer ou l'injecter sous la peau avec facilité et sans crainte d'accidents.

Ingéré à la dose de 1 à 3 grammes, il agit comme anodin, mais non comme anesthésique.

Des grenouilles plongées dans de l'eau saturée de bromure d'éthyle sont frappées d'anesthésie en dix ou quinze minutes. Inhalé par le chien, il provoque le sommeil en quatre ou cinq minutes. La période de retour à la sensibilité est moins longue qu'avec le chloroforme. Il s'élimine presque en entier par les voies respiratoires (Rabuteau, *Acad. des sc.*, déc. 1876, et *Soc. de biologie*, 1880).

L'inhalation de ce corps accélère les mouvements du cœur tout en diminuant leur amplitude; si l'on continue à le faire respirer, les mouvements finissent par s'éteindre (Sidney Ringer, *the Lancet*, 1874). Cette constatation permet d'entrevoir que le bromure d'éthyle n'est pas plus inoffensif que ses homodynames en anesthésie. Deux morts sont en effet survenues avec lui entre les mains de Marion Sims et de Lévis et deux autres entre celles de Leuri et Pancoast (*Philadelphia Med. Times*, juin 1880). Un cinquième accident mortel a été rapporté par John Roberts (*Philad. Med. Times*, 1880) à la suite de l'inhalation de 16 grammes de ce corps en trois fois.

En France, le bromure d'éthyle a été employé par Gosselin, Berger, Terrillon; en Angleterre par Turnbull (*Dublin Medical Journal*, 1880), qui s'en sert dans l'anesthésie obstétricale. — Lebert (*De l'analgésie obstétricale par le bromure d'éthyle*. In *Rev. méd. franç. et étrangère*, 1883) de son côté ne fait aucun accouchement sans bromure d'éthyle (*voy.* Ducasse, *Sur l'emploi du bromure d'éthyle dans les accouchements naturels simples* (thèse de Paris, 1883).

Terrillon dans ses essais cliniques à Lourcine, à la Pitié et à Saint-Antoine, a vu ce corps donner lieu à l'anesthésie, ordinairement sans période d'excitation, en deux ou trois minutes. Chez une femme il obtint une anesthésie de sept minutes en employant 7 grammes de liquide (*Soc. de chir.*, 1880), mais trèssouvent l'anesthésie obtenue est incomplète.

Mais Berger et Ch. Richet 'se sont convaincus que l'éther bromhydrique produit facilement de l'agitation et des convulsions toniques, de la congestion de la face, de la fréquence et de la faiblesse de la respiration et du pouls, l'absence de résolution musculaire, et ils insistent sur la rapidité avec laquelle survient la mort chez les animaux soumis aux inhalations de bromure d'éthyle (*Soc. de chir.*, 1880). Terrillon, comme Berger du reste, convient que le chloroforme vaut mieux pour obtenir l'anesthésie complète.

Latimer Phillips (*New Orleans Med. and Surg. Journ.*, janv. 1887) néanmoins considère encore aujourd'hui le bromure d'éthyle comme un excellent anesthésique dans les opérations de courte durée. Les effets sont fugaces, dit-il; avec 4 à 6 grammes de ce corps on obtient l'anesthésie, et son administration n'est pas suivie des mêmes inconvénients que présentent l'éther et le chloroforme, céphalée, vomissements, etc., le réveil est obtenu en deux ou trois minutes. Malgré tous ces essais il est difficile encore de porter un jugement définitif sur la valeur de l'éther bromhydrique comme agent d'anesthésie chirurgicale. Les expériences de Terrillon et celles de Berger ne sont-elles pas contradictoires ?

Comme *agent d'anesthésie locale,* le bromure d'éthyle ne cède rien à l'éther. Verneuil, Terrillon, Nicaise, Périer, Lucas Championnière, Marcel Gilvelli, etc., sont unanimes pour constater la rapidité avec laquelle il provoque l'insensibilité locale. A ce point de vue, il est même préférable à l'éther, en ce sens qu'il n'est pas inflammable et qu'avec lui, rien n'empêche d'opérer avec le thermocautère.

Les effets du bromure d'éthyle rappellent de près ceux du chlorure d'éthyle. En France, on l'a prescrit avec efficacité dans les douleurs du cancer. Winckel et Fielder (*Philad. Med. Times,* févr., 1879) en ont eux-mêmes retiré un incontestable bénéfice dans la névralgie symptomatique de myome ou d'épithélioma, prescrit à la dose de 10 à 20 gouttes dans l'eau au moment du coucher.

Bourneville et d'Ollier (*Gaz. méd de Paris,* 1881), Roux (*Du trait. de l'épilepsie et de la manie par le bromure d'éthyle.* Thèse de Paris, 1882) ont traité un certain nombre d'épileptiques par les inhalations de bromure d'éthyle. Il résulte de leurs observations que ce mode de traitement peut être employé avec avantage dans le traitement de l'accès du haut mal.

Bourneville et d'Ollier ont constaté : 1° la cessation rapide des phénomènes convulsifs hystériques ; 2° que les inhalations quotidiennes soutenues pendant un à deux mois ont abaissé la durée et l'intensité des accès d'épilepsie dans la plupart des cas ; 3° 9 malades sur 10 ont vu leurs accès diminuer progressivement de 40 à 4, sous des inhalations quotidiennes poussées jusqu'à l'anesthésie. Roux a également observé deux cas de manie, dont l'un a été amélioré, l'autre guéri par cette médication, qui, selon les auteurs précédents, ne doit pas être employée pendant plus de quinze jours consécutifs.

3° ÉTHER NITREUX. L'éther azoteux ou *azotite d'éthyle,* inspiré à petites doses, donne lieu à de la céphalalgie, à de l'asphyxie, et à l'arrêt de la respiration, si l'on continue l'inhalation (Mac Kendrick, J. Coats, Newmann). A doses un peu plus élevées, une dizaine de gouttes chez les petits animaux, il donne lieu à des convulsions violentes suivies de mort (Flourens, Richardson). Cet éther bout à 16 degrés et fait facilement explosion (*voy.* Noël Guéneau de Mussy, *Nouv. rech. sur les anesthésiques.* In *Bull. de thérapeutique,* t. CII, p. 407).

L'éther nitreux est un antiputride de premier ordre, d'après Peyrusson (*Sur l'action désinfectante et antiputride de l'éther azoteux,* Académie des sc., 9 août 1880 et 28 févr. 1881) : un flacon contenant cet éther a permis à un œuf cassé et battu de ne pas se putréfier pendant les trois mois qu'a duré l'expérience. Les essais de certains médecins de Limoges, Chenieux, Raymond, Bleynie, Couveau, Raymondaud, ont également montré que l'azotite d'éthyle est un agent de désinfection des locaux hospitaliers des plus puissants. Les vapeurs de 90 grammes de cet éther dilué sont susceptibles suivant ces médecins d'enlever l'odeur nauséabonde du matin d'une salle d'hôpital de 280 mètres cubes.

Peyrusson s'y prend de la façon suivante pour désinfecter les casernes, les maternités, les hôpitaux, etc. Pour cela il prend 50 grammes par mètre cube du mélange suivant : alcool à 90 degrés $= 4$ parties ; acide azotique à 36 degrés $= 1$ partie, qu'il place dans une capsule en porcelaine au-dessus d'un vase d'eau chaude. Inoffensif et agréable, ce mode de purification de l'air serait le *seul,* au dire de l'auteur, capable de détruire les germes et les contages des maladies infecto-contagieuses (*Journ. de méd. de la Haute-Vienne,* 1881, p. 49).

4° Éthers acétiques. Acétals. D'après Albertoni et Lussana (*lo Sperimentale*, 1874), l'éther acétique n'a pas d'action physiologique bien accusée.

Le diéthylacétal ($C^4H^{10}O^2$) injecté sous la peau des animaux (grenouilles, lapins, chats, chiens) provoque la somnolence, puis la torpeur, l'anesthésie générale et l'abolition du pouvoir excito-moteur. Le cœur et la respiration conservent à peu près leur rhythme et leur énergie normale pendant ce temps. La pression sanguine baisse cependant de 20 à 30 milligrammes de mercure pendant l'abolition du pouvoir réflexe. Le cœur est l'*ultimum moriens* chez les animaux empoisonnés par cette substance. La respiration s'arrête avant, quoique frappée elle-même très-tardivement, alors que le pouvoir réflexe a déjà disparu.

Il s'ensuit que l'acétal frappe en premier lieu les hémisphères cérébraux, puis la moelle épinière et en dernier lieu le bulbe rachidien.

Von Mering a employé le diéthylacétal chez l'homme. La dose de 10 à 12 grammes lui suffirent pour faire dormir en plein jour 6 sujets sur 8. Les 2 autres, en proie à de vives douleurs (l'un était ataxique, l'autre portait une fracture du calcanéum), ingérèrent 8 grammes de ce corps sans trouver le sommeil, mais ils restèrent plongés toute la journée dans une sorte d'ivresse et presque entièrement soulagés de leurs souffrances.

Le diméthylacétal a des propriétés analogues au diéthylacétal, mais, comme il bout à 64 degrés, il peut être employé en inhalations comme l'éther ordinaire et le chloroforme.

Von Mering lui a reconnu des propriétés anesthésiques et, suivant lui, il aurait sur le chloroforme l'avantage de ne modifier sérieusement ni le cœur, ni la pression sanguine, ni la respiration.

5° Éther méthylique. C'est le plus rapide de nos agents d'anesthésie (Richardson). Il provoque le sommeil en moins d'une minute, tout en laissant au patient toutefois une certaine conscience et une certaine lucidité dans les idées. Ses effets sont fugaces comme ceux du protoxyde d'azote, mais il ne pousse pas à l'asphyxie comme ce dernier. L'analogie de son action avec celle de l'hydrure d'amyle, préconisé par Simpson et bien étudié par Richardson, est évidente.

Ce corps, presque exclusivement employé jusqu'alors dans l'art dentaire, n'est pas non plus exempt des dangers communs à tous les anesthésiques. On peut lire en effet dans *Medical Times and Gazette*, pour 1874, le cas d'une femme de soixante-deux ans qui, endormie avec cet éther pour subir l'opération de l'ovariotomie, succomba brusquement. On avait employé environ 20 grammes d'éther méthylique, et l'anesthésie était complète lorsque les pupilles se dilatèrent et lorsque le pouls et la respiration s'arrêtèrent : la femme était morte.

Cet éther a enfin été employé à la conservation des viandes par suite du froid qu'il produit en s'évaporant. Grâce à lui, un perdreau au bout de cinquante-sept jours, un morceau de mouton après trente-sept jours, avaient conservé tous les caractères de la viande fraîche (Tellier, *Acad. de méd.*).

6° Chlorures de méthyle. Parmi les chlorures de méthyle, nous étudierons successivement : *a*, le chlorure proprement dit ; *b*, le bichlorure, et *c*, le bichlorure de méthylène.

a. Le *chlorure de méthyle* est un gaz qui produit une anesthésie profonde et assez persistante, soit qu'il ait été inhalé, soit même qu'il ait été ingéré (Richardson). A l'aide du froid obtenu avec les pulvérisations de ce corps, Debove le premier a obtenu la disparition presque instantanée des douleurs de la sciatique. D'ordinaire, une pulvérisation de quelques secondes (quatre à cinq) le long du nerf suffit; il est rare qu'à la seconde la guérison ne soit pas obtenue (Debove, *Soc. méd. des hôp.*, 8 août 1884). Beaucoup de sciatiques invétérées résistent cependant, comme elles résistent à l'élongation elle-même, ainsi que nous l'avons pu observer à l'Hôtel-Dieu de Lyon.

C. Vinay (*Du chlorure de méthyle dans le traitement des névralgies*. In *Lyon médical*, p. 350 et 369, 1885) a rapporté 21 cas de névralgies, dont 17 furent guéries et 4 améliorées par la pulvérisation de chlorure de méthyle; 4 lumbagos furent également rapidement guéris. Dans les cas de sciatique ancienne, il a fallu faire deux ou trois séances de pulvérisation.

Peyronnet de la Fonvielle (*Traité de la névralgie du trijumeau par les pulvérisations de chlorure de méthyle*. Thèse de Paris, 1886) considère aussi la névralgie trifaciale comme susceptible d'être guérie par les pulvérisations de chlorure de méthyle. Les névralgies *à frigore* ne résistent pas à une pulvérisation rapide, dit-il; les autres formes sont toujours soulagées et la douleur disparaît souvent après plusieurs applications. Pour celles-ci, Debove estime la durée du traitement à un mois ou six semaines, et recommande une pulvérisation journalière très-légère sur le côté douloureux de la face. En huit ou dix jours l'amélioration se dessine, il n'y a pas de pigmentation consécutive de la peau et les phlyctènes qui surviennent parfois sont sans gravité (*voy.* Vinard, *Du chlorure de méthyle dans un certain nombre d'affections douloureuses*. In *Gaz. méd. de Nantes*, p. 134, 1885).

A. Robin, Rendu, Letulle, Sacre, Nerval, etc., ont également obtenu des succès très-remarquables dans la sciatique avec ce procédé. La méthode nécessite un appareil spécial, mais qu'on se procure aujourd'hui aisément, à peu près partout, pour un prix de location modéré. Certains auteurs ont même utilisé le chlorure de méthyle pour combattre les [névralgies symptomatiques (*voy.* Tenneson et Bègue, *Sur le chlorure de méthyle contre l'élément douleur dans les affections diverses*. In *Bull. de la Soc. méd. des hôp.*, p. 66, 1885); Desnos, *De l'action du chlorure de méthyle*, ibid., p. 11).

b. Le *bichlorure de méthyle* ou *éther méthylchlorhydrique* fut administré la première fois par Richardson à un malade de Spencer Wells en 1867. C'est un bon anesthésique que les Allemands et les Anglais emploient de préférence au chloroforme dans les opérations de longue durée. Ils lui attribuent une action moins dépressible, et considèrent qu'avec lui on a bien moins à redouter les vomissements et les alertes que le chirurgien éprouve si souvent avec le chloroforme.

De 1867 à 1871, Spencer Wells l'employa dans 180 ovariotomies et plus de 75 grandes opérations. Il n'eut aucun accident, et attribue ses succès dans l'ovariotomie en grande partie à la valeur de l'agent anesthésique dont il s'était servi.

Quels que soient ses avantages, il faut néanmoins reconnaître qu'il n'est pas non plus absolument inoffensif, puisque, malgré son emploi restreint relativement à l'emploi du chloroforme et à l'éther ordinaire, Kappeler n'en a pas moins compté, de 1869 à 1876, 9 morts survenues pendant son administration.

c. Le *bichlorure de méthylène*, introduit en médecine par Richardson en 1867, est considéré comme le véritable succédané du chloroforme. Il agit comme lui, et il a sur lui l'avantage de ne produire qu'une faible et courte période d'excitation, d'être plus rapide dans son action (Morgan) et de ne donner lieu à aucun accident après l'anesthésie (Sarrasin, L. Le Fort).

Hepp et Tourdes (*Gaz. méd. de Strasbourg*, 1868) ont observé que le chloroforme agit plus énergiquement, à dose égale, que le bichlorure de méthylène. Richardson a fait voir de son côté (*Brit. Med. Journ.*, 1870) qu'il faut une dose 1/3 plus forte de ce dernier agent pour obtenir les mêmes effets qu'avec le chloroforme. Mais dans ces conditions, ajoute Richardson, on peut endormir un adulte en deux minutes avec le bichlorure de méthylène.

Morgan, après avoir employé cet anesthésique plus de 1800 fois sans accidents sérieux, le considère comme plus inoffensif que le chloroforme. Il est à remarquer cependant qu'il ralentit considérablement le cœur, abaisse la pression artérielle comme le chloroforme, mais moins soudainement que lui, et qu'il a de la tendance à conduire à la syncope. Du reste, son emploi n'est pas tout à fait innocent non plus, et on a eu lieu de noter plus d'une mort survenue pendant son administration (*roy.* plus haut, p. 303, et Mac Kendrick, J. Coats et Newmann, *Brit. Med. Journ.*, 1880).

D'après Regnault, le bichlorure de méthylène dont se sert Spencer Wells, et que L. Le Fort a essayé à Paris, n'est que du chloroforme additionné d'esprit de bois (*voy.* Regnaud et Villejean, *Sur le chlorure de méthylène*. Acad. des sc., 27 avril 1885). Malgré cela, le professeur Le Fort l'a trouvé préférable au chloroforme, et Sœnger (de Groningue), qui l'emploie depuis dix-huit ans dans sa clinique gynécologique, le déclare aussi bon anesthésique que ce dernier, bien qu'il estime, contrairement à L. Le Fort, qu'il donne également lieu aux vomissements (Spencer Wells, *Diseases of the Ovaries*. London, 1872). Ces résultats annoncés par Spencer Wells, Le Fort, Sœnger, diffèrent un peu de ceux qu'ont rapportés Hégar et Kaltenbach (*Chirurgie opératoire*, 1874).

Le bichlorure de méthylène a l'inconvénient d'être inflammable, d'irriter les bronches et d'être difficile à manier à cause de sa grande volatilité. C'est peut-être à cette dernière propriété qu'on doit rattacher les insuccès qu'on observe assez souvent avec lui (Rossi).

7° ÉTHERS VINIQUES. Les éthers viniques, *éther œnanthique*, *éther butyrique*, etc., ont été jusqu'ici peu étudiés. Albertoni et Lussana ne leur ont point trouvé de propriétés anesthésiques.

8° ÉTHER OXALIQUE. L'*éther oxalique*, qui ne bout qu'à 183 degrés, ne peut être employé en inhalations. Injecté sous la peau, il coagule les matières albuminoïdes et détermine la formation d'une eschare indolente. Il décompose les tissus en leur enlevant leur eau, et la surface détruite se dessèche comme si elle était privée de vie.

En raison de cette propriété destructive, l'éther oxalique promet de rendre les plus grands services par ses applications locales pour détruire les végétations, les verrues et autres excroissances morbides (W. Tohardzon, *Les nouveaux remèdes*, t. II, p. 252, 1886).

9° ÉTHER DIMÉTHYLALDÉHYDIQUE. Le *méthylal*, *éther diméthylaldéhydique*, *éther formodiméthylaldéhydique*, ou *diméthylate de méthylène*, est un puissant hypnotique amenant un sommeil profond, tranquille et immédiat; son action est de courte durée en raison même de sa rapide élimination. A la suite, il n'indispose pas l'animal. Il augmente un peu le nombre des battements du cœur, abaisse légèrement la pression sanguine et ralentit la respiration.

La dose de 0,50 pour 100 du poids du corps produit l'anesthésie chez la grenouille; 0,20 à 0,25 pour 100 seulement donnent lieu au même phénomène chez les oiseaux ou les lapins, et 15 pour 100 suffisent chez le chien. Chez le singe il en faut moins encore. Les animaux sont donc d'autant plus sensibles à ce corps qu'ils appartiennent à une classe ou famille plus élevée dans la série zoologique. A la dose de 1 gramme par kilogramme il donne lieu à un sommeil invincible.

Le méthylal est antidote de la strychnine. Une injection sous la peau de ce corps peut suspendre les accès tétaniques, en conjurer le retour, et empêcher une mort certaine (Personali); fait contesté par Motrochin pour les doses mortelles. Il est hypnotique et anesthésique à la dose de 1 gramme en potion ou en injection hypodermique, et ce n'est qu'à la dose de 2 grammes par kilogramme du poids du corps qu'il devient toxique dangereux (E. Personali, *Les nouveaux remèdes*, p. 458, 1886, et Mairet et Combemale, *Acad. des sc.*, 1887).

Les recherches de Motrochin (*Wratsch*, n° 10, 1887), faites sur les animaux et l'homme, n'ont rien modifié aux conclusions des auteurs précédents. Comme eux, Motrochin reconnaît : 1° que les inhalations de méthylal déterminent le sommeil; 2° que la sensibilité à la douleur est abaissée pendant le sommeil; 3° que le nombre des respirations diminue, mais que le rhythme et l'énergie de la respiration sont conservés; 4° que le méthylal n'a aucune action sur le cœur; 5° que cet agent affaiblit l'excitabilité réflexe et celle des centres psycho-moteurs et qu'il diminue les contractions spasmodiques produites par la strychnine ou la picrotoxine; 6° que les injections sous-cutanées sont très-douloureuses et donnent souvent lieu à une eschare.

En résumé, le méthylal est un hypnotique et un anesthésique que l'on peut employer chez l'homme, mais par l'estomac ou en inhalations.

10° Éther styptique. Ivard Richard emploie sous le nom « d'éther styptique ou hémostatique » l'éther absolu, chargé de tannin jusqu'à saturation, puis additionné de collodion.

Ce composé est pulvérisé avec le pulvérisateur ordinaire. Il détermine l'anesthésie locale et, projeté sur une plaie, il exerce la contraction des vaisseaux sanguins par le froid qu'il produit, et de plus coagule le sang qu'il rend imputrescible pendant plusieurs jours.

À ce titre, ce corps peut être employé pour arrêter des hémorrhagies diverses (J. Richardson, *the Asclep.*, 1886).　　　　　　　Ch. Debierre.

ÉTHIONIQUE (Acide). $C^3H^6S^2O^7 = C^2H^4(O.SO^3H).SO^3K$. Ce corps s'obtient par l'action de l'eau ou de l'alcool sur l'anhydride éthionique. Ce produit est toujours impur. Sa solution chauffée à 100 degrés se dédouble en acide iséthionique et en acide sulfurique.

L'*anhydride éthionique* lui-même ou *sulfate de carbyle*, $C^2H^4.2SO^3$, s'obtient en laissant en contact l'alcool absolu et l'anhydride sulfurique. Ce sont des cristaux déliquescents, fusibles à 80 degrés.　　　　　　　L. Hn.

ÉTHIOPIENS. *Voy.* Nègres.

ÉTHIOPS. On a donné ce nom autrefois à divers composés métalliques à cause de leur couleur noire. L'*éthiops martial* est du bioxyde de fer noir. L'*éthiops minéral* n'est autre chose que le protosulfure de mercure noir.

L'*éthiops per se*, ainsi nommé par Boerhaave, est fourni par la pellicule noire qui recouvre la surface du mercure abandonné à l'air. Vauquelin le prenait pour du protoxyde de mercure ; ce n'est probablement que du mercure très-divisé.

L'*éthiops végétal* n'est autre chose que le charbon produit par la combustion en vase clos du *Fucus vesiculosus* ; il a été employé par Russel contre les scrofules.

L. Hn.

ETHMOCÉPHALES. Isidore Geoffroy Saint-Hilaire a donné ce nom à des monstres Cyclocéphaliens caractérisés par les deux orbites et par suite les deux yeux très-rapprochés, mais distincts, et par l'appareil nasal atrophié formant une sorte de trompe au-dessus des orbites. Cette trompe, presque totalement cutanée, se termine par des narines imparfaites ou confondues. C'est par ce caractère que les Ethmocéphales se distinguent des Cébocéphales (*voy.* Cyclope).

L. Hn.

ETHMOÏDAL (Filet). Branche de bifurcation interne du nerf nasal, synonyme de nerf nasal interne. Il prend naissance dans la cavité orbitaire et, s'engageant immédiatement après dans le trou orbitaire interne antérieur, en compagnie de l'artère ethmoïdale antérieure, il arrive dans le crâne, sur la partie antérieure de la lame criblée de l'ethmoïde, au-dessous du bulbe olfactif. Il fournit là à la dure-mère de la région quelques filets fort grêles, signalés depuis quarante ans déjà (1846) par Froment, puis, quittant de nouveau la cavité crânienne, il descend dans les fosses nasales en traversant la fente ethmoïdale et s'y partage en deux filets terminaux : l'un interne, l'autre externe :

1° Le *filet interne*, destiné à la cloison, se porte en dedans et se perd par deux ou trois ramuscules très-fins dans la muqueuse de la portion antérieure de cette cloison.

2° Le *filet externe* se porte en dehors sur la paroi externe. Après avoir donné de même quelques ramuscules à la muqueuse de la partie antérieure de cette paroi externe, il se loge dans une gouttière (quelquefois un canal) que lui offre, à cet effet, la face postérieure de l'os nasal, puis, s'échappant de la fosse nasale entre le bord inférieur de ce dernier os et le cartilage qui lui fait suite, il vient, sous le nom très-significatif de nerf *naso-lobaire*, s'épuiser en ramifications de plus en plus tenues dans la peau du lobule du nez (*voy.* Fosses nasales, Ophthalmique).

L. Testut.

ETHMOÏDALES (Artères). Branches collatérales de l'ophthalmique (*voy.* ce mot), les artères ethmoïdales sont redevables de leur nom à leur passage dans les conduits ethmoïdaux ou conduits orbitaires internes, conduits qui sont ménagés dans la suture ethmoïdo-frontale et qui s'ouvrent d'une part dans l'orbite, d'autre part dans la cavité crânienne. Les artères ethmoïdales sont au nombre de deux et se distinguent en *antérieure* et *postérieure* :

1° *Ethmoïdale postérieure*. L'artère ethmoïdale postérieure (*ethmoïdalis posterior*) se détache directement de l'ophthalmique, un peu en arrière de la sus-orbitaire ; on l'a vue naître quelquefois par un tronc commun, soit avec cette dernière artère, soit avec l'ethmoïdale antérieure. Se portant transversalement en dedans, elle passe au-dessous du muscle grand oblique, s'engage dans le conduit orbitaire interne postérieur et arrive ainsi sur la lame criblée de l'ethmoïde, où elle se partage en deux ordres de rameaux : 1° des *rameaux ascendants* ou *méningiens*, qui se distribuent à la dure-mère de la région ; 2° des *rameaux descendants* ou *nasaux*, qui traversent les trous de la lame criblée en même temps que les filets terminaux du nerf olfactif et se perdent dans la partie supérieure et postérieure de la pituitaire.

Dans l'intérieur même de la cavité orbitaire, l'ethmoïdale postérieure fournit parfois (Theile) une artère ciliaire ou une branche du muscle grand oblique de l'œil. Dans son trajet à travers le conduit orbitaire interne elle abandonne encore quelques ramuscules aux cellules ethmoïdales.

2° *Ethmoïdale antérieure*. L'ethmoïdale antérieure, généralement plus volumineuse que la précédente, s'engage de même dans le conduit orbitaire interne antérieur et, parvenue sur la lame criblée de l'ethmoïde, se partage en deux rameaux : 1° un *rameau méningien* (*artère méningée antérieure* de quelques auteurs) destiné à la dure-mère du voisinage et tout particulièrement à l'extrémité antérieure de la faux du cerveau; 2° un *rameau nasal*, qui descend dans la fosse nasale correspondante, à travers la fente ethmoïdale, et se distribue à la partie antérieure et supérieure de la pituitaire, en s'anastomosant avec les branches de l'artère sphéno-palatine (*voy.* Fosses nasales).

Dans son passage à travers le conduit orbitaire interne antérieur, l'artère ethmoïdale antérieure est accompagnée du nerf nasal interne, plus connu sous le nom de filet ethmoïdal du rameau nasal de la branche ophthalmique de Willis. De même l'artère ethmoïdale postérieure chemine dans son canal osseux, en compagnie d'un petit filet nerveux sensitif qui a été découvert et décrit par Luschka (*Müller's Arch.*, 1857); ce filet, issu du nerf nasal avant sa bifurcation, vient se distribuer à la muqueuse du sinus sphénoïdal et des cellules ethmoïdales postérieures.　　　　　　　　　　　　　　　　　　　　　　　　　L. Testut.

ETHMOÏDE. *Voy.* Crâne.

ETHNOLOGIE. *Voy.* Races et Espèce humaine.

ÉTHUSE. *Voy.* Æthuse.

ÉTHYLALIZARINE. $C^{14}H^{6}(C^{2}H^{5})^{2}O^{4}$. Elle a été obtenue par Schützenberger en chauffant à 150 degrés un mélange d'alizarate de soude, d'alcool et d'iodure d'éthyle. Ce corps cristallise difficilement en petites aiguilles microscopiques, jaune clair, insolubles dans l'eau, aisément solubles dans l'alcool.　　　　　　　　　　　　　　　　　　　　　　　　　　　L. Hn.

ÉTHYLAMINE. L'éthyle, $C^{2}H^{5}$, en se substituant à 1, 2, 3 ou 4 atomes d'hydrogène de l'ammoniaque, forme quatre alcalis dont les combinaisons avec les acides correspondent à des sels d'ammoniaque. Isolés, trois de ces alcalis correspondent au type ammoniaque.

Éthylamine, $AzH^{2}(C^{2}H^{5})$; diéthylamine, $AzH(C^{2}H^{5})^{2}$; triéthylamine, $Az(C^{2}H^{5})^{3}$. Le quatrième alcali correspond à l'hydrate d'oxyde d'ammonium : hydrate d'oxyde de tétréthylammonium, $Az(C^{2}H^{5})^{4}O$.

Éthylamine. Découverte par Wurtz, l'éthylamine se prépare en mettant en contact à froid l'éther éthyliodhydrique ou l'éther éthylbromhydrique avec l'ammoniaque, ou bien en chauffant à 100 degrés en tube scellé le nitrate d'éthyle avec de l'ammoniaque. Dans le premier cas, on obtient de l'iodure ou du bro-

mure d'éthylammonium ; dans le second cas, du nitrate d'éthylamine. Dans les
deux réactions il se forme en même temps de petites quantités de diéthylamine et
de triéthylamine. Pour séparer l'éthylamine des autres bases, on les transforme
toutes en sulfates, puis on dissout dans l'alcool. En ajoutant à la solution une
quantité de potasse correspondant seulement aux 9/10es de l'acide sulfurique
qu'elle contient sous forme de sel, l'éthylamine se dégage seule par ébullition.

Pour séparer les trois bases, on peut encore traiter par l'oxalate d'éthyle. Par
distillation avec la potasse caustique, l'éthylamine se dégage d'abord, puis c'est
le tour de l'éther diéthyloxamique formé aux dépens de la diéthylamine ; on
sépare cet éther par cristallisation et distillation de la diéthyloxamide solide ;
celle-ci, distillée à son tour avec la potasse, donne de la diéthylamine pure. L'oxalate d'éthyle est sans action sur la triéthylamine.

Enfin, un moyen d'obtenir l'éthylamine à l'état de pureté, c'est de distiller
l'éther cyanique ou cyanurique avec de la potasse ; la partie distillée, saturée
avec de l'acide chlorhydrique, donne par évaporation du chlorhydrate d'éthylamine. On obtient du sulfate d'éthylamine en traitant l'acétonitrile par le zinc et
l'acide sulfurique étendu. En distillant l'un de ces sels avec la potasse, l'éthylamine se dégage ; on la fait passer, pour la sécher, dans un tube renfermant
de la potasse caustique, puis on la recueille dans un récipient refroidi à 0 degré.

L'éthylamine est un liquide très-mobile, inflammable, bouillant à 18°,5 de
densité 0,696 à 8 degrés, soluble dans l'eau, l'alcool et l'éther, présentant une
réaction alcaline. C'est une base plus énergique que l'ammoniaque ; sa solution
précipite les sels métalliques ; un excès d'éthylamine redissout l'hydrate d'alumine précipité ; ce dernier caractère la distingue de l'ammoniaque.

L'acide nitreux décompose l'éthylamine en alcool, azote et eau ; l'acide iodhydrique à 280 degrés la convertit en hydrure d'éthylène et en ammoniaque.

Chlorhydrate d'éthylamine, $C^2H^7Az.HCl$.   Il est en gros cristaux ou en lames
déliquescentes, solubles dans l'alcool absolu, fusibles à 80 degrés. Il forme avec
le bichlorure de platine un sel double jaune, peu soluble : $C^2H^7Az.(HCl)^2PtCl^4$,
très-semblable au chloroplatinate d'ammonium.

Sulfate d'éthylamine. $SO^4(AzC^2H^8)$.   C'est un sel déliquescent, soluble dans
l'alcool absolu, ce qui permet de le séparer du sulfate de méthylamine. Il forme
avec le sulfate d'alumine un alun véritable isomorphe avec l'alun d'ammoniaque.

Diéthylamine. $AzH(C^2H^5)^2$.   Elle s'obtient en traitant une solution aqueuse
d'éthylamine par du bromure d'éthyle, puis décomposant par la potasse. C'est
un liquide très-inflammable, soluble dans l'eau, bouillant à 57°,5. La diéthylamine est une base énergique.

Triéthylamine. $Az(C^2H^5)^3$.   Elle se forme avec la diéthylamine comme
celle-ci se forme avec l'éthylamine. C'est un liquide incolore, combustible, peu
soluble dans l'eau, bouillant à 89 degrés.

Pour la formation de l'*oxyde-hydrate de tétréthylammonium*, voy. Tétréthylammonium.

Ce corps est en cristaux déliquescents ; il n'est pas volatil et se décompose à
100 degrés en éthylène, eau et triéthylamine :

$$Az(C^2H^5)^4.OH = C^2H^4 + H^2O + Az(C^2H^5)^3.$$

Oxyde-hydrate   Éthylène.   Triéthylamine.
de tétréthylammonium.

La solution aqueuse se comporte presque comme la potasse ; elle absorbe l'acide carbonique de l'air, saponifie les graisses et donne avec les solutions métalliques les mêmes précipités que la potasse.   L. Hn.

ÉTHYLANILINE. $AzH(C^2H^5)(C^6H^5)$. On obtient les sels de cette base lorsqu'on fait agir le bromure ou l'iodure d'éthyle sur l'aniline, ou qu'on chauffe en vase clos le chlorhydrate d'aniline avec l'alcool. Liquide incolore, brunissant à l'air ; il bout à 240 degrés et a pour densité 0,954 à 18 degrés. Il existe une *diéthylaniline*, $Az(C^2H^5)^2(C^6H^5)$, huile incolore, bouillant à 213°,5 et ayant pour poids spécifique 0,939 à 18 degrés.   L. Hn.

ÉTHYLBENZINE. C^8H^{10}. Hydrocarbure isomérique avec les xylènes ; on l'obtient en traitant par le sodium un mélange d'éther éthylbromhydrique et de benzine bromée dissous dans l'éther ordinaire.

L'éthylbenzine bout à 134 degrés et a pour densité 0,8664 à 22 degrés ; par oxydation au moyen de l'acide nitrique étendu ou de l'acide chromique il donne de l'acide benzoïque. En lui enlevant de l'hydrogène par la chaleur ou autrement, on obtient le styrolène.   L. Hn.

ÉTHYLE. C^2H^5. Radical de l'alcool ordinaire qui n'est qu'un *hydrate d'éthyle*, $C^2H^5.OH$. Quand le groupe éthyle est mis en liberté, il se double et fournit le *diéthyle* ou *éthylure d'éthyle*, gaz incolore, d'odeur éthérée faible, de densité 2,004 ; il est insoluble dans l'eau, très-soluble dans l'alcool, brûle avec une flamme éclatante ; il se liquéfie à — 21 degrés. On le prépare par décomposition de l'éther iodhydrique au moyen du zinc, à la température de 150 degrés.   L. Hn.

ÉTHYLE-ALLYLE. $(C^5H^{10})'' = C^2H^5.C^3H^5$. Isomère de l'amylène obtenu par Wurtz en chauffant, au bain-marie, de l'iodure d'allyle avec du zinc-éthyle.   L. Hn.

ÉTHYLE-AMYLE. $C^7H^{16} = C^2H^5.C^5H^{11}$. Obtenu par Wurtz en traitant par le sodium un mélange d'iodure d'éthyle et d'iodure d'amyle. Bout vers 88 degrés.   L. Hn.

ÉTHYLE-BUTYLE. $C^2H^5.C^4H^9$. Même mode de préparation que l'éthyle-amyle. C'est un liquide léger, mobile ; il bout à 62 degrés et a pour poids spécifique 0,7014 à 0 degré.   L. Hn.

ÉTHYLÈNE. C^2H^4. § I. **Chimie.** Ce corps est encore désigné sous les noms de *élayle*, *éthène*, *éthérène*, gaz oléfiant, *hydrure d'acétyle*, *hydrogène bicarboné*, etc. Il a été découvert, vers 1796, par quatre chimistes hollandais, Deiman, van Troostwijk, Bondt et Lauwerenburgh. C'est le premier terme d'une série de carbures homologues, le *propylène*, C^3H^6, le *butylène*, C^4H^8, l'amylène C^5H^{10}, etc.

Production. Préparation. Il se produit dans la distillation sèche des sels d'un grand nombre d'acides gras, des graisses, des résines, du bois, de la houille, du bitume et d'une foule de substances organiques. Il existe dans le gaz d'éclairage en proportion d'autant plus faible que la calcination de la houille a eu lieu à une température plus élevée.

M. Berthelot a fait la synthèse de l'éthylène par la combinaison de volumes égaux d'hydrogène et de l'acétylène, soit au rouge sombre, soit mieux à l'état naissant, $C^2H^2 + H^2 = C^2H^4$.

On l'obtient encore par condensation du formène, lorsqu'on dirige ce gaz à travers un tube rouge ou lorsqu'il se trouve à l'état naissant à une haute température.

Pour préparer l'éthylène, on verse dans un vase entouré d'eau froide 50 grammes, par exemple, d'alcool ordinaire, et on y ajoute peu à peu 300 grammes environ d'acide sulfurique concentré, en ayant soin d'agiter constamment le mélange, de manière à répartir uniformément la chaleur dégagée par la combinaison de l'acide sulfurique avec l'eau : une élévation brusque de température déterminerait la rupture du vase.

Lorsque le mélange est refroidi, on le verse dans une cornue de verre de 1 litre de capacité au fond de laquelle on a préalablement mis un peu de sable grossier pour rendre la décomposition plus régulière et empêcher le boursou-flement qui ne manquerait pas de se produire pendant la réaction de l'acide sulfurique sur l'alcool. Un tube à dégagement fait communiquer la cornue avec un appareil laveur composé de plusieurs flacons.

L'alcool, sous l'influence de l'acide sulfurique, se dédouble, à la température de 165 à 170 degrés, en éthylène, qui se dégage, et en eau, qui est retenue par l'acide sulfurique :

$$C^2H^6O + SO^4H^2 = C^2H^4 + SO^4H^2 + H^2O.$$

Cette réaction n'est pas la seule qui se produise, car on voit le mélange noircir : en effet, au-dessus de 160 degrés l'éthylène, réagissant sur l'acide sul-furique, donne de l'eau, de l'acide sulfureux et du charbon ; ce dernier décom-pose partiellement l'acide sulfurique et donne de nouvelles quantités d'acide sulfureux et de l'acide carbonique ; au-dessous de 160 degrés, l'alcool est décomposé par l'acide sulfurique et donne de l'éther. Le premier flacon laveur contenant de la potasse absorbe l'acide carbonique et l'acide sulfureux ; le second, qui renferme de l'acide sulfurique, retient l'éther.

Propriétés physiques. L'éthylène est incolore, insipide, doué d'une odeur légèrement *empyreumatique*. Sa densité est de 0,97 ; 1 litre du gaz pèse $1^{gr},193 \times 0,97 = 1^{gr},254$. L'eau en dissout un sixième de son volume à la température ordinaire ; l'alcool en absorbe trois fois son volume dans les mêmes conditions ; l'éther en prend encore davantage.

Faraday a pu liquéfier l'éthylène sous l'influence simultanée d'une forte pres-sion et du froid. M. Cailletet l'a obtenu liquide à la température de $+1$ degré sous la pression de 45 atmosphères. L'éthylène liquéfié bout à -105 degrés à la pression ordinaire. Par évaporation dans le vide, il se refroidit à -136 degrés. Il n'a pas encore été solidifié.

Propriétés chimiques. L'éthylène est décomposable par la *chaleur :* quand on le fait passer dans un tube chauffé au rouge, il se dédouble d'abord en acé-tylène et en hydrogène ; si l'action se prolonge au rouge sombre, on obtient en outre les produits de l'action de ces différents gaz les uns sur les autres (hydrure d'éthylène, formène, benzine, etc.).

Oxygène. L'éthylène est très-combustible ; il brûle au contact de l'air avec une flamme blanche très-éclairante, en produisant de la vapeur d'eau et de l'acide carbonique :

$$C^2H^4 + O^6 = 2CO^2 + 2H^2O.$$

Si l'on fait brûler le gaz dans une éprouvette étroite, l'oxydation n'est pas assez rapide pour que la combustion soit complète et on obtient un dépôt de noir de fumée. Si l'on obtient un mélange d'éthylène et de trois fois son volume d'oxygène dans un flacon à petite ouverture, il détone au contact de la flamme avec violence et le vase est brisé.

Avec l'acide chromique en dissolution à 120 degrés, l'éthylène donne d'abord de l'aldéhyde C^2H^4O, puis de l'acide acétique $C^2H^4O^2$. Agité avec du permanganate de potasse, il donne de l'acide oxalique, $C^2H^2O^4$, qui se dédouble partiellement en acide formique, CH^2O^2, et acide carbonique.

L'éthylène se combine, à volumes égaux, avec un certain nombre de corps simples ou composés.

Hydrogène. L'éthylène chauffé avec de l'hydrogène dans une cloche courbe donne l'hydrure d'éthylène, $C^2H^4 + H^2 = C^2H^6$. Nous étudierons ce composé plus bas dans un paragraphe spécial.

Chlore. Le chlore attaque l'éthylène et donne des produits qui varient avec la température à laquelle on opère :

1° Si, après avoir fait un mélange d'éthylène avec un volume double de chlore, on en approche une bougie, le gaz prend feu ; il se forme de l'acide chlorhydrique et un dépôt de charbon :

$$C^2H^4 + Cl^4 = 4HCl + C^2.$$

Pour faire l'expérience, on se sert d'une grande éprouvette à pied remplie d'eau et renversée sur la cuve à eau. On y fait passer de l'éthylène jusqu'au tiers, et on achève de remplir avec du chlore. L'éprouvette, bouchée avec une lame de verre, est ensuite remise sur son pied : le chlore, plus lourd, descend et se mêle à l'éthylène ; si à ce moment on présente une bougie à l'ouverture, on voit une flamme rouge descendre régulièrement, pendant qu'au-dessus d'elle un nuage de noir de fumée impalpable est en partie entraîné dans l'atmosphère par le gaz chlorhydrique ; une autre partie du carbone se dépose sur les parois.

2° A la température ordinaire, le chlore et l'éthylène se combinent à volumes égaux, en produisant un liquide huileux d'une odeur éthérée et d'une saveur sucrée, connu sous le nom d'*huile des Hollandais*, et qui est du chlorure d'éthylène. C'est cette réaction qui a fait donner à l'éthylène son nom de gaz oléfiant :

$$C^2H^4 + Cl^2 = C^2H^4Cl^2.$$

La combinaison s'effectue lentement à la lumière diffuse, elle se produit rapidement à la lumière solaire. Pour cette expérience on se sert ordinairement d'une éprouvette renfermant des volumes égaux des deux gaz et renversée sur un réservoir à eau. A la température ordinaire la combinaison se fait peu à peu ; le composé oléagineux se dépose sur les parois de l'éprouvette et tombe au fond de l'eau après avoir surnagé quelque temps.

Pour obtenir le chlorure d'éthylène en grande quantité, on fait arriver dans un même ballon l'éthylène et le chlore par deux tubulures différentes ; le chlorure d'éthylène coule par la pointe inférieure du ballon dans un récipient bien refroidi.

Le chlorure d'éthylène, encore appelé *bichlorure d'éthylène*, a pour poids spécifique 1,280 à 0 degré et bout à 85 degrés.

Le chlore agit sur le chlorure d'éthylène comme substituant; il remplace 1, 2, 3 ou tous les atomes d'hydrogène suivant la durée de son action.

De même le chlore agit sur l'éthylène lui-même comme substituant. Ainsi l'on obtient de l'éthylène monochloré, C^2H^3Cl, en faisant bouillir le chlorure d'éthylène avec une solution alcoolique de potasse; outre l'éthylène chloré, il se forme de l'eau et du chlorure de potassium.

Les produits de substitution chlorés du chlorure d'éthylène se comportent à l'égard de la potasse alcoolique comme le chlorure lui-même; il se dégage chaque fois une molécule d'acide chlorhydrique. On a donc les deux séries de composés suivants :

			Point d'ébullition.
$C^2H^4Cl^2$, chlorure d'éthylène			85 degrés.
$C^2H^3Cl^3$, — —	monochloré		115 —
$C^2H^2Cl^4$, — —	dichloré		137 —
C^2HCl^5, — —	trichloré		159 —
C^2Cl^6, sesquichlorure de carbone			182 —
C^2H^3Cl, éthylène monochloré			— 18 —
$C^2H^2Cl^2$, — dichloré			+ 37 —
C^2HCl^3, — trichloré			87–88 —
C^2Cl^4, — tétrachloré			121 —

Brome.   Le brome s'unit de même à l'éthylène pour donner du bromure d'éthylène $C^2H^4Br^2$, liquide incolore qui se prépare en faisant passer un courant d'éthylène dans du brome contenu dans les flacons de l'appareil de Woulf. Sous l'influence de l'acide nitrique fumant, ce corps donne du bromure d'éthylène tétranitré, $C^2(AzO^2)^4Br^2$.

L'iode forme avec l'éthylène, à la lumière solaire, de l'iodure d'éthylène $C^2H^4I^2$, qui est solide et cristallisable.

Action des acides.   L'éthylène se combine à volume égal avec le gaz acide chlorhydrique ou bromhydrique ou iodhydrique pour former des éthers (*voy.* Éthers). Ces éthers, traités par l'eau ou les alcalis, donnent l'*hydrate d'éthylène*, C^2H^6O, qui n'est autre chose que l'alcool.

Hydrure d'éthylène. C^2H^6.   Carbure saturé, encore appelé *diméthyle, trihydrure de carbone* ou *éthane*, qu'on obtient synthétiquement par l'union directe de l'hydrogène et de l'éthylène, comme on l'a vu plus haut, ou encore en traitant les dérivés de l'éthylène par l'acide iodhydrique à 280 degrés ; il se forme encore par condensation du formène, CH^4, avec élimination de H^2. Pour le préparer, on se sert généralement de l'électrolyse des acétates alcalins; l'acide acétique est décomposé en hydrogène, acide carbonique et hydrure d'éthylène :

$$2C^2H^4O^2 = H^2 + 2CO^2 + C^2H^6.$$

C'est un gaz incolore, de densité 1,036, d'odeur éthérée, brûlant avec une flamme blanche, insoluble dans l'eau, soluble dans l'alcool absolu ; il se liquéfie à + 4 degrés sous une pression de 46 atmosphères. En sa qualité de carbure saturé, il ne s'unit ni à l'eau, ni au chlore, etc., ni aux acides, mais il fournit des produits de substitution : ainsi, avec le chlore, le composé C^2H^5Cl, qui n'est autre que l'éther chlorhydrique, et d'autres composés chlorés dont plusieurs isomériques avec les dérivés du chlorure d'éthylène, les autres identiques avec eux. Parmi les dérivés de l'hydrure d'éthylène, citons encore l'*hydrure d'éthylène nitré* ou *nitréthane*, $C^2H^5(AzO^2)$ (*voy.* Nitréthane).   L. Hahn.

§ II. **Action physiologique et emploi thérapeutique.** Nous ne dirons que quelques mots du *chlorure d'éthylène* et de son isomère le *chlorure d'éthylidène* et terminerons par quelques considérations sur le *bromure d'éthylène* et l'*éthylène oxalique*.

1° CHLORURE D'ÉTHYLÈNE. Le chlorure ou bichlorure d'éthylène ($C^2H^4Cl^2$), étudié presque en même temps (1848) par J. Simpson, Snow, Nunneley, est un anesthésique énergique, ayant des effets analogues à ceux du chloroforme, mais plus actif que lui encore (Nunneley), et qui a l'inconvénient d'irriter les voies respiratoires (Simpson et Snow) et de produire des convulsions ou même de véritables attaques épileptiformes (J. Regnauld, Rabuteau).

La *Commission anglaise des anesthésiques* (*Brit. Med. Journ.*, 1880) expérimentant ce corps est arrivée aux résultats suivants : anesthésie obtenue en trois ou quatre minutes chez les animaux à sang froid ou à sang chaud ; aucune modification ni de la respiration ni du cœur ; réveil rapide et sans troubles apparents.

La conclusion de la Commission a été que le bichlorure d'éthylène, administré également chez l'homme à Glasgow, provoque l'anesthésie plus rapidement que le chloroforme, mais qu'il en faut une plus forte dose ; qu'il donne lieu à des phénomènes désagréables au réveil à la façon du chloroforme, mais que ces phénomènes ont moins d'intensité et de durée ; que l'éthylène influence beaucoup moins le cœur, la pression sanguine et la respiration, que le chloroforme, partant que cet agent est plus inoffensif que le chloroforme.

La commission ne signale pas les attaques convulsives observées chez les petits Mammifères par Rabuteau, et ses conclusions sont en contradiction avec celles de ce dernier auteur, qui avance que le chlorure d'éthylène, s'il anesthésie la grenouille, est incapable de produire l'anesthésie vraie du cobaye (*Rech. sur les effets du chlorure d'éthylène*, etc. In *Compt. rend. de la Soc. de biol.*, 13 juin 1885, p. 378).

D'après les expériences de Newmann (*On the Comparative Value of Chloroforme and Ethylidene Dichloride as Anesthesic Agents.* In *Journ. of Anat. and Physiol.*, oct. 1880), le bichlorure d'éthylène ralentit moins le cœur que le chloroforme et donne moins fréquemment que ce dernier le malaise et les vomissements consécutifs à l'anesthésie.

En comparant entre eux l'éther ordinaire, le chloroforme et le chlorure d'éthylène, Eulenburg (*Centralbl. f. d. med. Wiss.*, 1881) a montré que les divers anesthésiques ne portent pas tous également leur action à un même moment sur une même sphère, ce qui peut avoir sa conséquence pratique.

Alors que l'éther, par exemple, exagère d'abord et assez de temps le réflexe tendineux, et n'affaiblit que tardivement le réflexe cornéen qu'il abolit rarement, tandis que le chloroforme n'exagère ces réflexes que passagèrement pour les abolir dans l'ordre suivant : réflexe tendineux, réflexe cornéen, réflexe nasal, le chlorure d'éthylène, au contraire, diminue en premier lieu le réflexe cornéen, qui disparaît plus tôt et reparaît plus tard que le réflexe rotulien.

É. T. Reichert (*Du bichlorure d'éthylène comme agent d'anesthésie.* Philadelphie, 1881) a repris les expériences des auteurs précédents en donnant le bichlorure d'éthylène en inhalations et en injections intra-veineuses.

Les résultats les plus saillants auxquels il est arrivé sont les suivants :

Avec le bichlorure d'éthylène le pouls conserve son rhythme et son amplitude pendant très-longtemps ; il ne tombe qu'aux approches de la saturation profonde. C'est donc là, conclut l'auteur, un agent d'anesthésie plus inoffensif que le chloroforme, ce qu'avait déjà exprimé la Commission anglaise des anesthésiques.

Rappelons que plus récemment Rabuteau le considérait comme un mauvais anesthésique qui amène des attaques épileptiformes pendant ou après l'anesthésie chez les Mammifères (cobaye).

Ce corps n'est pas sans posséder les inconvénients des autres anesthésiques.

Giraldès, Langenbeck, Liebreich, se sont servis de cet anesthésique avec succès et sans accidents graves. Mais Sauer et Steffen eurent un cas de mort avec lui. Sur 1877 anesthésiés, Clower rapportait en 1879 qu'il avait eu un accident mortel chez un cardiaque au cœur graisseux.

Cet agent est tombé en pleine désuétude dans la pratique chirurgicale.

2° Chlorure d'éthylidène. Le chlorure d'éthylidène ($C^2H^4Cl^2$) est un isomère métamère du chlorure d'éthylène (Rabuteau). Il bout à 58 degrés et l'inhalation de ses vapeurs amène l'anesthésie en huit ou dix minutes chez la grenouille, en quinze ou vingt minutes chez le cobaye. Retiré de la cloche saturée de vapeurs, l'anesthésie cesse très-vite et l'animal est complétement revenu à l'état normal en une dizaine de minutes. Le chlorure d'éthylidène est donc un anesthésique réel, inférieur toutefois au chloroforme, au bromure d'éthyle, par la lenteur de son action et par la fatigue qu'il produit, se rapprochant au contraire du bromure d'éthyle, du chlorure d'éthyle et de l'éther ordinaire par la disparition rapide de l'anesthésie (Rabuteau, *Soc. de biol.*, 20 juin 1885). Ces faits peuvent s'expliquer, d'un côté, par la nature même du chlorure d'éthylidène, qui doit être rattaché au groupe des aldéhydes, d'un autre côté, par son point d'ébullition peu élevé, d'où résulte une élimination rapide après sa pénétration dans l'organisme (Rabuteau).

Ce corps n'a pas d'histoire thérapeutique.

3° Bromure d'éthylène. Ce corps, ($C^2H^4Br^2$), bout à 132 degrés, mais, malgré ce point d'ébullition élevé, le bromure d'éthylène répand des vapeurs qui se diffusent dans l'air presque aussi facilement que celles du chloroforme.

Cette substance, d'après les expériences de Rabuteau (*Rech. sur les effets du bromure d'éthylène.* In *Compt. rend. de la Soc. de biologie*, p. 404, 1876), fait tomber les grenouilles dans l'insensibilité et la résolution musculaire après dix minutes d'inhalation en moyenne. Après ce temps, la respiration s'arrêtait et le cœur ne présentait plus que quelques battements. Il s'arrêtait du reste peu après.

Expérimentées sur les Mammifères (Cobaye et Rat), les vapeurs de bromure d'éthylène n'ont pu produire l'anesthésie. Rabuteau n'a observé chez eux qu'une diminution de la sensibilité, un ralentissement de l'acte réflexe, des battements cardiaques et de la respiration. Ceux qui avaient respiré un peu de temps ce corps (vingt à trente minutes) sont morts.

Après avoir respiré les vapeurs du bromure d'éthylène, Rabuteau lui-même a vu ses mouvements respiratoires et cardiaques se ralentir. L'acte réflexe respiratoire était beaucoup moins impérieux, car Rabuteau pouvait rester deux à trois fois plus de temps qu'à l'ordinaire sans ressentir le besoin de respirer.

Si donc le bromure d'éthylène a paru être un anesthésique chez la grenouille, il n'a point présenté cette qualité chez les Mammifères. Cette différence entre les deux espèces est attribuée par Rabuteau à la difficulté de la diffusion dans le sang des Mammifères des vapeurs du bromure d'éthylène.

La grenouille, au contraire, à cause de sa respiration cutanée, s'imprègne plus facilement et tombe en anesthésie. C'est encore grâce à cette respiration qu'elle doit d'éliminer le bromure d'éthylène et de ne pas succomber comme les Mammifères, même après l'arrêt de sa respiration et de son cœur.

4° CHLORHYDRATE D'ÉTHYLÈNE OXALIQUE. Ce corps a été étudié par Hugo Schulz (*Arch. f. exp. Path. u. Pharmak.*, Bd. XIII, Heft v, p. 304).

D'après les recherches expérimentales de cet auteur, il résulte que l'éthylène oxalique paralyse le pneumogastrique cardiaque à la façon de l'atropine, et que le même agent se conduit aussi comme l'alcaloïde de la belladone vis-à-vis du cerveau et de la pupille. Chose assez curieuse et non sans intérêt, la présence du chlore change complétement l'action pharmaco-dynamique de ce corps. C'est ainsi que l'*éthylène oxalique chloré* se conduit à l'égard du cerveau et de la pupille comme les substances narcotiques, la morphine ou l'hydrate de chloral.

De ces expériences faites sur les animaux on peut induire quelles seraient les indications du chlorhydrate d'éthylène, mais nous ne sachions pas que cet agent soit encore entré dans la pratique médicale.   CH. DEBIERRE.

ÉTHYLÈNE-DIAMINE. $C^2H^4(AzH^2)^2$. Diamine primaire obtenue pour la première fois par Cloez en 1853. Elle se forme dans l'action du chlorure ou du bromure d'éthylène sur l'ammoniaque et se produit à l'état de bibromure.

$$C^2H^4Br^2 \;+\; 2AzH^3 \;=\; C^2H^4(AzH^2)^2.2\,HBr.$$

Bromure d'éthylène.   Bibromure d'éthylène-diamine.

L'éthylène-diamine est un liquide sirupeux, incolore, très-soluble dans l'eau, avec laquelle il forme un hydrate très-stable $C^2H^8Az^2 + H^2O$, et très-alcalin; il bout à 117 degrés.

Par sa constitution même, il est diacide et peut servir à deux molécules des acides monobasiques pour engendrer des sels neutres. En fixant des molécules alcooliques, il donne naissance à une série d'alcalis que nous ne pouvons étudier ici.   L. HN.

ÉTHYLÈNE-DISULFUREUX (ACIDE). $C^2H^6S^2O^6$. S'obtient par l'action de l'acide sulfurique fumant sur la propionamide. Ce composé est très-hygrométrique, fond à 94 degrés, est très-soluble dans l'eau et l'alcool. Il est bibasique.   L. HN.

ÉTHYLGLYCOCOLLE. $C^2H^2(AzH^2.C^2H^5)O^2$. Se prépare avec l'acide monochloracétique et l'éthylamine. Ce sont de petits cristaux déliquescents, qui brunissent de 150 à 160 degrés, et fondent à une température plus élevée en se décomposant. Il existe un *diéthylglycocolle*, $C^2H^2(Az.H[C^2H^5]^2O^2$, en cristaux déliquescents qui se subliment vers 100 degrés, et un *triéthylglycocolle*, $C^2H^2(Az[C^2H^5]^3)O^2$, en cristaux déliquescents.   L. HN.

ÉTHYLGLYCOL. $C^4H^{10}O^2$. Il se forme dans l'action de l'iodure d'éthyle sur le glycol, en même temps que le *diéthylglycol*, $C^6H^{14}O^2$. Ce sont des liquides bouillant: le premier vers 135 degrés, l'autre à 123°,5.   L. HN.

ÉTHYLGLYCOSE. $C^{10}H^{18}O^4 = (OH)^2.C^6H^6O.(C^2H^5O)^2$. Corps obtenu par M. Berthelot en chauffant à 100 degrés pendant plusieurs jours un mélange de sucre de canne, d'éther bromhydrique et de potasse. On reprend par l'éther et on dessèche dans le vide en chauffant légèrement. C'est le premier composé artificiel qui ait été formé par l'union de la glycose avec un alcool.

L'éthylglycose est une huile fixe assez colorée, presque insoluble dans l'eau, offrant une saveur amère et une odeur agréable analogue à celle du vieux papier. Elle réduit le tartrate cupropotassique. L'acide sulfurique dilué régénère à la longue l'alcool et une glycose fermentescible.

Par sa constitution, l'éthylglycose se rapproche de la salicine, de l'arbutine et du sucre de canne, et de divers autres principes naturels tels que l'esculine, la fraxine, la digitaline, etc. L. Hn.

ÉTHYLHYDANTOÏNE. $C^3H^5(C^2H^5)Az^2O^2$. Ce corps s'obtient en chauffant l'éthylglycocolle avec de l'urée. Il est en gros prismes incolores, très-solubles dans l'eau et l'alcool, plus difficilement soluble dans l'éther; il fond vers 100 degrés. L. Hn.

ÉTHYLIDÈNE. Nom donné parfois au groupement C^2H^4 qui se trouve dans l'aldéhyde, C^2H^4O, qui serait dès lors de l'oxyde d'éthylidène. On connaît un *bromure d'éthylidène*, $C^2H^4Br^2$, liquide, un *chlorure*, $C^2H^4Cl^2$, également liquide et plus dense que l'eau, et un *sulfure* C^2H^4S, huile épaisse.

Le *chlorure d'éthylidène*, qui est de l'*éther chlorhydrique chloré*, et métamérique avec le chlorure ou bichlorure d'éthylène, jouit de propriétés anesthésiques analogues à celles de ce dernier (*voy.* ÉTHYLÈNE). L. Hn.

ÉTHYLMANNITE. $C^{40}H^{20}O^5$. Éther obtenu par Berthelot en chauffant dans un tube fermé, au bain-marie, de la mannite, de la potasse, un peu d'eau et de l'éther bromhydrique. C'est un liquide presque incolore, sirupeux, très-soluble dans l'éther, presque insoluble dans l'eau, soluble dans un mélange d'alcool et d'eau, de saveur amère. Il se volatilise aisément quand on le chauffe sur une lame de platine. L. Hn.

ÉTHYLOXAMIDE. On connaît une *diéthyloxamide*, $C^2H^2(C^2H^5)^2Az^2O^2$, qui s'obtient en traitant l'oxalate d'éthyle par l'éthylamine. Ce corps se présente en cristaux incolores, peu solubles dans l'eau froide, aisément solubles dans l'eau chaude. L. Hn.

ÉTHYLPHÉNOL. $C^6H^4(C^2H^5).OH$. S'obtient en fondant avec de la potasse l'éthylsulfobenzolate de potassium. Il forme de gros prismes incolores, fusibles à 47 degrés, distillables à 211 degrés, peu solubles dans l'eau, solubles en toutes proportions dans l'alcool et l'éther. L. Hn.

ÉTHYLPHOSPHINE. $PhH^2(C^2H^5)$. On l'obtient en chauffant pendant six à huit heures à 100 degrés, dans un tube scellé, un mélange de 4 parties d'iodure d'éthyle, de 4 parties d'iodure de phosphonium et de 1 partie d'oxyde de zinc; on entraîne l'éthylphosphine en la distillant avec de l'eau dans un courant d'hydrogène, enfin on la déshydrate par la potasse caustique.

Elle constitue un liquide incolore, d'odeur désagréable, insoluble dans l'eau; elle bout à 25 degrés et s'enflamme au contact du chlore, du brome et de l'acide nitrique fumant. Ce dernier la transforme en *acide éthylphosphinique*,

C²H⁵.PhO(OH²), cristallisable, fusible à 44 degrés, dibasique. L'éthylphosphine ne présente pas de réaction alcaline, mais donne des sels avec les acides.

On connaît une *diéthylphosphine*, PhH(C²H⁵)², qui prend naissance en même temps que l'éthylphosphine et reste après volatilisation de celle-ci. Elle est insoluble dans l'eau, d'odeur pénétrante, bout à 85 degrés; elle s'enflamme quelquefois spontanément au contact de l'air; l'acide nitrique la convertit en *acide diéthylphosphinique*, (C²H⁵)²PhO.OH, monobasique, encore liquide à — 25 degrés.

La *triéthylphosphine*, Ph(C²H⁵)³, se prépare en faisant tomber goutte à goutte du chlorure de phosphore dans une solution éthérée de zinc-éthyle, puis distillant avec la potasse; ou bien en chauffant à 180 degrés dans un tube scellé, pendant huit heures, 2 molécules d'iodure de phosphonium avec 5 molécules d'alcool absolu; on sépare la base par addition de soude. Elle constitue un liquide incolore, d'odeur d'hyacinthe, presque narcotique, insoluble dans l'eau, très-soluble dans l'alcool et l'éther; elle bout à 125°,5 et a pour densité 0,812 à 15 degrés. Elle forme avec les acides des sels difficilement cristallisables et très-solubles. Au contact de l'air elle se transforme en *oxyde de triéthylphosphine* (C²H⁵)³PhO, fusible à 52 degrés, distillant à 243 degrés.   L. Hn.

ÉTHYLPROPYLÈNE. C⁵H¹⁰. Isomère de l'amylène, qu'on obtient par l'action de la potasse alcoolique sur l'iodure de diéthylcarbinol; c'est un liquide incolore, bouillant à 36 degrés.   L. Hn.

ÉTHYLPURPURINE. C¹⁴H³⁴O¹⁵ = C¹⁰H²²(C²H⁵)²O¹⁴ + H²O. Obtenue par Schützenberger en chauffant du purpurate de soude à 140 degrés avec de l'iodure d'éthyle et de l'alcool; elle est en petits cristaux grenus, rouge clair, insolubles dans l'eau, très-peu solubles dans l'alcool.   L. Hn.

ÉTHYLTERPÈNE ou **ÉTERPÈNE.** C¹²H²⁰ = C¹⁰H¹⁵.C²H⁵. Se forme quand on chauffe avec du sodium une solution de chloroterpène, C¹⁰H¹⁵Cl, et d'iodure d'éthyle dans le benzol. Il forme une masse cristalline, d'un aspect de camphre, fusible à 63°,5, bouillant à 153 degrés.   L. Hn.

ÉTHYLURÉE. AzH²CO.AzH(C²H⁵). Ce corps, découvert par Wurtz, s'obtient en traitant l'éther éthylisocyanique par l'ammoniaque. Elle est en prismes rhomboïdaux obliques, de densité 1,213 à 18 degrés, fusibles à 92 degrés, très-solubles dans l'eau et dans l'alcool. Par la chaleur, elle se décompose en ammoniaque et en éther diéthylcyanurique.

Diéthylurée. AzH.C²H⁵.CO.AzH.C²H⁵. C'est la formule de la diéthylurée dite symétrique, qui s'obtient en faisant agir l'éthylamine sur l'éther éthylisocyanique; elle cristallise en prismes fusibles à 112 degrés, bouillant à 263 degrés, se dédouble sous l'influence des alcalis hydratés en gaz carbonique et en éthylamine.

Son isomère, la *diéthylurée dissymétrique*, AzH².CO.Az(C²H⁵)², se forme en traitant le cyanate de potasse par un sel de diéthylamine. Les alcalis la décomposent en gaz carbonique, ammoniaque et diéthylamine.

Triéthylurie. Az(C²H⁵)².CO.Az(C²H⁵). Cette combinaison se produit en traitant l'éther éthylisocyanique par la diéthylamine. Elle est cristallisable, fond à 63 degrés et bout à 223 degrés.   L. Hn.

ÉTHYLVANILLINE. $C^7H^4(CH^3)(C^4H^8)O^3$. C'est de l'*aldéhyde éthylmé-thylprotocatéchique*, en prismes fusibles à 64 degrés, sublimables. L. Hn.

ÉTIOLINE, s. f. Substance qui se développe dans les jeunes pousses et particulièrement dans les feuilles *étiolées*. Elle paraît être identique avec la *phylloxanthéine* de Frémy, corps jaune résultant de l'altération passagère de la *phyllocyanine*, l'un des principes colorants de la *chlorophylle* (*voy.* ce mot). Les feuilles jaunes étiolées renferment à la fois de la *phylloxanthine*, autre principe colorant de la chlorophylle, et de la phylloxanthéine, ou xanthophylle, ou étioline, tandis que [les feuilles jaunes en automne ne renferment que de la phylloxanthine, partant pas d'étioline. L. Hn.

ÉTIOLOGIE MÉDICALE. La question de l'étiologie médicale a été abordée déjà, dans ce Dictionnaire, par un de ses côtés, à l'article DÉTERMINISME. Dechambre a cherché, dans cet article, à assigner à la doctrine ou à la méthode du déterminisme, dont Cl. Bernard avait fait le principe et la base de sa recherche du *comment* des choses en physiologie et en médecine, son véritable caractère et les limites de son rôle et de son intervention. Il a montré qu'entre le déterminisme tel que l'a formulé et appliqué Cl. Bernard et l'ancienne notion aristotélique de cause efficiente, reprise et développée depuis par Bacon, Descartes, Leibniz, etc., il n'y a d'autre différence que celle-ci. Tandis que ces philosophes sont arrivés à cette notion, les uns par la voie syllogistique, les autres par la voie de l'induction ou de l'observation, et qu'ils en ont fait, pour la plupart, une application plus générale, l'étendant jusqu'aux principes même ou aux forces dirigeantes de l'organisme vivant, Cl. Bernard, à l'exemple d'Aug. Comte, rejetant toute force autonome indépendante du substratum et remenant tous les phénomènes à des lois invariables, va à la recherche de la cause efficiente des phénomènes qu'il étudie, par la détermination des conditions physico-chimiques qui les produisent et qui sont susceptibles d'une démonstration expérimentale.

C'est cette doctrine que Cl. Bernard s'était proposé de transporter du domaine de la physiologie expérimentale dans celui de la pathologie.

Tout en proclamant avec Dechambre que cette tentative, jointe au fait d'avoir résolument abordé le problème des maladies artificiellement provoquées, est un des titres de gloire du physiologiste français, il nous faut reconnaître et répéter aussi avec lui que le déterminisme, si utile, nous devrions dire si indispensable comme élément de découverte et de vérification en physiologie expérimentale, a ses difficultés et ses limites d'application en clinique. La médecine, en dehors de cette méthode, est en possession de moyens d'information qui lui sont d'un précieux secours et lui fournissent ses plus utiles et ses plus nombreuses ressources. Ce sont, d'une part, la connaissance précise, révélée par l'observation, du fait ou de l'événement ayant puissance pathogénique, qui a préparé ou précédé immédiatement l'explosion d'un état morbide déterminé, et, d'autre part, la marque caractéristique d'une cause morbide spéciale, que portent avec eux tel symptôme, telle lésion ou tel enchaînement de phénomènes morbides, alors même que cette cause n'est pas directement accessible et révélable à la méthode du déterminisme.

C'est ce qui nous oblige à placer ici, à côté du mot *déterminisme*, le mot *étiologie*, mot d'autant plus largement compréhensif qu'avec cette méthode scientifique exacte il embrasse dans leur généralité comme dans leurs détails toutes les influences morbigènes que nous livre l'observation, qu'elles procèdent des milieux extérieurs ou du milieu intérieur de l'organisme lui-même.

Aperçu historique des diverses doctrines et des divers points de vue étiologique. Considérée abstractivement et d'un manière générale, la cause a été alternativement définie : ce qui constitue l'essence des choses, ce qui est dans une chose et ce dont elle provient, sa forme et son modèle; le principe premier d'où viennent le mouvement et le repos; la force inhérente aux êtres qui les détermine vers le but final; la force qui produit et tout ce qui exerce une influence sur le fait produit; le principe actif de l'existence, la nature propre et individuelle des êtres, cause, principe et nature étant considérés comme identiques; — tout autant de définitions impliquant l'idée de puissance, de force agissante et productrice, mais laissant en dehors d'elles tous les faits et toutes les conditions intermédiaires qui tombent sous les sens ou que révèle l'observation et qui constituent la matière réelle et le sujet immédiat de l'étiologie. Aristote, qui a donné la première formule synthétique de la causalité, y a fait entrer cette catégorie des intermédiaires par sa distinction des causes fondamentales en matérielles, formelles, efficientes et finales, les premières exprimant l'essence, les secondes la substance, les troisièmes la cause du mouvement, les quatrièmes la fin de l'être. La doctrine qui, sous le nom de doctrine des causes finales, devait jouer plus tard un si grand rôle dans l'histoire de la philosophie, était implicitement contenue dans cette proposition : *non solum intellectus, sed etiam natura agit propter finem*, proposition fondée elle-même sur ce vieil aphorisme des premiers philosophes, que rien n'est et ne se fait dans la nature que pour un but déterminé, que tout être et tout mouvement sont conduits vers leur but final.

Hippocrate, qui s'était toujours tenu en dehors des systèmes et des disputes philosophiques de son temps, uniquement préoccupé *de causis in homine*, appliquant à la recherche des causes des maladies chez l'homme son génie d'observation, s'était borné, sans prétendre en donner l'explication, à constater que la plupart de nos maladies proviennent, les unes du régime, c'est-à-dire de l'alimentation, des exercices, des habitudes de la vie, les autres de l'air ou du milieu atmosphérique, avec toutes ses variabilités de climats, de saisons, de température, d'humidité ou de sécheresse, embrassant ainsi dans cette première dichotomie, consacrée par l'expérience de tous les temps et que nous retrouverons dans presque toutes les classifications étiologiques modernes, les deux grands groupes des causes internes et des causes externes. C'était là le véritable terrain de l'étiologie médicale sur lequel physiologistes et médecins n'auraient jamais dû perdre pied. Mais la passion des disputes philosophiques devait l'emporter sur la sagesse de l'observation pure. Sous l'influence de la domination des doctrines aristotéliques au moyen âge, la recherche des causes premières et des causes finales devint le texte et le fond de toute la science scolastique de cette époque et le sujet des interminables discussions du quinzième siècle sur la cause prémotrice ou l'*actio transiens*; discussions dont le résultat fut de diviser et d'égarer les esprits et finalement d'obscurcir la question à ce point qu'on en était venu à rechercher la cause de l'activité vitale, ceux-ci dans les principes chimiques, ceux-là dans les entités astrales, d'autres dans un principe séminal.

Les choses en étaient là à la fin du seizième siècle, lorsque la réforme philosophique commencée par Van Helmont, poursuivie par Bacon et Descartes, vint changer du tout au tout la direction des esprits et l'objectif de la science. En bannissant de la physique et de la philosophie la considération des causes premières et des causes finales, comme inaccessibles ou étrangères à la science, Bacon et Descartes donnèrent pour assises à l'étiologie l'observation et l'expérience. C'était revenir en réalité, pour la médecine au moins, à la doctrine étiologique d'Hippocrate, qui va devenir désormais comme le type ou le véritable point de départ de celles que nous allons avoir à développer.

On va voir cependant, peu après cette grande réforme philosophique, les opinions se diviser de nouveau et l'étiologie recevoir des interprétations différentes et suivre des voies opposées, par suite de la grande scission issue des deux parts faites au cartésianisme. Suivant qu'ils adoptèrent comme principe l'une ou l'autre des deux substances admises par Descartes, les médecins et les physiologistes du dix-huitième siècle ne tardèrent pas à se diviser en deux sectes, celle des spiritualistes ou animistes et celle des anatomistes ou organiciens. Il fallut s'arranger, dit un spirituel critique du temps, de manière que tout phénomène fût exclusivement mental ou mécanique. Pour les animistes, dont Stahl fut alors le chef, l'unité et l'activité, ces attributs essentiels de l'homme, et tous les moteurs respectifs des actions nécessaires, aveugles, infaillibles, ainsi que ceux des actes sans nécessité, purement contingents, tels que les sympathies, les synergies, les actes conservateurs, force médiatrice, réparation des désordres, etc., tout procédait également du principe initial, unique : l'âme. Pour les organiciens, au contraire, rangés sous la bannière de Boerhaave, l'étiologie tout entière procédait du monde extérieur, elle comprenait toutes les influences des milieux ambiants, de quelque ordre et de quelque nature qu'elles fussent.

Entre ces deux doctrines une troisième surgit, la doctrine du principe vital ou des forces vitales. S'inspirant à la fois des principes hippocratiques et de l'esprit philosophique de Bacon, Barthez, dans le discours préliminaire de ses *Éléments de la science de l'homme*, s'exprime en ces termes au sujet de la causalité : « La philosophie naturelle a pour objet la recherche des causes des phénomènes de la nature, mais seulement en tant qu'elles peuvent être connues d'après l'expérience. L'expérience ne peut nous faire connaître en quoi consiste essentiellement l'action d'une de ces causes quelconques; elle ne peut manifester que l'ordre et la règle que suivent, dans leur succession, les phénomènes qui indiquent cette cause. On entend par cause ce qui fait que tel phénomène vient toujours à la suite de tel autre, ou ce dont l'action rend nécessaire cette succession supposée constante.

« Deux considérations, ajoute Barthez, doivent faire reconnaître la vérité de ce principe : que, dans la philosophie naturelle, il ne faut point chercher d'autres causes des phénomènes que celles qui sont expérimentales ou qui déterminent l'ordre de succession de ces phénomènes par les résultats de l'expérience.

« La première est que, par rapport aux causes prochaines qu'on peut vouloir assigner à ces causes expérimentales, on n'en peut rien affirmer qui ne soit hypothétique ou qui n'aille au delà des faits.

« La seconde est que l'on peut d'autant moins introduire dans la philosophie naturelle d'autres causes que celles qui sont données directement et immédiatement par les faits, que l'on ignore absolument ce qui constitue l'essence de l'action de ce qu'on nomme cause, ou ce qui rend cette cause nécessairement productrice de l'effet qu'on lui rapporte. »

Nous avouerons ne pas voir très-clairement ce que l'École positiviste de nos jours a ajouté ou changé à cette formule de la causalité, ainsi envisagée au point de vue purement expérimental. Quand Stuart Mill prétend nous apprendre, par exemple, comment, sans autre secours que celui de l'expérience, on peut former des propositions générales, particulièrement celles qui joignent deux événements successifs, en disant que le premier est la cause du second ; lorsque, à propos d'un fait spécial, pris comme exemple, la dilatation des corps par la chaleur, il déclare qu'il n'entend ni rechercher le lien mystérieux par lequel les métaphysiciens attachent la cause à l'effet, ni s'occuper de la force intime et de la vertu génératrice que certains philosophes insèrent entre le producteur et le produit, mais prendre simplement en considération la seule notion donnée par l'expérience, celle de l'ordre de succession invariable en vertu duquel chaque fait est toujours précédé par un autre fait, l'antécédent invariable étant la cause, le conséquent invariable l'effet, le philosophe positiviste anglais tient-il en réalité un langage différent de celui de Barthez et n'exprime-t-il pas au fond la même pensée ?

Mais Barthez et son école ne s'en sont pas toujours tenus à ces sages prémisses. D'abord expression abstraite de la cause [expérimentale la plus élevée dans l'ordre de succession des causes productrices des phénomènes de la vie, sorte de x algébrique, le principe vital devint bientôt dans la pensée de Barthez lui-même, dubitativement d'abord, puis plus tard affirmativement, une substance au même titre que le corps et l'âme : d'où le rôle spécial que lui ont assigné en étiologie ses commentateurs et continuateurs.

Cependant, malgré ces tendances divergentes, mais également opposées à la scolastique aristotélienne, la doctrine des causes premières et des causes finales n'avait pas complétement abdiqué. Leibniz, protestant contre les idées philosophiques nouvelles, celles de Bacon comme celles de Descartes, travailla à sa réédification. C'était là, suivant lui, qu'il fallait chercher le principe de toutes les existences et de toutes les lois de la nature. La doctrine de la finalité compte encore de nos jours parmi les philosophes et les métaphysiciens des défenseurs convaincus, qui lui font une large part dans la philosophie actuelle. Elle compte même quelques adeptes en médecine. Tessier, alors qu'on était en plein règne des idées de Bichat et de Broussais ou qu'on en sortait à peine, essaya de reconstituer la doctrine anthropologique du composé naturel ou de l'union substantielle de l'âme et du corps, comme conciliant la médecine avec l'orthodoxie, et d'en revenir aux quatre ordres de causes de Leibniz, les formelles, les matérielles, les efficientes et les finales. Un de ses élèves, M. le docteur Frédault, dans son *Traité d'anthropologie physiologique et philosophique*, publié en 1863, a développé cette thèse avec beaucoup de force et d'érudition. Il l'a résumée dans cette formule : « L'homme est un composé naturel d'une âme raisonnable unie substantiellement à un corps, agissant par des causes efficientes, mis en acte par des causes finales. »

Chauffard, dans son enseignement comme dans la plupart de ses écrits et notamment dans le dernier : *La vie, études et problèmes de biologie générale* (1878), traitant de la finalité dans les êtres vivants, s'exprimait ainsi : « .....En contemplant l'ensemble des êtres animés et surtout en s'interrogeant lui-même, l'homme a conçu la grande idée de la finalité. Chacun des actes dont se compose notre vie tourne à un but dont nous avons plus ou moins conscience. Nos actes inconscients eux-mêmes, répondant à la satisfaction d'un besoin, tendent

à une fin obscure..... La vie morale et intellectuelle trouve sa raison dans un
ensemble de mobiles qui la régissent et qui se ramènent tous à la poursuite
d'un but. Si des régions de sa vie morale l'homme descend vers sa vie animale,
il y reconnaît partout la marque d'une destination, d'une fonction en vue de
laquelle chaque partie est constituée, etc. »

Cl. Bernard lui-même n'a pas dédaigné de rechercher quel rôle on pourrait
assigner au principe de la finalité, dans l'état actuel de la science. « La finalité
des choses, dit-il, nous semble différente suivant la manière dont nous la considérons. Quand on envisage les organismes ou les êtres d'une manière isolée,
chaque être a en lui, comme le dit Aristote, son *entéléchie*, et il nous apparaît
comme un centre pour lequel est fait tout ce qui l'entoure. Quand nous considérons un organisme entier, les éléments histologiques qui le composent
paraissent créés pour lui, tandis que, quand nous considérons un élément histologique, l'organisme semble fait pour lui. Les usages des choses dans la nature
ne sont donc que l'expression des rapports qu'elles ont entre elles et qui peuvent
varier suivant la manière dont nous les envisageons; c'est ce qui fait la difficulté
de l'appréciation des causes finales » (*Rapport sur les progrès de la physiologie*, 1867).

Mais laissons pour le moment hors de débat cette grave question, qui est
beaucoup plus du domaine de la philosophie que de celui de la physiologie,
pour revenir à l'étiologie médicale envisagée au point de vue expérimental, dont
nous tâcherons de ne plus nous écarter.

Voyons quelles ont été, sous le rapport purement physiologique et médical,
les conséquences des diverses doctrines dont nous venons d'esquisser à grands
traits l'histoire.

*Conséquences des diverses doctrines médicales par rapport à la manière
d'envisager l'étiologie.* Pour l'école sensualiste ou organicienne, toute maladie
consistant en une lésion matérielle localisée sur un organe ou sur un système
organique, d'où procèdent, par voie de sympathie ou d'irradiation, les phénomènes fébriles et les troubles fonctionnels consécutifs plus ou moins variés,
cette lésion est considérée à la fois comme l'aboutissant et l'effet le plus direct
du concours d'action des causes, comme elle est l'origine et le point de départ
des manifestations morbides les plus variées. L'action de la plupart des causes
se réduisant à une excitation, amoindrie (doctrine de Brown) ou exagérée (doctrine de Broussais), ou à une influence occasionnelle des milieux (théorie des
causes occasionnelles transportée en histoire naturelle par l'école de Lamark et
doctrine positiviste d'Aug. Comte, Littré et Robin), leur classification est considérée comme sans importance et il est à peine tenu compte de la spécification
de leurs effets. Aussi l'arbitraire le plus absolu à cet égard règne-t-il dans
les classifications de cette école et y trouve-t-on confondues pêle-mêle les influences extérieures avec les causes constitutionnelles et les produits des unes
et des autres accumulés indistinctement dans le même cadre.

L'école vitaliste fait, au contraire, une large part à l'étiologie. Considérant
la maladie comme une réaction, elle place au premier rang de l'étiologie le
principe de l'activité propre du dynamisme vital, complétement négligé par les
écoles sensualistes ou organiciennes. L'idée principale du vitalisme étant l'unité,
l'activité, la spontanéité et l'indépendance du corps vivant, toute l'étiologie
pathologique découle de cette notion. La cause morbide ne vaut et ne porte que
par la manière dont elle atteint et affecte l'unité du système vivant. Les actions

physico-chimiques et les modifications qu'elles peuvent produire sur l'état anatomique ou fonctionnel des organes ne sont prises en considération qu'en raison
de leurs relations avec le principe d'unité vitale et en vue des réactions et de la
lutte qu'elles provoquent au sein de l'organisme entre les pouvoirs du dedans
et les influences du dehors : d'où, au point de vue étiologique, la distinction
fondamentale que font les vitalistes entre les causes matérielles, extérieures,
visibles, auxquelles ils donnent le nom de causes instrumentales, et les causes
cachées, invisibles, agissantes, déterminant, en vertu de la puissance spontanée
de l'organisme vivant, les phénomènes morbides affectifs ou réactifs. Cette
distinction est à leurs yeux la base d'une véritable médecine rationnelle. « La
recherche des causes des phénomènes anthropiques, disait le professeur Lordat,
a toujours occupé notre École. Voulant connaître tous les phénomènes de l'homme
dans l'intention d'en découvrir les causes suffisantes, nous cherchons toutes les
causes et nous étudions les invisibles avec autant de zèle et de conscience que
les visibles. Sans l'union de l'étude des causes invisibles avec l'étude des causes
matérielles la science de l'homme n'existerait pas et la médecine serait nulle. »
J. Guérin, dans ses savantes études sur la méthode étiologique (*Gaz. méd.
de Paris*, 1846), reproduites dans la 1re livraison de ses *Œuvres* (1880), a parfaitement fait ressortir, avec l'insuffisance ou l'exclusivisme de chacune de ces
deux doctrines, les côtés de l'étiologie que chacune d'elles a plus particulièrement éclairés. « Comme méthode, a-t-il dit, le vitalisme plus qu'aucun autre
système a contribué aux progrès de l'étiologie médicale. S'il a négligé d'entrer
dans le labyrinthe chimique et physique du corps humain, il s'est attaché à
l'étude analytique des causes extérieures, éloignées, et il a tenu soigneusement
compte des différences expérimentales qu'elles produisent. Aussi lui doit-on les
meilleures études sur les maladies constitutionnelles, cachectiques, profession-
nelles, miasmatiques, épidémiques, etc. L'école vitaliste a très-bien indiqué
dans l'origine la principale source des causes réelles, expérimentales, et elle n'a
pas moins indiqué les principes logiques qui doivent présider à la détermination de leurs effets.

« L'école organique, de son côté, en fixant l'observation sur les désordres
matériels des maladies, en montrant leur fréquence et certaines relations entre
eux et une portion de la phénoménalité morbide, a ouvert le champ à des
investigations et à des idées nouvelles. »

Mais nous n'avons plus à compter aujourd'hui avec les systèmes exclusifs.
Émancipée de toute tyrannie scolastique, la science médicale d'aujourd'hui,
solidement assise sur le trépied de la tradition, de l'observation et de la méthode
expérimentale, devenue sagement éclectique vis-à-vis des anciennes doctrines,
prend les faits et les idées à toutes sources et se les approprie d'où qu'ils
viennent, après les avoir fait passer par l'épreuve de la clinique. C'est dans cet
esprit qu'ont été conçues les études de J. Guérin sur la méthode étiologique,
qui maintenant vont nous servir de guide.

Méthode étiologique expérimentale. La première règle de la véritable conception étiologique est de n'admettre que des causes réelles, expérimentales,
démontrables et acceptables, et non des causes imaginaires, des abstractions,
des êtres de raison. La deuxième est de rapporter exclusivement à chacune
d'elles les caractères qui lui sont propres, chaque cause de nature différente
possédant une spécificité d'action telle, à l'égard de ses produits, que ceux-ci
ne peuvent appartenir qu'à elle, comme elle seule a la puissance de les réaliser.

Partant de cette donnée, J. Guérin ramenait à ces deux grands facteurs l'activité propre de l'organisme humain, d'une part, le milieu embrassant l'ordre entier des agents extérieurs, d'autre part, les deux ordres principaux de causes, appelant les premières causes organiques, les secondes causes cosmiques ou causes du dehors, celles-ci provoquant l'organisme, tandis que celles du dedans constituent des réactions. Ce double ordre étiologique s'appliquant aussi bien à l'état physiologique qu'à l'état pathologique embrasse à la fois l'étude et la détermination des causes qui président à la formation et à l'entretien de l'organisme sain et de celles qui président à la détérioration de l'organisme malade. Dans les deux ordres de faits, les causes cosmiques et les causes organiques associées constituent le double objectif de l'étiologie médicale.

C'est d'après ces principes ou sur des principes analogues qu'ont été conçues et formulées les classifications de la plupart des traités de pathologie générale qui font autorité de nos jours.

Résumé des idées et des principes qui dominent l'étiologie médicale. Pour résumer dans une vue d'ensemble les idées et les principes qui dominent l'étiologie médicale, nous dirons qu'elle présente à considérer : 1° la provenance des causes, leur origine intrinsèque ou extrinsèque; 2° leur puissance d'action; 3° leur caractère simple ou complexe; 4° leur action directe ou indirecte. De la considération de leur provenance découle la première grande division en causes extérieures ou cosmiques, procédant des milieux, et en causes internes ou spontanées, ayant leur point de départ dans l'action propre de l'organisme lui-même. Les premières sont de beaucoup les plus nombreuses et les plus variées, tout ce qui, dans le monde extérieur, est susceptible d'impressionner l'économie, pouvant, selon la nature, le caractère et le degré de cette impression, devenir, dans des conditions données, cause de maladie. Les secondes, plus obscures, plus cachées, ont leur source et leur raison d'être dans des opérations intimes qui se passent au sein et dans les profondeurs de l'organisme. Celles-ci représentent la causalité interne, réelle, spontanée, qui a sa source soit dans une disposition héréditaire dont les effets se manifestent en quelque sorte inopinément, à un moment donné de l'existence, sans le concours nécessaire d'aucune provocation extérieure; soit dans une manière d'être vicieuse de l'énergie vitale, lentement et graduellement acquise sous l'influence d'un mauvais régime nutritif ou d'habitudes de vie defectueuses; soit dans un désaccord, un défaut d'harmonie et d'équilibre entre les forces vitales, qui, au lieu de tendre en vertu de leur *consensus* au maintien et au développement régulier de l'organisme, semblent contenir en elles des germes de perturbation et de mort.

Une autre division s'impose en étiologie, c'est celle des causes en efficientes ou prochaines, en prédisposantes ou éloignées, en occasionnelles ou adjuvantes.

Les causes efficientes, prochaines, suffisantes ou continentes, comme on les appelle encore, parce qu'elles constituent l'antécédent nécessaire et immédiat de la maladie, qu'elles suffisent à la produire et qu'elles contiennent, en un mot, en elles-mêmes, leur raison et leur puissance d'action, peuvent produire à elles seules, en effet, un résultat déterminé, toujours le même, sauf les différences de degré et d'intensité, résultat nécessaire sous les réserves de la variabilité dans la réceptivité ou la résistance organique individuelle. Telles sont, entre autres, la puissance mécanique d'un corps agissant, soit en raison de son poids ou de sa masse, pour produire le broiement, l'attrition ou la rupture de portions plus ou moins étendues du corps, l'effraction produite par un instrument tranchant, l'action physique d'un corps incandescent ou celle d'un agent chimique détruisant ou corrodant les tissus. Tels sont les agents toxiques, poisons, venins, ingérés ou pénétrant dans un organisme sain et dont ils vont immédiatement troubler les fonctions en produisant de toutes pièces un état morbide déterminé, sans le concours nécessaire ni d'une condition prédisposante, ni de causes adjuvantes. Tels sont encore les virus spécifiques, liés ou non, comme nous allons le voir plus loin, à des micro-organismes spéciaux.

Les causes prédisposantes ou préparatoires ou causes éloignées impliquent l'idée d'une prédisposition morbide déterminée, constituée soit par une faiblesse générale native, héréditaire ou acquise, soit par une susceptibilité morbide spéciale, dépendant de la constitution, du tempérament, d'une idiosyncrasie, d'une diathèse, qui est déjà elle-même un état morbide, de l'âge, du sexe ou de la profession, d'un état languissant de la santé susceptible de passer graduellement à l'état de maladie confirmée sous l'influence de la plus légère secousse ou de la moindre intervention occasionnelle, ou enfin d'une faiblesse limitée à certains organes ou système d'organes, faiblesse relative qui leur a fait appliquer la dénomination de *partes minoris resistentiæ*.

Les causes occasionnelles ou adjuvantes, en joignant leur action à celle des causes prédisposantes, provoquent et déterminent souvent, par les réactions vitales qu'elles mettent en jeu, la manifestation d'un état morbide déjà en germe ou en puissance. Telle est notamment la manière d'agir du froid, dont les effets sont souvent si différents, suivant l'état de prédisposition morbide des sujets qui y sont soumis. Telle aussi celle d'une violente émotion, d'un mouvement passionnel intense, d'une fatigue excessive, d'une dépense nerveuse abusive, d'une commotion physique, etc., etc. C'est par ce rôle purement accessoire et adjuvant de ces sortes de causes que l'on s'explique la différence des effets produits sous l'influence d'une cause identique en apparence et la disproportion si souvent constatée entre l'intensité de cette cause et ses résultats; ces causes n'agissent généralement qu'à titre d'impression excitatrice, de sollicitation ou de provocation d'accidents morbides qu'elles seraient incapables de produire elles-mêmes et ne faisant que mettre en jeu la puissance morbigène virtuelle du principe de la vie, qui, en dehors de toute influence extérieure, tire en quelque sorte la maladie de son propre fond.

Tels sont les sujets principaux qui forment la matière de l'étiologie, sujets innombrables, qui ne comprennent pas moins que tout ce qu'on est convenu d'appeler la matière de l'hygiène et qui s'associant, se combinant, se subordonnant, s'entre-aidant ou se neutralisant, imparfaitement parfois, arrivent en définitive à la production de cet état complexe qu'on appelle la maladie.

Mais, pour apprécier la part qui peut revenir à chacun d'eux, il est indispensable de faire intervenir le rôle qui revient au facteur principal, à l'organisme lui-même. Ceci nous conduit à poser le problème étiologique en son entier et dans ses véritables termes, qui sont les suivants : Un effet morbide étant donné, trouver la cause productrice et tous les facteurs de cette cause. Toute cause productrice ou génératrice d'un état morbide, de quelque ordre qu'elle soit, mécanique, physico-chimique, psychique ou vitale, entraîne nécessairement l'idée de deux conditions ou actions inséparables, l'action du modificateur, celle du sujet modifié.

Ainsi compris, le problème étiologique, comme l'a si logiquement déduit Jaumes dans son beau *Traité de pathologie générale*, embrasse, à côté et au-dessus de l'étude des divers agents de la causalité, la considération de la capacité morbide, c'est-à-dire du pouvoir de devenir cause génératrice de la maladie; celle de la spontanéité morbide et de la provocabilité envisagées soit isolément, soit dans leurs rapports respectifs dans certains cas donnés; de l'immunité morbide ou résistance opposée par l'organisme vivant aux causes provocatrices de la maladie, en un mot, de la réceptivité 'ou de la susception. Ces conditions de réceptivité et de susception ne doivent pas être prises en considération seulement dans leurs rapports avec les causes extérieures, cosmiques ou extrinsèques, mais aussi par rapport à la causalité intrinsèque, psychique, vitale ou organique, qui a aussi, comme la causalité extrinsèque, ses conditions de mise en activité, de réception et de susception.

C'est en ce sens qu'on a pu dire avec raison que la maladie naît de nous et en nous, que sa condition essentielle est dans la spontanéité et l'autonomie, ces deux attributs inséparables de la vie, le milieu extérieur n'en fournissant le plus souvent que les causes excitantes, les conditions et les occasions d'être et de se développer.

Si de cette considération des causes, si nombreuses et si variées, de nos maladies, et de leurs rapports entre elles et avec l'organisme vivant, nous cherchons, par un empiétement sur le domaine de la pathogénie, à en déterminer le mode d'action, on ne devra pas être surpris, sachant combien peu d'entre elles ont une puissance pathogénique absolue, de voir à quel petit nombre de types peuvent être ramenés les procédés par lesquels elles provoquent la maladie. M. Bouchard, à qui ses beaux travaux en pathogénie donnent une si légitime autorité en ces matières, les ramène tous à quatre types ou quatre grands processus pathogéniques : 1° les distrophies élémentaires primitives; 2° les réactions nerveuses; 3° les troubles préalables de la nutrition; 4° l'infection. Nous acceptons cette classification, qui nous paraît répondre, en effet, assez complétement à l'analyse des éléments pathogéniques.

Le premier de ces processus, suivant l'éminent professeur de pathologie générale de la Faculté de Paris, est celui qui résulte de l'action vitale des cellules, quand elle est directement mise en jeu par quelque cause physique, mécanique ou chimique.

Le deuxième consiste dans le rôle intermédiaire que joue le système nerveux dans la production des maladies, soit par les actions réflexes, soit par les influences pathogéniques directes, périphériques, comme lorsque la cause agit sur les extrémités nerveuses cutanées, centrales, lorsque c'est par l'action immédiate sur les centres nerveux de perturbations affectives, intellectuelles ou psychiques, que sont produits les troubles de la santé.

Le troisième processus est celui des troubles de la nutrition, auxquels M. Bouchard, dans sa savante étude sur les *Maladies par ralentissement de la nutrition*, a fait remonter l'origine du plus grand nombre des maladies chroniques et de la plupart des états diathésiques.

Le quatrième processus, l'infection ou *contagium vivum*, comprend, comme son énoncé l'indique assez, tout le groupe si important des maladies ou affections contagieuses, infectieuses, virulentes, transmissibles.

Nous n'avons pas à nous arrêter en ce moment sur la caractéristique des trois premiers processus ou types si bien formulés par notre savant confrère.

Son quatrième processus nous conduit naturellement à faire intervenir ici, pour terminer ce que nous avons à dire encore de l'étiologie, la nouvelle doctrine étiologique microbienne, et à lui assigner son rang et sa place dans la grande doctrine étiologique générale.

On connaît les origines de la nouvelle doctrine étiologique des maladies contagieuses. Nous avons à peine besoin de les rappeler. Elle a pour point de départ le fait établi par M. Pasteur que la fermentation, dans ses diverses manifestations, procède de conditions fondamentales indentiques et qu'elle est corrélative à l'activité vitale d'agents spéciaux disséminés dans l'air, dans les eaux ou à la surface du sol. On sait comment la médecine et l'art vétérinaire se sont emparés de la lumière que leur apportait la nouvelle théorie de la fermentation, pour rechercher notamment si les virus et les contages ne seraient pas des êtres animés. Ce que l'analogie faisait prévoir, les recherches microscopiques et expérimentales de Davaine sur la bactéridie du charbon, de Chauveau sur le virus vaccin, de Coze et Feltz sur la présence des infusoires et l'état du sang dans les maladies infectieuses et sur la septicémie, de Klebs sur la pyémie et sur la fièvre typhoïde, de Koch sur le bacille de la phthisie, sont venues successivement le vérifier. Et H. Bouley, en inaugurant son cours de pathologie comparée au Muséum, en 1882-1883, pouvait se croire en droit de formuler la nouvelle doctrine étiologique en disant que la contagion est « fonction d'un élément vivant », c'est-à-dire corrélative à la manifestation de la vie d'un élément, d'un germe, qui pullule à l'infini dans l'organisme où il a été ensemencé et donne lieu, par le nombre infini des germes qu'il a engendrés, aux manisfestations des symptômes et des lésions qui caractérisent chaque maladie contagieuse.

« Pour chaque fermentation un ferment spécial; pour chaque maladie contagieuse un élément spécial, qui en renferme « l'idée » et qui la reproduit, toujours identique à elle-même, sous la diversité des formes individuelles qu'elle peut revêtir. »

H. Bouley pouvait déjà dire alors qu'il n'y avait d'hypothétique dans cette proposition que la généralisation anticipée d'une loi qui n'avait encore pour base qu'un certain nombre de faits rigoureusement établis par l'expérimentation. On connaissait, en effet, les microbes propres à un certain nombre de maladies, telles que : le choléra des poules, le charbon bactéridien, le charbon symptomatique, les diverses variétés de la septicémie, le rouget du porc, la tuberculose, la morve. Pour ce premier groupe, non-seulement on avait pu voir les microbes générateurs d'états pathologiques parfaitement déterminés, mais encore on avait pu les isoler, les ensemencer dans des milieux de culture appropriés, en établir l'évolution et donner la preuve, par l'inoculation à des organismes susceptibles, que ces microbes étaient bien les agents exclusifs de maladies contagieuses déterminées pour chacun d'eux, puisqu'on pouvait à volonté produire ces maladies par leur intermédiaire et que, sans leur présence dans les liquides inoculés, l'inoculation était toujours stérile.

A côté des maladies dont le microbe a pu être saisi et soumis à une culture qui a permis d'en faire une étude expérimentale complète, il en était d'autres pour lesquelles la constatation avait pu être faite de la présence d'un microbe qu'on pouvait considérer comme l'élément de leur virulence, mais sans qu'on eût réussi encore à trouver le milieu de culture qui conviendrait pour en faire l'étude expérimentale en dehors de l'organisme : telles étaient, notamment, la rage, la péripneumonie contagieuse du gros bétail, etc.

Un premier fait frappe dans cette théorie parasitaire des maladies spécifiques, c'est que l'activité qui crée la maladie est tout à coup déplacée. Ce sont les ferments animés qui pullulent, qui évoluent et qui engendrent les troubles morbides; l'organisme semble n'être plus que le sol destiné à alimenter cette population.

Jusqu'à quel point une pareille proposition était-elle acceptable? De nombreuses objections lui ont été faites. Parmi ces objections, il en est quelques-unes qui méritaient d'être prises en sérieuse considération. Si, au point de vue expérimental, les faits exposés par M. Pasteur étaient irréfutables, on pouvait, du moins, faire des réserves sur leur interprétation, sur l'importance et l'étendue du rôle nouveau assigné aux microbes.

Déjà, au nom de la physiologie, on avait formulé quelques réserves relativement à cette assimilation des virus aux êtres parasitaires qui engloberaient toutes les maladies contagieuses comme un type unique. La médecine traditionnelle s'est mise en travers de cette prétention, se fondant, d'une part, sur ce que la constatation d'un microzoaire ou ferment figuré pour chaque maladie spécifique n'était pas faite encore — ce qui ne serait, à la rigueur, qu'une question de temps et de nouvelles recherches —; d'autre part, sur ce fait d'observation clinique qu'il est des maladies spécifiques qui peuvent naître spontanément ou par l'effet de causes communes, non spécifiques, c'est-à-dire en dehors de l'action fatale d'un ferment animé, par les seules déterminations propres de l'organisme vivant, par son activité temporairement viciée. Soutenant l'étude de l'étiologie par celle de la pathogénie et empruntant leurs preuves tour à tour à la clinique et à la pathologie expérimentale, à la médecine comparée, aux analogies fondamentales et convergentes qui surgissent de ces divers ordres de faits, les partisans de la tradition ont fait remarquer combien les nouvelles notions de la pathologie parasitaire sont contraires aux anciennes conceptions de la maladie dont les conditions essentielles sont la spontanéité et l'autonomie. Enfin les intéressantes communications sur les ptomaïnes et les leucomaïnes, faites à l'Académie de médecine par M. A. Gautier au commencement de 1886 et fondées sur des recherches qui remontaient à 1881 et même au delà, sont venues donner un appui au principe de la spontanéité et de l'auto-infection provenant des milieux intérieurs.

Nous ne pourrions, sans courir le risque de nous étendre outre mesure, rappeler ici tous les éléments invoqués pour ou contre la nouvelle doctrine, soit dans les discussions qui ont eu lieu à ce sujet à l'Académie de médecine, soit dans la presse scientifique et médicale. Mais nous croyons devoir résumer sur cette question encore litigieuse les opinions d'un des savants les plus compétents, M. E. Duclaux.

Voici en quels termes s'exprimait M. Duclaux dans son cours professé à la Sorbonne, en 1885-1886, sur le rôle pathogénique des microbes :

« Voici un microbe pathogène qui a pénétré dans un organisme vivant et y a pullulé, en y amenant des troubles plus ou moins graves. Est-ce à dire qu'il y ait un rapport nécessaire entre la présence de ce microbe particulier et la production de cette maladie particulière? Chaque maladie a-t-elle son microbe? Chaque microbe produit-il sa maladie spécifique? Non, répond hardiment M. Duclaux à cette question, non, un même microbe ne donnera pas toujours la même maladie. La voie de pénétration a d'abord une influence. D'elle dépendent la nature et la place des premières cellules atteintes et par suite les répercussions diverses dont l'organisme devient le siége et dont l'ensemble donne à la maladie son facies pathologique particulier. Ainsi l'inoculation sous-épider-

mique du virus vaccin sur le cheval amène chez lui l'éruption cutanée vaccinale
ordinaire. L'injection intra-vasculaire du même virus n'amène pas toujours un
exanthème; le plus souvent il ne se manifeste aucun signe local ou spécial de
maladie, sauf une minime et passagère élévation de la température, et pourtant
l'injection a transformé l'organisme et lui a communiqué l'immunité vis-à-vis
d'une nouvelle inoculation à la peau. M. Duclaux a vu un micrococcus rencontré dans un cas de clou de Biskra pouvoir produire, suivant le mode de
pénétration, trois maladies diverses : une affection à la peau, une péricardite
et une purulence des vertèbres.

« Contrairement à une opinion qui s'est trop rapidement répandue, conclut
M. Duclaux, le même microbe ne donne donc pas toujours la même maladie.

« Il y a plus. On vient de voir plusieurs maladies différentes produites par
le même microbe. On va voir maintenant plusieurs microbes divers produire la
même maladie. M. Duclaux cite cinq espèces de micrococcus empruntés chacun à
une maladie humaine, à des cas de clou de Biskra, de pemphigus, de folliculite
agminée, d'impétigo contagiosa et de nodosités rhumatismales, tous ces micrococcus différents, non-seulement par leur origine, mais par leurs propriétés
vitales et physiologiques, manifestées dans des cultures artificielles, et pourtant
tous capables, lorsqu'on les injecte, sous certaines conditions, dans le sang de
certains animaux, de produire des néphrites purulentes, des suppurations du
corps spongieux des vertèbres et, par l'irritation ou la compression de la moelle
épinière aux points atteints, des paralysies locales ou générales de même facies
extérieur. La gravité de ces paralysies dépendra de l'état de jeunesse du microbe
au moment de l'inoculation, du milieu dans lequel il a été cultivé, du degré
d'aération auquel il aura été soumis.

« Comme conclusion, les microbes divers constituant un même genre pourront donner des maladies ayant un facies commun, qui sera le facies générique.
Puis chacune des espèces du genre pourra donner, sous certaines conditions, à
côté d'autres maladies génériques, une maladie qui servira à la caractériser et
sera sa maladie spécifique. Enfin, dans toutes les maladies provenant d'une
même espèce et même dans sa maladie spécifique, pourront intervenir des
variations individuelles dans la virulence.....

« Voilà le microbe installé dans l'organisme, habitant un de ses districts, ou
le pénétrant tout entier. Il y amène des variations physico-chimiques plus ou
moins profondes. En y arrêtant ou y modifiant la nutrition générale par son
action sur le système nerveux ou circulatoire, en y alimentant la sienne, en y
rejetant ses produits de sécrétion, il change de jour en jour la constitution du
milieu où il vit. Les conséquences de ces transformations pourront être ou
favorables à la vie du microbe, ou indifférentes ou défavorables. Dans le premier cas le champ est ouvert pour un envahissement de plus en plus profond.
Les maladies de cet ordre seront toujours graves ou même mortelles. Guéries,
soit par une intervention thérapeutique, soit par le jeu naturel des forces de
l'organisme, elles laisseront le terrain préparé pour un nouvel ensemencement.

« Quant aux maladies qui, en créant une situation défavorable à une implantation nouvelle du microbe, ou non récidivantes, réclament à cet égard une
place et un nom à part: ce sont les maladies virulentes ou à vaccin, ayant,
comme toutes les maladies à microbes, une période d'incubation correspondant,
comme on l'a déjà vu, à la prise de possession de l'organisme ou de l'un de ses
districts, une période d'état et une période de décroissance.

« Pendant la période de multiplication le parasite est vivant et peut servir à une colonisation nouvelle. On peut le recueillir au point inoculé et le transporter dans un bouillon où il se multiplie, le faire servir à contagioner un nouvel individu. La contagion est donc possible dès le début de la maladie. Commençant avec l'apparition des premiers symptômes, cette contagiosité cesse seulement au moment où le malade est parfaitement rétabli. La durée de la période de contagiosité varie dans les diverses maladies virulentes, comme varie aussi son degré de puissance.

« Leur évolution terminée, leur multiplication accomplie, ces virus quittent quelquefois en masses innombrables l'organisme, devenu impropre à les nourrir. Les voies d'élimination sont diverses, et eu relation, soit avec le siége de la maladie, soit avec celui de l'éruption caractéristique. Ce sont les squames de la variole ou de la scarlatine, les fausses membranes de la diphthérie, les déjections de la fièvre typhoïde, qui s'en vont par les canaux les plus divers, l'air, l'eau, le réseau des égouts, porter l'infection dans la famille du malade, chez ses voisins, dans la ville ou le pays, attirant ainsi la filiation de l'affection qui les a produites et engendrant une épidémie. »

S'il est vrai, comme on l'a dit, que toute étiologie nouvelle comporte une prophylaxie et une thérapeutique nouvelles, qui en seraient la sanction, quels seraient les principes sur lesquels devraient être fondées cette prophylaxie et cette thérapeutique?

Partant des faits acquis ou considérés du moins comme tels par M. Duclaux, à savoir que, malgré leurs ressemblances apparentes ou profondes, tous les êtres d'une même espèce ne sont pas identiques entre eux dans leurs influences sur l'économie; que les cellules élémentaires d'un malade même rétabli ne sont plus les cellules d'avant la maladie, et que vis-à-vis d'un réactif sensible, comme l'implantation des microbes, elles manifestent des différences inappréciables par tout autre moyen ; que vaccinées, c'est-à-dire douées d'une immunité plus ou moins parfaite par rapport à quelques affections, elles ont au contraire une prédisposition pour certaines autres, les influences héréditaires et de race venant mêler leur action à ces différences personnelles, il en résulte qu'au point de vue des imminences morbides, il y a autant d'individualités que d'individus et qu'au milieu de ce concours d'actions complexes les maladies homogènes sembleraient frapper aveuglément. Comme elles s'accompagnent toutes d'une multiplication rapide de leurs germes, les causes de maladie et de mort deviendraient bientôt prédominantes, si d'autres causes naturelles ne venaient contre-balancer les premières : d'où un état d'équilibre, variable d'une maladie à l'autre, suivant la race, suivant la région et suivant le temps. Au nombre de ces influences il y avait lieu à faire intervenir, au moins sous forme de question, dans ce jeu d'actions jusque-là toutes en dehors de nous, l'action de nous-mêmes. « Comme en mécanique, ajoute M. Duclaux, l'effet d'une force, même minime, sur un système mobile et en équilibre, imprime à ce système un mouvement qui semble hors de proportion avec la cause qui le produit, de même il n'est pas de petit effort imprimé à l'organisme ou provoqué par lui-même qui ne puisse amener une modification dont les résultats peuvent avoir souvent une grande importance. »

Quelle est la nature de l'effort susceptible d'empêcher ou de circonscrire l'action des microbes pathogènes? Deux voies sont ouvertes, l'une qui peut conduire à enrayer ou à atténuer les effets pernicieux du microbe, l'autre qui tend à fortifier l'organisme contre ces mêmes effets.

La résistance ou l'immunité peuvent être conférées par une bonne hygiène et un bon régime, d'une part, et par les vaccinations préventives, d'autre part Du seul énoncé des termes de cette première partie du problème ressort toute l'importance que l'avenir réserve à l'action prophylactique, sans qu'il soit nécessaire d'entrer ici dans de plus longs détails.

Quant à l'action thérapeutique, on sait les immenses services que les méthodes et procédés dits antiseptiques rendent journellement à la pratique chirurgicale, mais pour les maladies internes, n'hésitons pas à le dire, on en est encore à la période des essais et des tâtonnements.　　　　　　　　　　BROCHIN

ÉTOILES DE MER. *Voy.* ASTÉRIES.

ÉTOURNEAU. Le genre Étourneau (*Sturnus* L.) est devenu le type d'une famille d'Oiseaux fort nombreuse et assez mal définie dans laquelle certains auteurs font rentrer non-seulement les Étourneaux proprement dits, les Martins, les Pique-Bœufs et les Stournes, mais encore les Quiscales, les Carouges et les Troupiales. Ces derniers toutefois sont plus convenablement placés dans une famille distincte, celle des *Ictéridés*, qui représente dans le Nouveau Monde les *Sturnidés* de l'Europe, de l'Asie et de l'Afrique. Les Sturnidés sont des oiseaux de la taille d'un Merle, à bec droit et conique, à ailes bien développées, à queue composée de douze pennes et tantôt coupée carrément, tantôt étagée. Leur plumage est souvent d'un noir glacé de vert ou de pourpre, ou bien d'un vert métallique, ou bien d'un bleu violacé, quelquefois aussi d'un blanc lavé de rose et varié de noir pourpré, et leur tête est parfois surmontée d'une huppe ou ornée de pandeloques et de caroncules.

Par divers points de leur organisation les Sturnidés se rapprochent des Troupiales, des Corbeaux, des Paradisiers et des Fringilles, et appartiennent comme eux à l'ordre des Passereaux (*voy.* ce mot). L'Étourneau vulgaire ou *Sansonnet* (*Sturnus vulgaris* L.), qui porte à l'âge adulte une livrée noire, à reflets verts et pourprés, avec de nombreux petits points blancs ou jaunâtres, est très-répandu, au moins à certaines saisons, dans les plaines de l'Europe, de l'Asie et de l'Afrique septentrionales. En dehors de la saison des nids les oiseaux de cette espèce forment de grandes bandes qui hantent les prairies humides et cherchent leur nourriture dans les fossés, dans les sillons ou dans la fiente de bétail. En détruisant des vermisseaux et des insectes ils rendent des services à l'agriculture, aussi mériteraient-ils d'être protégés au lieu d'être pourchassés. Leur chair est d'ailleurs coriace et d'un goût assez désagréable.

Comme oiseaux de volière, les Étourneaux sont fort amusants; ils sont gais et familiers et peuvent, en reproduisant les sons et les bruits qu'ils entendent, introduire dans leur chant naturel des variations sans nombre. Le même esprit d'imitation et les mêmes instincts sociables s'observent du reste chez la plupart des Sturnidés. Parmi les types les plus remarquables de ce groupe nous citerons encore les Mainates de l'Inde, les Martins roselins et les Acridothères, grands destructeurs de sauterelles, et les Juidas ou Merles bronzés, dont les dépouilles sont si recherchées par les modistes et les plumassiers.　　　E. OUSTALET.

BIBLIOGRAPHIE. — DAUBENTON. *Planches enluminées de Buffon*, 1770, pls. 75 et 251. — DEGLAND et GERBE. *Ornithologie européenne*, 2ᵉ édit., 1867, t. I, p. 231. — BREHM. *Vie des animaux*, éd. franç. *Oiseaux*, t. I, p. 242.　　　　　E. O.

ÉTRETAT (Station marine). Dans le département de la Seine-Inférieure, dans l'arrondissement et à 23 kilomètres du Havre. Chemin de fer de la rive droite de la Seine jusqu'à la station des Ifs qui dessert Étretat. Cette station marine est un petit port sur la Manche, peuplé d'environ 1000 habitants, mis à la mode par le paysagiste Isabey, et remarquable par son église Notre-Dame qui est la reproduction réduite de l'abbaye de Fécamp, dont Étretat n'est distant que de 18 kilomètres. La plage est bien située et bien abritée, mais tapissée de galets. Les promenades et les excursions sont agréables sur les falaises, garnies de rochers, à pic et percées à jour, qui s'élèvent comme des pyramides sur les bords de la côte et jusque dans la mer. A. R.

ÉTRIER. *Voy.* Facial et Oreille.

ÉTRILLE. Nom vulgaire du *Portunus puber* L., Crustacé-Podophthalme, du groupe des Décapodes-Brachyures, qui est très-commun sur nos côtes de la Manche et de l'océan Atlantique. Ce Crustacé est recherché pour l'alimentation. On l'appelle également *Crabe espagnol* et *Crabe laine*, à cause du duvet très-serré qui couvre ses pattes antérieures. Ed. Lef.

ETTMÜLLER (Les deux).

Ettmüller (Michael). Célèbre médecin allemand, né à Leipzig le 26 mai 1644, reçu docteur dans cette Université, après un grand voyage, en 1668, fut nommé en 1681 professeur de botanique et peu après professeur extraordinaire de chirurgie, et mourut le 9 mars 1683.

Ettmüller était un professeur plein de talent; ses leçons publiées obtinrent le succès des productions littéraires les plus estimées. Malheureusement il ne put mettre la dernière main à aucun de ses ouvrages. Ceux-ci, par leur ensemble, forment une véritable encyclopédie des sciences médicales, donnent le tableau exact de la médecine à l'époque qui précède l'apparition d'Hoffmann, de Stahl et de Boerhaave. Nous mentionnerons parmi ces ouvrages : *Diss. de chirurgia infusoria*, Lipsiae, 1668, in-4°, et *Chemia experimentalis atque rationalis curiosa*, Lugd. Batav., 1684, 1689, in-4°. Plusieurs éditions des œuvres complètes ont été publiées; les meilleures sont celles d'Ettmüller fils (Francfort, 1708, 3 vol. in-fol.), et celle de Cirillo (Naples, 1728, in-fol.). Un abrégé des œuvres d'Ettmüller a été publié à Amsterdam, 1702, in-8. Enfin plusieurs de ses ouvrages ont été traduits en français. L. Hn.

Ettmüller (Michael-Ernst). Fils du précédent, né à Leipzig le 26 août 1673, reçu docteur en 1699, devint professeur ordinaire de physiologie en 1709, de pathologie en 1724, et mourut le 25 septembre 1732. On a de lui divers opuscules académiques, sans compter les nombreuses thèses écrites sous sa direction. L. Hn.

ÉTUVES NATURELLES. En Italie, où elles existent principalement : Stufe sudatori, ou *Fumeroles*. Ce sont des espaces vides où montent directement les effluves de sources hyperthermales. Les malades pénètrent complétement dans l'étuve ou gardent la tête seule à l'air libre. Le sol est échauffé, soit par le feu intérieur d'un terrain volcanique (étuves naturelles sèches), soit par le voisinage de sources ayant de 50 à 100 degrés centigrade, dont les vapeurs arrivent par les failles ou les porosités du terrain. Nous avons parlé des étuves de Cransac, en France, Monsummano, Casamicciola d'Ischia, San Germano, en Italie, Ofen en Hongrie, Alhama de Aragon, en Espagne. Citons pour mémoire les étuves de Néron et celles de Puzzola et de Baïa. Les vapeurs qui alimentent les étuves naturelles servent à chauffer le sable qui est employé en bains à plusieurs stations d'Italie, et notamment dans l'île d'Ischia. Les eaux de Montano et de Santa-Restituta, qui ne semblent que des eaux de mer chauffées par les laves jusqu'à 55 degrés centigrade, n'acquièrent cette température que par la proximité de griffons de sources hyperthermales. Les malades qui veulent traiter leurs douleurs, leurs névralgies et surtout leur sciatique, par la chaleur ou la sudation des étuves naturelles, se placent nus sur des gradins plus ou moins hauts, selon qu'ils doivent se trouver dans une atmosphère plus ou moins chaude. Le sol dolomitique des environs de l'Acqua dell' Olmitello de Casamicciola, comme de plusieurs étuves naturelles de l'ancien royaume de Naples et de la Toscane, a une chaleur telle que le thermomètre monte quelquefois à 100 degrés centigrade dans les fissures par lesquelles s'élèvent les Fumeroles. L'eau du bord extrême de la mer peut acquérir une température qui n'est pas moindre de 85 degrés centigrade.

La composition chimique de l'atmosphère des étuves naturelles varie évidemment autant que les sources qui les produisent. Les vapeurs sont quelquefois inodores et ne se distinguent guère de celles de l'eau distillée. Celles qui sont dites sulfureuses sont presque toujours dues à la combustion de pyrites ou de schistes pyriteux. La balnéation française n'emploie que d'une manière exceptionnelle ce mode de traitement, qui était en si grande estime chez les Grecs et chez les Romains, qui installaient, dans presque toutes leurs maisons de bains, une division importante où ils imitaient de leur mieux les étuves naturelles. Nous ne voulons pas insister plus longtemps sur les détails que pourrait comporter cet art. Nous rappelons seulement que les indications thérapeutiques des étuves naturelles sèches ou humides se limitent au rhumatisme articulaire ou musculaire, produit surtout par un refroidissement subit, aux névralgies et aux paralysies qui en dépendent, et à certaines affections de la peau où il est indiqué d'augmenter la circulation capillaire et de provoquer une sudation énergique et longtemps continuée. A. ROTUREAU.

ÉTYMOLOGIE[1]. S. f. Du grec ἐτυμολογία, composé de l'adjectif ἔτυμος, *vrai*, et du radical λογ, suivi de la terminaison ια, qui lui donne le sens général de *science*, comme dans beaucoup de composés semblables. Les Latins traduisent ce mot tantôt par le composé *veriloquium*, qui en représente mal le sens, tantôt par le mot *originatio*, moins usité, mais plus expressif.

La science étymologique peut être traitée à deux points de vue différents :

1° Elle est la recherche du sens primitif des mots, de leur origine soit dans la langue où on les étudie, soit dans une langue plus ancienne à laquelle celle-ci

[1]. Cet article devait être signé par M. E. Egger (de l'Institut). La mort l'a frappé au moment où il avait rassemblé ses notes et commencé à les rédiger. N'ayant pas le droit de publier et de signer de son nom un travail qu'il n'a pu achever, j'ai dû, pour pouvoir mener à bien la tâche qui s'imposait à moi, solliciter le bienveillant concours de M. A. Darmesteter, qui a révisé ces notes, les a coordonnées et m'a mis à même d'offrir au lecteur un travail plus précis et plus complet. L. L.

remonte. A ce point de vue, elle se confond avec la *lexicologie comparée*, qui est une partie de l'histoire générale des langues. Nous n'avons pas à traiter ici de cette science si étendue.

2° Dans un sens plus restreint, elle est la méthode qui doit nous diriger tantôt pour expliquer l'origine des mots déjà connus et pour en fixer l'orthographe, tantôt pour chercher et proposer les termes nouveaux que rend utiles ou nécessaires le progrès des sciences. Cette dernière application de l'étymologie, — on pourrait l'appeler sa fonction pratique — a le plus souvent manqué de méthode. En médecine surtout et dans les sciences naturelles, car il ne saurait être ici question de la nomenclature usitée en chimie, que l'on ne peut comparer qu'au langage algébrique, on procède un peu au hasard soit pour former des mots nouveaux, soit pour expliquer des mots anciens. Pour rendre ces erreurs moins fréquentes et moins sérieuses, nous croyons devoir exposer les principales vérités acquises à ce point de vue et indiquer les règles auxquelles devront se conformer les naturalistes et les médecins jaloux de n'employer qu'un vocabulaire conforme aux plus saines analogies.

S'il est vrai de dire que les sciences naturelles n'ont pas pris naissance en Grèce, puisque, parmi les mots dont elles font usage, il en est qui viennent de l'Égypte, d'autres qui remontent aux Sémites de l'Asie occidentale et quelques-uns aux Indiens, il faut reconnaître cependant que les Grecs sont le premier peuple qui ait présenté un ensemble de faits et de théories constituant une véritable science de la nature. Leurs livres contiennent bien quelques mots d'origine étrangère, mais ces mots disparaissent presque tous au milieu de ceux du vocabulaire hellénique. Celui-ci s'imposa aux Romains, qui transcrivirent ou traduisirent les mots qu'ils trouvaient employés dans les écoles des médecins grecs. Plus tard les Syriens et les Arméniens, puis et surtout les Arabes, traduisirent sur le syriaque et quelquefois peut-être sur le grec les traités scientifiques qu'ils voulaient répandre dans les écoles. Ils y ajoutèrent des mots empruntés à leur langue nationale, substituant même parfois à des mots grecs, consacrés par l'usage, des mots arabes nouvellement formés. Mais ces substitutions sont rares. C'est le grec et le latin qui forment le fonds principal de notre nomenclature médicale. C'est dans Hippocrate, Aristote, Théophraste, Dioscoride, Rufus, Galien, Celse, etc.. que l'on trouve le plus grand nombre de ces mots techniques que l'usage a conservés.

Faisons remarquer cependant que les mots techniques relevés dans les ouvrages de ces divers écrivains ne sont pas nécessairement de leur propre invention. Par exemple, le mot φλεγμονή paraît pour la première fois dans Galien, mais Galien lui-même en atteste l'usage chez ses prédécesseurs. Dans les écrits hippocratiques figurent bien des mots dont Hippocrate n'a pas été l'inventeur, et qu'il trouvait déjà usités chez les Asclépiades. Au moins n'avons-nous voulu comprendre, dans les listes suivantes, que des mots puisés aux sources mêmes de l'érudition ancienne. Dans les lexiques modernes des sciences naturelles, même dans ceux qui ont été rédigés par des savants familiers avec le grec et le latin, l'étymologie hellénique ou latine de beaucoup de mots ne distingue pas toujours les dérivés ou composés d'origine vraiment ancienne, et les dérivés ou composés dus à des écrivains modernes.

Mots tirés d'Hippocrate. Ἀρτηρίη, dit sans adjectif de la *trachée artère*, le *suspenseur* des poumons. — Ἀστράγαλος. — Ἀποπληξίη (*apoplexie*). — Ἀμαύρωσις. — Ἄγνος (nom d'une plante). — Αἱμορροΐδες. — Βρόγχια, désigne les anneaux de la trachée, non les bronches. — Διπλόη. — Δυσουρία. — Ἑλλέβορος. — Ἐπίπλοον. — Ζύμωσις, *fermentation, zymose* (maladies zymotiques). — Ἡπατικός, *celui qui souffre du foie.* — Θρόμβος, *thrombus.* — Ἴκτερος. — Κῶμα, κώματος, *assoupissement.* — Κατάρρους. — Λάρυγξ. — Λειποθυμίη. — Τὰ λοχεῖα. — Νεφρῖτις, maladie qu'Hippocrate définit : *une inflammation des reins, avec beaucoup de douleurs, quelquefois même de la dysurie et des sédiments fibreux ou sableux,* accompagnés d'un peu de sang. — Οἰσοφάγος. — Πολύπους. — Ῥάχις. — Σπασμός. — Στραγγουρία. — Τρωματικός, traumatique qui devrait s'écrire *trômatique,* suivant l'orthographe ionienne d'Hippocrate. — Ὑποχόνδρια. — Χολέρα. — Ψόαι (les *psoas*). — Ὠμοπλάτοι.

Mots tirés d'Aristote. Ἄσθμα. — Βουβών. — Βράγχια. — Διάφραγμα. — Διχότομος. — Δυσεντερία. — Μῆνιγξ. — Οὐρητήρ. — Πάγκρεας. — Ὠλεκράνιον, etc.

Mots tirés de Théophraste. Ἄκανθα. — Ἀκόνιτον. — Ἀνεμώνη. — Ἄνηθον. — Ἀριστολοχία. — Ἡλιοτρόπιον. — Ἶρις. — Κενταύριον. — Κέρασος. — Κιχόριον. — Κολοκύντη. — Κυπάρισσον λίνον. — Μανδραγόρας. — Μελίλωτος. — Μίνθα. — Νάρκισσος. — Νυμφαία. — Ὀρίγανον. — Πλάτανος. — Πολυπόδιον. — Σκίλλα. — Σκολοπένδριον. — Χαμαιλέων. — Χελιδόνιον.

Mots tirés de Dioscoride. Ἀγαρικόν. — Ἀκακία. — Ἀλόη. — Ἀμίαντος λίθος. — Εὐφόρβιον. — Νάρδος. — Σαλαμάνδρα. — Σάπφειρος λίθος. — Σκαμμωνία. — Σκιλλιτικὸς οἶνος. — Τρίφυλλον. — Ὑάκινθος ὑοσκύαμος. — Ὕσσωπος. — Χρυσάνθεμον.

Mots tirés de Rufus. — Ἐπιγλωττίς. — Ἐπιδερμίς (désigne la *conjonctive*). — Ἐπίπλοον (flottant). — Καρδιαλγία. — Κράνιον. — Muscles κροταφῖται, *crotaphite* (temporaux), et μασητῆρες (*masséters*). — Περιτόναιον (*péritoine*). — Στέρνον. — Τάρσοι (les *cartilages tarses*). — Τραχεῖα ἀρτηρία. — Τὰ ὑποχόνδρια. — Χοριοειδής. — Ὠλέκρανον, que les Grecs de Sicile appelaient κύσιτον.

Mots tirés de Galien. Ἀγγειολογία. — Ἁλτῆρες. — Ἀμβλυωπία. — Ἀμέθυστον (φάρμαχον.) — Ἀνεύρυσμα. — Ἀρτρῖτις. — Ἀσφυξία. — Διαστολή. — Συστολή.

Mots tirés de Celse. 1° Ἀρσενικόν (*auripigmentum*). — Διαιτητική. — Ἐμπειρικός. — Ἐξάνθημα. — Ἐρυσίπελας. — Ἐσχάρα. — Καρκίνωμα. — Μυδρίασις. — Τεινεσμός. — Ὑδροφόβος. — Φαρμακευτική. — Χειρουργική.

2° *Antidoton. — Cantharis. — Collyrium. — Emplastrum. — Gangræna.*

3° *Anus. — Cancer. — Cicatrix. — Femur. — Nervus. — Pastillus. — Pus. — Scapellum. — Sulfur. — Tibia. — Urina. — Uterus. — Varix. — Vena. — Vulva.*

4° *Cataplasme* (dat. plur. *cataplasmatis*). — *Gargarizare.*

On voit, dans cette dernière liste, que le médecin romain tantôt cite directement les mots grecs; tantôt transcrit en lettres latines les mots qu'il trouve chez les auteurs grecs; tantôt les traduit par des équivalents latins, quelquefois enfin, par un procédé intermédiaire, décline à la façon latine des mots grecs inusités dans sa propre langue. Ainsi se marque, entre les écoles grecques et les écoles romaines, par des liens étroits, la continuité du langage, comme celle de la doctrine.

En général, parmi les exemples que nous venons de réunir, il importe de constater que plusieurs mots ont varié de sens dans l'antiquité même, et que la pratique moderne, ou ne leur a conservé qu'un des sens qu'ils avaient dans l'antiquité, ou leur en a donné un nouveau. Par exemple, le mot βούβων, qui paraît signifier primitivement une *tumeur*, a désigné dans l'anatomie ancienne certaines glandes, comme les glandes séminales, ou d'autres corps glanduleux moins apparents dans l'organisme humain. C'est ce que l'on reconnaîtra en comparant l'anatomie d'Hippocrate avec celle de Rufus. Le mot *bubon* est revenu aujourd'hui à son sens le plus général et le plus ancien, celui de *tumeur*, et de *tumeur produite par une maladie.* Autre exemple : τὰ ὑπώπια désignait les parties situées *au-dessous de l'œil*, tandis que nous nommons *hypopion* l'accumulation du pus dans la chambre antérieure de l'œil. Dans d'autres cas, le terme ancien a l'avantage d'expliquer pour nous le mot moderne. La *choroïde*, qu'il serait plus exact d'appeler *chorioïde*, la membrane moyenne de l'œil, est dans Rufus et dans Galien χοριοειδής, par analogie avec le *chorion* (l'une des enveloppes du fœtus).

Mais ce qu'il importe de faire ressortir tout de suite, c'est que dans tous ces mots la formation grammaticale est soumise à certaines règles précises et que les verbes, les adjectifs, les substantifs, ne dérivent pas au hasard l'un de l'autre, ne se réunissent pas non plus au hasard par des juxtapositions arbitraires. Il devrait en être de même de nos jours. *Le savant qui veut ajouter de nouveaux mots à l'ancien vocabulaire devrait se conformer aux règles de la dérivation et de la composition en grec et en latin.* Il devrait ne pas oublier que les éléments qu'il emprunte à ces deux langues ne sont pas une matière brute et inorganique que nous puissions tailler à notre guise pour en faire tel ou tel instrument d'expression scientifique. Ils sont une matière déjà organisée et dont il faut respecter ou modifier d'après des règles précises l'organisme primitif, alors que l'on prétend les approprier à un usage moderne. Malheureusement, sans même citer les mots tirés de la nomenclature organo-pathologique de Piorry, que de termes barbares nous aurions à exclure du langage médical contemporain! L'inconvénient qu'ils présentent est des plus sérieux à un point de vue auquel ne songent pas ceux qui les ont introduits dans le langage médical. La langue d'Hippocrate et de Galien n'est pas, en effet, une langue absolument morte. Elle vit encore, sous sa forme savante, dans les écoles grecques de l'Orient. Qu'arrive-t-il dès lors ? C'est que les médecins grecs de Constantinople, d'Athènes et de Smyrne, ne reconnaissent plus leur langue technique dans les grossiers néologismes que nous formons avec des éléments mal assemblés de son dictionnaire. Les comprenant avec peine, ils leur substituent des mots plus corrects, et il se trouve alors que ceux-ci ne répondent plus au sens qu'on prétendait leur donner.

Il importe donc de préciser les règles d'après lesquelles doit se diriger le néologisme scientifique.

Or, la nomenclature des sciences se compose de mots de formation grecque ou latine, et de mots de formation française. Et ces mots sont : 1° des *mots simples;* 2° des *mots dérivés, composés* ou *juxtaposés.*

Considérons d'abord la formation grecque ou latine :

1° *Mots simples.* On y distingue facilement deux classes principales suivant que eur origine dans l'usage est populaire ou savante : ainsi la plupart des mots qui désignent les parties du corps humain nous sont venus de mots latins modifiés et ordinairement abrégés par la prononciation vulgaire :

Orteil (latin, *articulus*) ; — *doigt* (latin, *digitus*) ; — *bras* (latin *brachium*) ; — *nerf* (latin, *nervus*) ; etc.

Mots d'origine savante : *Lèpre* (latin, *lepra*, qui lui-même est d'origine grecque) ; — *crâne* (grec, κράνιον) ; etc.

Quelques-uns de ces mots simples, plus récemment introduits dans la nomenclature par les naturalistes et les médecins, y ont gardé une forme assez voisine du mot dont ils sont originaires. Ainsi :

Scalpel (latin, *scalpellum*) ; — *cicatrice* (latin, *cicatrix*, gén. *cicatricis*) ; — *chyle* (grec, χυλός) ; — *spore* (grec, σπόρος) ; — *pore* (grec, πόρος) ; — *plèvre* (grec, πλεῦρον, prononcé *plévron*, selon l'usage des Grecs).

D'autres ont été simplement transcrits du latin ou du grec : *femur*, — *sacrum*, — *tibia*, — *pus*, — *humerus*, — *côlon*, etc.

2° Des mots simples grecs ou latins, *qu'ils existent ou non en français*, on doit tirer les mots nouveaux, par dérivation, composition ou juxtaposition, en se conformant à l'analogie grecque ou latine. Il faut suivre la règle suivante : *Créer le mot nouveau, dérivé, composé ou juxtaposé, tel que l'auraient créé les Grecs ou les Latins, et le transporter tel quel en français.* Ainsi, pour le latin : soit à former un dérivé français de *sebum*, suif. Le latin *sebum* aurait pu donner un dérivé, de formation régulière, *sebaceus;* ce mot fictif *sebaceus*, transporté en français, deviendra *sébacé*. Soit à former un composé signifiant *culture des abeilles*. Le latin aurait créé avec *apis* et *cultura* le mot *apicultura*, puisqu'il dit *agricultura;* ce mot fictif *apicultura* deviendra le français *apiculture*. De même pour le grec. Le grec qui, de αἷμα, αἵματος, tire αἱματῶσις, aurait pu tirer de νεῦρον νεύρωσις : ce type νεύρωσις, créé régulièrement, est transporté en français sous la forme *névrose*. Sur le modèle de νεφρῖτις le grec aurait pu créer ἐντερῖτις; cette formation est régulière : elle donnera correctement le français *entérite*. Avec les deux mots αἷμα, sang, et πτύειν, cracher, le grec aurait pu former αἱμόπτυσις; le français *hémoptysie* est donc un mot bien fait.

Telles sont les règles générales d'après lesquelles doivent être combinés les éléments formateurs de ces néologismes scientifiques. Entrons maintenant plus avant dans le détail, et examinons de près la dérivation, la composition et la juxtaposition.

a. *Dérivation.* La dérivation grecque se fait à l'aide d'un petit nombre de terminaisons dites *suffixes* : ια, *ie;* ωσις, *ose;* ῖτις, *ite*, etc. En latin, les suffixes sont beaucoup plus nombreux : *-ium*, *-aceus*, *-aticus*, *-inus*, *-iolus*, *-iola*, *-ucus*, *-aster*, *-unus*, *-ionem*, *-tor*, *-sor*, *-tura*, *-sura*, etc.

Ces terminaisons significatives sont ordinairement distinctes de la flexion casuelle, c'est-à-dire des lettres qui caractérisent les cas d'un nom, d'un adjectif. Par exemple, dans καυτήρ (gén. καυτῆρος, dat. καυτῆρι, etc.), le radical nominal comprend la racine καυ et le suffixe τηρ, sans flexion casuelle proprement dite; la flexion casuelle ne devient sensible que dans les cas dits obliques.

On voit par là combien il importe, dans les questions d'étymologie, de faire attention à la valeur des suffixes, qui est souvent aussi grande que celle du radical attributif.

b. *Composition.* Les observations qui précèdent nous conduisent naturellement à la deuxième classe de mots auxquels s'appliquent les règles classiques de formation, nous voulons dire les *mots composés*. Les mots composés se forment souvent d'un mot attributif, que précède une particule invariable, comme dans *perforer* (*per* et *forare*); — *insecte* (*in* et *sectum*, répondant au grec ἔν-τομον); — *analeptique* (de ἀναληπτικός); — *analyse* (de ἀνάλυσις). En général, la particule indéclinable qui commence le mot ne change pas de forme dans cette alliance. Quelquefois pourtant le voisinage de l'initiale du second mot fait perdre à la particule sa voyelle finale, ou même en modifie une consonne. Ainsi, *anévrisme* ou mieux *anévrysme* (de ἀνά et de εὐρυσμός, *élargissement*); — *cathéter* (καθετήρ, de κατά, et d'un radical verbal ἑ signifiant *pousser*, et commençant par une aspiration qui change le τ en θ); — *symptôme* (σύμπτωμα, où le ν de la préposition σύν est devenu μ, c'est-à-dire une *labiale*, grâce au voisinage du π, qui est une lettre du même organe). Ils se forment encore de deux mots attributifs (substantif, adjectif, verbe) combinés et plus ou moins altérés dans leurs formes d'après des règles particulières. Par exemple, *carnivorus* nous présente le radical de *caro, carnis, chair*, et celui du verbe *vorare*, sous deux formes, *carni* et *vorus*, qui n'existent pas séparément dans la langue. *Ichthyophage* présente le même caractère, car ἰχθυο et φάγος (avec le sens de manger), pris isolément, ne sont pas des mots grecs. — L'*i* de *carni* et l'*o* de ἰχθυο ne sont pas désinences casuelles; ce sont à vrai dire ce que l'on appelle vulgairement des voyelles de liaison. Il en est de même pour les deux éléments dont est composé οἰσοφάγος, *œsophage*. Φλεβοτομία se compose de φλεβο, qui n'est aucun des cinq cas du substantif φλέψ, φλεβός, et de τομία, dérivé indirectement du verbe τέμνω, *couper* (rac. τεμ ou τομ), mais qui n'existe pas isolé dans l'usage de la langue. Il en est de même pour ὑδρο-κέφαλος, *hydrocéphale*, dans lequel ni ὑδρό ni κέφαλος ne sont par eux-mêmes des mots grecs, et pour ἀνδρογύνης, *androgyne*.

Les exemples qui précèdent montrent nettement que la composition des mots est soumise à certaines lois, et qu'il ne suffit pas de rapprocher l'un de l'autre deux mots préexistant dans une langue pour en faire un composé proprement dit.

C'est ainsi qu'on s'est maladroitement embarrassé de la formation du mot *septicémie* que l'on préfère à *septicohémie* en rapprochant l'adjectif grec σηπτικός du substantif αἷμα sans tenir compte de l'aspiration dont est affectée la première syllabe du second mot. Il aurait fallu au moins écrire *septichémie* ou, pour éviter un mot peu euphonique, on pouvait du verbe σήπω, *corrompre*, qui fait au futur σήψω, tirer la forme régulière *sepsihémie*.

Ainsi encore les mots *piézomètre* et *rhéomètre* pèchent contre la règle de formation, car on y a fait entrer, comme premier élément, πιέζω et ῥέω, qui sont les premières personnes d'un verbe au présent de l'indicatif. Les formes correctes seraient *piésimètre* et *rhoomètre*, parce que le mot πίεσις signifie *pression*, et le mot ῥόος *courant*, et que tous deux perdent régulièrement le σ de la désinence, quand ils entrent en composition avec μέτρον.

La règle de l'altération des termes composants n'est pourtant pas absolue, du moins en ce qui touche le second des éléments composants, qu'il s'agisse de la combinaison d'une particule avec un mot attributif, ou de la combinaison de deux mots attributifs. Dans ἀνάλυσις, le nom λυσις est intact. Dans ῥοδόδενδρον, *laurier-rose*, ῥοδο, *rose*, est le seul des deux éléments qui soit altéré; δένδρον, *arbre*, ne l'est pas.

Enfin, il y a des cas où les deux éléments composants, même quand ils ont chacun une valeur attributive, conservent dans le composé la forme qu'ils auraient isolément. Exemple, le mot πάγκρεας, que les Anciens ont pu écrire πᾶν κρέας, contient les deux mots πᾶν (*tout*) et κρέας (*chair*), mais de leur réunion en un seul composé il y avait pour les Grecs un signe certain : c'était l'unité d'accent de πάγκρεας. — Μυοσωτίς (mot à mot *petite oreille de rat*) devient un composé par le rapprochement de μυος (génitif de μῦς, rat), qui perd son accent, avec ὠτίς, qui garde le sien.

Ces sortes de mots sont dits *juxtaposés*.

c. *Juxtaposition*. La juxtaposition est un procédé usuel en grec et en latin, c'est-à-dire que la prononciation dans ces deux langues réunit deux mots qui semblent n'en former qu'un seul, tant les idées qu'ils expriment sont naturellement unies par la pensée. Cette union même est marquée dans les exemples qui précèdent par un rapport syntaxique entre les deux éléments du composé. Aussi les composés de ce genre sont-ils spécialement appelés par les grammairiens des composés syntaxiques. Cette observation suffit pour condamner au point de vue étymologique des mots tels que *lypémanie*, qui présente rapprochés, mais sans aucun rapport de syntaxe, les deux mots grecs λύπη, douleur, et μανία, folie. Jamais un Grec n'aurait cru faire un composé par ce simple rapprochement. Il aurait dit, par composition λυπομανία, *lypomanie*, ou par juxtaposition λυπησμανία, *lypesmanie*. Ou plutôt, pour expliquer la disposition à la mélancolie, il aurait préféré la locution μανικὴἕξις ou même le mot φιλόλυπος, qui n'est pas sans exemple dans les auteurs et qui exprime la disposition au chagrin, à la tristesse, à la mélancolie. Il en aurait tiré le substantif φιλολυπία. Et *philolypie* ne vaudrait-il pas, dans nos livres de médecine, le barbarisme *lypémanie*?

Le plus grand nombre de nos mots composés nous viennent tout faits de la langue grecque, et presque toujours, quand ils sont d'un usage populaire, par l'intermédiaire du latin. Ainsi, *chirurgie* (mot à mot *opération manuelle*) n'est que le grec χειρουργία, latinisé presque sans changement en *chirurgia*. — Ποδάγρα (goutte) nous est venu par l'intermédiaire du latin *podagra*, en changeant un peu de sens sous sa forme française *podagre*, où il désigne le malade plutôt que la maladie. *Syncope*, employé par les vétérinaires latins pour *défaillance*, a gardé chez nous la même forme avec le même sens. Ou bien ils sont formés, avec des éléments grecs, sur le modèle de la composition grecque. Moins nombreux sont les mots latins. En tout cas, ces mots, empruntés à la langue grecque ou à la langue latine, se recommandent *à priori* par deux raisons : parce qu'ils continuent, pour ainsi dire, dans la science moderne, la tradition des écoles antiques, et parce que, le grec et le latin faisant partie de toute bonne éducation classique dans les écoles modernes, les mots tirés de ces deux langues sont de facile intelligence pour tout savant naturaliste, physicien, physiologiste, etc., à quelque nation qu'il appartienne.

A côté de cette formation *savante*, grecque et latine, se place la formation *populaire* qui tire des mots *français* existant antérieurement de nouveaux mots français, soit par *dérivation*, soit par *juxtaposition*, soit par *composition*.
Quelques exemples suffiront :

a. *Dérivation*. Tels sont les mots formés à l'aide des suffixes *iste, ier, al, ine, eur*, etc. : *drogue, drogu-iste; dent, dent-iste, dent-ier; spectre, spectr-al; ergot, ergot-ine; rouge, rougeur*, etc.

Parmi ces suffixes, la terminaison en *ier* forme beaucoup de dérivés d'une
brièveté très-commode, et avec les divers sens qu'elle comporte elle est devenue
d'un usage fréquent dans notre langue. — Ainsi : *droguier*, boîte à renfermer
des drogues, se distingue utilement de *droguiste*, marchand de drogues. De
même *dentier* et *dentiste*. — Le *pommier*, le *poirier*, le *dattier*, sont des
arbres qui « produisent » des pommes, des poires, etc. — L'*échassier* est
l'oiseau qui a les jambes longues comme des échasses. — Le *colombier* est le
bâtiment où nichent les *colombes*. — L'*infirmier* est celui qui soigne les
malades (les *infirmes*); etc.

b. *Juxtaposition*.   Tels sont : *gros-bec, rouge-gorge, dent-de-lion, pied-
d'alouette, œil-de-chat*, et quantité d'autres employés dans la nomenclature
populaire des arts et métiers ou des sciences naturelles.

c. *Composition*.   Tels sont : *sang-dragon, arrête-bœuf, abaisse-langue,
avant-bras*, etc. La composition fournit également un nombre très-considérable
de noms à la langue technique ou scientifique du peuple.

Le français, en effet, s'accommode fort bien et beaucoup plus qu'on ne le
croit de la composition et de la juxtaposition, comme dans *abaisse-langue*, qui
vaut beaucoup mieux que *glosso-catoche* (γλωσσο-κάτοχος), composé vraiment
rébarbatif pour une oreille française; ou encore dans *arrête-bœuf, brise-pierre,
caille-lait, cure-dent, dompte-venin, serre-nœud*, etc., mots où l'on remarquera que la première partie est toujours un verbe actif, et la seconde le
complément de ce verbe, ordre qui est le contraire de l'ordre généralement
suivi dans les composés grecs ou latins de cette classe. Quelquefois aussi la
juxtaposition ou la composition réunit un adjectif et le nom substantif qu'il
détermine, comme dans *blanc-manger, bas-ventre, sage-femme, millepieds,
mille-pertuis*, etc. A plus forte raison, une préposition ou un adverbe
peuvent s'unir étroitement en une seule expression, très-claire dans sa brièveté. Tels sont les mots *avant-bouche, arrière-bouche, contre-coup, contre-
poison*, etc.

Tels sont les divers procédés de formation que peut mettre en usage la nomenclature scientifique. Quelles sont les règles pratiques qui en doivent diriger
l'emploi? Nous allons essayer, dans cette conclusion, de résumer ces règles
qui pourront servir aux médecins désireux de n'introduire dans le langage scientifique que des mots corrects :

1. *Préférer autant que possible la périphrase française, le composé ou le
dérivé français, à tout néologisme emprunté aux langues étrangères*, surtout
quand le néologisme constituerait un polysyllabe trop long à prononcer. Si les
mots suivants : *biologie, déontologie, hémoptysie, histologie, névralgie, noso-
logie, nostalgie, odontalgie, ostéologie*, sont d'une heureuse précision, il n'en
est pas de même de : *acyanoblepsie, hydrorrachiocentèse, hydrorrachio-
pathie*, etc.

Le français se prête assurément moins que le grec, mais autant et plus que
le latin, à la création des mots composés, et il peut être utile dans bien des
cas. A la place de *brachycéphales, dolichocéphales, malacoptérygiens, orni-
thorhinques, cynocéphales, apodes, branchiostiges*, etc., n'eût-il pas mieux
valu dire, les *courtes-têtes*, les *longues-têtes*, les *nageoires-molles*, les *becs-
d'oiseau*, les *têtes-de-chiens*, les *sans-pieds*, les *couvre-branchies*, etc. ?

Quelquefois pourtant le mot grec a été utile pour marquer une nuance que le mot français n'exprimait pas. L'*indigestion* est un accident passager ; l'*a-pepsie*, comme l'*athrepsie* et la *dyspepsie*, sont des états morbides, plus ou moins chroniques, distincts l'un de l'autre.

II. *Dans le cas où la langue française ne peut pas nous suffire, préférer les composés ou dérivés de mots latins,* surtout de mots qui nous sont familiers, par leur ressemblance avec des mots français. Exemples :

Ambidextre, — *binoculaire,* — *pisciculture,* — *apiculture,* — *arboriculture.* — *Vivisection,* est un mot de formation latine, très-régulier et que recommande son analogie avec *dissection, intersection, résection.* Il serait inutile de lui chercher un équivalent grec.

Insecticide vaut mieux que ne vaudrait *entomoctone.* Il est fâcheux que le mot *entomologie* ait pour premier élément ἔντομον, qui n'a pas pénétré dans l'usage, où *insectum, insecte,* est consacré. *Atome* (ἄτομον) et *anatomie* (dérivé de ἀνα-τομή) auraient pu servir à protéger leur congénère ἔντομον. A propos des mots terminés en *cide,* remarquons que le mot *suicide,* introduit dans notre langue vers le milieu du dix-huitième siècle, par analogie avec les mots *homicide* et *parricide,* devrait être uniquement employé pour exprimer, soit la mort volontaire, soit celui ou celle qui se donne volontairement la mort. On en a tiré bien à tort le verbe *suicider,* qui, avec le pronom réfléchi *se,* a donné le pléonasme *se suicider.* Les médecins experts devraient s'abstenir d'un tel barbarisme. La langue classique disait autrefois et pourrait encore dire « *se tuer* » ou « *se donner la mort* », plus anciennement « *se défaire* » ; pour *suicide,* elle employait aussi la périphrase de « *meurtre* » ou « *meurtrier de soi-même* ».

Émétique fait double emploi avec *vomitif,* si ce n'est qu'il a pris, dans l'usage de *formuler,* un sens plus spécial que son synonyme latin. En sens inverse, *phlébotomie* exprime une idée plus générale que *saignée,* mais il est difficile de distinguer entre *antidote* et *contre-poison.* Parmi les composés purement latins, *acupuncture, acupressure* et *aréfaction,* ont l'inconvénient que leur premier élément (*acus,* aiguille, et *ar,* qui n'est que le radical du mot *aride*) est peu familier à nos oreilles.

Albuminurie est convenable, quoique le second élément de ce mot ait une forme grecque, parce que cette forme *urie* rappelle le mot correspondant en latin, *urina,* devenu le mot français *urine.*

III. *Soit que l'on recoure à des néologismes latins ou à des néologismes grecs, s'assurer avant tout si on ne trouvera pas déjà en usage chez les Anciens le mot dont on a besoin :* en ce cas, la création d'un mot nouveau devient inutile, dût-on même donner au mot ancien une signification un peu détournée, pour l'approprier à l'idée moderne. C'est ainsi que déjà on a fait pour le mot *autopsie* (αὐτοψία), primitivement observation directe, aujourd'hui expertise anatomique sur un cadavre. Le mot *glotte,* qui était chez les Grecs le nom de la *langue,* désigne aujourd'hui l'espace compris entre les cordes vocales. Cela, du reste, est d'autant plus singulier, que le mot γλῶττα, sous sa forme γλῶσσα, conserve le sens antique dans ses composés modernes, tels que *hyoglosse* (muscle), *hypo-glosse* (nerf), *glosso-pharyngien* (nerf), etc. — Ἐπιδερμίς paraît avoir eu, chez les médecins grecs, deux ou trois sens différents, et l'anatomie moderne a pu s'arrêter justement au sens consacré en français par le mot *épiderme. Asphyxie,* en français, n'a pas exactement le sens de ἀσφυξία, *cessation du pouls. Œdème,* qui ne signifie que *gonflement,* s'emploie aujourd'hui dans un sens plus déterminé que l'étymologie ne l'indique. Le substantif αἴσθησις, qui signifie en grec *sensation*, avait fourni chez les Anciens le dérivé ἀναισθησία (avec un sens plus moral que physique), *anesthésie*, d'où les modernes ont tiré *anesthésier*, pour des opérations auxquelles ne paraissent pas répondre les mots *stupéfier* et *stupéfiant*, qui sont d'origine latine. Les mots d'origine grecque sont ici d'une correction satisfaisante.

IV. *Éviter autant que possible le mélange des éléments grecs avec les éléments latins* ou français.

Tout d'abord, le mot latin-grec *terminologie* était bien inutile, quand nous avions déjà le mot purement latin *nomenclature* ou la périphrase « vocabulaire spécial ». — *Lactophage* associe mal la forme latine du mot qui signifie *lait* avec la finale *phage*, qui est purement grecque. Si l'on ne se contente pas du mot *lactivore*, il faudrait au moins mettre à sa place le composé tout grec *galactophage*. De même, *galactomètre* et *galactoscope* valent mieux que *lactomètre* et *lactoscope*. Il faut avouer pourtant que le mot *mètre*, comme synonyme de *mesure*, nous est devenu si familier par un usage séculaire, qu'il s'accommode facilement d'une alliance avec un mot latin, comme dans *pluviomètre*, *densimètre*, d'où *lactodensimètre* et *calorimètre*. La même raison peut servir d'excuse à des mots comme *coxalgie* et *ovariotomie*, dont le premier élément est latin et le second est grec; à *hydrofuge*, dont le premier élément est grec et le second latin. Mais *autoclave* est déjà moins facile à justifier; *dextrogyre* l'est moins encore. *Monocle* s'est formé, par une analogie facile à saisir avec *binocle*. C'est ainsi encore que *anormal*, composé de l'*α* privatif grec et de l'adjectif *normal*, qui vient du latin *norma*, s'est fait admettre dans l'usage, quoiqu'il eût mieux valu dire *anomal* (en grec ἀνώμαλος, irrégulier), puisque le substantif correspondant est *anomalie* (ἀνωμαλία, irrégularité).

Nous voyons aussi avec regret s'introduire dans la science les adjectifs *sous-brachycéphale* et *sous-dolichocéphale*, où la préposition française précède deux mots grecs, car il était plus simple de la remplacer ici par la préposition grecque *hypo*, qui nous est devenue si familière, grâce à son fréquent emploi dans la nomenclature chimique.

Le radical grec ειδ du mot εἶδος, *forme*, figure dans une foule de composés, comme σφαιροειδής, *sphéroïde;* — κωνοειδής, *conoïde;* — δελτοειδής, *deltoïde* (*triangulaire*); — κυκλοειδής, *cycloïde*, etc.

Ce radical attributif, désignant la ressemblance, est devenu si familier à l'oreille des savants, qu'il n'a plus guère aujourd'hui d'autre valeur que celle d'un suffixe, et que nous le rattachons facilement, soit à des radicaux grecs, qui n'avaient pas pris en grec cette terminaison, comme *adénoïde*, *métalloïde*, *typhoïde*, soit à des radicaux latins, comme dans *ovoïde*, *varioloïde*, etc.

V. *Dans les composés doubles, dont le premier élément n'est pas une simple particule, observer la règle, qui est générale en grec et en latin, de placer le déterminant avant le déterminé :*

Gonorrhée, — *ménorrhée,* — *blennorrhée,* — *anthropomorphe,* — *polymorphe,* — *herpétologie,* — *embryologie,* — *histologie,* — *physiologie,* — *névralgie,* — *gastralgie,* — *nostalgie,* etc.

On remarquera, en effet, que dans ces divers composés l'idée exprimée par le second élément est la plus générale, et qu'elle se trouve déterminée par le premier élément. On a vu plus haut que, dans les locutions françaises qui se forment par juxtaposition, c'est, au contraire, l'*élément déterminant qui suit l'élément déterminé.*

VI. *Le mot qui est placé le premier, en vertu de la règle précédente, doit avoir la forme que l'on appelle le radical ou le thème,* non pas la forme complète, ou *déclinée* et *conjuguée :* ainsi *embryologie,* et non pas *embryonlogie.* On n'a pris que le *thème* du premier mot pour le faire entrer dans la combinaison. De même, on ne dit pas *herpéton-logie,* mais *herpétologie.* Dans *cosmologie,* on ne dit pas *cosmoslogie* ni *cosmonlogie.*

Observez avec soin un fait grammatical : c'est que la voyelle qui relie le premier élément composant au second élément n'indique pas une *flexion casuelle* et que, par conséquent, il ne faut pas, dans les composés modernes, mettre au génitif, sous prétexte de clarté plus grande, le premier élément du composé. Exemples : Dans *agricola,* l'*i* est bref : *agri* n'est donc pas le génitif de *ager.* Dans *sylvicola, sylvi* n'est pas le génitif de *sylva,* qui serait *sylvæ.* Par conséquent, dans la nomenclature botanique, il ne faut pas écrire *rosæflorus,* comme déterminatif du genre *hibiscus,* mais bien *rosiflorus.* De même, *leontophyllum* est un vrai *composé,* tandis que λέοντος-φύλλον ne serait qu'un *juxtaposé.*

VII. Un genre de composés forcément hybrides et de dérivés toujours un peu barbares, ce sont les mots qui consacrent soit l'*origine géographique* d'une substance ou d'un produit, soit le *nom d'un inventeur.*

Par exemple, *coq d'Inde* et *poule d'Inde* ont formé *dinde* et *dindon.* — *Quinquina,* dans l'Amérique centrale, son pays d'origine, s'appelait *china-china* (*racine*) qui se prononçait *quina-quina,* d'où l'on a dérivé *quinine.* Le nom du *tabac* appartient également aux origines géographiques. Les Espagnols l'appelèrent *tabago,* équivalent du nom indien de cette plante ; et, bien que le tabac ait été importé en Europe, pour la première fois, par un Français, son nom américain a servi à le baptiser dans toutes les langues modernes ; seulement, les chimistes ont appelé *nicotine,* en mémoire de Nicot, introducteur du tabac, la substance vénéneuse que l'on extrait des feuilles de ce végétal.

Quant aux noms de substances ou de produits dérivés de ceux de leurs inventeurs, la botanique a surtout multiplié ces sortes d'appellations, pour consacrer la mémoire des voyageurs qui ont découvert quelques plantes nouvelles et des horticulteurs qui ont perfectionné certaines variétés de plantes déjà connues. La nomenclature botanique a besoin d'un si grand nombre de mots, que lès abus même de cette méthode sont pardonnables. Les autres sciences naturelles suivent de loin cet exemple. La physique moderne a composé de même les termes *voltaïque* (pile), *galvanisme, galvanoplastie, daguerréotype,* etc., au grand profit de sa propagande universelle.

VIII. Beaucoup des règles et des observations qui précèdent touchent, comme on a pu le voir, à de simples questions d'orthographe, parce que l'orthographe elle-même est en rapport avec l'étymologie.

Les mots de formation populaire sont, en général, écrits d'une façon qu'on pourrait dire plus économique que les mots de formation savante, et l'usage n'y a guère maintenu que les lettres nécessaires. Au contraire, les mots de formation savante, étant plus ou moins calqués sur des mots grecs ou latins, conservent d'ordinaire, dans l'écriture, des lettres étymologiques peu utiles ou même nuisibles aujourd'hui à leur juste prononciation. Dès le seizième siècle, les mots populaires eux-mèmes ont été souvent amenés par le pédantisme des écrivains lettrés à une forme plus étymologique, et par cela même moins simple. C'est, par exemple, ce que les médecins peuvent observer dans les impressions originales des livres d'Ambroise Paré. Entre les deux méthodes, celle de l'orthographe populaire et celle de l'orthographe savante, quelques nations modernes, comme les Italiens et les Espagnols, ont pris résolûment parti pour la première. Nos grammairiens et nos lexicographes ont toujours hésité entre les deux méthodes, et l'Académie française elle-même n'a pas départagé les théoriciens qu'elle devait dominer par son autorité.

La nomenclature scientifique n'a pu manquer de souffrir d'une telle indécision. Elle offre aujourd'hui bien des inconséquences souvent irréparables. Il faut avouer toutefois que, si l'étymologie ne doit pas être tyrannique dans l'orthographe des écrits purement littéraires, elle a le droit de se maintenir plus exactement dans les mots d'origine ancienne, surtout d'origine grecque ou latine, dont elle aide mieux à reconnaître le sens primitif. Quelques nouveaux exemples nous feront mieux comprendre.

Anémie et *hyperémie* seraient mieux écrits *anhémie* et *hyperhémie*, puisque les autres dérivés du grec αἷμα, comme *hématose*, conservent l'*h* en souvenir de l'aspiration initiale du primitif. De même, il est fâcheux que *pronostic* et *pronostiquer* s'écrivent sans le *g* étymologique, qui s'est maintenu dans *diagnostic* et *diagnostiquer*.

Si l'on conserve deux *h* dans *ophthalmie*, on devrait les conserver dans *phthisie*[1], où l'Académie française a cru devoir supprimer la seconde. Il faut avouer pourtant que l'usage a consacré chez nous des simplifications d'orthographe contraires à l'étymologie, et sur lesquelles il est impossible aujourd'hui de revenir : *fantôme*, *fantaisie*, *flegme* et *flegmatique*, ont été longtemps écrits comme on écrit encore aujourd'hui *phlegmon* par un *ph* équivalent du φ grec dans la syllabe initiale de φαντασμα, φαντασία et φλέγμα. De même, *chimie* a perdu l'*y = u* de sa première syllabe, qui en caractérisait l'étymologie. *Sciatique* nous vient, par trois altérations, du grec ἰσχιαδικόν, dont les Latins avaient fait déjà *sciaticum*. Là encore, il y a prescription, et il faut se résigner à l'orthographe consacrée par une longue pratique. Le radical χολή, bile, commençant par un χ = *ch*, des dérivés *colique*, *mélancolie* et *mélancolique*, devraient conserver l'*h* après le *c*. A l'encontre de ces derniers exemples, le mot *achaine*, que l'on écrivait autrefois *akène*, a repris une forme qui le rattache mieux à son étymologie véritable, qui est l'adjectif ἀχανής, dérivé de l'α privatif et du radical verbal contenu dans χαίνω. L'usage hésite plus souvent encore dans la transcription du κ grec en français. Comme le *c* devant une voyelle ouverte donne exactement le même son que le *k*, on a tour à tour écrit 'akanthopelvis et acanthacées. Mais il n'y avait aucune raison de transcrire par un *ch* dans *anchylostome* le κ qui termine la racine de l'adjectif ἀγκύλωσις, qui a donné le dérivé ἄγκυλος, d'où le français *ankylose*.

Je crois en avoir dit assez pour faire comprendre tout à la fois et les difficultés que l'on éprouve alors qu'il s'agit de former correctement des mots nouveaux et la nécessité qui s'impose de ne pas s'écarter des règles étymologiques tracées ci-dessus. Il me suffira donc de reproduire ici ce que j'écrivais il y a trois ans dans la préface du *Dictionnaire usuel des sciences médicales* : « De tout ce qui précède nous nous permettrons de tirer pour nos confrères un conseil de simple prudence et qui importe à l'avenir d'une science destinée à s'enrichir chaque jour de termes nouveaux comme elle s'enrichit d'idées nouvelles. Quand

---

[1] *Voy.* à ce sujet notre article publié dans la *Gazette hebdomadaire*, 1878, p. 609.

il s'agit de néologismes vraiment utiles, le naturaliste, le physicien, le chimiste,
le médecin, feraient bien d'étudier dans quelque manuel les principes de la formation des mots ou mieux encore de consulter quelque grammairien versé dans
l'étude comparative des langues. »   L. LEREBOULLET.

EUCALYNE. $C^6H^{12}O^6 + 2aq$. Matière sucrée analogue à la sorbine,
obtenue par M. Berthelot dans l'action de la levûre de bière sur la mélitose.
C'est une substance sirupeuse, dextrogyre ($\alpha = +65$ degrés) ; à 110 degrés elle
se colore et à 200 degrés elle se change en une matière noire insoluble.

L'eucalyne réduit le tartrate cupro-potassique et est altérée par les solutions
alcalines, mais elle n'est pas susceptible de fermenter avec la levûre, même
si on l'a préalablement soumise à l'ébullition avec un acide étendu.   L. HN.

EUCALYPTÈNE ET **EUCALYPTOL.**   *Voy.* EUCALYPTUS (*Thérapeutique*).

EUCALYPTUS (LHÉR.).   § I. **Botanique.**   Genre de Myrtacées – Lepto-
spermées (Xérocarpées), dont les fleurs sont hermaphrodites et le plus souvent
4-mères, très-analogues à celles des *Melaleuca*, avec un réceptacle concave,
campanulé ou turbiné. Leur calice est continu avec le bord du réceptacle, sur
lequel il s'insère, conique ou court, tronqué, ou 4-denté. Les pétales, insérés
avec le calice, sont libres ou unis en une sorte de coiffe herbacée ou coriace
qui, à l'époque de l'anthèse, se détache circulairement par sa base. Les étamines
sont très-nombreuses, et l'ovaire infère, à 2-4 loges multiovulées, est surmonté
d'une sorte de cupule glanduleuse qui sécrète un abondant nectare sucré et
supporte un style indivis à sommet stigmatifère mou ou à peine renflé. Le
fruit, sec, capsulaire, loculicide, enchâssé dans le réceptacle, s'ouvre au sommet
seulement. Les graines, en nombre indéfini, dimorphes, en partie stériles, sont
souvent linéaires, cunéiformes ou anguleuses, et leur embryon dépourvu d'albumen a les cotylédons plans ou compliqués. Ce sont des arbres dont toutes les
parties sont odorantes et glanduleuses-ponctuées. Leurs feuilles sont opposées
ou alternes, et cela souvent sur une même plante, fréquemment dimorphes,
entières, coriaces ; leur plan dirigé horizontalement ou se rapprochant plus ou
moins de la direction verticale. Leurs fleurs, blanches, jaunâtres ou parfois
rougeâtres, sont axillaires, solitaires ou plus souvent disposées en cymes pédon-
culées, ombelliformes ou capituliformes. Leurs fruits s'unissent quelquefois en
une masse comme il arrive dans la section qu'on a nommée *Symphyomyrtus*.
Les *Eucalyptus* habitent surtout l'Australie, y compris Van-Diémen, et exceptionnellement l'archipel Indien. Des cent espèces environ admises dans ce genre,
deux ont été préconisées comme médicaments dans ces dernières années : ce
sont les *E. Globulus* et *amygdalina*.

L'*E. globulus* LABILL. est un arbre qui peut atteindre 70 mètres de haut, à
écorce fibreuse et se détachant plus ou moins de façon à laisser sur le tronc
une surface lisse. Les feuilles des jeunes individus sont opposées, sessiles, cor-
dées à leur base, qui embrasse plus ou moins étroitement les rameaux quadrangulaires. Leur face supérieure est d'un vert pâle, avec la côte blanche et
les nervures réticulées, teintées en vert plus foncé. Leur face inférieure est,
comme celle des rameaux, toute chargée d'une fleur blanchâtre et glauque, d'où
est venu à l'arbre le nom de Gommier bleu de Tasmanie (*Blue Gum*). Les
feuilles des arbres adultes sont en majeure partie lancéolées ou ovales-lancéo-

lées, acuminées, falciformes, coriaces, à plan se rapprochant plus ou moins de
la verticale, à veines très-visibles, anastomosées, obliquement dirigées. Les
fleurs sont grandes et d'un blanc jaunâtre, axillaires, solitaires ou en cymes
2,3-flores, sessiles sur les branches ou portées par un pédoncule commun à
peine plus long qu'épais. Le réceptacle est turbiné, épais, ligneux, chargé de
glandes, plus ou moins ridé ou rugueux, couvert d'une fleur cireuse. Les quatre
dents calicinales sont parfois variables de longueur. Le fruit est irrégulièrement obpyramidal, à sommet hémisphérique proéminent un peu au-dessus du
réceptacle pourvu de côtes longitudinales presque équidistantes. La déhiscence
se fait en haut suivant des valves courtes et épaisses (dimensions : 10-35 centimètres de long, sur 6-8 centimètres de large ; fleur : 3,4 centimètres de long,
sur 4,5 centimètres de large ; fruit : 2 centimètres 1/2 de long, sur 3,3 centimètres 1/2 de large). Ce bel arbre habite le sud de la Tasmanie et la province de
Victoria, où il croît dans les vallées et sur les pentes humides des montagnes
boisées. Il est cultivé depuis près d'un siècle en Europe, mais il existait à peu
près inaperçu dans nos orangeries et nos serres froides, ne poussant en pleine
terre dans la région méditerranéenne que là où croissent les orangers dans les
mêmes conditions. Grâce à l'initiative première de P. Ramel et aux efforts de
ses imitateurs, il a été planté dans un grand nombre de pays des deux mondes,
notamment en Italie, en Portugal, en Algérie et jusque dans l'Amérique du
Sud extra-tropicale. On n'emploie guère en médecine que ses feuilles, et elles
doivent leurs propriétés à l'essence dont sont gorgés les réservoirs punctiformes
dont elles sont chargées. Ce sont des glandes internes qui se trouvent çà et là
disséminées parmi les autres phytocystes, mais qui sont plus abondantes en
général là où finissent les éléments en palissade et parmi les phytocytes irréguliers de la zone inférieure. Ces feuilles peuvent aussi présenter, au niveau
des nervures, des amas très-réguliers d'éléments subéreux, teintés en brun
(de Lanessan). On doit préférer pour l'usage médical les feuilles épaisses et falciformes, quoique celles des individus jeunes soient aussi fort bonnes. L'essence,
la poudre, l'extrait alcoolique et l'eau distillée des feuilles servent aujourd'hui
à une foule d'usages thérapeutiques. L'*E. Globulus* ne renferme pas d'alcaloïdes
comparables à ceux du quinquina, et cependant l'on possède un grand nombre
d'observations de fièvres paludéennes coupées par son essence ou par ses
feuilles. Les feuilles se fument à la façon du tabac. Employées topiquement,
elles constituent un excellent pansement antiseptique (Gimbert). La plus précieuse des qualités de l'arbre est relative à l'assainissement des localités basses
et marécageuses. Là où il a été planté avec abondance, les fièvres d'accès, qui
décimaient les populations, ont totalement ou en grande partie disparu. La
végétation rapide et puissante de la plante paraît être, a-t-on dit, un moyen sûr
de puiser dans le sol, avec les liquides qui passent dans l'atmosphère, les
miasmes qui demeuraient accumulés à la surface des eaux stagnantes, dans
leur profondeur et dans les vases sous-jacentes, et, d'autre part, les exhalations
aromatiques des feuilles iraient jusque dans l'atmosphère combattre les effluves
qui se dégagent des eaux stagnantes. C'est ce qu'avait du moins pensé P. Ramel,
qui fut le propagateur en France et en Algérie de l'*E. Globulus*, qui consacra
sa fortune et une grande partie de sa vie à l'étude de cette question, et qui,
dépouillé par les uns du mérite de ses travaux, calomnié par d'autres qui abu-
sèrent de leur haute situation scientifique pour contester effrontément la valeur
de ses observations, est mort récemment dans la pauvreté et l'oubli, sans se

douter qu'un jour peut-être une statue lui serait élevée au milieu de bois
d'*Eucalyptus* verdoyants, sur les plaines marécageuses où régnait jusqu'ici sans
partage la *malaria*.

L'*E. amygdalina* LABILL. (*E. longifolia* LINDL. — *E. Lindleyana* DC.,
E. tenuiramis MIQ.) est une espèce qui atteint aussi de grandes dimensions.
Ses feuilles sont linéaires ou largement lancéolées, ou falciformes, plus épaisses
quand elles sont larges, sinon minces, à veines peu nombreuses, obliques, peu
visibles. Les fleurs sont disposées en petit nombre (4-8) sur des pédoncules
axillaires ou latéraux, arrondis. Elles sont petites, claviformes dans le bouton,
avec un opercule hémisphérique obtus ou à peine apiculé, d'un blanc un peu
jaunâtre, dit-on, et fort odorantes. Le fruit est subglobuleux, tronqué, et présente de nombreuses variations dans sa forme. Cette espèce croît en Australie,
dans la Nouvelle-Galles du sud, à Victoria et en Tasmanie, où elle porte les
noms de *Pepermint-tree* et de *White Gum*. Elle est encore peu cultivée, relativement à l'espèce précédente, mais l'arbre devient très-beau sur les lacs de
l'Italie supérieure. Il est très-odorant, riche en huile essentielle, d'une odeur
agréable, et possède toutes les propriétés, pour l'usage médical interne et externe,
de l'*E. Globulus*, mais on lui a parfois donné la préférence pour le pansement
des plaies et les qualités fébrifuges (P. TROUBETSKOY). On a fabriqué des liqueurs
digestives et stimulantes avec les *Eucalyptus* que nous venons d'étudier.

Beaucoup d'espèces sont utiles à divers titres : les unes pour leur bois, comme
l'*E. colossea*, qui atteint 400 ou 500 pieds de haut, les *E. ealophylla, cornuta,
coriacea, leucoxylon, odorata, albens, rostrata, sideroxylon;* l'*E. marginata*,
dont le bois est comme injecté de carbonate de chaux. L'*E. resinifera* donne
une sorte de Kino ou Manne australienne. De même les *E. mannifera* et *dumosa*.
Une sorte de gomme est produite par les *E. Gunnii, obliqua, robusta, piperita*
et *gigantea*.

M. Ferd. v. Mueller vient de donner, sous le titre d'*Eucalyptographia*, le
plus bel ouvrage que l'on connaisse sur ce genre si intéressant. Nous n'avons
pas à parler ici des prétendues recherches de ceux qui se bornent à copier ses
travaux.   H. BN.

BIBLIOGRAPHIE. — LHÉR., *Sert. anglic.*, 18. — LAMK, *Illustr.*, t. 422. — POIR., *Dict. enc.*,
Suppl., II, 590. — SPACH, *Suit. à Buffon*, IV, 126. — DC., *Prodr.*, III, 216. — MÉR. et DE L.,
Dict. Mat. méd., III, 173. — GÆRTN., *Fruct.*, I, t. 3, fig. 1. — LABILL., *Pl. Nouv.-Holl.*,
t. 450-454; *Voy.*, t. 13, 20. — GUIB., *Drog. simpl.*, éd. 7, II, 585; III, 278, 432. — ENDL.,
Gen., n. 6300. — MIQ., *Fl. ind. bat.*, I, 398. — BENTH., *Fl. austral.*, III, 175. — BENTH. et
HOOK. F., *Gen. pl.*, I, 707. — BENTL. et TRIM., *Med. pl.* — ROSENTH., *Syn. pl. diaphor.*,
921. — H. BN, in *Payer Fam. nat.*, 566; *Hist. des pl.*, VI, 317, 354, fig. 299-305; *Tr. bot.
méd. phanér.*, 1099; *Dict. de Bot.*, II, 561.   H. BN.

§ II. Matière médicale et thérapeutique de l'Eucalyptus globulus.

On emploie en thérapeutique presque exclusivement les feuilles de ce végétal
précieux. Nous n'avons pas à revenir sur la description qui en a été donnée précédemment, si ce n'est pour dire que les feuilles opposées et les feuilles alternes,
quoique absolument dissemblables par la forme, sont utilisées indifféremment
pour l'usage thérapeutique. Elles renferment une essence et une résine; nous
allons nous occuper de ces deux principes actifs, dans lesquels résident toutes
les vertus médicamenteuses de la drogue :

1° *Essence*. L'*Eucalyptus globulus* répand naturellement des émanations
fortement odoriférantes qui avertissent de sa présence souvent à de grandes dis-

tances ; elles sont dues à cette huile essentielle qui est localisée dans des cryptes vésiculeuses propres au mésophylle foliaire, à l'écorce et aux parties florales. On la retire habituellement des feuilles. On la prépare par simple distillation. Elle est liquide et légèrement colorée en vert, d'une odeur pénétrante, aromatique, qui tient à la fois du camphre, des feuilles de laurier (*Laurus nobilis*) et de l'essence de menthe poivrée. Elle bout à 175 degrés et la température reste trois fois stationnaire pendant son ébullition (à 175, 190 et 200 degrés), durant laquelle elle se décompose en trois produits qui distillent successivement.

L'essence d'eucalyptus soumise à la distillation par Cloëz, lui a fourni ces trois produits : le premier distillant 175 degrés ; le deuxième, 188 à 190 degrés ; le troisième, 200 degrés.

Il s'est occupé principalement du premier et voici dans quels termes :

« *Eucalyptol.* Le liquide distillé en premier lieu entre 170 et 180 degrés n'est pas un produit chimiquement pur ; il est nécessaire pour le purifier de le mettre en contact d'abord avec la potasse en morceaux, puis avec du chlorure de calcium fondu. En le distillant de nouveau on obtient un liquide très-fluide, incolore, bouillant régulièrement à 175 degrés.

« Ce produit peut être considéré comme un principe immédiat pur, distinct par ses propriétés et par sa composition des espèces chimiques connues. Je le désigne sous le nom d'*eucalyptol*. C'est un liquide plus léger que l'eau. Sa densité à 8 degrés est égale à 0°,705. Il dévie à droite le plan de polarisation de la lumière. Son pouvoir rotatoire moléculaire est $+10°,42$ pour une longueur de 100 millimètres.

« L'*eucalyptol* reste liquide après une exposition de trois heures à un froid de 18 degrés, obtenu par un mélange réfrigérant de sel et de neige. Aspiré par la bouche à l'état de vapeurs en mélange avec l'air, l'*eucalyptol* a une saveur froide, agréable ; on l'a déjà employé en thérapeutique sous cette forme. Il est peu soluble dans l'eau, mais il se dissout complétement dans l'alcool ; cette solution très-diluée possède une odeur analogue à celle de la rose. La composition de l'*eucalyptol* est représentée par la formule $C^{24}H^{20}O^2$, déduite de l'analyse concordante de divers échantillons. »

M. Cloëz a reconnu, en outre, que l'*eucalyptol* est attaqué lentement par l'acide azotique ordinaire et que parmi les produits de la réaction se trouve un acide cristallisable, non azoté, analogue à l'acide camphorique. Par l'action de l'acide phosphorique anhydre sur l'*eucalyptol* le même chimiste a obtenu un hydrogène carboné différant de l'*eucalyptol* par deux équivalents d'eau, auquel il a donné le nom d'*eucalyptène* et assigné la formule $C^{24}H^{18}$. Il le regarde comme analogue au *cymène*.

Il résulte de là que, dans l'essence d'Eucalyptus, se trouvent surtout deux principes :

1° Un principe oxhydro-carboné, l'*eucalyptol*, que l'on doit ranger dans le groupe des essences oxygénées que l'on regarde comme des alcools, c'est-à-dire du camphre de Java, du camphre de Bornéo, des essences de menthe poivrée (partie concrète), de cajeput, de semen-contra, d'absinthe et de la plupart de celles de la famille des Labiées.

2° Un principe hydrocarboné, l'*eucalyptène*, qui, étant regardée comme analogue au *cymène* par M. Cloëz, doit-être placée dans le cinquième groupe des carbures d'hydrogène, c'est-à-dire dans celui des benzines ($C^{2n}H^{2n-6}$), avec la formule $C^{24}H^{18}$.

PROPRIÉTÉS CHIMIQUES. L'acide sulfurique concentré colore en rouge noirâtre l'essence de l'Eucalyptus. L'acide azotique concentré l'épaissit en la résinifiant. Nous pensons que l'essence d'Eucalyptus comme la plupart des autres huiles essentielles doit pouvoir être séparée en deux parties au moyen de mélanges réfrigérants convenables, une solide (stéaroptène), une autre liquide (oléoptène). L'efflorescence blanchâtre qui couvre les feuilles et les jeunes rameaux est probablement due au stéaroptène de l'essence.

L'essence d'Eucalyptus semble devoir être un excellent antiseptique. Des expériences faites par Gubler et Gimbert démontrent que, mélangée à l'albumine et à la fibrine, elle en empêche la décomposition; qu'injectée dans les veines d'un animal mort elle en retarde la putréfaction pendant très-longtemps, et enfin qu'elle empêche et arrête le développement des ferments, des miasmes et de toute sorte d'êtres d'organisation soit animale, soit végétale.

Eucalyptus (essence), ses falsifications. Parmi les préparations les plus employées qui sont fournies par les feuilles et les tiges de l'Eucalyptus, c'est l'essence, eucalyptol de Cloëz, qui joue le plus grand rôle, car c'est à elle que la plante doit, sinon toutes, du moins ses principales propriétés : elle est journellement employée comme antifermentescible et pour empêcher la formation des moisissures dans les solutions alcaloïdiques. En présence des altérations que l'on peut faire subir dans le commerce à cette huile, il a paru intéressant à Duquesnel de l'examiner au point de vue des principales falsifications dont elle est susceptible de devenir l'objet et qui se réduisent à peu près à quatre. Cette substance peut être sophistiquée :

1° Par addition d'alcool que l'on reconnaît en agitant avec un peu de rouge d'aniline, qui se dissout d'autant plus et communique au liquide une teinte rouge d'autant plus prononcée que l'alcool prédomine davantage;

2° Par addition d'huile fixe, qui se reconnaîtra en évaporant le mélange sur un papier; l'essence pure ne laisse pas de trace;

3° Par une addition d'essence de térébenthine, qui se reconnaîtra en faisant dissoudre dans l'alcool à 73 degrés, dont 1^{cc},6 doit dissoudre 1 gramme d'essence pure;

4° Enfin par addition d'essence de copahu, qui est incolore et presque de même densité ; cette falsification se reconnaîtra par le point d'ébullition de l'essence falsifiée, lequel sera d'autant plus élevé qu'elle sera moins pure, l'essence de copahu bouillant à 260 degrés et celle de l'Eucalyptus entre 169 et 171 degrés.

2° *Résine.* L'écorce, les feuilles, les fruits de l'*Eucalyptus globulus*, outre l'essence, renferment une matière résineuse. Un examen succinct de ces diverses parties suffit à première vue pour en démontrer l'existence. Ainsi, en les serrant dans les mains, on les y sent adhérer, et l'on constate qu'elles y ont déposé une matière résineuse assez abondante.

M. Taillotte a obtenu la résine en se servant du procédé général, qui consiste à évaporer aux trois quarts l'alcoolé de feuilles ou d'écorces et à traiter ensuite par l'eau l'alcoolé évaporé. La résine en présence de l'eau se précipite, on la recueille et on la fait sécher sur des assiettes.

Ainsi préparée elle est rougeâtre, cassante, d'une odeur affaiblie d'essence d'Eucalyptus, soluble dans l'alcool, l'éther. L'acide sulfurique la colore en rouge carmin, mais cette coloration disparaît en présence de l'eau.

Cette résine rougeâtre n'est pas pure. M. Taillotte l'a obtenue presque blanche en employant le procédé recommandé par Natavielle pour la préparation de la résine de jalap. Ce procédé consiste à débarrasser par deux ou trois décoctions les feuilles ou l'écorce de leurs matières extractives à les traiter ensuite par l'alcool à 65 degrés et à agiter les liqueurs alcooliques en y mêlant du charbon animal. On filtre ensuite, on évapore et l'on obtient pour résidu une matière blanche qui est la résine d'Eucalyptus pure.

Les résultats d'analyses récentes tendent à confirmer l'idée aujourd'hui généralement admise qu'il n'existe pas d'alcaloïde dans les diverses parties de l'Eucalyptus, ou du moins que son extraction exige un mode tout particulier de préparation.

L'Eucalyptus, depuis quelque temps, a été employé avec succès en thérapeutique. Ses propriétés médicales sont en grande partie attribuées à l'action physiologique de l'essence. Mais on a pensé avec juste raison qu'il ne fallait pas attribuer uniquement à cette dernière les effets de ce végétal, quoiqu'elle en soit le produit caractéristique.

L'Eucalyptus a d'ailleurs rendu de grands services dans le traitement des fièvres intermittentes, et les résultats que l'on a obtenus ne sauraient être expliqués par l'action exclusive de l'*eucalyptol*. C'est sans doute à la présence du tannin, de substances résineuses, amères, peut-être aussi à celle d'un principe immédiat encore inconnu, que les feuilles et l'écorce d'Eucalyptus doivent leur action particulière et différente de celle de l'essence.

Les applications médicales de l'Eucalyptus peuvent être classées en deux groupes :

1° Suivant qu'on se propose de faire agir l'essence;

2° Suivant qu'on désire mettre en cause l'action des autres principes.

Nous allons passer successivement en revue les applications thérapeutiques des produits retirés de l'Eucalyptus et celles de ses diverses parties constituantes.

Produits retirés de l'Eucalyptus. Ces produits sont l'*essence* et la *résine*.

I. *Essence.* Avant d'entrer dans les applications de l'essence, nous allons dire quelques mots de son action physiologique.

ACTION PHYSIOLOGIQUE. Introduite dans l'économie, soit par les voies respiratoires, soit par les voies digestives, elle produit une excitation sur les muqueuses des organes. Elle agit donc comme un excitant léger.

A. A la suite de l'introduction par les voies respiratoires, il y a en effet irritation des muqueuses du larynx et des bronches, irritation dans l'arrière-bouche, hypersécrétion de la muqueuse buccale, et l'estomac lui-même est parfois excité. Aussi, d'après M. Gubler, il y a en outre de la diarrhée, de la fréquence du pouls, de la chaleur et une diminution marquée dans la tension vasculaire, en un mot, une véritable fièvre.

Les mouvements respiratoires sont, de plus, très-accélérés.

B. Lorsque l'essence est introduite par les voies digestives, il y a encore excitation des muqueuses des organes par lesquels elle passe. On remarque dans ce cas un fait particulier : c'est que les urines acquièrent une odeur de violette qui persiste pendant vingt-quatre heures et la quantité d'urée d'après M. le docteur Gimbert augmente sensiblement. Cette odeur des urines et cette augmentation d'urée ne se produisent pas quand l'essence est absorbée par inhalation.

ACTION HYPOSTHÉNISANTE. L'essence après avoir agi comme un excitant léger est ensuite absorbée et passe dans le torrent de la circulation. Elle agit alors sur le système nerveux central, en tendant à en diminuer ou à en suspendre le pouvoir réflexe. Son action est donc hyposthénisante.

Voici le résultat des expériences faites par M. Gimbert sur les Mammifères (*rats, lapins, chiens*), les Oiseaux, les pigeons, les Batraciens, par l'injection sous-cutanée de quelques gouttes d'essence.

A. Diminution de fréquence des mouvements respiratoires après une accélération inutile.

B. Abaissement de la température ;

C. Affaiblissement musculaire (titubation) ;

D. Diminution manifeste de la sensibilité réflexe ;

E. Odeur de violette des urines.

Et à l'autopsie :

1° La plupart des organes exsangues ;

2° Cœur battant encore : donc pas de paralysie de cet organe.

ACTION STIMULANTE ET DIFFUSIBLE. M. Gimbert a remarqué, en outre, d'après ses expériences, que, si l'essence d'Eucalyptus, une fois absorbée, agit comme un hyposthénisant de la moelle, elle est au contraire un excitant du grand sympathique, et que par suite de son excitation il a une contraction plus ou moins forte des vaisseaux des organes qui, déterminant une accélération dans le cours du sang, produit une action stimulante dans la circulation capillaire.

D'après cela, il semble que l'essence d'Eucalyptus doive être placé à côté des stimulants diffusibles, tels que l'acétate d'ammoniaque, l'essence de menthe.

L'essence d'Eucalyptus, administrée à doses toxiques, donnerait la mort par suite de la suspension du pouvoir réflexe de la moelle : 20 gouttes pour un pigeon, 45 pour un lapin, au-dessus de 100 pour l'homme, constituent le minimum léthal.

ÉLIMINATION. L'essence d'Eucalyptus a deux voies principales d'élimination : 1° celle des poumons ; 2° celle des reins.

C'est par la première qu'elle s'élimine de préférence. Il est d'ailleurs facile de se rendre compte de l'élimination par les poumons, en partant de ce principe que les substances étrangères à l'organisme sont expulsées par les émonctoires des principes normaux de l'économie dont ils se rapprochent. Ainsi les corps gazeux s'éliminent par les poumons, et parmi les principes volatils ceux qui sont facilement oxydables s'en vont par les voies urinaires comme les substances salines. Au contraire, ceux qui s'oxydent difficilement s'éliminent par les poumons, comme l'air et les gaz : or, l'eucalyptol étant difficilement oxydable, il s'ensuit que les poumons doivent en être principalement la voie d'élimination.

Les reins en éliminent une plus petite quantité puisqu'ils sont les émonctoires des substances salines.

APPLICATIONS. *A l'intérieur.* L'essence à l'état libre a été employée comme un excitant léger, un hyposthénisant et un stimulant diffusible. — Gimbert la regarde comme le produit caractéristique de l'Eucalyptus et lui donne la préférence sur les autres préparations pharmaceutiques, dans le cas où les indications pathologiques le permettent, c'est-à-dire :

« Dans les bronchites subaiguës, à la fin des bronchites aiguës, dans l'asthme humide récent, dans la laryngite catarrhale, apyrétique, dans l'aphonie catarrhale, dans la phthisie chronique, la pneumonie chronique, la fin de la pneumonié aiguë, la gangrène pulmonaire, etc. »

Gimbert dit plus loin : « L'essence donnée au début des affections catarrhales

des voies respiratoires, telles que les coryzas, les congestions pharyngo-laryngées et bronchiques, en précipite l'évolution, et je suis convaincu que, dans certaines circonstances, j'ai pu les faire avorter : dans ces cas-là je donnais de très-
fortes doses de la substance. Dans la migraine, dans les spasmes de la vessie,
dans ceux du larynx et de la poitrine et dans les troubles nerveux, aucune préparation d'Eucalyptus ne peut-être préférée à l'essence. »

A cause de son action hyposthénisante, Gimbert ajoute qu'elle pourrait rendre
de grands services dans le tétanos.

Gubler pense que, comme les [baumes, qui agissent directement sur les
muqueuses, par lesquelles ils s'éliminent de préférence, l'essence d'Eucalyptus
doit avoir une grande vertu dans les affections des voies respiratoires et aussi
dans celle des voies urinaires.

Il l'administre au moyen de capsules de 15 centigrammes chacune dont il
fait prendre de 6 à 20 par jour.

A l'extérieur. A l'extérieur l'essence d'Eucalyptus, à cause de sa propriété
d'être un excitant léger, un substitutif, a été employée comme topique dans le
pansement des plaies de mauvaise nature, des ulcères, des chancres phagédéniques. Ses propriétés antiseptiques la font regarder en outre comme un correctif
très-précieux des miasmes des appartements, de l'air vicié des salles d'hôpitaux
et des odeurs désagréables de la peau.

Elle a reçu de Duquesnel une application, celle de corriger le goût et l'odeur
désagréables de l'huile de foie de morue.

Voici la formule de Duquesnel pour préparer cette huile :

<pre>
Huile de foie de morue.   1000
Essence d'eucalyptus..   1
</pre>

Ainsi aromatisée, elle ne possède ni l'odeur ni la saveur qui lui sont propres. Elle est prise, paraît-il, sans dégoût, avec facilité, et ne laisse dans l'arrière-
bouche comme sur la langue que le goût de l'essence qu'elle renferme.

On remarque, en outre, que les éructations odoriférantes et si désagréables de
l'huile de foie de morue sont complétement modifiées.

L'essence garde assez longtemps son arome, il faut conserver l'huile dans des
flacons bien bouchés, car, exposée à l'air libre comme lorsqu'elle est étendue
sur une feuille de papier, elle perd facilement son odeur aromatique pour ne
conserver que la puanteur de l'huile de foie de morue.

Les propriétés de l'essence d'Eucalyptus se rapprochent un peu de celles de
l'essence de cajeput, qui est retirée d'un végétal de la même famille, le *Melaleuca minor* DC. et de *Niaouli* (*M. viriliflora*) : comme l'essence d'Eucalyptus,
ces dernières bouillent à 175 degrés.

II. *Résine* Nous dirons peu de chose de la résine, qui n'a pas encore, que
nous sachions, reçu d'application. Il paraît cependant qu'elle est employée par
les Arabes en Algérie comme fébrifuge dans la médecine populaire.

Nous pensons qu'à l'extérieur elle pourrait être très-efficace dans le pansement de certaines plaies et entrer dans la composition d'onguents ou de
topiques.

Parties naturelles employées. 1° *Feuilles.* Les feuilles d'Eucalyptus, avons-
nous dit, sont de deux sortes : celles qui sont opposées et sessiles, celles qui
sont alternes et pourvues d'un long pétiole. L'odeur de ces deux sortes de
feuilles tient à la fois de celle des feuilles du laurier d'Apollon, du camphre et

de l'essence de menthe. La saveur en est âcre, aromatique, un peu térébenthinée, tout en rappelant celle de la menthe poivrée. A cette première sensation en succède une autre, douce, sucrée, légèrement amère, mais fraîche en même temps.

APPLICATIONS. *A l'intérieur.* A. *Propriétés anticatarrhales.* Les feuilles ont été employées avec succès dans les maladies des voies respiratoires à cause de l'essence qu'elles renferment.

Gubler donne la préférence, en fait de préparations, à leur poudre. Il l'administre sous la forme de l'opiat suivant :

Poudre de feuilles d'Eucalyptus. . . . . 4 à   6 grammes.
Sirop de sucre. . . . .   Q. S.

qu'il fait prendre dans du pain azyme dans l'espace de vingt-quatre heures.

M. le docteur Thomas, professeur aux Écoles de médecine de la Marine, a eu quelques cas de succès par l'emploi de la poudre dans la bronchite tuberculeuse. Pourtant, trop souvent les feuilles paraissent ne donner aucun résultat.

Ramel préconise l'emploi des cigares, Gimbert celui des cigarettes faites avec des feuilles hachées. Par leur usage, les vapeurs d'essence pénètrent directement dans les voies respiratoires et, suivant la dose, y produisent des effets différents :

1° A faible dose, elles sont agréables, calment la toux ;

2° A dose plus forte, elles provoquent au contraire la toux.

C'est ainsi que quelques bouffées d'une cigarette d'Eucalyptus calment l'oppression, tandis qu'un grand nombre l'augmente. Le cigare est surtout utile dans les toux spasmodiques.

On peut se servir des feuilles pour prendre l'essence par inhalation, en versant sur elles de l'eau bouillante et laissant infuser.

Mais dans ce cas encore l'administration du médicament doit être modérée, car une trop grande quantité de vapeurs d'essence pourrait provoquer la toux.

Les feuilles peuvent également être employées pour faire des fumigations, en pulvérisant des décoctions un peu chargées. On pourrait créer ainsi dans des chambres de petites dimensions des atmosphères médicamenteuses dans lesquelles les malades atteints de catarrhes bronchiques seraient placés pendant un certain temps. En Espagne, M. le docteur Tristani se sert avec succès de l'infusion des feuillles contre la phthisie pulmonaire.

En Corse, Carlotti l'employait aussi contre cette affection, et il pense, en outre, que les émanations des feuilles ont une grande vertu pour la combattre.

M. le docteur Sicard (de Marseille) se sert également des feuilles, et M. le docteur Barrallier, ancien directeur du service de santé de la marine à Toulon, en préconise beaucoup la médication ; il les a employées :

1° Contre le tympanisme, dans la fièvre typhoïde, sous forme d'infusion qu'il administre en lavements. Par cette administration, les coliques venteuses ont beaucoup diminué ;

2° Contre les laryngites qui accompagnent les bronchites chroniques, sous forme de fortes infusions, dont il fait respirer les vapeurs. Ces inhalations, d'après sa recommandation et celle des médecins de la ville d'Hyères, sont très-employées dans cette localité.

Quand la chaleur fébrile a diminué et que l'état catarrhal s'établit, l'Eucalyptus diminue l'expectoration dans la bronchite et la rend moins purulente. Cet effet particulier sur l'expectoration bronchique peut rendre de grands services dans la forme fétide de la bronchite et de l'amphysème. Clipier cite plusieurs cas de gangrène pulmonaire et de tuberculose dans lesquels les modifications dues à l'usage de l'Eucalyptus ont été salutaires.

Les propriétés anticatarrhales de l'Eucalyptus sont connues depuis longtemps en Australie, où l'on avait déjà signalé l'importance médicale de ce végétal dans les traitements de la phthisie pulmonaire au premier et au deuxième degré, par les émanations que répandent les grands bois des environs de Melbourne, et on lit à ce sujet, dans l'*Annuaire pharmaceutique de* 1870, qu'un grand nombre de dames anglaises ont émigré vers cette ville, dans le but de guérir leurs poumons malades, en bénéficiant de l'influence des précieuses effluves dues aux bosquets d'Eucalyptus qui l'entourent.

B. *Propriété tonique et antipyrétique.* Les feuilles d'Eucalyptus, outre leur action excitante, sont encore toniques et antipyrétiques. De temps immémorial les propriétés fébrifuges de l'Eucalyptus ont été connues en Australie, où ils forment à peu près 1/18 des arbres sylvestres. On a remarqué que, dans les lieux où il est cultivé, les fièvres intermittentes ne se font pas sentir, mais que dans ceux où il ne l'est pas les populations sont parfois décimées par leurs terribles effets.

C'est à la suite du voyage de circumnavigation de la corvette la *Favorite* que de Salvi, qui y était embarqué (*Voyage autour du monde de 1829 à 1833*, commandant Laplace), nous a donné le résumé suivant de son voyage : « Notre équipage fut décimé par les fièvres, dont nous prîmes les germes en explorant les Anambas du sud. Nous fûmes obligés de nous réfugier à Botany-Bay, et, pendant la traversée de vingt-neuf jours, nous perdîmes trente-deux hommes. Aussitôt arrivés au mouillage, la corvette fut évacuée. Comme il n'existait pas alors d'hôpital, nous fûmes accueillis par les habitants, qui nous offrirent l'hospitalité la plus large et la plus bienveillante et prirent à honneur de nous soigner avec le plus grand dévouement. Malades et bien portants furent soumis au même régime, c'est-à-dire que nous devions, dans la journée, boire 1 litre d'infusion de feuilles d'Eucalyptus, et nous en ressentîmes bientôt les heureux effets, car pendant notre séjour à Botany-Bay, qui fut de quarante-deux jours, nous ne perdîmes qu'un seul homme, qui était gravement malade à notre arrivée. »

Depuis son introduction en Europe l'Eucalyptus, dans tous les pays où on le cultive, a produit d'heureux effets dans le traitement des fièvres intermittentes.

En Espagne, on l'a multiplié en grand dans les jardins, promenades publiques, surtout à Valence, où on en fait un très-grand usage contre les fièvres paludéennes. M. le docteur Tristani dit qu'il y est connu sous le nom d'arbre de la fièvre. Des plantations ont été faites également à Séville et Cordoue. Dans cette dernière localité, on emploie des feuilles vertes aussi en infusion, et on assure qu'il n'y a pas un seul cas rebelle au traitement de cet excellent fébrifuge.

En Autriche, le docteur Lorinser (de Vienne) a employé l'Eucalyptus sous forme d'alcoolature dans les fièvres intermittentes, et, d'après lui, sur 53 cas constatés sur les bords du Danube, 45 furent guéris par l'alcoolature d'Eucalyptus. Il ajoute que cette préparation est surtout très-importante dans les cas rebelles à l'action de la quinine, lesquels ne résistent pas à celles de l'Eucalyptus.

En Corse, Carlotti s'est livré, de son côté, à la culture de l'Eucalyptus, et l'a employé avec succès dans les fièvres intermittentes.

Il a employé la décoction des feuilles pour arrêter les fièvres graves, l'infusion pour combattre les affections spasmodiques, l'alcoolature et l'extrait aqueux pour prévenir les récidives ou produire une action tonique. M. Carlotti a également remarqué que le caractère de l'Eucalyptus dans le traitement des fièvres est de guérir surtout celles qui sont rebelles à l'action du sulfate de quinine et de ne pas laisser survenir de rechute après le traitement.

Une bonne préparation, quand on veut obtenir un effet tonique, est l'extrait alcoolique. Il donne facilement une masse pilulaire qui est très-utile, d'après Gimbert, lorsque les malades sont affaiblis, car les pilules excitent l'appétit et réveillent les forces.

Les feuilles d'Eucalyptus ont été de même employées avec succès, en Algérie, contre les affections palustres.

M. le docteur Castan, aujourd'hui doyen à la Faculté de médecine de Montpellier, a fait paraître, dans le *Montpellier médical*, les résultats de l'emploi des feuilles d'*Eucalyptus globulus* qu'il a obtenus à l'hôpital Saint-Éloi, dans l'automne de 1874.

« L'efficacité de l'Eucalyptus dans le traitement des fièvres intermittentes, dit-il, ne saurait pour nous être mise en doute. Sur 27 cas, nous en avons eu 15, c'est-à-dire plus de la moitié, parfaitement guéris par ce moyen. Ajoutons que les essais étaient faits dans des conditions qui ne nous paraissent laisser place à aucune hésitation. Nos fièvres étaient toutes des fièvres automnales, c'est-à-dire des fièvres ne présentant aucune tendance à une guérison spontanée.

Presque toutes avaient été contractées dans un pays essentiellement marécageux, ce qui leur donnait une plus grande gravité : en effet, beaucoup de nos malades avaient été atteints antérieurement de fièvres intermittentes. Un agent qui, dans ces conditions, guérit 15 fois sur 27, a bien évidemment une action thérapeutique incontestable, etc.

Un fait qui nous a frappés et dont l'explication nous paraît encore difficile à donner, c'est le succès qu'obtenait plus facilement l'Eucalyptus dans les fièvres récidivées, c'est-à-dire dans les fièvres dont la guérison est toujours plus pénible : sur les 15 succès obtenus, 8 l'ont été en effet dans les affections placées dans ces conditions. »

M. Castan ajoute que l'Eucalyptus a néanmoins une action inférieure à celle du quina : dans le cadre des antipériodiques, il le place immédiatement après lui. Ce qui le rend très-précieux, c'est qu'il est parfaitement toléré par le tube digestif. M. Castan n'a jamais vu survenir, en effet, par son emploi le moindre accident, pas même les phénomènes nerveux, surdité, tintements d'oreille, vertiges, etc., que produit le quinquina : aussi à cet égard lui accorde-t-il une supériorité sur ce dernier.

M. Adolphe Brunet donne dans sa brochure 16 observations dans lesquelles l'Eucalyptus a amené la guérison de la fièvre intermittente. C'est l'infusion de feuilles, édulcorée avec du sirop de sucre, qu'il a employée à l'hôpital de Montevideo. Il en faisait prendre matin et soir. Elle était faite avec :

Feuilles. . . . . 8 grammes.
Eau bouillante. 120   —

À l'extérieur. Les feuilles, à cause de la propriété qu'elles ont d'être un irritant léger, un substitutif, ont été utilisées dans le pansement des plaies de mauvaise nature. Gubler se loue beaucoup de leur emploi, ainsi que Gimbert, qui les a employées dans plusieurs affections chroniques de la peau, telles qu'ulcères variqueux, eczémas humides, plaies syphilitiques et gangréneuses.

L'action trop excitante des feuilles, qui s'explique par la grande quantité d'essence et de résine qu'elles renferment, nécessite la suspension rapide du traitement. Mais, si les feuilles sont trop actives, nous pensons qu'elles pourraient servir à préparer, par digestion, un onguent qui serait certainement très-avantageux dans la médication excitante, et qui pourrait être placé à côté de l'onguent styrax.

Les fruits étant plus résineux que les feuilles pourraient également servir à la préparation de cet onguent.

L'application directe des feuilles se pratique de la manière suivante :

Les feuilles sont froissées dans les mains, débarrassées de leur nervure médiane, après quoi on les place sur les plaies à la manière de bandelettes de diachylon. Elles constituent ainsi un excellent pansement occlusif et compressif, qui a la vertu d'être en même temps stimulant, cicatriciel et désinfectant. L'alcoolature de feuilles d'Eucalyptus est aussi très-efficace comme cicatrisant et désinfectant. Cette préparation et l'eau distillée ont été employées avec grand succès par Demarquay dans le pansement des plaies, comme antiputrides : à la Maison municipale de santé de Paris, il a obtenu les meilleurs résultats dans les cas même où les autres agents avaient échoué. Demarquay pense que l'*eucalyptol* agit à la façon des huiles essentielles et des camphres en arrêtant par sa présence et son contact le dédoublement des produits organiques coagulables et en enveloppant le pus dans une sorte d'atmosphère qui le frappe d'inertie (*antiseptie*).

Écorce. L'écorce de l'Eucalyptus renferme comme les feuilles de l'essence, de la résine, et, par suite, elle est susceptible de recevoir les mêmes applications. Aussi, ce que nous avons dit à propos des feuilles pouvant se rapporter à l'écorce, nous terminerons ici les applications de l'Eucalyptus à la thérapeutique.

De l'Eucalyptus au point de vue hygiénique comme moyen d'assainissement des contrées morbigènes. A toutes les propriétés que nous venons d'énumérer l'*Eucalyptus globulus* en joint une autre, non moins précieuse, celle d'assainir les contrées malsaines où on le cultive. « L'*Eucalyptus globulus*, dit Fremy, a une valeur considérable sur la terre d'Afrique ; il a en outre l'avantage d'exercer une influence favorable sur la salubrité des contrées où on le multiplie ». De telle sorte qu'un pays qui serait voisin de ces plantations pourrait échapper à une influence épidémique.

Nous lisons également dans le tome XVIII du *Bulletin de la Société botanique de France* (1851) que « des plantations importantes d'Eucalyptus, faites par les soins de Saulière, en Algérie, ont si heureusement modifié les conditions hygiéniques de certaines exploitations industrielles, que le personnel des ouvriers, naguère constamment éprouvé par les fièvres, n'en présente plus maintenant aucun cas ».

En Australie, on lui attribue l'absence de fièvres dans les endroits où on le cultive en grande masse. En Corse, en Espagne et au Cap de Bonne-Espérance, on a commencé à constater également son heureuse influence à dissiper les fièvres intermittentes. En Nouvelle-Calédonie, où les *Melaleuca* doués des mêmes propriétés croissent en abondance, les mêmes effets bienfaisants sont ressentis.

Les propriétés assainissantes doivent être attribuées aux grandes facultés absorbantes de sa racine et de ses feuilles, dont nous avons déjà parlé, ainsi qu'aux émanations balsamiques dont il est le siége. Ces dernières purifient l'air en paralysant les effets des fermentations qui se produisent dans les marais. Aussi pensons-nous que l'Eucalyptus doit agir de deux manières :

1° Par absorption de l'humidité régnante, c'est-à-dire physiquement ;

2° Par neutralisation des miasmes, c'est-à-dire chimiquement, en tuant les micro-organismes dans l'eau et dans l'air comme l'essence les tue dans les solutions de sels organiques. Ed. Heckel.

EUCHLORINE. C'est le *protoxyde de chlore* de Davy, un produit gazeux obtenu en traitant le chlorate de potasse par l'acide chlorhydrique. L'euchlorine n'est pas autre chose qu'un mélange de chlore et de gaz hypochlorique. Sous l'influence du froid, ce mélange gazeux peut être condensé en un liquide rouge qui est l'acide chlorochlorique de Millon, Cl^6O^{15}. L. Hn.

EUCLEA (*Euclea* L.). Genre de plantes de la famille des Ébénacées, composé d'arbres et d'arbustes à feuilles alternes, parfois opposées ou verticillées. Les fleurs, disposées en grappes axillaires pendantes, sont dioïques, avec un périanthe double, campanulé ; les mâles ont un androcée composé de dix à trente étamines disposées sur deux rangs et insérées les unes sur la corolle, les autres sur le réceptacle ; les femelles, un ovaire biloculaire, qui devient à la maturité une drupe charnue dont le noyau renferme une seule graine à embryon droit, situé dans l'axe d'un albumen cartilagineux très-abondant.

Les *Euclea* habitent les régions tropicales de l'Afrique. L'espèce la plus importante est l'*E. undulata* Thunb. ou *Guarri* des Hottentots. Ses fruits, comestibles, sont légèrement astringents et fournissent, par la fermentation, une sorte de vin aigre très-estimé des nègres. Ed. Lef.

EUDÈME (Les deux).

Eudème. Anatomiste grec, contemporain d'Hérophile et d'Érasistrate, d'après Galien, florissait vers 290 avant l'ère chrétienne. Il a écrit sur les nerfs, les franges de la trompe d'Eustache et les os. Il a découvert que le métacarpe et le métatarse sont composés chacun de cinq os soudés, mais il a décrit à tort l'acromion comme un os distinct et séparé. L. Hn.

Eudème. Médecin de Rome, de la secte des méthodistes, écrivait quinze ans avant l'ère chrétienne sur l'hydrophobie. Il fut le complice de Séjan et de Livie dans l'empoisonnent de Drusus César, fils de Tibère. Après la chute de Séjan, Eudème fut mis à la torture. C'est tout ce qu'on sait de lui. L. Hn.

EUDES (Pierre-Jean). Né le 27 avril 1787 à Soulles (Manche). Sa thèse de doctorat du 8 mai 1815 a pour titre : *Essai sur les avantages de pratiquer l'amputation sur le champ de bataille dans les plaies produites par une arme à feu.* Paris, in-4°. Il servit quelque temps en Allemagne, puis il revint en France se fixer à Bayeux, où il devint premier chirurgien de l'hôpital. Il a publié des *Observations sur la fièvre miliaire qui règne endémiquement dans l'arrondissement de Bayeux.* Bayeux, 1822, in-8°, autre édition,

1841, et un autre travail sur le même sujet ayant pour titre : *Mémoire sur les questions suivantes : La miliaire est-elle une maladie essentielle, ou bien n'est-elle que le résultat d'une irritation viscérale ou de tout autre état pathologique? Est-elle épidémique ou contagieuse? In Journal de chimie méd.*, t. VI, 1830.   A. DUREAU.

EUDOXE. Philosophe et astronome grec, de Cnide, florissait vers 360 avant Jésus-Christ. Il étudia la médecine sous Philistion, puis en Égypte fut initié aux doctrines des prêtres de ce pays. On cite avec éloge ses ouvrages astronomiques. Un fait qui nous intéresse particulièrement, c'est qu'il introduisit dans la médecine la méthode numérique de Pythagore.   L. HN.

EUGÉNÉTHYLE. $C^{12}H^{16}O^2 = C^{10}H^{11}O^2.C^2H^5$.   Ce corps se forme par l'action de l'iodure d'éthyle sur l'eugénate de potasse, en vase clos. C'est un liquide incolore, neutre, doué d'une odeur aromatique, insoluble dans l'eau, soluble dans l'alcool et dans l'éther. L'eugénéthyle bout à 240 degrés.   L. HN.

EUGENIA (*Eugenia* Mich.).   Genre de plantes de la famille des Myrtacées, auquel M. Baillon (*Hist. des Pl.*, VI, 354) rattache, à titre de simples sections. les genres *Acmena* Dc., *Caryophyllus* Tourn., *Clavimyrtus* Bl., *Cuphœanthus* Seem., *Jambosa* Dc., *Myrciaria* Berg et *Syzygium* Gaertn.

Ainsi composé, le genre *Eugenia* renferme environ 500 espèces répandues dans les régions tropicales et subtropicales du globe, mais plus particulièrement en Amérique. Ce sont des arbres ou des arbustes à feuilles opposées, dépourvues de stipules. Les fleurs, solitaires ou réunies en cymes trichotomes, ressemblent beaucoup à celles des Myrtes; elles ont un périanthe double, tétramère, plus rarement pentamère, à pétales quelquefois unis en une seule pièce et se détachant par la base comme une coiffe (*Syzygium* Gaertn.). L'androcée est formé d'un grand nombre d'étamines, dont les filets libres sont terminés par des anthères versatiles. Le réceptacle, sur les bords duquel s'insèrent le calice, la corolle et l'androcée, peut être plus ou moins globuleux ou turbiné et prolongé au-dessus de l'ovaire (*Jambosa* Dc.), ou bien en un cornet très-long (*Cuphœanthus* Seem.), quelquefois muni d'ailes verticales épaisses. L'ovaire, infère et ordinairement biloculaire, devient à la maturité une baie indéhiscente, renfermant un petit nombre de graines sans albumen et à embryon formé de deux cotylédons épais et charnus.

Un certain nombre d'*Eugenia* sont employés en médecine dans leurs pays d'origine. Citons notamment l'*E. cheken* Hook et l'*E. variabilis* Mart., qu'on utilise au Chili et au Brésil dans le traitement des affections diarrhéiques et rhumatismales; les *E. dumetorum* DC, *E. Vellozii* Berg et *E. arrabidæ* Berg, espèces indiennes, dont les écorces aromatiques sont préconisées comme astringentes; l'*E. zeylanica* H. Bn. (*Syzygium zeylanicum* DC.), qui est vanté, à Ceylan, comme stimulant et antisyphilitique; l'*E. angustifolia* DC., qu'on emploie, aux Antilles et au Venezuela, dans le traitement des stomatites; l'*E. disticha* DC., dont les graisses torréfiées servent aux Antilles à préparer des infusions aromatiques et digestives, d'où son nom vulgaire de *Café sauvage*; l'*E. fragrans* Wild. (*Myrtus fragrans* Sw.), dont les feuilles sont préconisées, à la Jamaïque, contre les douleurs et les contusions; l'*E. jambolana* Lamk. (*Syzygium jambolanum* DC.), dont les fruits astringents sont employés, dans l'Inde, contre la glycosurie (voy. *Gaz. hebd. de méd. et de chir.*, 1885, p. 374).

L'*E. caryophyllœa* H. Bn (*Syzygium caryophyllœum* Gaertn.) est une espèce asiatique, qu'on a considérée pendant longtemps comme fournissant l'écorce importée dans le commerce européen sous le nom de *Cassia caryophyllata*, mais on sait aujourd'hui que cette écorce provient véritablement du *Dicypellium caryophyllatum* Nees, de la famille des Lauracées.

L'*E. Jambos* L. (*Jambosa vulgaris* Dc.) croît dans l'archipel Indien, où son écorce passe pour un bon astringent. C'est le *Malacca-Schambu* de Rheede (*Hort. malab.*, I, t. 17). Ses fruits piriformes sont recouverts d'un brou épais, charnu, succulent, d'une saveur acidule agréable et d'une odeur de rose très-suave, ce qui lui a fait donner les noms vulgaires de *Jam-rosade*, *Jamerosier*, *Jambosier domestique*, *Pommier rose*, etc.

Enfin l'*E. aromatica* H. Bn (*Caryophyllus aromaticus* L.), originaire des Moluques, mais cultivé aujourd'hui dans les régions tropicales des Deux Mondes, fournit les *Clous de girofle* (*voy.* GIROFLIER).   ÉD. LEF.

EUGÉNIE-LES-BAINS (EAU MINÉRALE D'). *Athermale, sulfatée sodique faible, sulfureuse faible.* Dans le département des Landes, dans l'arrondissement de Saint-Sever, émerge une source dont l'eau est claire, transparente et limpide. Elle a une odeur sulfureuse, sa saveur est hépatique et légèrement fade ; sa température est de 12°,8 centigrade. Son analyse chimique exacte n'est pas connue.

L'eau de cette source alimente trois établissements qui se nomment : *Établissement de Saint-Louboner* (voy. ce mot), *établissement du Bois* et *établissement Nicolas*. Chacun d'eux renferme une buvette, une division de bains, des cabinets de douches, des salles où s'administre l'eau minérale préalablement chauffée, une section où se pratique l'hydrothérapie avec la plupart des moyens connus, enfin deux pièces réservées aux appareils de sudation.

Les trois établissements d'Eugénie sont presque exclusivement visités par les habitants de la contrée, qui viennent s'y traiter d'affections catarrhales chroniques des voies aériennes, digestives et urinaires. C'est l'eau en boisson qu'il convient surtout d'appliquer alors. Les bains et les douches d'eau et de vapeur sont principalement indiqués dans les affections rhumatismales et les maladies cutanées subaiguës ou chroniques, le plus efficacement traitées à Eugénie-les-Bains.

La *durée de la cure* varie de vingt à vingt-cinq jours.

On *n'exporte* pas l'eau de la source Eugénie.   A. R.

EUGÉNINE. $C^{10}H^{12}O^2$. Ce corps, encore appelé *camphre de girofle*, forme dans l'eau distillée de girofle un dépôt de paillettes nacrées, douées d'une odeur de girofle, très-solubles dans l'alcool et dans l'éther. L'acide nitrique la colore en rouge de sang. L'eugénine est isomérique avec l'acide eugénique ou l'eugénol.   L. Hn.

EUGÉNIQUE (ACIDE). *Voy.* EUGÉNOL.

EUGÉNOL. $C^{10}H^{12}O^2$. L'eugénol, encore appelé *acide eugénique* ou *essence de girofle oxygénée*, a la constitution d'un éther monométhylique d'un phénol

diatomique. On trouve l'eugénol dans les essences de girofle, de piment de la
Jamaïque et de feuilles de cannelle et dans l'huile de laurier. On l'obtient artificiellement en soumettant l'alcool coniférylique à l'action de l'amalgame de
sodium. Le procédé le plus pratique est de l'extraire de l'essence de girofle. On
agite celle ci avec une solution aqueuse de potasse, puis on fait bouillir quelque
temps pour entraîner par la vapeur d'eau l'hydrocarbure $(C^{10}H^{16})^n$ que renferme
l'essence. On fait cristalliser par refroidissement. Enfin on traite par un acide
qui met en liberté l'eugénol que l'on purifie par distillation.

L'eugénol est un liquide incolore, huileux, d'une densité de 1,063 à 18 degrés,
bouillant à 247 degrés, insoluble dans l'eau, soluble dans l'alcool. Il se comporte comme un phénol monoatomique en présence des bases. La potasse fon-
dante l'oxyde et le transforme en acide protocatéchique, $C^7H^6O^4$. Chauffé avec
l'anhydride acétique, il donne un éther acétique, l'*acétyleugénol*, en cristaux
volumineux, fusibles à 32 degrés, bouillant à 270. Oxydé par le permanganate
de potasse en solution acétique, il donne de la vanilline, $C^8H^8O^3$, et de l'acide
vanillique, $C^8H^8O^4$.   L. Hn.

EUGÉTIQUE (Acide). $C^{11}H^{12}O^4$. Ce corps se forme dans l'action simultanée du sodium et de l'acide carbonique sur l'eugénol. Il est en longs prismes
incolores, peu solubles dans l'eau froide, aisément solubles dans l'alcool et
l'éther. L'acide eugétique fond à 124 degrés et se décompose à une température
plus élevée en acide carbonique et en eugénol.

Un isomère de l'acide eugétique, l'*acide eugénoxycarbonique*, se forme en
même temps que lui. Nous n'insisterons pas sur ce composé.   L. Hn.

EUGLÈNE. Genre d'Infusoires flagellés à corps fusiforme ou allongé, coloré
en vert, très-contractile, terminé postérieurement par une queue effilée et
pourvue antérieurement d'un long flagellum et quelquefois d'un second flagellum beaucoup plus court. A l'extrémité antérieure du corps, à la base du flagellum, se trouve l'ouverture buccale, à laquelle fait suite un œsophage court. Dans
cet œsophage débouche un petit canal conduisant à une cavité assez grande
formant un réservoir contractile et communiquant avec une ou plusieurs vésicules contractiles plus petites. En rapport avec le réservoir contractile se trouve
une tache oculiforme rouge. Cette tache, à contours irréguliers, est constituée par
une petite masse de protoplasma réticulé, renfermant dans ses mailles des gouttelettes d'une substance huileuse rouge. La paroi du corps des Euglènes est
constituée par une cuticule épaisse, présentant dans quelques espèces des
lignes saillantes formées de petits tubercules. L'intérieur du corps contient une
substance amylacée, le paramylon, se présentant sous forme de gros globules,
de tablettes, de baguettes, d'anneaux, etc. Les grains de paramylon sont formés
de couches concentriques (Klebs). Cette substance paraît et disparaît dans les
Euglènes comme l'amidon dans les cellules végétales, suivant les conditions
d'existence de l'être; elle augmente pendant l'enkystement. La chlorophylle,
qui donne aux Euglènes leur coloration, imprègne les chromatophores, petites
plaques ovalaires situées au-dessous de la cuticule, ou bien elle imprègne toute
la couche protoplasmique périphérique du corps, sauf la région antérieure.

Cette chlorophylle se transforme souvent en totalité ou en partie en une
matière pigmentaire rouge, comme cela s'observe chez les végétaux, dans les
spores des Algues, par exemple. Le noyau des Euglènes est sphérique ou

ovoïde et renferme dans son intérieur un petit corps réfringent, se colorant
fortement par les réactifs, qu'on peut considérer comme un nucléole.

Les Euglènes se multiplient par fissiparité dans des kystes globuleux, à l'état
de repos ; la division est longitudinale et produit dans chaque kyste deux,
quatre, huit individus (macrogonidies), ou seize, trente-deux individus plus
petits (microgonidies). Stein et après lui quelques auteurs ont décrit un second
mode de multiplication par production d'embryons monadiformes dans le
noyau, mais les recherches récentes de Klebs ont montré que ces prétendus
embryons étaient des parasites.

Le genre Euglène a été créé en 1830 par Ehrenberg pour le *Cercaria viridis*
d'O.-F. Müller. Ehrenberg le plaça avec le genre *Amblyophis* à côté des *Astasia*, des *Colacium* et des *Chlorogonium*, pour en faire la famille des Astasiens.
Dujardin établit sa famille des Eugléniens en prenant pour caractère saillant la
contractilité du corps et y rangea les *Peranema, Astasia, Euglena, Zigoselmis,
Heteronema, Polyselmis*. Stein a réduit la famille des Eugléniens en n'y com-
prenant que des organismes colorés en vert, contractiles et à un seul flagellum,
Euglena, Ascoglena, Colacium et *Trachelomonas*. Saville-Kent place dans les
Euglénidés les *Euglena, Amblyophis, Phacus, Chloropeltis, Trachelomonas,
Raphidomonas, Cœlomonas, Ascoglena* et *Colacium*. Enfin pour Bütschli la
famille des *Eugleninæ* ne renferme que les *Euglena, Colacium, Trachelomonas
Eutreptia* et *Ascoglena*.

Les Euglènes sont des Infusoires vivant dans les eaux douces ou saumâtres,
soit à l'état isolé, soit plus généralement en société, formant alors à la surface
de l'eau des couches membraniformes vertes. Elles s'enkystent soit pour se
multiplier, soit pour traverser les phases défavorables à leur existence, telles que
la dessiccation. De même que tous les organismes verts, elles sont très-sensibles à l'action de la lumière.

On connaît plusieurs espèces d'Euglènes : *Euglena viridis* Ehrg., très-commune, à corps très-contractile ; une variété de cette espèce, *E. sanguinea* Duj.,
est rouge ; *E. acus* Ehrg., très-allongée en forme d'aiguille; *E. oxyuris* Schmarda,
à cuticule présentant des bandes enroulées en spirale; *E. spirogyra* Ehrg., lignes
de la cuticule spirales, saillantes et crénelées; *E. deses* Ehrg., *E. agilis* Car-
ter, etc.

A côté des Euglènes nous placerons les *Amblyophis* grands flagellés verts à
corps comprimé en lamelle et à extrémité postérieure obtuse : *A. viridis* Ehrg. ;
les *Colacium*, Eugléniens ayant deux phases d'existence, une phase libre et
une phase de fixation dans laquelle les individus réunis en colonies sont portés
par les branches d'un pédoncule ramifié dichotomiquement : *C. calvum* Stein,
C. arbucula Stein, etc. ; les *Ascoglena*, Euglènes vivant dans un tube : *A. vagi-
nicola* Stein ; les *Trachelomonas*, Euglènes vivant, à l'état libre et mobile, dans
une coque sphérique, dure et brune : *Trachelomonas volvocina* Ehrg., *T. bulla*
Stein, *T. hispida* Perty, etc. ; enfin le genre *Phacus*, à corps aplati, terminé postérieurement par une petite pointe recourbée : *Ph. pleuronectes* Müller, *Ph. tri-
queter* Ehrg., *Ph. longicaudatus* Ehrg.   F. HENNEGUY.

BIBLIOGRAPHIE. — EHRENBERG. *Infusionsthierchen*, 1838. — DUJARDIN. *Zoophytes infusoires*,
1841. — STEIN. *Organismus der Infusionsthiere.*— SAVILLE KENT. *Manual of the Infusoria*,
1881. — BALBIANI. *Les organismes unicellulaires.* In *Journal de micrographie*, 1883. —
KLEBS. *Untersuchungen aus dem botan. Institut zu Tübingen*, I, 1883. — BÜTSCHLI. *Pro-
tozoa.* In *Bronn's Klassen u. Ordnungen*, I, 1884.   F. H.

EULOPHIA (*Eulophia* R. Br.).   Genre de plantes de la famille des Orchidacées et du groupe des Vaudées. Ce sont des herbes épigées, pseudobulbeuses, à feuilles longues et membraneuses, marquées de plis ou de côtes plus ou moins prononcés. Toutes les espèces habitent les Indes Orientales ou les régions tropicales de l'Afrique. Plusieurs d'entre elles, notamment l'*E. vera* Lindl., fournissent du salep.   Ed. Lef.

EULYSINE.   Résine jaune verdâtre qui accompagne la biline dans la bile (Berzelius). Ce corps est très-soluble dans l'alcool, d'où son nom (de εὖ, bien, et λῦσις, solution).

On a encore donné le nom d'eulysine à un produit de la transformation de l'acide décacrylique, $C^{10}H^{18}O^2$, du liége, sous l'influence de l'eau bouillante. Ce corps a pour composition $C^{24}H^{36}O^5$. Il est jaune et fond à 150 degrés en se décomposant.   L. Hn.

ECMELUS.   Chirurgien vétérinaire de Thèbes, vivait au quatrième ou au cinquième siècle après Jésus-Christ. Il reste de ses écrits quelques fragments insérés dans la collection des écrivains sur la chirurgie vétérinaire (*Hippiatrica*, Paris, 1530, in-fol.; Bâle, 1537, in-4°).   L. Hn.

EUNECTE.   Wagler a établi ce genre pour un Boa aquatique des parties tropicales de l'Amérique du Sud (*voy.* Boa) chez lequel les narines, qui s'ouvrent à l'extrémité du museau, peuvent se clore; le dessus de la tête est revêtu de plaques dans la partie antérieure, d'écailles en arrière; les lèvres sont dépourvues de fossettes, le dessous du corps est garni d'une seule rangée de plaques.

La seule espèce du genre, l'Eunecte marin (*Eunectes marinus*), a la tête très-petite relativement à la longueur du corps. Le dos est d'un vert noirâtre chez l'adulte, orné de grandes taches ovalaires de couleur noire, disposées de telle sorte que celles d'un côté alternent avec celles du côte opposé; de l'œil court vers l'occiput une large bande d'un gris rouge bardée de noir sombre. L'Eunecte paraît être le Serpent qui arrive à la plus grande taille; on en connaît des individus de plus de 6 mètres de long.   H.-E. Sauvage.

Bibliographie. — Duméril et Bidron. *Erpét. gén.*, t. VI. — Jan. *Elenco sist. degli Ofidi.*
                                                                  E. S.

EUPATOIRE (*Eupatorium* Tourn.).   Genre de plantes de la famille des Composées-Tubuliflores, qui a donné son nom au groupe des Eupatoriées. Ce sont des herbes, des sous-arbrisseaux ou des arbustes, à feuilles opposées ou alternes, parfois verticillées et à capitules très-nombreux disposés en cymes corymbiformes rameuses, très-compactes; chacun de ces capitules est pourvu d'un involucre à folioles imbriquées en nombre très-variable. Le réceptacle est plus ou moins légèrement convexe, tantôt nu, tantôt creusé de fossettes très-petites. Les fleurons, de couleur rose, violette ou bleue, sont peu nombreux, tous tubuleux, hermaphrodites et fertiles. Les achaines, tronqués au sommet et pourvus d'un nombre variable de côtes longitudinales, sont surmontés d'une aigrette formée de nombreuses soies scabres, barbelées ou plumeuses, disposées sur un seul rang.

Les Eupatoires, dont on connaît un grand nombre d'espèces, habitent pour la plupart les régions tempérées et chaudes des Deux Mondes. Elles sont surtout répandues dans les diverses régions de l'Amérique.

L'*E. cannabinum* L., qu'on appelle vulgairement *Eupatoire, E. d'Avicenne, Chanvrin, Chanvrine Pantagruélion aquatique*, est une herbe vivace, commune en Europe dans les lieux humides, les marécages, sur les bords des ruisseaue et des rivières. Les tiges, dressées, simples ou rameuses, hautes de 8 à 10 décimètres, portent de grandes feuilles opposées, pétiolées, à limbe divisé en trois ou cinq segments lancéolés, dentés sur les bords, le terminal ordinairement plus grand que les autres. Les fleurons sont de couleur rougeâtre, plus rarement blanche, et longuement dépassés par les styles. Cette belle plante était jadis officinale sous la dénomination de *Radix et Herba Eupatorii* v. *Cannabinæ aquaticæ* s. *St. Cunigundæ*. Ses racines étaient préconisées comme émétiques et purgatives, ses feuilles et ses capitules comme apéritives et détersives.

L'*E. triplinerve* Vahl (*E. ayapana* Vent.), connu sous le nom d'*Aya-pana*, est une espèce de l'Asie tropicale qui a été répandue par la culture aux Antilles et dans les régions tropicales de l'Amérique du Sud. On lui attribuait autrefois des propriétés alexipharmaques, emménagogues, diaphorétiques, diurétiques, antigoutteuses, antirhumatismales, etc., qui ont été reconnues absolument nulles. Cependant ses feuilles servent, au Brésil, à préparer des infusions théiformes réputées stimulantes et digestives.

Parmi les autres espèces de ce genre qui sont employées en médecine dans leurs pays d'origine, nous mentionnerons seulement l'*E. perfoliatum* L., grandes herbe vivace très-commune dans les lieux marécageux de l'Amérique du Nord, depuis la nouvelle Écosse jusque dans la Floride, où elle est réputée tonique, diurétique, sudorifique et vermifuge. C'est le *Boueset* ou *Crosswort* des pharmacopées des États-Unis. Citons encore l'*E. purpureum* L. ou *Gravelroot* des Américains, qu'on a préconisé contre la gravelle et les catarrhes chroniques de la vessie, puis l'*E. aromatisans* DC., qui croît à Cuba et dont les feuilles servent, dit-on, à parfumer les cigares de la Havane.

L'*Eupatoire aquatique* est le *Bidens tripartita* L. et l'*E. de Mesué*, l'*Achillæa Ageratum* L. (*voy.* Bident et Achillée). Ep. Lef.

EUPATORINE. Extraite par Righini de l'*Eupatorium cannabinum*, l'eupatorine constitue une substance blanche, de saveur amère et piquante, insoluble dans l'eau, soluble dans l'alcool absolu et dans l'éther. Elle forme avec l'acide sulfurique un sel cristallisable. Sa composition n'est pas exactement connue. L. Hn.

EUPATORIUM. *Voy.* Eupatoire.

EUPHORBE. § I. **Botanique.** (*Euphorbia* T.). Genre qui a donné son nom à la famille des Euphorbiacées, et dont les fleurs sont, suivant une partie des botanistes, hermaphrodites et régulières. Leur réceptacle porte un calice en forme de cloche ou de sac plus ou moins profond, découpé sur ses bords en 5 lobes membraneux, imbriqués en quinconce, et plus rarement en 4 ou 6-8 lobes. Dans leurs intervalles se voient, en même nombre ou plus ordinairement au nombre de 4, des appendices glanduleux ou charnus, très-variables de forme, assez souvent pétaloïdes ou très-découpés, chargés de glandes multiples. L'androcée est formé d'un nombre indéfini d'étamines, disposées en 5 faisceaux oppositipétales, et dans chaque faisceau les étamines forment deux séries parallèles. Chacune d'elles se compose d'un filet, articulé tardivement en un point

variable, et d'une anthère biloculaire, déhiscente par deux fentes latérales ou
plus ou moins extrorse. Avec les faisceaux staminaux alternent le plus souvent
5 languettes ou 5 faisceaux de languettes ou de glandes. Le gynécée, supporté
par un pied plus ou moins long et recourbé, et dont le sommet porte assez souvent
un disque hypogyne entier ou 3-6-lobé, est formé d'un ovaire à 3 loges, dont
2 postérieures, surmonté d'un style à trois branches stigmatifères, ordinairement
bifides. L'ovule, inséré en haut de l'angle interne de chaque loge, est descendant,
anatrope, avec le micropyle supérieur extérieur et coiffé d'un obturateur de
forme variable. Le fruit est une capsule tricoque, dont le péricarpe, d'épaisseur
et de consistance variables, devient finalement sec, septicide, puis loculicide, et
les graines, pourvues extérieurement d'une tunique charnue arillaire, ou dans
toute leur étendue, ou plus souvent dans leur seule région micropylaire (caron-
cule), renferment sous leurs téguments un albumen abondant, charnu, huileux,
entourant un embryon axile, à radicule supère et à cotylédons linéaires ou plus
ou moins ovalaires.

Les Euphorbes appartiennent, au nombre d'environ 700 espèces, à toutes les
régions du globe. Elles peuvent être herbacées, ou légumées, parfois charnues,
comme celles qui sont dites *cactiformes*, aphylles ou à feuilles alternes ou
opposées, avec ou sans stipules. Elles sont souvent riches en latex blanc. Leurs
fleurs sont ordinairement réunies en cymes, unipares ou pluripares, souvent
accompagnées de bractées, petites ou grandes, vertes ou colorées. Leurs propriétés médicinales sont dues ou à leur latex, ou à l'huile que renferment en
abondance leurs graines.

L'*Euphorbia resinifera* O. BERG est dans le premier cas. C'est une espèce
cactiforme, qui s'élève jusqu'à 1 ou près de 2 mètres et dont la tige devient
grise et ligneuse, tandis que les branches et les rameaux, ordinairement tétra-
gones, sont d'un vert plus ou moins glauque, charnus, glabres. Leurs quatre
angles proéminents portent des coussinets saillants, inégalement quadrangulaires, primitivement rouges, puis bruns, dont les quatre angles se prolongent
d'abord en une épine ; celles des angles inférieurs sont plus longues (1/2-1 cent.),
rigides, coniques ; celles des supérieurs, beaucoup plus courtes (1,2 millim.),
finissent par devenir obtuses, ou réduites à une courte crête, ou disparaissant
même totalement. Un peu au-dessus de leur aisselle, le bourgeon avorté est
généralement indiqué par un pore déprimé. Çà et là, ce bourgeon se développe en un petit rameau charnu, semblable aux branches, ou parfois trigone.
Les fleurs sont polygames, le gynécée avortant dans un grand nombre d'entre
elles ; elles sont de couleur jaune, disposées, dans l'aisselle des coussinets supérieurs, en petites cymes bipares, à 3 ou à un plus grand nombre de fleurs.
Celles-ci ont un périanthe campanulé, de couleur jaune, dont les 5 divisions
sont très-courtes, égalant à peine ou ne dépassant que très-peu les glandes
alternes, au nombre de 4, 5, transversalement oblongues ou subrhomboïdales.
Les étamines, en partie exsertes, ont une petite anthère à loge subdidyme, et les
languettes interposées sont linéaires, de la longueur du périanthe. Le gynécée,
très-développé, est supporté par un pied fortement arqué et accompagné d'un
court disque 3-lobé. Le fruit est profondément trilobé, déprimé, lisse, à coques
carénées sur le dos, et les graines ovoïdes, arrondies, papilleuses, n'ont pas leur
tégument extérieur manifestement plus développé dans la région micropylaire
que dans le reste de son étendue. Cette espèce croît dans le Maroc, sur le flanc
de l'Atlas, entre autres dans la province de Dimineh, dans le district de Misfioua

et sur les montagnes de Nctifà. Elle est cultivée dans nos jardins botaniques et elle y a déjà fleuri. On se procure par incision le latex dont abonde cette espèce, comme tant d'autres de ses congénères. Il est blanc, visqueux, et d'une âcreté telle qu'il enflamme la peau et que les indigènes qui incisent la plante sont obligés de garantir leur visage, surtout leurs yeux, du contact des moindres parcelles de ce latex. Une partie de celui-ci tombe à terre, et la plus grande portion demeure à la surface des branches, où elle se dessèche et se concrète, si bien que les morceaux irréguliers de *gomme* ou *résine d'Euphorbe, euphorbium*, qui se produisent, engluent souvent et renferment dans leur masse des fragments d'épines, d'inflorescences et de fruits qu'on retrouve dans la drogue telle que la présentent les officines. Ils sont d'un jaune clair ou plus ou moins bruns, d'apparence céracée, translucides, légèrement aromatiques quand on les chauffe, et d'une saveur finalement très-âcre et brûlante. Cette drogue renferme plus d'un tiers de résine amorphe et près d'un quart d'*euphorbon* (FLÜCKIGER), substance ternaire ($C^{26}H^{44}O^2$), cristallisable, incolore, insipide et insoluble dans l'eau, plus du mucilage, du malate de chaux et de soude et quelques composés minéraux. La plus grande portion de l'euphorbium est employée dans le pays de production. Le reste est exporté par Mogador. C'est un puissant remède évacuant, jadis employé comme purgatif et vomitif énergique. Aujourd'hui son emploi est considéré comme dangereux et il est presque tombé en désuétude, surtout pour l'usage interne. C'est un sternutatoire énergique, un puissant rubéfiant et vésicant, et on l'emploie parfois comme tel dans la médecine vétérinaire (*Sur les usages de l'Euphorbium*, voy. *Amer. Journ. Pharm.* [1886], 450).

L'*Euphorbe Épurge* (*Euphorbia Lathyris* L.), ou *Grande Catapuce, Ginousette*, est aussi un médicament puissant, aujourd'hui négligé ; c'est une herbe dicarpienne, à tige dressée, simple ou peu divisée, à feuilles opposées, disposées sur quatre rangées verticales, sessiles, oblongues, glabres et glauques, riches en latex comme la plante entière. Ses fleurs jaunâtres sont disposées en cymes terminales ombelliformes, dont les axes sont accompagnés de bractées ovales-triangulaires. Les fruits tricoques, subglobuleux, sont d'abord presque charnus ou plutôt spongieux, à cause de l'épaisseur et de la consistance particulière de leur exocarpe. Plus tard, celui-ci s'amincit en devenant complétement sec, de même que l'endocarpe, qui s'ouvre pour laisser échapper les graines, courtement ovoïdes, obliquement tronquées, brunes et rugueuses-réticulées à la surface. Leur sommet est occupé par un gros arille micropylaire. Sous le nom de *Grana regia minora* et de *Semina Cataputiæ*, ces graines étaient employées à cause des propriétés évacuantes de leur albumen et de leur embryon. Charlemagne prescrivait, à cet effet, la culture de l'Épurge dans le voisinage des maisons religieuses. L'huile extraite de ces parties pourrait en effet être substituée à celle du Ricin, mais son action est beaucoup plus énergique, car elle purge à la dose de 1 à 2 grammes. Mais elle est aussi vomitive. Les graines en fournissent environ 40 pour 100 ; elle est de couleur fauve, fluide, d'une odeur très-prononcée et d'une saveur très-âcre.

Par l'huile de leurs semences et par le latex âcre qu'elles renferment, beaucoup d'Euphorbes sont actives et pourraient être usitées comme médicaments. Citons, entre autres, parmi nos espèces herbacées communes : le *Réveille-matin* (*Euphorbia Helioscopia* L.), l'*Ésule* ou *Embranchée* (*E. Esula* L.), dont la racine passait pour hydragogue, l'*E. Petit Cyprès* (*E. Cyparissias* L.), aussi

nommée *Rhubarbe des pauvres*, et l'*E. de Gérard (E. Gerardiana* L.), qui étaient
aussi des *Ésules* pour les anciens médecins. L'*Ésule des bois (E. sylvatica* L.)
a une racine purgative et vomitive. Les *E. Peplus, Pithyusa, palustris, pilosa,
Chamæsyce,* etc., ont tous un latex irritant, évacuant, hydragogue. Il en est de
même des espèce scactiformes, africaines ou asiatiques, que l'on cultive si souvent dans nos serres, comme les *E. neriifolia, Antiquorum, canariensis, gran-
didens, virosa, abyssinica, meloformis, globosa, Caput-Medusæ, triaculeata,
Candelabrum, officinarum.* La production de la gomme-résine d'Euphorbe
avait longtemps été attribuée à cette dernière espèce. Dans l'Amérique du Nord,
l'*E. Ipecacuanha* L. (*E. gracilis* ELL.) fournit un des faux Ipecacuanhas de ce
pays. En Colombie, l'*E. hypericifolia* L., petite espèce vivace, à feuille opposée, constitue un des *Canchalaguas* les plus employés comme médicament évacuant. L'*E. pilulifera* L. (*E. hirta* LAMK), autre espèce à feuilles opposées,
commune dans les régions tropicales, outre ses propriétés évacuantes, vient
d'être encore préconisé comme tonique, narcotique et surtout comme remède
très-puissant contre l'asthme. Dans ces derniers temps, l'*E. Drummondi*, espèce
australienne, a été vanté comme anesthésique et présente, dit-on, le même mode
d'action que la *Coca*, ce qui est remarquable dans une famille où certains
genres, tels que les Médiciniers, par exemple, offrent de grandes analogies
d'organisation florale avec plusieurs Linacées.   H. BN.

BIBLIOGRAPHIE. — L., *Gen.*, n. 243. — LAMK, *Illustr.*, t. 411. — ENDL.., *Gen.*, n. 5766. —
MÉR. et DE L., *Dict. Mat. méd.*, III, 177. — GUIB., *Drog. simpl.*, éd. 7, II, 337. — KL. et
GRCK., *Tricoccæ.* — A. JUSS., *De Euphorbiac. gen. med. eor. virt. Tentam.* (1824). —
ROSENTH., *Syn. pl. diaphor.*, 808. — BOISS., in *DC. Prodr.*, XV, sect. II, 7; *Icon. Euphorb.*,
in-4 (1862). — H. BN, *Hist. des pl.*, V, 106, 172, 175, 177, fig. 143, 152; *Et. gén. du gr.
des Euphorbiacées* (1858), 4, 46, 280, t. 12; in *Adansonia*, I, 58, 104, 139. 291; II, 211;
III, 139; IV, 257; VI, 282; VII, 159, 375; X, 197; *Tr. Bot. méd. phanér.*, 918.   H. BN.

§ II. **Emploi médical.** Comme leurs congénères de cette famille si riche
en espèces médicinales, les plantes du groupe des euphorbes possèdent des propriétés médicinales et toxiques fort actives. Toutes, indigènes ou exotiques, sont
âcres, caustiques, émétiques ou purgatives, et d'une utilisation qui n'est pas
toujours exempte de danger.

Les espèces *indigènes*, dont quelques-unes sont employées par la médecine
populaire, mériteraient peut-être une étude chimique et physiologique plus
attentive : tels l'*Euphorbe lathyrienne*, l'*Euphorbe cyparisse*, l'*Euphorbe réveille-
matin*, l'*Euphorbe ésule* et l'*Euphorbe des bois*. Parmi les espèces exotiques,
l'*Euphorbe résinifère* dans l'ancienne médecine, l'*Euphorbe hétérodoxe* et
l'*Euphorbe pilulifère*, dans ces dernières années, ont été l'objet d'applications
thérapeutiques plus ou moins heureuses dans leurs résultats, mais à coup sûr
fort incomplétement connues dans leurs effets.

I. EUPHORBES INDIGÈNES. Ces plantes sécrètent un suc laiteux et une huile
résineuse dont les propriétés caustiques, irritantes et vésicantes, irritent la peau
à des degrés divers, mais à la manière de l'huile de croton, du thapsia ou de la
cantharide. Elles agissent aussi sur la muqueuse gastro-intestinale à la manière
des éméto-cathartiques ; et, en comparant leur activité avec celle des espèces
exotiques de la même famille, les euphorbes indigènes n'occupent pas dans la
matière médicale un rang inférieur à ces dernières : c'est ainsi que, si l'huile
d'épurge vient après les huiles de croton, de *Fontaneira puncheri* et du
Jatropha curcas, comme purgatif, elle possède une activité supérieure à l'huile

de l'Andia, que les médecins brésiliens mélangent à l'huile de ricin et à l'huile de bankoul (*Alemites triloba*) des Moluques, qui est d'effet moins fidèle. L'épurge est la plus vulgairement employée de ces euphorbes indigènes. Les autres sont moins populaires dans la médecine des campagnes et cependant ne possèdent pas des propriétés moins actives.

EUPHORBE ÉPURGE OU LATHYRIENNE. La synonymie de ce végétal est fort riche : en latin, *Euphorbia lathyris*, *Catapucia minor*, *Tithymale lathyris*, *Esula major*, vulgairement : grapite, ésule, épurge, catapuce, tithymale épurge, ginousette; en italien, *catapuzza*; en allemand, *Purgierkorn* ou *Springkraut*, et en anglais, *Caper-Spurge*. De tout temps ses vertus ont été connues; Pline et Dioscoride la considérèrent comme un violent purgatif, et, avant eux, Hippocrate, au témoignage de Cazin, rapporte deux empoisonnements causés par son ingestion.

L'huile d'épurge a été isolée pour la première fois par Carlo Calderini, et, plus tard, en 1825, par Luys et Canella. Néanmoins, dans l'appréciation des propriétés de cette substance, il faut tenir compte, comme Cazin le remarquait, de l'aphorisme de Celse : *Differre opertet genera medicina pro diversitate locorum*, et soupçonner l'épurge des contrées méridionales de posséder une activité supérieure à celle de notre pays.

MATIÈRE MÉDICALE. Les feuilles et les racines sont peu employées. Leur coupe laisse suinter un suc blanchâtre et âcre, comme celui de toutes les plantes de cette famille : leur dessiccation demande quelque soin.

Tels qu'on les trouve dans la droguerie, les fruits ont une forme étoilée, une surface rugueuse et une couleur jaunâtre ou brunâtre; leur mésocarpe est spongieux, leur endocarpe coriace. Ils contiennent une graine comprimée, ovoïde, brunâtre, dont le parenchyme renferme de nombreuses gouttelettes d'huile. Il est à noter avec Coste que la dessiccation atténue l'activité de leurs propriétés.

COMPOSITION CHIMIQUE. Soubeyran a soumis les semences de l'épurge à l'analyse et a trouvé 40 pour 100 d'huile jaune, de la résine, des sels, des matières colorantes et de l'albumine végétale.

L'*huile* est âcre, de couleur blanc pâle ou brunâtre. On l'obtient par expression, ou bien en traitant les graines par l'éther. Elle est peu soluble dans l'alcool : de là des différences d'action physiologique, en raison du mode de préparation. Cette huile se congèle vers un degré et très-vraisemblablement contient un principe âcre. Soubeyran admet l'existence de deux substances huileuses, l'une fixe et jaune, qui est la plus abondante, l'autre brunâtre, qui serait la plus âcre et à laquelle l'huile d'épurge du commerce emprunterait son odeur et sa saveur désagréables.

Le *suc lactescent* de l'épurge contient une gomme résine.

PROPRIÉTÉS PHYSIOLOGIQUES. A l'état frais, ce suc produit l'irritation de la peau, une éruption érythémateuse, des ampoules douloureuses et, si le contact est prolongé, une inflammation plus profonde.

Administrées par la voie buccale, les semences et l'huile d'épurge provoquent une sensation d'ardeur et même de cuisson sur les muqueuses buccale et pharyngée, de l'inflammation, des douleurs stomacales, des vomissements, de la diarrhée sanglante et des phénomènes durables de gastro-entérite.

Son action sur la circulation et la respiration n'a pas été mentionnée par les auteurs; néanmoins, dans les empoisonnements accidentels causés par son

ingestion, on a noté la petitesse du pouls et des troubles convulsifs des mouvements respiratoires. Le système nerveux était aussi atteint ; il existait de la
stupeur, de l'abattement et même des convulsions.

À dose peu élevée, l'épurge agit à la manière des purgatifs drastiques. Par
contre, en quantité plus considérable, elle produit de moindres effets purgatifs, mais provoque des vomissements et un état de profonde stupeur.

Emploi thérapeutique. Le suc frais d'épurge ou les feuilles fraîches préalablement contusées ont été employés comme rubéfiants. L'huile rend les mêmes
services, mais, en raison de son prix élevé, Cazin a recommandé pour le même
usage les frictions avec un liniment obtenu par la macération des semences dans
l'huile.

Les propriétés caustiques du suc lactescent ont été utilisées en applications à
la surface des verrues. De plus, les anciens empiriques l'employaient en badigeonnages, à l'aide d'un pinceau, sur les taches de teigne, dont l'épilation
devenait facile après quatre ou cinq jours. On ne saurait omettre de comparer
cette médication avec le traitement contemporain de la même maladie par les
badigeonnages à l'huile de *Croton tiglium*.

Il y a quelques années, en 1841, dans un mémoire intitulé : *Des avantages
thérapeutiques de l'inoculation de la morphine et de quelques autres médicaments*, Lafargue (de Saint-Émilion) a proposé d'introduire sous la peau le suc
de cette plante pour provoquer la pustulation. Il en inoculait une goutte au
moyen de la lancette, et, vingt-quatre heures après, il obtenait des pustules
analogues aux éruptions stibiées. Les jours suivants, il entretenait cette éruption
et la stimulait par l'application d'une quantité nouvelle de l'agent rubéfiant.
Ces tentatives, qui d'ailleurs ne se sont pas généralisées, avaient pour objet de
substituer cette méthode à l'emploi de l'emplâtre stibié et d'en remplir toutes
les indications. Dans le même but, on pourrait faire usage du suc frais des autres
euphorbes indigènes.

L'utilisation de ses *propriétés purgatives* date de fort loin. Les semences sont
employées par les habitants des campagnes, qui les ingèrent en nature à la dose
de 6 à 12 après les avoir écrasées. D'après Cazin, ils savent en obtenir un effet
plus considérable en les mâchant préalablement. Ce même observateur les
prescrivait comme un succédané de l'huile de croton sous forme d'une émulsion
avec un jaune d'œuf. L'activité du remède est ainsi accrue, mais sa violence
doit le faire proscrire chez les individus sujets aux inflammations gastro-intestinales. Enfin il est encore d'usage dans la médecine populaire d'ingérer 5 ou
6 graines d'épurge broyées dans du miel pour obtenir un effet purgatif.

L'huile d'épurge passe pour un purgatif doux. À la dose de 5 à 15 gouttes
pour les adultes et de 3 à 5 gouttes pour les enfants, elle possède une activité
30 fois supérieure à l'huile de ricin et provoque des évacuations alvines sans
douleur ni colique. Fonssagrives propose de l'administrer en émulsion avec un
jaune d'œuf et l'hydrolat de menthe. En tout cas, à l'instar de l'huile de
croton, comme purgatif, l'huile d'épurge doit être prescrite à l'intérieur avec
ménagement. De plus, elle s'altère avec le temps, sa saveur devient plus
piquante, et, d'après Cazin, elle provoque alors des coliques et du ténesme.

En lavement, et à la dose de 1 gramme pour 500 grammes de décoction de
mercuriale à prendre en deux fois, le même observateur considère cette huile
comme un purgatif efficace. Il prescrit cette préparation dans les cas de constipation intense, d'hydropisie, d'étranglement herniaire et de coliques saturnines.

Les lavements à la racine et à l'écorce de l'épurge sont moins actifs. On doit employer ces organes du végétal à la dose de 1 gramme à 1gr,50 en décoction.

On a conseillé l'épurge dans beaucoup d'autres maladies : Klebe aurait employé le suc frais avec succès contre l'ictère et à la dose de 20 à 40 gouttes en dilution dans l'eau. Louis Frank conseillait d'essayer l'huile dans l'ascite à titre de dérivatif et, contre le tænia, comme tænifuge. Enfin Martin Solon disait en retirer quelque profit dans le traitement de l'albuminurie brightique. Ces effets ne sont autres vraisemblablement que ceux de l'huile de ricin et d'autres purgatifs hydragogues.

Empoisonnement par l'épurge. A la manière des poisons âcres, l'ingestion du suc d'épurge, de l'huile d'épurge en excès, des semences ou des autres parties du végétal, provoque des accidents graves. Peu de temps après on observe des douleurs dans le pharynx, l'œsophage et l'estomac, puis des vomissements suivis de violentes coliques et de l'expulsion de selles teintées de sang ; une sueur froide survient, une soif ardente, et surtout, si les évacuations alvines sont peu abondantes, de l'agitation musculaire, des convulsions des membres et de la faiblesse du pouls. Le malade succombe parfois, mais plus rarement cependant, à ces accidents qu'à l'entérite consécutive.

Quand ces phénomènes toxiques s'amendent, il n'est par rare d'observer des diarrhées chroniques rebelles. Cazin en a observé des exemples dans lesquels un traitement longtemps continué a pu seul vaincre les accidents. Le café, les stimulants, quand les symptômes sont aigus, l'opium, quand ils prennent la forme chronique, en constituent la médication. Au reste, le traitement des empoisonnements par l'épurge ne dispose pas d'autres moyens que ceux dont on fait usage contre les intoxications par les drastiques.

Modes d'administration et doses. A l'intérieur, on a prescrit les *feuilles*, les *semences* et l'*huile*. Les premières et les secondes sont presque inusitées et la troisième s'emploie rarement.

Les *feuilles en infusion* s'administrent, d'après Bulliard, à la dose de 8 grammes dans 1 litre d'eau à prendre par grandes cuillerées de demi-heure en demi-heure jusqu'à effet médicamenteux. En même temps on doit ingérer une boisson ou du bouillon.

Les *semences brutes* sont un purgatif populaire à la dose de 6 à 12 grammes. On peut encore les broyer et les émulsionner dans du lait.

L'*huile d'épurge* a été prescrite en émulsion à raison de 8 à 20 gouttes. Cazin employait l'huile obtenue par expression, par quantité de 30 centigrammes à 1 gramme en potion dans une infusion de graine de lin ou de guimauve. La potion de Reiss contenait 8 à 15 gouttes d'huile d'épurge en mélange avec 100 grammes d'eau de laitue et quantités égales, soit 25 grammes, d'eau de menthe et de sirop de rose.

On a prescrit aussi des *pilules* à l'huile d'épurge et à la magnésie calcinée. Chacune contenait de 1 à 3 gouttes du médicament. Bailly formulait des pastilles de chocolat en renfermant chacune une goutte.

Le *lavement à l'huile d'épurge* était formulé par Cazin, avec 1 gramme de cette huile, 5 grammes d'amidon et 500 grammes d'une décoction de graine de lin.

A l'*extérieur*, on a proposé les feuilles fraîches contusées en topique et les frictions rubéfiantes avec 1 ou 2 grammes de l'huile.

II. Euphorbe cyparisse ou petite ésule. Connue sous les noms vulgaires de *petite ésule* et *rhubarbe des paysans*, cette plante, *Euphorbia* ou *Tithymalus cyparissus* des botanistes, *Esula minor* des officines, a été employée par ses racines, ses feuilles et ses fruits.

ACTION PHYSIOLOGIQUE. Elle purge à la manière de l'épurge et les propriétés drastiques de sa racine sont plus actives que celles des semences de cette dernière.

Orfila a montré les propriétés toxiques du suc de ce végétal. Un chien auquel il en administrait 150 grammes succombait rapidement. Au demeurant, c'est un drastique puissant et dangereux.

EMPLOI THÉRAPEUTIQUE. Cazin rapporte que, par sa macération dans du vinaigre, cette plante perd de son activité et devient un médicament plus maniable. Coste et Geoffroy administraient sa racine sous cette forme à la dose de 50 centigrammes à 1 gramme. Enfin, d'après ce même observateur, on a pu aussi avec moins de danger prescrire ses feuilles en décoction dans l'eau de guimauve ou le lait. Par cet artifice pharmaceutique, on préparait une émulsion.

III. EUPHORBE ÉSULE. Cette plante, *Euphorbia gerardiana* des botanistes, a é recommandée comme un succédané indigène de l'ipécacuanha. En 1811, Loiseleur-Deslongchamps fit des essais favorables qui mériteraient d'être renouvelés.

Il en administra la racine à la dose de 30 centigrammes à 1^{gr},20, et 18 fois sur 22 individus soumis à cette médication il obtint un effet thérapeutique. des vomissements et des selles plus ou moins abondantes, mais jamais excessives. Les premiers étaient faibles et les secondes ne s'accompagnaient pas de coliques violentes. Il proposait donc de donner à cette racine le qualificatif d'*ipécacuanha indigène*.

A côté de cette euphorbe le même observateur recommandait aussi l'euphorbe des bois (*Euphorbia sylvatica*), l'euphorbe des vignes (*Euphorbia peplus*), l'euphorbe nummulaire ou petite tithymale, l'euphorbe pourpre (*Euphorbia choracius*) et la plupart des tithymales indigènes qui, à des degrés divers, posséderaient les mêmes propriétés éméto-cathartiques. Gilibert partageait cette opinion, qui, déjà en 1796, était défendue par Coste dans son *Essai botanique, chimique et pharmaceutique sur les plantes indigènes*.

IV. EUPHORBE RÉVEILLE-MATIN. Cette euphorbe (*Euphorbia helioscopia*) est aussi connue par les propriétés de son suc qu'elle est vulgaire par son habitat. Il n'est personne qui n'en ait mis à l'épreuve l'action caustique sur la peau, allant presque à la rubéfaction.

A l'*extérieur*, on a employé son suc laiteux à la manière de celui de l'épurge.

A l'*intérieur*, les Anciens la considéraient comme un purgatif léger et comme un dépuratif. De là probablement son emploi par Nonne et quelques autres dans le traitement de la syphilis.

En résumé, l'étude physiologique et thérapeutique des euphorbes indigènes est incomplète : il y aurait quelque intérêt à la reprendre avant de condamner à l'oubli des végétaux dont, mieux déterminées, les propriétés actives seraient peut-être susceptibles d'utilisation.

EUPHORBES EXOTIQUES. EUPHORBE RÉSINIFÈRE (*Euphorbia resinifera* de Berg). Cette espèce fournit la gomme résine d'Euphorbe, *Gum Euphorbium* des Anglais, *Euphorbium* des Allemands, qui, de toute antiquité. a été connue pour ses propriétés âcres et irritantes. Dioscoride et Pline s'accordent pour attribuer l'étymologie du nom d'euphorbe au célèbre Euphorbe, médecin de Juba II, roi de Mauritanie, auteur d'un ouvrage sur cette substance.

Au reste, d'après Flückiger et Hanbury, les vertus de la gomme résine d'Euphorbe ont été signalées tour à tour par Rufus Ephesius, au siècle de

Trajan, et par Galien, plus tard par Vindicianus, Oribase, Paul d'Égine, Aetius, et, plus près de nous, par l'École arabe. Pendant le moyen âge et jusque dans ces dernières années, ce produit figurait d'ailleurs dans toutes les pharmacopées. Enfin, de nos jours, sa récolte et sa conservation ont été étudiées par Jakson et par Bug.

MATIÈRE MÉDICALE. La gomme résine est la seule partie de l'*Euphorbia resinifera* qui ait été utilisée en médecine. Elle vient de la Mauritanie où on la rencontre partout, dans la province de Suse, sur les pentes méridionales de l'Atlas, et où on la récolte en pratiquant des incisions transversales sur les diverses parties du végétal.

Le suc qui s'écoule se concrète, durcit et se solidifie en forme de larmes irrégulières, mesurant 1 à 2 centimètres, blanchâtres ou jaunâtres, ayant le volume d'une noisette à un grain de poivre et une cassure translucide. Elles sont souvent traversées par des cavités qu'occupaient les épines ou les portions de tige sur lesquelles elles se sont solidifiées.

Tel est l'aspect physique de l'*Euphorbium;* sans odeur à froid, elle dégage par la chaleur une odeur désagréable et aromatique, possède un goût âcre et brûlant; enfin sa poussière détermine de violents éternuments, ainsi que de l'irritation des muqueuses oculaire et respiratoire.

COMPOSITION CHIMIQUE. Flückiger et Hanbury ont analysé ce produit, qui renferme une résine, l'euphorbone, du mucilage, des malates alcalins et des composés minéraux.

La *résine amorphe* ($C^{20}H^{32}O^4$) en forme le principe constituant dans la proportion de 38 pour 100. Neutre, soluble dans l'alcool à 70, exempte de réaction acide, cette substance possède une saveur âcre et brûlante.

L'*euphorbone* ($C^{20}H^{44}O^2$) a été obtenue en cristaux incolores par purification : elle est inerte et insipide, fusible à 116, d'après Flückiger, et à 145, d'après M. Blondel. Insoluble dans l'eau, elle est soluble dans l'éther, la benzine, le chloroforme, l'alcool amylique, l'acétone, l'acide acétique à froid et l'alcool bouillant. A la température ordinaire, 60 parties de ce liquide à 85 degrés en dissolvent une partie. On provoque une réaction caractéristique en additionnant d'une quantité d'acide nitrique sa solution alcoolique disposée en couche mince et acidifiée préalablement par l'acide sulfurique. Une semblable coloration est obtenue en ajoutant du chlorate ou du chromate de potasse à cette même solution. Ce produit serait analogue à la lactucarine.

Le *mucilage* a été isolé des résidus de la préparation de l'euphorbone; l'acétate de plomb, le borate et le silicate de soude, d'après Flückiger, le précipitent.

Enfin les résidus sont riches en malates de calcium et de sodium et en chlorure de même base.

ACTION PHYSIOLOGIQUE. La résine d'euphorbe est un irritant des muqueuses. Pendant sa manipulation et sa récolte, ses poussières provoquent chez les ouvriers des inflammations des paupières, des bronchites, de la toux, des éternuments violents, du vertige et, paraît-il, du délire, de l'insensibilité et des convulsions. Ces accidents sont dus à la résine et non pas à l'euphorbone.

Appliquée sur la peau, elle provoque la rubéfaction et la vésication. On a comparé son action à celle des cantharides : il n'en serait rien chez les adultes et, d'après M. Cauvet, elle déterminerait à peine quelques ulcérations. Murray lui attribue, comme à la cantharide, la propriété d'irriter les voies urinaires.

Ingérée par la voie buccale, elle possède des propriétés émétiques et drastiques. De plus, son usage donnait lieu à des inflammations et à l'entérite.

Emploi thérapeutique. L'ingestion de cette résine à l'intérieur produit des effets éméto-cathartiques et de plus peut provoquer des phénomènes graves qui en ont fait abandonner l'usage. Autrefois encore on avait proposé de l'employer comme sternutatoire, mais on peut mesurer les dangers de cette médication par les accidents dont sont victimes les ouvriers employés à sa récolte et à sa préparation.

A l'extérieur, la résine d'euphorbe a été proposée comme un rubéfiant et vésicant. Les résultats sont moins certains que ceux des cantharides et la douleur qu'elle provoque est plus vive. On l'a donc utilisée seulement à la confection de certains emplâtres employés surtout dans la médecine vétérinaire.

Mode d'administration. Sous forme de *poudre*, elle entrait dans la préparation des médicaments sternutatoires à la dose de 5 à 15 centigrammes.

La *teinture éthérée* sert à rendre plus actifs les emplâtres de poix de Bourgogne. A cet effet, on l'étend à leur surface aux doses de 1 à 2 grammes.

L'huile à la résine d'Euphorbe a été aussi employée dans le même but.

Enfin, d'après M. Cauvet, cette résine entre dans la composition de l'emplâtre de Jamin et de l'emplâtre de Lecomte.

Euphorbe pilulifère. Durant ces dernières années, cette euphorbe a été l'objet de quelques travaux importants et même, de la part de certains thérapeutes, d'un engoûment passager. Elle venait de l'Australie avec une réputation d'antidyspnéique puissant et sur la recommandation de Bancroft.

En raison de son habitat dans les régions tropicales de l'Amérique, de l'Océanie et de l'Australie, la synonymie de ce végétal est fort variée. On le désigne, d'après Cauvet, sous les noms vulgaires de *Mal nommé*, *Poil de chat*, *Réveille-matin des jardins velu et dentelé*, *Herbe à serpents*, *Euphorbe à fleur en tête*; dans les langues étrangères sous ceux de *Pill Bearing Spurge*, en anglais; de *Pillen tragende Wolfomilch*, en allemand; d'*Ervia dos Cobres* et *Herba colobrina*, au Brésil; d'*Amacin Patcheh Arisec*, aux Indes; de *Caatia*, *Caucica* et *Caubri*, dans l'archipel des Caraïbes, et de *Sudoo-boo-dada-Kiriya*, dans l'île de Ceylan. La plupart des échantillons qui ont été mis à l'essai par les thérapeutes européens provenaient de l'Australie et en particulier de Queensland.

Matière médicale. Les échantillons sont un mélange de fragments desséchés des feuilles, des fleurs, des tiges et des racines.

Les feuilles, brisées pour la plupart, se caractérisent, d'après Cauvet, par la disposition de leurs nervures, la coloration brun rougeâtre de leur face supérieure et vert jaunâtre de leur face inférieure.

Les sommités sont velues, et les poils qui les recouvrent leur donnent une coloration jaunâtre.

Les fragments de tige sont peu épais, lisses, striés longitudinalement et de coloration rouge brunâtre. Ceux des racines ont une forme tortueuse, ondulée : ils portent ordinairement des radicelles rougeâtres et renflées à leur point d'insertion. Enfin cette racine diffère par l'épaisseur de son écorce de la racine de l'ipécacuanha strié.

Composition chimique. Les substances que contient l'*Euphorbia pilulifera* sont mal déterminées. Cependant M. Marsset, dans sa thèse inaugurale, a fait quelques recherches, incomplètes d'ailleurs, pour les reconnaître.

Son *principe actif* serait-il un alcaloïde ou une résine? Rien ne le prouve.

On sait seulement qu'il est soluble dans l'eau ou l'alcool faible et insoluble ou peu soluble dans l'éther, le chloroforme, le sulfure de carbone et l'essence de térébenthine.

Préparée par décoction, cette solution présente une couleur rouge brun, possède une odeur de framboise, et d'après M. Marsset, une saveur âcre et chaude. Elle rougit le papier de tournesol, donne une réaction violette avec les persels de fer, précipite par l'albumine, mais résiste à la plupart des réactifs classiques des alcaloïdes.

Par l'évaporation de cette solution on obtient un extrait brun noirâtre, d'odeur et de saveur aromatiques, qui, desséché, présente une cassure vitreuse.

Cette plante contient aussi du tannin (Cauvet) et probablement des sels dont la nature est indéterminée. Au demeurant, sa composition chimique est indécise et incomplète.

ACTION [PHYSIOLOGIQUE. L'étude physiologique qui en a été faite n'est pas moins sommaire. Administrée aux cobayes et aux grenouilles sous forme d'extrait aqueux ou hydro-alcoolique, cette euphorbe modifierait la respiration et la circulation dans les expériences de ce même observateur.

Les mouvements respiratoires étaient accélérés après une faible dose, mais s'arrêtaient quand on exagérait cette dernière. Cet arrêt précédait celui du cœur. C'est par cette propriété d'accélérer la respiration que M. Marsset explique les vertus alexipharmaques que, dans ses pays d'origine, on attribue à ce végétal pour combattre les effets du venin de serpent.

Les battements du *cœur* sont modifiés parallèlement à ceux de la respiration. Cependant ils persisteraient plus longtemps que ces derniers après l'emploi de doses toxiques.

Telles sont les expériences relatées dans sa thèse, soutenue en 1884, par M. Marsset, sous le titre de : *Contribution à l'étude botanique, physiologique et thérapeutique de l'Euphorbia pilulifera*. On pourrait donc admettre que cette plante tue par asphyxie plutôt que par arrêt du cœur. Cet observateur en déduit une autre conclusion, à savoir que le principe de l'*Euphorbia pilulifera* agit sur les centres nerveux respiratoire et cardiaque, qu'il excite d'abord, puis déprime ensuite. Cette explication théorique attend sa confirmation d'autres expérimentateurs. Ingérée par la voie buccale, l'*Euphorbia pilulifera* agit sur le tube digestif à la manière d'un irritant; non dilué, son extrait provoque un état nauséeux et une vive douleur stomacale.

La *sécrétion biliaire* serait accrue par son influence. C'est d'ailleurs le parenchyme hépatique qui l'éliminerait, de sorte que, dans son emploi, on n'aurait pas d'action cumulative. Chez tous les animaux mis en expérience la vésicule biliaire était distendue après la mort.

La toxicité de l'*Euphorbia pilulifera* varie d'ailleurs suivant les espèces animales. La grenouille succombe à une dose de 20 à 25 centigrammes d'extrait, et un cobaye après l'administration de 50 à 80 centigrammes de la même préparation. Pour la première, le coefficient de toxicité serait représenté par 5 grammes de plante sèche pour 100 grammes de poids vivant et pour le second par 1 gramme de la même plante pour 100 grammes de leur poids.

EMPLOI THÉRAPEUTIQUE. Ce végétal a été recommandé par Ainslie, sous le nom de *Pill Bearing Spurge*, pour combattre la maladie aphtheuse. Avant lui Pison en célébrait les vertus alexipharmaques, et depuis M. Bancroft l'a préconisé comme médicament antidyspnéique. Enfin M. Tison, sous forme de décoction, et après lui MM. Marsset et Dujardin-Beaumetz, sous celle de teinture et d'extrait, l'ont mis à l'essai et proposé dans la thérapeutique des troubles de la respiration.

Bancroft l'administrait contre la bronchite chronique; son compatriote Matheson contre l'asthme simple ou compliqué de catarrhe des bronches. De plus, ils le considéraient à la fois comme un tonique et un léger narcotique.

Dans l'asthme, M. Marsset aurait obtenu des résultats encourageants, et constatait, après son ingestion continuée pendant plusieurs jours, une diminution de la dyspnée : l'amélioration débuterait du deuxième au troisième jour. Il en aurait été de même contre les bronchites chroniques et l'emphysème.

Cependant son emploi n'est pas exempt d'inconvénients. Après quelques jours, le malade éprouve des douleurs épigastriques et des nausées. Aussi, pour les éviter, M. Dujardin-Beaumetz conseille d'ingérer de préférence la teinture de ce médicament, après l'avoir largement diluée dans une infusion de thé, de polygala ou de pariétaire. Le moment le plus favorable pour son administration serait celui qui précède le repas.

En résumé, on a recommandé ce végétal comme un médicament de la dyspnée et en particulier de la dyspnée asthmatique. Il agirait sur le spasme, mais ne modifierait ni la sécrétion bronchique, ni les lésions broncho-pulmonaires. Constatons que sa valeur thérapeutique est loin d'être déterminée et que son emploi n'est pas exempt d'inconvénients.

Modes d'administration et doses. C'est sous forme d'infusion, d'extrait et de teinture, que l'*Euphorbia pilulifera* a été prescrite.

La *décoction* s'obtient avec 7 à 8 grammes de plante sèche pour 1 litre d'eau. On passe et on additionne de 25 à 30 grammes d'alcool. M. Tison a recommandé cette préparation, dont on fait ingérer trois à quatre verres à bordeaux par jour, le matin à jeun, avant le dîner, avant le coucher et durant la nuit en cas de crise.

L'*extrait aqueux* se véhicule dans une potion et à la dose quotidienne de 5 à 10 centigrammes. 100 grammes de plante donnent 14 grammes d'extrait aqueux et 14 grammes et 1/2 d'extrait alcoolique, d'après M. Petit.

La *teinture alcoolique* est obtenue en traitant une partie de plante sèche par cinq parties d'alcool. M. Dujardin-Beaumetz en administre 10 à 30 gouttes chaque jour dans une tisane (*Bulletin de thérapeutique*, 15 mars 1885). On peut encore la prescrire dans une potion.

Le *sirop d'Euphorbia pilulifera* doit contenir 5 centigrammes d'extrait aqueux par cuillerée à bouche. La dose quotidienne est d'une à deux cuillerées en dilution dans un verre d'eau.

III. Euphorbia heterodoxa. Cette espèce, originaire du Brésil, fort commune dans la vallée de l'Amazone, sécrète un suc laiteux auquel les indigènes donnent le nom d'*Alveloz*. Ils en font usage comme d'un caustique puissant et, à la manière des empiriques de nos pays qui se servent du suc d'épurge comme d'un caustique, les habitants de ces contrées attribuent à l'alveloz de puissantes propriétés caustiques.

Etendu à la surface des plaies, l'alveloz les escharifie et tarit tout suintement. Pour ces motifs il possède la réputation de guérir les plaies venimeuses et d'en hâter la cautérisation.

L'*Euphorbia heterodoxa* possède des propriétés extrêmement toxiques qui doivent en faire redouter l'emploi. A l'instar de la gomme résine de l'*Euphorbia resinifera*, elle provoque l'irritation des voies urinaires et parfois, paraît-il, des inflammations du parenchyme rénal.

Cependant on l'a essayée et proposée, durant ces derniers temps, pour le traitement du cancer, et en particulier du cancer utérin. Cette application thérapeutique a fait l'objet d'un travail de M. Barnsfather dans le *New-York Medical Record* du 4 juin et la *Revue générale de clinique et de thérapeutique* du 10 septembre 1887. Le procédé proposé par le médecin américain consiste dans l'application sur le col utérin, devenu cancéreux, de tampons d'ouate aseptique, imprégnés du suc frais de cette euphorbe. Il aurait pour effet de désagréger la surface de la tumeur et de tarir l'écoulement suspect. On se demande si une telle pratique serait exempte, non-seulement d'inconvénients, mais même de sérieux dangers.   Cʜ. Éʟᴏʏ.

EUPHORBE. Médecin grec de la fin du premier siècle avant J.-C., frère d'Antonius Musa, médecin d'Auguste, fut lui-même le médecin de Juba II, roi de Mauritanie. D'après Pline, c'est son nom qui a été donné, *Euphorbia*, à une plante de l'Atlas ; d'après Galien, il aurait écrit sur les vertus de cette plante.   L. Hɴ.

EUPHORBIACÉES. Famille de plantes Dicotylédones, placée jadis dans l'Apétalie, et, plus récemment, parmi les Dialypétales, dans le voisinage des Malvacées. L'idée générale qui, pour beaucoup de botanistes de diverses époques, caractérise cette famille, est qu'elle ne saurait contenir que des plantes à fleurs unisexuées. Ce n'est point là l'opinion de Linné, Mirbel, etc., pour qui les Euphorbes elles-mêmes, qui ont donné leur nom à la famille, ont des fleurs parfaitement hermaphrodites dans la plupart des cas, ou çà et là polygames. Ce n'est point non plus notre opinion personnelle, puisque, outre les Euphorbes, que les recherches organogéniques si remarquables de J.-B. Payer et les nôtres nous ont montrées construites comme celles d'un grand nombre de Malvacées hermaphrodites, nous avons encore attribué à une division de cette famille, voisine des Phyllanthées, les *Dichapetalum* et autres Chaillétiées des auteurs, dont les fleurs sont normalement hermaphrodites. Dans cet ordre d'idées, nous dirons donc que les Euphorbiacées ont des fleurs hermaphrodites ou unisexuées, régulières ou plus rarement irrégulières, à insertion hypogynique ou quelquefois périgynique. Le périanthe est simple ou double, et souvent, comme dans beaucoup de *Croton, Jatropha*, etc., il y a une corolle colorée et nettement pétaloïde. Parfois même, dans les *Curcas*, cette corolle est gamopétale. Le nombre des parties de la fleur varie extrêmement, et le périanthe peut avoir depuis une foliole jusqu'à un nombre indéfini. Cependant les nombres 3 et 5 y sont très-fréquents. L'androcée est isostémoné, diplostémoné ou pléiostémoné, rarement réduit à 2, 5 étamines, alors que le périanthe est pentamère. Il y a souvent des staminodes dans les fleurs femelles. De même les fleurs mâles ont souvent au centre un rudiment de gynécée, dont la présence ou l'absence avait été jadis employée à distinguer des tribus dans cette famille. Il n'y a pas beaucoup de familles où les disques prennent un aussi grand développement que dans celle-ci, et on les trouve non-seulement à la base de l'ovaire, mais aussi au niveau de divers verticilles floraux. Les glandes sont même très-fréquentes dans les organes de végétation, notamment sur le pétiole des feuilles. La forme des étamines, surtout des anthères, leur mode de groupement et d'union, sont aussi très-variables. Pendant longtemps les Euphorbiacées ont passé, pour avoir constamment un gynécée trimère, et c'est de là que leur était venu leur nom de *Tricoccées*. On savait cependant bien chez nous que les Mercuriales ont souvent le pistil dimère. Aujourd'hui l'on connaît un assez grand nombre d'Euphorbiacées à ovaire uniloculaire, et d'autres à un nombre indéfini de loges ovariennes. Le nombre des branches stylaires est généralement en rapport avec celui de ces loges, mais son caractère, qui varie peu et a pris, par suite, une grande importance dans ce groupe, réside dans le nombre des ovules que contient chaque loge. Il n'est jamais supérieur à deux et se trouve réduit à un seul dans plus de la moitié de la famille. La direction de ces ovules est presque constamment la même : descendants et anatropes, avec le micropyle dirigé en haut et en dehors. Il y a, il est vrai, quelques rares exceptions ; elles répondent à ces cas où les loges de l'ovaire proéminent en haut au-dessus de la base d'insertion du style. Alors l'ovule peut devenir à peu près transversal, ou légèrement ascendant avec le raphé en bas et en dehors ; le micropyle en bas et en dedans. Quand les ovules sont géminés, ils descendent presque toujours collatéralement dans la loge. D'ailleurs les ovules des Euphorbiacées ont le micropyle coiffé d'un obturateur plus ou moins développé, parfois plus volumineux que l'ovule lui-même. Le fruit est ordinairement sec et formé de coques qui se détachent avec élasticité d'une columelle commune, chaque coque s'ouvrant élastiquement, en même temps ou postérieurement, en deux moitiés symétriques, et leur endocarpe se séparant souvent de l'exocarpe. Mais il y a aussi des Euphorbiacées à fruits charnus et qui sont le plus souvent des baies. On a longtemps cru les Euphorbiacées constamment pourvues de graines albuminées. L'albumen existe d'ordinaire, et il est charnu, huileux. Mais il peut aussi faire défaut, surtout dans des genres à loges biovulées, auquel cas l'embryon épais et charnu remplit tout l'intérieur de la graine. Alors les cotylédons sont plus convexes, hémisphériques ou à peu près. Quand au contraire l'albumen abonde, les cotylédons sont foliacés, nervés comme des feuilles. La radicule est généralement supère. Il y a tous les rapports possibles de dimensions entre les cotylédons et la radicule qui est courte, longue, grêle ou épaisse. Il y a aussi des embryons à cotylédons enroulés un grand nombre de fois sur eux-mêmes, dans un petit nombre d'Euphorbiacées. Les graines sont souvent arillées, et l'arille est le plus souvent limité à la région micropylaire. Mais il peut s'étendre aussi au hile et même à toute la surface de la graine. Ces arilles généralisés contiennent des substances variables : un suc acide, de la graisse ou de la cire, etc. Rien n'est plus variable que les organes de végétation. Les feuilles sont souvent alternes, souvent pourvues de stipules, de glandes, etc. Mais, dans un seul et même genre (Euphorbe, *Excœcaria*, etc.), on trouvera des espèces à feuilles alternes et des espèces à feuilles opposées. Les inflorescences sont souvent des épis, des grappes, des épis ou des grappes de glomérules, mais ce sont aussi parfois des cymes, des inflorescences définies. Il y a beaucoup d'Euphorbiacées riches en latex, ce qui peut leur donner des propriétés très-importantes. Ce latex est souvent abondant en caoutchouc, exploitable ou exploité.

Les Euphorbiacées ont été divisées de façon très-variable, suivant les auteurs. M. Müller d'Argovie, qui a rédigé cette famille pour le *Prodromus*, les a d'abord partagées en deux catégories, suivant que leur embryon a les cotylédons épais ou minces (*Stenolobeæ* et *Platylobeæ*). La distinction n'est pas toujours facile dans la pratique, parce que les graines mûres manquent souvent.

Bentham (*Genera*, III, 242) a divisé la famille en six tribus : *Euphorbieæ, Stenolobieæ, Buxeæ, Phyllantheæ, Galearieæ, Crotoneæ*; ce qui prouve suffisamment qu'il a peu analysé ces plantes et qu'il se rendait mal compte de leurs différences. Après avoir multiplié davantage les divisions dans notre premier travail sur cette famille, nous avons, à la suite de recherches plus approfondies, réduit à huit le nombre des séries que nous y conservons et nous avons groupé ces séries en deux catégories, suivant que les loges ovariennes sont uniovulées ou biovulées.

A. Euphorbiacées uniovulées.

1. *Euphorbiées.* Fleurs généralement hermaphrodites (çà et là polygames), régulières ou irrégulières, à calice involucriforme, pourvu de glandes alternes avec ses divisions. Étamines en nombre indéfini, à filet articulé, insérées autour d'un gynécée stipité, dont l'ovaire est accompagné ou non, à sa base, d'un disque hypogyne. Glandes ou bractéoles disposées, en dedans du périanthe, en faisceaux alternes avec les faisceaux staminaux.

A cette série appartiennent seulement les Euphorbes et les *Pedilanthus*, plantes à latex qui a des propriétés médicinales, de même que des graines très-oléagineuses.

2. *Ricinées.* Fleurs unisexuées et apétales. Étamines en nombre indéfini, polyadelptes, centrales ou périphériques. — Le genre Ricin est le seul de cette série qui intéresse la médecine.

3. *Jatrophées.* Fleurs unisexuées, avec ou sans corolle. Calice valvaire ou imbriqué, avec ou sans disque glanduleux. Étamines en nombre défini (5-15) ou indéfini, insérées au centre de la fleur ou autour d'un rudiment central de gynécée. Filets staminaux rectilignes, dressés ou peu incurvés, parfois plissés dans le bouton.

Cette série renferme les Médiciniers (*Jatropha*), les *Aleurites* et *Johannesia*, la Maurelle, type du genre *Tournesolia*, les *Hevea* à caoutchouc, les *Mareya, Gavarretia, Bocquillonia*; les *Codiæum* si souvent cultivés sous le nom de *Croton*; l'*Echinus philippinensis*, la plante au *Kamala*; le *Fontainea Pancheri*, puissant évacuant, de la Nouvelle-Calédonie; les *Macaranga* ou *Boisviolon*, des îles africaines orientales; les Mercuriales, les Ricinelles (*Acalypha*); le *Ramelia*, dédié au propagateur en France des *Eucalyptus*; les *Tragia*, dont les piqûres sont comparables à celles des Orties; les *Plukenetia* et *Dalechampia*; les *Pera*, type jadis d'une famille des Prosopidoclinées, et dont quelques-uns sont, en Colombie, des sources de caoutchouc.

4. *Crotonées.* Fleurs unisexuées, avec ou sans pétales, pourvues d'un disque glanduleux. Calice valvaire ou imbriqué. Étamines en nombre presque toujours indéfini, insérées sur des verticilles au centre du réceptacle floral saillant, à anthères introrses, infracto-incurvées dans le bouton par suite de la courbure du filet, de sorte que leur face regarde en dehors avant l'anthèse. — Série importante en ce qu'elle renferme le genre *Croton* (*voy.* ce mot).

5. *Excœcariées.* Fleurs unisexuées, apétales, presque constamment trimères, généralement dépourvues de disque glanduleux, à calice ordinairement imbriqué. Étamines centrales, alternes avec les sépales quand elles sont (c'est l'ordinaire) en même nombre. Fleurs ordinairement disposées en épis simples ou formés de glomérules; les bractées presque toujours latéralement glanduleuses à la base.

Cette série renferme beaucoup de genres à latex actif, dangereux : les *Excœcaria* d'abord, puis le Mancenillier (*Hippomane*), à fruits charnus; les *Carum-*

bium, *Omphalea* et *Hura* (*voy.* ces mots); l'*Ophthalmoblapton*, du Brésil, à latex très-âcre; les *Algernonia*, *Dalembertia*, et l'*Anthostema*, à tort rapproché des Euphorbes, dont une espèce du Gabon, l'*A. Aubryanum*, a les graines probablement les plus actives comme évacuant que l'on connaisse dans cette famille.

B. Euphorbiacées biovulées.

6. *Dichapétalées.* Fleurs hermaphrodites ou polygames, à périanthe double (calice et corolle), régulier ou irrégulier, à pétales libres ou unis en corolle gamopétale, régulière ou irrégulière. Étamines fertiles en nombre égal à celui des pétales, ou moindre, hypogynes, périgynes ou épigynes. Fruit incomplétement déhiscent. Graines sans albumen.

Cette série renferme surtout les *Dichapetalam* (*Chailletia*), dont quelques espèces sont connues comme âcres, empoisonnant les animaux.

7. *Phyllanthées.* Fleurs unisexuées, à périanthe simple ou double, régulier, à pétales libres ou nuls, hypogynes ou plus rarement périgynes; à étamines en nombre défini ou indéfini, insérées au centre de la fleur ou autour d'un rudiment de gynécée. Fruit déhiscent ou indéhiscent. Graines avec ou sans albumen, à embryon droit, arqué ou convoluté.

Cette série renferme les *Wielandia*, à tons verticilles 5-mères; les *Savia* et *Actephila*, *Amanoa*, *Andrachne;* les *Caletia;* les *Securinega*, à fruit parfois en baie; les *Antidesma*, à fruit souvent uniloculaire; les *Aporosa* (*Scepa*); les *Hymenocardia*, à fruit ailé; les *Baccaurea*, à fruit charnu, à graines arillées, acides; les *Putranjiva*, *Bureavia*, *Longetia;* l'*Hyænanche*, du Cap, à fruit vénéneux; les *Phyllanthus*, à fruit sec, ou charnu (*Cicca*), 3-5-mère; les *Agyneia* et *Breynia*, très-analogues aux *Phyllanthus.*

8. *Callitrichées.* Herbes aquatiques, à fleurs unisexuées ou plus rarement polygames [(rapportées par plusieurs auteurs aux Onagrariées), à périanthe (?) simple, 2-mère. Étamines 1,2. Gynécée 2-carpellé, à loges ovariennes subdivisées en deux compartiments uniovulés. Fruit séparable en quatre portions (demi-loges) sèches et monospermes. Graines albuminées. — Ne renferme que le genre *Callitriche.·*

Les Buxées (et Stylocérées), attribuées par beaucoup d'auteurs à cette famille, sont pour nous des Célastracées, de la série des Buxées. H. Bn.

Bibliographie. — L., *Fragm. Method. natur.* (*Tricoccæ*). — Adans., *Fam. des pl.*, II, 346 (1763). — A.-L. Juss., *Gen.*, 384 (1789). — Adr. Juss., *De Euphorbiacearum generibus medicisque earum viribus Tentamen* (1824). — Kl., in *Erichs. Arch.*, I, 175, 250. — Kl. et Grke, *Tricocc.* (1860). — E. Boiss. et J. Müll. arg., in *DC. Prodr.*, XV. — H. Bn., *Hist. des plant.*, V, 105, fam. 46, fig. 143-258; *Tr. Bot. méd. phanér.*, 916. H. Bn.

EUPHORBINE. Matière vitreuse, cassante, âcre et amère, insoluble dans l'eau, l'éther et les huiles, soluble au contraire dans l'alcool et les acides étendus, extraite par Buchner et Herberger de la résine d'euphorbe. L. Hn.

EUPHORBIQUE (Acide). Matière cristallisable extraite par Riegel des feuilles et des fleurs d'une euphorbe, l'*Euphorbia cyparissias.* L. Hn.

EUPHORBONE. *Voy.* Euphorbes, p. 393.

EUPHORIE (*Euphoria* Juss.). Genre de plantes de la famille des Sapindacées et du groupe des Sapindées, dont les représentants sont des arbres à feuilles alternes, imparipennées, à fleurs polygames-dioïques. Le calice est formé de 5 sépales libres, l'androcée, de 6 à 10 étamines pourvues d'anthères introrses, et le fruit, d'une à trois coques crustacées, renfermant chacune une seule graine, dépourvue d'albumen et complétement entourée d'un arille charnu ou pulpeux, sacciforme.

Les *Euphoria* habitent les régions tropicales de l'Asie et de l'Océanie. On en connaît tout au plus une dizaine d'espèces. La plus importante est l'*E. Longana* Lamk (*Dimocarpus Longan* Lour.), bel arbre d'origine de l'Inde, que la culture a répandu dans la plupart des pays tropicaux. On l'appelle *Boboa, Œil-de-dragon, Longane*. L'arille jaunâtre, charnu, qui entoure ses graines, est recherché comme aliment, à cause de sa saveur sucrée et acidule; on en fait des tisanes rafraîchissantes.

L'*E. Litchi* Desf. (*Litchi chinensis* Sonn., *Dimocarpus Litchi* Lour., *Euphoria punicea* Lamk), que les Européens appellent vulgairement *Litchi ponceau, Cerisier de la Chine*, est maintenant placé dans le genre *Nephelium* L., à cause de son calice gamosépale, en forme de coupe peu profonde dentée sur les bords. Il est très-répandu dans les régions tropicales de l'Asie. Ses graines sont entourées d'un grand arille rouge, pulpeux, acidule et sucré, plus estimé que celui de l'*E. longana*. On en fait des conserves et des boissons rafraîchissantes.

Il en est de même de l'arille de l'*E. nephelium* DC. ou *Ramboustan*, qui est le *Dimocarpus crinita* de Loureiro et le *Nephelium lappaceum* de Linné, et qui habite également l'Asie tropicale. Ed. Lef.

EUPHRAISE (*Euphrasia* L.). Genre de plantes de la famille des Scrofulariacées, qui a donné son nom au groupe des Euphrasiées. Ce sont des herbes annuelles, à feuilles opposées, à fleurs disposées en épis terminaux. Le calice est gamosépale, à quatre divisions plus ou moins profondes, la corolle irrégulière à limbe bilabié et l'androcée formé de quatre étamines didynames, à anthères plus ou moins longuement mucronées à la base. Le fruit est une capsule loculicide, renfermant de nombreuses graines très-petites et albuminées.

L'espèce type, *E. officinalis* L., est une jolie petite herbe annuelle, commune en France sur les pelouses sèches et les lisières des bois. Sa tige dressée, rameuse, haute de 5 à 30 centimètres, porte des feuilles sessiles, ovales ou ovales oblongues, plus ou moins profondément dentées sur les bords. Ses fleurs, de grandeur très-variable, sont blanches, tachetées de jaune et de violet clair. Toute la plante était vantée autrefois comme ophthalmique et céphalique : d'où son nom vulgaire de *Casse-lunettes*. Elle a une odeur légèrement aromatique et une saveur amère un peu astringente. Ed. Lef.

EUPIONE. Hydrocarbure ou plutôt mélange d'hydrocarbures, dont la partie essentielle, d'après Frankland, serait l'hydrure d'amyle, C^3H^{12}. L'eupione forme un liquide incolore, sans saveur, doué d'une odeur agréable, résistant à la plupart des réactifs, et obtenu par Reichenbach dans la distillation sèche du bois, de la houille, des résines et du caoutchouc. Elle accompagne généralement la paraffine. L. Hn.

EURIBALI ou JURIBALI. Nom commercial d'une écorce amère et astringentes, qui est formée par le *Trichilia moschata* Sw. (*voy.* Trichilia). L. Hn.

EUROTIUM (*Eurotium* Link).   Genre de Champignons-Ascomycètes, du groupe des Périsporiacées. Les réceptacles fructifères, ou *périthèces*, de couleur jaunâtre et dépourvus d'appendices filiformes (*fulcres*), sont placés sur des hyphas qui ressemblent à de la moisissure et qui produisent des conidies. Les asques, nombreux et sphériques, renferment huit spores hyalines globuleuses.

Les *Eurotium* se développent toute l'année sur diverses matières en putréfaction. L'*E. herbariorum* Link, dont *Aspergillus glaucus* Link, n'est que l'état conidiophore, se rencontre souvent en abondance sur les fruits conservés et sur les plantes desséchées dans les herbiers.   Ed. Lef.

EURYALE (*Euryale* Salisb.). Genre de Nymphéacées qui a pour prototype l'*Euryale ferox* Salisb., herbe aquatique remarquable par ses grandes feuilles peltées, pouvant atteindre jusqu'à 1^m,50 de diamètre; ses feuilles sont couvertes sur les deux faces de nombreuses épines jaune-rougâtres, recourbées en hameçon, et leur face inférieure est parcourue par des nervures jaune-verdâtres, anastomosées entre elles et très-saillantes. Les fleurs, petites comparativement aux dimensions des feuilles, sont construites à peu près comme celles des nénuphars; du milieu de leurs sépales hérissés d'épines droites et raides, qui leur donnent l'aspect de petits artichauts brunâtres, sortent des pétales en nombre indéfini d'un pourpre violacé intense. L'ovaire, infère et pluriloculaire, devient à la maturité une baie spongieuse, hérissée d'aiguillons à pointes dirigées en bas, et renfermant un grand nombre de petites graines vert-brunâtres, enveloppées d'un arille sacciforme, pulpeux, et pourvues d'un albumen double.

L'*E. ferox* croît dans les eaux douces en Chine et dans l'Asie tropicale. C'est le *Lien-kien* ou *Ki-téou* des Chinois. Ses rhizomes charnus et ses graines servent à l'alimentation.   Éd. Lef.

EURYALES.   Groupe d'Échinodermes de la classe des Ophiurides, dont les représentants se distinguent des Ophiures par leurs bras couverts de crêtes papilleuses, et bifurqués dès la base, à ramifications nombreuses, d'abord dichotomes, puis très-irrégulières. La face dorsale du disque est parcourue par dix côtes rayonnantes et les intervalles des bras sont dépourvus de plaques buccales.

Les Euryales vivent tous dans la mer, à des profondeurs très-variables. Comme espèce principale, nous citerons l'*Astrophyton arborescens* M. et Tr., qui est commun dans la mer des Antilles et qu'on retrouve sur certains points de la Méditerranée, notamment dans le golfe de Naples et dans le détroit de Messine. C'est l'*Euryale mediterranea* de Risso et le *Gorgonocephalus arborescens* de L. Agassiz.   Éd. Lef.

EURYANGIUM.   Sous le nom d'*E. Sumbul*, Kauffmann a décrit, dans les *Nouveaux mémoires de la Société des sciences naturelles de Moscou*, XII [1871], t, 24, 25, un Peucédan, proposé, entre autres, comme remède du choléra, et que sir J.-D. Hooker a figuré (in *Bot. Mag.*, t. 6196) sous le nom de *Ferula Sumbul*. C'est le *Peucedanum Sumbul* H. Bn. (sér. 4, I, 734 [*voy. Hist. des plantes*, XII, 186. — *Tr. Bot. méd. phanérog.*, 1041]).   H. Bn.

EURYCÉPHALE.   *Voy.* Craniologie.

EURYGNATHE.   *Voy.* Craniologie.

EURYPHON. L'un des médecins les plus célèbres de l'École de Cnide, probablement contemporain d'Hippocrate, a dû rédiger plusieurs des ouvrages de la collection hippocratique, entre autres : Περὶ διαίτης ὑγιεινῆς (*De victu salubri*); c'est probablement lui qui a publié la deuxième édition des *Préceptes cnidiens*.

Euryphon distinguait les hémorrhagies artérielles et veineuses et traitait la phthisie avec le lait de femme et d'ânesse et avec le cautère actuel.   L. Hn.

EUSCORPION. *Voy.* Scorpion.

EUSOMPHALIENS. Isidore Geoffroy-Saint-Hilaire a désigné par ce mot une famille de monstres doubles autositaires, dont les deux composants, sensiblement égaux et presque complets, sont réunis par des parties similaires, mais possèdent chacun un ombilic et un cordon ombilical distincts.

Les Eusomphaliens se divisent en trois genres, les *Céphalopages*, les *Métopages* et les *Pygopages* (*voy.* ces mots et Monstres).   L. Hn.

EUSTACHE (Trompe d'). *Voy.* Oreille.

EUSTACHI (Bartolommeo).   L'un des plus savants anatomistes du seizième siècle, né à San Severino (Marche d'Ancône ou Calabre?) vers la fin du quinzième siècle ou au commencement du seizième. Il étudia la médecine à Rome et se livra avec ardeur à l'anatomie; peu après avoir été reçu docteur, il fut nommé professeur d'anatomie au Studio della sapienza et médecin pensionné. Il enseigna avec éclat et devint médecin du cardinal duc d'Urbino, qui fut plus tard élu pape. Il mourut en août 1574 dans un voyage à Fossombrone où l'appelait le cardinal della Rovere, l'un de ses protecteurs.

Eustachi était partisan de Galien qu'il défendit énergiquement entre autres contre Vésale; cela ne l'empêcha pas de faire progresser l'anatomie et il se montra beaucoup moins passionné que Sylvius dans sa défense des Anciens; il était versé dans l'anatomie comparée et dans l'anatomie pathologique dont il comprenait toute l'importance pour mieux connaître la structure normale du corps humain. Nous citerons son *De renibus libellus* (Venetiis, 1563, in-4°), où se trouvent nettement indiqués bien des découvertes que Bellini s'attribua plus tard, son *De dentibus libellus* (Venetiis, 1563, in-4°), tous deux très-remarquables, et réunis l'année suivante à plusieurs autres ouvrages sous le titre : *Opuscula anatomica*, etc. Venetiis, 1564, 1574, 1653, in-4°; Leyde, 1707, in-8°. On y trouve ses recherches sur l'oreille, sur la veine azygos, le canal thoracique, la valvule de la veine cave inférieure, les valvules des veines coronaires du cœur. Enfin mentionnons : *Tabulae anatomicae cl. viri B. Eustachii*, etc., Romae, 1714, 1728, 1740, 1783, in fol.; Genov., 1717, in-fol.; Amst., 1722, in-fol.; Lugd. Bat., 1744, 1762, in-fol. Ces planches remarquables faisaient partie d'un grand ouvrage qu'Eustachi avait entrepris sur l'anatomie et qui a été perdu.   L. Hn.

EUTERPE (*Euterpe* Gaertn.).   Genre de Palmiers, du groupe des Arécées, dont on connaît seulement sept ou huit espèces, propres aux Antilles et aux régions tropicales de l'Amérique. Leurs fleurs, dioïques, sont renfermées dans la même spadice; les mâles ont un périanthe hexamère et six étamines à anthères dorsifixes; les femelles, un ovaire triloculaire qui devient à la maturité une drupe piriforme renfermant une seule graine pourvue d'un albumen ruminé.

L'*E. edulis* Mart., du Brésil, doit son nom à ce que son bourgeon terminal se mange comme légume. Il en est de même de celui de l'*E. oleracea* Mart., autre espèce brésilienne dont les fruits fournissent, par expression, de l'*huile de palme.*   Éd. Lef.

EUTYCHIUS. Surnom d'un médecin arabe, historien et patriarche d'Alexandrie d'Égypte. Il est né à Fostath ou le vieux Caire, en 876. Son nom véritable, dit-on, était Séid, ou plutôt Saïd-ben-Batrich; le surnom d'Eutychius, c'est-à-dire heureux, lui avait été donné par les chrétiens, ce nom latin étant la traduction du mot Saïd. La *Biographie des médecins,* d'Osaïbiah, nous apprend qu'il avait pratiqué la médecine avec succès et composé divers ouvrages de médecine d'une certaine importance, entre autres, un *Ketab-fil-Thebb,* mais ce sont ses travaux historiques, fort estimés des historiens et des lettrés, ce sont ses ouvrages de polémique religieuse, qui lui ont acquis la grande notoriété dont il était entouré. La liste de tous ses travaux se trouve dans la *Bibliothèque* orientale d'Herbelot. Eutychius est mort le 12 mai 940.   A. Dureau.

EUXANTHINE ou **EUXANTHIQUE** (Acide). $C^{19}H^{16}O^{10}$. Ce corps, encore appelé *acide purréique,* se trouve à l'état de sel de magnésie dans la purrée, couleur jaune provenant des Indes Orientales, formée probablement par le suc d'une plante évaporé avec de la magnésie (Stenhouse); pour d'autres ce serait, soit un bézoard intestinal, soit un dépôt formé dans l'urine de chameau, d'éléphant ou de buffle. L'euxanthine se présente en prismes jaunes, brillants, peu solubles dans l'eau froide, solubles dans l'eau chaude, dans l'alcool et dans l'éther. A 180 degrés, il se décompose en acide carbonique et en *euxanthone* (*voy.* ce mot).   L. Hn.

EUXANTHONE ou **PURRÉON.** $C^{13}H^8O^4$. Produit de décomposition de l'acide euxanthique chauffé à 180 degrés; ce corps se forme encore quand on dissout l'acide euxanthique dans l'acide sulfurique concentré. Il constitue des prismes jaunes, peu solubles dans l'eau et l'éther, facilement solubles dans l'alcool bouillant. Fondue avec de la potasse caustique, elle donne d'abord de l'acide euxanthonique, $C^{13}H^{10}O^5$, et à une température plus élevée de l'hydroquinone.   L. Hn.

EUZET-LES-BAINS (Eaux minérales d'). *Athermales* ou *hypothermales, sulfatées calciques moyennes* et *bitumineuses faibles, sulfureuses faibles.* Dans le département du Gard, dans l'arrondissement et à 13 kilomètres d'Alais, à 2 kilomètres du bourg d'Euzet et à 17 kilomètres d'Uzès, sur le chemin de fer de Tarascon au Martinet.

La station d'Euzet, à 133 mètres au-dessus du niveau de la mer, occupe le fond d'un entonnoir, dominé par des collines de 100 à 300 mètres de hauteur. Celle du sud est recouverte de sapins, celles de l'est et de l'ouest ne sont tapissées que de chênes rabougris et de brins d'herbe desséchés. Les vents du nord y ont donc seuls un accès facile, et sont violents en hiver. Ils soufflent rarement pendant la saison thermale, ce qui est à regretter, car ils rendraient tolérable la température, parfois de 35 à 40 degrés centigrade à l'ombre. L'expérience a prouvé que du 15 août aux premiers jours de septembre les chaleurs sont insupportables à Euzet. Il y règne, malgré l'écran que forme la montagne, un vent du midi ou de l'est, venant du désert, et à peine rafraîchi par son passage sur la Méditerranée. Il est alors très-dangereux de sortir, car on contracte facilement des fièvres intermittentes endémiques, ce qu'explique l'existence de nombreux marais et d'étangs où l'eau salée est mêlée d'eau douce qui descend du versant des collines. C'est à 6 kilomètres d'Euzet que se trouve Aigues-Mortes.

Quatre sources qui ont reçu les noms de *source de la Marquise*, *source de la Comtesse*, *source de la Valette* et enfin *source de Saint-Jean de Sciragues* émergent à Euzet et aux environs.

1° *Source de la Marquise.* L'eau de cette source est claire et limpide. Elle ne laisse dégager que quelques rares bulles gazeuses d'un assez petit volume. Son odeur est sensiblement hépatique, mais surtout bitumineuse. Elle passe sur des marnes calcaires lacustres, ainsi d'ailleurs que les autres sources d'Euzet, mais ces marnes sont plus visibles auprès de ce griffon. Elles sont composées de couches imprégnées d'essence en quantité assez notable pour que les veines feuilletées de cette pierre brûlent au contact d'un corps en ignition, avec une flamme claire et une fumée noirâtre semblable à celle qui s'élève des lampes à pétrole. L'eau de la Marquise est exclusivement consacrée aux bains pris en baignoires isolées, aux douches et aux étuves. Elle a un débit en vingt-quatre heures de 25 000 litres, et absorbe en moyenne par litre 3 milligrammes d'iode. Sa température est au griffon de 17°,8 centigrade. Nous en donnons l'analyse chimique en même temps que celle de la Valette, car l'eau de la source de la Comtesse et celle de la source de Saint-Jean de Sciragues n'ont été l'objet d'aucun examen complet.

2° *Source de la Comtesse.* Ses caractères physiques et chimiques sont les mêmes que ceux de la source précédente, dont elle ne diffère que par la quantité d'iode qu'elle absorbe par litre : 11 milligrammes en moyenne. Cette source a un débit de 15 000 litres en vingt-quatre heures, et une température de 13 degrés centigrade au griffon. Limousin-Lamothe a publié en 1827 les résultats de l'analyse chimique des eaux d'Euzet. Il a fait connaître le produit sommaire obtenu par lui avec l'eau de la Comtesse, dont la composition chimique quantitative n'a pas été plus exactement indiquée depuis cette époque.

3° *Source de la Valette.* La fontaine est à 100 mètres de celles de la Marquise et de la Comtesse. Son eau est employée exclusivement en boisson. Ses caractères physiques, chimiques, et sa température, sont à peu près les mêmes que ceux de la source de la Comtesse. Ainsi, elle a 13 degrés centigrade et elle absorbe en moyenne 9 milligrammes d'iode par litre. La source de la Valette a un débit de 18 000 litres d'eau en vingt-quatre heures. O. Henry père a publié en 1824 l'analyse des sources de la Marquise et de la Valette, et a trouvé dans 1000 grammes les principes suivants :

	SOURCE DE LA MARQUISE.	SOURCE DE LA VALETTE.
Sulfate de chaux	1,933	1,660
— magnésie.	0,466	0,491
— soude		
Bicarbonate de chaux	0,776	0,733
— magnésie.		
Chlorure de sodium	0,030	0,080
— magnésium		
Silice, oxyde de fer, phosphate, matière organique, bitume, perte.	0,135	0,166
TOTAL DES MATIÈRES FIXES	3,340	3,130
Gaz acide sulfhydrique libre.	traces.	0^{lit},0047

4° *Source de Saint-Jean de Sciragues.* La fontaine de cette source est distante de 1 kilomètre du griffon de la source de la Valette. Elle est plus riche en principe sulfuro-bitumineux que l'eau des trois sources d'Euzet, car elle absorbe par litre en moyenne 17 milligrammes d'iode. Elle n'a point de température fixe et varie de 18 à 19 degrés pendant l'été, tandis que pendant l'hiver elle touche quelquefois à 7°,5 ou 8° centigrade. Son débit très-peu considérable n'a pas été apprécié d'une manière rigoureuse. Elle laisse déposer sur les parois intérieures de son bassin et sur divers points de son ruisseau une matière blanchâtre, onctueuse au toucher et floconneuse, qui est probablement de la barégine, car l'analyse chimique de l'eau de cette dernière source n'a jamais été faite, bien qu'elle ne doive pas différer sensiblement de celle des trois autres sources d'Euzet. Elle est presque exclusivement fréquentée par les paysans du voisinage, qui l'emploient en boisson et qui la considèrent, à cause de son odeur prononcée, comme la plus riche en matières volatiles sulfureuses et bitumineuses. Elle alimente également quelques baignoires.

Établissement. Un établissement situé à 2 kilomètres du bourg d'Euzet a été construit, en 1851, pour le logement des baigneurs, et des cabinets pourvus de baignoires, d'appareils de douches variées et d'étuves, sont à leur disposition. Une division d'hydrothérapie a de plus été installée, et possède des moyens de réfrigération qui permettent d'abaisser la température de l'eau à 8 degrés centigrade en moyenne.

Mode d'administration et dose. Les eaux d'Euzet s'administrent en boisson à la Fontaine de la Valette à dose généralement élevée, de 5 à 10 verres, et M. le docteur Auphan conseille d'en donner 8 à 10 verres au début. Plusieurs buveurs même commencent par des quantités beaucoup plus fortes encore, mais nous croyons que cet abus ne peut avoir que des inconvénients. Les eaux des sources de la Marquise et de la Comtesse sont principalement administrées en bains et en douches. La durée des bains est d'une heure en général, et celle des douches varie d'un quart d'heure à vingt minutes. Une pratique mise souvent en usage à la station d'Euzet est l'inhalation chaude. Elle se prend dans une salle où l'on a établi trois bouches qui amènent les vapeurs d'une chaudière close. L'eau minérale y est chauffée jusqu'à l'ébullition au moyen d'un serpentin où circule la vapeur fournie par une machine qui chauffe en même temps l'eau des bains et des douches. Les malades ne doivent pas rester moins d'une heure tous les jours dans la vapeur sulfureuse et naturellement bitumineuse de cette salle. Les appareils de pulvérisation sont semblables à ceux d'Enghien (*voy.* ce mot).

Action physiologique et thérapeutique. Les eaux d'Euzet, en boisson, sont tolérées facilement par les voies digestives et aériennes qui y sont principalement traitées, les dernières surtout. Les crachements de sang, faciles à déterminer, et quelquefois si graves aux fontaines sulfureuses, sans qu'elles soient bitumineuses comme celles d'Euzet, sont très-rares. Ces eaux en boisson, surtout quand elles sont prises en quantités assez élevées, amènent souvent des garderobes abondantes. Cet effet purgatif est d'ailleurs nécessaire ; il est désiré même pour obtenir l'amélioration des maladies de l'intestin ou des voies respiratoires. L'eau en boisson seule, et à plus forte raison le traitement à la fois interne et externe, occasionnent la poussée ou des éruptions multiples qui apparaissent à la peau et qui prennent surtout la forme de papules semblables à celles de l'urticaire.

L'angine granuleuse, la laryngite chronique, le catarrhe bronchique durant depuis longtemps, la phthisie pulmonaire au premier et au second degré, les affections gastriques, le lymphatisme et la scrofule, les maladies cutanées, les douleurs rhumatismales articulaires et musculaires chroniques et certaines maladies utérines, quand elles coexistent avec des maladies de la peau ou les suivent, sont celles où réussit le mieux une médication interne et externe par les eaux d'Euzet. Les eaux de la Valette agissent sans secousse et sans déterminer d'hémoptysie chez les poitrinaires. C'est affaire aux médecins pratiquant à cette station de chercher ou de savoir si l'élément sulfureux, très-peu fixe à Euzet, et son association à un principe que nous avons nommé bitumineux ou pétrolien, expliquent suffisamment la manière d'agir plus douce et par conséquent moins redoutable qu'à la plupart des stations hydrosulfurées. A Euzet, on applique, nous l'avons vu, les eaux à haute dose dans les dyspepsies, 8 à 10 verres chaque jour, par exemple, accompagnés de douches en jet et froides sur la région épigastrique. Mais dans les difficultés de digérer accompagnées de gastralgie, l'ingestion de l'eau de la Valette doit être de 2 à 4 verres seulement, si l'on veut qu'elle soit assimilée et produise la diminution ou la disparition des douleurs nerveuses.

Nous donnons la préférence aux eaux mésothermales, chlorurées sodiques fortes, bromo-iodurées, carboniques, dans le traitement du lymphatisme et de la scrofule, mais, lorsque les engorgements ganglionnaires sont internes, comme dans le carreau, nous croyons avec le docteur Auphan que l'application interne et externe des eaux d'Euzet a une utilité incontestable. Les manifestations cutanées, coïncidant avec les troubles de l'estomac ou de l'intestin ou les suivant, rentrent aussi dans la sphère d'action des eaux d'Euzet, surtout quand ces manifestations sont sèches, car celles qui sont humides résistent presque toujours à ce traitement hydrominéral. Il en est de même dans le rhumatisme articulaire ou musculaire subaigu, alors surtout qu'il s'observe chez les sujets nerveux. Le traitement extérieur par les bains et les douches d'eau et de vapeur d'Euzet suffit presque toujours à guérir ou à atténuer les douleurs chez les rhumatisants.

L'action favorable des eaux d'Euzet en lotions, en injections ou en douches locales sur les maladies chroniques ou granuleuses du col utérin, n'a rien de particulier.

La durée de la cure varie de vingt-cinq jours à un mois.

On *exporte* exclusivement l'eau d'une seule des sources d'Euzet, celle de la Valette.   A. ROTUREAU.

BIBLIOGRAPHIE. — BÉCHAMP. *Analyse de la source la Valette d'Euzet*. Montpellier, 1872. — BONNEFOY. *Contribution à l'étude de la thérapeutique respiratoire;* résumé des observations prises à la station hydrominérale d'Euzet. In *Annales de la Société d'hydrologie médicale de Paris*, t. XIV, p. 158. — AUPHAN. *Considérations médicales sur les eaux sulfuro-bitumineuses à base de chaux et de magnésie d'Euzet*, t. V, p. 72. — PUISAYE (de). *Lecture sur le mémoire de M. Auphan.* In *Annales de la Société d'hydrologie médicale de Paris*, t. V, p. 107. — X... (docteur). *La station thermale d'Euzet (Gard), eau sulfureuse, sulfatée et bitumineuse.* Paris, 1882, Brode, 7 p. in-8°.   A. R.

ÉVACUANTS (MÉDICAMENTS). On donne quelquefois ce nom aux médicaments vomitifs, purgatifs, diurétiques (*voy.* ces mots).   L. HN.

ÉVANOUISSEMENT. *Voy.* SYNCOPE.

EVANS. Nom de plusieurs médecins anglais et américains, parmi lesquels :

Evans (George-Fabian). Fils d'un chirurgien de Helper, qui éleva douze enfants, dont trois médecins, est né dans cette localité en 1806. Il fit ses études médicales à Cambridge, puis à Dublin, et fut envoyé à Paris par son père, qui connaissait Laennec. Ce dernier venait de mourir, lorsque le jeune Evans arrivait en France. Il se rendit à Londres pour y terminer sa médecine au collége Saint-Barthélemy, et il alla se fixer à Birmingham, où il acquit une grande réputation comme médecin de l'hôpital général ; il occupa ce poste pendant trente-quatre ans. Il est mort dans cette ville le 31 août 1873.   A. D.

ÉVAPORATION. *Voy.* Chaleur et Vaporisation.

ÉVAUX (Eaux minérales et conferves d'). *Hyperthermales ou protother-males amétallites, carboniques et azotées faibles.* Chemin de fer d'Orléans, Vierzon et Montluçon, d'où une voiture mène en quatre heures à l'établissement. A l'une des extrémités du département de la Creuse, sur les confins du Puy-de-Dôme et de l'Allier, dans l'arrondissement d'Aubusson, Évaux est un village de 1400 habitants, à 36 kilomètres de Guéret et dans une vallée arrosée par la Tardes, affluent du Cher, à 466 mètres au-dessus du niveau de la mer. Les promenades et les excursions sont intéressantes, et les environs d'Évaux sont très-accidentés. Les matinées et les soirées sont humides et fraîches, et le milieu du jour est en général chaud : aussi les rhumatisants doivent être munis de vêtements convenables pour se garantir des transitions de la température. La saison thermale commence le 1er juin et finit avec le mois de septembre. Un nombre presque illimité de sources thermales émerge dans un espace très-circonscrit, et des fouilles récentes ont trouvé les ouvertures des anciens puits qui captaient les sources dans les temps les plus reculés. On pourrait compter jusqu'à 22 sources thermo-minérales, mais 5 d'entre elles sortent au milieu d'une piscine qu'elles alimentent d'eau courante, formant ainsi un même groupe. Voici les noms de celles principalement employées à Evaux et aux environs, car on ne creuse presque nulle part une excavation assez profonde sans produire un suintement d'eau thermale. Toutes émergent d'un terrain primitif et ont reçu les désignations suivantes : *Source du Puits-de-l'Escalier, Source du Puits-de-César, Sources Innommées, Sources du Grand-Mur* et *du Petit-Cornet, Source du Puits-du-Milieu-du-Bassin, Source du Bain-de-Vapeur, Source du Puits-Carré* ou *Delamarre, Sources de la Piscine-Ronde, Source Marien, Sources du Bassin-des-Cinq-Sources, Source du Puits-Desglaudes, Sources Chaudes, Source du Midi, Source-du-Puits-du-Premier-Juillet, Source du Puits-des-Médailles, Source du Centre-du-Bassin-de-Gauche, Source du Puits-Triangulaire* et *Sources Ferrugineuses.*

Toutes les sources d'Évaux, moins les sources Ferrugineuses et Sulfureuses, ont les mêmes propriétés physiques et chimiques ; elles diffèrent par leur température seulement. Elles sont claires, limpides, transparentes, incolores, inodores, d'une saveur fade, d'une réaction neutre ou légèrement acide, et ne forment aucun dépôt appréciable, mais elles donnent naissance à des conferves qui ont une identité presque absolue avec celles des bassins de Néris (*voy.* ce mot). Les gaz qui se dégagent des eaux d'Evaux éteignent les corps en combustion.

1º *Source du Puits-de-l'Escalier.* Le Puits-de-l'Escalier, à ciel ouvert, comme presque tous ceux d'Evaux, est au pied du rocher. Il est construit en béton et sa forme est à peu près carrée. Il est tapissé à l'intérieur d'une légère couche de conferves vertes qui deviennent jaunâtres au contact de l'air, lorsqu'elles se détachent et lorsqu'elles montent à la surface de l'eau. Des bulles gazeuses, médiocrement grosses, traversent à intervalles irréguliers la masse d'eau et viennent s'épanouir à sa surface. L'eau du Puits-de-l'Escalier a 43º,9 centigrade, l'air extérieur ayant 25º. Un tuyau de plomb fait communiquer ce puits avec celui de César dont il abaisse la thermalité. Un autre tuyau du même métal, partant de la surface de l'eau du Puits-de-l'Escalier, alimente un bassin à ciel ouvert et carré, qui fournit l'eau du Petit-Établissement. Nous reportons l'analyse chimique de cette première source au tableau qui suit la description de la source du Grand-Mur.

2º *Source du Puits-de-César.* Ce puits est à 7 mètres du précédent; il est également en béton et a la forme d'un cône tronqué; ses conferves ont une teinte verte différente de celles du puits de l'Escalier et jaunissent moins promptement à l'air. Les bulles gazeuses sont plus nombreuses et plus petites, et s'attachent aux parois du vase, ce qui n'a pas lieu au Puits-de-l'Escalier. L'eau du Puits-de-César est plus fumante que la précédente; la chaleur de l'atmosphère étant de 24 degrés centigrade, elle a 56º,7 centigrade. Son analyse est au tableau qui suit la description de la quatrième source d'Évaux.

3º *Trois sources Innommées.* Elles émergent dans des puits isolés entourés de briques et de ciment. Le premier a la forme d'une pyramide quadrangulaire; il est à 1 mètre à peine de la base du cône du Puits-César. Le deuxième puits est à 50 centimètres du premier, et le troisième est à 9 mètres du second. L'eau de la première source est moins gazeuse et forme des conferves moins abondantes que les deux autres. Sa température est de 40 degrés centigrade, l'air étant à 23 degrés. Les bulles gazeuses de la deuxième source ne sont guère plus abondantes, mais elles laissent déposer une couche plus épaisse de conferves. La température est de 42º,8 centigrade. L'eau du troisième puits est plus gazeuse, et les conferves qui y naissent sont plus abondantes et plus vigoureuses. Sa température est de 40 degrés centigrade. La composition chimique des trois sources Innommées n'est pas exactement connue.

4º *Sources du Grand Mur et du Petit-Cornet.* Son puits est à 6 mètres de celui des trois sources précédentes. Sa margelle au niveau du sol est couverte d'une pierre, et un tuyau de plomb verse l'eau dans un bassin qui, après avoir reçu également les sources *du Petit-Cornet, du Milieu-du-Bassin* et *du Bain-de-Vapeur,* alimente d'eau chaude les baignoires du Grand-Établissement. Les caractères physiques et chimiques sont les mêmes que ceux des autres sources d'Évaux, mais il est remarquable que l'odeur de l'eau de la source du Grand-Mur, sa saveur surtout, sont sulfureuses; sa réaction est acide. La température de la source du Grand-Mur est de 53º,8 centigrade, l'air étant à 22º,2 centigrade; son analyse chimique n'a pas été publiée.

Le tuyau de plomb où passe le filet de la source du Petit-Cornet n'est éloigné que de 1^m,80 du point d'émergence de la source voisine. Bien que le contraire s'observe ordinairement, le débit de la source du Petit-Cornet est d'autant moindre que le bassin est moins rempli, et il est plus abondant, au contraire, lorsque le bassin est plein. L'odeur et la saveur hépatiques de l'eau du

Petit-Cornet sont encore plus marquées que celles de la source du Mur ; sa réaction acide est plus sensible. Pas de bulles gazeuses ; la température est de 54°,5 centigrade, celle de l'air extérieur étant de 25°,5. L'analyse chimique de 1000 grammes de l'eau des sources du Puits-de-l'Escalier, du Puits-de-César et du Petit-Cornet, a donné en 1844 à Ossian Henry père les résultats qui suivent :

	SOURCE DU PUITS-DE-L'ESCALIER.	SOURCE DE CÉSAR.	SOURCE DU PETIT-CORNET.
Sulfate de soude..	0,960	0,717	0,70790
— chaux.	0,150	0,020	0,02000
— potasse.	»	0,005	0,00500
Chlorure de sodium.	0,250	0,187	0,17620
— potassium	»	0,006	0,00860
Bicarbonate de chaux	»	0,152	0,25800
— soude	0,060	9,050	0,03500
— magnésie.	0,270	0,043	0,10200
— fer et magnésie.	traces.	0,005	0,00050
— strontiane	traces.	0,004	0,00350
Silicate de soude	0,134	0,117	0,13000
— lithine.	traces.	0,001	0,00130
— alumine.	0,150	0,070	0,07000
Sulfure de sodium	indices.	traces.	0,00789
Phosphate soluble, bromures et iodures alcalins, matière organique azotée.	traces.	traces.	traces.
Total des matières fixes	1,974	1,359	1,54589
Gaz. { acide carbonique libre.	»	3,5 à 3,7 }	indét.
azote	indét.	86,6 à 87,3 }	
oxygène	indét.	8,9 à 9,0 }	
Total des gaz	»	100 100	»

5° *Puits-du-Milieu-du-Bassin*. La profondeur de ce puits est de 5 mètres. Des bulles gazeuses d'un très-gros volume viennent assez fréquemment s'épanouir au centre de la nappe, et les parois internes sont tapissées d'une couche de conferves vert jaunâtre moins épaisse qu'aux autres sources. L'odeur et la saveur de cette eau sont à peine sulfureuses, et sa réaction est presque neutre. Sa température est de 47°,8, celle de l'air étant de 29 degrés centigrade. Nous en donnons l'analyse avec celle de la source du Puits-Carré.

6° *Source du Bain-de-Vapeur*. Ce puits, situé à droite et à 1ᵐ,70 du Grand-Établissement, a la forme d'un cône tronqué ; sa profondeur est de 5ᵐ,40. Des bulles gazeuses, médiocrement grosses, viennent presque incessamment s'épanouir à son milieu, et des conferves tapissent ses parois intérieures. Elles sont verdâtres, recouvertes de perles multiples et brillantes, et jaunissent à peine à l'air. La réaction de l'eau est très-notablement acide ; sa température est de 54° 5, celle de l'air étant de 26° centigrade.

7° *Source du Puits-Carré ou Delamarre*. Le puits carré et à ciel ouvert de cette source a 3ᵐ,20 de profondeur ; il se trouve immédiatement à gauche de la rampe qui descend de la route, à 4ᵐ,50 de l'ancien bassin circulaire ou piscine romaine. La surface de l'eau est recouverte d'une couche très-épaisse de conferves qui se sont détachées du fond du puits, car il n'en existe pas sur les parois. Cette eau, complétement inodore, recouverte de pellicules produites par un carbonate qui s'est formé au contact de l'air, est d'une digestion difficile. Son goût est fade, peu agréable, et sa réaction est acide. La température de l'air étant de 27°,6 centigrade, celle de l'eau est de 49°,9. L'analyse de l'eau des trois sources précédentes a donné en 1844 à Henry père pour 1000 grames les résultats qui suivent :

	SOURCE DU PUITS-DU-MILIEU-DU-BASSIN.	SOURCE DU BAIN-DE-VAPEUR.	SOURCE DU PUITS-CARRÉ OU DELAMARRE.
Sulfate de soude.	1,013	0,744	0,925
— potasse			
Chlorure de sodium	0,258	0,160	0,258
— potassium			
Bicarbonate de chaux	0,220	0,378	0,221
— soude			
— magnésie.			
— stronliane	traces.	traces.	traces.
— fer et manganèse			
Silicate de soude	0,146	0,120	0,192
— chaux et alumine	0,122	0,320	0,215
Sulfhydrate de soude	indices.	indices.	indices.
Bromures et iodures alcalins, matière organique azotée.	traces.	tr. sensibl.	traces.
TOTAL DES MATIÈRES FIXES.	1,759	1,722	1,789
Gaz azote avec un peu d'oxygène	indét.	indét.	indét.

8° *Sources de la Piscine-Ronde.* Elles sortent en divers points du fond du bassin circulaire ou ancienne piscine romaine, dont les murs ont été restaurés, et qui est encore entouré par les bancs de pierre à dossier de marbre tels qu'ils étaient autrefois. La piscine ronde, tapissée à son fond de conferves brunâtres, ayant la même apparence que celles des bassins froids de Néris, sert de refroidissoir. Elle a 9^m,50 de diamètre, 3^m,30 de profondeur, et alimente un second bassin où la température de l'eau prend le degré convenable pour être administrée en bains. La réaction est très-légèrement acide ; l'air extérieur étant à 29°,5 centigrade, l'eau mélangée des sources de la Piscine-Ronde a 39 degrés. Elle n'a jamais été analysée.

9° *Source Marien.* Ce puits, profond de 1 mètre et recouvert d'une pierre plate, est tout entier de construction romaine. Il est à 7 mètres du Puits-de-l'Escalier, et à 20 mètres du rocher opposé à ce puits. Son eau est versée dans un petit bassin circulaire où se développent des conferves d'un vert clair à la circonférence. La saveur est fade et rendue presque désagréable par un goût de noisette trop prononcé, et par sa haute thermalité. Sa réaction est neutre ; la température de l'air étant de 28°,5 centigrade, celle de l'eau est de 51 degrés. On n'est pas exactement renseigné sur sa composition chimique.

10° *Bassin-des-Cinq-Sources.* Ce grand bassin, de 7^m,10 de longueur, de 4 mètres de largeur et de 1^m,50 de profondeur, est alimenté par des sources captées dans cinq puits, dont les margelles sont distinctes. Des bulles gazeuses assez grosses viennent s'épanouir à la surface. Les conferves, brunâtres sous l'eau, paraissent jaunâtres lorsqu'elles sont détachées et en contact avec l'air. La réaction est acide, et la température de 38°,1 centigrade. Cette eau n'a pas encore été analysée.

11° *Puits-Desglaudes.* Ce puits, de forme conique, profond de 6^m,20, est du côté opposé au Puits-de-l'Escalier, à 1^m,50 du rocher. L'eau, continuellement traversée de bulles gazeuses, est recouverte d'une couche épaisse de conferves jaunâtres venant du fond. La réaction de cette eau inodore est légèrement acide. La saveur est fade, et la température est de 49°,9 centigrade, celle de l'air étant de 27°,1. On ne connaît pas exactement sa composition élémentaire.

12° *Deux sources Chaudes.* Les deux puits qui contiennent ces sources sont à 1^m,50 l'un de l'autre, et des tuyaux de plomb les mettent en communication. Le surplus de leur eau se rend dans le puits Desglaudes. Leur température est de 46 degrés centigrade, celle de l'air étant de 24 degrés. Leur composition n'est pas connue.

13° *Source du Midi.* Son point d'émergence est à 2 mètres du rocher de gauche, à l'angle du pont. L'eau de ce griffon est traversée sans cesse par une colonne de gaz dont les bulles forment chapelet. Sa réaction est acide et sa température de 34 degrés centigrade. Sa composition chimique n'a pas été publiée.

14° *Puits du Premier-Juillet.* Ce puits, profond de 4 mètres, se trouve entre le premier puits des Sources Chaudes, à 13 mètres duquel il est situé, et le Puits Marien, dont il n'est éloigné que de 3 mètres. La saveur de cette eau est très-fade, sa réaction très-acide et sa température de 48 degrés, l'air extérieur étant à 25 degrés centigrade. Elle n'a jamais été analysée.

15° *Puits-des-Médailles.* Son ouverture, rectangulaire, est à fleur de terre, à 2 mètres du Puits-Delamarre; sa profondeur est de 2 mètres. L'eau du Puits-des-Médailles est reçue dans le même canal qui servait du temps des Romains.

Il se forme sur le bord supérieur de la surface de cette eau une couche de conferves d'un beau vert, qui devient chaque jour plus épaisse, plus tomenteuse et plus aréolaire. Des bulles gazeuses, intermittentes et d'un assez gros volume s'épanouissent à sa surface. La saveur de l'eau des Médailles est franchement alcaline, et elle paraît être d'une digestion plus facile que celle de la plupart des sources d'Évaux. Sa réaction est pourtant complétement neutre et sa température est de 42°,8 centigrade, l'air étant à 27 degrés. Son analyse chimique n'a jamais été faite.

16° *Source du Centre-du-Bassin-de-gauche.* Elle sort au centre du bassin carré de gauche, qui est creusé dans le roc et couvert de conferves d'un vert foncé. Son goût semble calcaire, sa réaction est un peu acide cependant; sa température est de 38°,1 centigrade. Elle n'est pas gazeuse, n'a point été analysée et n'est point employée.

17° *Puits-Triangulaire.* Il est à 6 mètres du bassin des Cinq-Sources et de la piscine. Sa profondeur est de 5 mètres. La saveur de l'eau est fade ; c'est la plus froide de toutes les sources de cette station, 28°,8 centigrade. Aucune conferve n'y prend naissance.

18° *Sources Ferrugineuses.* Elles sortent du rocher de gauche, contre le remblai du pont. Elles laissent déposer un sédiment abondant, jaunâtre, composé d'un principe ferrugineux. Leur saveur est styptique, notablement martiale, et donne à penser que ces sources chaudes (la plus abondante a 38°,5) ont des indications précieuses et bien définies. La station d'Évaux rappelle celle de Luxeuil, dont le bain ferrugineux n'a pas de pareil en France.

Établissements. Ils se nomment le Petit-Établissement ou l'Établissement-Ancien, l'Établissement-Nouveau ou Grand-Établissement; le troisième bâtiment abrite la piscine.

1° Le Petit ou l'Ancien-Établissement se compose de 12 cabinets ; 8 ont deux baignoires, 2 en ont trois et 2 n'en ont qu'une.

L'eau des Puits-de-l'Escalier, César et Delamarre, alimente le Petit-Établissement. La source du Puits-de-César fournit exclusivement l'eau chaude aux baignoires de faïence encaissées dans l'aire dallée de cette division.

Le Grand-Établissement contient 27 salles. 20 ont une seule baignoire, 4 en ont deux. Le robinet qui leur fournit l'eau chaude est alimenté par les sources du Mur, du Petit-Cornet, du Milieu-du-Bassin et du Bain-de-Vapeur. Le robinet d'eau froide laisse couler l'eau du Puits-Triangulaire. Chacune des baignoires est pourvue d'un appareil de douches descendantes de toutes formes, de tout calibre, ayant 3 mètres de pression. Des 3 autres salles la première renferme un appareil de douche écossaise ; la seconde, celui d'une douche ascendante, et la troisième est réservée à des bains généraux de vapeur. Chacun des cabinets de bains est voûté ; leurs baignoires, encaissées dans le sol et construites en pierres de Saint-Amand, devraient avoir un peu plus de profondeur.

Le troisième Établissement comprend une piscine et 10 compartiments qui servent de vestiaires. La piscine est principalement alimentée par l'eau des sources de la Piscine-Ronde, des Cinq-Sources et du Midi, qui s'y rend pour réchauffer le bain commun. Les deux sexes y ont accès à des heures différentes ; 30 personnes peuvent s'y baigner à la fois.

Mode d'administration et doses. Les eaux d'Evaux s'administrent à l'intérieur et à l'extérieur. Les sources Marien, Ferrugineuses, du Grand-Mur et du Petit-Cornet, servent principalement en boisson. Mais le traitement thermal d'Évaux est, comme celui de Néris, avec lequel il a beaucoup de ressemblance, à peu près complétement extérieur et consiste en bains, en douches d'eau et en cataplasmes de conferves. Les eaux du Petit-Cornet, du Grand-Mur, auxquelles leur principe sulfureux donne des propriétés particulières, et les sources Ferrugineuses, s'emploient à la dose de 2 à 6 verres, qui s'ingèrent de demi-heure en demi-heure, le matin à jeun. Elles sont assez désagréables à boire, et surtout d'une digestion difficile. Les vertus des bains et des douches d'Evaux ne sont pas sensiblement différentes de celles des bains et des douches d'eau commune ordinaire chauffée au même degré de température. Comme les conferves de Néris, celles d'Évaux n'ont pas une action émolliente, mais un effet stimulant diffusible.

Effets physiologiques et thérapeutiques. Les remarques que nous avons à présenter ont été faites déjà à propos de la station de *Néris*. On doit prescrire dans les rhumatismes les bains et les douches avec l'eau des sources les plus chaudes, les bains de vapeur naturelle, et l'application localisée des conferves. Dans les névralgies et dans les névroses, ce sont les bains et les douches des sources protothermales qu'il faut employer de préférence, surtout en bains de piscine. L'eau d'Évaux est employée à l'intérieur d'une manière avantageuse dans les catarrhes simples et chroniques du larynx et des bronches, surtout l'eau des sources du Petit-Cornet et du Grand-Mur, qui augmente la toux et les crachats dans les premiers jours, mais les rend ensuite progressivement plus faciles et les fait même disparaître complétement. Le traitement thermal externe est presque alors inutile. L'eau du Grand-Mur et du Petit-Cornet, en boisson, mais concurremment avec les bains et les douches d'eau et de vapeur ou les applications de conferves, réussit dans les affections cutanées, l'herpès, l'eczéma, le lichen, le prurigo, le psoriasis, l'acné. L'emploi extérieur de l'eau et des conferves d'Évaux rend des services remarquables dans les désordres du mouvement, les contractures, les déformations articulaires, suite de plaies par armes de guerre, de blessures graves, de luxations et de fractures. Les bains et les douches d'eau et de vapeur à haute thermalité, les cataplasmes de conferves, stimulent énergiquement la peau : les membres deviennent plus souples, les articulations déformées ou malades reprennent progressivement leur jeu, et les mouvements sont moins douloureux et plus faciles. Il en est de même des atrophies muscu-

laires localisées, auxquelles une cure par les bains et surtout par les douches
remédie presque toujours, en rendant aux faisceaux musculaires ou aux muscles
malades leur vigueur et leur contractilité premières. Ajoutons seulement que
les sources ferrugineuses, naturellement chaudes, d'Évaux, ont des indications
qui les rapprochent singulièrement de celles de Luxeuil et Szliács. Nous renvoyons à ces deux articles.

La *durée de la cure* est de vingt à vingt-cinq jours.

On *n'exporte* l'eau d'aucune des sources d'Évaux.   A. ROTUREAU.

EVE (PAUL-FITZSIMMONS).   Médecin américain, né près d'Augusta (Georgie), le
26 juin 1806, mort à Nashville, le 3 novembre 1877. Reçu docteur à Philadelphie en 1828, il fit un voyage en France et en Angleterre, servit en 1831 dans
les hôpitaux de Varsovie, fut nommé en 1832 professeur de chirurgie au Collége
de médecine fondé récemment à Augusta, succéda à Gross en 1850 à l'Université de Louisville, et l'année suivante prit la chaire de chirurgie à Nahsville. Il
assista à la guerre d'Italie en 1859, puis à la guerre de Sécession. Ce fut un
professeur distingué. En 1870, il communiqua à l'*American Medical Association* un mémoire sur 100 cas de lithotomie pratiqués par lui. Les articles
publiés par lui dans les journaux sont extrêmement nombreux. Son ouvrage le
plus important a pour titre : *Collection of Remarkable Cases in Surgery*. Philadelphia, 1857, in-8°.   L. HN.

ÉVENTRATION.   On donne ordinairement ce nom à la hernie survenue en
un point quelconque de la paroi abdominale à la suite d'une plaie pénétrante,
d'une rupture musculaire ou d'un écartement des fibres de la ligne blanche
(*voy.* ABDOMEN, p. 150, 165).

On dit encore qu'il y a éventration lorsque, à la suite de grossesses multiples, il se produit un relâchement considérable des parois abdominales avec
distension de la ligne blanche (*voy.* GROSSESSE, p. 42).

Enfin en tératologie on donne le nom de *monstres par éventration* aux
monstres *Célosomiens* (*voy.* ce mot); si l'éventration atteint la région thoracique, on les nomme *Pleurosomiens* (*voy.* ce mot).   L. HN.

EVERNIA (*Evernia* Ach.).   Genre de Lichénacées, du groupe des Parméliées.

Les *Evernia* croissent sur les arbres, plus rarement sur les rochers. Leur
thalle fruticuleux, étalé, dressé ou pendant, est profondément divisé, à expansions diversement laciniées, de couleur blanc cendré ou verdâtre. Les apo-
thécies, d'un brun roux, sont en forme d'écuelles à peu près circulaires et
situées sur de courts pédoncules vers les bords du thalle. Les thèques renferment huit petites spores simples, hyalines. Les spermogonies sont noires à
l'extérieur, hyalines à l'intérieur, et les stérigmates, articulées, portent des
spermaties droites aciculaires.

On ne connaît que quelques espèces de ce genre. La plus répandue est l'*Evernia Prunastri* Ach. (*Lichen Prunastri* L.), qu'on trouve sur plusieurs arbres
ou arbustes, notamment sur le Prunellier. Il renferme un principe astringent
qui l'a fait employer autrefois en médecine. Forskal rapporte qu'en Égypte on
le réduit en poudre et on le mêle à de la farine pour faire le pain azyme.
D'après Roumeguère, il pourrait constituer un excellent fourrage pour les animaux.   ED. LEF.

ÉVERNININE. $C^9H^{14}O^7$. Matière analogue aux sucres, extraite par Stude d'un lichen, l'*Evernia prunastri*. C'est une poudre amorphe, jaunâtre, insipide, soluble dans l'eau chaude, insoluble dans l'alcool et dans l'éther. De même que le glycogène, l'inuline, la lichénine et la gomme, l'évernine empêche la précipitation du sulfure et du sulfate de plomb.   L. Hn.

ÉVERNINIQUE (Acide). $C^9H^{10}O^4$. Cet acide, homologue de l'acide orsellique, isomère de l'acide ombellique et de l'acide hydrocaféique, est un produit de la décomposition de l'acide évernique (*voy.* ce mot). Il forme de fins cristaux incolores, présentant une certaine ressemblance avec ceux de l'acide benzoïque, presque insolubles dans l'eau froide, très-solubles dans l'eau chaude, l'alcool et l'éther, fusibles à 157 degrés. Une solution aqueuse d'acide éverninique est colorée en violet par le perchlorure de fer.

L'acide nitrique dissout à chaud l'acide éverninique en donnant naissance à un composé nitré, l'*acide évernitique*, qui cristallise en longues aiguilles jaunes, solubles dans l'eau chaude, l'alcool et l'éther.   L. Hn.

ÉVERNIQUE (Acide). $C^{17}H^{16}O^7$. Cet acide, homologue de l'acide lécanorique, se rencontre dans un lichen, l'*Evernia Prunastri*. On le retire de cette plante en l'épuisant par un lait de chaux, puis décomposant la solution filtrée par l'acide chlorhydrique. Il forme de petites sphères cristallines, à peine solubles dans l'eau bouillante, solubles dans l'alcool et l'éther, insipides, fusibles à 164 degrés.

Par la distillation sèche, l'acide évernique donne de l'orcine; sa solution ammoniacale se colore en rouge à l'air. Soumis à l'ébullition avec les alcalis ou la baryte, il se décompose en acide éverninique et en acide orsellique ou en ses produits de décomposition, orcine et acide carbonique.   L. Hn.

EVERS (Otto-Justus). Célèbre chirurgien allemand, né à Iber, près d'Eimbeck, le 28 août 1728. Il étudia la chirurgie à Berlin, fut ensuite chirurgien d'hôpital et de régiment et après la guerre de Sept Ans vint à Paris, puis à Rouen, où il fut pendant sept mois pensionnaire de Lecat. Evers mourut à Luchon le 17 janvier 1800. Il a publié un grand nombre d'articles dans les recueils périodiques et de plus : *Neue vollständige Bemerk. u. Erfahr. zur Bereicherung der Wundarzneikunst*, etc. Göttingen, 1787, in-8°. — *Practische Anleitung wie der heilende Wundarzt bei einer gerichtlich angeklagten Kur an criminell verwundeten Personen sich zu verhalten habe*, Stendal, 1791, in-8°. — *Ueber die Infarctus*, Stendal, 1794, in-8°.   L. Hn.

ÉVIAN ET AMPHION (Eaux minérales d'). *Athermales, amétallites ou ferrugineuses faibles, carboniques faibles.* Dans le département de la Haute-Savoie, dans l'arrondissement de Thonon, Evian est une petite ville d'environ 2000 habitants, en amphithéâtre sur la rive gauche du lac Léman, à 384 mètres au-dessus du niveau de la mer. La température d'Évian est sensiblement plus douce que celle de Genève. A mesure que l'on parcourt le lac, en venant du Bouveret, les montagnes s'abaissent progressivement pour disparaître tout à fait lorsqu'on est à la pointe de terre couverte par les habitations d'Évian, d'où l'on découvre un magnifique panorama. Les excursions et les promenades sont très-nombreuses et très-intéressantes. Amphion est à 2 kilomètres d'Évian. Un service régulier de voitures publiques relie ces deux stations plusieurs fois par jour, et permet aux baigneurs de visiter souvent les hôtels et l'établissement d'Amphion, où quelques malades résident même tout à fait. La chartreuse de Ripaille, ancien château bâti par Amédée V de Savoie, qui devint pape sous le nom de Félix V; Thonon, dont la position est si remarquable; Neuvecelle, rendu célèbre par son châtaignier gigantesque; les carrières de la Meillerie, petit village de pêcheurs dont les rochers ont été chantés par J.-J. Rousseau et Byron; Saint-Gingolph, aux limites de la Savoie et du Valais, etc., sont des points assez rapprochés d'Évian pour être visités par les baigneurs, auxquels ces promenades laissent le temps de suivre leur traitement minéral. Le petit port d'Évian est très-fréquenté par les yachts et les embarcations de plaisance. La saison commence le 10 juin et finit le 15 septembre.

Des fouilles, pratiquées en 1789, firent découvrir les fontaines d'Évian, dont les sources émergent de moraines; elles sont au nombre de 6, dont 3 sont principalement exploitées. On les nomme *Sources Cachat, Guillot, Bonnevie, du Lavoir, Montmasson* et *de Corporau*. Nous ne décrivons que les trois premières.

Source Cachat.   Sa fontaine est sous le pont qui unit les deux parties du jardin des bains et conduit à la Trinkhalle où se promènent les buveurs pendant les jours de pluie. Le griffon sort de bas en haut et son captage est formé par une cloche de zinc, à laquelle aboutit un tuyau de plomb qui se bifurque, d'un côté vers les buvettes, et de l'autre vers l'établissement de bains qu'il alimente d'eau froide. La buvette supérieure se trouve dans le jardin même de l'établissement, à 2 mètres seulement du griffon. Un monticule formé de rochers artificiels, recouverts de fraisiers sauvages et de plantes grimpantes, supporte à son milieu le robinet de cuivre, se fermant à volonté, qui donne l'eau de la source Cachat. Une porte permet aux buveurs d'avoir accès au robinet pendant les heures réglementaires. La buvette inférieure est à 40 mètres de la précédente, dans la cour de la maison des bains. On descend à son pavillon par une allée suivie d'un grand et bel escalier de pierre, au bas duquel on a élevé une colonne surmontée d'un buste d'Hippocrate qui porte un robinet semblable à celui de la première buvette, versant à volonté l'eau de la source dans un bassin de marbre de Saint-Tiphon. Cette eau est claire, limpide, transparente, inodore, incolore et sans goût prononcé; reçue dans un verre et examinée avec soin, elle contient des bulles de grosseur moyenne qui mettent dix secondes à monter à sa surface, et d'autres beaucoup plus petites qui mettent cent quinze secondes à y arriver. Sa réaction est parfaitement neutre et sa température est de 11°,3, celle de l'air étant de 18 degrés centigrade. Le débit de la source Cachat en vingt-quatre heures est de 5800 litres. Son analyse est à la suite de la description de la source Bonnevie.

2° *Source Guillot.*   Elle émerge à 335 mètres de la buvette qu'elle alimente, dans un jardin contigu à celui de l'établissement. Son eau est reçue sous une cloche de zinc où aboutissent des tuyaux de ciment romain qui la conduisent à un réservoir établi sous la terrasse inférieure voisine du *Grand hôtel des bains.* Un tuyau de plomb, à deux embranchements, alimente la buvette Guillot et le bassin de l'étage supérieur de la maison des bains. L'eau descend de là à la chaudière, dans laquelle on élève sa température et d'où elle se rend aux baignoires, où elle se mêle à l'eau de la source précédente. La buvette Guillot est à 1^m,25 de la buvette Cachat supérieure. L'eau a les mêmes caractères physiques et chimiques que la source Cachat, seulement son goût est sensiblement ferrugineux ; sa température est de 12°,1 centigrade, celle de l'air étant de 14°,2. Son analyse est au tableau de la source suivante.

3° *Source Bonnevie.* Une pente assez rapide conduit en cinq minutes des sources Cachat et Guillot à la source Bonnevie, dont le griffon sort directement de la terre, et a un débit de 72 000 litres en vingt-quatre heures.

La buvette Bonnevie est à 6 mètres du point d'émergence de la source, sous une grotte formée par la saillie d'un rocher artificiel. Un tuyau, scellé dans le rocher, laisse couler sans cesse son eau dans une cuvette de pierre garnie de mousse. Des canaux, aboutissant au fond de cette cuvette, alimentent le réservoir de la maison des bains Bonnevie. L'eau a les mêmes caractères physiques et chimiques qu'aux deux premières sources, sauf que la saveur est beaucoup plus agréable et nullement ferrugineuse. Les bulles gazeuses, moins nombreuses, mais plus grosses, mettent cinquante secondes à monter à la surface d'un verre. La température est de 11°,1, celle de l'air étant de 14°,1 centigrade. L'analyse de 1000 grammes des eaux de la source Cachat et de la source Bonnevie, pratiquée en 1851 dans le laboratoire de l'École des mines de Paris, et l'examen de l'eau de la source Guillot, fait en 1861 par Pyrame Morin, ont donné les résultats qui suivent :

	SOURCE CACHAT.	SOURCE GUILLOT.	SOURCE BONNEVIE.
Bicarbonate de magnésie	0,0170	0,2439	0,0150
— chaux	0,1940	0,1256	0,2210
— soude	0,0200	0,0194	0,0200
— potasse	0,0060	0,0062	0,0070
— protoxyde de fer	»	0,0033	»
— ammoniaque	»	0,0006	»
Phosphate de soude	0,0014		0,0017
Oxyde de manganèse	»		
Combinaison de protoxyde de fer et de matière organique	»	traces	
Sulfate de magnésie	»	0,0068	»
Nitrate de chaux	»	0,0100	»
Chlorure de sodium	»	0,0037	»
Silice	»	0,0080	»
Alumine	»	0,0027	»
Glairine	»	0,0350	»
Matière bitumineuse	»	quantité insens.	»
TOTAL DES MATIÈRES FIXES	0,2344	0,4652	0,2647
Gaz. { acide carbonique libre	0,0610	0,77	0.0970
azote	»	7,69	»
oxygène	»	1,54	»
TOTAL DES GAZ	»	10,000	

Sources du Lavoir, de Montmasson et de Corporau. Bien qu'elles n'aient aucun usage balnéothérapique, nous en donnons l'analyse chimique, faite à l'École des mines de Paris, afin de montrer la complète analogie de composition de toutes les sources d'Évian, 1000 grammes de l'eau de chacune de ces trois sources, destinées à être certainement bientôt employées, contiennent :

	SOURCE DU LAVOIR.	SOURCE MONTMASSON.	SOURCE CORPORAU.
Bicarbonate de magnésie	0,0120	0,0240	0,0210
— chaux	0,0200	0,0130	0,0200
— soude	0,1940	0,1870	0,1810
— potasse	0,0080	0,0040	0,0060
Phosphate de soude	0,0013	0,0007	0,0014
TOTAL DES MATIÈRES FIXES	0,2353	0,2287	0,2294
Gaz acide carbonique libre	0,0650	0,0560	0,0290

Établissements.   La station d'Évian en a deux qui se nomment bains Cachat et bains Bonnevie. Les moyens balnéothérapiques de l'établissement Cachat se composent de 52 baignoires dans 26 cabinets, 6 étant à baignoires doubles. Toutes les salles du rez-de-chaussée se ressemblent, elles n'ont pas de vestiaire ; deux ont un bassin de zinc qui permet l'application des douches au moyen de tuyaux en caoutchouc. Les baignoires réservées aux dames sont pourvues d'une planche de bois, s'élevant à volonté et portant à son centre un entonnoir de fer-blanc. Cet entonnoir reçoit l'eau versée par la malade qui la conduit, au moyen d'un tube flexible, dans ses organes génitaux, lorsque les douches vaginales sont nécessaires. Les cabinets sont suffisamment grands, bien éclairés et bien ventilés, mais les 4 cabinets de douches qui sont au sous-sol sont trop bas et trop sombres. Deux servent à l'administration des grandes douches dont l'eau vient de l'étage le plus élevé, c'est-à-dire de 10 mètres de hauteur. Les deux autres contiennent des appareils très-complets de douches ascendantes. Un beau chalet, bâti à 20 mètres de la buvette, constitue l'établissement Bonnevie. 20 cabinets occupent son rez-de-chaussée : 2 de ces cabinets servent de vestiaire, 16 baignoires isolées garnissent les autres, et les deux derniers sont munis d'appareils de douches. Les salles de bains sont un peu trop petites ; elles laissent beaucoup moins à désirer cependant que celles des douches. Le jet de celles-ci est trop faible en raison du peu de hauteur de leurs bassins, qui n'est élevé que de 3 mètres ; on a été obligé de faire communiquer ces bassins pour suppléer à leur étroitesse. Chacun des cabinets de bains a les appareils convenables pour l'administration des douches ascendantes.

Amphion.   La station d'Amphion n'est qu'à 2 kilomètres d'Évian, sur une magnifique route, très-fréquentée des baigneurs, qui suit la rive gauche du lac Léman. Trois sources émergent à Amphion : la *Grande Source*, la *Petite-Source* et la *Source-de-l'Hôtel*.

1° *Grande-Source*.   La Grande-Source est enchambrée à 10 mètres du lac par une maçonnerie qui a 1^m,20 de hauteur, afin d'exhausser le niveau de l'eau qui se rend à l'établissement de bains et de douches. Un canal unique aboutit à ce bassin ; il se bifurque, et son eau se rend aux deux robinets d'une buvette, et à la division des bains et des douches de l'établissement. Cette eau, très-claire et très-limpide, est incolore et inodore ; la saveur en est à la fois ferrugineuse et piquante, quoique les bulles gazeuses qui la traversent semblent rares et assez petites. Sa réaction avec les préparations de tournesol est alcaline, et sa température est de 11°,2, celle de l'air étant de 14°,4 centigrade. Son débit est en vingt-quatre heures de 20 160 litres. Gaultier de Claubry a publié en 1861 l'analyse de l'eau de la Grande-Source d'Amphion, et il a trouvé dans 1000 grammes les principes suivants :

Bicarbonate de chaux.	0,1870
— magnésie	0,1210
— soude	0,0510
Phosphate de fer	0,0060
Silice	0,0160
Chlorure de sodium	0,0015
Azotate d'ammoniaque.	
Matière organique.	0,0195
Sulfates	traces.
Total des matières fixes	0,4020

Un pavillon octogonal abrite la buvette de la Grande-Source, dont l'eau s'écoule par deux tuyaux, de 5 centimètres de diamètre, dans une vasque dont les parois internes sont recouvertes de rouille.

L'établissement des bains, construit près de l'émergence de la Grande-Source, se compose de quatre corps de logis : au rez-de-chaussée du premier sont les salons de conversation, de lecture, les deux cabinets de bains et de douches, et une très-belle terrasse dont le pied est baigné par les eaux du lac. Le deuxième et le troisième bâtiments servent aux logements des baigneurs, et enfin le quatrième est un pavillon qui recouvre la piscine à eau courante, alimentée par la Grande-Source dont l'eau arrive à sa température primitive. Un escalier de 6 marches de bois descend à cette piscine, de 3^m,50 de longueur, de 1^m,60 de largeur et de 1^m,30 de profondeur. Le pavillon de la piscine est éclairé par sa partie supérieure. On doit construire un premier étage autour duquel des cabinets de bains isolés seront établis.

2° *Petite-Source.* Le griffon de cette source est un filet, trouvé en 1862, au bord même du lac. Son eau a presque le même goût que celui de la source précédente ; il est seulement un peu moins ferrugineux et un peu moins piquant. Sa réaction est la même qu'à la Grande-Source, et sa température est de 12°,2, celle de l'air étant de 15°,4 centigrade. Son débit en vingt-quatre heures est de 2880 litres. L'eau d'Amphion n'est presque jamais employée, et son analyse chimique exacte n'est pas connue.

3° *Source-de-l'Hôtel.* Son griffon est à 45 mètres du lac, et à 170 mètres de celui de la Grande-Source. Ses caractères sont les mêmes que ceux des deux autres sources d'Amphion, dont elle ne diffère que par sa saveur, qui n'est aucunement ferrugineuse, et sa température beaucoup plus élevée, 16 degrés centigrade, l'air étant à 14°,5 centigrade. Son débit en vingt-quatre heures est de 12960 litres. Un robinet de cuivre, fixé dans le mur méridional de l'hôtel, verse l'eau dans une cuvette de zinc, d'où un canal la conduit au lac.

Cette eau n'a actuellement aucun usage et elle n'a pas encore été analysée. Elle rendra d'utiles services, si les eaux d'Amphion sont jugées trop froides, car il faudra moins de combustible, afin d'élever la température native de l'eau de la source de l'Hôtel au degré convenable pour son administration à l'extérieur. Toutes les sources d'Amphion, et notamment la Petite-Source, sont assez rapprochées du lac pour qu'on suppose une communication possible. Nous avons noté cependant que la température de l'eau du lac de Genève étant à 16°,2 centigrade, celle de l'air à 14°,9 centigrade, les trois sources d'Amphion avaient invariablement le nombre de degrés que nous avons indiqué en parlant de chacune d'elles.

Mode d'administration et doses. Le mode d'administration et les doses de toutes les sources d'Évian et d'Amphion sont exactement les mêmes, elles se donnent en boisson, en bains et en douches ; mais la cure intérieure est de beaucoup la plus importante. Les eaux d'Évian et d'Amphion se prennent de 4 à 10 verres, le matin à jeun et à un quart d'heure d'intervalle. Beaucoup de malades même retournent aux sources avant de dîner, et ingèrent de 1 à 4 verres. La plupart d'ailleurs reçoivent l'avis de mêler l'eau d'Évian et d'Amphion au vin qu'ils boivent aux repas. Les bains et les douches à Évian et à Amphion doivent avoir la même durée que les bains ou douches à l'eau de rivière.

Action physiologique et thérapeutique. L'action des bains et des douches d'Évian et d'Amphion n'est pas assez marquée sur l'homme sain pour qu'il soit

facile d'en affirmer les résultats. Ceux qui boivent ces eaux s'aperçoivent
qu'elles ont une action physiologique sensible cependant sur les voies urinaires;
ils transpirent aussi davantage et ont quelquefois des selles assez fréquentes.
Il faut tenir compte, en constatant ces résultats, de la grande quantité d'eau
ingérée, car on doit supposer que cette absorption combinée avec un exercice
assez actif et une température assez élevée peut déterminer les manifestations
que nous avons indiquées. Il est donc difficile de soutenir que les eaux d'Évian
et d'Amphion sont éminemment diurétiques, diaphorétiques et purgatives, car
une eau minérale est, à proprement parler, diurétique toutes les fois seulement
que la quantité d'urine excède la proportion d'eau ingérée; diaphorétique, quand
elle augmente la perspiration cutanée et détermine la sueur par son activité;
purgative enfin, si elle stimule les villosités ou les glandules intestinales, sans
qu'on ait besoin, pour expliquer cette augmentation de sécrétion, d'alléguer
l'indigestion occasionnée par une dose trop forte. Un appétit plus vif, une assimilation plus prompte et plus complète, un sentiment de force et de bien-être, sont
les effets physiologiques les plus marqués des eaux d'Évian et d'Amphion.
Mais doit on attribuer cette action salutaire à l'ingestion seule des eaux? Cela
est au moins douteux, et on doit faire la part de la pureté de l'air, du voisinage
du lac, du changement d'habitude, de climat, de nourriture, et des distrac-
tions des malades. L'eau de la source Guillot, et surtout celle de la Grande-
Source d'Amphion, ont une activité plus reconstituante à la longue que toutes
les autres sources de ces deux stations, ce qui s'explique aisément par la proportion de fer que toutes les deux tiennent en dissolution et qui les fait conseiller de préférence, quand on veut augmenter les globules rouges du sang.
Les propriétés physiques et chimiques, la température et les effets physiologiques
des eaux d'Évian et d'Amphion à l'intérieur et à l'extérieur, ne peuvent conduire à la connaissance de la vertu curative de ces eaux. De ce que ces vertus
ne peuvent être expliquées, s'ensuit-il pourtant qu'elles n'existent pas? Non assurément, et, quoi qu'en aient dit certains auteurs, souvent mieux inspirés, qui
ont rangé les eaux d'Évian au nombre des inutiles, se basant surtout sur leur
minéralisation peu marquée et sur leur athermalité, les eaux d'Évian et d'Amphion ont une efficacité certaine dans les états pathologiques qui nous restent
à indiquer. Qu'il nous soit permis auparavant d'attirer l'attention sur l'analyse
chimique que Pyrame Morin a publiée de l'eau de la source Guillot, et que nous
avons rapportée. Si, en effet, nous ne regardons pas toujours les analyses chi_
miques comme un critérium suffisant en hydrologie médicale, elles sont pourtant un élément que le médecin ne doit jamais négliger. Morin termine son
travail par les conclusions suivantes : l'eau de la source Guillot est alcaline, elle
contient, à côté d'autres carbonates, du bicarbonate de magnésie, de l'azotate
de chaux, de la glairine, une substance bitumineuse, du fer avec un peu de
manganèse. Son influence diurétique doit être attribuée, au moins en partie, au
nitrate de chaux. La présence de matières organiques, la glairine, qui est azotée,
et la matière bitumineuse, doivent lui donner une action spéciale qui mérite
d'attirer l'attention. Les gaz qu'elle dissout, l'absence de sulfate de chaux et
la faible proportion d'autres combinaisons, font que non-seulement l'eau de la
source Guillot est légère à l'estomac, mais qu'elle est digestive. Morin explique
en chimiste les propriétés que l'observation médicale a maintes fois constatées
sur ceux qui ingèrent l'eau des sources d'Évian, mais cette explication, si
vraie en général qu'elle soit, ne peut conduire sûrement à leur action thérapeu-

tique. A quoi en effet attribuer que ces eaux soient aussi actives que la pratique le constate sur les affections calculeuses et catarrhales des voies urinaires? Comment se rendre compte surtout de leur effet antispasmodique sur les malades qui sont depuis longtemps en proie à des souffrances névralgiques de l'appareil uro-poétique? Avec la faible proportion de principes solubles contenus dans ces eaux, remarquables par la glairine, la matière bitumineuse et l'azote quelles contiennent en proportion notable, ce qui les rapproche jusqu'à un certain point de plusieurs sources sulfurées, il est impossible de comprendre comment elles peuvent agir assez puissamment et dans un temps assez court sur des affections chroniques ayant profondément altéré la santé. Les eaux d'Évian doivent être conseillées avant toutes dans les gravelles, et spécialement dans celles des reins, alors surtout que ceux qui en souffrent ont un tempérament très-irritable et de la tendance aux spasmes de l'un des points des voies urinaires. L'usage intérieur et extérieur, intérieur surtout, des eaux d'Évian, est donc très-utile dans les néphralgies, les cystalgies et les douleurs nerveuses de l'urèthre, quand ces douleurs sont le résultat des manœuvres de la lithotritie et sont accompagnées ou non de calculs ou de graviers siégeant dans l'un des points des conduits de l'urine. L'eau des mêmes sources convient aussi lorsqu'il s'agit de remédier aux accidents d'une goutte caractérisée par une acidité générale des humeurs et par une production trop active d'acide urique. Une seule cure, en général, suffit pour alcaliniser les goutteux, qui rendent de petits calculs ou des graviers à base de chaux combinés avec l'acide urique, ou se débarrassent au moins de la surabondance de cet acide dans le sang ou dans le liquide sécrété par les reins. Les eaux d'Évian conviennent encore, en boisson surtout, aux dyspeptiques et aux gastralgiques dont les liquides stomacaux sont plus acides et plus abondants qu'ils ne doivent l'être; elles corrigent assez promptement cet état morbide ayant résisté jusque-là à tous les moyens de la matière médicale. Les eaux d'Évian, et particulièrement celles de la source Guillot, et les eaux d'Amphion, surtout celles de la Grande-Source, guérissent la chlorose et l'anémie, mais Amphion est indiqué lorsqu'on a besoin d'employer une eau ferrugineuse plus active. Les bains de piscine de courte durée à l'eau courante, et à la température de la Grande-Source d'Amphion, doivent constituer le traitement principal à cette dernière station, dont les eaux sont particulièrement toniques et reconstituantes.

La *durée de la cure*, à Évian comme à Amphion, est d'un mois, en général.

On *exporte* principalement l'eau de la source Cachat d'Évian, et celle de la Grande-Source d'Amphion, mais en proportion beaucoup moins considérable.   A. ROTUREAU.

BIBLIOGRAPHIE. — DAVET DE BEAUREPAIRE. *Histoire et description des sources minérales du royaume de Sardaigne (Évian et Amphion).* Paris, 1852, in-8°. — DESSAIX. *La Savoie historique (Évian et Amphion).* Chambéry, 1860.—MORIN (Pyrame). *Analyse de l'eau de la source Guillot d'Évian.* Neufchâtel, 1861. — BERTIER (Francis). *Des eaux minérales de la Savoie.* Évian et Amphion (Haute-Savoie), pp. 81-85. Évian-les-Bains (Haute-Savoie). Sources Cachat, Bonnevie, Guillot, Montmasson et Vignier. Paris, 1879, broch. de 8 p. in-8°.—TABERLET. *Évian, ses eaux minérales et leur valeur thérapeutique.* Nice, 1881, broch. de 107 p. in-8°. A. R.

ÉVIDEMENT. *Voy.* RÉSECTIONS et PÉRIOSTE.

ÉVODIA (*Erodia* Forst.). Genre de plantes de la famille des Rutacées et du groupe des Zanthoxylées. Ce sont des arbres ou des arbustes à feuilles opposées, à fleurs hermaphrodites ou polygames, disposées en cymes terminales. Ces fleurs sont tétramères ou pentamères avec des étamines en même nombre ou en nombre double de celui des pétales. L'ovaire, libre, quadri- ou quinquéloculaire, devient à la maturité une capsule renfermant plusieurs graines albuminées.

Les *Evodia* habitent les régions tropicales de l'Asie, la Polynésie et les îles Mascareignes. On en connaît une vingtaine d'espèces, dont plusieurs sont utilisées en médecine dans leurs pays d'origine. Tels sont notamment l'*E. latifolia* DC., l'*E. hortensis* Forst. (*Fagara Evodia* L. f.), qu'on emploie, le premier aux Moluques, le second dans la Polynésie, comme toniques et vulnéraires. En Chine et au Japon, on préconise comme purgatifs et sudorifiques les fruits de l'*E. rutœcarpa* Benth. et Hook. ou *Go-sju-ju* des Japonais.

L'*Evodia febrifuga* A. S. H., dont l'écorce, amère et astringente, est employée au Brésil comme succédané du quinquina, est l'*Esenbeckia febrifuga* de Martins (*voy.* ESENBECKIA). Quant à l'*Evodia Ravensara* Gaertn., c'est l'*Agatophyllum aromaticum* Wild. ou *Ravensara aromatica* Sonnerat, de la famille des Lauracées (*voy.* RAVENSARA). ED. LEF.

ÉVODYLE. $C^{11}H^{21}O$. Groupement homologue de l'acétyle et dont l'hydrure ou *aldéhyde évodique*, $C^{11}H^{22}O$, constitue la partie la plus importante de l'*essence de rue*. L. HN.

ÉVOLUTION. *Voy.* DÉVELOPPEMENT.

ÉVONYMINE. Substance amère, cristalline, insoluble dans l'eau, soluble dans l'alcool et l'éther, extraite des baies du fusain, *Evonymus europaeus*. L. HN.

ÉVONYMITE. $C^6H^{14}O^6 = C^6H^8(OH)^6$. Variété de sucre retirée du cambium des branches de fusain, ainsi que du *Melampyrum nemorosum*, du *Scrofularia nodosa* et du *Rhinanthus crista-galli*. Elle est identique avec la dulcite extraite de la manne-dulcite de Madagascar, dont l'origine est inconnue (*voy.* DULCITE). L. HN.

EVONYMUS. *Voy.* FUSAIN.

EWERT (CHRISTIAN-HEINRICK) et non EVERT. Né à Stralsund le 3 avril 1759. Il étudia la chirurgie à Stockholm et obtint le grade de chirurgien sous-aide, dans le corps de santé de la marine, où il devint chirurgien, à la suite de diverses campagnes. Reçu maître en chirurgie en 1793, il fut promu successivement chirurgien de régiment dans l'artillerie, chirurgien d'hôpitaux militaires, membre du Collège royal des médecins en 1804, et pensionné en 1810, comme chirurgien de la ville de Götheborg, où il est mort, le 10 mai 1831. On cite de lui :

I. *Berättelse om naagra kirurgisk händelser.* In *Läkare och naturf.*, t. XIII, p. 140. — II. *Om galvanismens verkan i Paralysis.* In *Götheborg k. vet. och Vetterh. samhäll. nya handlingar*, 1808, p. 84. A. D.

Ewert (CHRISTIAN-FREDRIK). Fils du précédent, né le 20 juillet 1804, à Götheborg. Étudia la médecine à Upsal, fut reçu médecin-candidat en 1826, et licencié en 1827. Attaché à l'hôpital des Séraphins de Stockholm en 1827 et

1828 et après son stage à la Maternité, il fut promu docteur en médecine en 1827 à Upsal et maître en chirurgie le 24 avril 1830. Il pratiqua d'abord la médecine, puis fut nommé chirurgien dans un régiment d'artillerie, devint médecin de province, médecin d'hôpital et directeur du service de la vaccine à Götheborg. On cite de lui :

I. *Exercitationum chirurgicarum in nosocomio Academico Upsaliensi.* Upsal, 1827, in-4°. — II. *Berättelse om cholerafarsoten i Götheborg,* 1834. In *Svenska Läkare Sällskapet nya handlingar,* 1835, p. 28. — III. *Berättelse om en s. k. Bluter.* In *Svenska Läkare Sallskapet Aarsber.,* 1837, p. 92. — IV. *Ett pathologiskt fynd.* In *Ibidem,* 1839, p. 78. — V. *Minnestal ofver högstsalig H. M. K. Carl XIV johan haallet uti Allmän Frimurare-Loge i Götheborg d.* 8 *sept.* 1844. Götheborg, 1844, in-8°.   A. D.

EWICH (Johann von). Médecin allemand, né à Clèves en 1525, fit ses études à Venise et à Padoue et fut reçu docteur à cette dernière Université en 1551. Il se fixa à Brême, fut nommé médecin pensionné en 1562 et premier professeur de médecine au gymnase de cette ville en 1584. Il mourut le 7 février 1588, laissant entre autres :

I. *De officio fidelis et prudentis magistratus tempore pestilentiae rempublicam a contagio praeservandi liberandique libri II.* Brême, 1556, in-8°; trad. en allemand., Mühlhausen, 1584, in-8°. — II. *Die Pestilenz, ob sie eine anfällige Seuche sei,* etc. Basel, 1582, in-8°. — III. *De sagarum quas vulgo veneficas appellant natura,* etc. Brême, 1583, in-8°.   L. Hn.

EXACUM (*Exacum* L.). Genre de plantes de la famille des Gentianacées, caractérisé surtout par les anthères biloculaires, déhiscentes par deux pores terminaux, et par la capsule qui s'ouvre en deux valves septicides. Ce sont des herbes asiatiques à feuilles opposées et à fleurs roses ou violettes, disposées en cymes dichotomes.

Les *Exacum tenuifolium* et *E. guianense* d'Aublet, qui sont préconisés à la Guyane comme fébrifuges, appartiennent maintenant, le premier au genre *Apophragma* Griseb., le second au genre *Schultesia* Mart., sous le nom de *Schultesia stenophylla* Mart.   Ed. Lef.

EXANTHÈME. Étymologie. ἐξάνθημα, ἐξάνθησις, ἐξανθεῖν, fleurir; de ἐξ, hors, et ἄνθος, fleur. Synonymie. Allemand, *Ausschlag*; anglais, *Eruptions, Eruptive Diseases, Rash;* hollandais, *uitslag;* danois, *udslag, udslat;* italien, *esantemi;* espagnol, *escupiduras, exanthemas.*

Le mot exanthème, si l'on s'en tient uniquement à son sens étymologique, ne peut signifier en dermatologie autre chose qu'efflorescence ou éruption, dans l'acception la plus large. Celse dit que les Anciens donnaient le nom générique d'exanthème à toute espèce d'éruption faisant saillie sur la peau, avec ou sans modification de couleur.

Sauvages le premier, au dix-huitième siècle, rompit avec la tradition. Partant de ce principe qu'une classification véritablement méthodique doit s'inspirer surtout de la nature des affections, il entreprit de réunir sous le même chef les différentes pyrexies dans lesquelles l'élimination cutanée des principes morbifiques détermine sur la peau des phénomènes éruptifs. Pour distinguer ce groupe, il lui assigna la dénomination spéciale d'exanthème : *Morbi exanthematici sunt illi qui a materie exanthematum erumpente, retenta vel repulsa foventur; ab* EX, *extus, et* ANTHEMA, *florescentia, quasi efflorescentia :*

tale est virus viraolæ, rubeolæ, scabiei, herpetis, etc. (Boissier de Sauvages, *Nosologia method.*, 1768, t. II, p. 636). Cette déviation imposée par Sauvages au sens primitif du mot exanthème devait être le point de départ d'une longue et fâcheuse confusion. C'était sans doute un grand progrès que le rapprochement nosologique des diverses fièvres éruptives, ou du moins des affections prises pour telles, mais le terme choisi pour désigner le nouveau groupe était des moins heureux, car, s'il est admis en logique que la définition de nom est libre, il n'en est pas moins abusif de changer la signification d'un mot lorsqu'elle est conforme à l'étymologie et consacrée depuis des siècles par l'usage.

L'innovation de Sauvages fut acceptée par Cullen, puis par Borsieri (Cullen, *Synopsis nosologiæ methodicæ.* Édimbourg, 1772. — Borsierii *Institut. med. prat.* Milan, 1785), mais elle resta longtemps lettre morte pour les autres nosographes. Pinel ne fit de l'exanthème qu'une phlegmasie cutanée (*Nosographie philosophique*, an VI, t. II, p. 21). Vers la même époque, Robert Willan, dans sa classification générale des maladies cutanées, décrivit simplement l'exanthème comme une lésion élémentaire, sans tenir aucun compte de l'idée de nature, et il le plaça au même rang que les papules, les vésicules et les squames. « On appelle rash ou exanthème une rougeur de la peau, d'étendue et de couleur variables, reconnaissant pour cause une réplétion exagérée des vaisseaux avec ou sans extravasation partielle. De ces exanthèmes ou rashs quelques-uns seulement sont contagieux ; les uns sont fébriles, les autres apyrétiques ; les uns présentent une évolution régulière, les autres ont une durée incertaine (R. Willan, *On Cut. Diseases*, 1798). L'exanthème constitue l'Ordre III de Willan, et comprend à la fois la rougeole, la scarlatine, l'urticaire, la roséole, le purpura et l'érythème. Ajoutons que, d'après l'auteur anglais, la varicelle et la vaccine appartiennent à l'ordre des vésicules, et que la variole est reléguée dans celui des pustules. Bateman, dans son livre, reproduit textuellement la définition de son maître (Th. Bateman, *Abrégé prat. des maladies de la peau*, trad. Bertrand, 1820, p. 24). En France, Biett, Schedel et Cazenave, se rallient à la manière de voir de Willan et considèrent les exanthèmes « comme des phlegmasies de la peau, caractérisées par une rougeur plus ou moins vive, disparaissant momentanément sous la pression du doigt et accompagnées le plus ordinairement de symptômes généraux » (*Abrégé prat. des maladies de la peau*, 3e édit., p. 2). Pour Rayer également, les exanthèmes sont « des inflammations de la peau caractérisées par une teinte rouge généralisée de la peau, ou par des taches distinctes, rouges ou rougeâtres, disséminées à sa surface et qui se terminent par résolution, délitescence ou desquamation » (*Traité méd. et prat. des mal. de la peau*, t. I, p. 3).

La plupart des dermatologistes français ont adopté longtemps, à la suite de Biett et de Rayer, la définition de Willan, en la modifiant légèrement.

« Aujourd'hui encore, dit M. Hardy, le mot exanthème s'applique à une tache rouge, plus ou moins saillante, disparaissant à la pression et constituée par une congestion des vaisseaux capillaires de la peau. Néanmoins cette définition diffère de celle de Willan, en ce sens qu'elle sépare des exanthèmes les taches hémorrhagiques, et qu'elle ne permet plus de comprendre le purpura parmi les maladies exanthématiques. D'après la manière de voir généralement acceptée aujourd'hui, les maladies caractérisées par des taches exanthématiques sont la rougeole, la scarlatine, la roséole, l'érythème et l'érysipèle. J'ajouterai qu'on trouve encore des taches exanthématiques dans certaines affections cutanées appartenant à la syphilis et à la scrofule. Dans la pellagre également, la lésion cutanée est constituée par une éruption exanthématique ayant des caractères tout spéciaux de siége et d'évolution. » En résumé, l'exanthème n'est pour M. Hardy qu'une congestion des vaisseaux les plus superficiels de la peau ; il se rencontre dans des maladies de nature très-opposée, et la signification séméiologique de cette lésion anatomique est tellement variable qu'il est impossible d'en faire une histoire générale (*Dict. de méd. et de chir. prat.*, t. XIV, 1871).

Cependant Alibert, dès 1832, avait repris l'idée de Sauvages et fait du mot exanthème le synonyme de fièvre éruptive. « Il est, avait-il dit, nécessaire de restreindre la signification du mot *exanthème* et de ne point l'étendre jusqu'aux maladies qui dépendent d'un état purement inflammatoire de la peau. En effet, les dermatoses exanthémateuses semblent être le produit d'une sorte de fermentation interne qui a pour but ultérieur la santé de l'homme ; ce qui prouve cette destination finale, c'est, par exemple, le virus vaccinal qui, lorsqu'il est introduit artificiellement dans le système lymphatique, modifie la peau de manière à la rendre presque inaccessible au virus de la variole. Ces affections ont, en outre, des stades bien marqués : elles ont leur moment d'incubation, leur moment d'invasion, leur moment d'apparition, leur moment de maturation, leur moment de dessiccation, comme les fleurs des végétaux auxquelles les pathologistes les comparent » (*Monogr. des dermat.*, t. I. — *Dermatoses exanthémateuses*, p. 238).

Dans cette énumération des caractères spéciaux à l'ordre des exanthèmes Alibert n'avait pas signalé l'importance de la contagiosité. Bazin, qui accepta la conception de Sauvages et d'Alibert, la compléta sur ce point. Pour lui les affections qui correspondent aux dermatoses exsudatives aiguës de l'École allemande contemporaine doivent être divisées en deux groupes : les exanthèmes et les pseudo-exanthèmes. Les exanthèmes ont, d'après Bazin, une place tout à fait à part dans le cadre nosologique, et présentent comme caractères essentiels la contagion, l'évolution régulière, la durée fixe et la fièvre d'invasion. Les pseudo-exanthèmes, au contraire, ne sont pas contagieux ; ils peuvent évoluer sans fièvre et leurs périodes ne sont pas absolument réglées, bien que leur marche soit typique.

A ces signes distinctifs donnés par Bazin MM. Besnier et Doyon ajoutent comme caractère clinique important que les exanthèmes ne récidivent jamais au sens médical du mot et que les pseudo-exanthèmes, au contraire, récidivent très-ordinairement, souvent un très-grand nombre de fois, chez le même sujet.

D'après cette distinction, de plus en plus acceptée aujourd'hui dans le langage scientifique, il faut comprendre comme exanthèmes la rougeole, la scarlatine, la variole, la varicelle, ainsi que leurs dérivés et leurs analogues. Quant aux pseudo-exanthèmes, ils constituent la série si confuse des érythèmes aigus simples, vésiculeux, bulleux, hémorrhagiques, desquamatifs, etc. ; ils simulent souvent, de très-près, les exanthèmes véritables, notamment la rougeole et la scarlatine (*voy.* Besnier et Doyon, *trad. et annot. de Kaposi*, t. I, p. 258 et 260).

A. PIGNOT.

EXCÆCARIA (*Excæcaria* L.). Genre de plantes de la famille des Euphorbiacées, qui a donné son nom au groupe des Excæcariées.

Ce sont des arbres ou des arbustes à feuilles alternes, souvent accompagnées de stipules. Les fleurs, unisexuées et le plus ordinairement monoïques, sont disposées en grappes ou en épis terminaux. Elles sont apétales ou pourvues d'un périanthe dimère ou trimère; les mâles, avec un androcée formé de deux ou de trois étamines à anthères extrorses; les femelles, avec un ovaire à deux ou trois branches stigmatifères. Le fruit est une capsule formée de deux ou trois coques, qui s'ouvrent avec élasticité pour laisser échapper des graines, le plus souvent caronculées, pourvues d'un albumen charnu oléagineux.

Les *Excæcaria* sont répandus dans toutes les régions chaudes du globe, mais surtout en Amérique. Ils laissent découler, par incisions de leur tronc ou de leurs branches, un suc laiteux âcre et vénéneux, utilisé dans certains endroits comme sudorifique, dépuratif et antisyphilitique. Tel est notamment le cas pour l'*E. spinosa* L., l'*E. hibernica* L. et l'*E. agallocha* L. Cette dernière espèce, connue sous les noms vulgaires d'*Agalloche, faux Calambac*, est l'*Arbor excæcans* de Rumphius (*Herb. amboin.*, II, 237, t. 79, 80) et le *Commia cochinchinensis* de Loureiro (*Fl. cochinch.*, éd. 1790, p. 606). Il croît communément sur les plages maritimes dans les régions tropicales de l'ancien monde. Son latex, extrêmement âcre et corrosif, qui irrite la peau et les muqueuses et produit des ophthalmies intenses quand il tombe dans les yeux, lui a fait donner le nom d'*Arbre aveuglant*. Son bois ferrugineux, puant, compacte et extrêmement résineux, est le *faux Bois d'aigle* ou *de Calambac* du commerce. Il s'enflamme facilement et brûle en répandant une odeur agréable, ce qui le fait substituer quelquefois au *Bois d'aloès*.

L'*E. sylvatica* Michx (*Sapium sylvaticum* L.) est un arbuste de la Virginie, de la Floride et du Texas, connu sous le nom vulgaire de *Queen's Delight*. Sa racine amère ou *Yaw-root* des Américains est employée journellement aux États-Unis comme remède des affections cutanées, syphilitiques et scrofuleuses.

Citons encore l'*E. guianensis* Aubl. ou *Mapronnier de la Guyane*, dont l'écorce est employée dans la teinture, et l'*E. sebifera* Muell. (*Croton sebiferum* L.), ou *Arbre à suif*, espèce de l'Amérique du Nord, dont les graines sont entourées d'une couche épaisse d'une matière grasse, de couleur blanche, appelée *suif végétal, suif de Chine*, avec laquelle on fait des bougies. Eᴅ. Lᴇғ.

EXCISION. *Voy.* Oᴘᴇ́ʀᴀᴛɪᴏɴs.

EXCITABILITÉ. *Voy.* Nᴇʀᴠᴇᴜx, Mᴏᴇʟʟᴇ et Iʀʀɪᴛᴀʙɪʟɪᴛᴇ́.

EXCITANTS. *Voy.* Sᴛɪᴍᴜʟᴀɴᴛs.

EXCRÉMENTITIELLES (Mᴀᴛɪᴇ̀ʀᴇs). *Voy.* Fᴇ́ᴄᴀʟᴇ́s (*Matières*), Uʀɪɴᴇs et Sᴇ́ᴄʀᴇ́ᴛɪᴏɴs.

EXCRETA. En hygiène, les substances rejetées du corps de l'homme ou des animaux.　　　　　L. Hɴ.

EXCRÉTION. *Voy.* Sᴇ́ᴄʀᴇ́ᴛɪᴏɴ.

EXENCÉPHALIEN (de ἐξ, dehors, et ἐγκέφαλος, encéphale). Les Exencéphaliens sont des monstres caractérisés par la conformation vicieuse de la tête, surtout dans sa partie occipitale, qui est ouverte et laisse sortir une partie plus ou moins grande de la matière cérébrale. Cette famille comprend six genres, qui sont : *Notencéphale, Proencéphale, Podencéphale, Hyperencéphale, Iniencéphale (voy.* ces mots) et *Exencéphale.*

Chez les Exencéphales, l'anomalie du crâne est compliquée d'une fissure spéciale. L'encéphale est situé en très-grande partie hors de la boîte cérébrale, en arrière du crâne, dont la paroi supérieure manque sur une assez grande étendue.   L. Hₙ.

EXERCICES. *Voy.* Gymnastique.

EXÉRÈSE. *Voy.* Opérations, p. 569.

EXHALATION. *Voy.* Respiration, p. 635.

EXHIBITIONNISTES. Sous ce néologisme le professeur Lasègue range certains individus se trouvant dans cet état intermédiaire entre la raison et la folie, ou même atteints de folie confirmée, et dont le délire consiste à faire montre de leur personne et, ce qui est plus fréquent et surtout plus grave, à exhiber leurs organes génitaux (*Les exhibitionnistes.* In *Union médicale,* nᵒ du 1ᵉʳ mai 1887).

De la première forme d'*exhibitionnisme,* celle qui consiste à faire montre de sa personne, le savant aliéniste donne un exemple frappant. Il s'agit d'un employé d'administration publique qui, passant chaque jour au sortir de son bureau sous les fenêtres d'une jeune fille, s'imagina que cette jeune fille était prise d'une passion pour lui. Tous les soirs d'abord, puis tous les jours ensuite, abandonnant les occupations qui le faisaient vivre, il vint se poster devant la maison ; il suivait la famille partout, à l'église, à la promenade, etc. Du reste, pas un mot, pas un regard expressif ; son rôle se bornait à faire fonction d'ombre, et cela pendant plus d'une année, jusqu'à ce que la famille, effrayée de ce mutisme et de cette incessante obsession, demanda qu'on l'en délivrât à tout prix.

Une pareille manière d'agir s'observe particulièrement chez les aliénés persécutés, « chez ceux surtout qui, impliqués dans une persécution dont ils ne sont que l'objectif secondaire, se sont donné la mission de redresseurs de torts » (Lasègue). Elle s'observe encore chez les érotomanes, ces aliénés dégénérés, dont « l'amour est dans la tête », selon l'expression d'Esquirol, et qui poursuivent partout l'objet de leur passion de leur présence et de leurs assiduités. Tel ce malade, dont le savant médecin de Charenton raconte l'histoire (Esquirol, *Des maladies mentales,* t. I, p. 349, édit. belge), qui va un soir au spectacle, tombe amoureux d'une des plus jolies actrices de Feydeau, et se croit aimé. A partir de ce jour, cette dame est en butte à toutes les obsessions de son adorateur. Celui-ci se présente constamment chez elle, ne quitte plus la porte par laquelle les acteurs entrent au théâtre. Chaque fois qu'elle joue, il se rend au spectacle, se place *au quatrième,* vis-à-vis de la scène, et, lorsque l'actrice paraît, il secoue un mouchoir blanc pour se faire remarquer. Par le temps le plus rigoureux, il s'établit sur les bornes qui sont en face ou à côté de la porte de la maison qu'elle habite ; il s'attache à ses pas, la suit dans les promenades ; lorsqu'elle va à la campagne, il poursuit à pied la voiture. Quelquefois, et pendant la nuit, il prend un fiacre à l'heure, s'établit en face de la maison de

Mme X., monte sur l'impériale, espérant voir l'objet de sa passion au travers des croisées.

La seconde catégorie d'exhibitionnistes, ceux qui font montre de leurs organes génitaux, comprend des individus atteints de manifestations morbides diverses.

Un mot d'abord sur la manière de procéder ordinaire de ces malades : « Un individu, presque toujours, sinon toujours un homme, est arrêté pour outrage public à la pudeur. Il a fait montre de ses organes génitaux, non pas au hasard, devant les passants quels qu'ils soient, mais aux mêmes endroits, en regard des mêmes personnes, car le plus ordinairement le manège s'est répété nombre de fois avant qu'il ait donné lieu à une plainte, motivé la surveillance et amené l'arrestation... » (Lasègue). La première pensée qui se présente à l'esprit est qu'il s'agit d'un homme vicieux ayant épuisé les débauches et réduit aux dernières ressources des excitations impuissantes. Il n'en est rien. L'enquête prouve, en effet, surabondamment, que le prévenu a les antécédents les plus honorables; qu'il n'était pas forcément aux limites de la virilité; sa situation d'argent, son indépendance de tout lien, lui permettaient et lui rendaient faciles les satisfactions autorisées.

On a donc affaire à un acte délirant, qui porte l'empreinte des états pathologiques : « L'instantanéité, la périodicité, son non-sens reconnu par le malade, l'absence d'antécédents génésiques, l'indifférence aux conséquences qui en résulteront, la limitation de l'appétit à une exhibition qui n'est jamais le point de départ de lubriques aventures, toutes ces données imposent la croyance à la maladie » (Lasègue).

Mais ces accès d'exhibitionnisme ne constituent pas une maladie : il faut donc rechercher, par l'examen des faits, dans quelles formes d'aliénation mentale on peut les rencontrer.

La majorité des exhibitionnistes sont des *vieillards* (sur les sept malades cités par Lasègue, quatre avaient dépassé la soixantaine), qui, soit avant, soit après cette bizarre manifestation symptomatique, avaient présenté des accidents cérébraux : hémiplégie, éblouissements, accès vertigineux avec confusion intellectuelle, etc. En un mot, on se trouve en présence d'individus à intelligence affaiblie, par suite d'apoplexie, de ramollissement cérébral ou de démence sénile.

Mais cet acte délirant n'est pas seulement accompli par des vieillards; on l'observe aussi chez des hommes jeunes, soit au début, soit dans le cours de la *paralysie générale*. On cite de nombreux malades qui, dans la période prodromique ou dans les autres phases de la maladie, découvrent, en pleine rue, au milieu de la foule, leurs organes génitaux. Tel paralytique entre dans un magasin de modes et exhibe aux ouvrières de l'établissement ses organes pour les faire admirer. Tel autre en fait montre aux personnes de son entourage « parce que, dit-il, ils sont en or ».

Chez les *épileptiques* peuvent se rencontrer aussi des exhibitionnistes. On peut considérer comme tel ce président d'un tribunal de province, dont Trousseau cite l'observation, qui, affecté d'accidents nerveux épileptiques, se levait au milieu de l'audience, en marmottant entre ses dents quelques paroles inintelligibles, passait dans la chambre du conseil, y urinait, puis, après avoir reboutonné sa culotte, rentrait dans la salle des séances, ne se doutant nullement de ce qu'il venait de faire (Trousseau, *Clinique médicale*, 2ᵉ édit., t. II, p. 59). Il en est de même de cet officier supérieur observé par Lasègue, qui, sujet à des accès vertigineux avec confusion intellectuelle et parfois subdélire, allait tous les deux jours se placer devant la grille d'une maison où habitaient des jeunes filles, découvrait ses organes génitaux, puis, après quelques minutes, reboutonnant son pantalon, continuait sa promenade périodique (Lasègue, *loc. cit.*, p. 712). D'ordinaire ces malades n'ont aucune conscience de l'acte commis, ou bien n'en ont qu'une conscience incomplète.

On connaît la prédominance des impulsions instinctives chez les aliénés héréditaires et les dégénérés : on ne sera donc pas étonné de rencontrer chez eux cette tendance à étaler en public les organes génitaux. D'ailleurs quelques uns des faits rapportés par Lasègue rentrent bien dans cette catégorie de malades (*voy.* Saury, *Étude clinique sur la folie héréditaire.* Paris, 1886, p. 157 et suiv.).

Lasègue, dans son article, ne cite que des exemples d'exhibitionnistes-hommes; il assure n'avoir vu qu'une seule femme ainsi entraînée à faire montre en public de ses organes génitaux.

La question traitée dans cet article présente une importance incontestable au point de vue *médico-légal*. Chez tout exhibitionniste le délit d'outrage à la pudeur est évident, mais la manière dont il est commis donne souvent l'éveil, et le médecin légiste est appelé à se prononcer. L'examen direct n'apprend rien, d'ordinaire. En effet, « l'individu, honteux, se renferme dans l'expression ou plutôt dans l'explosion de ses regrets ou de ses remords. Il lui semble que toute réponse serait compromettante, et que moins il rendra compte de ses sentiments, plus on croira à une impulsion excusable, parce qu'elle a été inconsciente » (Lasègue). Il est donc indispensable de bien se rendre compte des conditions dans lesquelles l'acte s'est accompli, puis d'étudier avec soin les antécédents pathologiques du malade. On découvre alors que « cette aberration génésique n'est qu'un chaînon dans la chaîne des perversions intellectuelles qui avaient passé inaperçues ». Et de fait, en médecine mentale, comme le dit excellemment le professeur Lasègue (*loc. cit.*, p. 713), « les observations rétrospectives sont toujours les plus précises et les plus probantes; des renseignements qu'on aurait sollicités vainement avant la chute se produisent en foule dès que les observateurs non médicaux sont mis sur la voie par la maladie confirmée ».

Ant. Ritti.

EXHUMATION. Sous peine de constituer le délit de violation de sépulture, puni par l'article 360 du Code pénal, toute exhumation doit être faite par ordre de la justice ou après autorisation de l'administration. Dans un intérêt de salubrité ou pour toute autre cause d'intérêt général, l'administration municipale, à qui se trouvent soumises « l'autorité, la surveillance et la police des lieux de sépulture, » peut ordonner des exhumations générales (suppression d'un cimetière) ou des exhumations partielles. Celles-ci peuvent aussi être prescrites sur la demande des particuliers, mais à la condition qu'une nouvelle inhumation ait lieu immédiatement et que des mesures de salubrité soient prises en vue d'éviter tout accident. Alors que l'on demande de procéder à une exhumation il faut que la requête soit adressée au préfet de police par un des parents du défunt. Si l'autorisation est accordée, un commissaire de police est désigné pour assister à cette opération. Il se fait accompagner par un médecin et rédige un procès-verbal établissant que toutes les formalités ont été remplies. Un seul procès-verbal suffit lorsque l'inhumation a lieu tout

aussitôt dans le même cimetière. Lorsque l'inhumation doit être faite dans un
autre cimetière ou dans une commune voisine, deux procès-verbaux sont nécessaires. Lorsque l'exhumation consiste à extraire le cercueil d'un caveau ou
d'une fosse distincte, aucune difficulté ne peut survenir. Il en est autrement
dans les cas où le cadavre doit être retiré de la fosse commune. Alors, en effet,
il convient d'obtenir au préalable un certificat délivré par le conservateur du
cimetière et attestant que l'exhumation peut avoir lieu sans danger pour la
sécurité publique et sans trop de déplacements.

Lorsque, dans le cours d'une instruction judiciaire, une exhumation a été
prescrite, l'officier de police judiciaire doit se rendre lui-même sur le lieu de
la sépulture ou s'y faire représenter de façon à assurer la bonne exécution de
l'opération. Quelle que soit, en effet, la date de l'inhumation, on peut espérer
que l'examen du cadavre fournira à l'instruction des renseignements utiles et
par conséquent tout magistrat, investi du droit de commettre des hommes de
l'art pour constater, avant l'inhumation, l'état d'un cadavre, peut aussi ordonner
son exhumation, s'il la juge utile. Mais, dans les cas où l'inhumation est déjà
ancienne, le médecin chargé de l'autopsie devra être présent, afin de pouvoir
pratiquer celle-ci ou tout au moins en préparer les éléments le plus tôt possible.
Les recueils de médecine légale citent plusieurs exemples d'exhumation faites
après plusieurs années et permettant cependant, soit par l'examen de certains
débris, soit par les constatations médico-légales de l'état du cadavre ou des
matériaux inhumés avec lui, d'éclairer la justice et de donner des renseignements précis soit sur l'identité du cadavre, soit sur les causes criminelles qui
ont déterminé la mort.

Lorsqu'un cadavre a été inhumé non dans un cimetière, mais clandestine-
ment et dans un endroit imparfaitement connu, il conviendra de prendre des
précautions spéciales pour que l'opération elle-même soit bien conduite. Dans
ces circonstances, il faut veiller à ce que les fouilles ne soient commencées, si
la chose est possible, qu'à 2 ou 3 mètres de l'endroit où l'on présume devoir
trouver le corps. On s'en rapprochera alors progressivement et avec soin en
observant l'état et la nature des terres que l'on rencontre dans les fouilles. En
donnant à la tranchée des dimensions suffisantes (4 à 6 mètres de large et
2 mètres environ de profondeur), on pourra s'assurer si les terres ont ou non
été déjà remuées. Lorsqu'on arrive à proximité du cercueil ou du cadavre
inhumé à nu, on fera bien de recueillir la terre qui environne celui-ci pour
la soumettre à l'analyse. Le cercueil ou le cadavre ayant été découvert, on note
exactement sa position, les matières avec lesquelles il peut être en contact, la
nature de la terre qui le recouvre. Si le cadavre est entier, on l'enlève dès lors ;
s'il est divisé en fragments, on note la position de chacun d'eux et on enlève
successivement tous les débris que l'on rencontre. Souvent il faut tamiser
une bonne partie de la terre qui avoisine le cadavre, afin d'y rechercher de
petits os ou des débris qui auraient sans cela passé inaperçus. On examinera
avec un soin spécial les os, les dents, etc., qui peuvent servir à bien préciser
l'identité du sujet. Si l'on rencontre ou si l'on trouve des cheveux adhérents
ou non à la terre ou à d'autres objets, il faut les isoler avec le plus grand
soin, les laver, les faire sécher isolément et les disposer ensuite de façon à
pouvoir les conserver et apprécier leur longueur et leur couleur. Si des objets
étrangers au cadavre se trouvaient près de lui ou restaient adhérents à certaines
de ses parties, il conviendrait également de les décrire avec soin, puis, s'il est

possible, de les conserver avec toutes les précautions que nécessiterait chaque cas particulier.

Les dangers d'une exhumation sont beaucoup moins grands qu'on ne le croit d'ordinaire. Dans les cas où l'on a observé des accidents, ceux-ci ont été dus bien plutôt à la raréfaction de l'air des espaces confinés dans lesquels on opérait qu'à la nature des gaz dégagés. Ceux-ci d'ailleurs ne sont très-fétides et par conséquent très-pénibles à respirer que dans les quelques jours qui suivent l'inhumation. Lorsque le corps sera déposé dans un caveau étroit et bien clos, il faudra donc n'y laisser descendre les ouvriers que lorsqu'une bougie allumée aura pu y brûler après aération convenable du local. Lorsqu'il s'agira d'une exhumation faite dans une fosse privée ou dans une fosse commune, il faudra éviter d'y répandre, surtout si l'on craint un empoisonnement, des matières dites désinfectantes. Celles-ci pourraient avoir pour résultat de vicier singulièrement les conclusions de l'expertise. Elles ne sont vraiment utiles qu'en vue d'une nouvelle inhumation. Mais rien n'empêche de recommander, comme l'a conseillé Devergie, d'employer pour une exhumation laborieuse plusieurs ouvriers qui pourraient se relayer, et de répandre du chlorure de chaux autour du cadavre, une fois les premières constatations faites. Il faudra aussi recommander, en été, de procéder à une exhumation le plus matin possible.

Toutes les autres questions relatives à l'exhumation seront traitées à l'article IDENTITÉ. L. L.

EXIDIA (*Exidia* Fr.). Genre de Champignons-Hyménomycètes, du groupe des Trémellinés, dont le réceptacle fructifère mou, presque sessile, tantôt plan, tantôt creusé en forme de coquille, est entièrement recouvert par l'hyménium plus ou moins parsemé de papilles dures et saillantes. Les spores, hyalines, souvent réniformes, sont portées sur des basides semblables à ceux des Trémelles.

L'*Exidia recisa* Fr. est une espèce commune en automne et en hiver sur les bois pourris de saule et de peuplier. ED. LEF.

EXOASCUS (*Exoascus* Fuck.). Genres de Champignons-Ascomycètes, du groupe des Discomycètes.

L'espèce type, *Exoascus pruni* Fuck., attaque les prunes, sur lesquelles il produit des gibbosités et qu'il empêche de mûrir. Les filaments du mycélium se développent dans le parenchyme, puis traversent l'épiderme et donnent naissance alors à des thèques ou *asques* renfermant chacune de six à huit spores hyalines et sphériques.

Une espèce voisine, l'*E. deformans* Fuck., est cause de la maladie qui fait friser les feuilles des Pêchers. ED. LEF.

EXOCET. Les Exocets ou poissons volants ont le corps allongé, couvert d'écailles lisses; la tête est aplatie en dessus, le museau court, la bouche petite; les dents sont petites et peuvent manquer; la dorsale est reculée, opposée à l'anale; les pectorales sont développées et peuvent servir d'organe de vol. Ces Poissons habitent surtout les mers tropicales et subtropicales; cinq espèces ont été trouvées sur les côtes de France. H.-E. SAUVAGE.

BIBLIOGRAPHIE. — CUVIER et VALENCIENNES. *Hist. nat. des Poissons*, t. XIX. — GÜNTHER (A.). *Introduction to the Study of Fishes*, 1881. E. S.

EXOGONIUM (Choisy).   Genre de Convolvulacées, voisin des Ipomées et qui se distingue par une corolle hypocratérimorphe, souvent grande, à tube grêle, avec un limbe perpendiculaire, étalé, ou une gorge dilatée, comme dans les *Calonyction*, ou parfois davantage, des étamines ordinairement exsertes et un ovaire le plus souvent biloculaire. Ce sont des plantes américaines, à corolles rouges, plus ou moins vineuses. C'est une espèce de ce genre qui fournit le véritable Jalap tubéreux. Nous avons dû l'appeler *Exogonium Jalapa*, parce que c'est l'*Ipomœa Jalapa* Nutt. (non L.). C'est aussi l'*E. Purga* Benth. (nom spécifique qui n'a pas pour lui la priorité), l'*Ipomœa Purga* Wender., l'*I. Schiedeana* Zucc., le *Convolvulus Jalapa* Schiede (non L.), le *C. officinalis* G. Pelletan et le *Purga Jalapensium* Schiede (*voy.* Jalap).   H. Bn.

EXOMPHALE.   *Voy.* Ombilic.

EXOPHTHALMIQUE (Cachexie) et **EXOPHTHALMOS.**   *Voy.* Goître.

EXORCISME.   *Voy.* Démons, etc.

EXOSPORÉS.   Champignons dont les spores se développent à l'extérieur du réceptacle au lieu d'être renfermés dans un péridium : tels sont les Champignons réunis sous le nom de *Basidiomycètes*.   Ed. Lef.

EXOSTEMA (*Exostema* Pers.).   Genre de plantes de la famille des Rubiacées et du groupe des Cinchonées.

Ce sont des arbres ou des arbustes, à feuilles opposées, accompagnées de stipules, à fleurs solitaires ou peu nombreuses, formant par leur réunion des cymes axillaires ou terminales. Ces fleurs sont construites à peu près sur le même plan que celles des *Cinchona*. L'ovaire, infère et biovulé, devient une capsule qui s'ouvre à la maturité en deux ou quatre valves pour laisser échapper des graines imbriquées et pourvues d'ailes membraneuses.

Les *Exostema* habitent surtout les régions tropicales de l'Amérique. Leurs écorces amères, qui ne contiennent ni quinine ni cinchonine, sont employées comme toniques, stomachiques, et constituent quelques-uns des *faux quinquinas* du commerce. C'est ainsi que l'*E. angustifolium* R. et Sch. donne le *Cortex chinæ angustifoliæ* v. *Surinameum*, et l'*E. longifolium* R. et Sch., le *China caribæa spuria* des officines. D'un autre côté, l'*E. floribundum* Willd. fournit le *quinquina piton*, l'*E. cuspidatum* A. S. H., le *quina do mato*, l'*E. formosum* Schl., le *quina de Rio de Janeiro*, l'*E. lineatum* R. et Sch., le *quinquina de Sainte-Lucie*, l'*E. peruvianum* H. B. K., le *quinquina du Pérou*, enfin l'*E. caribæum* Willd., le *quinquina caraïbe* ou *de la Jamaïque*.   Ed. Lef.

EXOSTOSE.   *Voy.* Os.

EXPECTATION.   On a donné le nom d'expectation à la conduite systématique des médecins qui, en présence d'une maladie donnée, s'abstiennent de toute médication active, se bornant à se tenir en observation devant elle, à en suivre la marche et l'évolution naturelle, sous la réserve d'intervenir au besoin, si elle vient à prendre une direction vicieuse ou s'il survient des phénomènes graves insolites ou une complication fâcheuse. La méthode dite expectante est fondée sur ce fait d'observation générale, que certaines maladies guérissent d'elles-mêmes, sous la seule influence des efforts réactifs spontanés de la nature contre la cause ou l'élément morbifique.

La doctrine hippocratique, à laquelle remonte l'expectation méthodique, reposait, en effet, sur cette base : la connaissance des efforts de la nature exerçant une action médicatrice ou réparatrice, toutes les fois qu'elle se trouve en lutte avec un désordre organique réalisé ou une cause morbifique en voie de le produire. Que d'enseignemens les premiers observateurs n'ont-ils pas dû recueillir à cet égard, au seul aspect de ce qui se passe dans le travail naturel de consolidation d'une fracture, dans la cicatrisation des tissus divisés, dans l'expulsion lente et graduelle ou dans l'enkystement d'un corps étranger ! Ce que révélaient jusqu'à la dernière évidence les lésions et les vices du mécanisme humain, l'observation attentive jointe à la rare sagacité du père de la médecine le lui ont montré dans la plupart des maladies fébriles aiguës. En étudiant leur évolution naturelle, il en est arrivé à se rendre compte des divers procédés qu'emploie la nature en présence des causes morbifiques : ici en expulsant ou éliminant l'élément morbigène ; là en le neutralisant ou en le détruisant sur place ; ailleurs en réparant le mal produit, par un véritable travail de récorporation : d'où cette formule des trois lois médicatrices naturelles : la loi d'élimination, la loi de neutralisation et la loi de récorporation ou métasyncrise.

Ce sont les déductions pratiques tirées de cet ordre de faits, ainsi que de la doctrine des crises, qui en a été le corollaire, qui ont constitué les premières assises du naturisme hippocratique, dont se sont inspirés tous les grands praticiens de tous les temps. Aussi la méthode de l'expectation, qui en était une des conséquences les plus logiques, s'est-elle perpétuée, sauf quelques éclipses momentanées, à travers et malgré toutes les vicissitudes doctrinales et les révolutions médicales, jusqu'à nos jours.

Le seizième et le dix-septième siècle notamment, où prédominaient les principes du galénisme et de l'arabisme, furent une de ces époques d'éclipse du naturisme hippocratique. Mais, ainsi qu'il arrive si souvent, c'est des exagérations même des systèmes que naît le besoin de revenir à la vérité. C'est des excès de la polypharmacie galénique que devait surgir la réaction qui s'opéra vers la fin du dix-septième siècle. Un médecin de cette époque, frappé de l'usage inconsidéré que l'on faisait alors des remèdes, Gédéon Harvey, publia un livre intitulé *Ars curandi morbos expectatione*, véritable diatribe d'ailleurs, où, à côté d'une idée bonne, il faisait surtout la guerre aux ridicules de la médecine de son temps et dévoilait les vanités, les artifices et les impostures des médecins ses contemporains. Un pareil sujet, diatribe à part, devait aller droit à l'esprit de Stahl, qui, fondant le naturisme hippocratique dans sa doctrine spiritualiste, avait déjà, à cette époque, porté ses vues si profondes sur la marche naturelle des maladies et leur curabilité spontanée. Ce fut probablement là l'origine du livre qu'il publia lui-même quelque temps après, sur le même sujet et presque sous le même titre : *Ars sanandi cum expectatione, opposita arti curandi nuda expectatione*, où il fixait le vrai sens de la médecine agissante et de la médecine expectante, enseignant qu'elle doit être plus expectante qu'agissante. L'expectation fit dès lors de nouveau école.

C'est surtout par les grands praticiens de la fin du dix-septième siècle et du dix-huitième que nous allons la voir mettre en pratique et en formuler nettement les indications. Sydenham, l'un des premiers, en fait un précepte dans le traitement des fièvres graves. Il faisait surtout une loi de l'expectation dans la période avancée de la maladie. « Un médecin sage et prudent, après avoir fait les évacuations suffisantes (saignées et purgations), doit, disait-il, demeurer là et attendre de la nature, qui est le meilleur médecin, la cessation des troubles organiques et de leurs symptômes. »

Stoll, dans maints passages de ses œuvres, faisait ressortir tous les avantages de l'expectation ; dans la maladie confirmée, il abandonnait presque entièrement les choses à la force médicatrice de la nature. On trouve les mêmes préceptes dans Baglivi, dans Fred. Hoffmann, dans Huxham, qui se bornaient à prescrire un régime diététique et un traitement prudent des syptômes, ne recourant que le moins possible aux préparations pharmaceutiques. « L'expérience de tous les temps, disait Hildenbrand à propos du typhus, confirme que cette maladie, comme les autres fièvres exanthémateuses, contagieuses, guérit très-souvent d'elle-même, sans aucun secours de l'art ni des remèdes. »

J. Frank, au commencement du siècle présent, s'exprime ainsi sur l'expectation dans son *Praxeos medicinæ præcepta universa* (Lipsiæ, 1826 à 1832) : « Il y a des maladies, surtout des fièvres et des exanthèmes, qui, lorsqu'elles suivent leur marche normale, non-seulement ne réclament l'emploi d'aucun médicament, mais se trouvent encore exaspérées par les remèdes. Ces affections doivent être traitées par la méthode dite expectante. Le médecin servira alors à donner des préceptes de diététique qui éloigneront tout ce qui pourrait déranger le cours de la maladie, à modérer par des moyens innocents les symptômes qui tourmentent le malade, et enfin à surveiller les complications qui pourraient survenir. »

Parmi nous, Pinel a prôné et largement appliqué les principes de l'expectation. « ... Si l'on veut s'en tenir, dit-il, à la marche sévère des faits, il n'y a qu'une route à suivre, c'est de faire précéder un grand nombre d'histoires de maladies classifiées avec ordre, d'examiner celles qui procèdent avec plus ou moins de régularité vers une terminaison favorable, avec quelques légers secours qu'on leur donne, ou au moyen d'un régime sagement dirigé; de considérer celles où la nature paraît entraînée dans son cours par la lésion de quelque viscère et qui se terminent plus ou moins promptement d'une manière funeste, si on les abandonne à elles-mêmes ; d'opposer enfin les unes aux autres et de déterminer ainsi les limites réciproques de ce qu'on appelle *action* et *expectation* en médecine. »

Après l'avénement de l'École de Broussais, on comprend qu'il ne soit plus guère question, pendant la période du règne de la doctrine physiologique, de la pratique expectante, si ce n'est toutefois à l'École de Montpellier et, à Paris, parmi les rares médecins restés fidèles à la tradition et qui se groupaient autour de l'enseignement de Cayol, de Récamier, de Double et des rédacteurs de la *Revue médicale* (alors l'organe de l'hippocratisme moderne). L'École de Montpellier, par la voix et la plume de Lordat, enseignait : qu'à côté des maladies dépendant d'une altération du mécanisme, ou des inflammations réactives dans lesquelles, malgré les efforts tentés par les forces médicatrices, l'art doit être invoqué pour en seconder ou en hâter les effets; qu'à côté des maladies qu'il a appelées paratrophiques, dépendant de l'imperfection de la nutrition de certaines parties sans lesquelles il n'y a rien à attendre des forces vitales médicatrices; des cachexies qui réclament un régime propre à rendre au système les matériaux qui doivent en rétablir la constitution ; des maladies affectives temporaires dans lesquelles on est obligé de laisser le traitement aux soins de la nature, faute de pouvoir les atteindre directement par des spécifiques, mais en portant toute son attention aux symptômes dits *opératifs*, qui altèrent les organes, il y a toute une classe de maladies fébriles, aiguës, qui éprouvent dans leur cours ce que les Anciens appelaient une coction, une lyse ou une crise, maladies récorporatives ou métasyncritiques spontanées, qui ne réclament d'autre traitement que ce qu'on appelle les méthodes naturelles, au nombre desquelles se place l'expectation.

La *clinique* de Cayol renferme de nombreux exemples de fièvres continues avec ou sans affections locales qui ont été traitées par la méthode expectante, c'est-à-dire par la médication générale des fièvres (diète, boissons délayantes, moyens hygiéniques, etc,), suivant les préceptes de Stoll, sous la condition expresse de surveiller les mouvements critiques, de les respecter lorsqu'ils paraissent favorables et de les suppléer lorsqu'ils sont insuffisants.

L'expectation, soit au début, soit dans une période plus ou moins avancée des maladies fébriles, ne tarda pas à rentrer dans les habitudes de la pratique. C'est ainsi qu'après l'engouement des médications spoliatives ou dérivatives quand même et à outrance, on a vu Louis, Chomel, Andral, Forget, Bouillaud lui-même et un grand nombre de praticiens à leur suite, se rallier tous plus ou moins à l'expectation, après avoir conjuré les phénomènes du début par quelques antiphlogistiques.

En ce qui concerne spécialement la fièvre typhoïde, Gaultier de Claubry résumait comme il suit, dans un mémoire à l'Académie de médecine, la tendance générale des médecins à cette époque : « En résumé, soit qu'on ait employé les saignées générales ou les saignées locales dans la première période, il n'y a guère qu'une chose à faire dans le traitement ultérieur : c'est d'administrer des boissons adoucissantes, rafraîchissantes. » Forget, pour qui l'expectation ne différait pas de la médication antiphlogistique, moins les saignées, s'en loue beaucoup dans son *Traité de l'entérite folliculeuse*. Voici comment il en formule les indications, d'après son expérience personnelle : « L'expectation est de rigueur : 1° alors que la maladie, résistant aux moyens actifs, vient à parcourir toutes les périodes de l'ulcération intestinale; 2° alors qu'elle se présente avec des symptômes légers, quelle que soit la période actuelle ; 3° alors que, des symptômes graves existant, ceux-ci ne sont pas modifiés par les médications actives. »

Réservée d'abord pour la période avancée, l'expectation a bientôt été étendue à toute la durée de l'affection, depuis son début jusqu'à sa fin, notamment dans les cas d'apparence bénigne et à marche régulière ou *typhus mitis*. « Lorsqu'il n'existe aucune indication positive, disait Cruveilhier, la médecine franchement expectante est la seule rationnelle... elle suffit pour amener à bon port une foule d'entérites folliculeuses. »

Voici en quels termes s'exprime dans le tome troisième de sa *Clinique médicale*, au sujet du traitement de la fièvre typhoïde, Noël Gueneau de Mussy, à qui sa grande expérience personnelle jointe aux enseignements qu'il avait reçus de ses maîtres, Louis, Chomel et Andral, a donné une grande autorité en cette matière : « L'intervention du médecin doit se borner, dans l'état actuel de nos connaissances : 1° à placer le malade dans les conditions hygiéniques les plus favorables et les mieux indiquées par le caractère et les tendances de la maladie; 2° à modérer les symptômes toutes les fois que leur intensité devient une

souffrance ou un danger; à prévenir autant que possible les complications et à
les combattre quand elles se présentent; 4° à épier avec une attention vigilante
toutes les fluctuations, toutes les manifestations d'un mal dont les allures, dont
la marche, peuvent changer d'une heure à l'autre, etc.... La part de l'individualité, l'importance du terrain constitutionnel, agrandissent le rôle du médecin
et fournissent d'importantes indications. Si les dispositions du malade, si son
énergie vitale ont une grande influence sur la violence de la maladie, sur ses
complications et sur son issue, dans l'impuissance où est le médecin de s'attaquer directement au principe morbigène, il doit s'efforcer de venir en aide à
l'organisme, de combattre en quelque sorte avec lui; il soutiendra ses forces;
il écartera tout ce qui pourrait troubler son action réparatrice, etc. » Qu'est-ce
que cette manière d'agir, si ce n'est de l'expectation? Non cette expectation
consistant en une abstention absolue de toute intervention, qui ressemblerait à
l'indifférence ou au désintéressement complet du médecin, mais l'expectation
armée, secondée par une surveillance vigilante, incessante, toujours prête à
répondre à toute indication surgissante ou à reprimer toute agression nouvelle
imprévue.

A une époque (de 1835 à 1837) où de vives discussions étaient élevées sur les
meilleures méthodes de traitement de la fièvre typhoïde et où de part et d'autre
on produisait des statistiques pour établir la supériorité de telle méthode sur
telle autre, des saignées coup sur coup, par exemple, sur les purgatifs, ou des
purgatifs sur les saignées, un médecin de l'Hôtel-Dieu, Piedagnel, eut l'idée
d'expérimenter l'expectation. Pendant une période de six mois il appliqua la
méthode rigoureusement expectante à 65 malades. Le résultat de cette expérimentation se chiffra par 2 décès seulement, c'est-à-dire 1 sur 32 1/2, chiffre inférieur à celui que donnaient les autres méthodes. Si bien que, tandis que Andral
résumait son célèbre rapport sur ce débat par ces mots : « tous les traitements
échouent, tous les traitements réussissent, » Piedagnel pouvait lui opposer cette
autre proposition : « le meilleur traitement est l'absence de tout traitement. »
« La méthode essentielle du traitement confirmée par l'expérience générale et
particulière, reconnue la plus utile dans la fièvre thyphoïde, dit Griesinger,
consiste à pratiquer l'expectation contre un processus morbide qui n'a point de
médicament s'adressant directement à lui. » On voit combien les témoignages
en faveur de l'expectation dans la fièvre typhoïde sont nombreux et concordants.
Il ne faudrait cependant pas se reposer trop absolument sur les statistiques à
cet égard. Il y a toujours lieu de se défier de ce que la fièvre typhoïde peut
avoir d'insidieux dans sa marche, surtout en temps d'épidémie. Les essais qui
se font en ce moment des méthodes antiseptiques internes dans le traitement
de cette affection donneront-ils des résultats meilleurs encore que ceux qu'a pu
donner l'expectation? Espérons-le.

Dans ces derniers temps, ce n'est pas seulement pour les pyrexies, les inflammations simples et les fièvres éruptives, que l'expectation a été admise en principe et mise en pratique. Elle a été expérimentée aussi pour d'autres affections
qui n'ont de commun avec celles-là que l'état fébrile. Telle est notamment la
pneumonie.

La pneumonie, qui longtemps considérée par les Écoles hippocratiques, ainsi
que la plupart des maladies aiguës, comme l'expression locale d'une affection
générale (la fièvre péripneumonique), devenue pour l'École organicienne moderne,
née de l'anatomie pathologique, une maladie locale d'où dérivait toute la série

des phénomènes généraux réactionnels, ne présentait aux yeux de nos premiers maîtres d'autre indication que celle de la méthode antiphlogistique déplétive générale et locale, aidée de la révulsion ou de la médication contro-stimulante. Il a fallu, d'une part, tout le scepticisme de Magendie et, d'autre part, le retour aux anciennes idées hippocratiques, dont l'École de Montpellier avait à peu près seule jusque-là conservé la tradition, pour justifier les tentatives considérées comme audacieuses de la réforme opérée parmi nous, dans le traitement de la pneumonie, par Louis et M. Marrotte et en Allemagne par Traube. Ces premiers essais d'abstention substituée à l'une des méthodes de traitement les plus actives en ont suscité d'autres.

C'est en 1840 que Grisolle, sur les rumeurs des succès par l'expectation, qui bourdonnaient depuis quelque temps à ses oreilles, se décida à tenter quelques expériences. Elles portèrent uniquemext sur des cas de pneumonies manifestement bénignes, n'offrant aucune indication urgente à remplir. Pour avoir un point de comparaison il choisit un nombre à peu près égal de pneumonie non moins bénignes, mais auxquelles il opposa un traitement relativement actif.

Les pneumonies bénignes auxquelles il n'opposa qu'une médication expectante furent au nombre de 11. A l'exception d'un malade âgé de cinquante-six ans, tous les autres étaient jeunes, bien constitués. 4 étaient arrivés, terme moyen, au quatrième jour d'une pneumonie bien caractérisée, d'une étendue variable, mais toujours bornée à un seul poumon. Le traitement ne consista que dans le repos au lit, dans l'usage de boissons douces et l'abstinence d'aliments. Chez tous ces malades les symptômes locaux et la douleur surtout ont eu une durée très-longue, disproportionnée avec l'intensité de la fièvre et avec l'étendue de la maladie; l'engorgement pulmonaire, quoiqu'il ne s'étendît, dans aucun cas, à une grande profondeur, ne s'est résolu qu'avec une grande lenteur; il y a eu un intervalle de quatre jours environ entre la cessation complète du mouvement fébrile et l'instant où les phénomènes d'auscultation commencèrent à décroître.

Dans la série de malades atteints de pneumonies également bénignes, au nombre de 13, tous jeunes, également bien constitués et comparables à tous égards à ceux de la catégorie précédente, il fut pratiqué une ou deux saignées générales ou locales, du premier au sixième jour. Chez ces 13 malades la douleur de côté fut constamment amoindrie et disparut complétement et sans retour, du deuxième au douzième jour; le mouvement fébrile s'était éteint tout à fait à la fin du septième jour; la convalescence était complète vingt-quatre heures après; enfin les phénomènes d'auscultation diminuèrent en même temps que la fièvre cessait, c'est-à-dire au septième jour.

La médication active a eu ici sur l'expectation l'avantage d'amener une guérison plus prompte et d'abréger également la durée de la convalescence.

Si les expériences de Grisolle démontrent la curabilité naturelle de la pneumonie franche, simple, et la possibilité, par conséquent, de la laisser livrée à elle-même, sans courir le risque d'une issue fatale, elles montrent péremptoirement encore que, lorsqu'elle est traitée dans les premiers jours par des émissions sanguines générales ou locales modérées, la guérison en est encore mieux assurée.

Des expériences semblables faites par Dietl, à Vienne, ont donné les résultats suivants. Pendant une période de trois années, de 1847 à 1850, Dietl a eu à traiter 750 cas de pneumonie, se répartissant pour l'âge entre 15 et 45 ans.

Dans tous ces cas, il s'est abstenu des émissions sanguines, ce n'a été qu'exceptionnellement et par le fait d'une complication que la mort est survenue. La pneumonie abandonnée à elle-même a généralement suivi son cours naturel et sa marche régulière vers la guérison, la défervescence ayant eu lieu en moyenne du quatrième au cinquième jour et la convalescence vingt-quatre heures après. Mais ces résultats très-favorables à l'expectation, comme on le voit, ne se sont pas soutenus devant le contrôle d'autres expérimentateurs, tels que Wunderlich à Leipzig, Earson à Édimbourg, Bordes à Amsterdam, Schmidt à Copenhague, qui ont obtenu par l'expectation des résultats peu différents de ceux que donnent en moyenne les médications usuelles. Huss à Stockholm obtint des résultats qui venaient se placer entre ceux de Dietl et ceux de Wunderlich et des autres expérimentateurs que nous venons de nommer. Quelque temps après Bennett à Édimbourg obtenait par l'expectation 62 guérisons sur 65 péripneumonies franches, alors qu'autour de lui Jones, Aeid, Deacock, Mac Dong, perdaient 222 malades sur 644 pneumonies. Jusque-là on voit que la question restait encore indécise et que partisans des médications actives, notamment des émissions sanguines ou autres, et partisans de l'expectation, pouvaient trouver dans les statistiques des arguments s'équivalant ou à peu près.

La question nous paraît avoir été mieux posée et plus nettement résolue, du moins en ce qui concerne en particulier la pneumonie franche de l'enfance, par les expériences faites à Paris par Legendre et par M. Ern. Barthez.

Pendant qu'autour de nous Biett, Magendie, Louis, Chomel, MM. Marrotte et Laboulbène, Valleix, Lorain, Becquerel, s'élevant contre les abus de la saignée, s'étaient déjà plus ou moins explicitement prononcés en principe pour l'expectation, l'expérimentation allait de nouveau parler en sa faveur.

Legendre, médecin de l'hôpital Sainte-Eugénie, enlevé beaucoup trop jeune à la science, laissait en mourant, entre autres travaux inédits, un mémoire sur l'expectation dans la pneumonie franche, où l'on trouve consignés des résultats très-remarquables. Une série de 12 cas de pneumonies traitées et toutes guéries dans son service par l'expectation, malgré l'extrême gravité apparente de plusieurs d'entre elles, l'a autorisé à avancer la proposition suivante : La pneumonie franche, se développant accidentellement au milieu d'une bonne santé, est, au moins chez les enfants, une maladie qui se termine habituellement, pour ne pas dire toujours, d'une manière favorable.

Tous les auteurs qui avaient écrit jusque-là sur les maladies des enfants avaient été unanimes pour admettre la gravité de la pneumonie depuis le moment de la naissance jusqu'à cinq ans, attribuant tous cette gravité de la maladie et les différences symptomatiques qu'elle présente pendant cette période de la vie à une forme anatomique particulière de l'hépatisation, à la disposition *lobulaire*. Des recherches sur quelques maladies du poumon chez les enfants, faites avec la collaboration de Bailly et publiées en 1844, conduisirent Legendre à établir une distinction radicale entre deux espèces de pneumonies chez les enfants, l'une qu'il a appelée *pneumonie franche lobaire*, l'autre la *pneumonie catarrhale* ou *broncho-pneumonie*, distinction admise aujourd'hui par tous les cliniciens. (C'était, en réalité, la consécration par l'anatomie pathologique de celle qu'avaient déjà faite les grands praticiens du dernier siècle entre les inflammations pulmonaires franches, la pneumonie légitime et la *péripneumonia notha* succédant aux catarrhes essentiels ou symptomatiques des fièvres.) C'est en se fondant sur cette distinction basée elle-même sur la différence de nature des deux maladies que Legendre a pu, en n'appliquant qu'aux seules pneumonies franches la méthode d'expectation, obtenir les résultats si remarquables consignés dans ce mémoire posthume.

Quelques années après, en 1862, M. Barthez adressait à l'Académie de médecine un important mémoire sur le même sujet, et à l'appui de la thèse de Legendre.

Depuis le mois d'août 1854 jusqu'au mois de juin 1861, c'est-à-dire pendant une période de sept années, M. Barthez a eu à traiter dans son service 212 enfants atteints de pneumonie franche, sur lesquels 2 cas seulement ont été suivis de mort, par le fait de la pneumonie, qui dans ces 2 cas occupait les deux poumons. Sur ce nombre de malades il en est jjusqu'à la moitié qui n'ont été soumis à aucune espèce de traitement; pour bon nombre d'autres la thérapeutique n'a consisté qu'en une médication fort peu active, tel qu'un purgatif, un vomitif, un bain; enfin un sixième à peine de ces malades a été soumis à un traitement ayant quelque activité.

A ce nombre déjà considérable M. Barthez a joint celui assez grand des enfants qu'il a traités en ville. Ces observations ont porté sur des enfants de deux à quinze ans; ils étaient tous atteints de pneumonie franche. Voici le résumé de ce qu'il a constaté :

Abandonnée à elle-même, la pneumonie a commencé à se résoudre du sixième au huitième jour de son début, le septième jour dans la moitié au moins des cas. Chez bon nombre d'enfants, la durée de la période croissante a été plus courte et la résolution a commencé dès le cinquième ou le quatrième jour.

Chez les enfants qui n'ont pas été traités, la durée de la convalescence n'a jamais dépassé quinze jours.

La conclusion de M. Barthez est : qu'en présence d'un enfant atteint d'une hépatisation lobaire primitive et franche la meilleure thérapeutique est l'emploi d'une bonne hygiène et l'abstention de toute médication. C'est la conduite qu'il croit devoir conseiller vis-à-vis d'un bon nombre de malades.

Toutefois, et en cela M. Barthez ne se départit pas de la justesse d'esprit et de la prudence qu'on lui a toujours connues, il n'oublie pas qu'à côté de la terminaison naturelle de la pneumonie, de la durée de ses périodes et de l'influence que le traitement exerce sur elle, il reste des indications secondaire sur lesquelles la thérapeutique peut avoir à s'exercer; que se diriger exclusivement d'après un ensemble de chiffres pour établir une conclusion thérapeutique absolue, ce serait méconnaître les besoins de la pratique journalière, ce serait oublier que chaque malade représente une individualité qui exige l'établissement et la solution d'un problème particulier. Aussi le seul précepte qu'il ait voulu poser et auquel nous donnons notre entière adhésion est : qu'il n'est presque jamais utile, et encore moins nécessaire, de diriger contre la pneumonie franche des enfants une médication très-active, et qu'il faut surtout s'abstenir autant que possible d'émissions sanguines répétées, dont l'effet évident est d'affaiblir inutilement les enfants et d'allonger considérablement leur convalescence.

Depuis cette époque, l'expectation dans le traitement de la pneumonie franche, chez l'adulte comme chez l'enfant, n'a cessé de gagner tous les jours du terrain, mais ce n'est pas toutefois sans quelques réserves et sans quelques restrictions judicieusement énoncées dans le rapport de Blache sur le mémoire de M. Barthez, lu à l'Académie en 1864, et dans le *Traité des maladies aiguës des organes respiratoires* de Woillez, de 1872. Dans son livre récent *Sur les maladies spécifiques (non tuberculeuses du poumon)*, t. II, de la *Médecine clinique*, 1885, M. G. Séc exprime aussi des réserves à cet égard : « Si la méthode spoliative, dit-il à propos de la méthode naturiste dans la pneumonie aiguë, a perdu aujourd'hui son prestige, l'expectation continue à inspirer des doutes et des réserves ; les réticences se traduisent par des correctifs, par des accommodements avec un régime fortifiant et une bonne alimentation ».

Le rhumatisme articulaire aigu est une des affections au sujet desquelles a été posée aussi la question de l'expectation. Quelques voix favorables à cette méthode se sont élevées il y a une douzaine d'années au sein de la Société médicale des hôpitaux. Il ne nous paraît pas qu'elles aient fait beaucoup de prosélytes depuis.

Dans un travail communiqué à cette Société, M. Dujardin-Beaumetz, examinant un à un les arguments invoqués par les partisans de l'expectation, a montré qu'ils n'offraient aucune base sérieuse et scientifique, tandis que les médications actives opposées à cette affection, si elles ne la guérissent pas toujours, en abrègent du moins la durée ou en atténuent le plus souvent l'intensité.

M. Ernest Besnier, dans son important article RHUMATISME du *Dictionnaire encyclopédique des sciences médicales*, conclut à peu près dans les mêmes termes : « Ce que j'ai signalé en maints endroits et ce qui a été dit par divers auteurs de la marche naturelle du rhumatisme articulaire aigu, de sa résistance aux médications les plus énergiques et de son apparente impressionnabilité, suivant les cas, aux médications les plus diverses, les plus contradictoires ou les plus insignifiantes, implique-t-il l'inutilité générale de l'intervention thérapeutique au cours de cette affection, et doit-il mener à cette conclusion que l'on ne doit pas traiter activement le rhumatisme articulaire aigu? Assurément non... Il ne saurait être contesté que certains cas, peut-être très-nombreux, de rhumatisme articulaire aigu, traités par des moyens hygiéniques et diététiques simples, à la manière d'une fièvre scarlatine normale, par exemple, ou encore soumis à quelque médication comme la diète lactée, arriveraient sans encombre à une guérison aussi rapide et aussi parfaite que s'ils avaient été énergiquement médicamentés. Mais la marche irrégulière de cette affection, qui est loin de permettre, dès son début, de prédire quelle sera son évolution ultérieure, n'autorise guère le médecin à se borner à cette expectation relative. S'il est, à la rigueur, permis de se tenir dans les bornes d'une médication hygiénique et diététique simple dans le rhumatisme articulaire bénin, à la condition d'observer attentivement ses phases, il ne l'est absolument pas lorsqu'on a affaire à une affection quelque peu intense et grave ».

Il doit être considéré comme acquis aujourd'hui par l'observation et par l'expérimentation que l'expectation, érigée en principe dans l'intention de respecter les crises et les évolutions naturelles tendant spontanément à leur solution favorable, qui a été longtemps exclusivement réservée aux maladies aiguës, fièvres ou phlegmasies bénignes, fièvres éruptives, certaines fièvres continues sans caractères bien déterminés et quelques fièvres intermittentes sans gravité qui se résolvent d'elles-mêmes après quelques accès, enfin à certaines périodes des fièvres graves, peut être étendue maintenant à un certain nombre de phlegmasies aiguës intenses, pyrétiques, contre lesquelles on avait jusqu'à ces derniers temps opposé des médications plus ou moins actives, telles que la pneumonie, par exemple, l'érysipèle, jusqu'à un certain point l'apoplexie cérébrale, et qu'elle est applicable à divers autres points de vue, et par de tout autres motifs, à un certain nombre d'affections ou états morbides divers, aigus ou chroniques.

Au premier rang des maladies auxquelles l'expectation est applicable, M. Charcot, dans sa thèse de concours d'agrégation de 1857, *Sur l'expectation*, à l'exemple de Stahl, met les maladies spécifiques dont on ne connaît pas le remède, telles que le rhumatisme, la goutte, les dartres, etc., puis quelques-unes des fièvres essentielles dont la nature spécifique est encore un objet de contestation.

S'il est telles affections et telles circonstances où l'expectation peut et doit constituer à elle seule toute la médication, il en est d'autres dont la gravité est telle que dans l'impuissance d'enrayer par aucun moyen leur marche fatale le médecin est réduit à l'inaction.

Il peut se présenter encore telles autres circonstances, et le cas est assez fréquent, où l'expectation, indiquée au début de la maladie, doive, à un moment donné, sous la pression d'une indication rationnelle, céder la place à une médication active; telle autre, enfin, où l'expectation doit être associée à un régime alimentaire et hygiénique capable de maintenir ou de relever les forces organiques et de les mettre en état de suffire à l'évolution et à la solution naturelle de la maladie : c'est ce qu'on a appelé l'*expectation mixte*.

Il n'y a lieu, généralement, à intervenir et à agir médicalement sans retard ni hésitation, qu'autant qu'il se présente des indications formelles, qu'il ressort d'une manière manifeste de la connaissance de la modalité affective, soit primitive, soit secondaire, et de l'étude de l'état des forces et des réactions, qu'il n'y a nullement à compter sur les effets d'une action médicatrice de la nature. L'action dans tous ces cas doit être réglée d'après les lois de l'occasion et de l'opportunité dont il a été traité ailleurs.

Dans la détermination du choix à faire entre l'expectation et l'action, il y a toujours lieu de tenir compte, une maladie étant donnée, de l'âge du malade, de son sexe, de son tempérament et de ses idiosyncrasies, du climat, de la saison, des conditions météoriques actuelles, ainsi que de la constitution médicale régnante; autant d'influences qui peuvent modifier l'indication ou l'opportunité de l'une ou de l'autre manière d'agir.

Il n'a été question jusqu'ici que de l'expectation en vue des maladies aiguës. Elle peut avoir aussi ses indications, quoique beaucoup plus rarement, dans les maladies chroniques, constitutionnelles ou diathésiques. Il n'y a pas seulement à considérer dans les maladies chroniques celles qui sont incurables de leur nature et pour lesquelles toute médication est impuissante à enrayer la marche vers une issue fatale, et par conséquent inutile; il en est pour lesquelles toute tentative de guérison est un danger. Quelles sont les maladies qu'il est dangereux de guérir? On en peut voir une longue énumération dans le livre publié sous ce titre en 1808 par Raymond. Nous n'en pouvons citer ici que quelques exemples confirmés par des observations plus récentes. C'est ainsi que les praticiens sont d'accord aujourd'hui pour reconnaître la nécessité de ne pas s'attaquer à certains accès de goutte, particulièrement de celle qu'on désigne sous le nom de goutte asthénique; de ne pas chercher à guérir trop rapidement certaines affections cutanées, autres que celles qui sont d'origine parasitaire, les gourmes chez les enfants scrofuleux, autrement que par les agents propres à modifier la constitution ; de respecter certaines maladies qui ont pris en quelque sorte depuis longtemps droit de domicile dans l'économie, certaines dispositions ou habitudes morbides lentement acquises, tellement invétérées, qu'elles ont fini, après une longue suite d'années, par devenir une sorte de fonction supplémentaire nécessaire à l'entretien de l'équilibre fonctionnel, les affections chroniques de la peau chez les vieillards, les sueurs partielles, les hémorrhoïdes périodiques, certaines épistaxis, les diarrhées devenues habituelles, etc. Le médecin devra s'abstenir enfin de toute intervention active dans les maladies tenant aux révolutions des âges, à l'accomplissement des grands phénomènes physiologiques de transition, tels que la croissance, l'établissement de la menstruation, la grossesse, la ménopause, etc., ainsi qu'une foule d'indispositions qui guérissent le plus souvent d'elles-mêmes, mais à la condition de veiller attentivement, prêt à saisir les indications que pourrait entraîner la nécessité de supprimer quelque mouvement organique exagéré.

Nous ne parlerons ici que pour mémoire de l'expectation en chirurgie, qui serait mieux nommée l'*abstention*. C'est une question qui se pose tous les jours d'elle-même au chirurgien, en présence d'une tumeur incurable par les moyens médicaux et fatalement mortelle à une échéance plus ou moins éloignée, de savoir s'il y a lieu d'en faire l'ablation ou de n'y point toucher. Les données du problème sont trop multiples pour les exposer ici ; elles varient d'ailleurs pour chaque cas particulier et sont examinées à chacun des articles où la médecine opératoire est en cause.

L'expectation dont nous venons de nous attacher à signaler un grand nombre d'indications est rarement absolue dans son application. On a vu que tantôt indiquée au début seulement des maladies, tantôt à une période plus ou moins avancée ou pendant toute leur durée, elle est souvent aidée, sans cesser pour cela de mériter son nom, par le secours de l'hygiène et particulièrement celui du régime alimentaire. Il est un grand nombre de circonstances où ces secours de l'hygiène ont une telle importance et exercent de telles modifications sur l'organisme, qu'ils constituent à eux seuls une médication véritable. Ce n'est plus alors l'expectation proprement dite, ce n'est pas non plus la médicamentation, c'est une intervention des agents de l'hygiène plus active et surveillée de plus près qu'elle ne l'est communément dans les habitudes ordinaires de la vie en état de santé, et qui convient particulièrement aux cas où il est nécessaire de fournir un appui aux efforts curateurs de la nature et où les moyens de douceur sont suffisants pour aider à ramener l'ordre dans l'économie. C'est ce qu'un ancien professeur d'hygiène de l'École de Montpellier, F. Ribes, a très-heureusement formulé dans un livre intitulé : *Traité d'hygiène thérapeutique ou application des moyens de l'hygiène au traitement des maladies*. Ce sujet a été repris depuis et très-sérieusement étudié tout près de nous, en particulier par M. Dujardin-Beaumetz dans ses conférences sur l'*Alimentation thérapeutique* (in *Bulletin général de thérapeutique* de 1886), et par M. le professeur G. Sée dans son livre intitulé : *Du régime alimentaire, traitement hygiénique des maladies*. Paris, 1887 (*voy.* les mots : ALIMENTATION, RÉGIME, HYGIÈNE).   BROCHIN.

BIBLIOGRAPHIE. — HIPPOCRATE. *Du régime dans les maladies aiguës*, trad. de Littré, t. IV, p. 465-470-475, etc., 1861. — HARVEY (Gédéon). *Ars curandi morbos expectatione*. Amstelodami, 1695. — STAHL (G.-E.). *Ars sanandi cum expectatione opposita arti curandi nuda expectatione*. Paris, 1730. — BAGLIVI. *Opera omnia*, p. 250. Lyon, 1745. — VOULLONE.

Mémoire sur la question proposée par l'Académie de Dijon pour sujet de prix : *Déterminez quelles sont les maladies dans lesquelles la médecine agissante est préférable à l'expectante et celle-ci à l'agissante, et à quels signes le médecin reconnaît qu'il doit agir ou rester dans l'inaction, en attendant le moment favorable de placer les remèdes.* Avignon, 1776. — PLANCHON. *Même sujet. Le naturisme.* Tournay, 1778. — JAUBERT. *Même sujet. Dissertatio medica circa tres questionnes,* etc. Avignon, 1778. — SAILLANT. *Tableau des épidém. catarrh.* Paris, 1780. — PINEL. Art. EXPECTATION EN MÉDECINE. In *Dictionnaire des sciences médicales,* et MÉDECINE CLINIQUE, p. 459, 1815. — SYDENHAM. *Médecine pratique,* trad. Jault, 1816. — RAYMOND. *Traité des maladies qu'il est dangereux de guérir,* in-8°. Paris, 2° édit., 1816. — BORDEU. *Recherches sur l'histoire de la médecine.* In *Œuvres complètes,* t. II, p. 596, 1818. — MEYNIER. *Essai sur l'expectation.* Thèse de Paris, 1828. — LOUIS. *Recherches sur la fièvre typhoïde,* t. II, p. 379. — CHOMEL. *Pathologie générale.* — MONDIÈRE. *Mémoire sur la sueur habituelle des pieds.* In journal *l'Expérience,* t. I, p. 482. — HOFFMANN. *Opera omnia,* t. VI, p. 256. — RAYER. *Traité des maladies de la peau,* t. I, p. 40-45. — LITTRÉ. Art. EXPECTATION. In *Dictionnaire de médecine en 30 vol.,* 2° édit., 1835, t. XII. — ROSTAN. *Cours de médecine clinique,* t. I, p. 71, 1835. — DU MÊME. *Exposition des principes de l'organicisme,* p. 215-249. Paris. 1846. — STOLL. *Médecine pratique (Aphorismes).* Traduct. de Mahon in *Encyclop. méd.,* 1837. — FORGET. *Traité de l'entérite folliculeuse (médic. par l'expectation),* 1841. — DU MÊME. *Principes de thérapeutique (méthode expectante),* 1860. — REQUIN. *De la spécificité dans les maladies.* Thèse de concours, 1851. — GRANDMOTTET. *Traitement de la pneumonie.* Paris, 1852. — DIETL. *Statistischer Beitrag zum Aderlass in der Lungenentzündung.* Vienne, 1853; Hygiea, 1852. — BAZIN. *Recherches sur la nature et le traitement des teignes,* p. 78, 1853. — DU MÊME. *Séméiologie cutanée (cours de),* p. 89, 1855. — MARMOTTE. *De la fièvre synoque pneumonique.* In *Archiv. de médecine,* juillet-août 1855. — TROUSSEAU et PIDOUX. *Traité de thérapeutique,* t. I, p. 327, 1855. — METCALFE. *Med. Times.* New-York, 1855, et *Gaz. hebd.,* 1855. — RUEHLE. *Avant. de l'expect. dans la pneumonie.* In *Gaz. hebd.,* Ibid. — PETERS. *Bericht von der med. Klinik.* In *Prager Vierteljahrschrift,* 1856. — WUNDERLICH. *Ueber den Einfluss der Blutverluste auf Pneumoniekranke.* In *Arch. f. phys. Med.,* 1856. — GORÉE. *De la nature et de l'art dans le traitement de la pneumonie.* In *Schmidt's Jahrb.,* 1857. — CHARCOT. *De l'expectation,* thèse de concours d'agrégation, 1857. — LEGENDRE. *De l'expectation dans la pneumonie franche* (mémoire posthume). In *Arch. génér. de méd.,* septembre 1859. — RIBES (F.). *Hygiène thérapeutique,* in-8°, 1860. — BARTHEZ (E.). *Des résultats obtenus par l'expectation dans le traitement de la pneumonie des enfants.* Mémoire lu à l'Académie de médecine, in *Bulletin de thérapeutique,* t. LXII, 1862. — BLACHE. Rapport fait à l'Académie de médecine sur le mémoire précédent. In *Bull. de l'Acad. de méd.,* t. XXX, 1864-1865. — VIRET (de Lyon). *Médecine expectante,* 5 vol. in-8°. Lyon, 1863. — GRIESENGER. *Traité des maladies infectieuses,* trad. de G. Lemaître. Paris, 1868. — LÉVY (Michel). *Traité d'hygiène publique et privée,* chap. des *Habitudes morbides,* t. I, p. 136, 5° édit., 1869. — DUJARDIN-BEAUMETZ. *Réflexions critiques sur l'expectation comme méthode de traitement du rhumatisme articulaire aigu.* In *Union médicale,* n° 75, 26 juin 1875.

B.

EXPECTORATION. *Voy.* CRACHATS.

EXPÉRIENCE. EXPÉRIMENTATION. Le mot *expérience* a plusieurs sens. Dans le langage vulgaire, l'expérience est à la fois la science qui s'acquiert à la longue par la continuité des observations toujours plus nombreuses avec le temps, et l'habitude de bien juger des faits que l'on observe. Formée peu à peu par une longue suite de petites remarques, d'hypothèses vérifiées ou infirmées, de tâtonnements, de comparaisons, l'expérience, chez les esprits bien faits et actifs, augmente toujours avec l'âge; quand elle cesse de croître, c'est que les habitudes du jugement sont enracinées et fixées : la routine commence. L'expérience est quelque chose de personnel; elle se transmet difficilement par l'enseignement ou par les livres. La pratique seule donne l'expérience au médecin, et la science des livres ne peut jamais remplacer l'expérience. Ce sont là des vérités de sens commun sur lesquelles il est inutile d'insister.

Les philosophes emploient le mot *expérience* pour désigner la connaissance directe, intuitive, immédiate, que nous avons des faits ou phénomènes; il y a pour eux deux sortes d'expérience, la sensation et le sens intime ou conscience, comme il y a deux sortes de phénomènes : les phénomènes connus par les sens et ceux qui sont connus par la conscience : on entend donc par expérience la réunion de la sensation et de la conscience. L'expérience s'oppose à la raison, qui est la connaissance des réalités ou des principes non observables, supérieurs aux phénomènes, — à la mémoire, qui est la connaissance indirecte des phénomènes à travers le temps, — à l'imagination, à la généralisation et au jugement, qui sont différents modes d'élaboration de la connaissance immédiate, différents procédés par lesquels l'esprit groupe les phénomènes une fois connus par l'expérience.

Dans le langage scientifique, la signification du mot *expérience* est beaucoup plus déterminée, car l'expérience est, pour les savants, l'*observation provoquée :* or l'observation est déjà plus que la simple connaissance par la conscience ou par les sens; elle est cette connaissance devenue attentive, c'est-à-dire volontaire,, et dirigée par la volonté vers un but préalablement conçu. L'observateur veut connaître une chose quelconque qui est momentanément l'objet exclusif de sa curiosité; pour y arriver, il écarte volontairement de sa conscience et de sa sensation tous les autres objets qui lui sont présents ou qui pourraient se présenter soit à sa pensée, soit à ses sens; il concentre son attention sur la chose qu'il veut étudier, et il arrive ainsi à la percevoir plus complétement et plus finement, dans toutes ses parties et dans ses détails les plus subtils; il pourra ainsi la mieux décrire et la mieux comparer à ses analogues.

Telle est l'observation, que l'on peut définir *la constatation attentive des phénomènes.* Mais de deux choses l'une : ou bien les phénomènes observables se présentent d'eux-mêmes et comme à l'improviste : alors ils surprennent l'observateur, qui se trouve mal préparé à les analyser; il ne voit pas ou voit mal le commencement du phénomène; parfois il est encore troublé quand le phénomène continue; il ne peut en prolonger la durée, et, quand le phénomène a disparu, il ne peut revenir sur son observation pour en corriger les imperfections ou en combler les lacunes, puis, par cela même que le phénomène l'a surpris, il en ignore les causes, il ne peut le rattacher à ses antécédents, à ses conditions. Tous ces défauts de la simple observation disparaissent quand le phénomène à observer a été prévu par l'observateur et provoqué par lui, quand, pour observer le phénomène, il en a réalisé les conditions : alors il assiste attentif à l'éclosion du phénomène, il le suit dans son évolution, il peut le prolonger ou le faire renaître pour contrôler ses premières constatations; il peut en noter à loisir tous les détails et remarquer tous les phénomènes concomitants, antécédents ou conséquents, qui lui sont associés; il peut enfin le faire varier en modifiant les conditions qui l'ont fait naître ou qui l'accompagnent. Dans le premier cas, l'observateur est surpris par un phénomène inattendu, ou, s'il prévoyait le phénomène, il se borne à écouter la nature; il ne sait que ce qu'elle a bien voulu lui dire; — dans le second, il interroge la nature et la contraint à parler; s'il sait varier ses questions et la contraindre toujours à répondre, il lui arrache un à un tous ses secrets. *Une bonne observation est l'observation d'un phénomène provoqué,* et c'est cela qu'on appelle une expérience. L'expérience n'est donc autre chose qu'un perfectionnement de l'observation; c'est une observation dans laquelle la volonté préside au choix de l'objet à étudier, fait naître cet objet, et enfin concentre sur lui toutes les forces de la conscience et de l'intelligence. Si l'on préfère définir l'expérience par le caractère qui lui est propre et qui la distingue de l'observation, on dira qu'elle est *la production artificielle des phénomènes en vue de leur observation précise, complète et méthodique.* L'expérience, ainsi entendue, ne diffère pas de l'*expérimentation;* ces deux termes sont synonymes. Il est d'ailleurs évident que l'expérimentation est toujours suggérée par une observation qui a paru donner du phénomène et de ses causes une connaissance insuffisante. Ajoutons enfin que l'observation se fait en tous lieux; les observatoires et les cliniques permettent seulement d'observer dans de meilleures conditions, plus exactement et plus complétement, les phénomènes qu'on ne peut pas ou qu'on ne veut pas provoquer; l'expérimentation ne se fait guère bien que dans un *laboratoire* pourvu de tous les instruments et matériaux nécessaires à la production indéfiniment variée du genre de phénomènes que l'on veut étudier.

La science se fonde sur l'observation des phénomènes; elle les compare et les groupe de différentes manières : c'est la classification; surtout elle établit les relations régulières qu'ils ont entre eux, les rapports constants de coexistence et de succession qui les régissent : ces rapports sont les *lois* des phénomènes; la détermination et la coordination des lois est le but de la science. Mieux les phénomènes seront connus et dans leurs éléments et dans leurs relations mutuelles, plus la détermination des lois sera facile et sûre. L'observation pure et simple suffit dans certains cas à fonder l'induction, c'est-à-dire la connaissance des lois, mais il est évident que l'expérimentation fournit à l'induction une base plus large et plus solide.

Les sciences les plus avancées, c'est-à-dire les plus riches en lois, les plus exactes et les plus affirmatives dans leurs énoncés, sont les sciences *expérimentales*, c'est-à-dire celles qui emploient l'expérimentation comme procédé unique ou principal : telles sont la physique et la chimie, et l'on voudrait pouvoir appliquer à toutes les sciences les procédés si simples et si rigoureux auxquels elles doivent leur sûreté et leur progrès régulier. Mais certains objets d'étude résistent à l'expérimentation, et, en conséquence, certaines sciences sont réduites à l'observation, sauf à la perfectionner au moyen d'instruments spéciaux qui, en augmentant l'intensité ou l'étendue apparente des phénomènes, permettent à la perception d'être plus riche et plus précise : telles sont l'astronomie et la météorologie; ces sciences sont condamnées à rester éternellement des sciences de simple observation par cette raison décisive qu'il est impossible de provoquer les phénomènes astronomiques et météorologiques.

On a cru longtemps que les sciences médicales devaient, comme les précédentes, rester, ce qu'elles étaient au début, des sciences d'observation, — et cela non-seulement parce que la morale médicale défend de provoquer des faits morbides chez nos semblables, de faire de l'homme intentionnellement un sujet d'expérience, — mais aussi et surtout parce que la complexité et l'enchevêtrement des phénomènes vitaux, soit normaux, soit pathologiques, ne permettent pas de suivre avec sûreté dans un organisme les effets d'une expérience : trop nombreux sont à chaque instant les phénomènes organiques; ils réagissent trop instantanément et trop secrètement les uns sur les autres pour qu'on puisse dire : « Celui-ci a engendré celui-là. » Mieux vaut laisser agir la nature et l'observer patiemment du dehors.

Cette opinion était encore dominante il y a peu d'années; la pathologie et la thérapeutique ont été depuis leur origine des sciences d'observation, et c'est par

un emploi plus savant de l'observation clinique ou de l'anatomie pathologique
(qui est, elle aussi, un genre d'observation) que l'École française a fait faire
à ces sciences, dans la première moitié du dix-neuvième siècle, des progrès
décisifs. Mais un jour devait venir où la méthode expérimentale serait appliquée
aux sciences biologiques, et il suffisait que la tentative réussît en quelque
mesure pour que ce succès encourageât des espérances illimitées. Claude Bernard
a fondé la *physiologie expérimentale* et posé les bases de la *médecine expérimentale;* il a montré qu'elles étaient solidaires et que l'on ne pouvait développer
la première sans toucher à la seconde ou sans lui préparer les voies. Entre ses
mains et celles de ses disciples, la vivisection des animaux n'a pas été seulement
le procédé fondamental pour la recherche des fonctions vitales normales : elle a
quelquefois servi à donner aux animaux mis en expérience des maladies artificielles analogues à celles de l'homme : ainsi le diabète expérimental découvert
par Claude Bernard et l'épilepsie artificielle des cobayes due à Brown-Sequard;
la *pathologie expérimentale* était fondée; on doit y rattacher les expériences
très-méthodiques de Dareste sur la production artificielle des monstruosités :
car la *tératologie expérimentale* est évidemment une branche de la pathologie
expérimentale.

Les choses en étaient là et les progrès de la médecine expérimentale eussent
été sans doute très-lents, si elle s'était bornée à chercher dans l'organisme
modifié par un traumatisme savant le principe des maladies. Mais, dans ces
dernières années, les travaux de Pasteur et le développement des théories micro-
biennes lui ont ouvert des voies nouvelles; toutes les maladies épidémiques,
contagieuses ou infectieuses, sont désormais considérées comme des maladies
parasitaires dues à l'introduction et à la pullulation dans l'organisme d'êtres
vivants infiniment petits. Grâce à Pasteur, on sait aujourd'hui isoler et cultiver
ces semences de maladies; on sait les inoculer et créer ainsi expérimentalement
les affections dont auparavant l'origine était obscure et dont l'étude se faisait
uniquement par l'observation; on a réussi à faire varier la maladie au gré de
l'expérimentateur; on a appris à la produire sous des formes plus ou moins
atténuées et, comme on a constaté que toute atteinte, légère ou grave, crée une
immunité pour l'avenir à l'égard de la maladie déjà subie, on a pu instituer des
inoculations préventives qui constituent une thérapeutique prévoyante ou une
prophylaxie des maladies en question. Il y a donc désormais une pathologie
expérimentale et une thérapeutique également expérimentale de toute une classe
de maladies. Cette nouvelle application de la méthode expérimentale est encore
à ses débuts, mais elle a déjà été signalée par des succès éclatants et indiscu-
tables.

En dépit du terrain conquis chaque jour par la méthode expérimentale, l'observation proprement dite, l'observation clinique, restera toujours le procédé
principal de la médecine. Il est inutile d'insister ici sur cette vérité, qui a été
établie avec une grande abondance de preuves dans l'article THÉRAPEUTIQUE. On
trouvera également à l'article MÉTHODE des considérations sur la part qu'il convient de faire en médecine à l'observation et à l'expérience. Voyez aussi les
articles OBSERVATION, SCIENCE, DÉTERMINISME, INDUCTION.   VICTOR EGGER.

EXPERTISE. *Voy.* MÉDECINE LÉGALE.

EXPIRATION. *Voy.* RESPIRATION.

EXPLORATEURS. *Voy.* Corps étrangers.

EXSUDATS. *Voy.* Inflammation.

EXTENSEURS DES DOIGTS (Muscles). L'extension des doigts est un mouvement par lequel la face dorsale des doigts s'incline vers la face dorsale de la main. Les formations musculaires qui les déterminent sont situées sur le plan dorsal du membre thoracique et s'insèrent par leur extrémité dorsale sur l'un des leviers qui constituent les doigts. Ils présentent, du reste, dans la série animale, les variations les plus étendues en ce qui concerne leur nombre et leur insertion d'origine. Il existe, à cet égard, dans le seul ordre des Primates, des différences considérables. L'homme, que nous devons considérer principalement dans notre description, possède à l'état normal cinq muscles extenseurs des doigts, savoir : 1° un extenseur commun des doigts; 2° un extenseur propre pour le petit doigt; 3° un court extenseur pour le pouce; 4° un long extenseur pour le pouce; 5° un extenseur propre pour l'index. Mais, à l'état anormal, on voit survenir toute une série de faisceaux musculaires surajoutés, dont la morphologie, bizarre au premier abord, trouve dans l'anatomie comparée une explication aussi intéressante que rationnelle.

Nous décrirons tout d'abord les extenseurs normaux et donnerons ensuite une énumération rapide des extenseurs surnuméraires.

I. Extenseur commun des doigts (*Muscle*). Le plus interne de la couche superficielle des muscles postérieurs de l'avant-bras, l'extenseur commun des doigts (*extensor digitorum communis, épicondylo-sus-phalangien*) est un muscle charnu supérieurement, tendineux inférieurement, s'étendant de l'épicondyle aux quatre derniers doigts.

Insertions. Il s'insère en haut : 1° sur la face postérieure de l'épicondyle par un tendon qui lui est commun avec les autres muscles épicondyliens; 2° sur la face profonde de l'aponévrose antibrachiale; 2° sur les cloisons fibreuses qui le séparent de l'extenseur propre du petit doigt en dedans et du deuxième radial externe en dehors.

De là le corps musculaire se porte en bas dans la direction du poignet et se divise bientôt en trois faisceaux distincts : un faisceau externe destiné à l'index; un faisceau moyen destiné au médius; un faisceau interne, enfin, se rendant à la fois à l'annulaire et au petit doigt. Les quatre tendons qui font suite à ces faisceaux charnus passent au-dessous du ligament annulaire postérieur du carpe et divergent ensuite pour atteindre leurs doigts respectifs.

Parvenu au niveau de l'articulation métacarpo-phalangienne, chacun d'eux reçoit sur ses bords des expansions plus ou moins considérables des muscles lombricaux et interosseux (*voy.* ces muscles) et se partage en trois languettes terminales : la languette médiane, glissant sur la face dorsale de la première phalange, vient se fixer sur l'extrémité postérieure ou proximale de la deuxième ; les deux languettes latérales, d'abord nettement distinctes, se fusionnent ensemble sur la face dorsale de la deuxième phalange, pour venir se terminer sur l'extrémité postérieure ou proximale de la troisième.

Rapports. La *face superficielle* de l'extenseur commun des doigts répond à la peau dont elle est séparée par l'aponévrose antibrachiale, le ligament annulaire postérieur du carpe, l'aponévrose dorsale de la main. Sa *face profonde*

recouvre successivement le court supinateur, les vaisseaux interosseux postérieurs, les muscles profonds de la face postérieure de l'avant-bras, l'articulation
du poignet, les métacarpiens et les muscles interosseux, la face dorsale des trois
phalanges. Son *bord externe* est en rapport avec le deuxième radial externe.
Son *bord interne* répond à l'extenseur propre du petit doigt.

Au poignet, l'extenseur commun glisse sur l'extrémité inférieure du radius,
au moyen d'une large synoviale qui lui est commune avec l'extenseur propre de
l'index.

A la face dorsale de la main les quatre tendons du muscle sont reliés les uns
aux autres par de petites languettes fibreuses, transversales ou obliques, qui ont
pour effet, on le conçoit, de solidariser tous les doigts dans leurs mouvements
d'extension. Il n'est rien de plus variable que ces languettes anastomotiques.
Voici, d'après les recherches de Theile, quelle en est la disposition la plus commune : « Le premier tendon de l'extenseur marche obliquement sur le second
métacarpien pour gagner le doigt indicateur, en dehors de l'extenseur propre de
ce doigt, avec lequel il se réunit à la première articulation digitale. Le second
descend en ligne droite sur le troisième métacarpien, reçoit ordinairement une
languette du troisième, avant d'atteindre la première articulation digitale, et se
réunit là avec une autre languette que lui envoie parfois l'extenseur propre de
l'index. Le troisième tendon, quand il ne s'était déjà pas partagé au-dessus du
poignet, se divise au carpe ou sur le métacarpe en deux autres tendons destinés
au quatrième et au cinquième doigt. Celui du quatrième fournit généralement,
au-dessus de l'articulation digitale, un faisceau qui va gagner transversalement
ou obliquement celui du doigt médius et un autre analogue qui se rend à celui
du petit doigt. Le tendon de ce dernier donne également une languette transversale ou oblique à celui du quatrième doigt et se réunit ensuite avec le tendon
propre de l'extenseur du petit doigt. Les anastomoses entre les tendons du cin-
quème et du quatrième doigt ne manquent jamais; il est rare qu'on n'en
trouve pas entre les tendons du quatrième et du troisième. Mais, en outre, on
rencontre encore, sur le métacarpe, de minces languettes aponévrotiques transversales qui servent à réunir ensemble deux tendons voisins. »

Ces languettes d'union, jetées entre les tendons des extenseurs, peuvent
s'accroître soit en surface, soit en nombre; je les ai vues, dans un cas, réunir
ensemble dans presque toute leur portion carpienne les tendons des trois doigts
externes et constituer ainsi pour ces trois doigts un tendon unique, rappelant de
tous points la disposition membraneuse que présentent les tendons des extenseurs chez un grand nombre de Mammifères et que j'ai pu constater moi-même
chez quelques Cercopithèques et jusque chez le *Troglodytes niger*. Macalister et
Wood rapportent des faits semblables.

Il est à remarquer que de tous les doigts de la main le plus libre au point
de vue des mouvements d'extension, le plus individuel, qu'on me permette cette
expression, est le deuxième, celui dont nous nous servons de préférence pour
montrer les objets, le doigt indicateur. Le tendon que lui envoie l'extenseur
commun est, en effet, presque toujours indépendant des autres tendons. La disposition anatomique est donc merveilleusement adaptée à la fonction.

Action. L'extenseur commun étend successivement la troisième phalange
sur la deuxième, la deuxième sur la première, celle-ci sur le métacarpe, la main
sur l'avant-bras et l'avant-bras sur le bras.

Anomalies. Le tendon destiné au petit doigt peut faire défaut. Dans un cas que j'ai observé en 1881, ce tendon était représenté par une simple bandelette fort mince, longue de 3 centimètres seulement, qui se séparait du tendon de l'annulaire sur la région dorsale de la main et venait se fusionner, au niveau de l'articulation métacarpo-phalangienne, avec le tendon de l'extenseur propre de l'index. Macalister a noté de même l'absence du tendon que l'extenseur commun envoie à l'index. Il n'est pas rare de voir les tendons des extenseurs se dédoubler : ce dédoublement peut s'étendre plus ou moins haut du côté du corps musculaire ; il peut donner naissance à des faisceaux égaux ou inégaux, lesquels peuvent se porter soit sur le doigt correspondant, soit sur un doigt voisin ; de plus, il peut porter soit sur un seul tendon, soit sur plusieurs ou même sur tous. De là des variations presque infinies qu'il serait tout aussi fastidieux qu'inutile de décrire. Il a été observé jusqu'à onze tendons sur une même main (Rüdinger, Perrin).

L'extenseur commun peut fournir un cinquième tendon pour le pouce, mais les cas de cette nature sont excessivement rares. Je n'en ai observé que deux pour ma part (Testut, *Anom. muscul. expliquées par l'anatomie comparée*, 1884, p. 538) ; Wood en 1868, Macalister en 1871, avaient signalé déjà ce faisceau surnuméraire, dont le professeur Gruber a publié cinq *nouveaux* exemples (in *Reichert u. Du Bois-Reymond's Archiv*, 1875, p. 204, et in *Virchow's Archiv*, vol. LXXII, p. 500). Nous trouvons encore, en 1867, dans les mémoires de Bankart, Pye-Smith et Philips, sur les anomalies musculaires observées dans les salles de dissection de *Guy's Hospital*, la mention d'un prolongement de l'extenseur commun se rendant à l'un des extenseurs du pouce.

L'interstice séparatif qui isole le faisceau de l'index du faisceau destiné au médius remonte plus ou moins haut du côté de l'épicondyle. Sur deux sujets, je l'ai vu s'étendre jusqu'à cette tubérosité osseuse ; le faisceau musculaire qui se portait à l'index se trouvait ainsi, dans ces deux cas, tout aussi indépendant que l'extenseur propre du petit doigt, et méritait réellement le nom de muscle *extenseur propre superficiel de l'index*. C'est là bien évidemment, une disposition mieux adaptée encore que la disposition ordinaire à la fonction qui est dévolue au doigt indicateur. À ce titre, l'isolement complet du faisceau extenseur de l'index, entraînant comme conséquence l'indépendance de ce doigt, constitue une perfection à la fois anatomique et physiologique et rentre naturellement dans cette classe d'anomalies que l'on peut appeler *progressives*, par opposition aux anomalies dites *réversives*, qui marquent un retour à une organisation perdue.

II. Extenseur propre du petit doigt (*Muscle*). Situé en dedans du précédent, l'extenseur propre du petit doigt (*extensor digiti minimi, épicondylo-susphalangettien du petit doigt*) est un muscle long et grêle étendu de l'épicondyle au cinquième doigt.

Insertions. Il s'insère supérieurement sur la face postérieure de l'épicondyle par le tendon commun des muscles épicondyliens, sur l'aponévrose antibrachiale et sur les cloisons fibreuses qui le séparent des muscles voisins. Inférieurement il se jette sur un tendon aplati qui est déjà très-visible à la partie moyenne de l'avant-bras et que les fibres charnues accompagnent cependant jusqu'au voisinage de l'articulation du poignet. Ce tendon terminal glisse sur la tête du cubitus dans une gaîne qui lui est propre (*voy.* Poignet). Il longe

ensuite le cinquième métacarpien et vient se terminer sur l'extrémité proximale
des deux dernières phalanges du petit doigt, après s'être préalablement fusionné
avec le tendon que l'extenseur commun envoie à ce doigt.

Rapports. Par ses deux faces, superficielle et profonde, l'extenseur propre
du petit doigt présente les mêmes rapports que le muscle précédent. Il répond
par son bord externe à l'extenseur commun des doigts, et par son bord interne
au cubital postérieur.

Action. Comme son nom l'indique, ce muscle est extenseur du petit doigt.
Accessoirement il étend la main sur l'avant-bras.

Anomalies. Davies-Colley, Taylor et Dalton (*Guy's Hospital Reports*, 1872),
ont vu le muscle extenseur propre du petit doigt prendre une insertion supplémentaire sur la face dorsale du cubitus; cette insertion cubitale s'observerait
normalement chez le lapin, d'après Murrie, chez l'éléphant, d'après Miall et
Greenwood (*Journ. of Anat. and Phys.*, 1878, p. 272). On a signalé de
nombreux cas d'absence de l'extenseur propre du petit doigt; ces cas proviennent généralement de la fusion de ce muscle, soit avec l'extenseur commun, soit
avec le cubital postérieur: l'extenseur du petit doigt n'est pas réellement
absent, mais, perdant son individualité, il est descendu au rang secondaire de
simple faisceau de division de l'un ou l'autre de ces deux derniers muscles. Il
semble résulter cependant d'une observation de Brugnone (cité par Meckel)
que le faisceau extenseur du petit doigt peut disparaître entièrement, sans être
remplacé par aucun faisceau surnuméraire. Meckel lui-même dit avoir rencontré deux fois l'absence de l'extenseur du petit doigt, mais il se contente de
cette mention sommaire.

Par contre, on a signalé le dédoublement du tendon de l'extenseur, remontant
plus ou moins haut du côté du corps musculaire; il est même des cas où l'interstice séparatif intéresse jusqu'au corps musculaire lui-même (Wood, Macalister,
Curnow et moi-même). Smith, Howse et Davies-Colley (*Guy's Hospital Reports*,
1870), ont vu le tendon terminal de l'extenseur propre du petit doigt se diviser
en trois faisceaux distincts l'un de l'autre, distincts aussi du quatrième tendon
de l'extenseur commun. Quant au mode de terminaison du tendon surnuméraire, il peut se terminer soit sur le petit doigt lui-même (disposition plus
fréquente), soit sur l'annulaire (disposition plus rare). Dans ce dernier cas, le
muscle s'insère réellement sur les deux doigts internes : c'est là une disposition
véritablement simienne se reproduisant chez l'homme à l'état d'anomalie. Et
elle est loin d'être rare ; Wood l'a rencontrée 13 fois sur 106 sujets, Macalister
1 fois sur 14.

III. EXTENSEUR DU POUCE (*Muscle court*). Le court extenseur du pouce
(*extensor brevis pollicis seu minor, cubito-sus-phalangien du pouce*) appartient à la couche profonde des muscles postérieurs de l'avant-bras. Il est situé
en dedans du long abducteur du pouce, auquel il reste accolé dans la plus
grande partie de son étendue.

Comme lui il prend naissance, en haut, sur la face postérieure du ligament
interosseux et des deux os de l'avant-bras, du cubitus principalement. En bas,
il se jette sur un tendon fort grêle, lequel s'engage tout d'abord dans la même
gouttière que le long abducteur, glisse ensuite sur la face dorsale du premier
métacarpien et finalement vient se fixer sur l'extrémité postérieure ou proximale de la première phalange du pouce.

Ses rapports sont les suivants : recouvert tout d'abord par l'extenseur commun des doigts et l'extenseur propre du petit doigt, il se dégage, en bas, de la face profonde de ces muscles, et répond alors à l'aponévrose et à la peau. Il recouvre successivement le cubitus, le ligament interosseux, le radius, le trapèze et le premier métacarpien. Il forme avec le long abducteur, qui est placé en dehors de lui, le côté externe de la tabatière anatomique (*voy.* Poignet) et se trouve croisé, par conséquent, sur sa face profonde, par l'artère radiale et par les tendons des deux radiaux externes.

Considéré au point de vue de son action, le court extenseur du pouce agit primitivement sur la première phalange du pouce, qu'il étend sur le métacarpien correspondant ; secondairement il porte le métacarpien en dehors, devenant ainsi un auxiliaire du muscle long abducteur du pouce.

Anomalies. Semblable en cela aux tendons phalangiens des autres extenseurs, le tendon terminal du court extenseur du pouce peut se dédoubler. La division peut s'étendre jusqu'au corps musculaire lui-même, l'intéresser même dans toute son étendue, donnant aussi naissance à des extenseurs accessoires. Du reste, le tendon surnuméraire peut se fixer sur le même élément osseux que le tendon normal ou bien se terminer sur un os voisin. C'est ainsi qu'on l'a vu s'arrêter au métacarpien, témoignant ainsi d'une certaine parenté avec l'extenseur du premier métacarpien ou long abducteur du pouce. On a signalé encore son insertion à la phalange onguéale.

Le court extenseur du pouce peut, par contre, se fusionner à un degré variable avec le long abducteur ; l'absorption totale par le long abducteur du court extenseur ou extenseur phalangien du pouce, anormale chez l'homme, est un fait anatomique constant chez la plupart des singes.

IV. Extenseur du pouce (*Muscle long*). Situé en dedans du précédent, comme lui long et grêle, le long extenseur du pouce (*extensor pollicis longus seu major, cubito-sus-phalangettien du pouce*) s'étend de la partie moyenne de l'avant-bras à la deuxième phalange du premier doigt.

Il s'attache, en haut, sur la face postérieure du cubitus et du ligament interosseux. En bas, il passe sous le ligament annulaire, dans une gouttière oblique qui lui est propre, croise sur le carpe les tendons des muscles radiaux, gagne ensuite le côté interne du premier métacarpien et finalement vient s'insérer sur l'extrémité postérieure ou proximale de la deuxième phalange du pouce.

Le long extenseur du pouce présente, à peu de chose près, les mêmes rapports que le muscle précédent. Recouvert par l'extenseur commun des doigts, l'extenseur propre du petit doigt et le cubital postérieur, il recouvre successivement le cubitus, le ligament interosseux, les os du carpe, le premier interosseux dorsal, le premier métacarpien et les deux phalanges du pouce.

D'abord accolé au bord externe du court extenseur du pouce, le long extenseur s'en sépare bientôt, pour le rejoindre de nouveau au niveau du premier métacarpien. Il en résulte la formation d'un espace ovalaire, connu sous le nom de *tabatière anatomique* : son grand axe est oblique en bas et en dehors ; son bord externe est formé par les tendons accolés du court extenseur et du long abducteur du pouce ; son bord interne est constitué par le tendon du long extenseur, son angle supérieur est formé par la rencontre du court extenseur et du long extenseur du pouce, son angle inférieur par la rencontre des tendons de ces mêmes muscles. Sur le vivant, lorsque les muscles qui circonscrivent cet espace se contractent, la peau s'y déprime en une fossette allongée et plus ou moins profonde, dans laquelle les priseurs du bon vieux temps déposaient leur tabac avant de l'aspirer directement dans les fosses nasales : de là le nom de tabatière anatomique que l'on donne encore aujourd'hui, en chirurgie et en médecine opératoire, à cette région. Dans le fond de la tabatière, et directement appliquée sur le squelette, se trouvent, en allant de haut en bas : 1° le tendon du deuxième radial externe ; 2° le tendon du premier radial externe ; 3° l'artère radiale qui, après avoir contourné d'avant en arrière (*voy.* RADIALE) l'apophyse styloïde du radius, se dirige vers l'extrémité supérieure du premier espace intermétacarpien.

Le long extenseur du pouce agit tout d'abord sur la deuxième phalange du pouce et l'étend sur la première. Secondairement, il étend la première sur le métacarpien correspondant et celui-ci sur le carpe.

Anomalies. Les anomalies du long extenseur du pouce rappellent beaucoup celles du court extenseur. C'est ainsi que son tendon peut être double. Il peut être renforcé par un tendon surnuméraire provenant de l'extenseur commun des doigts. Dans un cas observé par Bankart, Pye-Smith et Philips (*Guy's Hospital Reports*, 1879, vol. XIV, p. 436), le tendon du long extenseur du pouce envoyait une expansion à l'index. Bischoff fait remarquer avec raison qu'une pareille disposition n'est pas rare chez les singes.

V. EXTENSEUR PROPRE DE L'INDEX (*Muscle*). Le plus interne des muscles profonds de la région antibrachiale postérieure, l'extenseur propre de l'index (*extensor indicis, indicator, indicatorius, cubito sus-phalangettien de l'index*) est encore un muscle grêle, charnu supérieurement, tendineux inférieurement, étendu de la partie moyenne de l'avant-bras aux phalanges du doigt indicateur.

Il se détache en haut de la face postérieure du cubitus et du ligament interosseux. En bas, il s'engage sous le ligament annulaire postérieur du carpe, dans la même coulisse que les tendons de l'extenseur commun (*voy.* POIGNET). Il croise ensuite obliquement le carpe et le deuxième espace intermétacarpien et vient se confondre, au niveau de l'articulation métacarpo-phalangienne, avec le tendon externe de l'extenseur commun, dont il partage la distribution.

Ses rapports sont les mêmes que ceux des deux muscles précédents : recouvert à l'avant-bras par les muscles superficiels, à la main par l'aponévrose et la peau, il recouvre successivement le cubitus, le ligament interosseux, l'articulation du poignet, le carpe et le métacarpe. Son action est la même que pour l'extenseur commun, avec lequel il se confond ; il est extenseur du deuxième doigt.

Anomalies. Voici, sommairement résumées, les principales variations dont le muscle extenseur propre de l'index peut être le siége : Il peut être absent (observations de Cheselden, de Moser, de Luschka, de Macalister) ; je l'ai vu moi-même, dans un cas, transformé en tendon dans toute son étendue. On l'a vu prendre son origine, bien au-dessous de sa surface d'insertion ordinaire, sur les os du carpe ou même sur le ligament annulaire postérieur ; ainsi descendu, il mérite réellement le nom de court extenseur de l'index. On a vu se développer, entre le tendon inférieur de ce muscle et les tendons des extenseurs du pouce,. des anastomoses soit tendineuses, soit aponévrotiques, qui, sur les sujets qui en sont porteurs, atteignent plus ou |moins profondément l'indépendance remarquable soit de l'index, soit du pouce. Dans un très-intéressant mémoire, inséré dans les *Arch. néerlandaises des sciences exactes et naturelles* (Harlem, 1879, p. 320), le professeur Koster a signalé plusieurs faits de ce genre qu'il a observés sur lui-même d'abord, sur le cadavre ensuite. Dans un cas de Rosenmüller (*De var. musc.*, p. 6) l'extenseur propre de l'index affectait une forme digastrique. L'extenseur propre de l'index, enfin, peut se dédoubler soit partiellement (tendon seulement), soit en totalité (avec création d'un muscle surnuméraire). Dans ce cas, les deux tendons peuvent se porter : *a*, l'un et l'autre sur l'index; *b*, l'un sur l'index, l'autre sur le médius; *c*, l'un sur l'index, l'autre sur le pouce. Toutes ces dispositions se retrouvent normalement chez les Mammifères.

VI. Extenseurs des doigts surnuméraires (*Muscles*). Je comprends sous ce titre les cinq formations musculaires suivantes, dont le nom seul indique nettement la disposition :

1° *Court extenseur des doigts* (*manieux* de Pozzi). Il existe dans la série zoologique deux muscles pour produire l'extension des doigts : un extenseur superficiel généralement plus long et appelé, par cette raison, *long extenseur*; un extenseur profond plus connu sous le nom de *court extenseur*. Une pareille disposition est évidente au membre inférieur où le court extenseur est représenté par le muscle pédieux. Sur le membre supérieur, l'homologue du pédieux ou court extenseur s'observe normalement chez un grand nombre de Vertébrés. Chez l'homme il est profondément modifié et fait même défaut dans quelques-unes de ses parties constituantes, mais l'anatomie anormale le fait revivre chez nous de temps à autre avec des caractères qui ne laissent aucun doute sur sa signification.

L'existence chez l'homme de ces formations musculaires n'avait pas échappé aux anciens anatomistes : nous en trouvons, en effet, une mention très nette dans les ouvrages d'Albinus, de Petsche, de Sandifort, de Sœmmerring, d'Otto. Plus récemment, le court extenseur des doigts a été étudié à nouveau par A. Richard dans un mémoire un peu trop oublié peut-être (*Annales des sciences naturelles*, 3ᵉ série, t. XVIII, p. 11, 1852); par Wood (*Proc. of Roy. Soc. of London, passim*), par Macalister (*Transact. of Roy Irish Academy*, 1827); par Curnow (*Journ. of Med. and Physiol.*, 1873), etc., etc. Il serait trop long de rapporter ici, même sommairement, les différentes observations de court extenseur des doigts qui ont été publiées. De ces observations il résulte que ce muscle se présente à nous avec les degrés de développement les plus divers. Il peut s'insérer suivant les cas : sur l'un ou l'autre des deux os de l'avant-bras, sur le ligament postérieur de l'articulation du poignet, sur les os du carpe, sur les os du métacarpe. D'autre part, il peut se terminer, simultanément ou isolément, sur les trois doigts du milieu; plus rarement il existe un court extenseur pour le cinquième doigt.

Au point de vue de sa constitution anatomique, le court extenseur peut être charnu à son extrémité supérieure et tendineux à son extrémité inférieure; charnu à sa partie moyenne et tendineux à l'une et l'autre de ses deux extrémités; il peut même affecter une disposition digastrique. Je l'ai vu, dans un cas, remplacé par un simple tendon, qui de l'extrémité inférieure du radius se rendait au tendon que l'extenseur commun envoie à l'index.

2° *Extenseur propre du médius.* Voici la description que Macalister (*loc. cit.*) donne de ce muscle, résumant sous une forme concise les faits connus jusqu'en 1871 : « C'est souvent une portion distincte de l'extenseur propre de l'index, prenant naissance, au-dessous de ce muscle, sur la face dorsale du cubitus ; toutes ses variations morphologiques se résument dans sa plus ou moins grande différenciation d'avec ce dernier muscle. Wood l'a rencontré 11 fois sur 102 sujets (4 fois sur 68 hommes, 7 fois sur 35 femmes). Le même anatomiste a vu ce muscle, au moment où il se séparait de l'extenseur propre de l'index, envoyer un tendon additionnel à ce dernier doigt. Dans un cas, ce muscle se réunissait avec le tendon de l'extenseur de l'index, avant sa terminaison. On l'a vu encore se détacher de la cloison intermusculaire qui sépare l'extenseur commun du court supinateur, au-dessous des autres muscles de la région profonde, ou bien envoyer une expansion à la fois au tendon de l'index et à l'aponévrose qui recouvre le troisième métacarpien. Des cas de ce genre sont décrits par Petsche. L'extenseur propre de l'index partait du radius dans un cas de Meckel, du carpe dans un cas du Brugnone. Plus communément, cependant, ce muscle n'est qu'un tendon additionnel de l'extenseur propre de l'index et ne présente aucune trace de corps charnu lui appartenant en propre. »

Depuis l'époque où a paru le mémoire de Macalister, nous avons à enregistrer les faits nouveaux de Davies-Colley, Taylor et Dalton (1872), de J.-B. Perrin (1873), de Bardeleben (1877), de Curnow (1876), de M. Flesch (1879), de Walsham (1881). J'ai retrouvé moi-même sur trois ou quatre sujets un court extenseur pour le médius. Mais ces différentes observations n'ajoutent rien à la description de Macalister. Je dois mentionner, toutefois, un fait très-intéressant du professeur Calori (*Mem. de l'Instituto di Bologna*, 2ᵉ série, t. VIII, p. 54) où le muscle qui nous occupe était double : le premier se détachait du cubitus, un peu au-dessous de l'extenseur propre de l'index ; le second prenait naissance plus bas sur le ligament annulaire et sur les os du carpe ; du côté droit, il se portait exclusivement sur l'index, tandis que du côté gauche il se terminait à la fois sur le médius et sur l'annulaire.

3° *Extenseur propre de l'annulaire* (*Muscle*). J'ai déjà signalé plus haut la bifurcation possible du tendon terminal de l'extenseur propre du petit doigt avec insertion du tendon surajouté sur l'annulaire. L'existence d'un faisceau musculaire entièrement distinct pour le quatrième doigt n'est qu'un degré plus avancé de cette disposition anormale. C'est ce qu'a observé Curnow (*Journ. of Anat. and Phys.*, 1873) sur le bras gauche d'un homme qu'il a disséqué en 1876, dans les salles de disssection de *King's College* : un muscle surnuméraire se détachait de la face postérieure du cubitus, sur le côté interne du long extenseur du pouce et de l'extenseur propre de l'index ; se dirigeant en bas vers la coulisse de l'extenseur commun, il la traversait et venait se terminer, au niveau de l'articulation métacarpo-phalangienne, sur le côté cubital du tendon que ce dernier muscle envoie à l'annulaire.

4° *Extenseur huméral du pouce* (*Muscle*). Je désigne sous ce nom le faisceau surnuméraire que l'extenseur commun des doigts envoie quelquefois au pouce et qui, en réalité, s'étend de l'épicondyle aux phalanges du doigt externe. J'ai déjà décrit cette anomalie, à propos de l'extenseur commun (*voy.* ce mot).

5° *Extenseur commun du pouce et de l'index* (*Muscle*). Comme son nom l'indique, c'est un muscle surnuméraire destiné à la fois au pouce et à l'index. Décrit pour la première fois et désigné sous ce nom par Wood en 1867 (*Proc. of Roy. Soc. of London*), il a été retrouvé plus tard par Clason (*Upsala Läkareforen Forh.*, Bd. II, p. 417), par Macalister (*loc. cit.*), par Reid et Taylor (*St. Thomas's Hospital Reports*, 1879), et a inspiré à W. Gruber en 1881 (*Virchow's Arch.*, vol. LXXXVI, p. 471) un important mémoire où l'anatomiste russe affirme avoir connu ce muscle dès le mois de janvier 1858. J'en ai rapporté moi-même une observation (*Anom. muscul.*, 1884, p. 570), où le muscle surnuméraire coexistait avec un extenseur propre de l'index normal, avec les deux extenseurs propres du pouce également normaux.

Une telle disposition est relativement fort rare. Les cas sont plus nombreux où le muscle surnuméraire remplace soit le long extenseur du pouce, soit l'extenseur propre de l'index. Il me paraît tout aussi rationnel, plus rationnel peut-être, d'interpréter alors l'anomalie d'une façon différente et de dire : dans le premier cas, le long extenseur du pouce a deux tendons terminaux, l'un pour le pouce, l'autre pour l'index, et, dans le second : l'extenseur propre de l'index possède de même deux tendons phalangiens, le premier pour l'index (tendon normal), l'autre pour le pouce (tendon surajouté).

La constitution et les dimensions comparées des deux branches de bifurcation du tendon terminal du muscle en question sont fort variables : elles peuvent être sensiblement égales, ou bien l'une est filiforme, tandis que l'autre est très-résistante. L'une d'elles conservant tous ses caractères de tendon, l'autre affecte une disposition en membrane et descend au rang modeste d'une simple expansion aponévrotique ; cette expansion aponévrotique peut, du reste, se rendre soit à l'index, soit au radius.

Mêmes variations pour ce qui a trait aux insertions : le tendon terminal peut se fusionner avec le tendon de l'extenseur normal, s'arrêter au métacarpien ou se perdre sur les premières ou les autres phalanges. Toutes ces dispositions ont été rencontrées et notées par les observateurs.

Le muscle extenseur commun du pouce et de l'index peut enfin, comme dans le cas de Clason (*loc. cit.*), coexister avec d'autres muscles surnuméraires, notamment avec quelques vestiges du court extenseur des doigts.

Comme toutes les formations surnuméraires que nous avons rencontrées dans le cours de cet article, l'*extensor communis pollicis et indicis* n'est que la reproduction chez l'homme d'un muscle qui entre, avec la valeur d'un organe constant et typique, dans la constitution d'un grand nombre de Mammifères, notamment chez le *cebus patuellus*, l'*hapale*, l'*ursus*, le *chat*, etc., etc. Il n'est pas jusqu'aux divers modes de constitution des tendons terminaux qui ne se retrouvent dans la série des Mammifères : c'est ainsi que, d'après Gruber (*loc. cit.*), les deux branches de bifurcation du tendon primitif conservent les caractères de tendons chez l'*hapale*, le *meles*, la *mustela alpina*, le *castor* ; la branche de bifurcation externe est membraneuse chez le *myoxus*, le *sciurus*, le *lagomys*, le *circolabes prehensilis*, etc. ; l'expansion membraneuse se porte au contraire vers l'index chez le *dipus acontion*, le *lepus timidus* et *cuniculus*.

L. Testut.

EXTENSEURS DES ORTEILS (Muscles). L'extension des orteils est sous la dépendance principale de deux extenseurs communs dont l'un, le *long extenseur*, se détache de la jambe, l'autre, le *court extenseur*, s'insère sur le pied. Il existe, en outre, un muscle propre, destiné au gros orteil (Hallux).

I. Long extenseur commun des orteils (*Muscle*). Le long extenseur commun des orteils (*extensor digitorum communis longus*, *péronéo-sus-phalangettien commun*) est situé à la partie antérieure de la jambe, en dehors du jambier antérieur. C'est un muscle volumineux, aplati de dehors en dedans, s'étendant de l'extrémité supérieure de la jambe aux quatre derniers orteils.

Insertions. Il s'insère, en haut : 1° sur la tubérosité externe du tibia ; 2° sur les deux tiers supérieurs de la face interne du péroné ; 3° sur la partie externe du ligament interosseux ; 4° à la face profonde de l'aponévrose jambière dans une étendue variable ; 5° sur les cloisons fibreuses qui le séparent des muscles voisins, le jambier antérieur en dedans et le long péronier latéral en arrière.

De là les divers faisceaux constitutifs du muscle se portent en bas et se jettent sur un fort tendon qui apparaît d'abord sur le bord antérieur du muscle et remonte jusqu'à la partie moyenne de la jambe, quelquefois plus haut. Ce tendon se divise d'ordinaire en deux branches : l'une interne, l'autre externe. L'interne, destinée aux deuxième et troisième orteils, se divise à son tour en deux branches plus petites ; l'externe se divise de même en deux branches destinées aux deux derniers orteils. De ces divisions successives résultent quatre tendons distincts. Ces tendons, continuant la direction descendante du corps musculaire, glissent sous le ligament annulaire antérieur du tarse, arrivent à la face dorsale du pied et divergent alors vers les quatre derniers orteils.

Parvenu au niveau de l'articulation métatarso-phalangienne, chacun d'eux se divise en trois languettes : une médiane et deux latérales. La languette médiane, glissant sur la face dorsale de la première phalange, vient se fixer sur l'extrémité postérieure de la deuxième ; quant aux languettes latérales, elles se fusionnent ensemble sur la face dorsale de cette dernière, pour venir se terminer sur la face postérieure de la phalangette.

Rapports. A la jambe, l'extenseur commun des orteils est en rapport : en avant avec l'aponévrose et la peau, en arrière avec le péroné et le ligament interosseux, en dedans avec le jambier antérieur d'abord et plus bas avec l'extenseur propre du gros orteil, en dehors avec le groupe des péroniers et plus spécialement avec le péronier antérieur, qui fait corps avec lui dans la plus grande partie de son étendue (*voy.* Péroniers). Notons encore que son extrémité supérieure est traversée par le nerf tibial antérieur et que, sur sa face interne, chemine de haut en bas le paquet vasculo-nerveux de la jambe.

Au cou-de-pied, l'extenseur commun des orteils glisse au devant de l'articulation tibio-tarsienne, à l'aide d'une synoviale qui lui est commune avec le tendon du péronier antérieur et qui, remontant en haut jusqu'à 3 ou 4 centimètres au-dessus du ligament annulaire antérieur, descend en bas jusqu'au scaphoïde. Au pied, enfin, les tendons digitaux, recouverts par la peau et l'aponévrose, recouvrent à leur tour le muscle pédieux et les phalanges sur lesquelles ils s'insèrent.

Action. Ce muscle exerce tout d'abord son action sur les quatre derniers orteils qu'il incline (extension) sur le dos du pied. Agissant secondairement sur le pied : 1° il le fléchit sur la jambe, 2° le porte un peu en dehors, 3° lui imprime un léger mouvement de rotation en dehors. Auxiliaire du jambier antérieur au point de vue de la flexion, il lui est antagoniste au point de vue des mouvements latéraux.

Anomalies. Les variations anatomiques de l'extenseur commun des orteils, fort nombreuses, peuvent être ramenées aux cinq groupes suivants :

1° *Augmentation de nombre des tendons digitaux.* Comme au membre supérieur, cette augmentation provient le plus souvent du dédoublement d'un ou de plusieurs des tendons normaux. Les tendons surnuméraires peuvent, du reste, se terminer soit sur les phalanges, soit sur le métatarse ou bien encore sur le pédieux ou sur l'aponévrose interosseuse. Anormalement, l'extenseur commun des orteils envoie un tendon surnuméraire au gros orteil, englobant ainsi cet orteil dans sa zone d'action. Wood et Gruber ont rapporté chacun un fait de ce genre. Nous devons rapprocher de ces faits les dispositions observées par Wood et par Mac-Whinnie, où une branche de bifurcation similaire du premier tendon du long extenseur se fusionnait avec le premier faisceau ou faisceau hallucien du pédieux.

2° *Réunion plus ou moins complète des tendons de l'extenseur sur la face dorsale du pied.* Comme à la main, les tendons extenseurs des orteils peuvent être réunis les uns aux autres par des languettes fibreuses anastomotiques, très-variables en nombre, très-variables aussi dans leur situation et dans leur configuration. Dans quelques espèces animales, le tendon de l'extenseur s'épanouit à la face dorsale du pied en une lame membraneuse, de forme triangulaire, dont la base vient se fixer aux phalanges.

3° *Anastomose de l'extenseur commun avec les autres extenseurs.* Les cas sont loin d'être rares où les faisceaux de l'extenseur commun sont plus ou moins intimement unis avec ceux de l'extenseur propre au niveau de leur insertion péronière; on a signalé, en outre, une languette tendineuse anastomotique que le premier tendon ou tendon interne de l'extenseur commun envoie au tendon de l'extenseur propre. L'union de l'extenseur commun avec le pédieux s'effectue, soit à l'aide de languettes tendineuses qui des tendons de l'extenseur commun vont à ceux du pédieux, soit à l'aide de languettes tendineuses émanant du pédieux et se rendant aux tendons de l'extenseur commun.

4° *Insertions surnuméraires sur le métatarse.* Ces faisceaux tendineux surnuméraires peuvent se terminer, d'après les observations aujourd'hui connues : *a,* sur le premier métatarsien (extrémité antérieure ou extrémité postérieure); *b,* sur le cinquième métatarsien (faisceau indépendant du péronier antérieur); *c,* sur le quatrième métatarsien; ce dernier tendon se détache le plus souvent, mais non toujours, du péronier antérieur; j'ai vu moi-même, en effet, le tendon du quatrième orteil se dédoubler et se porter par sa branche de bifurcation postérieure sur la partie moyenne du quatrième métatarsien.

5° *Isolement plus ou moins complet de quelques-uns des extenseurs.* Wood a vu les quatre tendons de l'extenseur commun faire suite chacun à un corps charnu. J'ai vu, dans un cas, le faisceau destiné au deuxième orteil être distinct dans toute son étendue des autres faisceaux de l'extenseur; il constituait un véritable *extenseur propre du deuxième orteil.* M. Chudzinski a signalé une disposition semblable chez un nègre. Meckel avait déjà mentionné l'existence, chez l'homme, d'un « muscle considérable destiné au second orteil » qui n'est que « la répétition de l'extenseur de l'indicateur ». Tout récemment W. Gruber (*Reichert u. Du Bois Reymond's Arch.*, 1875, p. 23) a observé lui aussi et décrit, sous le nom de *Musc. extensor digit. II pedis longus,* un faisceau anormal qui prenait naissance sur le tiers moyen du péroné, passait au-dessous du ligament annulaire antérieur du tarse et venait se fusionner, à la hauteur du métatarse, avec le tendon que l'extenseur commun envoie au deuxième orteil. Je signalerai encore, au point de vue de l'indépendance de certains faisceaux, les deux faits suivants : Chudzinski a vu la masse de l'extenseur divisée en deux portions distinctes : l'une interne pour les deuxième et troisième orteils, l'autre externe pour les troisième et quatrième. Wood a vu le faisceau extenseur du petit orteil se séparer complétement du reste du muscle, tout en se fusionnant avec le péronier antérieur.

II. **Extenseur propre du gros orteil** (*Muscle*). L'extenseur propre du gros orteil (*extensor Hallucis longus, péronéo-sus-phalangettien du pouce*) est profondément situé à la face antérieure de la jambe, entre le muscle précédent et le jambier antérieur.

Insertions. Il s'attache, en haut : 1° sur la face interne du péroné dans son tiers moyen ; 2° sur la portion attenante du ligament interosseux. Suivant Meckel et Theile, il recevrait en outre, dans le voisinage du tarse, un petit faisceau de la face interne du tibia. En bas, son tendon terminal glisse, comme celui de l'extenseur commun, sous le ligament annulaire, oblique un peu en dedans, longe le bord interne du pied et vient se fixer à la fois sur la phalange métatarsienne et sur la phalange onguéale du gros orteil. Cette insertion se fait, soit par un tendon, soit par une expansion fibreuse, sur la partie postérieure et supérieure de la phalange.

C'est à tort que les traités classiques font insérer le tendon de l'extenseur propre exclusivement sur la deuxième phalange du gros orteil ; ce tendon s'insère en même temps, ainsi que je l'ai dit plus haut, sur l'extrémité proximale de la première phalange. Cette dernière disposition est la règle ; la première constitue l'exception. D'après le professeur Gruber (*Ueber die Varietäten des Musc. extensor Hallucis longus*, in *Reichert u. Du Bois Reymond's Arch.*, 1876, p. 476), qui a examiné à cet égard deux cents extrémités, le muscle extenseur propre se fixerait simultanément aux deux phalanges 27 fois sur 50 cas et 20 fois à la phalange onguéale seulement. Calori (*Mem. dell' Accademia di Bologna*, 2° série, vol. VII, p. 35) a rencontré le tendon indivis dans la moitié environ des cas qu'il a examinés, mais, alors même que le tendon ne se dédoublait pas, il n'en contractait pas moins avec la base de la première phalange des connexions intimes. « Il s'y attachait, en effet, au moyen d'une expansion fibreuse, tantôt à la partie interne seulement, tantôt des deux côtés. Cette expansion était ordinairement très-forte, dans quelque cas, cependant, elle était assez mince ». « Il arrive quelquefois, ajoute Calori, que le susdit tendon n'a aucune connexion avec la première phalange, mais cela est très-rare, de sorte que l'on doit considérer comme fort général ou comme règle présentant peu d'exception l'insertion du tendon de l'extenseur propre aux deux phalanges du gros orteil. »

Rapports. A la jambe, l'extenseur propre est en rapport : en dedans, avec le jambier antérieur ; en dehors, avec l'extenseur commun ; en avant, avec le jambier et l'extenseur commun dans sa partie supérieure, avec l'aponévrose et la peau dans sa partie inférieure. Au pied, il longe le bord interne du pédieux, recouvert par la peau et l'aponévrose superficielle, recouvrant successivement le tarse, le métatarse et le gros orteil.

L'extenseur propre du gros orteil présente, en outre, avec l'artère tibiale antérieure, des rapports importants au point de vue de la ligature de ce dernier vaisseau. L'artère tibiale antérieure est placée, à la jambe, sur le côté interne de l'extenseur propre du gros orteil ; au niveau de l'articulation tibio-tarsienne, elle le croise de dedans en dehors, de telle sorte qu'à la face dorsale du pied, la pédieuse, qui fait suite à la tibiale antérieure, occupe le côté externe de son tendon.

Le tendon de l'extenseur propre glisse dans une synoviale qui commence, en haut, un peu au-dessus du ligament annulaire antérieur du tarse et qui descend en bas jusqu'au premier métatarsien, ou même jusqu'à la première phalange du gros orteil.

Action. Ce muscle étend tout d'abord les phalanges du gros orteil sur le métatarse. Agissant ensuite sur le pied : 1° il le fléchit, 2° le porte en dedans, 3° lui imprime un léger mouvement de rotation en dehors. L'extenseur propre du gros orteil devient ainsi, dans la mécanique du pied sur la jambe, l'auxiliaire du muscle jambier antérieur.

Anomalies. Le tendon terminal de l'extenseur propre du gros orteil est souvent double, quelquefois triple (*extensor bicaudatus* et *tricaudatus* de Gruber). L'insertion du tendon ou des tendons surnuméraires se fait alors, soit sur les phalanges du gros orteil, soit sur le premier métatarsien, soit sur le deuxième, soit encore sur l'aponévrose interosseuse ou même le deuxième orteil. De plus, la division du tendon peut intéresser le corps musculaire en partie seulement ou en totalité. Dans ce dernier cas, il existe de vrais formations musculaires indépendantes que l'on peut ramener à deux variétés : la première constituée par un muscle qui s'attache au métatarsien (*extenseur propre du premier métatarsien, extensor ossis metatarsi Hallucis* de Macalister); la seconde relative à un muscle qui s'insère à la première phalange du gros orteil (*court extenseur du gros orteil, extensor primi internodii Hallucis* de Macalister).

Nous ne pouvons nous empêcher de faire remarquer en terminant cet article le soin que prend la nature de rétablir à l'aide de dispositions anormales les homologies qui existent primitivement entre les deux membres thoraciques et pelviens. Ce rétablissement des homologies est vraiment frappant, en ce qui concerne les muscles extenseurs du pouce et du gros orteil.   L. TESTUT.

EXTENSIBILITÉ. *Voy.* ÉLASTICITÉ.

EXTRA-COURANT. *Voy.* INDUCTION.

EXTRACTIF. *Voy.* EXTRAITS.

EXTRAITS. GÉNÉRALITÉS. A la fin du siècle dernier, on définissait les enduits de l'*extractif* amené à un grand état de concentration.

Dans son *Système des connaissances chimiques,* Fourcroy considère l'*extractif* comme le septième des matériaux immédiats des végétaux (*Système des connaissances chimiques*, t. VII, p. 307, an. IX), et il lui attribue les caractères suivants :

α L'extractif pur est un corps solide, lamelleux, transparent quand sa dissolution a été évaporée en couches minces, grenues, et en masses opaques quand sa dissolution a été traitée en grande quantité et par une forte évaporation ; coloré en brun plus ou moins rouge ou foncé, d'une saveur amère, âcre ou acerbe, toujours acide ».

Cette description démontre que l'extractif, comme l'a fait observer le premier Vauquelin, doit être un mélange de différents principes immédiats. Dès l'année 1812, Chevreul a prouvé que l'extractif du pastel était un mélange de plusieurs substances distinctes. Il a ensuite été démontré que l'extractif des anciens chimistes était constitué par un mélange variable de plusieurs principes immédiats, accompagnés de substances plus ou moins altérées par l'action de l'air, de la lumière et de la chaleur, comme l'albumine végétale, les tannins, les matières colorantes, les acides et les alcaloïdes végétaux, les glycosides, etc. Il en est de même de l'*extractif oxygéné* ou *apothème* de Berzelius, mélange de matières organiques plus ou moins altérées. En effet, pendant l'évaporation à feu nu des liquides chargés de principes organiques solubles, il y a absorption d'oxygène et dégagement d'acide carbonique ; il y a en outre formation d'eau, et ces altérations sont surtout prononcées lorsqu'on opère, comme on le faisait autrefois, à la température de l'ébullition.

Aujourd'hui les pharmacologistes définissent les extraits : des médicaments officinaux qui résultent de l'évaporation en consistance molle, ferme ou sèche, d'un liquide chargé de principes médicamenteux.

Pour les préparer convenablement pour l'usage médical, il faut se conformer aux deux règles suivantes :

1° Obtenir des liqueurs très-concentrées ;

2° Évaporer ces liqueurs rapidement, à une température aussi basse que possible.

Autrefois l'évaporation était faite à feu nu, à la température de l'ébullition, procédé défectueux qui ne fournissait que des produits fortement colorés, plus ou moins éthérés. Aussi Virey, dans son *Traité de pharmacologie*, donne-t-il le conseil de faire l'évaporation dans le bain-marie d'un alambic. Il s'est assuré que les extraits préparés à l'ébullition avec la belladone, la jusquiame, le *Rhus radicans*, l'aconit, la ciguë, sont à peu près inertes. Storck a proposé de faire l'évaporation à feu nu, dans une grande bassine placée sur un petit fourneau. Berzelius préfère avec raison le procédé qui a été préconisé par Virey, procédé qui est encore recommandé par quelques pharmacopées, comme celle de Lisbonne. Aujourd'hui, l'évaporation se fait au bain-marie ou à l'étuve, parfois dans le vide.

Dans le premier cas, on se sert d'une bassine en cuivre qui entre à frottement dans une autre bassine en étain ou en cuivre étamé ; celle-ci contient de l'eau qu'on porte à l'ébullition ; en outre, une petite ouverture donne passage à la vapeur ; celle-là contient le liquide médicamenteux, qu'on agite constamment, afin de renouveler les surfaces et de hâter l'opération. Lorsqu'on opère sur des grandes quantités de liquide, comme à la Pharmacie centrale des hôpitaux, il est bon de multiplier les bassines et de munir chacune d'elles de palettes en bois qui se meuvent circulairement pour entretenir une agitation continuelle. A la vérité, ce moyen très-simple ne préserve pas les matériaux dissous de toute altération, mais l'expérience a démontré à Soubeiran qu'on ne fait éprouver aux substances organiques que de faibles modifications. Toutefois, s'il s'agit de substances très-altérables, on pourra recourir à l'évaporation dans le vide, comme l'a proposé Granval (de Reims), dès l'année 1849.

L'évaporation à l'étuve se pratique en disposant le liquide en couches minces dans des assiettes peu profondes. La température de l'étuve, dont l'air se renouvelle constamment, ne doit pas dépasser 40 degrés ; en outre, lorsque l'opération est bien conduite, la préparation est terminée en vingt-quatre heures.

Ce mode opératoire, qui est excellent, s'applique avec avantage à la préparation des extraits de sucs et à ceux qui doivent être amenés en consistance pilulaire. Pour faciliter l'opération, on se sert avec avantage de plaques en fer-blanc, relevées sur les bords. Lorsque l'extrait est sec, on détache les écailles en tordant légèrement les plaques.

Dans la pratique ordinaire, les extraits sont amenés en consistance *molle*, *ferme* ou *sèche*. Lorsqu'ils sont préparés dans le vide, ils sont à l'état de siccité parfaite, ce qui constitue un avantage au point de vue du dosage.

On prépare des extraits *mous* avec la ciguë, la belladone, la jusquiame, la digitale, les baies de genièvre, la gentiane, la douce-amère, la scille, le seigle ergoté. On donne une *consistance pilulaire* aux extraits de quinquina jaune, d'opium, de noix vomique, de muguet, de laitue cultivée, de fève de Calabar, de fiel de bœuf, de semences de ciguë, de colchique, de jusquiame et de stramoine ; on prépare un *extrait sec* avec le quinquina gris.

On a cherché à généraliser la forme *sèche* des extraits, mais, s'ils offrent l'avantage d'un dosage plus facile et plus exact, ils renferment souvent une quantité de matières insolubles plus considérable que les extraits mous, sans doute par suite des altérations qui se manifestent dans les derniers moments de l'évaporation. Le mieux est donc de s'en tenir aux prescriptions du *Codex*, lorsqu'on ne prescrit pas les extraits préparés dans le vide.

Quant aux *extraits fluides*, préconisés par les Américains et qu'on trouve parfois en France, il faut les proscrire tous de la pratique médicale.

Les proportions d'extrait fournies par les végétaux sont très-variables. Il est important de les connaître au point de vue de la posologie.

Tandis que les sucs retirés des plantes fraîches ne fournissent guère par kilogramme que 20 à 40 grammes de produit, les plantes sèches en donnent de 140 à 200 grammes. Quelques substances donnent un rendement supérieur, telles que les suivantes :

Baies de genièvre (sèches)..	285 grammes.
Digitale (alcool à 60 degrés)..	300 —
Bardane..	550 —
Rhubarbe.	400 —
Opium..	400 —
Safran..	500 —
Scammonée (alcool à 90 degrés)..	750 —

TABLEAU DES QUANTITÉS D'EXTRAIT PRODUITES PAR 1 KILO DES SUBSTANCES SUIVANTES

(*Moyennes.*)

NOMS DES SUBSTANCES.	PARTIES EMPLOYÉES.	VÉHICULES.	EXTRAITS EN GRAMMES.
Absinthe.	Sommités sèches.	Eau bouillante.	190
Aconit.	Feuilles sèches..	Suc.	40
Agaric blanc.	Substance sèche.	Alcool à 60 degrés.	100
Anémone pulsatile..	Feuilles fraîches.	Suc.	27
Anémone pulsatile..	Feuilles sèches..	Alcool à 60 degrés.	100
Armoise..	Feuilles sèches..	Eau bouillante.	200
Aunée.	Racine sèche..	Eau froide..	213
Bardane..	Racine sèche..	Eau froide..	350
Belladone..	Feuilles fraîches.	Suc.	20
Belladone..	Feuilles sèches..	Alcool à 60 degrés.	210
Bistorte..	Racine..	Eau froide..	175
Bourrache..	Feuilles sèches..	Eau bouillante..	95
Cainça.	Racine..	Alcool à 60 degrés.	200
Camomille.	Fleurs sèches.	Eau bouillante.	225
Cantharides..	Coléoptères..	Alcool à 60 degrés.	200

NOMS DES SUBSTANCES.	PARTIES EMPLOYÉES.	VÉHICULES.	EXTRAITS EN GRAMMES.
Cantharides	Coléoptères	Éther	96
Casse	Fruit	Eau froide	163
Centaurée	Sommités sèches	Eau bouillante	200
Chamœdrys	Sommités sèches	Eau bouillante	250
Chardon bénit	Feuilles sèches	Eau bouillante	190
Chicorée	Feuilles fraîches	Suc	24
Chiendent	Racine sèche	Eau froide	92
Ciguë	Feuilles fraîches	Eau froide	50
Ciguë	Feuilles sèches	Alcool à 60 degrés	240
Ciguë	Semences	Alcool à 60 degrés	110
Colchique	Semences	Alcool à 60 degrés	97
Colombo	Racine	Alcool à 60 degrés	160
Coloquinte	Fruit sec	Alcool à 60 degrés	150
Digitale	Feuilles sèches	Eau bouillante	250
Digitale	Feuilles sèches	Alcool à 60 degrés	300
Douce-amère	Tiges sèches	Eau froide	160
Fève de Calabar	Semences	Alcool à 80 degrés	30
Fiel de bœuf	Bile	Évaporation	90
Fougère mâle	Rhizomes secs	Éther	90
Fumeterre	Feuilles fraîches	Suc	28
Garou	Écorce sèche	Alcool, éther	98
Gaïac	Bois râpé	Décocté	32
Genièvre	Cônes secs	Eau tiède	285
Gentiane	Racine	Eau froide	213
Grenadier	Écorce de racine	Alcool à 60 degrés	180
Houblon	Cônes secs	Alcool à 60 degrés	200
Ipéca	Racine	Alcool à 60 degrés	200
Jalap	Racine	Alcool à 90 degrés	90
Jusquiame	Feuilles fraîches	Suc	24
Jusquiame	Feuilles sèches	Alcool à 60 degrés	280
Jusquiame	Semences	Alcool à 60 degrés	160
Laitue vireuse	Feuilles fraîches	Suc	18
Laitue cultivée	Tige	Suc	16
Narcisse des prés	Fleurs sèches	Alcool à 60 degrés	200
Monésia	Écorce sèche	Eau froide	200
Nerprun	Baies	Suc	70
Noix vomique	Semences	Alcool à 80 degrés	106
Opium	Suc	Eau froide	490
Patience	Racine sèche	Eau froide	196
Pavot blanc	Capsules	Alcool à 60 degrés	150
Pissenlit	Feuilles fraîches	Suc	26
Polygala	Racine	Alcool à 60 degrés	160
Quassia amara	Bois râpé	Eau froide	25
Quinquina jaune	Écorce	Alcool à 60 degrés	270
Quinquina jaune	Écorce	Alcool, puis eau	154
Quinquina rouge	Écorce	Alcool, puis eau	57
Quinquina gris	Écorce	Eau bouillante	180
Quinquina gris	Écorce	Alcool à 60 degrés	210
Ratanhia	Racine	Eau froide	125
Réglisse	Racine sèche	Eau froide	200
Réglisse	Suc épaissi	Eau froide	630
Rhubarbe	Racine	Eau froide	400
Rhus radicans	Feuilles fraîches	Suc	28
Rue	Feuilles sèches	Alcool à 60 degrés	250
Soléine	Feuilles sèches	Alcool à 60 degrés	190
Safran	Stigmates	Alcool à 60 degrés	500
Salsepareille	Racine	Alcool à 60 degrés	150
Saponaire	Racine et tige	Eau froide	300
Scammonée	Substance sèche	Alcool à 90 degrés	750
Séné	Folioles	Eau bouillante	250
Stramonium	Feuilles fraîches	Suc	120
Stramonium	Feuilles sèches	Alcool à 60 degrés	210
Stramonium	Semences	Alcool à 60 degrés	70
Sureau	Baies	Suc	75
Trèfle d'eau	Feuilles fraîches	Suc	22
Valériane	Racine sèche	Alcool à 60 degrés	180

Les chiffres précédents ne sont que des moyennes. Il est évident que le rendement en extrait doit varier selon l'âge de la plante, le terrain, l'époque de la récolte, suivant que l'année a été sèche ou pluvieuse, etc. D'après Bally, par exemple, l'aconit des montagnes est plus actif que celui des plaines; il en est de même de la valériane, d'après Haller. Suivant Knight, c'est pendant l'hiver que les bois donnent la plus forte proportion d'extrait. Lorsqu'il s'agit de plantes annuelles, il faut les récolter au moment où elles ont acquis tout leur développement; les plantes bisannuelles ne doivent être employées que pendant la deuxième année. C'est ainsi que, d'après les observations du docteur Withering, confirmées par celles de Nativelle, les feuilles de digitale ne renferment de digitaline cristallisée que pendant la dernière période de leur développement, etc.

Binder a dressé un tableau de rendement en extrait d'après le poids spécifique des macérés, des infusés ou des décoctés qui servent à les préparer :

Densités.	Extraits pour 100 parties.
1,001.	0,25
1,002.	0,50
1,003.	0,75
1,004.	1,00
1,005.	1,25
1,010.	2,50
1,020.	5,00
1,030.	7,50
1,040.	10,00
1,050.	12,50
1,060.	15,00
1,070.	17,50
1.080.	20,00
1,090.	22,50
1,100.	25,00

En raison des rendements variables que donne la même substance, Guichard a proposé d'ajouter à l'extrait une certaine quantité de matière inerte, de réglisse, par exemple, s'il s'agit d'un extrait mou, pour obtenir un rendement constant; de glycérine, s'il s'agit d'un extrait sec, etc. En Belgique et en Suisse, on se sert de sucre de lait, de poudre de réglisse, etc. Ces additions ne sont pas à recommander; à propos d'extrait, il n'y a qu'une seule garantie pour le médecin, c'est que les extraits soient préparés par un pharmacien consciencieux, suivant les prescriptions du formulaire légal.

Les extraits, comme forme pharmaceutique, ont principalement pour avantage de faciliter l'emploi de substances désagréables sous un petit volume; lorsqu'on prépare avec une plante plusieurs extraits, comme la ciguë, la belladone, le quinquina, et que le médecin ne désigne pas celui qu'il entend prescrire, le pharmacien doit toujours délivrer l'extrait aqueux (*Codex*).

Malgré toutes les précautions, plusieurs extraits sont d'une conservation difficile. Il en est qu'on doit renouveler tous les ans, comme ceux d'aconit, de belladone, de ciguë, de digitale. Les extraits amers et résineux se gardent mieux, ce sont ceux d'opium, de gentiane, d'ipéca, de rhubarbe, de valériane, de quinquina, et, en général, tous ceux qui doivent leurs propriétés à des alcaloïdes non volatils. Néanmoins, même pour ces derniers, il convient de les conserver dans des vases bien bouchés, à l'abri de l'air et de l'humidité, afin d'empêcher le développement des moisissures, des végétaux cryptogamiques, des fermentations. Notons enfin que, d'après le docteur Galippe, la plupart des extraits renferment une petite quantité de cuivre, variant de 0,034 à 0,051 par kilogrammes d'extrait, mais toujours, d'après le même auteur, la présence de ce métal est sans inconvénient.

Berjot (de Caen) conserve les extraits secs dans des flacons à l'émeri, à large ouverture, dont le bouchon creux contient une gaze remplie de chaux vive. Schœuffèle père a proposé l'emploi de flacons dont le col est fermé par une capsule en verre, à la manière d'une lampe à alcool. Perron a proposé d'additionner tous les extraits d'une certaine quantité de glycérine, ce qui fournit des *glycéro-extraits;* mais cette modification n'a pas été généralement admise. Un excellent moyen de conservation consiste à les renfermer dans des étuis en étain.

Les Anciens ne faisaient usage que d'un petit nombre d'extraits, mais leur nombre a progressivement augmenté. Avec une même plante, on est arrivé à faire plusieurs préparations, dont la valeur thérapeutique peut varier considérablement : extraits avec le suc dépuré ou non, extraits aqueux et alcooliques. Un certain nombre d'entre eux ont été supprimés par les *Codex* de 1866 et de 1884 ; en outre, quelques-uns d'entre eux ont été remplacés par leurs principes actifs à l'état de pureté.

Plusieurs classifications ont été proposées par les pharmacologistes. Rouelle, dont la classification a été longtemps suivie, admettait quatre groupes :

1° Les extraits gommeux et mucilagineux ;

2° Les extraits gomme-résineux ;

3° Les extraits savonneux ;

4° Les extraits résineux (résines).

Le premier comprenait tous ceux qui possèdent la propriété de se prendre en gelée par le refroidissement, comme ceux de lin, de psyllium, de coings, etc.

Il rangeait dans le second ceux qui contiennent à la fois des matières gommeuses et résineuses : extraits de baies de genièvre, de quinquina, de cornouiller, de gaïac.

Les extraits savonneux étaient les extraits grenus, contenant des matières salines, parfois cristallisables, comme ceux de chardon bénit, de fumeterre, de bourrache, de buglosse, de chicorée, de cresson.

Enfin les extraits résineux constituaient nos résines actuelles, scammonée, jalap, etc.

A ces quatre sections Baumé en ajouta une cinquième, celle des *extraits animaux*, qui ne comprend actuellement que l'extrait de fiel de bœuf.

Braconnot, puis Relus, ont imaginé de classer les extraits d'après la nature de leurs principes immédiats les plus importants. Toutes ces prétendues classifications chimiques sont inacceptables, en raison de la nature complexe des extraits. Il est préférable de les classer d'après la nature du véhicule qui sert à les préparer, ce qui conduit aux divisions suivantes :

1° Extraits préparés avec le suc des fruits ;

2° Extraits préparés avec le suc des plantes ;

3° Extraits préparés par l'intermède de l'eau ;

4° Extraits préparés par l'intermède du vin ;

5° Extraits préparés par l'intermède du vinaigre ;

6° Extraits préparés par l'intermède de l'alcool ;

7° Extraits préparés par l'intermède de l'éther.

Les trois premiers groupes constituent les *extraits aqueux*. Ceux qui sont obtenus avec le vin et le vinaigre sont peu nombreux et à peu près inusités. Puis viennent les *extraits alcooliques*, comprenant ceux qui sont obtenus à la fois par l'eau et l'alcool, ou extraits *hydro-alcooliques*; enfin les *extraits éthérés*. On a donc les trois grandes classes suivantes: 1° les extraits aqueux; 2° les extraits alcooliques; 3° les extraits éthérés.

I. *Extraits préparés avec le suc des fruits.* On donnait autrefois le nom de *rob* au suc dépuré d'un fruit quelconque, amené par concentration en consistance de miel épais. On y ajoutait autrefois du miel ou du sucre de lait. Le nom de *sapa* était réservé au suc épaissi du moût de raisin.

Les fruits charnus renferment naturellement à l'état de dissolution leurs principes actifs. Il est donc rationnel de les employer à l'état frais, afin d'éviter les altérations qui sont la conséquence de la dessiccation. Ainsi s'explique l'emploi des sucs pour la préparation des extraits de sureau, d'hyèble, de berbéris, de mûres, de nerprun.

Le rob de nerprun est le seul qui soit encore employé par quelques médecins.

II. *Extraits préparés avec le suc des plantes.* Les extraits préparés avec le suc des plantes herbacées sont de bonnes préparations, parce que les sucs sont obtenus mécaniquement, ce qui exclut les altérations de leurs principes immédiats.

On a proposé diverses méthodes pour les obtenir. Storck, Germain, Virey, Henry, ont préconisé des procédés spéciaux pour effectuer l'évaporation. Le mieux est de s'en tenir au procédé du *Codex*, qui prescrit simplement d'évaporer les sucs dépurés au bain-marie. Il supprime par conséquent les extraits de Storck, préparés avec les sucs non dépurés.

Ceux qui sont obtenus avec le suc dépuré ne renferment ni chlorophylle ni albumine végétale, substances inertes qui augmentent inutilement la masse du médicament et qui, par leur altérabilité, favorisent la fermentation. Ils sont toujours délivrés dans les officines, à moins d'indications spéciales. Tout au plus conviendrait-il de faire exception en faveur des extraits d'aconit, d'anémone pulsatile et de *Rhus radicans*, qui paraissent plus actifs quand on les prépare à l'étuve, d'après le procédé de Henry.

Nous prendrons comme exemple l'extrait de ciguë :

EXTRAIT DE SUC DE CIGUË

Feuilles fraîches de ciguë . . . . Q. V.

On pile la plante dans un mortier de marbre, on exprime le suc à la presse. On porte à l'ébullition, pour entraîner sous forme d'écume l'albumine végétale et la chlorophylle. On filtre, on évapore au bain-marie, en agitant continuellement, pour réduire le liquide au tiers de son volume. Après douze heures de repos, on sépare le dépôt et on termine l'opération au bain-marie jusqu'à consistance d'extrait mou.

On prépare de la même manière les extraits avec les sucs dépurés des plantes suivantes :

Feuilles d'aconit.	Feuilles de laitue vireuse.
— d'anémone.	— pissenlit.
— belladone.	— *rhus radicans*.
— chicorée.	— stramonium.
— fumeterre.	— Trèfle d'eau.
— jusquiame.	Brou de noix.

L'extrait de laitue, connu sous le nom de *thridace*, se prépare d'une manière analogue, à l'aide du suc provenant des écorces fraîches des tiges de laitue. Seulement, après avoir séparé le coagulum et passé le suc au travers d'un tissu de laine, on effectue directement l'évaporation au bain-marie jusqu'à consistance d'extrait ferme.

III. *Extraits préparés par l'intermède de l'eau.* Un grand nombre de produits végétaux, par exemple, les végétaux exotiques, ne peuvent être utilisés en médecine qu'après une dessiccation préalable.

On sait que la dessiccation dissipe en partie les principes volatils, mais cette circonstance n'est pas aussi défavorable qu'on pourrait le croire, car un résultat analogue est évidemment obtenu pendant la préparation des extraits. On admet aussi, bien que le fait soit douteux, qu'elle fait passer à l'état insoluble plusieurs principes gommeux et mucilagineux, ce qui est après tout d'une importance secondaire, car ces matériaux, même l'albumine végétale, n'ont pas d'importance médicale. Le seul reproche sérieux qu'on pourrait adresser à la dessiccation, c'est qu'elle altère quelques principes immédiats, comme les tannins, les glycosides, les matières colorantes.

Il faut rejeter l'intermède de l'eau pour les extraits :

1° Lorsque la substance perd par la dessiccation son activité médicale. Exemple : anémone pulsatile;

2° Lorsque la quantité d'extrait fourni par la plante est considérable : le safran, l'arnica ;

3° Lorsqu'on peut préparer l'extrait soit avec le suc, soit à l'aide d'un autre dissolvant, qui donne un médicament plus actif.

C'est ainsi que les extraits de plantes sèches obtenus avec la ciguë, le belladone, la jusquiame, l'aconit, le stramonium, extraits qui figuraient dans le *Codex* de 1837, ont été supprimés dans les *Codex* de 1866 et de 1884.

Les extraits aqueux sont obtenus soit par la *méthode du Codex*, c'est-à-dire par des macérations ou par des infusions fractionnées, soit par lixiviation au moyen de liqueurs concentrées c'est à tort que le *Codex* de 1884; a rejeté ce dernier procédé pour les extraits de gentiane, de réglisse, de ratanhia, de saponaire.

Actuellement il n'existe plus qu'un seul extrait *préparé par décoction*, c'est l'extrait de gaïac.

EXTRAIT DE GENTIANE (CODEX DE 1884)

Racine de gentiane.	1000 grammes.
Eau distillée froide.	8000 —

La racine est coupée en branches minces, puis mise en macération avec 5 parties d'eau. Après douze heures, on passe avec expression, et on fait avec le reste de l'eau une seconde macération. On réunit les deux liqueurs, on laisse déposer, on décante et on évapore au bain-marie en consistance d'extrait mou.

On prépare de la même manière les extraits de :

Aunée.	Chiendent.
Bardane.	Douce-amère.
Bistorte.	Patience.

EXTRAIT DE DIGITALE

Feuilles sèches de digitale.	1000 grammes.
Eau distillée bouillante.	8000 —

On opère comme précédemment, à cela près qu'on se sert d'eau bouillante au lieu d'eau froide.

Même mode opératoire pour les plantes suivantes :

Absinthe.	Chardon bénit.
Aconit (feuilles).	Chicorée (feuilles).
Armoise (feuilles).	Fumeterre.
Bourrache (feuilles).	Pissenlit.
Camomille.	Séné (feuilles).
Centaurée.	Trèfle d'eau.

Pour préparer l'extrait de *quinquina gris*, il faut employer 12000 grammes d'eau bouillante et prolonger l'infusion pendant vingt-quatre heures. Même quantité d'eau distillée pour l'*extrait d'opium*, mais en opérant par macération, comme pour la gentiane.

IV. *Extraits alcooliques.* L'emploi de l'alcool est indiqué dans les cas suivants :

1° Lorsque le principe actif est soluble dans ce véhicule, alors qu'il est peu ou point soluble dans l'eau ;

2° Lorsque la matière active, à la fois soluble dans les deux menstrues, est accompagnée de matières inertes, comme les matières gommeuses et mucilagineuses, qui sont insolubles dans l'alcool.

Les extraits alcooliques présentent des avantages spéciaux : ils sont ordinairement plus actifs que les extraits aqueux correspondants ; ils sont d'une bonne conservation, par suite de l'absence de l'albumine végétale, des matières gommeuses, sucrées, mucilagineuses, ordinairement sujettes à fermenter ; enfin ils ont parfois une belle couleur verte, par suite de la présence de la chlorophylle, qui est soluble dans l'alcool.

On les prépare par macération ou par lixiviation, tantôt avec de l'alcool à 60 degrés, tantôt avec de l'alcool à 80 degrés ; la lixiviation se fait à froid, comme pour l'extrait de quinquina jaune ; on opère à chaud pour l'extrait de fèves de Calabar.

Parfois on reprend l'extrait alcoolique par l'eau, comme pour l'extrait de quinquina calysaya, ou bien on traite par l'alcool un extrait aqueux, ce qui fournit des extraits *hydro-alcooliques* :

EXTRAIT D'IPÉCACUANHA

Racine d'ipéca pulvérisée.	1000 grammes.
Alcool à 60 degrés.	8000 —

On verse sur la poudre, modérément tassée dans un appareil à déplacement, la quantité d'alcool nécessaire pour qu'elle en soit pénétrée dans toutes ses parties ; après un contact de douze heures, on rend l'écoulement libre et on fait passer sur la poudre la totalité du liquide prescrit. On distille pour retirer l'alcool et on concentre au bain-marie en consistance d'extrait mou.

On prépare de la même manière les extraits suivants :

Aconit.	Quinquina gris.
Chanvre indien (sommités fleuries).	— jaune.
Coca.	— rouge.
Digitale (feuilles).	Rue.
Gelsemium sempervirens (racine).	Sabine.
Jaborandi.	Salsepareille.
Orme (écorce).	Valériane.
Polygala.	

EXTRAIT DE SEMENCES DE CIGUË

Semences de ciguë pulvérisée. . . . .   1000 grammes.
Alcool à 60 degrés.   6000   —
Eau distillée froide. . . . .   Q. S.

On fait digérer les semences à une douce chaleur, pendant quelques heures, dans la moitié de l'alcool ; on passe avec expression. On fait digérér le marc dans le reste du liquide, on passe et on filtre les liqueurs réunies.

Après avoir retiré l'alcool pas distillation, on dissout le produit dans quatre fois son poids d'eau froide, on filtre et on évapore au bain-marie en consistance pilulaire.

On prépare de la même manière les extraits alcooliques de :

Belladone (racine).   Jusquiame (semences).
Colchique (semences).   Stramonium (semences).

V. *Extraits éthérés.* Un petit nombre d'extraits se préparent au moyen de l'éther : ceux de fougère mâle, de cantharides, de semen-contra, de garou ; encore ce dernier est-il un extrait éthéro-alcoolique.

L'éther dissout plusieurs matières organiques, notamment les corps gras, les huiles essentielles, la plupart des résines, le camphre, les alcaloïdes, etc. Toutefois ses propriétés dissolvantes sont plus restreintes que celles de l'alcool.

EXTRAIT DE FOUGÈRE MÂLE

Rhizomes de fougère mâle. . . . .   1000 grammes.
Éther rectifié.   2000   —

Les rhizomes pulvérisés sont traités par lixiviation dans un appareil à déplacement ; les liqueurs, après filtration en vase clos, sont distillées au bain-marie. Le résidu est versé dans une capsule qu'on chauffe pendant quelque temps au bain-marie, pour achever de volatiliser l'éther.

On prépare de la même manière les extraits de cantharides et de semen-contra.   EDME BOURGOIN.

EXTRÉMITÉS (ASPHYXIE LOCALE DES). La syncope locale, l'asphyxie locale des extrémités, la gangrène symétrique des extrémités, sont les divers stades d'une maladie décrite en 1862 par Maurice Raynaud dans sa thèse de doctorat et qu'on peut réunir sous le nom général de maladie de Raynaud.

A cette époque, et sous l'influence de Dupuytren, de Béhier, de Virchow, la tendance générale était d'attribuer toutes les gangrènes à une obstruction artérielle, mais Raynaud avait remarqué que certains cas de gangrène sèche des extrémités observés par lui-même ou trouvés dans les auteurs ne pouvaient s'expliquer de la sorte. La dissémination des lésions atteignant quelquefois les quatre extrémités, le nez et les oreilles, leur symétrie presque constante ; la marche paroxystique et intermittente des accidents qui menacent plusieurs fois avant d'aboutir à la gangrène, qui, après des guérisons temporaires, récidivent dans le même point ou en d'autres endroits et à diverses reprises, constituaient un ensemble de caractères incompatible avec l'hypothèse d'une lésion organique fixe amenant l'oblitération des artères. Néanmoins, comme la gangrène était précédée et accompagnée par des symptômes qui indiquaient clairement une origine vasculaire, il fut conduit à l'attribuer à un trouble dans l'innervation vasomotrice que venait de découvrir Cl. Bernard. Sous l'influence de causes que nous aurons à discuter plus tard, la couche musculaire des vaisseaux se contracterait spasmodiquement et, suivant l'intensité et la durée de l'ischémie, il se produirait la syncope locale, l'asphyxie locale ou la gangrène.

Au point de vue des symptômes il n'y a rien à changer à la description de Maurice Raynaud; l'explication pathogénique qu'il en a donnée n'a subi que des modifications de détail, mais l'étiologie s'est considérablement élargie, on a reconnu l'influence de causes qui .ui avaient échappé, de sorte que ce qu'il avait admis comme une entité morbide doit être considéré comme un syndrome clinique pouvant survenir dans des circonstances très-diverses.

Le chapitre de l'étiologie est assez vague dans la thèse de Raynaud, il signale seulement la fréquence de la maladie chez la femme (nous verrons plus loin qu'il l'a même exagérée), l'influence du tempérament nerveux et de l'hystérie, la fréquence des engelures dans les antécédents de ses malades.

Mais, dès 1871, M. Ball présentait à la Société médicale des hôpitaux de Paris une femme atteinte en même temps de sclérodactylie et d'asphyxie locale typique. Depuis lors les observations se sont multipliées et nous signalerons celles de MM. Dufour, Grasset, Vidal, Siredey, Legroux, réunies pour la plupart dans la thèse de Favier, enfin tout récemment la thèse de Bouttier; on y voit que la maladie de M. Raynaud peut préluder à la sclérodermie généralisée.

Raynaud avait été frappé de la marche intermittente de l'asphyxie locale dans bon nombre de cas, ce qui l'avait conduit à administrer le sulfate de quinine, sans succès du reste; dans plusieurs de ses observations on trouve des antécédents d'impaludisme, mais il n'avait vu là aucune relation de cause à effet. Ce sont les médecins militaires et les médecins de la marine qui les premiers ont établi cette relation. Des observations où l'asphyxie locale ou la gangrène apparaît dans le cours ou à la suite de la fièvre intermittente avaient été publiées par Rey et Marroin en 1869, par Moursou en 1873; Calmette, en 1877, publie un plus grand nombre de faits, mais le premier travail d'ensemble sur le sujet est celui de Moursou en 1880 ; MM. Petit et Verneuil ont publié un mémoire important sur l'asphyxie locale et la gangrène palustres dans la *Revue de chirurgie* de 1883.

En 1880 Debove publie une observation de gangrène symétrique dans le cours d'une néphrite, et la même année Dieulafoy montre que le doigt mort est un symptôme fréquent de l'urémie latente (*in* thèse d'Alibert). Enfin en 1882 M. Ritti observe des cas d'asphyxie locale pendant la période de dépression de la folie circulaire.

Jusqu'à présent nous n'avons cité que des noms français. C'est qu'en effet la bibliographie de l'affection qui nous occupe est presque exclusivement française. Ce n'est pas qu'on ne trouve des observations publiées dans les recueils étrangers, mais trop souvent le terme de maladie de Raynaud est appliqué à tort. Signalons cependant les observations déjà anciennes d'Estlander sur la gangrène symétrique des extrémités dans le typhus exanthématique et la théorie proposée par Weiss, qui fait jouer un rôle important à la contraction veineuse et interprète l'asphyxie locale tout autrement que Raynaud. Nous aurons du reste à revenir sur cette théorie en nous occupant de la pathogénie.

Symptômes. Dans la description symptomatique de la gangrène symétrique des extrémités et de ses différents stades, il n'y a, comme nous l'avons dit, presque rien à changer à la description de M. Raynaud, nous nous permettrons donc de lui faire de larges emprunts. Comme lui, nous distinguerons trois stades dans la maladie, la syncope locale, l'asphyxie locale, la gangrène. Tous les trois peuvent se succéder chez le même sujet, mais l'asphyxie peut n'avoir pas été précédée de la syncope locale et la gangrène est loin d'être la terminaison constante ou même ordinaire de la maladie, dans la plupart des cas elle s'arrête à l'un des stades intermédiaires, et, si la lecture des observations publiées fait paraître la gangrène assez fréquente, c'est que les cas les plus graves sont ceux qu'on publie le plus volontiers.

Dans sa forme la plus simple, la syncope locale est parfaitement compatible avec la santé, et constitue ce qu'on désigne du nom très-expressif de *doigt mort*. Sous la moindre impression de froid, ou sans cause appréciable, un ou plusieurs doigts d'une main ou des deux deviennent pâles, froids, insensibles. Ils ne sont le siége d'aucune douleur, mais ils sentent mal les objets qu'ils touchent ; ils sont comme engourdis et leurs mouvements même sont gênés.

L'accès dure quelques minutes ou quelques heures, puis la chaleur et le sentiment reviennent avec quelques fourmillements. Ce sont toujours les mêmes doigts qui sont atteints et dans le même ordre, et les accès sont provoqués par une impression même légère de froid, par une émotion, ou se reproduisent sans cause appréciable et périodiquement le matin au moment du lever. La raideur des doigts atteints et la difficulté ou même l'impossibilité qu'éprouve le malade à les remuer est un phénomène assez curieux, d'autant que l'engourdissement peut ne porter que sur un seul doigt et que les doigts voisins dont les tendons proviennent du même muscle ont conservé leur motilité. Raynaud pensait que, la partie malade ne transmettant plus de sensation à l'encéphale, celui-ci perdait, faute d'excitant, le pouvoir d'y déterminer des mouvements, mais des doigts totalement mortifiés peuvent être mus par les muscles de l'avant-bras restés vivants. Le fait reste donc assez difficile à interpréter. Cependant, en admettant l'explication de Raynaud, peut-être pourrait-on rapprocher ces faits des paralysies psychiques qui, ainsi que l'a montré Charcot, sont indépendantes de la distribution anatomique des nerfs et des muscles.

Les doigts de la main ne sont pas seuls sujets à cet engourdissement, les orteils peuvent aussi y prendre part, mais dans ce cas l'absence de douleurs fait que le phénomène passe facilement inaperçu.

Un degré de plus, et nous avons affaire à la *syncope locale* ou *ischémie régionale* de Weiss. Les extrémités atteintes deviennent blanches ou jaunâtres avec une certaine demi-transparence qui les fait ressembler à de la cire vieillie; les doigts sont raides, froids et exsangues comme des doigts de cadavre; ils sont amincis, effilés, et la peau à leur surface est ridée et comme flétrie, la sensibilité est plus ou moins complétement abolie, de sorte qu'on peut les piquer ou les pincer sans provoquer aucune sensation. La température locale est très-abaissée, ainsi qu'on peut s'en assurer par le toucher. Cette décoloration peut être limitée à quelques doigts, ou envahir presque tous les doigts des deux mains et tous les orteils; elle peut n'atteindre que la pulpe ou s'étendre sur presque toute la longueur des doigts ; elle est quelquefois limitée à sa partie supérieure par un liséré violacé. Enfin la syncope locale peut atteindre d'autres parties du corps que les doigts : ainsi Hochenegg rapporte l'histoire d'un médecin chez qui toute émotion un peu forte amenait un accès de syncope locale du nez qui devenait blanc comme la craie et tranchait sur le reste de la face dont la couleur était restée normale. Après une durée qui peut atteindre plusieurs heures la syncope locale cesse, les parties atteintes perdent leur pâleur en même temps qu'elles sont le siége de picotements, de démangeaisons très-vives, quelquefois même de douleurs intenses, puis la chaleur et la circulation se rétablissent, mais généralement à la pâleur succède une teinte bleuâtre ou violacée, et à la syncope locale succède l'*asphyxie locale*.

Les extrémités présentent une teinte assez variable. Tantôt elle est d'un blanc bleuâtre, il semble que la peau ait acquis assez de transparence pour laisser voir les tissus sous-jacents ; tantôt c'est une coloration violette, ardoisée, pouvant devenir noirâtre, bien comparable à celle que produit sur la peau une légère tache d'encre. Vient-on à presser un peu sur les parties ainsi nuancées, la tache d'un blanc mat, produite par la pression, disparaît lentement, et la teinte violacée la remplace soit de la périphérie vers le centre, soit en débutant par un point central, mais toujours en gagnant de proche en proche par une limite tranchée, tandis qu'à l'état normal la couleur primitive reparaît d'une façon diffuse.

La cyanose s'étend sur les doigts à une hauteur variable, elle peut même dépasser leur base et atteindre la main ; à sa partie supérieure elle peut se limiter nettement et même présenter à ce niveau un liséré blanc, ou bien elle va en décroissant et se prolonge sur la main et l'avant-bras par des marbrures violacées ou des traînées livides suivant le trajet des veines. Il en est de même aux pieds et à la face, où l'on peut voir un nez presque noir trancher sur le reste du visage qui a conservé sa couleur normale (Raynaud).

Les extrémités ainsi atteintes sont froides au toucher, généralement moins froides que dans la syncope locale ; cependant, dans une observation de Calmette, la température axillaire étant de 38 degrés, la température de la salle étant de 15 degrés, celle des mains cyanosées n'était que de 17 degrés. Raynaud a vu le thermomètre placé dans la paume de la main rester constamment de 1 degré au-dessus de la température ambiante. Tandis que dans la syncope locale les extrémités sont amincies et comme flétries, ici, au contraire, elles sont assez souvent le siége d'une tuméfaction, d'un empâtement, quelquefois d'un véritable œdème qui peut s'étendre assez loin et envahir une portion considérable du membre atteint (Bjering) ou qui peut être très-précoce et précéder les symptômes de l'asphyxie confirmée (Raynaud). Il n'est pas rare de voir les extrémités atteintes se couvrir d'une sueur froide qui peut même amener une véritable macération de l'épiderme (Vulpian).

En général on n'observe pas de troubles de la circulation générale. Dans quelques cas les malades ont eu des palpitations violentes, mais chez des individus nerveux des palpitations n'indiquent pas nécessairement un trouble bien profond de la fonction cardiaque. Le pouls radial n'est d'habitude nullement modifié par la gangrène des doigts, cependant on a noté la petitesse du pouls (Raynaud, Moursou, Calmette, Vulpian, Bull), voire même sa suppression complète pendant les accès (Musser) ; Weiss et Pribram ont vu les veines se rétrécir.

Il est rare que la sensibilité ne soit pas altérée dans les parties cyanosées. La sensibilité tactile est généralement abolie et le malade ne sent pas ce qu'il touche. La sensibilité thermique est assez souvent conservée. On peut piquer les doigts sans provoquer aucune douleur, mais cette analgésie est souvent toute superficielle et cache une véritable hyperesthésie profonde, car la pression détermine des douleurs violentes et l'épingle enfoncée dans les tissus un peu profondément est vivement sentie. Il est rare que l'anesthésie et l'analgésie soient complètes.

Si les doigts cyanosés sont insensibles aux excitations extérieures, il n'en sont pas moins le siége de douleurs spontanées extrêmement vives qui sont le sym-

ptôme le plus pénible et un des plus constants de l'asphyxie locale. Dans les
formes les plus atténuées elles peuvent manquer, comme chez le malade de
Raynaud, qui, ayant remarqué que le petit doigt de sa main gauche était noirâtre
tous les matins, l'avait attribué à la teinture noire de la poche de son pantalon.
En général, l'accès débute par des fourmillements, des picotements, des démangeaisons parfois très-vives. Pendant toute la durée de l'asphyxie locale les douleurs persistent. Sous l'influence de la chaleur du lit surtout elles s'exaspèrent,
deviennent atroces, c'est une sensation de brûlure, de déchirement, il semble
aux malades « qu'on leur passe un fer rouge sur les doigts », « qu'il leur coule
du plomb fondu dans les veines, etc. » Cette souffrance peut persister plusieurs
jours, ne laissant aucun repos au malade; chaque aggravation locale, et surtout
chaque retour partiel de la circulation s'accompagnent d'une exagération des douleurs. Celles-ci ne restent pas limitées aux doigts ou aux orteils, elles s'irradient
parfois sur toute la longueur du membre correspondant.

La période de réaction s'accompagne d'une exagération des douleurs dont
l'intensité varie suivant les individus et suivant l'intensité même de l'asphyxie;
ce sont des fourmillements, des démangeaisons, comme dans l'onglée, voire des
douleurs violentes, « puis des taches moins livides apparaissent sur les parties
cyanosées, elles s'étendent, se rejoignent; une coloration vermeille se montre
sur la limite, peu à peu elle gagne du terrain, chassant devant elle la coloration
bronzée qui persiste le plus longtemps dans les points où elle a pris naissance,
c'est-à-dire dans les parties les plus éloignées du centre. Finalement une tache
d'un rouge foncé subsiste aux extrémités des doigts. Cette tache fait elle-même
place à l'incarnat normal, et alors la peau se trouve revenue à son état primitif »
(Raynaud). En même temps la motilité et la sensibilité reparaissent, mais les
douleurs persistent jusqu'à ce que la circulation soit totalement rétablie.

Si l'arrêt de la circulation a duré trop longtemps, les tissus ont perdu leur
vitalité et la *gangrène* succède à l'asphyxie. Les doigts sont de violets devenus
noirs, lorsque la réaction se fait, la couleur normale n'atteint pas l'extrémité du
doigt, elle se limite brusquement et au delà la peau reste noire, flétrie, insensible;
il y a souvent un peu d'œdème à la partie supérieure du doigt, il se forme un
sillon d'élimination et il semble que toute la dernière phalange ou même les
deux dernières, noires, flétries, comme momifiées, vont s'éliminer en totalité.
Cela arrive quelquefois, mais généralement la gangrène est beaucoup plus superficielle qu'elle ne paraissait à première vue : la peau seule s'est mortifiée, elle
s'enlève au bout de quelques jours avec l'ongle, comme un dé à coudre, et
laisse voir au-dessous une surface bourgeonnante. La peau se reforme, mais elle
est plus mince et plus tendue, l'ongle est plus ou moins déformé, la phalange
est souvent un peu atrophiée. Il n'est pas rare, si la gangrène a été un peu
profonde, que l'os de la phalangette soit nécrosé à son extrémité qui fait saillie,
et la cicatrisation n'est complète que lorsque la partie nécrosée a été éliminée.

La même chose se reproduit à chaque accès, tantôt sur un doigt ou un
orteil, tantôt sur un autre, ou bien aux malléoles, aux talons, au nez, etc. Des
parties déjà atteintes peuvent l'être d'autres fois, mais le processus peut offrir
une gravité très-variable soit dans le même accès sur des parties différentes, soit
d'un accès à l'autre, enfin certains malades ont des gangrènes beaucoup plus
graves que d'autres après chaque accès. La gravité des lésions n'est d'ailleurs
pas constamment en rapport avec l'intensité de l'asphyxie qui l'a précédée; il y
a des différences en rapport probablement avec la vitalité des tissus, variable

suivant les individus, car on voit dans les observations une gangrène profonde arriver quelquefois très-promptement et d'autres fois l'asphyxie la plus intense persister pendant longtemps et ne déterminer que des lésions très-superficielles.

Les délabrements que produisent les atteintes réitérées de la gangrène sont quelquefois considérables. Dans une observation de Nielsen le premier accès fit perdre au malade la dernière phalange de plusieurs doigts. Un malade que nous avons eu l'occasion d'observer dans le service de M. Legroux à l'hôpital Laénnec avait perdu dans l'espace de six ans et par une série d'attaques successives les deux dernières phalanges de la plupart des orteils et une ou deux phalanges des trois derniers doigts de chaque main (les extrémités [de cet homme ont été moulées et les moulages sont déposés au musée de l'hôpital Laennec). Calmette a vu une gangrène symétrique d'origine paludéenne réduire la plupart des doigts et des orteils à leur première phalange. L'amputation spontanée ne se fait pas toujours au niveau des articulations, elle se fait souvent dans la continuité, quelquefois aussi l'os paraît plus atteint que les parties superficielles, car on peut voir des doigts dont la dernière phalange est réduite à un petit nodule osseux gros comme un pois, encore mobile sur la deuxième phalange, et qui porte encore un ongle, mais atrophié, réduit à une plaque cornée qui coiffe son extrémité tronquée. Cette sorte d'atrophie interstitielle de l'os paraît plus fréquente dans la sclérodermie (Bouttier).

Dans la plupart des cas la gangrène est superficielle et n'atteint le derme que dans une faible étendue et dans une portion seulement de son épaisseur; « si l'ongle n'a pas été atteint dans sa racine, il arrive une chose assez singulière : c'est que, le cercle éliminatoire se creusant de plus en plus, l'eschare finit par se détacher sur tout son pourtour, excepté à sa partie supérieure où elle reste adhérente à l'ongle. Celui-ci ayant continué à pousser par la base, il arrive un moment où l'eschare se trouve séparée des parties vivantes par une rainure de quelques millimètres; la cicatrisation s'est faite à mesure, il ne reste plus qu'à couper dans l'intervalle » (M. Raynaud).

Lorsque la circulation se rétablit, il se forme parfois au bout du doigt une petite phlyctène à contenu purulent ou sanguinolent, cette phlyctène se rompt, découvrant une ulcération creuse qui guérit lentement et laisse une cicatrice blanche, dure et déprimée, ou un petit tubercule conique dur, recouvert d'épiderme épaissi, situé à l'extrémité de la pulpe sous le bord libre de l'ongle, et qui est quelquefois le siége de douleurs assez vives. Sur les orteils et surtout chez les enfants, Raynaud a vu les phlyctènes se dessécher au lieu de se rompre et former une petite plaque brune qui tombe au bout d'une quinzaine de jours; on voit au-dessous une peau rose et lisse, mais où l'on peut remarquer par un examen attentif que les papilles ont été érodées.

Enfin, lorsque la gangrène est plus superficielle encore, qu'elle n'a pas entamé le derme, elle ne s'accuse que par la desquamation. Dans ces cas il ne se forme plus de sillon d'élimination, mais, après l'accès, on voit l'épiderme des doigts ou des orteils, quelquefois de tout le pied, s'enlever en épaisses lames cornées. Quelquefois à la suite d'un seul accès la desquamation se répète pendant longtemps sur un point limité, généralement à la pulpe. Il est très-ordinaire de voir les attaques un peu fortes d'asphyxie locale interrompre pendant un temps la croissance des ongles et y laisser une trace sous forme d'un sillon transversal. Souvent aussi, à la suite de l'asphyxie locale, les ongles de plusieurs doigts ou de plusieurs orteils tombent, puis repoussent plus ou moins déformés.

Sous l'influence des gangrènes superficielles, des desquamations répétées, ou même, semble-t-il, sans qu'il y ait aucune manifestation de ce genre, les doigts se déforment peu à peu, la dernière ou les deux dernières phalanges s'amincissent, s'effilent et prennent une forme conique, la dernière phalange se raccourcit, il semble qu'il y ait une sorte d'atrophie interstitielle; la peau est amincie et tendue surtout dans le cas où l'asphyxie locale n'est qu'un symptôme de début de la sclérodermie.

Les troubles visuels qu'on observe quelquefois dans le cours de la gangrène symétrique ont une grande importance au point de vue de l'interprétation pathogénique de la maladie. Ils ont été signalés par Raynaud en 1874 et consistent en une amblyopie passagère qui peut coïncider avec les accès d'asphyxie locale (Raynaud) ou alterner avec eux (Raynaud, Roques). Parfois une amaurose complète peut coïncider avec le premier accès et ne plus se reproduire aux accès suivants (Jaccoud); un malade de Calmette voyait des phosphènes rouges pendant l'accès, un autre avait de l'héméralopie.

Par l'examen ophthalmoscopique pratiqué pendant la période de l'amblyopie Raynaud a constaté que les artères de la papille présentaient des contours plus clairs que d'habitude, elles étaient plus étroites dans leur partie originelle qu'à la périphérie, et présentaient par moments des étranglements partiels qu'on voyait se déplacer. La papille avait une nuance claire. Les veines étaient le siége de battements qui retardaient un peu sur le pouls. A chaque pulsation on voyait la veine centrale se dilater et devenir plus foncée surtout à son origine, de manière à simuler un petit anévrysme, et la pulsation s'étendait bien au delà des limites de la papille. Ces phénomènes diminuaient très-notablement dans l'intervalle des accès d'amblyopie qui alternaient avec la cyanose des extrémités; ils disparurent peu à peu en même temps que les autres symptômes.

D'autres auteurs ont constaté de même le rétrécissement des artères de la rétine, plus rarement les battements veineux; ce phénomène, qui peut être reproduit expérimentalement par l'excitation du sympathique (Raynaud), peut être considéré comme l'analogue de ce qui se passe dans les extrémités. Cependant une cause d'erreur a été signalée par Abadie (*in* obs. de Roques) : c'est que, à l'état normal, les artères rétiniennes présentent souvent des apparences de renflements et de rétrécissements alternatifs, dues à ce qu'elles plongent plus ou moins profondément entre les faisceaux nerveux.

La maladie de Raynaud peut s'accompagner d'accidents nerveux de toute espèce dont un petit nombre seulement peuvent lui être directement rattachés. Parmi ces derniers sont les troubles moteurs. Nous avons déjà signalé l'impotence qui accompagne d'ordinaire le doigt mort et la syncope locale, dans l'asphyxie locale on a en outre signalé dans certains cas de la parésie des muscles du bras et de l'avant-bras (Raynaud, Potain), ou même une véritable paralysie transitoire (Moursou). On a aussi observé des crises convulsives d'hystérie, de spasme laryngien (Moursou), du spasme de l'urèthre (Vulpian), des crises de gastralgie (Charpentier). L'angine de poitrine a parfois coïncidé avec les accès d'asphyxie locale (Vulpian, Moursou). Dans un cas de Verdalle, les douleurs s'irradiaient dans tout le bras gauche. Dans un second cas de Moursou, l'asphyxie et les douleurs étaient limitées aux membres du côté gauche.

Tous ces accidents peuvent être rattachés à l'hystérie ou à l'impaludisme, ce sont des effets, non de l'asphyxie locale, mais de la cause qui lui a donné naissance.

Il en est peut-être de même de quelques accidents viscéraux dont les rapports avec la maladie qui nous occupe ne sont pas encore bien établis. Une pneumonie a précédé la gangrène des extrémités dans une observation de Nielsen, elle est survenue au cours des accès auxquels elle a mis fin par la mort du malade dans un cas de Moursou. Dans une autre du même auteur, un homme est atteint successivement de fièvre typhoïde, d'insolation, puis de bronchite généralisée intense et d'asphyxie des extrémités survenant par accès et durant encore un mois après la guérison de la bronchite. Enfin deux malades dont l'observation est rapportée par Bréhier sont morts· de congestion pulmonaire avec hémoptysie au cours des accès d'asphyxie locale, l'un d'eux avait aussi présenté une diarrhée sanglante. On pourrait admettre qu'il s'agit là de troubles vaso-moteurs survenus sous l'influence de la même cause que l'asphyxie des extrémités.

Distribution. L'asphyxie locale des extrémités peut atteindre toutes les parties du corps dont la circulation est plus lente et le refroidissement plus facile en raison de leur situation périphérique ; elle est presque toujours symétrique, dans la majeure partie des cas elle atteint les extrémités supérieures ou inférieures, ou les deux à la fois. Sur 120 observations nous trouvons :

Extrémités supérieures seules	50	fois.
— inférieures seules	17	—
Les quatre extrémités	50	—
La face	19	—

Le chiffre relatif aux extrémités inférieures est probablement beaucoup plus bas que la réalité. En effet, lorsque les pieds seuls sont atteints, les formes atténuées de la cyanose locale ou le doigt mort peuvent facilement passer inaperçus. Presque toujours les lésions sont bilatérales et symétriques, mais souvent plus prononcées d'un côté que de l'autre ; il est très-rare, quoique le fait ait été observé, que l'asphyxie locale aboutisse à la gangrène sans envahir les deux côtés du corps, mais dans les formes atténuées l'unilatéralité est assez fréquente ; nous avons eu l'occasion de l'observer deux fois chez deux hommes, mais il s'agissait alors de phénomènes très-peu marqués, du doigt mort ou d'un refroidissement accompagné d'une légère teinte bleuâtre. Ces accidents peu douloureux sont à peine remarqués par le malade, il ne vient pas les montrer au médecin et ce n'est que par hasard que celui-ci en a connaissance.

Aux pieds on voit la gangrène atteindre de préférence les trois premiers orteils, cependant ils peuvent être tous frappés avec une intensité à peu près égale ; elle atteint assez souvent aussi les talons, les malléoles, et des plaques gangréneuses peuvent apparaître sur le dos du pied.

Aux mains, le médius et l'auriculaire sont frappés le plus souvent et le plus grièvement, c'est le plus souvent par eux que l'asphyxie commence et ce sont eux qui présentent les lésions les plus profondes ; l'auriculaire et l'indicateur viennent après et sont intéressés dans la plupart des cas, surtout l'auriculaire. Quant au pouce, il est presque toujours respecté et, s'il est atteint, il ne présente que des lésions insignifiantes, alors que des délabrements importants ont lieu sur les autres doigts.

A la face, les oreilles et le nez sont les parties les plus souvent affectées, l'asphyxie atteint généralement ces parties en même temps que les membres, et la gangrène y est rare ; cependant nous avons cité une observation de Hochenegg de syncope locale limitée au nez et Grasset a observé un cas où la gangrène

était exclusivement limitée au nez et aux oreilles. Si la gangrène de ces parties
est rare, on peut cependant observer une légère déformation consistant en un
effilement du nez et un amincissement du pavillon de l'oreille. Enfin la cyanose,
sinon la gangrène, peut atteindre encore, quoique plus rarement, d'autres parties, le menton, les joues, les lèvres.

La *marche* de la gangrène symétrique des extrémités est en général intermittente ou rémittente et cette évolution discontinue, par accès successifs est très-
caractéristique et la distingue des autres gangrènes par oblitération artérielle
avec lesquelles elle offre à d'autres points de vue tant d'analogie.

Dans la forme la plus typique, les accès surviennent périodiquement, le
matin, au moment du réveil, les trois stades d'aggravation, d'état et de déclin
ou de réaction, durent d'une à trois ou quatre heures, d'autant plus longtemps
que l'accès est plus intense, puis la circulation se rétablit, rarement d'une
façon complète, le plus généralement les extrémités restent un peu froides et
violacées, mais le mouvement et la sensibilité reviennent assez pour que le
malade puisse se servir de ses mains. Celles-ci restent cependant très-sensibles
au froid et l'immersion des mains dans l'eau froide, ou même la basse température de l'air ambiant, suffisent pour amener un nouvel accès.

D'après M. Raynaud, la syncope locale précèderait presque constamment
l'asphyxie, qui ne serait qu'une réaction incomplète. Il en est souvent ainsi et
une pâleur plus ou moins marquée prélude souvent à la cyanose, mais souvent
aussi la cyanose peut apparaître d'emblée. Dès le début les doigts prennent
une teinte bleuâtre ou noirâtre, comme une tache d'encre promptement essuyée,
qui se fonce peu à peu. Ou bien il semble que le malade ait des engelures, les
parties sont rouges et tuméfiées, puis la rougeur prend graduellement une
nuance livide. Enfin on peut voir la syncope locale succéder à la cyanose. Pendant l'examen du malade et sous l'influence de l'émotion les extrémités
violettes deviennent blanches, et ce phénomène peut se reproduire plusieurs fois
à de courts intervalles.

Au fur et à mesure que la maladie progresse, la réaction devient moins complète, les extrémités restent froides, cyanosées, engourdies, les douleurs persistent, quoique atténuées; les accès deviennent plus intenses, durent plus
longtemps, s'aggravent aussi en étendue, envahissant des points qu'ils avaient
respectés au début, et chaque accès laisse à sa suite, tantôt sur un doigt, tantôt
sur un autre, une petite plaque de gangrène superficielle. Le membre qui a
présenté les premiers symptômes de la maladie est généralement celui qui est
le premier atteint de gangrène. Les accès forment ainsi une courbe ascendante
en escalier et ils peuvent par leur répétition amener des pertes de substance
considérables. L'évolution entière peut durer des semaines et des mois, puis,
quand elle prend fin, les accès diminuent et disparaissent assez rapidement.

L'évolution n'est pas toujours aussi complète, elle s'arrête souvent à l'un
quelconque des stades intermédiaires. Pendant des semaines on peut voir survenir tous les jours, plusieurs fois par jour, des accès de syncope locale ou de
cyanose qui n'entraînent pas la gangrène, qui n'amènent même pas de desquamation ou de déformation, qui peuvent rester limités soit aux doigts, soit aux
orteils, soit même à quelques doigts d'une seule main.

La marche de l'asphyxie ou de la gangrène locale est quelquefois moins franchement intermittente. Il est des individus qui, pendant des périodes plus ou
moins longues, pendant des mois, voire même plus d'une année, ont les extré-

mités dans un état habituel de cyanose, sur lequel viennent se greffer des exacerbations irrégulières; dans cette forme chronique la gangrène serait rare d'après Raynaud. D'autres fois les accès sont subintrants et l'asphyxie augmente progressivement sans rémissions nettes, les douleurs sont incessantes, empêchant tout sommeil, et ne s'arrêtent qu'après que la gangrène a amené des pertes de substance plus ou moins considérables. Cela peut n'arriver qu'au bout de quelques semaines, mais il se peut aussi qu'en très-peu de jours la marche progressive des accidents entraîne des délabrements très-étendus. Ces cas de gangrène des extrémités à marche rapide, heureusement rares, sont parfois difficiles à distinguer des gangrènes par artérite, par embolie ou par thrombose artérielle.

ÉTIOLOGIE. D'après M. Raynaud, l'asphyxie locale des extrémités serait beaucoup plus fréquente chez la femme que chez l'homme et elle serait une maladie de la jeunesse. Une statistique faite sur 125 cas recueillis dans divers auteurs, y compris Raynaud, nous donne un résultat très-différent, surtout en ce qui concerne le sexe, car nous trouvons 67 hommes pour 58 femmes; l'âge moyen des hommes est 38 ans 1/2, l'âge moyen des femmes est 33 ans. Ces moyennes d'âge sont un peu fortes en raison de ce que bon nombre d'individus souffraient de leur maladie depuis plus ou moins longtemps, et l'on trouverait des chiffres différents, si l'on prenait l'âge où l'affection a débuté. Ces moyennes n'ont du reste qu'une valeur très-relative, car on a observé l'asphyxie et la gangrène des extrémités aux âges les plus différents : chez un garçon de 15 mois (Bjering), un garçon de 3 ans 1/2 (Raynaud), une fille de 3 ans (Smith), une fille de 8 ans 1/2 (Raynaud), et d'autre part chez un homme de 70 ans (Bréhier); 67 ans (Vidal), 65 ans (Verdalle); une femme de 68 ans (Bouveret), 62 ans (Nielsen). Pour ce qui est du sexe, la divergence entre notre statistique et celle de Raynaud s'explique en partie par les nombreux cas de gangrène ou d'asphyxie locale d'origine paludéenne observés chez l'homme par les médecins militaires et les médecins de la marine.

L'*hystérie* est une cause fréquente d'asphyxie locale des extrémités, comme l'a bien montré Raynaud, elle paraît même en être la cause la plus ordinaire. Souvent même l'hystérie vient se joindre à d'autres causes et la gangrène s'observe chez des sclérodermiques, des impaludés qui sont en même temps des névropathes. L'asphyxie locale est à classer parmi les nombreux troubles vasomoteurs auxquels l'hystérie donne naissance et qui pour la plupart sont des phénomènes congestifs.

Dans la période de dépression de la folie circulaire, on a depuis longtemps signalé le ralentissement du pouls et la cyanose généralisée, mais plus récemment Ritti a observé de véritables accès de syncope ou d'asphyxie locale, atteignant les doigts ou les orteils, tantôt d'un côté, tantôt de l'autre ou des deux à la fois, et apparaissant presque tous les jours pendant chaque période de dépression. Dans les deux observations qu'il rapporte, il y avait un notable ralentissement du pouls, mais pas assez prononcé pour s'accompagner de cyanose généralisée. Il faut aussi noter que, chez ces malades, les périodes d'excitation et de dépression étaient particulièrement courtes.

L'influence des lésions du système nerveux central n'est pas bien établie, car la plupart des observations qu'on peut trouver dans les auteurs ne sont pas démonstratives. Les symptômes de la maladie de Raynaud y sont mal dessinés et combinés à tant de troubles sensitifs et trophiques, que l'on ne sait ce qui appartient aux troubles de la circulation locale et ce qui appartient à la maladie principale. M. Arnozan (comm. orale) a observé chez une femme hémiplégique de l'asphyxie locale limitée au côté paralysé.

En ce qui concerne les *névrites périphériques*, même incertitude. Dans un cas de Buzzard, il s'agit bien de la maladie de M. Raynaud, mais la névrite n'est pas démontrée; dans les observations de Dejerine et Leloir, Mounstein, Pitres et Vaillard, le tableau clinique diffère trop du type classique décrit par Raynaud pour qu'il soit possible de se prononcer sans hésitation. Foot rapporte un cas de pseudo-tabes diphthérique, avec des troubles vaso-moteurs assez analogues à ceux de l'asphyxie locale. Wiglesworth a observé la gangrène symétrique chez une femme démente, épileptique et atteinte de néphrite chronique; les nerfs présentaient des lésions de névrite. Paul Meyer, cité par Goldschmidt, a trouvé des lésions nerveuses chez des sclérodermiques qui avaient eu de l'asphyxie locale. Giovanni aurait aussi trouvé de la névrite interstitielle dans un cas.

Une lésion locale peut être le point de départ de la maladie et au moins au début influer sur son siége. Une femme de trente-deux ans avait une cicatrice douloureuse du médius droit, de ce point partaient des douleurs irradiées dans le bras et le côté droit de la tête, la pression sur la cicatrice déterminait des attaques convulsives d'hystérie, l'asphyxie locale commençait toujours par la main droite et était plus prononcée de ce côté (Hochenegg). Le docteur B... présente depuis quinze ans une cicatrice du côté interne du médius droit, depuis quelques années il a tous les hivers de l'asphyxie locale du médius de chaque côté, mais surtout à droite (Moursou). Dans l'observation de Musser, à l'occasion d'une plaie contuse de la main gauche, les accidents ont débuté par la main gauche, puis se sont étendus à la main droite. Dans un cas que nous avons observé, une femme est prise pour la première fois d'asphyxie locale de la main droite, puis de la gauche, deux jours après une blessure du pouce droit qui fut lui-même respecté par l'asphyxie.

Les *engelures* constituent une véritable prédisposition à l'asphyxie locale, et les personnes atteintes de la maladie de Raynaud ont souvent été sujettes aux engelures pendant leur jeunesse. Il semble que par une aggravation graduelle les engelures aboutissent à la gangrène. Les jeunes gens qui ont des engelures ont habituellement les mains et les pieds froids, légèrement cyanosés, avec une sorte d'empâtement œdémateux. Cet état, qui est plus prononcé en hiver, est fréquent chez les strumeux et n'est pas sans analogie avec l'asphyxie locale des extrémités, il n'en diffère en somme que par sa permanence, sa plus grande diffusion, et par la moindre intensité des symptômes.

La maladie de Raynaud, précédée par les engelures, aboutit souvent à la *sclérodermie* dont elle n'est qu'un symptôme de début. Cette relation a été d'abord signalée par M. Ball en 1871, et depuis lors bien d'autres faits ont été publiés.

Dans ces cas, l'asphyxie locale apparaît par accès, dans sa forme la plus typique, provoquant quelquefois des gangrènes assez étendues, mais le plus souvent ne produisant que de petites ulcérations au bout des doigts, de la desquamation et surtout l'effilement des doigts, l'induration de la peau, la raideur des articulations phalangiennes. Les accès d'asphyxie locale précèdent tout autre symptôme de sclérodermie, mais persistent encore longtemps après que la sclérodermie est constituée et a acquis un développement considérable.

Dès le début certains symptômes peuvent faire soupçonner l'évolution ultérieure de l'asphyxie locale vers la sclérodermie. La résorption interstitielle des parties osseuses, la pigmentation ou les plaques de vitiligo peuvent être assez précoces, mais les douleurs rhumatoïdes et névralgiques si fréquentes au début de la sclérodermie devront tout particulièrement attirer l'attention et inspirer des réserves au point de vue du pronostic.

Il importe de signaler que, dans la sclérodermie, on a constaté quelques lésions qui ont peut-être quelque influence sur l'apparition de l'asphyxie locale. Ainsi Goldschmidt, Meyer (de Strasbourg), ont tout récemment observé de l'endartérite et de la phlébite oblitérantes des vaisseaux de la peau; Arnozan (comm. or.) a vu dans un cas de sclérodermie avec asphyxie locale des rétrécissements localisés, des sortes d'étranglements de l'arcade palmaire et des artères collatérales. Paul Meyer (de Strasbourg) a trouvé des lésions de névrite qui n'existaient pas dans le cas d'Arnozan.

On a quelquefois observé l'asphyxie locale chez des individus athéromateux ou présentant quelques lésions cardiaques (Benedikt, R. Saint-Philippe, Verdalle, Mills), mais trop rarement pour qu'il soit possible d'en tirer des conclusions positives.

Parmi les maladies générales, il en est une, la *fièvre paludéenne*, qui donne souvent naissance à la gangrène symétrique des extrémités, et qui même en est peut-être après l'hystérie la cause la plus fréquente.

L'asphyxie locale d'origine paludéenne peut présenter avec les accès de fièvre intermittente des rapports chronologiques très-variables que l'on peut classer de la manière suivante (Petit et Verneuil) :

1° L'asphyxie locale peut être contemporaine de l'accès : α. Elle peut précéder le frisson de quelques heures (Moursou). — β. Elle peut coïncider avec le frisson, c'est le cas le plus fréquent, généralement alors elle disparaît pendant le stade de chaleur (Calmette, Moursou). — γ. Elle apparaît pendant le stade de chaleur et ne cesse qu'à l'arrivée des sueurs profuses (Calmette).

2° L'asphyxie locale est indépendante de la fièvre, elle lui succède, la remplace ou alterne avec elle, mais reste elle-même apyrétique.

3° Elle survient chez des individus qui ont eu la fièvre intermittente plus ou moins longtemps auparavant, mais qui n'ont plus d'accès fébriles.

C'est dans ces dernières conditions que l'asphyxie locale se présente le plus souvent, chez des individus qui ont eu tout récemment de la fièvre ou qui n'ont pas eu d'accès depuis longtemps, assez souvent chez des cachectiques. D'après Moursou il n'est pas rare de voir des individus qui ont pris la fièvre palustre dans les pays chauds ne présenter d'asphyxie locale qu'après leur retour en Europe et en hiver. « La même chose s'observe quelquefois, dit-il, pour les accès de fièvre intermittente elle-même, des individus impaludés à l'état latent n'ont d'accès que sous l'influence du froid et après leur retour en France. Ainsi envisagé, le syndrome nerveux constituant l'asphyxie locale à la suite d'une intoxication paludéenne peut être un indice de la cessation de l'impaludisme tout en démontrant sa gravité et la difficulté de sa guérison. »

On a pour expliquer l'influence du paludisme invoqué des embolies pigmentaires dans les vaisseaux de la moelle, mais ni leur existence ni leur efficacité ne sont établies. Il serait intéressant de rechercher si, dans l'impaludisme comme dans d'autres maladies infectieuses, il n'existerait pas des névrites ou des endartérites capillaires oblitérantes. Cette dernière lésion surtout paraît avoir une réelle influence sur le développement de la gangrène.

Les troubles nerveux de toute nature observés par Moursou chez les impaludés paraissent être plutôt des accès larvés de fièvre intermittente que des accidents directement en rapport avec l'asphyxie locale.

Dans plusieurs observations de Raynaud, de Moursou, on trouve la fièvre typhoïde parmi les antécédents récents des malades, mais les malades étaient en même temps hystériques ou paludiques. Richard a rapporté quelques cas d'asphyxie locale des extrémités inférieures dans le cours ou au déclin de la fièvre typhoïde chez des cachectiques, mais la marche continue des accidents, la fréquence bien connue de l'artérite et de la gangrène des extrémités inférieures qui en est la conséquence dans le déclin et la convalescence de la fièvre typhoïde, ne permettent pas de faire rentrer sans restriction ces faits dans le cadre de la maladie de Raynaud.

Estlander a observé dans le *typhus exanthématique* deux formes de gangrène : les unes unilatérales, survenant brusquement dans la convalescence et dues à une thrombose artérielle ; les autres, sans lésion des vaisseaux, survenant souvent au début de la fièvre, généralement bilatérales, n'atteignant souvent que les orteils, intéressant la peau dans une étendue plus grande que les tissus sous-jacents, et précédées par des troubles circulatoires locaux qui font craindre une gangrène beaucoup plus étendue que celle qui se produit en réalité. Estlander rapproche cette seconde forme de la maladie de M. Raynaud et l'attribue à la contraction spasmodique des petites artères sous l'influence d'une excitation du sympathique. Il ajoute qu'elle ne s'observe que dans le typhus exanthématique et non dans la fièvre typhoïde où la gangrène est toujours due à la thrombose. Les gangrènes présentèrent une fréquence anormale pendant une certaine période où l'épidémie de typhus se compliquait d'une grande disette. Fischer, Graber, ont aussi observé des faits du même genre.

La gangrène symétrique des extrémités a été signalée dans le cours de la *néphrite chronique* par Debove, qui en a publié une observation en 1880. Depuis lors d'autres cas ont été observés par Mathieu et par Roques en 1882. De son côté Dieulafoy avait souvent observé la forme la plus atténuée de la même affection, le doigt mort, dans le cours du mal de Bright, et il a montré l'importance diagnostique que peut avoir ce phénomène (Alibert. Thèse de Paris, 1880).

Les autres altérations de l'urine ne paraissent pas avoir d'influence aussi marquée. Quelques malades étaient diabétiques (P. Fabre, Colcott Fox, Moursou), d'autres présentaient de la polyurie sans albuminurie ni glycosurie (Raynaud, Potain, Boy).

Les *affections utérines* paraissent avoir chez la femme une réelle influence, assez souvent on observe l'aménorrhée ou bien on voit les accès coïncider avec la période menstruelle. Aussi Raynaud pensait-il que le réflexe qui cause la maladie pouvait avoir son point de départ dans l'appareil génital.

Quelquefois enfin on trouve signalés dans les antécédents proches ou éloignés des malades le rhumatisme, la chlorose, mais pour le moment il n'est pas possible d'établir la relation entre ces maladies et l'asphyxie locale. Il en est de même de la leucocythémie dans une observation de J. Simon.

Toutes les circonstances que nous venons de passer en revue préparent le terrain pour l'asphyxie locale, qui peut apparaître spontanément, mais qui en général est provoquée par quelque cause occasionnelle. La plus fréquente est le froid : ainsi c'est souvent en hiver qu'on voit débuter les accidents qui peuvent cesser ou au moins s'atténuer en été ; chez la plupart des malades une impression de froid suffit pour rappeler la maladie ; l'accès matinal apparaît souvent après que le malade s'est lavé les mains. Dans la plupart des cas où les accès apparaissent spontanément et périodiquement, que cette périodicité soit ou non en rapport avec l'impaludisme, il suffit de faire sortir le malade par un temps froid ou de lui faire plonger les mains dans l'eau glacée pour déterminer un accès. Une malade de M. Raynaud voyait ses bras devenir noirs quelquefois jusqu'à l'insertion du deltoïde quand elle mettait les mains dans l'eau, alors que les accès spontanés étaient limités aux doigts. Chez un malade de Bréhier l'exposition à l'air froid déterminait, en même temps que l'asphyxie locale des extrémités et de la face, une sensation d'oppression et d'angoisse comparable à ce qui s'observe dans l'hémoglobinurie paroxystique. Le plus souvent l'immersion d'une seule main dans l'eau froide produit des phénomènes d'asphyxie des deux côtés et même dans des parties plus éloignées, mais il n'en est pas toujours ainsi et parfois l'application d'un corps froid sur un point donné ne produit l'asphyxie locale qu'en ce point (Marroin).

Dans beaucoup de cas une cause purement psychique suffit à déterminer des accès : une émotion vive, une frayeur, peuvent causer un accès de syncope ou d'asphyxie locale chez les individus prédisposés. Cette influence est même parfois plus énergique que le froid extérieur.

Diagnostic. Sous le nom d'engourdissement des extrémités, de paralysie nocturne, Weir Mitchell, Putnam, Ormerod, Sinkler, ont décrit une affection qui ressemble assez au doigt mort. Elle survient par accès intermittents la nuit ou le matin avant le lever, et atteint les deux membres supérieurs ou un seul, plus rarement les membres inférieurs ou les deux extrémités du même côté. C'est une sorte d'engourdissement avec des fourmillements assez analogues à ce qu'on éprouve après la compression d'un tronc nerveux ; la douleur est quelquefois assez vive pour empêcher le sommeil, mais n'a jamais le caractère névralgique, elle est généralement soulagée par la friction ; l'impotence fonctionnelle, la faiblesse musculaire du membre atteint est un symptôme constant, assez prononcé parfois pour que ce soit pour la paralysie que le malade vient consulter le médecin ; il n'y a pas d'anesthésie vraie, mais on constate quelquefois un peu de refroidissement, de gonflement ou de cyanose. Saundby aurait constaté le rétrécissement de l'artère radiale pendant les accès. Les accès surviennent toutes les nuits ou tous les matins pendant plusieurs mois ou même plusieurs années.

Ormerod a observé cette affection chez des femmes à l'âge de la ménopause. D'après Saundby elle serait presque aussi fréquente et plus intense chez l'homme que chez la femme, chez laquelle il n'a pas observé de rapport avec la ménopause, non plus que Putnam ; en tout cas la plupart des observations sont relatives à des individus de quarante à soixante ans. Saundby considère cette affection comme constamment liée à la dyspepsie et l'a vue guérir par un traitement dirigé contre les troubles gastriques, par le régime, la rhubarbe et le bromure de potassium ; Sinkler conseille l'ergot de seigle et le bromure. Putnam a employé le phosphore.

Quelle place doit-on donner à cette maladie dans le cadre nosologique ? Ormerod la compare à l'onglée, mais la distingue de la maladie de Raynaud. En réalité les analogies sont grandes entre la « paralysie nocturne » et le doigt mort ; cependant, en raison de l'âge des malades, de la prédominance des troubles moteurs et sensitifs sur les troubles vaso-moteurs, nous serions disposés, avec Allen Starr, à considérer cette affection comme une forme atténuée de polynévrite. Remarquons aussi que la paralysie nocturne a été observée en Angleterre et en Amérique, les deux pays où la polynévrite alcoolique est le plus fréquente.

Deux affections provoquées par le froid chez l'individu sain offrent avec la maladie de Raynaud une ressemblance complète au point de vue des symptômes et n'en diffèrent guère que par l'étiologie : ce sont l'onglée et les engelures.

La syncope locale, surtout dans ses formes atténuées, peut facilement être confondue avec l'*onglée*. Dans l'une et l'autre on observe une première période caractérisée par le refroidissement, la pâleur et l'anesthésie des extrémités, puis une seconde où la circulation se rétablit et s'accompagne de rougeur, d'élévation de la température locale et surtout de douleurs extrêmement vives qui sont encore augmentées par la chaleur. Les symptômes sont les mêmes, la différence réside dans l'étiologie ; l'onglée est provoquée par l'exposition à un froid intense, et n'atteint les parties symétriques que si toutes les deux sont exposées à la même cause de refroidissement ; la syncope locale survient à l'occasion d'un refroidissement tout à fait insignifiant ou d'une émotion, ou même sans cause appréciable. Assez souvent la maladie apparaît en hiver et au début les accès sont provoqués par le froid, mais la cause est hors de proportion avec les effets produits ; au lieu de disparaître au printemps, elle persiste, s'aggrave même pendant l'été ; enfin elle est généralement symétrique. En somme, la syncope locale peut être définie : une onglée qui survient en dehors des causes qui la provoquent habituellement, et l'on peut trouver des intermédiaires entre les deux affections chez les gens à circulation périphérique languissante chez qui un froid peu intense suffit à produire de l'onglée.

On peut en dire autant des *engelures*. Les phlyctènes et les ulcérations consécutives aux engelures ressemblent beaucoup à celles qui sont le premier degré de la gangrène. L'analogie est encore confirmée par ce fait que la maladie de Raynaud a souvent été précédée par des engelures pendant nombre d'années, et les malades eux-mêmes qualifient souvent d'engelures les premiers accidents de gangrène superficielle. Les engelures non ulcérées sont caractérisées par la tuméfaction des doigts, leur couleur d'un rouge violacé, les vives démangeaisons dont elles sont le siége et qui augmentent, si on s'expose à la chaleur d'un foyer ; tous ces caractères leur sont communs avec l'asphyxie locale des extrémités, mais, dans les engelures, les parties atteintes ne sont pas froides, la marche de l'affection n'est pas intermittente comme celle de l'asphyxie locale. Enfin les ulcérations des engelures ont une prédilection moins marquée pour la pulpe des doigts, on peut les observer dans presque tous les points de la face dorsale de la main et des doigts et surtout au niveau des articulations phalangiennes.

L'*érythromélalgie* ou paralysie vasomotrice des extrémités décrite par Straus et Lannois s'accompagne bien de tuméfaction, de rougeur et de douleurs des extrémités survenant par paroxysmes, mais la rougeur est franche et n'offre jamais la lividité de l'asphyxie, la température locale est manifestement élevée.

Dans la *maladie bleue* on observe bien de la cyanose et du refroidissement des extrémités, mais la teinte cyanotique est tout à fait diffuse, elle est plus marquée aux extrémités, mais on peut la retrouver en tous les points du corps, les doigts prennent la forme dite hippocratique et les troubles circulatoires généraux dominent la scène au point de rendre l'erreur impossible. Il en est de même de la cyanose liée aux maladies du cœur acquises : dans tous les cas, les troubles généraux et l'auscultation du cœur ne laisseront de place à aucun doute.

Dans un grand nombre d'*affections nerveuses*, depuis la paralysie générale jusqu'aux névrites périphériques, on peut observer des troubles de la circulation locale, de la cyanose ou de la pâleur des extrémités, des douleurs et des fourmillements, des troubles trophiques offrant plus ou moins d'analogie avec ce qu'on observe dans la maladie de Raynaud, mais on trouve en même temps des symptômes d'un ordre tout différent. Le tableau clinique est toujours incomplet et tellement variable suivant les circonstances, qu'il faudrait presque faire un diagnostic différentiel pour chacun des cas qui se présentent. On peut rencontrer presque tous les symptômes de la maladie de Raynaud pris isolément, mais rarement la physionomie d'ensemble si caractéristique de l'affection qui nous occupe ; cependant c'est là que se présentent le plus souvent les occasions d'erreurs de diagnostic. Il suffit, pour s'en convaincre, de parcourir la littérature médicale relative à ce sujet, et particulièrement les auteurs allemands et anglais. On y trouve les faits les plus disparates publiés sous le titre d'asphyxie ou de gangrène symétrique des extrémités ou même de maladie de Raynaud. Tantôt ce sont des maux perforants au cours d'une ataxie locomotrice, tantôt des gangrènes cachectiques survenant par plaques disséminées sur la peau sans aucun trouble circulatoire, voire de simples faits d'ecchymoses spontanées. L'analyse de toutes ces erreurs de diagnostic, ou, si l'on veut, de ces erreurs de dénomination, montre combien il est important, pour ne pas tomber dans la confusion la plus inextricable, de s'en tenir strictement au type clinique si bien décrit par Maurice Raynaud.

La *phlébite* sera généralement facile à distinguer, car l'œdème y est un symptôme prédominant ; la cyanose est généralement peu prononcée et la douleur y diffère complétement par son caractère et par son siége de celle qui s'observe dans l'asphyxie locale des extrémités.

Le diagnostic est plus difficile avec l'*artérite*, particulièrement avec les artérites aiguës telles qu'on les observe dans le décours de la fièvre typhoïde et qui ne s'accompagnent pas fatalement de gangrène. On y observe, en effet, des douleurs aiguës dans tout le membre atteint qui devient pâle, puis violacé, livide, et se refroidit ; le pouls diminue et peut disparaître à la pédieuse, à la tibiale, voire même à la fémorale ; ces accidents peuvent rétrocéder ou bien aboutir à une gangrène plus ou moins étendue, mais généralement localisée aux orteils. Ce sont en effet presque toujours les membres inférieurs qui sont atteints et souvent d'une façon symétrique ; mais il y a cependant des différences qui permettent de distinguer les deux affections. Dans l'artérite les battements artériels sont exagérés au début, puis se suppriment, il y a toujours de la douleur au niveau de l'artère que l'on peut sentir à la palpation comme un cordon dur. L'évolution des accidents est différente, elle est parfaitement continue et rapidement progressive ; en très-peu de jours, en quelques heures même les accidents ont acquis une grande intensité et la gangrène peut déjà s'accuser ; cette gangrène est plus étendue et plus profonde qu'elle ne l'est habituellement dans la maladie de Raynaud, on n'y voit guère les mortifications tout à fait superficielles, presque épidermiques, mais on peut quelquefois voir se mortifier tout un segment du membre atteint.

La *gangrène sénile* liée à l'artérite chronique ou athérome atteint presque exclusivement les membres inférieurs, mais très-rarement d'une façon symétrique. C'est une gangrène sèche qui peut offrir tous les degrés, depuis une simple tache gangréneuse à l'extrémité d'un orteil jusqu'à la mortification de tout le pied; les accidents peuvent se répéter à diverses reprises avant d'acquérir toute leur gravité; la gangrène est précédée de douleurs vagues, de fourmillements, de refroidissement et même de cyanose, mais la marche en est beaucoup moins nettement intermittente que dans la gangrène symétrique, la mortification est plus étendue, plus profonde et plus rapide; du premier coup il se produit des lésions étendues qui peuvent s'accroître par la suite, mais progressivement et non par paroxysmes.

Nous n'insisterons pas sur les différences entre la gangrène symétrique des extrémités et les *gangrènes par embolie* caractérisées par la brusquerie foudroyante des accidents, ou les *gangrènes diabétiques* dont l'aspect clinique est différent et dont la nature pourra toujours être fixée par l'analyse des urines. Remarquons cependant qu'on a pu observer la maladie de Raynaud chez des diabétiques de même que chez des athéromateux, et, si les circonstances ont pu favoriser la production de la gangrène, elles n'ont nullement modifié la marche des troubles vaso-moteurs qui l'ont précédée et préparée.

L'*intoxication ergotique* présente avec la gangrène symétrique des extrémités plus d'un point de ressemblance. Dans l'ergotisme convulsif on observe quelquefois de la cyanose et du refroidissement des extrémités en même temps que des fourmillements très-vifs, mais les contractures et les convulsions, la marche épidémique de la maladie, ne permettent généralement pas la confusion.

L'ergotisme gangréneux est caractérisé par une gangrène sèche qui frappe généralement, mais non constamment, les extrémités, qui peut être superficielle au point de n'amener que la chute des ongles, ou qui peut entraîner la perte d'une portion considérable du membre atteint; elle est précédée par du refroidissement et des douleurs et s'accompagne de la diminution ou de la suppression des battements dans les artères du membre atteint. Malgré toutes ces analogies la distinction est généralement facile, les circonstances étiologiques de son apparition, la symétrie moins parfaite, l'évolution plus rapide, la moindre importance des troubles vaso-moteurs prémonitoires, la marche continue amenant une gangrène massive, donnent à la gangrène ergotique un aspect clinique tout différent.

La *lèpre anesthésique* peut amener aux extrémités des mutilations qui ne sont pas sans analogie avec celles de la gangrène symétrique. Les phalanges sont emportées l'une après l'autre et même après que les doigts sont réduits à des moignons on peut voir persister un reste de l'ongle sous forme d'un noyau corné. Mais, si les lésions définitives offrent quelque ressemblance, leur mode de développement est tout différent. Il n'y a pas de troubles circulatoires et pas de gangrène dans la lèpre; ce sont ces ulcérations envahissantes qui produisent les mutilations et qui sont précédées et accompagnées par une anesthésie souvent absolue, par l'atrophie musculaire, par la formation de griffes. On trouve en d'autres points du corps, à la face, par exemple, des destructions analogues, des plaques d'anesthésie ou de pigmentation, quelquefois enfin des tubercules.

PRONOSTIC.   La marche paroxystique et intermittente de la maladie de Raynaud, ses menaces répétées, ses aggravations subites et ses rémissions inattendues, rendent souvent le pronostic très-difficile. Quelquefois les deux mains presque entières sont d'une couleur ardoisée, presque noire, froides, insensibles; elles paraissent déjà mortifiées en totalité, puis la circulation se rétablit peu à peu et tout se réduit à une gangrène superficielle de quelques doigts. D'autres fois, au contraire, la gangrène survient très-rapidement, profonde et mutilante, ou bien les accès légers en eux-mêmes entraînent par leur répétition des déformations considérables. D'après Raynaud, les formes chroniques à accès peu prononcés et à intermittences incomplètes seraient moins graves que les formes aiguës à accès courts et intenses. Si le malade a déjà eu d'autres atteintes, on peut, d'après l'évolution des accès antérieurs, prévoir que les choses se passeront à peu près de la même façon, mais on peut être exposé de la sorte à formuler un pronostic trop bénin.

Ce n'est pas tout de prévoir l'issue probable de l'attaque qu'on voit évoluer, les récidives sont fréquentes et souvent d'une gravité croissante : il faut donc s'inquiéter de l'évolution de la maladie dans son ensemble. Ici la notion étiologique sera d'un grand secours.

Si l'asphyxie locale survient chez une hystérique, on pourra par le traitement enrayer l'attaque actuelle, mais les récidives échappent à toute prévision. Le pronostic est plus favorable dans le cas d'impaludisme, car le traitement spécifique pourra non-seulement guérir l'attaque actuelle, mais, s'il est continué, si l'on s'occupe d'améliorer l'état général du malade, on pourra dans une certaine mesure le mettre à l'abri des récidives. Le pronostic est au contraire plus grave quand il s'agit de sclérodermie, non que l'asphyxie présente en elle-même une plus grande gravité dans ce cas, elle est au contraire généralement bénigne, mais parce qu'elle annonce une maladie de la plus haute gravité contre laquelle tous les traitements sont jusqu'à présent restés à peu près impuissants : il est donc important de prévoir cette évolution fâcheuse. Enfin il faudra toujours songer à la possibilité de la néphrite, et dans ce cas encore la gravité ne réside pas dans le syndrome de Raynaud, mais dans la maladie dont il n'est qu'un épiphénomène.

Pathogénie. — La maladie de Raynaud est essentiellement caractérisée par un arrêt momentané de la circulation dans les parties du corps les plus éloignées du cœur et les plus exposées au refroidissement. Ne trouvant ni dans le cœur ni dans les vaisseaux la cause de cette ischémie, Raynaud avait invoqué le rétrécissement spasmodique des dernières ramifications artérielles et veineuses. Il est certain, en effet, que dans la plupart des cas il n'y a aucune raison pour admettre l'existence d'une lésion vasculaire. Parfois cependant cette lésion existe, on a vu l'asphyxie locale survenir chez des individus athéromateux ou atteints d'une affection cardiaque ; dans la sclérodermie, les vaisseaux de la peau sont probablement toujours rétrécis ; dans la néphrite, les lésions vasculaires ne sont pas rares ; enfin, dans le typhus exanthématique, dans l'impaludisme, il est assez vraisemblable, quoique le fait ne soit nullement démontré, qu'il puisse y avoir des lésions d'endartérite des petits vaisseaux comme dans la fièvre typhoïde. Néanmoins, dans la plupart des cas, il n'y a aucune apparence de lésion et même lorsque la lésion existe, elle n'entraîne pas de troubles permanents de la circulation, ceux-ci n'apparaissent que par paroxysmes et sous une influence manifestement nerveuse.

D'après Raynaud, le phénomène primitif serait toujours la syncope locale causée par le spasme simultané des artérioles et des veinules, puis, les veinules moins musculaires se relâchant les premières, il se fait un reflux du sang veineux, qui n'est plus poussé en avant par la *vis à tergo*. Ainsi se produiraient la cyanose des extrémités et les traînées livides qu'on observe le long des veines. L'existence de la contraction spasmodique des artères est prouvée par la petitesse du pouls, voire même sa suppression complète pendant les accès, ainsi que par la contraction des artères de la rétine constatée à l'ophthalmoscope.

Le reflux du sang par les veines consécutivement à l'arrêt de la circulation artérielle est assez difficile à comprendre, vu la richesse en valvules des veines des membres, cependant c'est un phénomène qui est assez fréquent à la suite de l'oblitération des artères des membres, dans les artérites typhoïdiques, par exemple (Vulpian), pour que l'existence de la congestion veineuse dans ces conditions, sinon l'explication qu'on en donne, soit certaine.

Une autre théorie pour expliquer la cyanose et sa production indépendante de la syncope locale a été proposée par Weiss. Pour lui, la syncope locale ou « ischémie régionale » est due à la contraction spasmodique des artères, tandis que l'asphyxie ou « cyanose régionale » est due à un spasme des veines. Il a observé avec Pribram (de Prague) un malade chez lequel les veines du dos du pied diminuaient de calibre au point de disparaître en même temps que la face dorsale des orteils prenait une couleur cyanotique. Puis la cyanose, la tuméfaction des orteils et les douleurs, disparaissaient au fur et à mesure que les veines dorsales reprenaient leur calibre.

L'observation est intéressante, mais on a quelque peine à admettre l'oblitération complète des veines par leur contraction spasmodique. L'asphyxie locale est plus fréquente que la syncope, ce serait donc généralement les veines, si peu musculaires, si on les compare aux artères, qui seraient le siége ordinaire de ces contractions spasmodiques. La gangrène par oblitération veineuse isolée n'est nullement prouvée, et on ne l'observe pas dans les phlébites les plus étendues; enfin, lorsqu'à l'oblitération artérielle vient se joindre l'obstruction des veines, la gangrène est toujours humide, tandis que la gangrène de Raynaud est invariablement sèche.

O. Weber attribue la syncope locale à la contraction spasmodique des muscles lisses de la peau et Hochenegg y voit la cause de l'impression subjective de froid qu'éprouvent parfois les malades dans toute l'étendue des membres atteints. Mais les muscles lisses, qui manquent complétement à la face palmaire des mains et des doigts, sont partout ailleurs trop peu développés pour produire un phénomène semblable, leur contraction produit la chair de poule, et voilà tout.

Le mécanisme de l'ischémie est donc assez difficile à expliquer, toutes les théories proposées sont passibles de graves objections. Cependant la plus plausible de toutes paraît encore être la théorie de Raynaud, celle du rétrécissement spasmodique des artères.

Sous quelle influence se produit cette contraction? Raynaud pensait, et son explication est encore la seule admisible dans la majeure partie des cas, qu'il 'agit d'un réflexe dont le point de départ peut être périphérique ou central et dont le point de réflexion se trouve dans la moelle ou dans le bulbe. Il se fondait sur ce que l'affection est généralement symétrique et que le réchauffement ou le refroidissement d'une main se fait sentir également dans l'autre, aussi bien chez les malades que chez l'individu sain, comme dans l'expérience de Brown-Séquard et Tholozan. Dans plusieurs observations, on sait que l'immersion d'une seule main dans l'eau froide détermine la syncope ou l'asphyxie des deux côtés; l'immersion dans l'eau chaude ou l'électrisation d'un seul côté a ramené la circulation des deux côtés.

L'intervention des centres nerveux est encore indiquée par les troubles nerveux, les complications viscérales qu'on voit coïncider ou alterner avec les accès; par l'influence si souvent notée des émotions sur l'apparition des accès. Cependant la bilatéralité n'est pas constante; quelquefois l'application du froid en un

point n'a produit la cyanose qu'en ce point (Marroin), aussi Vulpian pensait-il
que les centres nerveux n'entrent pas nécessairement en jeu et que les ganglions
périphériques du grand sympathique peuvent être quelquefois le point où se fait
la réflexion.

La maladie de Raynaud est donc généralement un spasme des vaisseaux provoqué par une excitation périphérique ou centrale. Mais l'onglée n'est pas autre
chose et nous retrouvons dans la pathogénie la même analogie que dans les
symptômes. Il n'y a, en effet, qu'une différence d'énergie dans la cause provoca-
trice. Une cause légère suffit pour produire des effets considérables en raison
d'une excitabilité anormale des centres réflexes qui président à l'innervation
vaso-motrice, et ces phénomènes s'accusent principalement aux extrémités, aux
pieds, aux mains, ainsi qu'au nez, aux oreilles, etc., parce que ces parties se
refroidissent plus facilement et que le sang n'y arrive qu'après avoir perdu une
notable partie de sa force d'impulsion. Ainsi l'asphyxie locale est particulièrement fréquente chez les individus névropathes, chez les hystériques, gens dont
le système nerveux est très-excitable ; on l'observe encore dans l'impaludisme,
maladie dans laquelle, de même que dans l'hystérie, les congestions locales
sont fréquentes, ce qui indique encore une grande excitabilité des centres vaso-
moteurs.

Peut-être aussi pourrait-on trouver une autre explication de l'intensité des
phénomènes vaso-moteurs locaux dans les conditions de la circulation périphérique chez certains individus.

La température périphérique, telle, par exemple, qu'on l'obtient en plaçant un
thermomètre dans la paume de la main, est moins constante que la température
centrale ou l'axillaire. Elle suit dans une certaine mesure les variations de la
température ambiante : si celle-ci est basse, le thermomètre placé dans la paume
de la main reste au-dessous de celui qui est placé dans l'aisselle; ce sera l'inverse, si la température extérieure est très-élevée, comme Moty l'a constaté à
Biskra. Quand on refroidit la main de 10 degrés, par exemple, par l'immersion
dans l'eau froide, il faut en général dix à quinze minutes pour que cette main
revienne à sa température normale. Ce temps varie suivant la saison : ainsi
Couty a constaté que le relèvement de la température périphérique artificiellement abaissée se fait moins vite en hiver qu'en été, mais ce retard tient plutôt
à la saison dans son ensemble, à son influence générale sur le système nerveux,
qu'à la température ambiante au moment de l'expérience, car il ne suit pas
toutes les variations quotidiennes de la température. D'autres variations de la
température périphérique tiennent à l'individu lui-même. Il y a des individus
à mains chaudes et des individus à mains froides, chaque individu a sa température propre, qui diffère de celle des autres. Couty n'a pas pu trouver de différence constante suivant le tempérament nerveux, rhumatisant, scrofuleux, etc.,
il est vrai, dit-il, que cette recherche a été faite en été et que des différences se
seraient peut-être accusées en hiver. Quoi qu'il en soit, il est d'observation
commune que les enfants lymphatiques ont souvent les extrémités froides et
cyanosées pendant tout l'hiver, ils ont l'onglée, les engelures plus facilement
que d'autres, ils se trouvent donc dans des conditions qui les rapprochent des
malades de Raynaud, et qui paraissent liées, moins à des troubles de l'innervation centrale dont on n'aperçoit aucune trace, qu'à des défectuosités dans la
circulation périphérique, à un vice dans la structure des vaisseaux ou dans leur
innervation locale.

TRAITEMENT.   L'asphyxie et la gangrène symétriques des extrémités ne sont
qu'une complication d'une maladie plus générale dans un grand nombre de
cas, aussi devra-t-on chercher autant que possible à agir sur la maladie principale. Malheureusement ce n'est guère que dans l'asphyxie qui relève de l'impaludisme qu'on pourra agir d'une façon efficace. Le quinquina a été considéré
au siècle dernier comme un spécifique de la gangrène ; cette réputation était
peut-être fondée sur ses heureux effets dans quelques cas de gangrène palustre.
M. Raynaud avait essayé le sulfate de quinine dans l'asphyxie locale, dirigé par
la périodicité des accès. Il n'en avait obtenu que peu de résultats. Mais dans les
cas où l'impaludisme est la cause de l'asphyxie la quinine amène généralement
une guérison rapide, et cela quels que soient les rapports des accès d'asphyxie
avec la fièvre, qu'il s'agisse d'accès accompagnant la fièvre ou survenant chez
d'anciens paludiques soustraits depuis longtemps à l'influence du poison. En
raison de la périodicité des attaques, le même médicament a été administré à
des malades qui n'avaient pas d'antécédents d'impaludisme ; il semble, même
dans ces conditions, avoir quelquefois donné quelques succès (Vulpian, Boy).

Lorsque l'asphyxie locale vient compliquer une affection cardiaque, la digitale trouve son indication.

Contre les autres causes qui peuvent donner naissance à l'asphyxie locale nous
sommes à peu près désarmés. La sclérodermie est une maladie à évolution progressive et fatale que jusqu'à présent on n'est pas parvenu à enrayer. L'hystérie
est un protée qui déjoue toutes les prévisions, de sorte que, dans la plupart
des cas, une fois qu'on a éliminé l'hypothèse de l'impaludisme, il ne reste plus
qu'à s'occuper de la lésion locale.

L'immersion dans l'eau froide procure assez souvent un soulagement momentané, mais ce n'est pas un moyen de traitement, car il n'atténue les douleurs
qu'en arrêtant ou en ralentissant la réaction, et souvent l'eau froide peut déterminer une brusque et violente aggravation. Au contraire, les bains locaux
chauds constituent un moyen de traitement souvent utile, il augmente quelquefois les douleurs, mais accélère le retour de la circulation.

Concurremment avec les bains locaux chauds il sera souvent utile de faire
agir la chaleur d'une façon persistante en enveloppant les parties atteintes d'un
épais pansement ouaté. Le pansement devra être levé tous les jours de façon à
permettre de surveiller la marche des accidents, mais on devra toujours faire
attention à n'enlever le bandage ouaté que dans un local bien chauffé, car l'impression même momentanée du froid pourrait provoquer un nouvel accès.
Dans le cas où les bains répétés irriteraient une peau trop susceptible et amènerait de la dermite ou de l'eczéma, les fomentations sèches et l'enveloppement
ouaté seront les seuls moyens d'employer la chaleur.

Le massage isolé ou combiné aux bains chauds peut être extrêmement utile,
et du reste le traitement classique des gelures et de l'onglée consistant à frotter
les parties avec de la neige n'est pas autre chose qu'un véritable massage.

Les applications topiques irritantes, ont été quelquefois employées, mais sans
grand succès, et dans un cas Raynaud a vu, à la suite d'un maniluve sinapisé,
les avant-bras de son malade devenir presque entièrement noirs.

Les bains locaux d'oxygène prolongés pendant vingt-quatre heures ont donné
de bons résultats à Rozier (*voy.* SAINT-PHILIPPE), à Labbé (*voy.* SAINTON).

Mais, de tous les procédés thérapeutiques locaux, celui qui a donné les
meilleurs résultats et qui est le plus employé, c'est l'électrisation. L'action

puissante de l'électricité et surtout du courant constant sur le système nerveux en général et sur l'innervation vaso-motrice en particulier a de bonne heure donné l'idée de l'employer dans l'affection qui nous occupe. Voici comment Raynaud en a réglé l'emploi dans son travail de 1874 dans les *Archives générales de médecine.*

On peut en général employer en commençant vingt-cinq à trente éléments de la pile de Daniell ou de Trouvé, le pôle positif étant placé sur la cinquième vertèbre cervicale et le pôle négatif étant placé sur la dernière lombaire ou sur le sacrum. Lorsqu'on le place d'emblée au niveau de la partie inférieure de la moelle, on provoque une sensation très-pénible de contracture dans les membres inférieurs et dans l'abdomen, tandis que de la manière sus-indiquée, le courant ne donne qu'une sensation de chaleur facilement supportée. Au bout de quelques minutes on peut faire remonter le rhéophore négatif jusque vers la huitième dorsale. On fait ainsi tous les jours une séance de dix à quinze minutes. Un des premiers symptômes de l'amélioration obtenue est l'établissement d'une moiteur habituelle aux mains qui auparavant étaient complétement sèches. Lorsque le traitement a été suivi quelques jours, on voit survenir parfois des phénomènes d'intolérance, céphalalgie surtout après le passage du courant, sensation pénible de constriction de la gorge, excitation générale. A partir du moment où l'application des rhéophores sur la moelle commence à être difficile, il a paru utile de faire passer un courant centrifuge par les membres malades. Cette galvanisation périphérique rétablit séance tenante la circulation au moins d'une façon passagère, ce qui est un grand point de gagné pour prévenir la gangrène. En prolongeant suffisamment l'électrisation d'une main, on voit la cyanose disparaître, non-seulement à cette main, mais encore à celle du côté opposé que les rhéophores n'ont pas touchée. Dans l'expérience de Brown-Séquard et Tholozan, si on applique sur la moelle un courant continu, on voit la contraction vasculaire réflexe s'exagérer sous l'influence du courant ascendant et diminuer sous l'influence du courant descendant. Ajoutons que, d'après Raynaud, ce résultat obtenu par l'électrisation de la moelle montre que l'asphyxie locale est un réflexe médullaire.

Cependant les courants continus peuvent fournir des résultats tout à fait analogues en appliquant aux membres des courants ascendants. C'est ainsi qu'une malade que nous avons observée a été traitée par M. Bergonié (de Bordeaux). En se fondant sur ce fait que le courant galvanique amène de la congestion au pôle positif et de l'anémie au pôle négatif, il faisait plonger les doigts dans un bain qui servait d'électrode positive et plaçait sur la poitrine ou le dos une large électrode négative. Dans ces conditions, chaque séance ramenait la chaleur et la circulation au bout de quelques minutes, et six ou sept séances suffisaient pour guérir une attaque d'asphyxie locale de moyenne intensité.

Quelques auteurs, entre autres Hochenegg, repoussent l'emploi de l'électricité parce que les effets vaso-moteurs n'en sont pas suffisamment connus et parce que, dans un cas publié par Hallopeau, ils ont donné lieu à des accidents. Il s'agissait d'un saturnin atteint de troubles de la motilité et de la sensibilité pour lesquels on employa la galvanisation. Le pôle négatif placé sur la jambe gauche détermina une eschare qui fut suivie trois semaines après de l'apparition spontanée d'une eschare symétrique sur l'autre jambe.

Une fois la gangrène établie et limitée, il n'est que bien rarement utile d'intervenir par une amputation. La gangrène est sèche et n'a pas de tendance envahissante, et de plus, comme elle est souvent beaucoup plus superficielle qu'elle ne le paraît, on courrait le risque d'amputer, en le croyant complètement sphacélé, un doigt dont la peau seule est mortifiée. Ce n'est que dans le cas où la gangrène est profonde et si le sillon d'élimination est parfaitement net, qu'il peut y avoir intérêt à couper l'os qui seul retient les parties gangrénées. Mais, dans l'immense majorité des cas, il vaut mieux attendre l'élimination spontanée.   William Dubreuilh.

Bibliographie. — Nous ne donnons pas la liste des travaux antérieurs à 1862, on les trouvera cités dans la thèse de M. Raynaud. — Alibert. *Doigt mort dans le mal de Bright.* Thèse de Paris, 1880. — Apolinario. *Lèpre, sclérodermie et asph. loc. des extr.* Thèse de Montpellier, 1881. — Armaingaud. *Névrose vaso-motrice intermittente.* In *Gazette hebd.*, 1876, p. 516. — Assimacopoulo. *Un cas d'asphyxie locale des extrémités.* In *Gazette méd. d'Orient*, 1880. — Ball. *Soc. méd. des hôpitaux de Paris,* 11 août 1871. — Begg. *Idiopathic gangrene of the Four Extremities, Nose and Ears.* In *Lancet,* 1870. — Benedikt. *Cerebrale Angio- und Trophoneurose.* In *Wiener med. Presse,* 1878. — Bernhard und Schwabach. *Drei Fälle von Sklerodermie.* In *Berliner klin. Wochenschrift,* 1875. — Biering. *Et Tilfælde af spontan Gangrän.* In *Hospitals Tid.,* 1869, n° 39. — Blumenthal. *Soc. de psychiatrie de Berlin.* In *Arch. de neurologie,* 1882, t. III, p. 231. — Bouttier. *De la sclérodermie.* Thèse de Paris, 1886. — Bouveret. *Asphyxie locale des extrémités chez une femme athéromateuse.* In *Lyon médical,* 1884, p. 165. — Boy. *Essai sur l'asphyxie locale des extrémités au point de vue du traitement par le sulfate de quinine.* Thèse de Paris, 1881. — Bréhier. *Quelques considérations sur l'asphyxie locale.* Thèse de Paris, 1874. — Brissaud. *Gangrène symétrique des extrémités, mort le sixième jour.* In *France médic.,* 1878. — Brünniche. *Bibliothek für Läger,* XIX. — Bull (Edw.). *Symmetrisk Gangrän i Extremiteterne.* In *Norsk. Magazin för Lägevid.,* R. 3, Bd. III. — Calmette. *Asphyxie locale des extrémités et fièvre paludéenne.* In *Rec. de mémoires de méd. milit.,* 1877. — Carrard. *Un cas de gangrène symétrique.* In *Bull. de la Soc. de méd. de la Suisse rom.,* 1875. — Charpentier. *Bullet. de la Soc. de méd. de Paris,* 1874. — Colleville. *Sur un cas de gangrène de cause impaludique.* In *France médicale,* 1884. — Couty. *Recherches sur la température périphérique.* In *Arch. de physiol.,* 1880. — Czurda. *Ein Fall von symmetrischer Gangrän an den oberen Extremitäten.* In *Wiener med. Wochenschrift,* 1880. — Dedove. *Gangrène symétrique des extrémités dans la néphrite.* In *Bull. de la Soc. méd. des hôpitaux de Paris,* 27 févr. 1880. — Durour. *Sclérodermie avec atrophie des mains.* In *Gaz. méd. de Paris,* 1871. — Duroziez. *Bull. de la Société de méd. de Paris,* 1874. — Élias. *Observation de gangrène par asphyxie locale des extrémités.* In *Alger médical,* 1878. — Englisch. *Ueber lokale Asphyxie mit symmetrischer Gangrän an den Extremitäten.* In *Wiener med. Presse,* 1878. — Estlander. *Ueber Brand in den untern Extremitäten bei exanthematischem Typhus.* In *Arch. f. klin. Chir.,* 1870, t. XII. — Fabre (Paul). *Un cas de gangrène symétrique des extrémités.* In *Gaz. méd. de Paris,* 1883, p. 571. — Faure. *Gangr. sym. des extrém.* In *Gaz. des hôpitaux,* 1874, p. 347. — Favier (Ch.). *Quelques considérations sur les rapports entre la sclérodermie et la gangrène symétrique des extrémités.* Thèse de Paris, 1880. — Fischer (H.). *Der symmetrische Brand.* In *Arch. f. klin. Chirurgie,* XVIII, 1875. — Fischer. *Arch. f. Psychiatrie,* 1882. — Folinea. *Intorno un caso del gangrena simmetrica.* In *Ann. clin. d'osp. incur.* Napoli, 1880. — Foot. *Locomotor Ataxy subsequent to Diphtheria.* In *Dublin Med. Journal,* 1872, II. — Du même. *Notes on a Case of Scleroderma. Ibidem,* 1876. — Foulquier. *Considérations sur l'asphyxie locale.* Thèse de Paris, 1874. — Fox (Colcott). *Two Cases of Raynaud's Disease. Clin. Soc. of London.* In *Brit. Med. Journal,* 1885, I, 1100. — Fräntzel. *Ueber symmetrische Asphyxie und sym. Gangrän.* In *Zeitschrift f. klin. Med.,* t. VI, 1883, p. 277. — Gaucher. *Hémianesthésie et gangrène spontanée des doigts du même côté.* In *Bull. de la Soc. clinique de Paris,* 1878. — Giovanni. *Sull' asfissia delle estremita.* In *Atti del reale ist. Veneto,* III, 1882. — Graber. *Gangrän der Extremitäten nach Typhus.* Dissertation. Breslau, 1863. — Grasset et Apolinario. *Gaz. des hôpit.,* 1878. — Grasset. *Gangr. sym. des extr. exclusivement limitée au nez et aux oreilles, impaludisme, rhumatisme.* In *Montpellier médical,* 1878. — Hallopeau. *Note sur un cas de gangrène secondaire.* In *Gaz. méd. de Paris,* 1880. — Hardy. *Asphyxie locale sym. des extr.* In *Gazette des hôpitaux,* 1881, p. 97. — Hasreiter. *Wiener med. Presse,* XXIII, 1882. — Hochenegg. *Ueber symmetrische Gangrän und lokale Asphyxie.* In *Wiener med. Jahrb.,* 1885, IV. — Jaccoud. *Gangrène sym. des extr.* In *Journal de méd. et de chirurgie prat.,* 1875, p. 198. — Lange. *Vaso-motoriske og trofiske Neurosen.* In *Hospitals Tidende,* 1882. — Lannois (M.). *Paralysie vaso-motrice des extrémités ou érythromélalgie.* Thèse de Paris, 1880. — Legroux. *Gaz. des hôpitaux,* 1880. — Leloir et Merklen. *Sync. loc. des extrém.*

Eczéma de la paume de la main et des doigts. In *Ann. de Dermat.*, 1882. — Leopold. *Fall von spontaner Gangrän beider Unterextremitäten bei einem fünfzehn Tage alten Kinde.* In *Arch. für Gynäk.*, 1875. — Liégeois (C.). *De l'efficacité du sulfate de quinine dans un cas d'asphyxie symétr. des extrémités inf.* In *Concours médical*, 1882. — Lindmann. *Zur Casuistik der vaso-motorisch-trophischen Neurosen.* In *Deutsche med. Wochenschrift*, 1883. — Lutz. *Mittheilung eines Falles von symmetrischer Gangrän nebst Epikrisis desselben.* In *Münchener ärztl. Intelligenzblatt*, 1884. — Mader. *Ueber hochgradige Hydromyelie des ganzen Rückenmarkes.* In *Wiener med. Blätter*, 1885. — Makins (G.). *St-Thomas's Hospital Reports*, t. XII, 1883. — Marroin. *Observation d'asphyxie locale des extrémités.* In *Arch. de méd. navale*, 1869. — Mathieu. *Des démangaisons dans le mal de Bright.* Thèse de Paris, 1882. — Mills. *Vaso-motor and Trophic Affection of the Fingers.* In *Americ. Journ. of Med. Sciences*, oct. 1878. — Monvan (de Lannilis). *Parésie analgésique à panaris des extrémités supérieures.* In *Gazette hebdomadaire*, 1883, p. 580. — Moty. *De la gangrène dans les fièvres intermittentes.* In *Gaz. des hôpitaux*, 1879. — Du même. *Note sur les températures comparées de l'aisselle et de la main. Société de biol.*, 23 mai 1878. In *Gaz. méd. de Paris*, 1878. — Moursou. *Arch. de méd. navale*, 1873. — Du même. *Étude clinique sur l'asphyxie locale des extrémités et sur quelques autres troubles vaso-moteurs dans leur rapports avec la fièvre intermittente.* In *Archives de méd. navale*, 1880. — Musser. *Notes on a Case of Raynaud's Disease*, etc. In *Philadelphia Med. Times*, 1886. — Nedopil. *Symmetrische Gangrän der Extremitäten.* In *Wiener medicin. Wochenschrift*, 1878, n° 25. — Nielsen. *Et Tilfælde af lokale Asfyxi og symmetrisk Gangrän.* In *Ugeskrift for Læger*, Bd. XXIII, p. 49, 1877. — Nothnagel. *Mittheilungen über Gefässneurosen.* In *Berliner klin. Wochenschrift*, 1867. — Ormerod. *Night Palsy.* In *Saint-Barthol. Hospitals Reports*, 1883. — Paget (J.). *A Case Illustrating Certain Nervous Disorders.* In *St-Barth. Hosp. Rep.*, 1871. — Petit et Verneuil. *Asphyxie locale et gangrènes palustres.* In *Revue de chirurgie*, 1883. — Pitres et Vaillard. *Contribution à l'étude des gangrènes massives.* In *Arch. de physiologie*, 1885, I. — Potain. *Asphyxie locale des extr.* In *Gaz. des hôpitaux*, 1884. — Du même. *Revue médicale*, 1879. — Putnam (Jos.). *Archives of Medicine*, oct. 1880. — Raynaud (M.). *De l'asphyxie locale et de la gangrène symétrique des extrémités.* Thèse de Paris, 1862. — Du même. *Nouvelles recherches sur la nature et le traitement de l'asphyxie locale des extrémités.* In *Archives générales de médecine*, 1874. — Du même. *Article Gangrène.* In *Nouveau Dictionnaire de médecine et de chirurgie pratiques.* — Richard. *De la gangrène sym. des extr. dans la fièvre typhoïde.* In *Bull. de la Soc. méd. des hôpitaux*, 9 avril 1880. — Ritti (A.). *De l'asphyxie locale des extrémités dans la période de dépression de la folie à double forme.* In *Annales méd. psychol.*, 1882. — Rondot. *Des gangrènes spontanées.* Thèse d'agrégation en médecine, 1880. — Roques. *Note sur un cas de gangrène symétrique chez un albuminurique.* In *Union médicale*, 1883. — Rovidiglio. *Storia d'una gangrena spontanca simmetrica dei piedi.* In *Giornale veneto di sc. med.*, 1866. — Sainton (H.). *Asph. sym. des extrémités et menace de gangrène chez un saturnin; traitement par les bains locaux d'oxygène; guérison.* In *France médicale*, 1881. — Saint-Philippe. *Journal de médecine de Bordeaux*, 1881-1882, 493. — Saunddy (R.). *On a Special Form of Numbness in the Extremities.* In *Lancet*, 1885. — Scarpani. *L'asfissia locale delle estremità.* In *Annali univ. di med.*, 1884. — Schoudœ. *Local Asfixi ay symetrick Gangrän i Extremiteterne.* In *Hospitals Tidende*, 1869. — Schulz (R.). *Deutsches Archiv für klin. Med.*, XXXV, 1884. — Sinkler (Wharton). *On a Form of Numbness chiefly of the Upper Extremities.* In *New-York Med. Journal*, 26 juillet 1884. — Siredey. *Sclerodermie et asph. locale.* In *Bull. de la Soc. méd. des hôp.*, 28 juillet 1876. — Smith. *Waking Numbness.* In *American Journ. of Med. Sc.*, 1887. — Smith (Th.). *Spontaneous Gangrene of Fingers.* In *Lancet*, 1880, I, 491. — Soyer (O.). *Phénomènes du doigt mort dans le mal de Bright.* Thèse de Paris, 1885. — Squire (Edw.). *Some Cases of Local Numbness of the Extremities.* In *Lancet*, 1686, II, 1065. — Starr (Allen). *Multiple Neuritis and its Relation to certain Peripheral Neuroses.* In *the Medical Record*, february, 1887. — Taylor (Seymour). *A Case of Raynaud's Disease.* In *Lancet*, 1887, I, 208. — Testut (L.). *De la symétrie dans les affections cutanées.* Thèse de Paris, 1876. — Thèze. *De l'asphyxie locale des extrémités.* Thèse de Paris, 1872. — Vaillard. *Contribution à l'asphyxie locale des extrémités.* In *Mém. de méd. milit.*, 1877. — Verdalle. *Asphyxie locale et gangrène symétrique des extrémités. Athérome artériel généralisé.* In *Journal de méd. de Bordeaux*, 1882. — Vergely. *Asphyxie locale des extrémités.* In *Bull. de la Soc. de méd. et de chirurgie de Bordeaux*, 15 juin 1883. — Vidal. *De la sclérodermie spontanée.* In *Gaz. des hôpitaux*, 1878. — Vulpian. *Leçons sur les vaso-moteurs*, 1875, t. II, p. 615. — Du même. *Cliniques médicales de la Charité*, 1879. — Du même. *Asphyxie et syncope locale des quatre extrémités, accidents cérébraux, bulbaires et cardiaques, électrisation, amélioration.* In *Gaz. des hôpitaux*, 1884. — Warren (J. C.). *Symmetrical Gangr. of the Extremities.* In *Boston Med. and Surg. Journal*, 1879. — Weir Mitchell. *Medical and Surgical Reporter*, 1876. — Weiss (M.). *Ueber symmetrische*

Gangrän und Venenspasmus. In *Zeitschrift für Heilkunde*, 1882, et *Wiener med. Presse,*
1882. — Wiglesworth. *Raynaud's Disease and Peripheric Neuritis. Pathological Soc. of
London.* In *Lancet*, 1887, I, 73.   D.

EYSEL (Johann-Philipp).   Né à Erfurt, le 27 août 1652, commença des
études pour la carrière ecclésiastique, mais il préféra bientôt la médecine, qu'il
étudia étant à Iéna, et qu'il vint terminer à Erfurt, où il fut reçu docteur en
1680, ayant pris pour sujet de thèse *De fame caninâ.* Il fut nommé médecin pensionné de Bockem, poste qu'il occupa jusqu'en 1684. Revenu à Erfurt pour s'y
fixer, il fut nommé en 1687 professeur extraordinaire de médecine et en 1693
professeur ordinaire. En 1694, il fut nommé par permutation professeur d'anatomie et de chirurgie. Outre de nombreuses dissertations, il a publié en 1698
un *Compendium de formulis medicis præscribendis.* Erfurt, 1698, in-8°; en
1699, un *Compendium physiologicum modernorum dogmatibus accommoda-
tum per quæstiones et responsiones distinctum corporis humani fabricam.*
Erfurt, in-8°; autre édition, 1710, et la même année un *Compendium pathologicum.* Erfurt, in-8°; autre édition, 1712. En 1701, il donna un *Compendium
semiologicum.* Erfurt, in-4°; en 1710, un *Compendium practicum modernorum
praxi clinicæ.* Erfurt, in-8°, et en 1714, un quatrième manuel, *Compendium
chirurgicum.* Erfurt, in-4°. Ces six manuels ont été réunis sous le titre suivant :
*Opera medica et chirurgica, sive compendium physiologicum, pathologicum,
semiologicum, practicum, de formulis medicis præscribendis chirurgicum et
appendix operationum chirurgicarum.* Francfort et Leipzig, 1718, in-8°. En
1715, Eysel fut reçu membre de l'Académie des Curieux de la Nature, sous le
nom de Philoxène. Il mourut à Erfurt, le 30 juin 1717.   A. D.

EYSSON (Les deux).

Eysson (Henricus).   Anatomiste et médecin hollandais, né à Groningue
en 1620, reçu docteur en 1649 (*Disp. de apoplexia*), se fixa dans sa ville natale
et fut nommé en 1654 professeur exatraordinaire d'anatomie, en 1665 professeur ordinaire de médecine. Il mourut en 1690, laissant : *Tractatus anatomi-
cus et med. de ossibus infantis cognoscendis, conservandis et curandis* (Groningæ, 1659, in-12) et *Collegium anatomicum,* etc. (Groningæ, 1662, in-12),
deux ouvrages qui témoignent de qualités éminentes en anatomie ; plus quelques
écrits académiques parmi lesquels : *Syntagma medicum minus,* etc. (Groningæ,
1672, in-12), dans lequel il expose ses méthodes d'enseignement.

Eysson (Rudolph).   Fils du précédent, né à Groningue en 1655, reçu docteur en 1679 (*Diss. de febre aquosa*). Il fut d'abord chargé de cours à l'École
latine, puis devint en 1695 professeur de botanique à l'Université, en 1696
professeur de chimie et d'anatomie, en 1705 professeur ordinaire de médecine.
Il mourut six mois après, en 1705, laissant :

I. *Sylvae virgilianae prodromus, sive specimina philologico-botanica, de arboribus
glandiferis sic dictis.* Groningae, 1695, in-12. — II. *Diss. de fago.* Gron., 1700, in-12. —
III. *Diss. de functionibus microcosmi.* Gron., 1704, in-4°.   L. Hn.

ADDENDA

ÉLONGATION NERVEUSE. Anglais, *Nerve-Stretching;* allemand, *Nervendehnung.*

L'histoire clinique de l'élongation nerveuse est fort courte; elle date seulement de 1872 et des tentatives que Nussbaum fit à cette époque pour l'introduire dans la thérapeutique médicale et la pratique chirurgicale.

Néanmoins la première élongation est plus ancienne de quelques années. Elle remonte à 1869 et à un incident opératoire de la pratique de Billroth. Au cours d'une dénudation du nerf sciatique droit que ce chirurgien tentait pour extraire une esquille qui d'ailleurs n'existait pas, le nerf sciatique droit fut soumis involontairement à une distension assez forte. Le malade, qui avait jusque-là présenté des crises épileptiformes consécutives à une contusion traumatique de ce cordon nerveux, retira un réel bénéfice de l'étirement du nerf, malgré l'insuccès de l'exploration chirurgicale ainsi entreprise. Le hasard avait fait ce que l'habileté du chirurgien n'avait pu obtenir.

Le lendemain Billroth constatait la diminution des crises. Elles perdirent de jour en jour leur intensité et leur fréquence et plus tard disparurent définitivement. La guérison était complète. Le principe de l'élongation était trouvé. Valentin en 1854, Harless et Huber en 1859, l'avaient entrevu, et en 1871 Schleich avait noté expérimentalement l'abolition de la sensibilité des nerfs par une traction énergique.

Cet épisode opératoire a inspiré à Nussbaum l'idée première de l'élongation comme agent thérapeutique des affections nerveuses. Il en fit bientôt après l'application sur les nerfs cervicaux inférieurs et sur les nerfs du plexus brachial d'un soldat atteint de contracture traumatique des muscles du cou et du bras. Gartner et Vogt l'essayèrent contre la douleur; les succès se multiplièrent et les revers furent rares. En 1875, le professeur Verneuil en France, et Callender en Angleterre, introduisirent chacun cette opération dans la pratique de leur pays. Depuis le manuel en a été perfectionné, l'élongation nerveuse a pris droit de cité dans la chirurgie des divers pays d'Europe et d'Amérique. Enfin elle a fait l'objet d'un remarquable mémoire de M. Lagrange, mémoire auquel nous avons emprunté de nombreux renseignements et que la Société de chirurgie a justement couronné.

Au début, on en faisait seulement usage pour combattre la douleur. Bientôt on en étendit plus loin l'emploi, on agrandit le domaine de ses applications et on la recommanda avec des succès très-divers contre les affections convulsives, partielles ou totales, les douleurs tabétiques, le tétanos traumatique, les contractures, et pour restaurer la motilité ou la sensibilité dans les paralysies. Néanmoins, malgré la multiplicité des travaux dont elle a été l'objet et malgré la répétition des tentatives chirurgicales, cette opération ne paraît plus posséder, en ce moment la faveur enthousiaste qui l'accueillit à son début et durant les années 1883 et 1884.

I. Effets physiologiques et modifications anatomiques que produit l'élongation nerveuse. Théories de l'élongation. Billroth admit que les phénomènes et la guérison dont il avait été accidentellement témoin avaient pour cause le dégagement du nerf et son isolement des tissus qui l'irritaient et le comprimaient. C'était dire que la raison chirurgicale de l'élongation nerveuse devait consister seulement dans un changement des connexions du cordon nerveux avec les tissus environnants.

Les phénomènes consécutifs étaient plus cependant que des effets de dénudation et de libération d'un cordon nerveux avec les organes voisins. Nussbaum insista sur ce point. Sans doute l'élongation, disait-il, modifie les rapports du nerf avec les organes du voisinage, mais elle en modifie aussi la nutrition.

La théorie de Nussbaum est impuissante à expliquer la rapidité avec laquelle se produisent les effets de l'élongation. En effet les modifications trophiques ne possèdent pas ce caractère d'instantanéité; elles s'instaurent plus lentement et durent longtemps. Callender a donc formulé une autre interprétation des phénomènes de l'élongation.

L'élongation, d'après cet observateur, provoque bien un engourdissement temporaire du cordon nerveux, elle ne produit pas la perte absolue de la sensibilité. Appliquée au traitement de la douleur, elle ne peut, dans ses résultats, entrer en parallèle avec la section nerveuse et consiste plutôt à empêcher la transmission des impressions douloureuses, ou tout au moins à suspendre temporairement la conductibilité pour les impressions pathologiques. Pendant cet engourdissement des fibres nerveuses élongées, les centres nerveux ne subissent plus l'influence « pernicieuse » des sensations périphériques, retrouvent l'intégrité de leurs fonctions qui assure les améliorations ou la guérison.

Cette théorie semble spécieuse, car elle revient à dire que l'élongation est une opération destinée tout au plus à gagner du temps pour attendre le retour des centres nerveux dans leur rôle physiologique et à déclarer qu'à l'état pathologique le système nerveux périphérique tient le système nerveux central, sous sa dépendance.

M. Verneuil a donné une autre explication des effets de l'élongation. De l'avis de l'éminent professeur, elle possèderait une action comparable à celle d'une *section partielle* du nerf. Les fibres de celui-ci se déchirent et, pour en assurer la rupture, M. Verneuil complète l'opération par l'écrasement du cordon nerveux sur la cannelure de la sonde.

Il serait difficile de conclure, en présence de la diversité dans les opinions, si le témoignage de l'expérimentation n'était prépondérant dans une telle question. MM. Tutscheck, Scheving, Vogt, Conrad, Laborde et surtout Brown-Séquard, ont institué des recherches qui rendent compte de ces phénomènes et de leur mécanisme.

Tarchonoff a élongé les nerfs d'un bon nombre d'animaux et constaté l'augmentation de l'irritabilité et de la conductibilité de ces nerfs, quand il les étirait avec une force insuffisante pour les rompre, mais assez grande pour les distendre. Il notait de plus qu'une violence considérable diminue l'excitabilité réflexe et que l'élongation du nerf d'un membre modifie les propriétés du nerf homologue du membre opposé. Il en concluait que l'opération n'agit pas seulement sur les extrémités nerveuses périphériques, mais qu'elle étend son action sur les activités des centres spinaux. C'était admettre que les effets de cette opération ne sont pas seulement la conséquence d'un trouble de la conductibilité des fibres nerveuses ou d'une altération de leur irritabilité, mais bien aussi d'une action à distance sur la moelle.

En expérimentant sur les cobayes, M. Scheving et plus tard M. Lagrange ont obtenu des résultats comparables quant aux faits, mais différents quant à leur interprétation. Ils ont vu l'élongation modifier la sensibilité, mais respecter la motilité du district de distribution du nerf opéré. Ils ont provoqué une hyperesthésie du nerf homologue du membre opposé quand la sensibilité était normale et le retour de cette sensibilité quand le membre était préalablement dans l'anesthésie.

De toutes les recherches physiologiques les plus nombreuses et les plus décisives sont l'œuvre de M. Brown-Séquard. Ce maître éminent les a continuées pendant plusieurs mois dans le laboratoire de médecine du Collége de France et en a communiqué les résultats à la Société de biologie pendant les années 1881 et 1882. De plus, dans une leçon insérée dans le journal *the Lancet*, il a montré qu'il fallait envisager à un tout autre point de vue la physiologie de l'élongation nerveuse et le mécanisme de ses effets thérapeutiques.

Comme il l'avait établi longtemps auparavant, il provoque par une hémisection de la moelle épinière dorsale, l'anesthésie du membre postérieur opposé et l'hyperesthésie du membre postérieur correspondant, puis, opérant l'élongation sanglante du nerf sciatique, il amène le retour de la sensibilité dans le membre où elle était perdue et parfois même, après un temps plus ou moins long, l'hyperesthésie de ce même membre. Dans tous les cas, et ils sont nombreux, où M. Brown-Séquard opérait sur des cobayes, il a vu ces phénomènes se reproduire fidèlement. Parfois la disparition de l'anesthésie était immédiate ; très-fréquemment le retour de la sensibilité ne se manifestait qu'après un intervalle de quelques instants. Souvent aussi la production de ce phénomène demandait quelques heures, mais, précoce ou tardif, il n'a jamais fait défaut.

En étendant le champ de ses recherches et en expérimentant sur des animaux d'autres espèces, le savant physiologiste a obtenu des résultats identiques. Chez le chien, où les effets de l'hémisection médullaire dorsale sont ceux qu'on observe sur le cobaye, l'élongation du nerf sciatique du membre postérieur en anesthésie restaure en peu d'instants la sensibilité, puis cette sensibilité augmente, s'exagère et devient telle qu'elle surpasse la sensibilité normale des membres antérieurs. Vingt-quatre heures plus tard, l'hyperesthésie de l'autre membre postérieur augmente aussi et égale celle de son homologue.

Ce n'est pas tout : la motricité diminue nettement, et chez les animaux dont l'hyperesthésie paraît excessive la paralysie du mouvement volontaire est absolue. Cette série de faits autorise à penser que l'élongation nerveuse agit sur les centres spinaux et qu'elle en modifie les activités. Une autre série d'expériences permet de l'affirmer.

À cet effet, M. Brown-Séquard sectionne la moitié latérale droite de la moelle épinière d'un cobaye au niveau de la troisième vertèbre cervicale, de façon à produire l'hyperesthésie des membres antérieurs et postérieurs droits et l'anesthésie des membres antérieurs et postérieurs gauches. Par l'élongation du nerf sciatique gauche, il obtient à la fois le retour de la sensibilité du membre postérieur gauche et le même phénomène dans le membre antérieur correspondant. Du côté opposé, la sensibilité des deux membres s'exagère et plus tard leur hyperesthésie est hors de doute.

Une autre série d'animaux a été soumise à l'élongation du nerf sciatique, mais sans section médullaire préalable. M. Brown-Séquard provoquait ainsi l'hyperesthésie et la paralysie des membres postérieurs ; mais cette hyperesthésie et cette paralysie étaient d'un moindre degré que celles des animaux sur lesquels l'hémisection de la moelle épinière dorsale avait été préalablement pratiquée.

Ces travaux démontrent que les modifications de la sensibilité provoquées par l'élongation dépendent de changements dans les centres nerveux et rentrent dans la catégorie des phénomènes de dynamogénie et d'inhibition, puisque ces modifications ne sont pas limitées aux régions innervées par le nerf élongé et qu'elles existent dans des organes animés par d'autres cordons nerveux. Ils prouvent que le siége de ces modifications fonctionnelles n'est pas dans les extrémités nerveuses périphériques, mais bien vers l'origine des nerfs, et que les conséquences physiologiques de l'élongation ne sont pas comparables aux effets de la névrotomie simple.

Ce n'est pas tout : l'élongation modifie encore la motilité et provoque des paralysies musculaires simultanément avec les troubles sensitifs. De plus, elle agit sur l'innervation vaso-motrice, et ces modifications se traduisent par l'élévation de la température du membre dont le nerf a été élongé.

Les expériences de M. Laborde confirment aussi ces conclusions. On sait depuis longtemps que, par le procédé de M. Brown-Séquard, on produit expérimentalement l'épilepsie spinale des cobayes et que le pincement des pattes d'animaux mis dans cet état provoque des attaques convulsives épileptiformes. Or M. Laborde démontre qu'après l'élongation l'excitation du pincement est impuissante à produire les mêmes effets, quand elle s'exerce sur le membre dont le nerf a été élongé. Le pincement de la patte opposée provoque encore ces convulsions. De l'avis de M. Laborde, le courant moteur conserverait son intégrité de transmission, mais le courant centripète de l'impression sensitive serait suspendu dans le nerf élongé.

En résumé, si l'élongation agit nettement sur les conducteurs sensitifs, elle modifie plus faiblement les conducteurs de la motilité, et les phénomènes qu'elle provoque sont en rapport avec le retentissement sur les centres de l'innervation et avec les modifications des activités nerveuses, puisqu'ils s'accompagnent du transfert de la sensibilité.

Après l'élongation on constate des *altérations trophiques* et des *lésions anatomiques* du nerf : les unes prochaines, les autres lointaines.

Les premières sont en rapport avec le traumatisme chirurgical et consistent en ecchymoses du tronc nerveux, en épanchement sanguin sous-périnervique et en ruptures de fibres nerveuses. Le lendemain d'une élongation violente, Leyden constatait l'inflammation des racines postérieures et la vascularisation de la moelle. Plus tard les fibres nerveuses s'altèrent, et leur processus dégénératif a été étudié expérimentalement sur des animaux qu'on sacrifiait quelques jours ou quelques semaines après l'élongation.

Du vingt-cinquième au trentième jour après l'opération, M. Scheving notait l'altération des tubes nerveux et surtout des tubes situés à la périphérie des cordons nerveux. C'étaient des altérations de la myéline s'étendant au delà du siége de l'opération. A une époque tardive il existait une dégénération ascendante que MM. Artaud et Gilson comparent aux lésions consécutives, à une section nerveuse partielle.

A ces altérations histologiques il faut ajouter des troubles trophiques sur lesquels M. Laborde a insisté et dont M. Brown-Séquard avait signalé depuis longtemps d'ailleurs les relations avec les traumatismes des cordons ou des centres nerveux. Chez les cobayes, ce sont des altérations des doigts tributaires du nerf sciatique élongé et plus tard leur chute, avec conservation d'un moignon formé par des tissus animés par le nerf crural.

Chez l'homme, il existe des lésions anatomo-pathologiques que M. J. Teissier a eu l'occasion d'observer et de décrire dans une récente communication à la Société de médecine de Lyon. Le malade était un tabétique qui, deux ans avant sa mort avait subi l'élongation sanglante du nerf sciatique. A l'autopsie, les deux sciatiques paraissaient altérés; leurs tubes étaient en dégénérescence graisseuse, et les altérations s'étendaient à la moelle qui se resserrait en sablier vers le point d'émergence des racines de ces troncs nerveux. A ce niveau, la dégénérescence scléreuse était bien caractérisée.

Cette observation met hors de doute l'existence d'un processus dégénératif ascendant après l'élongation, et confirme les travaux de Mme Tarnowska, qui, en 1883, avait noté des altérations médullaires semblables, après l'élongation nerveuse expérimentale. Ces lésions consistaient dans la dilatation du canal central, l'hyperémie des méninges, la prolifération du tissu conjonctif de la corne postérieure du côté où l'élongation était pratiquée, la vascularisation et l'atrophie des cellules nerveuses des cornes antérieures. Plus récemment Cattani a constaté des alternations analogues, la dilatation des lymphatiques et la compression des cellules nerveuses par des exsudats.

Les faits physiologiques et anatomo-pathologiques permettent donc de conclure que les phénomènes initiaux de l'élongation sont des phénomènes d'arrêt et de dynamogénie, mais que ses effets tardifs se rapportent à la névrite ascendante et à la dégénération médullaire. De toutes les théories, la plus vraisemblable est donc celle qui s'appuie sur les recherches de M. Brown-Séquard.

II. MANUEL OPÉRATOIRE DE L'ÉLONGATION CHIRURGICALE. 1° *Procédé de l'élongation nerveuse sanglante.* Ce procédé consiste à mettre le nerf à nu et à exercer sur cet organe une traction suffisante pour produire son allongement temporaire. Le manuel opératoire a été exposé par M. A. Blum dans les *Archives de médecine* de 1878 et par MM. Artaud et Gilson dans la *Revue de chirurgie* de l'année 1882. Néanmoins, aujourd'hui encore, les questions pratiques qui se rattachent à l'emploi de ce procédé chirurgical ne sont pas toutes complétement résolues.

Doit-on pratiquer l'anesthésie et opérer sous le chloroforme? Cette question dépend de l'état général du malade et de la sagacité clinique du chirurgien. Elle rentre dans celle de l'anesthésie en général, et c'est d'après ses règles que l'opérateur doit s'inspirer pour adopter une règle de conduite.

Quelles sont les précautions antiseptiques? Tout le monde s'accorde sur l'utilité d'obtenir autant que possible la réunion par première intention de la plaie chirurgicale. Il ne saurait donc y avoir le moindre doute sur la nécessité d'employer scrupuleusement la méthode antiseptique dans toute sa rigueur, d'autant plus que les plaies des opérés d'élongation suppurent facilement.

Quels sont les temps de l'opération? En premier lieu l'*incision;* celle-ci varie en étendue et en direction, suivant la région et les difficultés d'accès, pour arriver sur le cordon nerveux. Nonobstant l'existence d'obstacles anatomiques infranchissables, il est de règle de la diriger parallèlement au trajet du nerf à élonger.

En second lieu vient l'*isolement* du cordon nerveux. A cet effet, on doit méthodiquement le séparer des tissus environnants. Dans ce but on emploie le doigt ou la sonde cannelée.

Le troisième temps est celui de l'*élongation proprement dite*. On soulève le nerf qui a été libéré de ses connexions, puis on l'étire avec une force suffisante. Comment doit-on exercer cette traction, par quel moyen et dans quelle direction? Les uns élongent brusquement et avec une certaine violence, mais cette pratique présente des dangers et peut produire une rupture. Les autres conseillent la douceur, exercent des tractions progressives, procèdent avec lenteur et continuité jusqu'à production de l'anesthésie de la zone dans laquelle le cordon nerveux se distribue. L'apparition de l'anesthésie donne la mesure de l'efficacité de l'élongation et permet même de préjuger le résultat final de l'opération.

Au lieu du doigt recourbé on a proposé et employé divers instruments : la sonde cannelée, le crochet mousse et la pince. M. Nicaise a fait construire un instrument spécial, en forme de tige terminée à son extrémité libre par une gouttière en acier, concave dans un sens et convexe dans un autre. Cet instrument met le nerf en contact avec une surface plane et des arêtes vives. Il a pour objet de suppléer au doigt de l'opérateur.

Néanmoins, quand les dispositions topographiques permettent d'en faire usage, le doigt reste toujours le meilleur agent de traction, parce qu'il est plus aisé d'en graduer l'action. Les instruments conviennent plutôt quand l'élongation doit être violente et brusque, ou le nerf peu accessible.

Avec quelle force doit-on pratiquer les tractions? Dans cette appréciation, il y a lieu de considérer deux éléments : l'extensibilité du cordon nerveux et sa résistance. MM. Artaud et Gilson insistent avec raison sur cette considération pratique. L'extensibilité des nerfs diminue en allant du centre vers la périphérie; elle varie aussi proportionnellement avec l'étendue des mouvements normaux des membres. Il y a donc lieu de graduer la force des tractions en raison même de la situation plus ou moins centrale du nerf soumis à l'élongation et de son voisinage de la moelle.

D'autre part, la résistance des cordons nerveux doit encore régler, est-il besoin de le dire? la force de traction, puisque son degré diminue ou augmente les dangers d'un arrachement. Pour fixer cette force, on a expérimenté sur les animaux ou sur le cadavre : ces résultats ainsi obtenus n'ont donc qu'une relative valeur, puisqu'il y a lieu de tenir compte des altérations pathologiques des nerfs sur lesquels on pratique l'élongation chirurgicale.

MM. Artaud et Gilson estiment cette force de traction à 40 kilogrammes dans l'élongation des nerfs sciatiques et à 20 kilogrammes dans celle des nerfs du plexus brachial. D'autres observateurs en élèvent la limite jusqu'à 50 et même 54 kilogrammes pour les premiers et 25 pour les seconds. Gillette qui, au moyen du dynamomètre, fit sur le cadavre des déterminations semblables, produisit dans 45 expériences un allongement du nerf par l'emploi d'une force de 20 kilogrammes. Il conseille donc de ne pas aller au delà, pour éviter la rupture ou l'arrachement. Au reste, le danger de rupture serait faible, de l'avis de M. Blum, en pratiquant l'étirement avec la sonde cannelée, parce qu'alors la force employée n'excède guère 15 kilogrammes.

Au reste, cette force de traction ne saurait être identique dans tous les cas; d'ailleurs, il importe peu de la déterminer exactement, car cliniquement son appréciation revient plutôt à tenir compte de cette crépitation fine, dont la perception indique au chirurgien la limite de la traction.

De plus, ces tractions doivent être légères, soutenues et dirigées dans le sens périphérique jusqu'à production de l'anesthésie. Dans le sens de la moelle, elles peuvent provoquer la paralysie motrice. C'est donc l'apparition de l'anesthésie qui marque la limite des efforts de traction, comme elle est d'ailleurs le but terminal de l'opération.

Pendant le dernier temps, le chirurgien *restitue au nerf sa situation normale* et pratique le pansement. Ici, il ne suffit pas de prévenir la suppuration, d'obtenir la cicatrisation par première intention et d'assurer l'obturation de la plaie, il faut encore éviter la formation d'un tissu inodulaire, susceptible de comprimer le cordon nerveux et de provoquer plus tard d'autres accidents plus ou moins lointains.

2ª *Procédé de l'élongation par flexion forcée.* On a prétendu et on a voulu obtenir les mêmes résultats thérapeutiques par une autre méthode : la flexion forcée. Le manuel opératoire de ce procédé est simple et consiste à exagérer le mouvement normal de flexion du membre sur le tronc.

Cette manœuvre a été appliquée à l'élongation des nerfs des membres inférieurs, et l'un des auteurs allemands qui la recommandent déclare que sur le cadavre elle aurait pour résultat un véritable étirement du cordon nerveux. Le doute paraît permis sur l'efficacité d'un tel procédé. En tout cas, cette opération peut amener tout au plus un tiraillement du nerf. Elle ne provoque pas l'allongement véritable avec sensation de crépitation fine de l'élongation sanglante dont la raison est, après tout, une lésion locale du tissu nerveux.

A un autre point de vue cependant ce procédé peut ne pas être fatalement stérile. Ne sait-on pas que le tiraillement expérimental des nerfs provoque des phénomènes physiologiques? On n'a pas oublié d'ailleurs le cas fameux de cet épileptique dont M. Brown-Séquard arrêtait l'attaque par la flexion brusque et forcée du gros orteil. Ce phénomène d'inhibition n'avait-il pas pour origine une élongation nerveuse par flexion forcée?

III. INDICATIONS THÉRAPEUTIQUES DE L'ÉLONGATION NERVEUSE. C'est une longue énumération que celle de toutes les affections contre lesquelles on a proposé l'élongation nerveuse sanglante : névralgies, tétanos, épilepsie, ataxie, paralysies, contractures, convulsions partielles, tic douloureux, anesthésie, lèpre, glaucome, etc., etc. Cette médication est loin d'avoir répondu à toutes les espérances, d'autant plus que les indications de ce mode d'intervention sont loin d'être bien établies.

Dans le cours des *névralgies*, l'élongation paraît convenir contre les formes rebelles aux agents médicamenteux. Elle semble aussi préférable à la névrotomie, qui n'est pas toujours un moyen fidèle de sédation de la douleur et qui, entre autres inconvénients lointains, possède celui de donner lieu à des cicatrices vicieuses et à la paralysie.

Les statistiques sont favorables à l'emploi de l'élongation contre les névralgies rebelles. M. Gen obtint 14 fois leur guérison et 5 fois leur amélioration dans une série de 20 cas où les névralgies étaient de cause traumatique ou d'origines diverses. M. Pooley (de New-York) a enregistré des succès aussi grands dans une série de 37 cas; d'après M. Luigi Medini, la fortune opératoire des chirurgiens italiens n'a pas été moindre. Sur 50 malades soumis à l'élongation, 42 guérirent, 1 seul mourut, 3 n'obtinrent que de simples améliorations ou des résultats douteux.

Parmi les nombreux chirurgiens qui ont appliqué cette opération contre les névralgies et les névropathies douloureuses, rappelons seulement ceux de quelques-uns de nos compatriotes, MM. Verneuil, Le Fort, Berger, Monod, Polaillon, Gillette, M. Sée, Longuet (de Bourges), Poncet, Pamard (d'Avignon), etc., etc.

C'est surtout contre la *névralgie sciatique* qu'ils en ont fait usage et qu'on la recommande à l'étranger. On trouve le récit d'un certain nombre de ces opérations dans les thèses de MM. Shewing et Viette, ou dans les *Comptes rendus de la Société de chirurgie*, et à l'étranger dans les travaux de Lange, Chambers, Bramwell, etc., etc.

On a pratiqué l'élongation du nerf médian contre les *névralgies rebelles du membre supérieur*, celle du nerf dentaire inférieur contre la *névralgie faciale*, avec ou sans tic douloureux, et celle des nerfs intercostaux contre la *névralgie intercostale* et la *pleurodynie*. Les résultats n'en ont pas toujours été heureux, comme le prouvent les mémoires de Bernardht, de Kausmann (de Zurich) et de Nocht. Cette opération paraît plus profitable contre le tic douloureux de la face.

D'après les statistiques italiennes, l'élongation aurait procuré trois succès dans trois cas de *névrite*. Ici néanmoins on peut douter de son efficacité et il est prudent de s'en tenir plutôt à l'avis de M. Th. Anger, conseillant d'éviter dans cette affection une opération dont les résultats sont problématiques.

En 1878, M. Blum publiait dans les *Archives de médecine* une remarquable observation d'*anesthésie* des régions innervées par le nerf médian après une blessure de ce nerf. L'opération suspendit la marche de la névrite ascendante et eut pour effet de rétablir la sensibilité et la motricité.

Des chirurgiens anglais ont observé le retour partiel de la sensibilité dans des cas d'*anesthésie lépreuse* des mains et des pieds, après l'élongation des deux nerfs sciatiques et des deux nerfs cubitaux. Malgré les observations de Laurie, Wallace et Bomborde, la valeur de ces résultats paraît indécise.

M. Thieberge a publié l'histoire d'un malade atteint d'*hémiplégie* avec *contracture douloureuse* et auquel l'élongation du nerf sciatique, pratiquée par M. Nicaise, ne procura aucune amélioration. Dans un cas de *paralysie brachiale*, Gartner n'observa qu'une amélioration partielle; Vogt fut plus heureux en l'appliquant au traitement de la *paralysie du nerf cubital*, et Nussbaum fit disparaître par cette opération des *spasmes cloniques* liés à une *paralysie traumatique* des membres inférieurs.

On a voulu faire de cette opération l'un des moyens du traitement chirurgical des diverses *névroses*. Kocher, Vogt, Watson, Nankiwell, Morris, Hutchinson, Johnstone et autres l'ont essayée contre le *tétanos*, dans le but de suspendre les convulsions toniques. Ces tentatives ont échoué; cependant M. Thomas (de Tours) a pu amener la cessation de la contracture et des spasmes tétaniques après un traumatisme du nerf médian. Le malade succomba à l'infection purulente, et à l'autopsie on nota la rupture des fibres périphériques du nerf élongé et l'intégrité de ses fibres centrales. Cette application chirurgicale de l'élongation au traitement des convulsions du tétanos n'a donc pas donné des résultats encourageants.

Dans l'*épilepsie* consécutive à des lésions périphériques, cette intervention semblait plus légitime; d'après les enseignements expérimentaux de M. Brown-Séquard et les essais de M. Laborde. Nussbaum pratiqua avec succès l'élongation nerveuse chez un épileptique dont les attaques avaient pour point de départ des douleurs partant d'un pied-bot, et Tutochck nota la disparition de convulsions épileptiformes réflexes dans les mêmes conditions. Mais les résultats ne répondent pas aux espérances.

C'est en Allemagne qu'on appliqua d'abord cette méthode au traitement de l'*ataxie locomotrice*. On cherchait ainsi à diminuer l'intensité des douleurs fulgurantes, mais, après les premières opérations, on remarqua l'atténuation de l'incoordination motrice. Langenbeck, Esmarch, Dreschfeld, Erlenmeyer, Southerm, Cavafy, Marshall et Bustrop à l'étranger, pratiquèrent donc l'élongation dans le cours de cette maladie. Néanmoins elle offre des dangers de complications tels qu'on doit l'éviter chez les ataxiques.

Peu de temps après M. Debove, auquel la thérapeutique contemporaine doit de si utiles acquisitions, la prescrivit avec le même succès. Malgré ces tentatives, l'élongation n'a pas pris droit de cité dans le traitement du tabes. Faut-il s'en étonner en l'absence d'indications précises pour en formuler l'emploi selon la variété morphologique de cette affection et la diversité de ses causes?

Les ophthalmologistes ont aussi fait essai de cette opération dans la thérapeutique oculaire : les uns, comme M. Trousseau, contre le *glaucome*, les autres, comme M. Badal, contre les douleurs ciliaires, élongeant le nerf nasal et même le nerf optique. M. Lagrange la considère comme assez bonne dans le *glaucome chronique* et comme excellente dans le *glaucome aigu* et les *douleurs ciliaires*. Contre les névralgies du nerf ophthalmique de Willis, il la place sur le même rang que la résection du frontal. Signalons encore la tentative de M. Coppez, élongeant le nerf sus-orbitaire contre l'*athétose*, et celle de M. Kummel, pratiquant l'étirement du nerf optique dans le tabes.

En résumé, quelle est la valeur clinique de l'élongation nerveuse sanglante? Dans les névralgies, disent ses partisans, cette opération donne des résultats plus durables que la névrotomie et n'a pas la fatale conséquence d'abolir la motilité. Cependant, à en juger par les expériences physiologiques, on ne saurait être toujours à l'abri de cet accident. Au reste, il y aurait lieu de rappeler ici la distinction que le commentateur du *Traité des névroses*, M. H. Huchard, formulait à propos de la névrotomie, et de distinguer avec lui les indications relatives aux névralgies de cause centrale, toutes différentes de celles des névralgies de cause périphérique. M. Letiévant l'avait aussi fait remarquer. Par les modifications des activités nerveuses que l'élongation provoque, on en comprend l'utilité contre les premières, plutôt que contre les secondes.

Dans une de ses dernières leçons cliniques, M. Jaccoud proclame l'infériorité de l'élongation sur la résection régulière, en ce qui concerne la cinquième paire. Cette opinion est aussi partagée par M. Pozzi, qui lui préfère la névrotomie contre la névralgie sous-orbitaire, car, dans les cas mêmes où la disparition des troubles symptomatiques suivait l'opération, la guérison n'était pas toujours définitive : témoin ce malade de M. Longuet chez lequel, après une accalmie d'un mois, la maladie récidivait.

Plus douteuse encore est son efficacité contre la plupart des affections convulsives et les divers troubles de la motilité. Il en est de même dans l'*ataxie locomotrice*, où les tractions sur le nerf sciatique peuvent bien diminuer temporairement la douleur, mais non pas, selon l'expression de M. Byrom-Bramwell, atténuer la marche générale de la maladie.

Les *accidents de l'élongation nerveuse sanglante* sont indépendants des accidents propres à toutes les autres opérations chirurgicales. On les a surtout observés quand on la pratique sur des ataxiques et, parmi les plus graves, on cite ceux qui se déclarèrent chez un tabétique dont Rumpft avait élongé le nerf sciatique.

Le lendemain cet observateur constatait l'augmentation des troubles sensitifs, des spasmes musculaires dans les membres inférieurs et de la cystite. A l'autopsie il trouva un épanchement sanguin dans la pie-mère, au niveau de la huitième vertèbre.

Dans une série de 415 observations, M. Lagrange constate 42 accidents graves, de sorte qu'on est en droit de considérer l'élongation comme une opération relativement dangereuse. Les plus graves de ces accidents ont été observés dans les opérations d'élongation au voisinage de la moelle. Hirchenfelder a vu survenir des attaques épileptiformes suivies de mort; Cavaly, Gussenbauer, Westphall, Rumpft, Weltrubsky, Kulenkamf, Rosenstein, Podrez, Fenger, ont fait connaître des cas malheureux où ils observèrent des troubles médullaires, des hémorrhagies spinales et des myélites. On a signalé des syncopes à la fin de l'opération; la pyohémie après elle, alors même que l'élongation était faite sur un cordon nerveux peu volumineux, comme dans un cas d'Obalinski.

D'autres fois on a provoqué des paralysies en pratiquant l'élongation pour remédier à des tics convulsifs ou à des phénomènes douloureux : Elias, Heller, Langenbuck et Westphall, en furent témoins. Au lieu d'abolir les douleurs, Czerny, Blum, Gillette, les virent s'exagérer ou se remplacer par des névralgies ayant un autre siége. Enfin on a noté des troubles trophiques, névrite, kératite ulcéreuse, après l'élongation du sous-orbitaire, atrophie musculaire après l'élongation du nerf sciatique; troubles graves se déclarant plus ou moins tardivement.

L'arrachement du nerf, arrachement redoutable par ses conséquences quand le tronc nerveux est mixte, a été aussi observé comme un accident du cours de l'opération. On a remarqué aussi la fréquence des suppurations, comme un épisode plus ou moins lointain et malgré l'emploi du pansement antiseptique. Avec quelque raison on se demande s'il faut toujours chercher la cause de ces accidents dans une faute contre l'antisepsie ou plutôt dans les perturbations trophiques consécutives à l'opération?

Conséquemment, dans l'insuffisance actuelle de la science pour expliquer le mécanisme et les effets de l'élongation nerveuse, le chirurgien doit hésiter devant une opération dont les dangers ne sont pas imaginaires et dont les avantages paraissent parfois douteux. L'histoire médicale de l'élongation nerveuse est une question toujours ouverte; de nouveaux essais cliniques et de nouveaux résultats expérimentaux permettront seuls de la fermer.   CH. ÉLOY.

BIBLIOGRAPHIE. — TILLAUX. Thèse d'agrégation, 1866. — NUSSBAUM. *Deut. Zeit.*, 1872, t. I, p. 450, et *Revue des sc. méd. d'Hayem*, 1878, t. XIV. — G. HAMMOND. *Med. News*, juillet 1872. — BILLROTH. *Arch. f. klin. Chir.*, 1872, p. 379. — STROCHMANN-MAAG. *Hosp. Tidende*, 1878. — GARTNER. *Deut. Zeitung f. Chir.*, 1872. — PATRUBON. *Centr. f. med. Wiss.*, 1873, p. 254. — CALLENDER. *Clinical Lecture on Nerve-Stretching.* In *the Lancet*, 1875, p. 883, et 1877, t. II, p. 323. — DUVAULT. Thèse inaug. de Paris, 1876. — VOGT. *Centr. f. Chir.*, 1876, n° 40. — DU MÊME. *The Lancet*, 1877, t. II, p. 324, et 1878, t. I, p. 6. — CHAMBERS. *The Lancet*, 1876, t. I, p. 652. — TUTSCHEK. *Ein Fall von Reflex-Epilepsie geheilt durch Nervendehnung. Dissert. inaug.* Greifswald, 1876. — WATSON (Eben). *The Lancet*, 1877, t. I, p. 230, et 1878, p. 7. — CONRAD. *Exper. Unters. über Nervendehnung*, 1876. — BYRD. *N. York. Med. Record*, 1877. — ANDREWS et FAIRER. *Chicago Med. Journ.*, 1878. — ESTLANDER. *Finska läkaresällsk. Handl.*, 1878, p. 278. — MAC-FARLANE. *The Lancet*, 1878, p. 671. — STUDSGOORD. *Hosp. Tidende*, 1878. — SYMINGTON. *The Lancet*, 1878, t. I, p. 904. — BAUM. *Berliner klin. Wochenschr.*, 1878, n° 40. *Revue des méd. sc. de Hayem*, 1878, t. XIV. — COX. *Bull. de thérapeutique*, t. VI, 1878. — BLUM. *Archives de médecine*, 1878. — DU MÊME. *Progrès médical*, 1882, n° 11. — NANCKIWELL. *The Lancet*, 1878, t. I, p. 311. — LAURIE. *The London Med. Record*, 1878, t. I, p. 480, et *the Lancet*, 1881, t. I, p. 413. — MARCHAND. *Gazette hebdom.*, 1878. — STEWART. *Brit. Med. Journ.*, 1879, t. I, p. 1803. — MASING. *The London Med. Record*, 1879, p. 5. — RATTON. *Med. Times and Gaz.*, 1879, t. I, p. 79. — HUTCHINSON. *Med. Times and Gazette*, 1870, t. I, p. 898. — MORRIS. *Brit. Med. Journal*, 1879, t. I, p. 933. — JOHSTON. *The Lancet*, 1879, t. II, p. 802. — LANGENBUCH. *Ueber Dehnung grosser Nerven-*

stämme bei Tabes dorsalis. In *Berlin. klin. Wochenschrift*, 1879, p. 709, 1881 et 1882. — CZERNY. *Arch. f. psych. Nervenh.*, t. IX, p. 284, 1879. — SCHLÜSSER. *Berl. klin. Wochenschr.*, 1879, p. 46. — CLARKE. *The Glasgow Med. Journ.*, juin 1879. — ANNANDALE. *The Lancet*, 1879, t. I, p. 7. — FINLAY. *Edinburgh Med. Journ.*, 1879, p. 210. — KOCHER. *Schweitzer. ärzt. Corr.*, 1876 et 1879. — TROMBETTA. *Sullo tiramento dei nervi*, 1880. — VON MURRALT. *Corr. f. schweitzer Aertze*, 1880, p. 13. — WALSHAM. *Brit. Med. Journal*, 1880, p. 1008. — HEATH. *Med. Times and Gaz.*, 1880. — BIRD. *Brit. Med. Journ.*, 1880, t. I, p. 969. — MAC LEAN. *The Brain*, 1880, p. 117, t. II. — OMOBONI. *Annali univ. di med.*. 1880, p. 43. — HAHN. *Berlin klin. Woch.*, août 1880. — ESMARCH. *Deutsche med. Wochenschrift*, 1880, p. 19, et *Centralblatt für Nervenheilkunde*, 1880, p. 195. — ERLENMEYER. *Zur Dehnung grösser Nervenstämme bei Tabes dorsalis.* In *Centralblatt für Nervenheilkunde*, 1880. — POOLEY. *New-York Med. Record*, 1880. — HUETER. *Grundriss der Chir.*, Bd. II, p. 239, et *Cent. f. Nervenheilkunde*, 1880, n° 7. — SMITH. *Med. Times and Gaz.*, vol. II, p. 216, 1880. — LUCAS. *Eodem loco*, 1880, t. I, p. 202. — BARTLEET. *The London Med. Rec.*, 1880, p. 173. — SPENCE. *The Lancet*, 1880, vol. I, p. 249. — BROMWELL. *Brit. Med. Journal*, 1880, vol. I, p. 925. — RICHARD. *The Lancet*, 1880, vol. I, p. 557. — GEN. *The London Med. Record*, 1880. — CREDE. *The London Med. Record*, 1880, et *Berl. klin. Woch.*, 19 avril 1880. — POLAILLON. *Société de chirurgie*, 1881. — WHEELER. *Brit. Med. Journal*, vol. II, p. 984, 1881. — DEBOVE. *De l'élongation dans les névralgies et les douleurs de l'ataxie.* In *Tribune méd.*, 1881, p. 646. — CAVAFY. *Brit. Med. Journ.*, 1881, vol. II, p. 928. — MARSHALL. *Eodem loco*, 1881, t. I, p. 243. — BASTIAN. *Eodem loco*, 1881, t. II, p. 1. — SOUTHAM. *The Lancet*, 1880, t. II, p. 627. — WECKER. *Ann. d'oculistique*, 1881, et *The London Med. Record.*, 1881, p. 470. — BOMFORD. *The Lancet*, 1881, t. I, p. 329. — VALLACE. *Brit. Med. Journ.*, 1881, t. I, p. 270. — LANGE. *Eod. loco*, 1881, t. I, p. 352. — NICOLAS. *De l'élongation dans la névralgie sciatique.* Thèse de Paris, 1881, n° 278. — VIETTE. *Élongation des nerfs.* Thèse de Paris, 1881, n° 424. — SCHEVING. *De l'élongation des nerfs.* Thèse de Paris, 1881, n° 124. — LABORDE. *Société de biologie*, 29 janvier 1881. — BROWN-SÉQUARD. *Société de biologie*, 1881-1882. — DU MÊME. *The Lancet*, 1882. — DU MÊME. *Traité de chirurgie de Holmes*, 3ᵉ édit., t. III. — FIEBER. *Élongation du nerf sciatique par la flexion formé dans le tabes dorsalis.* In *Allgem. Wiener med. Zeitung*, 1881, p. 54. — CHAUVEL. *Archives gén. de méd.*, 1881 et 1882. — BERNHARDT. *Zeitschrift für klin. Med.*, Bd. III, p. 90, 1881. — LAMAN. *Contribution à l'étude de l'élongation des nerfs.* In *Bull. gén. de thérap.*, 30 mai 1881. — BERGER. *Breslauer ärtz. Zeitschr.*, 1881. — ELIAS. *Eod. loco*, 1881. — BERRIDGE. *Brit. Med. Journ.*, 1881. — PAYNE. *Eodem loco*, 1881. — CAMERON. *The Glasgow Med. Journ.*, 3 février 1881. — FENGER and LEE. *Journal of Nerv. and ment. Diss.*, avril 1881. — FISCHER. *Cent. f. Nervenh.*, 1881. — GERALD ROMFORT. *The Lancet*, 1881. — HIRCHENFELDER. *Pacific Med and Surg. Journ.*, 1881. — PANAS. *Acad. de méd.*, 1881. — LAMABRE. *Revue de chirurgie*, 1881. — KULENKAMPF. *Berlin. klin. Woch.*, 1881. — BENEDIKT. *Wien. Med. Press. and Circ.*, 1881 et 1882. — WESTPHAL. *Berlin. klin. Woch.*, 21 févr. 1881. — HILLER. *Charité-Annalen*, 1882. — LORETA. *Academia di Bologna*, 1882. — ALTHAUSS. *Brit. Med. Journ.*, 1882. — BOLUT. *Revue de méd.*, 1882. — DANA. *Med. News*, 17 juillet 1882. — BOLIS. *Raccoglitore med di Forto*, 1882. — BRAUN. *Centr. f. Chir.*, 1882. — JORVEL. *Wien. med. Woch.*, 1882. — WALES. *The London Med. Record*, July, 1882, p. 26. — KRUMMEL. *Élongation du nerf optique.* In *Deut. med. Woch.* — PAMARD (d'Avignon). *Élongation du nerf optique.* Société de chirurgie, 12 avril 1882. — STRUMPELL-SIMON. *De l'élongation des nerfs dans le traitement de la paralysie infantile.* In *Brit. Med. Journal*, 25 February 1882. — STRUMPELL. *Quatre cas d'élongation dans les maladies de la moelle épinière.* In *Neurologisches Centralblatt*, janvier à avril 1882. — HAMMOND. *Élongation des nerfs dans l'athétose.* Congrès de l'Association américaine de neurologie, 1882, et in *the Boston Med. and Surg. Journ.*, 6 July 1882, p. 13. — CECCHERELLI. *De l'élongation des nerfs.* In *Sperimentale*, sept. 1882. — JACQUEMIN. *De l'élongation des nerfs dans l'ataxie.* Thèse de Paris, 1882, p. 239. — SCHICKAKER. *On Weight and Pulley Extension for Sciatica.* In *New-York Med. Record*, 1882, p. 694. — COPPEZ. *De l'élongation pour un cas de névralgie faciale.* In *Annales d'oculistique*, janv. à févr. 1882. — WARNOTS. *De l'élongation des nerfs.* In *Journal de méd. de Bruxelles*, 1882, p. 105. — MORTON. *A Contribution to the Subject of Nerve-Stretching.* In *New-York Med. Journal*, 4 May 1882. — NOCUTS. *Ueber die Erfolge der Nervendehnung.* Berlin, 1882. — DAVIDSON. *New-York Med. Record*, 1882. — JEWELL. *Eodem loco*, avril 1882. — WITKOWSKI. *Arch. f. Psych. u. Nervenh.*, 1882, p. 532. — DOUTRELEPONT. *Centr. f. Chir.*, 1882, n° 17. — EIVRANO. *Gaz. med. Ital. Lomb.*, 1882, n° 32. — GUSSCIADAUER. *Prog. med, Woch.*, p. 10. — HUST. *Lancet*, 1882. — GALLOZI. *Giorn. de Neurop.*, 1882. — BUCHANAN. *Élongation des nerfs dans l'ataxie locomotrice.* In *Glasgow Med. Journal*, Aug. 1882. — STEWARD. *Élongation dans la sciatique.* Congrès de l'Association méd. du Canada, 7 sept. 1882, et in *the Canadian Journal of Med. Sciences.* October 1882, p. 342. — BADAL. *De l'élongation du nerf nasal contre les douleurs ciliaires*, 1882. — DU MÊME. *Élongation du nerf facial contre les douleurs orbi-*

taires. In *Gaz. des sc. méd. de Bordeaux*, 18 janv. 1883. — Lemaistre (de Limoges). *Élongation du nerf maxillaire supérieur pour une névralgie rebelle.* In *Revue de chirurgie*, octobre 1882. — Kümmel. *Élongation du nerf optique dans le tabes.* In *Deutsche med. Wochenschr.*, 1882, n° 1. — Pamard. *Élongation du nerf optique.* Société de chirurgie, 12 avril 1882. — Duret et Bonnaire. *De l'élongation des nerfs.* In *Progrès médical*, 11 mars 1882, p. 193. — Chandler. *Élongation des nerfs.* In *the London Med. Record*, 17 Jan. 1882, p. 607, et *Revue des sciences méd.*, 15 avril 1883. — Thiersch et Walton. *Quatre cas de distension nerveuse pour des affections de la moelle.* In *Boston Med. and Surg. Journal*, 3 March 1882, p. 204. — Artaud et Gilson. *Revue de chirurgie*, février 1882. — Truman. *Un cas de guérison d'une sciatique par l'élongation.* In *the Lancet*, 1ᵉʳ July 1882, p. 1074. — Richelot. *Union médic.*, 1883, p. 922. — Auerbach. *Tremblement du bras; guérison à la suite de l'élongation nerveuse.* In *Deutsche med. Wochenschr.*, 1882, n° 3. — Gray. *Élongation du nerf facial.* In *the London Med. Record*, p. 11, 15 janv. 1883. — Swiney. *The Therapeutic Value af Nerve-Stretching on Tabes dorsalis.* In *the Dublin Med. Journ.*, January 1883, p. 519. — Huchard (H.) et Axenfeld. *Traité des névroses*, 2ᵉ édit., 1883, p. 864. — Godlee. *Élongation du nerf facial pour un cas de tir convulsif.* In *the Lancet*, 7 January 1883, p. 1000. — Stokes. *On Nerve-Stretching in Tabes Dorsalis.* In *Dublin Journ. of Med. Sc.*, June 1883. — Tarnowskaia. *Congrès psychiatrique de Saint-Petersbourg*, 1883. — Trousseau. *De l'élongation du nerf nasal externe dans le traitement du glaucome.* Thèse de Paris, 1883. — Luigi Medini. *Contribution à l'étude de l'élongation en Italie.* In *Bull. delle scienze med. della Soc. med. chir. de Bologne*, 6 mars 1883. — Donkin. *Med. Times and Gaz.*, 1883. — Hildebrant. *Deut. Zeits. f. Chir.*, 1883. — Dumont. *Eod. loco*, 1883. — Von Corwald. *Corresp.-Blatt*, 1ᵉʳ mars 1883. — Buzzard. *Brit. Med. Journ.*, 1883. — Amanieu. Thèse de Bordeaux, 1883. — Langeldorf. *Centralbl. f. Chir.*, 1883, p. 346. — Abadie. *Annales d'oculistique*, 1883. — Minoir. *C. R. Acad. des sciences*, 1883. — Eifield. *Med. News*, 1883. — Robius. *Eod. loco*, 1883. — Mac Douglas. *The Lancet*, 1884. — Neve. *Edinb. Med. Journ.*, 1884. — Sintzell. *Weekly Rev. Chicago*, 1884. — Park. *Chicago Med. Journ.*, 1884, p. 636. — Mears. *Med. News*, 1884, p. 60. — Byrom Bramwell. *Diseases of Spinal Cont.*, 1884, p. 238. — Rumpf. *Arch. Psych.*, t. XV, 1884. — Philipson. *Med. Press and Circular*, 1884. — Francis Grant. *The Lancet*, juill. 1885. — Gross. *Amer. Journ. of Med. Sc.*, 1886. — Bénard. *Valeur moyenne de la névrotomie et de l'élongation dans la névralgie faciale*, 1885. — Atherston. *The Pract.*, 1885. — Jaccoud. *Leçons de clinique médicale*, 1885, p. 250. — Teissier (de Lyon). *Troubles de la moelle occasionnés par l'élongation sanglante.* Société nationale de médecine de Lyon, 1885. — Kaufman (de Zurich). *Sur l'élongation du nerf facial.* In *Centralblatt für Chirurgie*, n° 3, 1885. — Mehan. *Stretching of the Sciatica-Nerve for Sciatica.* In *Med. and Surg. Reporter*, 9 Jan. 1886. — Lagrange. *De la valeur thérapeutique de l'élongation des nerfs.* Mémoire couronné par la Société de chirurgie, 1886. — Du même. *Arch. d'ophthalm.*, janv. et févr. 1886. — Downes. *Nerve Stretching for Leprosy.* In *the Lancet*, 5 juin 1886.— *Voy.* encore. *De l'élongation contre l'anesthésie lépreuse.* In *the Lancet*, 12 March 1882, p. 413. — *The London Med. Record*, 6 March 1882, p. 99, et Sept., p. 855. — *Journal de médecine et de chirurgie pratiques*, p. 339, août 1882. — *Cas de paralysie agitante traitée par l'élongation.* In *Journ. of Nervous and Mental Diseases*, 18 April 1882, p. 363. — *De l'élongation dans l'ataxie.* In *the Dublin Med. Journ.*, p. 222, March 1882. — *Semaine médicale*, 1883, p. 27 et 55. — *Gazette méd. de Paris*, 1883, p. 7, 61 et 89. — *Union médicale*, t. XXXV, 1883, p. 1002. — *Gazette méd. de Nantes*, 1883, p. 39. — *Revue de médecine*, t. XVI, p. 297, 1883, et XXII, p. 714. — *Discussion sur la valeur pratique de l'élongation nerveuse.* In *Académie de médecine de Dublin.* — *Medical Press and Circular*, 1883. — *Discussion à la Société de chirurgie de Paris* de 1878 à 1884: Duplay, Gillette, Le Dentu, Le Fort, M. Sée, Monod, Nicaise, Poulet, Pozzi, Chauvel, Thomas. — *Discussion à la Société de biologie :* Trinquard, Lépine, Marcus et Wiett, Laborde, etc., etc.

Ch. L.

ARTICLES

CONTENUS DANS LE TRENTE-SIXIÈME VOLUME

(1re série.)

ADDENDA

FIN DE LA TABLE DU TRENTE-SIXIÈME VOLUME DE LA PREMIÈRE SÉRIE

Typographie A. Lahure, rue de Fleurus, 9, à Paris.

www.ingramcontent.com/pod-product-compliance
Lightning Source LLC
Chambersburg PA
CBHW051518060726
47597CB00001B/100